Le guide de l'homéopathie

Dr Bernard Chemouny

Le guide de l'homéopathie

Illustrations de François Poulain

Odile Jacob

Du même auteur :

Dictionnaire des médicaments et des traitements homéopathiques, Paris, Odile Jacob, 2006.
Le Guide de l'homéopathie pour l'enfant, Paris, Odile Jacob, 2003.
Le Guide des allergies, en collaboration avec B. Poitevin, Paris, Odile Jacob, 2000.

En collaboration :
Homéopathie, le traité. Encyclopédie des médecines naturelles sous la direction de Pierre Cornillot, Paris, Éditions Frison-Roche, 1995.
Pour soigner autrement. L'infirmière et les médecines différentes, Vélizy, Éditions Lamarre, 1990.

15, rue Soufflot, 75005 Paris

ISBN : 978-2-7381-2212-4

www.odilejacob.fr

REMERCIEMENTS

À ma femme, pour sa relecture attentive et sa perspicacité.
À mes enfants.
À mes parents et beaux-parents, pour leurs encouragements et leurs conseils.

Sommaire

Dictionnaire des médicaments homéopathiques

Annexes

« Nous partons d'un certain degré de confusion
pour aboutir à un autre degré de confusion
qui se situe à un niveau plus élevé. »

Un vieil adage.

« Le mystère éternel du monde,
c'est son intelligibilité. »

Einstein.

Introduction

Depuis la première parution de ce guide (en 1997), de nombreux événements se sont produits. D'abord un constat, l'homéopathie reste toujours aussi populaire. Elle est utilisée par 27 % des Français, son exercice est admis par les pouvoirs publics, le remboursement des actes médicaux et des médicaments homéopathiques est une réalité ; 8,5 % des médecins généralistes l'utilisent régulièrement, et 50 % l'intègrent, occasionnellement, dans leur arsenal thérapeutique.

Sa légitimité est croissante, puisque, en décembre 1997, le Conseil national de l'ordre des médecins a reconnu l'homéopathie comme une méthode thérapeutique à réserver aux médecins. Il propose, notamment, la création d'un diplôme interuniversitaire permettant de décerner la mention « Homéopathie » au médecin, et souhaite le développement d'une formation médicale continue spécifique à l'homéopathie.

Cette reconnaissance institutionnelle s'assortit d'une demande de garantie des autorités sanitaires concernant la sécurité virale du médicament homéopathique qui doit trouver sa place entre ces exigences et celles d'efficacité. Un mode de stérilisation inadapté risquerait de rendre le médicament homéopathique inefficace, le réduisant ainsi au rang de placebo.

C'est pourquoi, aujourd'hui, l'homéopathie est à un tournant de son histoire. Elle doit, si elle veut absolument survivre, s'intégrer dans la médecine moderne et progresser avec sa propre spécificité. Elle doit répondre non seulement aux demandes des autorités sanitaires, mais aussi faire évoluer le médicament homéopathique, s'assurer de son innocuité, mieux connaître ses constituants, et rechercher son mécanisme d'action. Les médecins, quant à eux, doivent améliorer la qualité méthodologique des essais, multiplier les études cliniques, et les réaliser dans des buts pertinents et clairs pour en connaître précisément les implications cliniques et scientifiques. Il leur appartient, en outre, de démontrer la spécificité d'action de l'homéopathie. Néanmoins, pour répondre à ces exigences, ils doivent pouvoir disposer d'une assise hospitalo-universitaire, s'intégrer pleinement dans le système de santé français et avoir les moyens de travailler dans des structures indépendantes.

Mais, paradoxalement, cette reconnaissance institutionnelle s'accompagne d'une diminution du coût du remboursement du médicament homéopathique à 35 % auquel s'ajoute la franchise sur le médicament de 0,50 € par boîte, bien que le médicament ne représente que 0,4 % du coût total des remboursements à la charge de l'assurance-maladie.

À cela s'ajoute des attaques qui visent directement le médecin homéopathe, car, depuis que les patients ont l'obligation de choisir un médecin traitant, ceux qui consultent directement un médecin homéopathe, sans être adressés par leur médecin traitant, bénéficient d'un taux de remboursement de la consultation de 50 % au lieu de 70 %.

Cet ouvrage a pour but de vous donner une approche théorique et surtout pratique de l'homéopathie. Théorique, car il vous apprend les origines de l'homéopathie, dont la découverte, d'ailleurs, résulte d'une démarche scientifique logique et non du fruit du hasard ; ce livre vous aide aussi à mieux saisir l'abord du malade par le médecin homéopathe. Les données concernant l'homéopathie ont été mises à jour. De même, un chapitre consacré à la recherche permet de faire le point sur ce sujet. Pratique, car ce guide permettra à chacun de se familiariser avec l'exercice de l'homéopathie, de l'utiliser en première intention dans les maladies bénignes et de s'informer de son intérêt comme thérapeutique complémentaire dans les maladies plus graves ou chroniques. Dans ce guide, les maladies sont définies, les règles d'hygiène détaillées ainsi que les mises en garde et autres conseils thérapeutiques. Après les chapitres ajoutés lors des précédentes éditions — allergie, prévention, médecine du sport, stomatologie, recherche en homéopathie — ce guide s'enrichit d'une partie sur la cancérologie et l'apport de l'homéopathie dans ces maladies. Naturellement, les connaissances médicales ont été actualisées.

À la fin de l'ouvrage, un dictionnaire complet de 138 médicaments en fournit les indications et les limites. Ces informations exhaustives et rigoureuses sont délivrées dans un langage aussi simple et accessible que possible. Un index vous permettra de vous déplacer dans ce guide selon vos besoins. Dans l'annexe, un glossaire vous éclairera sur certains termes plus spécifiques, et un carnet d'adresses — considérablement augmenté et actualisé — vous donnera toutes les coordonnées, d'ordre professionnel ou autre, que vous souhaitez.

Ainsi, vous pourrez constater que l'homéopathie apporte à la thérapeutique dite « moderne » les moyens d'étendre son champ d'action, mais aussi de respecter l'homme, de tenir compte de l'ensemble de ses réactions individuelles devant la maladie et de le considérer par conséquent dans son intégralité.

les principes
de l'homéopathie

les principes de l'homéopathie

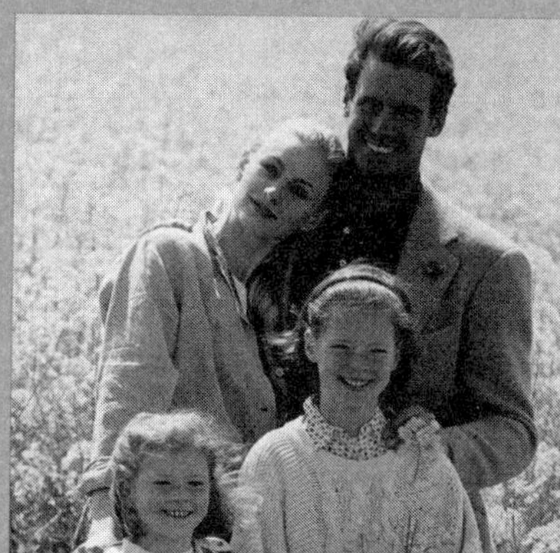

les principes
de l'homéopathie

les principes
de l'homéopathie

Les principes de l'homéopathie

les principes
de l'homéopathie

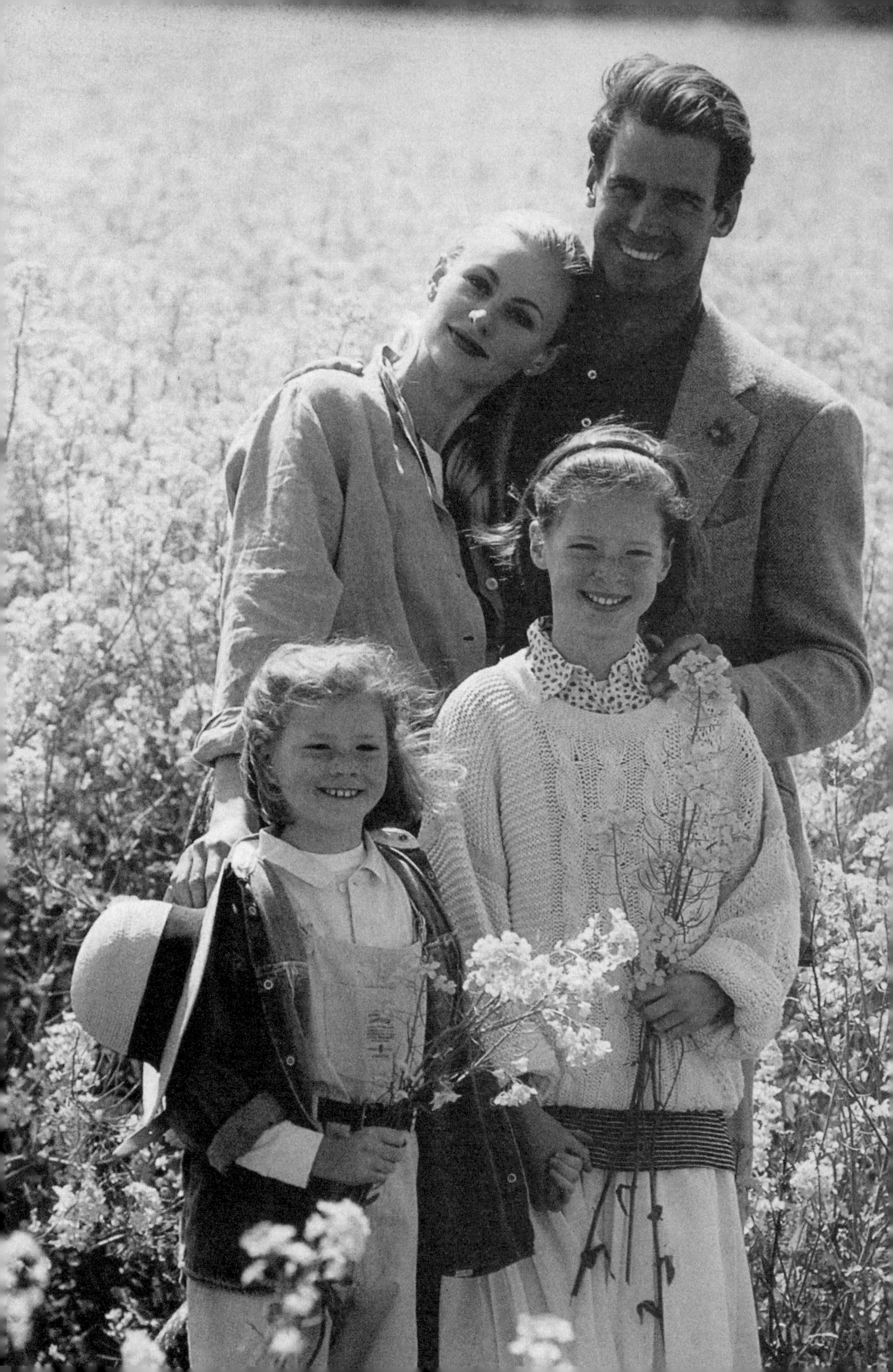

Les principes de l'homéopathie

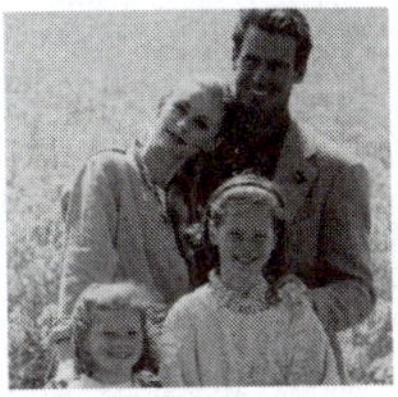

Pour comprendre l'homéopathie

Des granules et des hommes

Le regard du médecin homéopathe

Recherche et évaluation en homéopathie

Pour comprendre l'homéopathie

■

En quoi consiste l'homéopathie ?

L'homéopathie est utilisée régulièrement par environ 27 % des Français[1], son exercice est admis par les pouvoirs publics, le remboursement des actes médicaux et des médicaments homéopathiques est une réalité, bien que celui-ci soit de plus en plus menacé par les pouvoirs publics. Au 1er janvier 2007[2], 4 724 médecins exerçaient l'homéopathie[3], 8,5 % des médecins généralistes (5 000) prescrivaient régulièrement le médicament homéopathique, et 50 % l'employaient occasionnellement (25 000), de même que 2 000 chirurgiens-dentistes et 700 vétérinaires[4]. Ces constatations, déjà anciennes, ont amené — pour la première fois depuis qu'elle existe — le Conseil national de l'ordre des médecins (213e session, 11-12 décembre 1997) à reconnaître l'homéopathie comme une méthode thérapeutique.

Pourtant, depuis plus de deux siècles que Christian Friedrich Samuel Hahnemann (1755-1843) a posé les principes de l'homéopathie, le débat a rarement dépassé le stade de l'irrationnel et du mythe. Déjà Trousseau réclamait que « l'homéopathie soit jugée, ne fût-ce que pour n'en plus parler[5] », alors que l'Académie de médecine arguait des risques mortels de cette invraisemblable médecine[6]. De même, les chercheurs qui s'intéressent à cette thérapeutique sont marginalisés par la communauté scientifique. Ainsi, en France, du fait de l'absence d'intégration de médecins homéopathes dans le système de santé (hôpitaux, institut de recherche type INSERM ou CNRS), l'homéopathie ne peut être suffisamment évaluée malgré les efforts constants de ces derniers. Dès lors, quand elle est possible, l'évaluation est toujours diri-

1-Étude Europrisms Santé présentée au Medec 2003, *in* communiqué de presse de l'AFIPA du 2 décembre 2003.

2-Sicart D. *Les Médecins Estimations* au 1er janvier 2007, Document de travail n° 115 août-septembre 2007. DREES (Direction de la recherche des études de l'évaluation et des statistiques) p. 21.

3-*CNAMTS bloc-notes statistiques, le secteur libéral des professions de santé en 1997, premiers résultats,* n° 84, octobre 1998.

4-*Homéopathie 2000, une réalité médicale, scientifique, économique* (SNPH, SNMHF, SMH).

5-Trousseau A., Gouraud H., Lebaudy J., *Journal des connaissances médico-chirurgicales*, 1834, p. 142.

6-*Archives de la médecine homéopathique*, t. 2, 1885, p. 395-396.

gée par des médecins allopathes et rarement contrôlée par des médecins homéopathes. Imaginez des pédiatres évaluant les troubles de la ménopause et contrôlant le travail des gynécologues. Les premiers n'auraient probablement pas la compétence, et ni les uns ni les autres ne seraient d'accord.

« Mais en fait, qu'est-ce que l'homéopathie ? »

L'homéopathie est un mot inventé par Hahnemann à partir du grec *omoios* « semblable » et *pathos* « souffrance, maladie ».

Le *Petit Robert* définit l'homéopathie comme une « méthode thérapeutique qui consiste à soigner les malades au moyen de remèdes (à doses infinitésimales obtenues par dilution) capables, à des doses plus élevées, de produire sur l'homme sain des symptômes semblables à ceux de la maladie à combattre ».

L'homéopathie est une méthode thérapeutique qui a pour but de permettre à un individu malade ou menacé de maladie un retour à un état de bonne santé.

C'est une thérapeutique qui traite la maladie par des substances médicinales ayant la propriété de produire des symptômes semblables à cette maladie. Les médicaments, administrés à dose infiniment petite, tiennent compte de l'individu et de ses réactions à la maladie.

« Quels sont les grands principes de l'homéopathie ? »

L'homéopathie s'appuie sur trois éléments fondamentaux : le principe de similitude, l'administration de doses très faibles ou infinitésimales du médicament et la notion de globalité.

En premier lieu, l'homéopathie repose sur l'application d'une relation de similitude : un médicament provoque chez un sujet sain et sensible des symptômes identiques à ceux qu'il est susceptible de guérir chez un sujet malade.

Pour matérialiser cette relation, il faut utiliser le médicament à doses infinitésimales, prendre en compte la notion de globalité, et donc considérer l'ensemble des symptômes présentés par le malade pour prescrire le médicament.

L'homéopathie repose sur trois règles générales qui peuvent s'appliquer isolément ou simultanément selon les médicaments et les indications cliniques. Il faut en conséquence :

— retrouver le principe de similitude, en mettant en correspondance les symptômes du malade et les symptômes provoqués par la substance ;

— utiliser la substance sous la forme de médicament homéopathique, soit diluée et dynamisée [1] ;

1-Voir le mode de préparation du médicament homéopathique, « Comment sont-ils faits ? », p. 102.

— tenir compte de la globalité, en observant le malade dans son intégralité, en se préoccupant ainsi de sa maladie, de ses réactions individuelles, et de son environnement.

La notion de globalité, ou notion de la maladie étendue à l'homme, permet la découverte du ou des médicaments homéopathiques à partir des symptômes de la maladie et de la totalité des réactions de l'individu à celle-ci. Cette notion de globalité est à la base d'une conception originale de la maladie parce qu'elle la sort de son cadre nosologique habituel[1] pour en faire une maladie de l'homme malade et non l'isoler de celui-ci. Elle a une influence directe sur la thérapeutique homéopathique.

Ainsi, le malade, dans l'approche thérapeutique homéopathique, est indissociable de la maladie et du médicament.

Le principe de similitude

Le principe de similitude répond à une définition précise : un médicament provoque chez un sujet sain et sensible des symptômes identiques à ceux qu'il est susceptible de guérir chez un sujet malade.

L'exemple le plus classique et le plus « piquant » souvent utilisé pour expliquer le principe de similitude est celui de la piqûre d'abeille. Elle provoque au point d'impact — tous ceux qui en ont fait la malheureuse expérience le savent — un gonflement (œdème), une rougeur (la peau devient rosée) et une douleur vive, élançante, avec une sensation de brûlure. Cette douleur est aggravée par l'application d'une compresse chaude et améliorée par le froid : souvent, l'utilisation d'un glaçon la soulage.

En homéopathie, on utilise donc l'abeille entière vivante, *Apis mellifica*, dans tous les œdèmes rosés d'apparition brutale qui, localement, sont aggravés par la chaleur et améliorés par le froid. Ces œdèmes peuvent survenir aussi bien dans le cadre d'une conjonctivite avec gonflement et rougeur de la paupière que lors d'un épanchement d'une articulation du genou par exemple. Ce médicament peut, bien entendu, être utilisé dans les piqûres d'insecte, et d'abeille en particulier, à partir du moment où celles-ci provoquent un œdème analogue.

Le principe de similitude représente la faculté que possède une substance de guérir, chez un sujet malade, les symptômes qu'elle induit chez un sujet sain et sensible à cette substance. Ces symptômes peuvent découler soit de l'expérimentation humaine, soit de la toxicologie, soit de l'expérience clinique.

L'application du principe de similitude permet de déterminer l'activité des médicaments homéopathiques ; celle-ci découle (page 109) :

1-Ensemble des maladies ou des formes d'une même maladie, provoquées par le même agent pathogène (virus, bactérie ou autre).

— de l'expérimentation pratiquée sur le sujet sain à très faibles doses : ce sont les pathogénésies ;
— et/ou des symptômes provenant de la toxicologie, et obtenus à partir de la description des cas d'intoxications volontaires ou non, aiguës ou chroniques, de substances toxiques ou médicamenteuses ;
— et/ou de l'expérience clinique, devant la constatation, chez le malade, de la disparition de symptômes ne provenant ni des pathogénésies ni de la toxicologie.

C'est pourquoi Hahnemann, le concepteur de l'homéopathie, recommandait de rechercher la plus grande similitude de symptômes entre *la maladie naturelle* et *la maladie artificielle*, provoquée de façon factice, à doses pondérales et/ou homéopathiques, par la substance[1].

Le principe de similitude

Hahnemann observa que des maladies « naturelles » présentaient des analogies avec des maladies « médicamenteuses » provoquées par des substances médicinales de son époque. Il y rattacha la notion de similitude qui consiste à donner au malade comme médicament une substance susceptible de provoquer chez un individu sain une :

SEMBLABLE SOUFFRANCE
(HOMEO) (PATHOS)

Ainsi, par un jeu de miroir, le médicament homéopathique guérit le malade si les symptômes présents sont semblables aux signes développés par ce remède chez le sujet sain, ou à ceux guéris empiriquement, mais de façon reproductible, chez le malade.

Pour reprendre l'exemple précédent, *Apis mellifica* sera efficace si, d'une part, les symptômes sont similaires à ceux reproduits par la piqûre d'abeille — c'est le principe de similitude — et si, d'autre part, la seconde partie de la définition est remplie : c'est la notion d'infinitésimalité.

L'infinitésimalité

Aujourd'hui, le terme d'« infinitésimalité » désignant les faibles doses du médicament homéopathique est remplacé par celui de « hautes dilutions », qui illustre leur mode de préparation.

Le médicament homéopathique — dont le mode de préparation est essentiel à l'activité de cette thérapeutique — est obtenu par dilutions successives de la

1-Hahnemann S., *Organon de l'art de guérir*, traduit de la 6e édition allemande posthume revue et corrigée, Paris, éd. J.-B. Baillière et Similia, 1982, p. 55.

substance de départ. Ces dilutions sont tellement importantes qu'elles dépassent le seuil théorique de présence moléculaire (nombre d'Avogadro supérieur à 10^{-23}), limite symbolique et physique au-delà de laquelle la probabilité de présence d'une molécule est quasi nulle. À chaque palier de dilution a lieu une agitation vigoureuse des flacons appelée « dynamisation » (voir pages 102 et 104).

Ces découvertes ne furent pas le fruit du hasard, puisque Hahnemann, en 1790, commença naturellement à expérimenter les médicaments à doses subtoxiques. Il observa alors que les guérisons survenaient après une aggravation passagère. Il diminua donc les doses et aboutit à de très faibles quantités, qu'il appela dilutions infinitésimales, et à un mode de préparation spécifique du médicament homéopathique.

L'infinitésimalité est donc le fruit de l'expérience clinique :

En effet, Hahnemann pour justifier sa démarche affirmait que « *ce n'est pas, en vertu d'une opinion préconçue ni par amour de la singularité que je me suis décidé en faveur d'aussi faibles doses... J'y suis arrivé après des expériences et des observations*[1] ».

Ce mode de préparation d'un médicament est particulier car il résulte à la fois d'une action chimique (inhérente à toute substance), d'une activité physique (la dynamisation) et probablement de l'interaction entre le solvant (alcool, ou eau, dans lequel la substance est mise au début de la préparation) et la substance. C'est pourquoi on ne peut porter un jugement en s'appuyant uniquement — comme en pharmacologie classique — sur la présence ou non de molécules, sans tenir compte de ces autres paramètres. Ce serait oublier les principaux fondements de l'homéopathie et le mode de préparation de ses médicaments (voir page 102).

Naissance de l'homéopathie

Un principe connu depuis Hippocrate :
« Les semblables sont guéris par les semblables »

⇩

Samuel Hahnemann découvre

⇙ ⇘

L'expérimentation sur l'homme sain, et malade ⇩

La posologie infinitésimale ⇩

L'homéopathie est née

1-Hahnemann S. (1821, tr. fr. 1834), « Traité de matière médicale ou de l'action pure des médicaments homéopathiques », Demarque D., *in Homéopathie, le traité. Encyclopédie des médecines naturelles*, sous la direction de Pierre Cornillot, Paris, éd. Frison-Roche, 1995, page 19 b.

Des études publiées dans des revues scientifiques internationales[1] ont montré l'activité de hautes dilutions. Dès lors, le problème est de comprendre et de connaître la nature du support matériel de l'information que transmet le médicament homéopathique. Parmi le ou plutôt les modes d'action, l'une des hypothèses actuelles serait la transmission d'une information de nature biophysique.

La notion de globalité

La notion de globalité, ou notion de la maladie étendue à l'homme, est une conception médicale homéopathique qui élargit la notion de maladie à l'homme qui souffre, et l'intègre dans sa démarche thérapeutique (voir chapitre sur le terrain page 111).

Cette notion découle logiquement de la relation de similitude qui essaie de faire coïncider les signes que présente le malade avec ceux du ou des médicaments. L'étude des symptômes de la maladie et des réactions pathologiques individuelles est indispensable à la recherche du médicament homéopathique. Cette investigation globale a pour but la prescription, car l'homéopathie est un traitement de l'homme malade, plutôt que de la maladie. C'est pourquoi la notion de globalité est directement liée à celle de terrain, et intervient donc tant dans les maladies aiguës que chroniques, même si, pour les premières, sa recherche est moins poussée.

La notion de globalité rejoint paradoxalement celle d'individualité et de caractère unique de l'être humain, sujet qui fait l'unanimité des généticiens. L'homéopathie permet de tenir compte et de concrétiser, par son abord thérapeutique, cette approche théorique.

La globalité, donc l'étude pour chaque malade de l'ensemble des symptômes, permet, à partir d'une synthèse de ceux-ci, de déterminer le choix du médicament. Elle comprend :

— les signes actuels de la maladie et les réactions propres de la personne à celle-ci ;

— les signes antérieurs, l'évolution, le rythme, les circonstances d'amélioration ou d'aggravation de la maladie ;

— le terrain, c'est-à-dire le mode de réaction général de l'individu face à la maladie ;

— la constitution du sujet dont nous verrons la valeur relative qu'il faut lui accorder.

Tout cela peut vous sembler pour l'instant un peu abstrait, mais nous verrons, dans les chapitres suivants, les conséquences pratiques de cette notion de globalité (voir notamment pages 111 à 113, 123 à 126).

1-Voir le chapitre sur « La recherche fondamentale », page 147.

La globalité prend en compte la personne entière. Cela a trois conséquences :
— La notion de maladie est différente en homéopathie, puisqu'elle présume que toute maladie locale implique des réactions générales de l'organisme. Cette thérapeutique s'oppose à la séparation entre les signes classiques de la maladie et les signes généraux de la réaction individuelle. Le cadre nosologique[1] de la maladie est ainsi dépassé ; la globalité permet d'aborder globalement « la fonction humaine perturbée[2] ». Le médicament homéopathique ne peut donc être intégré au médicament classique.
— De ce qui vient d'être dit, on conçoit que la globalisation de la maladie soit un écueil à la réalisation d'essais cliniques classiques, car les protocoles utilisés, adaptés à la méthode allopathique, n'intègrent pas l'ensemble des symptômes de la maladie. Mais nous verrons que, malgré ce handicap, la réalisation d'essais thérapeutiques, dans un cadre qu'il reste à définir, est indispensable au développement de la thérapeutique homéopathique[3].
— Enfin, la globalité nécessite, dans les cas difficiles et dans les traitements de terrain, une capacité de synthèse que seul un médecin pratiquant quotidiennement l'homéopathie peut acquérir. Hahnemann recommandait ainsi, pour la recherche du médicament homéopathique, de « s'attacher aux symptômes objectifs et subjectifs caractéristiques, les plus frappants, les plus originaux, les plus inusités et les plus personnels[4] ».

L'origine de l'homéopathie

La filiation d'Hippocrate

La référence de Hahnemann, le fondateur de l'homéopathie, fut le célèbre médecin grec Hippocrate. Hippocrate, fils d'une famille aristocratique, contemporain de Socrate et de Platon, était le descendant d'une longue lignée de médecins, détentrice d'un savoir médical transmis oralement de père en fils. Né en 460 av. J.-C., il s'établit à l'île de Cos. Son originalité et sa notoriété ont traversé les siècles parce qu'il fut le premier à aborder méthodiquement la maladie, refusant toute intervention magique, divine ou démoniaque. À une époque où les médecins éprouvaient les pires difficultés

1-Voir note 1, page 27.
2-Guermonprez M., *Homéopathie, le traité. Encyclopédie des médecines naturelles, op. cit.,* p. 53-56.
3-Voir chapitre sur la « Recherche et évaluation en homéopathie », page 146.
4-Hahnemann S., *Organon de l'art de guérir*, *op. cit.*, p. 150.

à reconnaître et à juger de l'évolution des maladies, Hippocrate leur proposa d'aborder les problèmes de la maladie avec cohérence et leur indiqua une méthode rigoureuse et rationnelle d'observation.

Sa réputation est principalement liée à sa pratique médicale et à sa pédagogie. L'œuvre qu'il a initiée, le *Corpus hippocraticum*, la Collection hippocratique, a influencé la pensée médicale pendant plus de vingt siècles. Avec une soixantaine d'ouvrages, les auteurs[1], en se dégageant de toute pensée religieuse ou magique, tentent d'élaborer une médecine rationnelle permettant de déterminer la cause, la nature et le pronostic des maladies. De plus, ils édictent les premières règles éthiques de la médecine, sous la forme du célèbre serment d'Hippocrate, que tous les médecins doivent encore prêter avant l'obtention de leur doctorat.

La pensée d'Hippocrate repose sur un souci permanent d'observation de la maladie, du malade et de son environnement, par tout ce qu'il est possible de percevoir par les sens. Son œuvre aborde tous les domaines concernant ce sujet. Ainsi, il étudie l'état de santé, la maladie, les états intermédiaires, la physiognomonie, l'état mental, et même la nosologie. Il tient compte des facteurs climatiques locaux, de la géographie du lieu, du mode alimentaire, de la diététique. Il distingue spécifiquement les maladies des femmes, réfléchit sur la pratique médicale de son époque et sur l'éthique qui en découle.

Le pragmatisme d'Hippocrate

– Le médecin doit avoir lu et appris, il doit avoir été formé par des maîtres.
– Le médecin doit connaître le corps humain, son anatomie, sa physiologie.
– L'interrogatoire et l'examen du malade sont fondamentaux.
– Le traitement doit être adapté à chaque malade en fonction de sa maladie, de son âge, de sa constitution, du moment de l'année et du climat.
– Selon la nature de la maladie, il peut être traité par les contraires (le chaud par le froid), ou par des phénomènes similaires (le chaud par le chaud).
– Il condamne les ignorants qui, en prétendant soigner, sont plus dangereux qu'efficaces ; il l'érige en principe fondamental : « NE PAS NUIRE AU MALADE ».
– L'examen du malade, les connaissances et l'expérience du médecin sont les seuls éléments qui doivent guider la décision du médecin.

1-Une partie de la collection hippocratique n'aurait pas été l'œuvre du seul Hippocrate, mais celle de ses élèves.

Il apprend au praticien à examiner le malade, à noter ce qui a changé par rapport à son état habituel, à hiérarchiser la symptomatologie, et pratique, par souci de notoriété, l'art divinatoire, tentant de prédire l'évolution et le pronostic de la maladie. Tout ceci est résumé de façon très claire dans le Livre I des *Épidémies*[1] : « Il faut dire les antécédents de la maladie, connaître l'état présent, prédire les événements futurs, s'exercer sur ces objets ; avoir, dans les malades, deux choses en vue : être utile ou du moins ne pas nuire. L'art se décompose en trois termes : la maladie, le malade, le médecin. Le médecin est le desservant (le serviteur) de l'art ; il faut que le malade aide le médecin à combattre la maladie. »

Cette remarquable capacité d'observation des malades et des maladies a permis, à une époque où l'on ignorait presque tout de l'anatomie, de la physiologie, la découverte de l'épilepsie, de la migraine ophtalmique, de la tuberculose vertébrale, des abcès, du siège des troubles paralytiques des membres, etc., des découvertes étonnantes et exceptionnelles pour l'époque. Hippocrate apprend au thérapeute que chaque malade réagit de façon individuelle à la maladie.

C'est la raison pour laquelle son œuvre a été une référence constante non seulement dans l'Antiquité, mais encore depuis la Renaissance. De nombreux médecins célèbres s'y sont référés. Laennec, par exemple, lors de la découverte de l'auscultation, signalait que, sous une autre forme, celle-ci était déjà pratiquée par les médecins hippocratiques. Ce fut aussi la référence de Hahnemann qui lui rend souvent hommage dans ses écrits[2] ; pour lui, « jamais on ne fut plus près de découvrir l'art de guérir qu'à l'époque d'Hippocrate. [...] » et « nul médecin n'a surpassé depuis son talent pour l'observation pure ».

Les idées médicales au siècle de Hahnemann

➤ *Un siècle charnière*

Jusqu'à la fin du XIXe siècle, l'histoire de la médecine, des sciences et de la philosophie est commune. Hahnemann est né au milieu du siècle des Lumières. C'est une époque charnière qui marque le passage de la médecine d'observation et du vitalisme — défendu par Stahl, Bordeu, Barthez, Dupuytren, Bichat — au déterminisme[3], fondement de la démarche de la médecine expérimentale, dont Magendie a été le précurseur, puis son élève Claude Bernard, le concepteur.

1-Hippocrate, *Épidémies*, Livre I, II [5], *in* Jouanna J., Debru A., *Hippocrate. La consultation*, Hermann, Paris, 1986, p. 13.
2-Hahnemann S., *Études de médecine homéopathique*, Paris, Baillière, 1855, tome 1, p. 378-379.
3-Déterminisme : ordre des faits suivant lequel les conditions d'existence d'un phénomène sont déterminées de telle façon que ce phénomène est inéluctable.

Au XVIIIe siècle, les sciences, de plus en plus fondées sur l'expérimentation, échappent progressivement à la métaphysique, et font peu à peu perdre à l'Église de son pouvoir. Pourtant, l'emprise de cette dernière est encore très présente, puisque les théories mécanistes de l'époque, qui enlèvent toute nature divine à l'homme en le réduisant à un objet[1], sont très difficilement admises. À l'opposé, les animistes, dont le chef de file est Stahl, pensent qu'il existe une âme gouvernante qui, seule, anime le corps.

➤ *Le vitalisme*

Un courant, qui constitue un moyen terme, est développé par Bordeu et Barthez de l'école de Montpellier : le vitalisme. Ce mouvement suggère que la vie ne peut s'expliquer ni par l'animisme, qui ne prend pas en compte les phénomènes physiques et chimiques, ni par le mécanisme pur, qui fait de l'homme une machine complexe.

Bichat (1771-1802), porte-parole et défenseur du vitalisme, soutient que les phénomènes vitaux peuvent s'explorer, mais ne s'expliquent pas seulement par la physique et la chimie[2]. De même, les vitalistes ne rejettent pas les conceptions médicales, mais croient que les connaissances et les techniques de leur époque ne leur permettent pas d'y accéder.

Le vitalisme — dont Hahnemann se réclamera — ne remet pas en cause les phénomènes biologiques mais refuse d'admettre que la vie ne se réduise qu'à cette seule réponse. Il conçoit l'être vivant comme animé d'une conscience de la vie. Cette perception s'oppose à la vision mécaniste qui suggère que la vie est le seul résultat d'une somme de mécanismes.

Le vitalisme coïncide avec la vision globale de l'être humain de Hahnemann. Corinne Coop-Phane, professeur d'épistémologie et d'histoire de la médecine, dans un article intitulé « Les médecins, des vitalistes qui s'ignorent[3] », conclut : « Les vitalistes ont montré comment l'univers a peu à peu été conquis et déchiffré, avec le respect dû à son irréductible mystère. Sans cette ampleur, cet horizon, on ne comprend pas la vie, même si l'on consacre son temps à la découper, à la scruter, à la mettre en pièces. Aucun scientifique du XXe siècle n'ose se réclamer du vitalisme, alors que toute pensée de la matière, du corps humain en particulier, lorsqu'elle ne cède pas au réductionnisme, est emplie d'un vitalisme inavoué. » Mais : « Nous ne saurions admettre dans les êtres vivants un principe vital libre, luttant contre l'influence des conditions physiques », disait Claude Bernard à l'encontre des positions de Bichat. « Il n'est guère de biologiste qui refuse aujourd'hui de partager cette foi déterministe, même si cette croyance ne lui suffit pas[4]. » Vitalisme et déterminisme

1-Offroy de La Mettrie J. (1709-1751), *L'Homme machine* (1748).
2-Meyer P., Triadou P., *Leçons d'histoire de la pensée médicale*, Paris, Odile Jacob, 1996, p. 115.
3-Coop-Phane C., « Les médecins, des vitalistes qui s'ignorent », *Impact médecin*, n° 863, 6 mars 1996, p. 13.
4-Meyer P., Triadou P., *Leçons d'histoire de la pensée médicale*, *op. cit.*, p. 131.

ou mécanisme ont toujours contribué à approfondir la question de la vie, mais celle-ci est toute différente aujourd'hui.

Les étapes marquantes de la vie de Christian Samuel Hahnemann [1]

1750 Mariage en secondes noces de Christian Gottfried Hahnemann, peintre sur porcelaine, et de Christiana Spiess.
1755 Naissance de Christian Friedrich Samuel Hahnemann le 10 avril à Meissen en Saxe, troisième d'une fratrie de quatre enfants.
1765 Entrée à l'école princière de Saint Afra, où il apprend de nombreuses langues dont l'anglais, le français, le latin, le grec et l'hébreu.
1775-1777 Études de médecine à Leipzig.
1779 Thèse de docteur en médecine *Examen des causes et du traitement des affections spasmodiques.* Il est initié à la chimie par Léonhardi.
1776 Début de son activité de traducteur.
1777 Stage de six mois à l'hôpital des Frères de la Miséricorde de Vienne : enseignement de J. Quarin fondé sur l'observation et l'enseignement clinique au lit du malade. Traduction de l'*Essai sur l'hydrophobie* de Nugent. Entrée dans une loge franc-maçonnique.
1780 Devient médecin à Hettstedt où il exerce modestement la médecine. Il pratique la chimie chez son futur beau-père, le pharmacien Häeseler. Il commence un important travail de traduction et de nombreuses publications de chimie.
1782 Mariage avec la fille adoptive de celui-ci, Henriette Kuchler, avec laquelle il aura onze enfants.
1784 Publication de la *Méthode pour traiter soigneusement les vieilles plaies et les ulcères putrides.*
1786 Publication de *De l'empoisonnement par l'arsenic, son traitement et sa mise en évidence médico-légale.*
1789 Hahnemann renonce à la pratique médicale et vit de ses traductions et de ses travaux de chimistes. Publication de l'*Instruction aux chirurgiens sur les maladies vénériennes, précédée d'une nouvelle préparation vif-argent,* plus connu sous le nom de *Traité des maladies vénériennes.*
1790-1791 Premier énoncé du principe de similitude lors de la traduction de la *Materia medica* de Cullen. Il est distingué pour ses nombreux travaux de traductions, et est élu membre de l'Académie des sciences de l'Électorat de Mayence.

1-Rabanes O., « Hahnemann, sa vie, son œuvre », *in Homéopathie, le traité, Encyclopédie des médecines naturelles*, *op. cit.*, p. 7-17. Baur J., « Lecture de l'œuvre de Hahnemann », *ibid.*, p. 32-38.

1792-1804 Assailli par les soucis familiaux et médicaux, il déménage quinze fois en treize ans.
1796 Naissance officielle de l'homéopathie dans l'*Essai sur un nouveau principe pour découvrir les vertus curatives des substances médicinales, suivi de quelques aperçus sur les principes admis jusqu'à nos jours.*
Le 14 mai : première vaccination antivariolique de Jenner.
1805 Publication de textes majeurs de la thérapeutique homéopathique :
– *Æsculape dans la balance* ;
– *Médecine de l'expérience* ;
– *Fragments sur les effets positifs des médicaments observés chez l'homme sain*, qui constitue la première matière médicale homéopathique.
1810 Parution de la première édition de l'*Organon de la médecine rationnelle* qui pose les fondements de la doctrine homéopathique, qui s'intitulera ensuite l'*Organon de l'art de guérir*, et connaîtra six éditions différentes, dont la dernière, posthume, ne paraîtra qu'en 1921.
1811-1821 Installation de Hahnemann à Leipzig, où il reprend avec succès sa pratique médicale.
Il enseigne l'homéopathie à la faculté de médecine de Leipzig et s'oppose à la médecine de son époque.
Première parution des six tomes de la *Matière médicale pure.*
1814 Acquiert une grande renommée grâce à ses succès obtenus dans l'épidémie de typhus.
1821 Quitte Leipzig à la suite d'un procès avec les pharmaciens, qui lui reprochent de préparer lui-même ses médicaments. Il part s'installer à Köthen.
1823-1827 Deuxième édition de la *Matière médicale pure* réactualisée.
1828-1839 Parution des éditions sur *Les Maladies chroniques, leur nature particulière et leur traitement homéopathique*, dans lesquelles Hahnemann explique les récidives des maladies par les miasmes.
1830 Décès de sa première femme.
1831 Épidémie de choléra : résultats spectaculaires de l'homéopathie, dont les classiques demandent l'aide.
1833 Inauguration du premier hôpital homéopathique à Leipzig.
Diffusion de l'homéopathie en Europe.
1835 Remariage de Hahnemann à soixante-dix-neuf ans avec une jeune Française de trente-quatre ans venue le consulter, Mélanie d'Hervilly. Départ à Paris. Reprise d'une activité médicale.
1843 Le 2 juillet, décès de Hahnemann à quatre-vingt-huit ans. Enterrement au cimetière du Père-Lachaise à Paris.

La démarche de Hahnemann

➤ *Études et réflexions*

Après des études de médecine effectuées à Leipzig, Hahnemann soutient sa thèse de médecine en 1779 et s'installe à Hettstedt comme médecin, parallèlement à ses activités de traducteur.

Polyglotte, il connaît le grec, le latin, l'hébreu, l'anglais, le français, le hongrois, le roumain, le russe ; il traduit de nombreux ouvrages médicaux, scientifiques et littéraires. En 1777, à vingt et un ans, Hahnemann traduit un ouvrage de Nugent[1], *Essai sur l'hydrophobie*, décrivant une méthode thérapeutique *contre-irritante* qui consiste à déclencher des spasmes violents mais bénins par des substances, afin de guérir les spasmes du malade.

Dans sa thèse de médecine intitulée *Examen des causes et du traitement des affections spasmodiques* pointe déjà une réflexion qui amènera Hahnemann, dix-sept ans plus tard, à la thérapeutique homéopathique. Il commence par mentionner le concept d'irritabilité et de sensibilité défendu par Haller. Ce dernier, vitaliste[2], élève de Boerhaave, pose le problème de la transmission nerveuse : il distingue les muscles « irritables », qui se contractent sous l'influence d'une stimulation extérieure, et les muscles « sensibles », non contractiles, qui transmettent à l'âme les impressions, les *forces vitales*. Dans sa thèse, Hahnemann cite Whytt qui soutient[3] que *l'énergie de l'âme* et les nerfs commandent tous les mouvements, volontaires ou involontaires. Hahnemann ordonne les affections spasmodiques selon la classification de référence des maladies de Boissier de Sauvages qui tente de rattacher des symptômes à une maladie spécifique. Hahnemann propose en plus une classification nosologique de référence des maladies. Il cite A. von Störck, toxicologue et recteur de l'université de Vienne, qui expérimente sur lui-même les effets des substances vénéneuses et recherche, à partir de la découverte de l'organe cible atteint, leur intérêt thérapeutique[4, 5].

➤ *Un médecin pas comme les autres*

Hahnemann se signale alors rapidement au monde médical par son esprit contestataire, car il dénonce, dans la *Méthode pour traiter soigneusement les*

1-Pinet P., « Les sources des trois principes fondamentaux de l'homéopathie », *in Aspects historiques de l'homéopathie. La pensée de Samuel Hahnemann*, polycopié de la Société française d'homéopathie du 7 déc. 1989, p. 55.
2-Rabanes O., « Hahnemann, sa vie, son œuvre », *op. cit.*, p. 13a.
3-*Id.*, *ibid.*, p. 13a.
4-Pinet P., « Les sources des trois principes fondamentaux de l'homéopathie », *op. cit.*, p. 61.
5-Rabanes O., « Hahnemann, sa vie, son œuvre », *ibid.*, p. 14a.

vieilles plaies et les ulcères putrides[1], le manque de rigueur dans la démarche diagnostique, l'incohérence et le danger des traitements proposés. Contrairement à la pratique de son époque où les traitements étaient très nombreux, il ne prône l'utilisation que de quelques médicaments. Il propose cette démarche pour essayer de rendre la thérapeutique plus cohérente et d'éviter des interactions médicamenteuses inconnues. Il met en avant, sous l'influence probable de Franck — fondateur de l'hygiène moderne —, l'hygiène de vie, le mode alimentaire, l'exercice physique et l'air pur. Il propose aussi l'utilisation de bains froids à visée thérapeutique.

Cette méthode est vivement contestée par le corps médical, car Hahnemann repousse les traitements toxiques de son époque. Il avance des idées révolutionnaires que sont alors l'hygiène, l'hydrothérapie et l'idée hippocratique de la *vis medicatrix naturæ*, l'action médicale de la nature. Hahnemann est déjà un adepte de la médecine expérimentale[2] ; selon lui, « la médecine ne doit pas s'éloigner d'un seul pas de la sphère des expériences et des observations pures, si elle veut éviter de tomber dans le néant et le charlatanisme ».

➤ *Naissance de l'homéopathie*

En 1789, Hahnemann, dans le *Traité des maladies vénériennes*, reprend les théories du brillant chirurgien écossais, Hunter, sur l'irritabilité nerveuse. Celles-ci expliquent qu'une substance thérapeutique agit — grâce à sa force de stimulation propre — en s'opposant à l'irritation générale provoquée par la maladie. De même, le déclenchement artificiel d'une fièvre combattrait celle de la maladie naturelle et aurait les mêmes vertus curatives.

À la suite de tout ce cheminement, une notion thérapeutique essentielle apparaît clairement dans son esprit : l'idée d'un traitement par stimulation de l'organisme grâce à une substance capable de produire une maladie artificielle afin de guérir la maladie naturelle. C'est déjà l'ébauche du fondement de l'homéopathie : le principe de similitude, que Hahnemann énoncera définitivement, en 1790, lors de la traduction d'un livre de la *Materia medica* de Cullen (1710-1790), élève de Whytt. Dans celle-ci, il fait remarquer que le quinquina guérit chez le malade les fièvres intermittentes car il occasionne — à doses assez fortes — une fièvre semblable chez le sujet sain. C'est le premier énoncé du principe de similitude, qui sera redéfini dans l'*Organon*, et constituera la base théorique de l'homéopathie.

À quarante-six ans, en 1796, Hahnemann pose les actes fondateurs de l'homéopathie dans un long article publié dans le journal de Hufeland, « Essai sur un nouveau principe pour découvrir les vertus curatives des substances médicinales, suivi de quelques aperçus sur les principes admis jusqu'à nos jours ». En 1810, à cin-

1-Grall J.-C., « Samuel Hahnemann avant l'homéopathie », *op. cit.*, p. 47.
2-Hahnemann S., « Organon », 2e éd. allemande, 1819, cité par D. Demarque *in Homéopathie, le traité. Encyclopédie des médecines naturelles*, *op. cit.*, p. 18a.

quante-cinq ans, paraît son ouvrage de référence, l'*Organon de la médecine rationnelle*, qui s'intitulera dans les éditions ultérieures, l'*Organon de l'art de guérir*.

Premier énoncé du principe de similitude par Hahnemann [1]

« Par la combinaison des substances les plus fortement amères et les plus fortement astringentes, on peut obtenir un mélange qui, à petites doses, possède ces deux qualités bien plus que l'écorce, et pourtant il ne résultera jamais un spécifique de la fièvre d'un tel mélange. [C'est une question à laquelle l'auteur aurait dû répondre. Ce principe, nous manquant encore pour expliquer l'action de l'écorce, ne pourra pas être trouvé si facilement.] Mais il nous faut réfléchir à ce qui suit. Les substances qui engendrent une sorte de fièvre (le café très fort, le poivre, l'arnica, la fève Saint-Ignace, l'arsenic) anéantissent les types de fièvres intermittentes. Pour expérience, j'ai pris pendant quelques jours, deux fois par jour, chaque fois quatre drachmes [2] de bon quinquina ; tout d'abord, mes pieds, le bout de mes doigts, etc. se refroidirent, je devins épuisé et somnolent, puis mon cœur se mit à battre, mon pouls devint dur et rapide ; une anxiété insupportable, un tremblement (mais sans frisson), un épuisement de tous les membres ; puis des coups dans la tête, une rougeur des joues, soif, bref tous les symptômes habituels que je connais de la fièvre intermittente sont apparus les uns après les autres, pourtant sans véritable frisson fébrile. En résumé : les symptômes habituels particulièrement caractéristiques pour moi lors des fièvres intermittentes, la stupeur des sens, une sorte de raideur de toutes les articulations, mais particulièrement aussi la sensation sourde et désagréable qui semble avoir son siège dans le périoste de tous les os du corps — tous apparurent. Ce paroxysme durait de deux à trois heures chaque fois et se renouvelait chaque fois que je reprenais la dose, sinon il ne se passait rien. Je me suis arrêté, et je retrouvai la santé. »

Se fondant sur des croyances populaires et après plus de vingt années d'étude, en 1790, Jenner, élève de Hunter, découvre le principe de la vaccination, qui n'est rien d'autre, à l'époque, que la démonstration expérimentale de la protection de la

1-Hahnemann S. Note de Hahnemann lors de la traduction de la *Materia medica* de Cullen, *Abhandlung über die Materia medika*, 1790, tome II, pp. 108-109. Note revue et corrigée par O. Rabanes 1998, et publiée avec son aimable autorisation.

2-Ancienne mesure de pharmacie : une drachme = 1/8 d'once = 3,75 g (Dorvault, 1893, p. 33 ; *Wahrig Wörterbuch*, 1986).

maladie par l'inoculation de la maladie. Hahnemann ne l'ignorait probablement pas, car ce principe était en vogue depuis de nombreuses années[1].

Tous les éléments étaient réunis pour l'élaboration de la thérapeutique homéopathique :

— la toxicité et l'inefficacité des médicaments, l'incohérence des traitements, l'absence de lignes directrices logiques ;

— ses idées sur l'hygiène et l'hydrothérapie (Vienne a été l'un des tout premiers centres de cure thermale) d'où ressort l'éventualité de traitements accessibles à tous et aux pauvres en particulier, idée à laquelle, en tant que franc-maçon, Hahnemann était particulièrement sensible ;

— les théories de Hunter, la notion de terrain et de constitution nerveuse de Whytt, le vitalisme dont Hahnemann se réclamera à la fin de sa vie ;

— la classification de Boissier de Sauvages qu'il reprendra lors de l'élaboration d'un autre ouvrage de référence sur les maladies chroniques ;

— l'expérimentation de substances toxiques par Störck ;

— les idées de la méthode contre-irritante et de la vaccination : soigner le mal par le mal ;

— les idées hippocratiques qui seront exprimées plus tardivement dans ses ouvrages.

Détracteurs et partisans de l'homéopathie

➤ *Les détracteurs*

Malgré la logique de sa démarche, Hahnemann fut tout de suite critiqué. Ainsi Trousseau[2], l'un de ses contemporains, « n'y croyait pas[3] » *a priori* et demandait que « l'homéopathie soit jugée, ne fût-ce que pour n'en plus parler[4] ». Il mettait les succès de l'homéopathie sur le compte de la guérison spontanée des maladies, et liait celles-ci, d'une part, à la nouvelle approche des malades par les médecins homéopathes — observation, patience, temps — et, d'autre part, à l'impact de cette dernière sur l'imagination des malades. Il affirmait déjà l'absence de reproductibilité des effets et mettait en avant l'effet placebo. Cependant, il reconnaissait[5] — ce qui lui fut vivement reproché — que l'homéopathie donnait « une idée nouvelle du médicament, une méthode nouvelle de constituer la Matière médicale, une Thérapeutique générale de certains rapports affirmés entre la nature du médicament et celle de la nature ».

1-Meyer P., Triadou P., *Leçons d'histoire de la pensée médicale*, *op. cit.*, p. 172.

2-Trousseau A., Gouraud H., *in Journal des connaissances médico-chirurgicales*, 1834, p. 238-241.

3-Trousseau A., Gouraud H., Lebaudy J., *ibid.*, p. 239.

4-*Ibid.*, p. 142.

5-Trousseau A., Pidoux H., *Traité de thérapeutique et de matière médicale*, 9e édition, Paris, 1875, P. Asselin, 1875, vol. 1, p. LXII.

Auguste Bonnet[1], alors président de la Société royale de médecine de Bordeaux, rejetait les effets de si petites doses, l'invraisemblance de la doctrine, et demandait que soient reprises les expérimentations sur les sujets sains. L'Académie de médecine[2] arguait, en plus, des risques mortels de cette médecine nouvelle et de sa vanité scientifique.

Les plus objectifs[3], tout en la rejetant, reconnaissaient que des modifications chimiques minimes pouvaient engendrer des propriétés fondamentalement différentes, mais s'intéressaient aussi à la contribution que l'homéopathie pouvait apporter à la médecine classique par sa démarche rationnelle. Ils observaient la rigueur du raisonnement diagnostique et thérapeutique, la tendance analytique qui s'en dégageait, le soin apporté à la préparation du médicament et aux circonstances qui peuvent le modifier.

Le Pr Mabit, une sommité de l'école de médecine de Bordeaux, reconnaît les succès de l'homéopathie dans l'épidémie de choléra de 1832 ; le Pr Jousset, médaille d'or des hôpitaux de Paris, constate son efficacité dans les pneumonies.

Vint enfin la pire des accusations — encore reprise de nos jours pour assimiler l'homéopathie à une secte — qui consista à assimiler la germanophobie de l'époque à l'homéophobie[4] : « L'homéopathie n'est qu'une prétendue réforme, qui, née comme d'autres sur le sol malsain de l'Allemagne, confine au mysticisme le plus nuageux et au panthéisme le plus matériel et ne couvre qu'une de ces thèses allemandes qui ne reposent que sur la confusion. »

Pour Olivier Faure — agrégé d'histoire, chargé de recherche au CNRS —, si l'homéopathie a été critiquée dès son origine, c'est plus pour des raisons idéologiques que scientifiques. En effet, il pense[5] que « l'homéopathie souffre pourtant surtout d'apparaître à un moment où la profession médicale se structure en corps unifié capable de parler d'une seule voix et d'imposer son pouvoir malgré les lacunes de son savoir. C'est surtout parce qu'elle menace ce processus que la nouvelle doctrine est combattue par la majeure partie du corps médical, plus soucieux de son prestige social que de la santé de ses malades ».

➤ *Les partisans*

Les partisans[6] de l'homéopathie répondaient à ces arguments que leur thérapeutique était issue de l'expérimentation sur l'homme sain et des observations sur l'homme malade, que l'emploi de faibles doses résultait de l'expérience, que Hahne-

---

1-Bonnet A., *in Journal des connaissances médico-chirurgicales*, 1834, p. 235-238.

2-*Archives de la médecine homéopathique*, tome 2, 1835, p. 395-396.

3-Boudet F., *in Journal des connaissances médico-chirurgicales*, 1834, p. 48-50.

4-*L'Union médicale*, 1873, n° 139, 25 nov., p. 813-815, *in* Faure O., *Le Débat autour de l'homéopathie en France 1830-1870*, CNRS-centre Pierre-Léon, Boiron, 1991, p. 11.

5-Faure O., *Le Débat autour de l'homéopathie en France 1830-1870*, *op. cit.*, p. 30.

6-Dr Blanc, *in Journal des connaissances médico-chirurgicales*, 1834, p. 206-208.

mann, son concepteur, les avaient utilisées pour diminuer ce qu'il appelait et qu'on appelle encore « les effets secondaires des médicaments ». Dans leur réponse écrite à l'Académie de médecine[1], les médecins homéopathes rappelaient qu'avant l'apparition de cette thérapeutique ils étaient tous allopathes et qu'ils en connaissaient les dangers[2], que les — prétendues — expérimentations menées par leurs confrères sur l'homéopathie étaient faites sans habitude et dans l'ignorance de celle-ci. Ils demandaient quelle était la part de l'imagination des traitements homéopathiques sur les enfants ou les animaux et réclamaient l'ouverture d'un dispensaire pour pouvoir expérimenter les médicaments. Hahnemann lui-même souhaitait vivement que l'homéopathie fût expérimentée et non rejetée *a priori*. Il clamait[3] : « L'homéopathie repose uniquement sur l'expérience. Imitez-moi, dit-elle à haute voix, mais imitez bien, et vous verrez à chaque pas la confirmation de ce que j'avance. [....] Elle le demande à grands cris ; elle veut être jugée d'après les résultats. »

L'essor de l'homéopathie

Pourtant, malgré ses débuts difficiles, l'homéopathie réussit à se développer grâce à la grande énergie de Hahnemann et de ses partisans. Ainsi, de son vivant, par ses nombreuses relations et l'importante correspondance entretenues avec ses confrères, Hahnemann participe grandement à la diffusion de sa thérapeutique à travers le monde. Le dynamisme de ses élèves, E. Stapf, C. Hering, C. Boenninghausen, C. H. G. Jahr, y contribue aussi largement.

➤ *En Europe et aux États-Unis*

L'apparition de l'épidémie de choléra qui envahit l'Europe à cette époque, les revers de la médecine officielle et les succès de l'homéopathie dans cette pathologie amenèrent de nombreux médecins, militaires en particulier, à utiliser et à répandre cette méthode. L'homéopathie fut d'abord naturellement diffusée en Allemagne. La première revue homéopathique voit le jour en 1822.

Le départ outre-Atlantique de Constantin Hering a permis la naissance et le développement de l'homéopathie aux États-Unis où l'on dénombra au XIXe siècle plus de treize mille médecins, et quelque soixante-dix hôpitaux homéopathiques. À sa suite, des homéopathes de grande renommée, Allen, Dunham, Lippe, Farrington, Nash, Kent, contribuèrent aussi à son succès. Ce dernier fut à l'origine du développe-

1-Crépu D.M., *in Archives de la médecine homéopathique*, tome 2, 1835, p. 396-400.

2-À cette époque, on utilisait en thérapeutique des métaux lourds à doses toxiques, tels le mercure pour soigner la syphilis, l'or, le plomb, etc.

3-Hahnemann S., *Études de médecine homéopathique*, *op. cit.*, p. 282.

ment d'un mouvement uniciste particulier, qui apparut aux États-Unis à l'aube du XXe siècle. Les unicistes issus de ce courant prescrivent un médicament unique censé guérir à lui seul le malade. Pour les plus extrêmes, les « kentistes », du nom de son inspirateur, une seule prise suffit, la répétition du médicament ne se faisant qu'après épuisement de l'effet de la prise initiale.

L'homéopathie fut introduite en Angleterre grâce à F. H. F. Quin en 1832, au cours de l'épidémie de choléra. Elle devint ensuite une tradition britannique puisque toute la famille royale utilisa et soutint cette thérapeutique.

La reine d'Angleterre avait même son médecin homéopathe personnel. De nombreux hôpitaux homéopathiques existent encore : le plus important est le Royal London Homeopathic Hospital fondé en 1850. Il est inclus dans le National Health Service, l'équivalent de notre système de Sécurité sociale.

➤ *En France*

Au XIXe siècle

En France, Sébastien Des Guidi — professeur de mathématiques, docteur ès sciences, docteur en médecine — introduit l'homéopathie à Lyon en 1830. Il est formé à Naples, puis rencontre Hahnemann avant son retour en France. En 1832, il publie sa « Lettre aux médecins français sur l'homéopathie » qui explique et informe ses confrères sur les raisons d'être de l'homéopathie. Il guérit des malades de Pierre Dufresne, qui importe l'homéopathie en Suisse, et crée en 1832 le premier périodique homéopathique : la *Bibliothèque homéopathique*, édité à Londres et à Paris. La même année, Pierre Dufresne réunit la première société homéopathique, la Société homéopathique gallicane. Sébastien Des Guidi guérit ensuite Benoît Mure, lequel fait connaître à son tour l'homéopathie en Sicile, au Brésil et dans d'autres États d'Amérique du Sud, au Portugal, aux Indes, en Égypte, etc. Le Pr Mabit, en 1832, après les succès de l'homéopathie dans le choléra à l'Hôtel-Dieu, en devint l'un des partisans.

Le développement de l'homéopathie se fait aussi grâce à l'ouverture de consultations dans les dispensaires, et par le changement d'orientation de certains médecins des hôpitaux qui passent de l'allopathie à l'homéopathie.

En 1835, Hahnemann participe à Paris à la réunion de la Société homéopathique gallicane et favorise encore l'essor de l'homéopathie en France. Il vient accompagné de Jahr, est rapidement entouré de Petroz et de Léon Simon dont l'énergie permet aussi la diffusion de l'homéopathie sur notre territoire.

Les éditions Baillière en France, malgré l'opposition de ses auteurs, contribuèrent largement à la diffusion de l'homéopathie[1]. En 1835, Jahr publie son *Manuel d'homéopathie*, et, en 1853, avec le pharmacien Catellan, la *Nouvelle Pharmacopée*

1-Faure O., *Le Débat autour de l'homéopathie en France 1830-1870*, *op. cit.*, p. 13.

homéopathique qui constitua pendant de nombreuses années, avec le *Codex des médicaments homéopathiques*, le seul ouvrage de travail des pharmaciens. En 1832, Jourdan traduit en français l'édition allemande de l'*Organon*, livre fondamental du travail de Hahnemann, et en 1877, Léon Simon traduit les quatre tomes de la matière médicale. Entre-temps, de nombreux guides thérapeutiques et des périodiques à destination des médecins furent publiés.

Le 9 avril 1870, Léon Simon fils, avec cinq autres médecins, ouvre l'hôpital Hahnemann dans deux grands pavillons situés au 26, rue Laugier à Paris. Cet hôpital connaît une grande activité pendant la guerre avec la Prusse. Fin avril 1870, la Société homéopathique française fonde, sous l'impulsion de Pierre Jousset, la « Maison Saint-Jacques » dans un hôtel particulier sis au 282, rue Saint-Jacques, mais en raison de la guerre avec la Prusse son ouverture est retardée. La « Maison Saint-Jacques » ne devient opérationnelle qu'après le siège de Paris, elle ouvre ses portes le 15 octobre 1871. En 1882, l'hôpital Saint-Jacques est transféré rue des Volontaires dans le 15e arrondissement. En 1875, l'hôpital Saint-Luc à Lyon voit le jour grâce au don d'un généreux patient.

Le premier enseignement structuré de l'homéopathie commence, sous la direction de Pierre Jousset, en janvier 1887.

De grands noms couvrent cette fin du XIXe siècle et sont véritablement à l'origine de l'établissement solide de l'homéopathie dans notre pays : il s'agit de Chargé et de son ouvrage sur le *Traitement homéopathique des maladies des organes de la respiration*, du Pr Imbert-Goubeyre, doyen de la faculté de médecine de Clermont-Ferrand, du Pr Mabit de Bordeaux, du Pr Andrieu et du Pr Risueno-d'Amador qui enseignaient l'homéopathie à la faculté de Montpellier. Tessier, puis Jousset, deux médecins homéopathes de forte personnalité, préparent l'entrée de l'homéopathie dans notre siècle en créant la *Revue de l'art médical*.

Au XXe siècle

Nebel, Gallavardin, Duprat, Léon Vannier, Rouy, sont les chefs de file de l'homéopathie française du début de ce siècle. Les premières années sont marquées par un recul du nombre de médecins homéopathes et surtout par la guerre de 1914-1918. Le Dr Léon Vannier, une très forte personnalité, anime avec autorité le développement de l'homéopathie tant sur le plan médical que pharmaceutique. Il crée en 1912 la *Revue de l'homéopathie française*, et dirige un enseignement destiné aux médecins et aux pharmaciens. En 1911, il étudie avec un pharmacien, René Baudry, les méthodes de fabrication des médicaments homéopathiques et constitue en 1926 la Société des laboratoires homéopathiques de France. En 1931, il crée un lieu d'enseignement, le Centre homéopathique de France.

En 1936, à Paris, l'hôpital Léopold-Bellan utilise la thérapeutique homéopathique dans ses murs. Nombreux sont les médecins chefs et adjoints de l'époque qui sont homéopathes.

Lathoud, pendant l'entre-deux-guerres, écrit une matière médicale encore éditée aujourd'hui. Charette, Léon Vannier, Fortier-Bernoville, Lamasson, dominent l'homéopathie des années 1950, malgré des luttes d'influence importantes.

Au début des années 1930, on ne compte à Paris que vingt-cinq à trente officines, dites « pharmacies homéopathiques spéciales », qui délivrent des médicaments homéopathiques. Ces années marquent le début de l'industrie du médicament et, dans les années qui suivent, la création de laboratoires spécialisés : les Laboratoires homéopathiques de France créés par Léon Vannier en 1926, le Laboratoire homéopathique moderne en 1933 dirigé par René Baudry et Henri Boiron, la Pharmacologie homéopathique, les laboratoires Dolisos créés en 1936 par Jean Tétau.

En 1927, Maurice Delpech crée le Syndicat des pharmacies et laboratoires homéopathiques spéciaux qui deviendra le Syndicat de la pharmacie homéopathique. De 1953 à 1981, Henri Boiron assumera la présidence de ce syndicat. En 1965, sous son impulsion — grâce aux travaux de recherche sur les techniques de fabrication et de contrôle des médicaments homéopathiques des Prs Netein, Cier et Aubry —, la France officialise l'homéopathie en l'introduisant dans sa huitième édition de la *Pharmacopée française*.

Parallèlement, le développement important de l'industrie pharmaceutique favorise, grâce à une recherche de qualité rapidement entreprise, la reconnaissance officielle du médicament homéopathique. Jean et Henri Boiron, Lise Wurmser pour les pharmaciens, Denis Demarque, Michel Aubin pour les médecins, sont les pionniers de cette recherche qui donne lieu chaque année à des Assises scientifiques organisées par l'Association française pour la recherche en homéopathie.

En ce qui concerne l'enseignement, la modernisation des concepts médicaux homéopathiques fut l'œuvre de médecins tels les Drs Michel Conan Mériadec, Denis Demarque, Michel Guermonprez, Jacques Jouanny. Elle favorise une approche méthodique, logique et rationnelle de la thérapeutique homéopathique.

Aujourd'hui et demain

Actuellement, l'évolution de l'homéopathie est étroitement liée aux progrès de la recherche. Les efforts produits par la communauté homéopathique n'ont plus pour seul but de démontrer l'activité des hautes dilutions, mais aussi de tenter de découvrir les mécanismes d'action des médicaments homéopathiques ; d'ouvrir le champ, également, à une pharmacologie des hautes dilutions, domaine qui nous réservera, on peut le supposer, des surprises qui dépasseront le cadre de l'homéopathie.

L'autre pôle d'intérêt des médecins homéopathes est d'enrichir et de rendre fiable la matière médicale grâce à une vérification systématique des nouveaux ajouts (cliniques, mais aussi biologiques) et un dépoussiérage des éléments les moins fiables. Les matières médicales les plus récentes vont dans ce sens. La recherche clinique, aidée en cela par le recueil d'observations cliniques des médecins homéopathes, y contribue.

L'homéopathie et les autres thérapeutiques

L'homéopathie entre dans le cadre des médecines non conventionnelles, lesquelles correspondent à des thérapeutiques et des pratiques médicales différentes des thérapeutiques classiques ou conventionnelles. Ces pratiques médicales recoupent plusieurs ensembles[1] :

— celui des médecines « traditionnelles », encore très exercées en Chine, en Afrique, en Inde, en Amérique latine, et toujours présentes dans les pays développés ;

— celui des médecines « alternatives » et/ou complémentaires, utilisées par les médecins et différents praticiens ;

— celui des médecines « douces », ainsi définies par les patients en opposition avec la thérapeutique classique, dont l'efficacité peut s'accompagner d'effets secondaires.

L'OMS, le bureau des médecines alternatives du NIH aux USA, et les commissions de la Communauté européenne emploient le terme de « médecines non conventionnelles » pour désigner ces diverses pratiques médicales.

Ces médecines non conventionnelles sont très différentes les unes des autres. Un bref rappel du domaine d'intervention de chacune permettra de cerner plus précisément leurs indications, et aussi de saisir la spécificité de l'homéopathie, de la situer dans l'arsenal thérapeutique, et de bannir les idées fausses qui l'entourent.

Cette présentation est nécessaire car les malentendus persistent tant dans le milieu médical que dans le grand public.

La phytothérapie

La phytothérapie utilise les plantes médicinales pour guérir, voire prévenir les maladies. Cette discipline existe depuis la nuit des temps : 5 000 ans avant J.-C., des textes chinois mentionnent l'utilisation de plantes médicinales. 2 000 ans avant J.-C., l'Égypte, les Indes, la Grèce antique, se servaient des plantes médicinales, et la Mésopotamie cultivait déjà le pavot. Au Ier siècle, les civilisations précolombiennes produi-

1-Poitevin B., Chemouny B., *Médecines non conventionnelles. Classification. Principales indications*, Encyclopædia Universalis. À paraître en l'an 2000.

saient la pénicilline sur des peaux de bananes vertes. À partir du VIIe siècle, les Arabes préparaient les essences des plantes par la distillation. Les découvertes des propriétés des plantes médicinales n'ont jamais cessé au cours des siècles. Encore aujourd'hui, nous utilisons des médicaments issus du règne végétal : la digoxine extraite de la digitale pourpre ; la morphine, la codéine, la papavérine issues du pavot, la strychnine venant de différentes plantes ; la quinine est extraite de l'écorce de quinquina, la colchicine des graines de colchique. L'efficacité de la phytothérapie ne se limite pas aux maladies bénignes, puisque, récemment, deux anticancéreux d'origine naturelle ont été commercialisés : la navelbine et le taxol.

La phytothérapie emploie des posologies classiques, « allopathiques », qui s'expriment en grammes, en centigrammes ou en milligrammes. Ces médicaments sont pris essentiellement sous forme de gélules, de tisanes, de suspensions, d'extraits ou d'intraits, de teintures-mères.

Ainsi, si vous consommez, à ces doses, de la prêle, de la silice, de l'harpagophytum, de la passiflore ou de la valériane, vous employez de la phytothérapie et non de l'homéopathie.

Deux spécialités qui correspondent à des modes spéciaux de traitements des plantes en sont issues :

— *L'aromathérapie* est une thérapeutique utilisant les *huiles essentielles*. L'essence des plantes est obtenue, entre autres, par distillation à la vapeur d'eau des principes odorants et volatils des drogues. Les huiles essentielles sont constituées de mélanges de molécules pures qui, pour la plupart, ont une haute affinité pour les lipides de l'organisme, donc pour les tissus nerveux. Les risques de neurotoxicité sont en conséquence réels, de même que la survenue de nombreux effets secondaires, en cas d'utilisations hasardeuses. L'eucalyptus et la lavande ou le romarin en huiles essentielles sont couramment utilisés dans les infections pulmonaires.

— La gemmothérapie emploie des macérats glycérinés qui résultent de l'action dissolvante d'un mélange de glycérine et d'alcool sur des tissus végétaux très jeunes, en pleine croissance. *Rosa canina*, *Ribes nigrum*, *Viscum album* sont parmi les plus connus de ces macérats glycérinés.

La phytothérapie constitue pour de nombreux médecins homéopathes un complément thérapeutique intéressant.

« **Quelle est la différence avec l'homéopathie ?** »

L'homéopathie fait appel non seulement au règne végétal, mais aussi animal et minéral. Elle recourt à des médicaments dilués et dynamisés — c'est-à-dire « secoués » lors de leur préparation.

D'autre part, ces médicaments sont disponibles sous une forme qui leur est propre, les granules ou les globules.

Enfin, l'homéopathie, du fait des doses employées, n'a pas la toxicité que peuvent avoir certaines plantes.

> Mon conseil :
> n'achetez les plantes que chez votre pharmacien, car celui-ci s'approvisionne le plus souvent dans un laboratoire industriel à statut pharmaceutique qui a effectué de nombreux contrôles de qualité de la plante, ce qui permet d'obtenir des produits fiables. Les commerçants en plantes les achètent chez des grossistes à statut non pharmaceutique, chez lesquels aucun contrôle scientifique n'est effectué, d'où un risque au mieux d'inefficacité, au pire de toxicité. Quelques pharmaciens s'approvisionnent chez ce type de grossistes. Cependant, ils sont *légalement responsables* de la qualité des médicaments qu'ils délivrent.

L'oligothérapie

L'oligothérapie est une thérapeutique qui utilise les oligo-éléments pour guérir et prévenir les maladies. Jacques Ménétrier[1] a mis au point l'oligothérapie, afin de traiter « la majorité des malades qui ne jouissent pas de la santé parfaite qu'il faut protéger, et qui ne subissent pas la maladie évoluée qu'il faut combattre ».

Les oligo-éléments sont normalement présents dans l'organisme. Un apport supplémentaire s'avère parfois nécessaire pour stimuler — catalyser est le terme exact — certaines réactions de l'organisme qui interviennent dans sa défense et sa régulation. Ménétrier a créé la médecine dite « fonctionnelle », et décrit des terrains — différents de ceux de l'homéopathie — dont il a relié les troubles à des besoins de stimulations supplémentaires de l'organisme par les oligo-éléments.

Ces derniers agissent à doses inférieures à celles de la phytothérapie et supérieures à celles de l'homéopathie.

Les indications des oligo-éléments sont loin d'être mineures. Par exemple, en traitement préventif, le sélénium réduit de 60 % la fréquence des cancers de la prostate et diminuent de 45 % la mortalité globale des cancers[2]. Une supplémentation en sélénium favorise l'équilibre de la glycémie chez les diabétiques, son association avec du zinc augmente l'immunité des sujets âgés (étude SUVIMAX).

Il existe de multiples interactions entre les oligo-éléments et les vitamines. Ainsi, le fer empêche l'absorption du zinc et réciproquement. Le fer diminue les réserves en magnésium et en vitamine E de l'organisme, et la vitamine C est détruite en produisant des radicaux libres toxiques pour le corps. Il faut aussi savoir que le fer des produits carnés est mieux absorbé que celui présent dans les féculents, les fruits, les légumes, les produits laitiers.

1-Dr Ménétrier J., « La médecine fonctionnelle », *Introduction à une psychophysiologie expérimentale*, Paris, Le François, 1967, p. 29.

2-Favier A., « Sélénium et santé », *La Lettre d'information scientifique*, n° 3, page 3, décembre 1998.

APPORTS NUTRITIONNELS CONSEILLÉS EN OLIGO-ÉLÉMENTS[1]

	Fer mg/j[2]	Zinc mg/j	Iode µg/j	Sélénium µg/j	Cuivre mg/j	Manganèse mg/j	Fluor mg/j	Chrome µg/j
Hommes	9	12	150	60	2	2-3	2,5	65
Femmes	16	10	150	50	1,5	2-3	2	55
Enfants (10-12 ans)	10	12	150	45	1,5	?	1,5	45

COMPOSITION MOYENNE DES ALIMENTS CONSOMMÉS EN FRANCE, EXPRIMÉE SUR LE POIDS FRAIS[3].

	Fer mg/100 g	Zinc mg/100 g	Iode mg/100 g	Sélénium mg/100 g	Cuivre mg/100 g	Manganèse mg/100 g
Féculents	1,26	0,71	4,16	1,65	0,2	0,37
Fruits	0,24	0,16	1,15	0,11	0,1	0,23
Légumes	0,42	0,27	0,46	0,6	0,06	0,15
Viandes	1,55	2,8	1,72	11	0,07	0,07
Poissons	0,33	0,56	45,9	29,5	0,05	0,05
Œufs	1,75	1,04	47,4	22,7	0,06	0,01
Laits	0,04	0,36	9,81	0,9	0,01	
Fromages	0,29	2,95	26,83	5,96	0,07	
Yaourts	0,10	0,43	15,65	1,1	0,02	
Boissons	0,56	0,05			0,09	

En outre, pour certains oligo-éléments, la barrière entre seuil toxique et seuil efficace est parfois très proche, comme c'est le cas pour le fluor[4].

La plupart des oligo-éléments sont des métaux, dont les principaux sont : le cuivre utilisé dans les infections, le lithium dans les états nerveux, le cobalt dans les problèmes cardiaques, le magnésium dans les spasmophilies, l'or dans les douleurs rhumatismales, etc. À ces doses, ces éléments n'ont pas d'effets toxiques.

« En quoi l'oligothérapie se distingue-t-elle de l'homéopathie ? »

Certains médicaments homéopathiques sont aussi des métaux, tels *Cuprum metallicum*, le cuivre, *Aurum metallicum*, l'or, *Ferrum metallicum*, le fer, *Cobaltum*, le cobalt. Cependant, les indications de ces médicaments et des oligo-éléments sont différentes, car leur mode de préparation est distinct. Les oligo-éléments ont un mode de préparation classique ; les médicaments homéopathiques doivent être dilués et dynamisés pour être actifs, et respecter l'un des principes fondamentaux de l'homéopathie, le principe de similitude, qu'on retrouve dans l'expression « soigner le mal par le mal ».

1-Martin A. Apport nutritionnelle conseillés pour la population française, CNRS – CNERNA, AFSSA, 3e Ed. Paris, Tec & Doc, 2001, p. 507.

2-Milligramme par litre = 0,001 g par litre.

3-P. Chappuis, A. Favier, coordonnateurs. *Les Oligo-éléments en nutrition et thérapeutique*, Paris, Lavoisier Tec & Doc, 1995, p. 6.

4-P. Chappuis, A. Favier, *ibid.*, p. 239-246.

Mon conseil :
il existe de multiples préparations contenant de nombreux oligo-éléments et vitamines. Si elles sont d'un intérêt limité en automédication, la prescription par votre médecin d'un traitement adapté d'oligo-éléments spécifiques est bénéfique car elle permet la prise en compte de vos besoins et de vos éventuelles carences.

La nutrithérapie

La nutrithérapie est une méthode thérapeutique globale qui utilise les nutriments et l'alimentation afin d'optimiser l'état de santé, prévenir les risques de maladies et aider à les traiter quand elles sont présentes.

C'est grâce à des modifications de l'alimentation et à l'apport circonstanciel ou quotidien de nutriments — vitamines, oligo-éléments, antioxydants, acides gras, acides aminés et autres substances — que la nutrithérapie atteint ces objectifs.

PRINCIPALES SOURCES ALIMENTAIRES[1].

Les vitamines	Principales sources alimentaires
Vitamine B 1	Pain complet, légumes secs, viande de porc, lait, œufs
Vitamine B 2	Lait, viande, abats, poissons, céréales complètes
Vitamine B 3	Levure, viande, abats, légumes secs, café torréfié
Vitamine B 5	Viande, poissons, œufs
Vitamine B 6	Levure, viande, abats, légumes verts, fruits
Vitamine B 8	Foie surtout, viandes, fruits
Vitamine B 9	Légumes verts, poix chiches, maïs, amandes, châtaignes, foie, jaune d'œufs
Vitamine B 12	Viandes bovines, crustacés, poissons, lait, œufs
Vitamine C	Fruits, légumes, abats, charcuterie
Vitamine A	Lait, beurre, œufs, foie, poissons, légumes verts, carottes
Vitamine D	Poissons (thon, maquereau, sardine, saumon), huile de foie de morue, œufs, foie de bœuf, de mouton
Vitamine E	Œufs, viande, abats, légumes verts, huiles végétales
Vitamine K	Foie, épinards, choux

1-Martin A., *Apport nutritionnels conseillés pour la population française*, CNRS-CNERNA, AFSSA, 3e éd., Paris, Tec&Doc, 2001, p. 506.

Elle a aussi pour objectif, chez l'homme en bonne santé, d'augmenter naturellement ses performances physiques et intellectuelles et pour autre but plus ambitieux, mais commun à toutes les thérapeutiques, de prolonger la durée de vie.

Les nutriments sont des éléments simples entrant dans la composition des aliments et servant de nourriture aux cellules de l'organisme. On distingue les macronutriments de l'ordre de plusieurs grammes et les micronutriments, de l'ordre du milli- ou du microgramme.

Il est vrai, étant donné les carences alimentaires actuelles, qu'une complémentation nutritionnelle apportée par des médecins formés à la nutrithérapie s'avère souvent nécessaire.

Le médecin appuie sa prescription à la fois sur des arguments statistiques — la carence en acides gras oméga 3 est quasi générale —, sur l'histoire clinique de la personne — ongles cassants et zinc par exemple —, sur ses habitudes alimentaires — apport de vitamine C pour les patients mangeant peu de fruits et de légumes —, sur les prises médicamenteuses habituelles — neuroleptiques et magnésium —, et sur les analyses biologiques permettant de doser actuellement quasiment tous les composants biochimiques.

C'est une thérapeutique complémentaire non seulement de l'homéopathie, mais de l'ensemble des thérapeutiques actuelles.

Les traitements de nutrithérapie ne sont pas remboursés par la Sécurité sociale.

L'acupuncture

L'acupuncture n'utilise pas de médicaments, mais seulement des aiguilles. C'est la branche complémentaire de la phytothérapie en médecine traditionnelle chinoise. Ceux qui connaissent cette thérapeutique seront surpris que nous la comparions à l'homéopathie. En fait, la grande confusion qui règne dans l'esprit des personnes non averties et l'expérience que nous en avons nous conduisent à donner quelques précisions sur ce sujet.

L'acupuncture — *Zhenjiu* en chinois — date d'au moins 3 000 ans avant J.-C. Elle utilise des aiguilles de métal qui sont piquées à des endroits précis de la peau, et des moxas (bâtons d'armoise) que l'on fait brûler et qui complètent son action.

« Quels sont les principes de l'acupuncture ? »

La logique du raisonnement — philosophique au départ — nous est familière, puisqu'on s'est aperçu qu'il reposait sur un système binaire (le zéro et le un), l'ancêtre de nos ordinateurs, le yin et le yang qui sont à l'origine de la réflexion. Ils sont complémentaires et opposés : le yin représente le principe féminin, la lune, la nuit, la notion de vacuité, la matière ; le yang, le principe masculin, le soleil, la notion de plénitude, l'énergie.

Sur ces deux concepts est aussi fondée la maladie : on parle d'excès ou d'insuffisance de yin ou de yang, de matière ou d'énergie, d'un organe ou d'une fonction.

On corrige ces troubles en utilisant la loi des cinq éléments : le Feu engendre la Terre et domine le Métal, la Terre engendre le Métal et domine l'Eau, le Métal engendre l'Eau et domine le Bois, l'Eau engendre le Bois et domine le Feu, le Bois engendre le Feu et domine la Terre.

À chaque élément sont rattachés des méridiens qui parcourent la peau et que l'on peut imaginer comme un réseau électrique traversant le corps. L'acupuncteur serait l'électricien qui réparerait les courts-circuits. Ses outils, les aiguilles et les moxas, serviraient à corriger l'excès ou l'insuffisance d'énergie constatés, en « tonifiant » ou en « dispersant » les méridiens. Ces derniers sont rattachés à une fonction ou à un organe. Les points d'acupuncture sont des zones d'entrée favorables dans le circuit des méridiens. En effet, on a constaté, au niveau de la peau, que seuls ces endroits présentent une différence de potentiel (un petit courant électrique). Le méridien que vous connaissez probablement est celui du cœur, redécouvert par les cardiologues. Ainsi, lors d'un infarctus ou d'une angine de poitrine, la douleur cardiaque irradie à la face interne du bras et se poursuit dans le petit doigt, suivant en cela exactement le trajet décrit dans les maladies du méridien du cœur par les Chinois il y a plus de trois mille ans.

La loi des cinq éléments en acupuncture

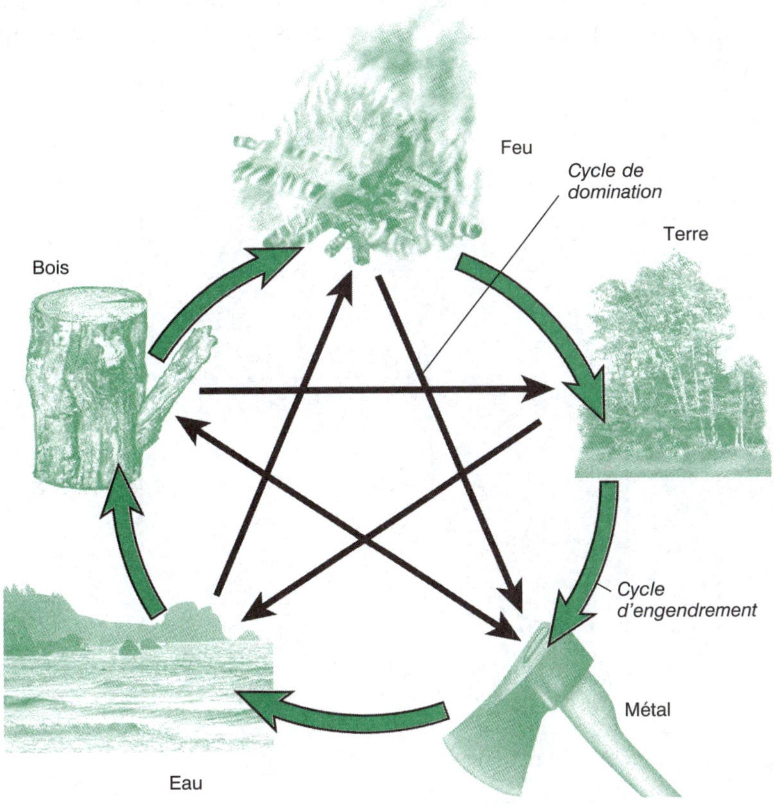

Nous n'irons pas plus loin dans nos explications, car vous avez déjà compris que cette médecine est bien différente de l'homéopathie. Cependant, certains ont tenté de faire des relations entre points d'acupuncture et médicaments homéopathiques : on les appelle les « points de Weihe ». Par exemple, à *Arnica montana* correspondrait le 14e point de l'estomac, situé grossièrement sous le milieu de la clavicule droite ; tous deux sont utilisés dans les suites de traumatismes, de coups, de chutes.

« Pourquoi certains médecins associent-ils dans leurs soins l'homéopathie et l'acupuncture ? »

L'acupuncture a aussi développé une notion de terrain, différente cependant de celle de l'homéopathie mais néanmoins susceptible d'en être rapprochée. En effet, *a priori* ces deux thérapeutiques sont énergétiques, et donc répondent probablement — si surprenant que cela puisse paraître ! — à des mécanismes physiques principalement. C'est l'une des raisons pour lesquelles de nombreux médecins homéopathes associent l'acupuncture dans leur démarche thérapeutique. De plus, ces deux thérapeutiques se complètent bien et créent, dans la pratique médicale, une synergie.

Le méridien du cœur

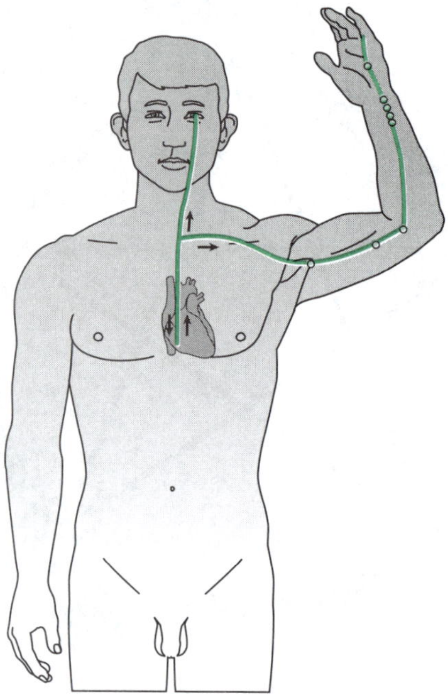

La mésothérapie

Les mésothérapeutes se réclament de l'allopathie, et à juste titre. La mésothérapie est une technique inventée par le Dr Pistor, qui consiste à injecter, sous la peau, une très petite quantité de médicaments classiques — anti-inflammatoires, corticoïdes, décontracturants, par exemple — le plus près possible d'une douleur ou d'une lésion. Cette technique est surtout connue pour son intérêt dans les traitements localisés de la cellulite.

Le domaine de prédilection des mésothérapeutes est la rhumatologie et le traitement des douleurs de toutes sortes comme les tendinites, les entorses, par exemple. Cette thérapie agit aussi efficacement dans les troubles veineux et artériels.

La mésothérapie ne tient pas compte du terrain, néanmoins, certains médecins homéopathes pratiquent cette technique.

L'organothérapie

L'organothérapie est une méthode thérapeutique qui utilise des organes d'animaux sains, à l'état brut ou sous forme d'extrait. Sommairement, on donnera au malade des extraits de foie pour guérir les maladies hépatiques. Cette technique a été mise au point et développée essentiellement par Fortier-Bernoville, un médecin homéopathe de renom.

Ces médicaments, dilués et dynamisés, se présentent sous forme de granules, et sont prescrits selon la loi de similitude, comme les médicaments homéopathiques.

Pourtant, même si ces remèdes subissent un mode de préparation identique à celui de l'homéopathie, l'organothérapie n'a qu'un rapport apparent avec l'homéopathie. En effet, il manque un chaînon indispensable à l'activité du médicament homéopathique : l'expérimentation[1] sur le sujet sain ou *pathogénésie*. Celle-ci est indissociable de la définition de l'homéopathie. Un médicament ne devient homéopathique que s'il a développé — chez l'individu en bonne santé et sensible — un ensemble de symptômes qu'il est susceptible de guérir chez le sujet malade. C'est une notion fondamentale, souvent oubliée dans la définition de l'homéopathie. De même, la similitude des symptômes est absente.

Un des médicaments classiques de l'organothérapie est *Thyroïdea*, la thyroïde. Celui-ci est utilisé dans les troubles fonctionnels de la thyroïde, c'est-à-dire dans les mauvais fonctionnements de la thyroïde préexistants aux modifications du taux d'hormones thyroïdiennes dans le sang.

Les traitements ne sont pas pris en charge par la Sécurité sociale et ne sont donc pas remboursés.

La lithothérapie

La lithothérapie est le traitement des maladies par les pierres. Elle emploie des minerais d'origine naturelle. Ces produits sont prescrits sous forme d'ampoules buvables à des doses pondérables. Cette thérapeutique, très peu utilisée, n'est pas remboursée par la Sécurité sociale.

1-Étude du médicament homéopathique chez des sujets en bonne santé.

La naturopathie

La Fédération française de naturopathie définit cette technique de soins comme « un ensemble de pratiques issues de la médecine traditionnelle occidentale qui vise à préserver et optimiser la santé globale de l'individu ainsi qu'à aider l'organisme à s'autorégénérer grâce à des moyens naturels. Elle invite ainsi à appliquer les lois de la nature et de la physiologie qui révèlent à chacun son "médecin intérieur", cher à Hippocrate, et qui permettent le maintien ou la restauration d'une vitalité optimum. Avant tout hygiénistes et éducateurs, les praticiens de santé naturopathes ne procèdent ni au diagnostic ni au traitement de maladies : ils enseignent l'art de la qualité de vie et de l'entretien de la santé dans le plus grand respect de l'environnement. »

Les naturopathes n'ayant ni la compétence, ni la possibilité légale d'établir un diagnostic ou de soigner une maladie et donc de proposer un traitement, effectuent un « bilan de vitalité » spécifique afin de mettre en œuvre leurs « 10 techniques naturelles de santé » regroupées en quatre branches que sont la nutri-cure (aliments, plantes, vitamines, oligo-éléments), l'osmocure (bains, gaz vitaux, radiations naturelles) ; la dynamocure (exercices, manipulations, réflexes, fluides), et la relatiocure (idées).

Les concepts de la naturopathie repose sur trois principes fondamentaux — le vitalisme (énoncé des lois de la vie), l'humorisme (énoncé des lois de la maladie), le naturisme (énoncé des méthodes naturelles d'hygiène vitale et de régénération) —, et sur quatre annexes, le causalisme (l'étiologie originelle), le régulationisme (biocybernétique), le fonctionnalisme (constitution, terrain, diathèse, comportement), l'holisme (systémique, globalité, champs quantiques).

Le rôle de la naturopathie serait la prévention primaire active des maladies par une hygiène de vie optimale et par une éducation sanitaire ; son activité se situant en amont de la maladie, elle permettrait de résoudre de nombreux maux de civilisation. La naturopathie se veut complémentaire de la médecine conventionnelle et est censée intervenir quand le diagnostic médical est posé ; elle a également pour but « la stimulation de la régénérescence spontanée individuelle » et la « participation à la croissance globale de l'être » selon Daniel Kieffer, président de la Fédération française de naturopathie[1].

Cette profession n'est pas réglementée en France, les naturopathes ne font ni partie des professions médicales, ni paramédicales ; leurs conseils et soins ne sont pas remboursés par la Sécurité sociale.

1-Daniel Kieffer, « La naturopathie exactement », *Votre santé*, août 2008, n° 106, p. 8-10.

L'allopathie

L'allopathie est le nom donné par Hahnemann à la médecine « classique ». Forgé par opposition à homéopathie (*allos* signifiant autre, différent), ce terme signifiait, pour Hahnemann, médecine ne recourant pas au principe de similitude *(omoïos)*.

Les succès de la thérapeutique allopathique ne sont plus à énumérer. Associée aux conditions d'hygiène de vie, elle est l'un des principaux éléments de la longévité croissante de la population. Elle utilise de plus en plus fréquemment des molécules de synthèse mises au point par l'industrie pharmaceutique mais la phytothérapie et l'oligothérapie, prescrites à doses pondérales, en font également partie. Aujourd'hui, l'allopathie est la thérapeutique « officielle », c'est-à-dire celle pratiquée dans les hôpitaux, et enseignée pendant les études universitaires.

« En quoi la démarche du médecin homéopathe diffère-t-elle de celle de l'allopathe ? »

Il faut bien distinguer, dans la démarche du praticien, le diagnostic, les actes techniques (fibroscopie, coloscopie) à visée diagnostique et curative, et les thérapeutiques médicamenteuses qui peuvent recouvrir divers moyens telles l'allopathie, l'homéopathie ou autres. Par conséquent, l'acte médical comprend non seulement le diagnostic de la maladie, c'est-à-dire sa reconnaissance, mais aussi le choix de la mise en œuvre ou non d'actes techniques ou chirurgicaux, puis une stratégie thérapeutique médicale variable selon les praticiens. Ainsi, seul le choix de la méthode de traitement diffère dans l'ultime étape de l'acte médical.

Pour effectuer le diagnostic, le médecin homéopathe ou allopathe suit donc — en dehors de quelques autres particularités que nous aborderons dans le chapitre sur la consultation — la même démarche : interrogatoire, examen clinique (observation, auscultation, palpation, etc.), examens complémentaires (analyse sanguine, radiographies, etc.) si nécessaire. Tout au plus le praticien homéopathe interroge-t-il et observe-t-il différemment son malade à la recherche de signes indispensables à sa prescription médicamenteuse, mais inutiles au diagnostic : par exemple, la localisation d'une douleur d'angine (mal de gorge à droite ou à gauche) orientera l'homéopathe vers deux médicaments différents, contrairement à l'allopathe qui prescrira des antibiotiques de la même classe thérapeutique.

« Quels sont les inconvénients de l'allopathie ? »

Malheureusement, la thérapeutique allopathique associe à son activité un cortège d'effets secondaires ; « *ça soigne à un endroit, ça en abîme un autre* », entend-on souvent.

Cette idée largement répandue s'appuie sur des faits réels, une étude[1] récente ayant dénombré 128 000 personnes (sur 4 millions) hospitalisées chaque année à la suite de l'effet indésirable d'un médicament. Dans 57 % des cas, cela est dû à la toxicité propre du médicament, et dans 31 % des cas à une utilisation non conforme du médecin ou du malade.

Si l'intensité de la réponse était toujours adaptée à la gravité de la maladie, les malades accepteraient facilement de prendre, dans les maladies graves, un traitement risquant de leur provoquer des effets secondaires. En revanche, ces patients refusent ces troubles iatrogènes[2] dans les pathologies bénignes et préfèrent se tourner vers des thérapeutiques réputées efficaces et peu agressives telle l'homéopathie. C'est pourquoi, par exemple, nous rencontrons beaucoup de mères de famille excédées, pour la plupart, par la prescription systématique d'antibiotiques à leurs enfants, au moindre rhume, à la moindre otite ou à la plus insignifiante poussée de température. Les pages du carnet de santé — pas assez nombreuses pour noter toutes les infections de l'enfant depuis sa naissance — sont là pour en témoigner.

Or de récentes méta-analyses[3] ont démontré[4] l'inefficacité les antibiotiques dans le traitement des bronchites aiguës et du rhume banal ; cela même en présence d'infection bactérienne, les antibiotiques ne prévenant pas les complications du rhume et étant responsables dans 20 % des cas d'effets secondaires indésirables.

Ces infections[5] (rhino-pharyngites, angines, bronchites) représentent près de 75 % des prescriptions d'antibiotiques, 36 % d'entre elles n'étant pas justifiées, puisque attribuées dans des infections d'origine virale. Cet abus est confirmé par un rapport[6] révélant une consommation d'antibiotiques chez les Français deux à deux fois et demie supérieure à celle des Allemands et des Anglais ; cet excès étant encore constaté dans les infections respiratoires. Selon le secrétariat d'État à la Santé[7], « cette attitude théra-

1-« Sécurité sociale, le retour à l'équilibre, médicament : rationaliser la prescription et le remboursement ». Site Internet du secrétariat d'État à la Santé, 1999.

2-Effets indésirables, plus ou moins graves, provoqués par le médicament lui-même.

3-Une méta-analyse consiste en l'analyse simultanée d'un ensemble d'études dans le but d'obtenir des informations qu'aucune de ces études prises isolément ne pourrait fournir.

4-« Revue de la littérature : les antibiotiques sont inefficaces pour traiter les bronchites aiguës », [Résumé] *EBM journal*, 1998, n° 9 : 10. Résumé de MacKay DN, « Treatment of acute bronchitis in adults without underlying lung disease », *J. Gen. Intern. Med.*, 1996 ; 11 : 557-62. « Les antibiotiques sont inefficaces pour traiter un rhume banal sauf si des bactéries sont présentes dans les sécrétions nasopharyngées », [Résumé] *EBM journal*, 1997, n° 8 : 9. Résumé de Kaiser L., Lew D., Hirschel B., *et al.*, « Effects of antibiotic treatment in the subset of common-cold patients who have bacteria in nasopharyngeal secretions », Lancet 1996 ; 347 : 1507-1510.

5-Sécurité sociale, le retour à l'équilibre, médicament : rationaliser la prescription et le remboursement. Site internet du secrétariat d'État à la Santé.

6-*Ibid.*

7-*Ibid.*

peutique est non seulement injustifiée et alors inutilement coûteuse, mais peut être source de complication individuelle (effet indésirable) et collective (résistances bactériennes) ».

En outre, la prise non contrôlée d'antibiotiques[1] est à l'origine de résistance à ces médicaments lors de leur emploi ultérieur dans une autre pathologie. C'est pourquoi, aux États-Unis, entre 1997 et 1999, quatre enfants, en très bonne santé, sont décédés à la suite d'une infection à un germe, le staphylocoque doré résistant à la pénicilline. Un expert américain de la résistance aux antibiotiques souligne : « Jusqu'à présent nous nous sommes contentés d'utiliser massivement les antibiotiques disponibles. Nous ne pouvons plus le faire. Nous devons, pour tous les cas d'infection, nous soucier d'une éventuelle résistance et recourir, si c'est le cas, à d'autres médicaments. » Ainsi, pour continuer de bénéficier des bienfaits des antibiotiques, il faut plus que jamais les employer avec parcimonie et justesse.

Ce sont donc souvent les abus de l'allopathie qui font le succès de l'homéopathie.

« Les excès de l'allopathie ne viennent-ils pas aussi des malades eux-mêmes ? »

L'emploi excessif de l'allopathie est aussi consécutif, il est vrai, à la demande des malades. En effet, les patients, au nom du modernisme, veulent être soignés avec une rapidité fulgurante. Ils n'acceptent pas de voir leur nez couler plus de trois heures, refusent de se reposer après un lumbago aigu, puis s'étonnent de la persistance des troubles. Ils comprennent difficilement que la maladie doit suivre une évolution qu'il faut maîtriser, contrôler, enrayer progressivement ; qu'il faut laisser au corps le temps de se défendre, de s'adapter.

Typique à cet égard est la réaction des parents devant la fièvre : la majorité ne supporte pas que la température de leur enfant dépasse 38 °C. Là encore, ils ignorent que la fièvre est une réaction de défense de l'organisme, inéluctable dans l'évolution de certaines maladies. Il faut donc, dans la plupart des cas, la contrôler, la surveiller et la laisser agir en évitant qu'elle ne franchisse 38,5-39 °C (sauf si l'enfant a déjà eu des convulsions). De nouveau, c'est une information qu'il faut prendre le temps d'expliquer aux malades.

À ce sujet, une enquête sur les rhino-pharyngites de l'enfant révèle que 33 % des médecins ont le sentiment de prescrire des antibiotiques à la demande pressante des parents[2].

1-Silbert L., « Résistance aux antibiotiques : premiers morts américains », *Le Quotidien du médecin*, n° 6536, 25 août 1999, p. 20.

2-« Les infections ORL. Conférence de consensus en médecine et maladies infectieuses », texte court, *in Le Concours médical*, 11 janv. 1997, n° 1, p. 17-22.

« Les médicaments allopathiques sont-ils toujours efficaces ? »
Pour déterminer le taux de remboursement d'un médicament, l'AFSSAPS, Agence française de sécurité sanitaire des produits de santé (ex-Agence du médicament), évalue le service médical rendu (SMR) à partir des critères suivants : efficacité, sécurité, caractère préventif, symptomatique ou curatif, gravité de l'affection et intérêt en termes de santé publique. Le niveau du SMR permet de décider du taux de remboursement : s'il est jugé important, le taux de remboursement est de 65 %, s'il est considéré modéré ou faible, le taux est de 35 %, il est nul s'il n'y a pas de service médical rendu.

L'évaluation du service médical rendu[1] de la totalité des 4 490 spécialités allopathiques qui étaient remboursées en ville, a montré que le SMR est :

— majeur ou important pour 62,7 % des médicaments (2 815) ;
— modéré ou faible dans 18,7 % des médicaments (840) ;
— insuffisant dans 18,6 % des médicaments (835).

Les résultats sont impressionnants pour les médicaments de certaines disciplines :

— en cardiologie, 26,3 % des médicaments ont un SMR insuffisant ;
— en dermatologie, 49 % des spécialités ont un SMR modéré ou faible, et 28,7 % ont un SMR insuffisant. Ce qui signifie que seul 22,3 % des médicaments de cette catégorie ont un SMR majeur ou important ;
— en hépato-gastro-entérologie, 34,4 % ont un SMR modéré ou faible, et 29,7 % ont un SMR insuffisant ;
— en neurologie, 38,4 % ont un SMR modéré ou faible et 2,2 % ont un SMR insuffisant ;
— en odonto-stomatologie, 11,4 % ont un SMR majeur ou important, 77,2 % ont un SMR modéré ou faible, et 11,4 % ont un SMR insuffisant ;
— en ORL-pneumologie le SMR est insuffisant dans 56,4 % des cas et modéré ou faible dans 28,3 % ;
— en rhumatologie, le SMR est modéré ou faible dans 46,3 % des cas et insuffisant dans 16,5 % ;
— en urologie-néphrologie, le SMR est modéré ou faible dans 38,1 % des cas et insuffisant dans 20,6 %.

Au vu de ces données l'AFSSAPS a décidé de baisser de 65 à 35 % le taux de remboursement de 617 des 840 médicaments à SMR modéré ou faible (*Journal officiel*, un arrêté du 18 avril 2003), d'arrêter, en août, le remboursement de 84 des 835 médicaments à SMR insuffisant. Les pouvoirs publics espérant faire ainsi une économie annuelle de 42 millions d'euros. Le déremboursement des autres médicaments à SMR insuffisant étant

1-Site AFSSAPS : http://agmed.sante.gouv.fr.

prévu en 2004 et 2005. D'après Medicam[1], sur les 100 premiers médicaments prescrits, 21 ont un SMR insuffisant. Ils représentent 6 % du montant des remboursements et pourraient entraîner une économie d'un milliard si leur déremboursement n'entraîne pas de transfert vers des médicaments plus coûteux.

La réponse[2] a été apportée en 1999 par l'AFSSPS, Agence française de sécurité sanitaire des produits de santé (ex-Agence du médicament), à la demande du gouvernement. Cette agence a évalué le service médical rendu par 1 100 spécialités pharmaceutiques de quatre grands domaines de l'activité médicale : le cardio-vasculaire, la nutrition et le métabolisme, la rhumatologie et la psychiatrie. Le service médical rendu (SMR) par les médicaments a été évalué en fonction du caractère habituel de gravité de la maladie traitée, de l'efficacité du médicament en termes de bénéfice/risque, de sa place dans la stratégie thérapeutique (médicamenteuse ou non), et de son intérêt en santé publique. Le SMR par les médicaments a été classé en trois niveaux : « majeur ou important », « modéré », « plus faible, mais justifiant quand même d'une prise en charge ».

270 médicaments (près d'un quart) n'ont été classés dans aucune de ces catégories. Ainsi sont déclarés « comme n'ayant pas fait la preuve d'un service médical » par les experts dans le domaine :

— *cardio-vasculaire*, les veinotoniques et les vasculoprotecteurs utilisés dans le traitement des jambes lourdes, les médicaments de l'artérite des membres inférieurs, ceux de la prévention des déficits intellectuels des personnes âgées, à l'exclusion de la maladie d'Alzheimer ;

— *métabolique et de la nutrition*, le magnésium dans le stress, le nervosisme, la spasmophilie, et certains antidiabétiques utilisés en traitement adjuvant de régime alimentaire ;

— *rhumatologique* : certains médicaments, mais pas de classe thérapeutique précise ;

— *psychiatrique*, les antidépresseurs ont été reconnus efficaces pour les dépressions majeures, les anxiolytiques et les benzodiazépines (somnifères) aussi.

Pour l'ensemble des médicaments cités, les experts ont demandé un complément d'information aux firmes concernées avant de se prononcer définitivement. L'étude des autres classes médicamenteuses devrait s'achever d'ici la fin de l'an 2000.

Un rapport[3], effectué en 1997, confirme et complète les précédentes don-

1-http://www.pharmaceutiques.com/archive/une/date/20031021_rencontreparl.html

2-Degain J., « Des experts s'interrogent sur l'efficacité de 270 médicaments de quatre classes thérapeutiques », *Le Quotidien du médecin*, n° 6536, 25 août 1999, p. 6.

3-« Données : le coût des médicaments à efficacité mal connue », *Prescrire*, n° 189, novembre 1998, t. 18, p. 786-787.

nées, notamment en ce qui concerne le coût. Il montre que 25,3 % (17 milliards de francs) de la dépense pharmaceutique ambulatoire, c'est-à-dire prescrite par le médecin en ville, était due à des médicaments mal évalués. Parmi ceux-ci sont classés les médicaments homéopathiques, les oligo-éléments, la phytothérapie et d'autres médicaments ne figurant pas dans le *Vidal*. L'ensemble de cette classe de médicaments n'équivaut qu'à 3,3 % du coût total de la dépense pharmaceutique ambulatoire, soit 2,21 milliards de francs. Parmi les médicaments à « efficacité mal évaluée », les médicaments à visée cardio-vasculaire (vagotoniques, vasodilatateurs) représentent 28 % (4,75 milliards de francs) du coût des médicaments mal évalués, ceux de l'appareil digestif 18 % (3,06 milliards de francs), viennent ensuite les médicaments de l'appareil respiratoire, puis ceux du système locomoteur et du système nerveux.
Les autorités peuvent donc difficilement trouver ce prétexte pour se dégager de l'homéopathie. En effet, pour la collectivité, les médicaments homéopathiques remboursables ne représentent que 1,1 % de la valeur des médicaments remboursables vendus et 0,4 % du coût des remboursements[1].

« De quelles informations dispose le médecin ? »

De plus, il nous faut réfléchir sur la nature de l'information délivrée aux thérapeutes, allopathes ou homéopathes, par les experts médicaux. Un article[2], paru dans une revue médicale, remarquait que les publications médicales étaient si nombreuses que les praticiens étaient dans l'impossibilité matérielle de s'informer correctement et ne pouvaient « aller chercher à la source l'ensemble des informations utiles à une pratique médicale optimale ».
Un journal indépendant s'est donc créé dans le but de synthétiser l'ensemble des articles d'un domaine parus dans toute la presse médicale internationale. Or, on s'aperçut d'une part que les experts appréciaient et commentaient différemment les résultats obtenus, et d'autre part que ces études ne permettaient pas de justifier ou proposer une pratique médicale claire dans une maladie.
Aujourd'hui, cette revue[3] permet, grâce à la sélection d'articles de qualité sur des critères objectifs et fiables méthodologiquement, d'apporter des réponses utiles et fiables aux questions soulevées par la pratique quotidienne du médecin.
En outre, l'industrie pharmaceutique s'appuie sur des experts médicaux

1-http://www.boiron.fr/
2-Chabot J.-M., « Informations médicales : le trop est-il l'ennemi du bien ? », *La Revue du praticien*, Paris, 1996, n° 2, p. 217-218.
3-*Évidence-Based Medicine Journal*.

pour démontrer l'efficacité de leurs médicaments. Il existe ainsi des liens flagrants entre ces médecins et les laboratoires pharmaceutiques. L'information délivrée aux praticiens ne peut donc être neutre.
Cela a été mis en évidence, entre autre, dans un article[1] recensant les effets secondaires (risque augmenté d'infarctus du myocarde) d'une classe de médicaments (les antagonistes calciques dans le traitement de l'hypertension artérielle). Les auteurs ont constaté que les experts favorables à l'utilisation de ces médicaments avaient dans 100 % des cas des liens avec l'industrie pharmaceutique, contre 67 % des auteurs classés comme neutres et 43 % des auteurs critiques.
C'est pourquoi, conscient que les informations sur le médicament dont disposent les professionnels de santé émanent en premier lieu de l'industrie pharmaceutique, le secrétariat d'État à la Santé a décidé de créer un « référentiel public sur le médicament ». Ce référentiel comportera l'information officielle sur le médicament, c'est-à-dire le résumé des caractéristiques du produit lors de l'octroi de l'Autorisation de mise sur le marché (AMM).
Quoique cette démarche soit justifiée, il ne faut pas tomber dans l'excès inverse et cadrer de façon trop stricte la prescription médicale. Car, bien qu'elle repose sur des données scientifiques, la façon de prescrire du médecin est encore dominée par l'empirisme et l'expérience clinique. Cela est universellement reconnu. La thérapeutique dépend non seulement de connaissances scientifiques communes, mais aussi, parmi de nombreux autres facteurs, de la culture du malade et du médecin.
Le médecin peut justifier rationnellement — ce qui ne veut pas toujours dire scientifiquement — sa pratique quotidienne. Les discours à propos de son expérience professionnelle, de ses constatations, de ses variations, des progrès de son exercice, de ses connaissances, de ses compétences ne sont pas mesurables, et, si le médecin ne s'appuyait que sur des données scientifiques validées, il prescrirait très rarement.
Ainsi, la science quantifiable, mesurable, objective, exacte est paradoxalement à la base des progrès de la médecine qui reste néanmoins par essence un art inquantifiable, incertain, subjectif. C'est aussi le paradoxe de tout médecin, et du médecin homéopathe en particulier.
Le malade, quant à lui, ne se veut pas l'objet du culte de la science, il préfère être l'homme que l'art médical guérit.

« Le médecin est-il un humaniste et/ou un scientifique ? »

Le médecin homéopathe n'a pas toutes les vertus, et son humanisme n'est pas supérieur à celui de son confrère allopathe ! L'ensemble de ces praticiens, de ces hommes, a la même sensibilité ; leur but est d'aider et de guérir

1-Stelfox H.T., Chua G., O'Rourke, Dtsky A.S., « Conflit of interest in the debate over calcium-channel antagonists ». *N. Engl. J. Med.*, 1998, n° 338, p. 101-106.

les personnes qui souffrent, ce qui n'est pas, à notre sens, l'apanage du seul médecin homéopathe. Tous devraient être unis devant la maladie.
Un bon médecin n'a pas de casquette ; il n'est ni homéopathe ni allopathe. C'est avant tout un humaniste qui a de solides connaissances médicales et scientifiques. C'est peut-être cette qualité que nombre de malades croient rencontrer davantage chez les médecins homéopathes, car leur écoute est réputée plus attentive et leurs consultations sont plus longues.

Le placebo

➤ *Médicament et placebo*

Le placebo est une substance neutre, souvent du sucre, qui n'a *théoriquement* aucune activité pharmacologique et ne peut donc *théoriquement* soigner un malade. Il sert de référence, il est le niveau zéro de la mer, le méridien de Greenwich, c'est par rapport à lui que l'efficacité d'un médicament est appréciée. Il a toutes les caractéristiques du médicament actif, l'aspect, la forme, la couleur, le goût.

« **À quoi sert le placebo ?** »
En médecine, le placebo est utilisé pour démontrer qu'un médicament est actif. À cet effet, lors d'une expérimentation, on répartit, par tirage au sort, les malades en deux groupes, les uns et les autres ignorant s'ils bénéficieront du médicament actif ou du placebo. La comparaison de leurs effets respectifs permet d'apprécier la réalité de l'efficacité du médicament.
Pourtant, le placebo c'est « rien », c'est le vide, le néant, c'est presque ou peut-être tout à fait une notion philosophique. Laissons parler Bernard Lachaux et Patrick Lemoine[1] qui ont écrit un ouvrage sur ce sujet :
« Les médicaments passent, le placebo reste. Est-il possible d'imaginer plus vaine entreprise que d'écrire un ouvrage sur rien ? Est-il un esprit civilisé, positif, rationnel, moderne, en un mot, scientifique pour croire que rien est beaucoup ? Comment concevoir que nul ne soigne rien sans rien ?
À qui pourra-t-on faire admettre que la même médication, donnée par le même thérapeute, au même individu, aura un effet différent selon le moment, l'humeur, les états d'âme, le décor, la situation sociale, la politique, la mode ? et pourquoi pas les astres ?
Tout cela ne paraît pas bien sérieux ou, alors, il faut appeler à la rescousse tous les Paracelse, Maître Albert et autres spagyristes.
Pourtant Rien existe, nous l'avons vu !

1-Lachaux B., Lemoine P., *Placebo, un médicament qui cherche la vérité*, Paris, Medsi/Mc Graw-Hill, 1988, p. 11.

Nous avons vu un homme de bonne foi faire un coma impressionnant de vingt-quatre heures et être admis en service de réanimation, après avoir absorbé deux boîtes de placebo particulièrement dosé... de sens.
Nous avons lu que des médecins responsables et expérimentés guérissaient des crises d'asthme en prescrivant à leurs patients un placebo qui leur avait été présenté comme un nouveau médicament miracle.
Nous avons même entendu dire, mais comment le croire, que le *Vidal* contenait 50 % de placebos plus ou moins impurs.
Alors si Placebo existe, il faut en parler. [...]
Alors il est devenu à la mode, a acquis la notoriété. Des centaines de milliers d'études lui ont été consacrées. Alors, pour que sa gloire nouvelle ne lui monte pas trop à la tête, nous avons décidé de lui mettre des limites, car à vouloir être trop exhaustif il peut devenir carrément envahissant. »

« **Pourquoi le placebo ?** »
Isabelle Stengers[1] répond :
« La pratique médicale scientifique [...] cherche à inventer comment le corps malade pourrait, malgré tout, faire la différence entre "vrai remède" et "remède fictif". Elle tient donc pour effet parasite, gêneur, [...] la singularité de "rendre vraie", c'est-à-dire "efficace", une fiction. [...] Lorsque la médecine scientifique demande au public de partager ses valeurs, elle lui demande donc de résister à la tentation de guérir "pour de mauvaises raisons", et notamment de savoir faire la différence entre guérison non reproductible, dépendant des personnes et des circonstances, et des guérisons produites par des moyens qui ont fait leur preuve, qui, statistiquement en tout cas, sont actifs et efficaces *pour n'importe qui*.
Mais pourquoi un malade, que seule intéresse sa propre guérison, accepterait-il cette distinction ? Il n'est pas "n'importe qui", membre anonyme d'un échantillon statistique. Que lui importe si la guérison ou l'amélioration dont il bénéficiera éventuellement ne constituent ni une preuve ni une illustration du traitement qu'il a subi ? [...].
Le fonctionnement effectif de la médecine, défini par un réseau de contraintes administratives, gestionnaires, industrielles, professionnelles, privilégie systématiquement l'investissement lourd, technique et pharmaceutique, vecteur prétendu de l'avenir où l'obstacle (guérir "pour de mauvaises raisons") sera soumis.
Le médecin, qui ne veut pas ressembler à un charlatan, vit dans le malaise la dimension thaumaturgique de son activité. Le patient accusé d'irrationalité, sommé de guérir pour de "bonnes raisons" hésite. Où, dans cet enchevêtrement de problèmes, d'intérêts, de contraintes, de

1-Stengers I., *L'Invention des sciences modernes*, Paris, Flammarion, « Champs », 1995, p. 32-33.

craintes, d'images, est l'"objectivité" ? L'argument "au nom de la science" se retrouve partout, mais il ne cesse de changer de sens. »

« Quelle est l'utilité du placebo dans la médecine classique ? »
Heureusement, le médicament a une activité reconnue et réelle ; mais l'importance de l'activité du placebo est énorme. Dans tous les domaines de la médecine, le placebo a une efficacité non négligeable. Les quelques données qui vont suivre sont assez convaincantes à cet égard.
Savez-vous que, dans les douleurs survenant après une intervention chirurgicale, le placebo soulage 40 % des patients et la morphine 72 %[1] ? Qu'il calme 50 % des sujets atteints d'arthrite rhumatismale et fait baisser leur vitesse de sédimentation, signe biologique témoin de l'inflammation ? Il diminue aussi de 30 % les contractions intestinales de maladies graves telle la recto-colite hémorragique ; il améliore à 78 % les asthmes ; il soulage 60 % des migraines. Enfin, une dernière expérience[2] mérite d'être citée, bien qu'elle ait donné lieu à de vives discussions. En 1961, neuf mois durant, 68 malades schizophrènes vivant dans un service psychiatrique furent traités en secret — c'est-à-dire sans que les malades et les médecins les traitant le sachent — avec un placebo au lieu de la chlorpromazine (Largactil®). Les résultats sont éloquents : il y a eu 15 cas sans changement, 2 cas d'aggravation, 22 cas d'amélioration.

« Le médicament homéopathique est-il un placebo ? »
Les détracteurs de l'homéopathie assimilent le médicament homéopathique au placebo sous le prétexte qu'à partir d'une certaine posologie celui-ci ne contient plus — toujours théoriquement — aucune substance active. Ainsi assimile-t-on l'effet du médicament homéopathique à celui du placebo, effet dont on ne sait si on doit le qualifier de thérapeutique ou non mais qui est, en tout cas, incontestable et incontesté. On ne peut cependant éliminer le mode de préparation du médicament homéopathique et le réduire à un médicament neutre.
En outre, de nombreuses études ont montré l'efficacité du médicament homéopathique.
Pour disposer de plus amples informations et arguments concernant ce sujet, reportez-vous au chapitre sur la recherche page 146.

➤ *L'effet placebo ou la relation médecin-malade*

Récemment encore, une consultation plus longue chez le médecin homéopathe, une meilleure écoute de celui-ci, la prise en charge globale de l'individu ont été

1-Lachaux B., Lemoine P., *Placebo, un médicament qui cherche la vérité*, *op. cit.*, p. 70.
2-*Ibid.*, p. 74.

souvent des éléments invoqués par les détracteurs et les partisans de l'homéopathie pour expliquer sa pseudo ou réelle activité. Les premiers attribuant sa pseudo-activité à l'effet placebo lié à ces facteurs, les seconds attribuant sa réelle activité au médicament même dont la prescription prend en compte aussi ces éléments.

En fait, le problème se situe ailleurs, car nous ne pensons pas que ces éléments soient spécifiques à un type particulier de médecine ou de médecin. Les effets placebo sont globalement identiques dans la relation qui existe entre un médecin et son patient, quelle que soit la thérapeutique employée. Si l'efficacité de l'homéopathie n'était liée qu'à une consultation plus longue, et à la façon de prescrire du praticien, on pourrait objecter fermement l'argument suivant : pourquoi alors les médecins allopathes n'optimisent-ils pas, à si peu de frais, leur propre effet placebo ?

De plus, les médecins pratiquant l'allopathie sont autant convaincus de l'efficacité de tous leurs traitements que les médecins homéopathes. Une seule étude[1] suffisamment parlante le prouve. Lors de l'arrivée d'un « médicament miracle » contre l'asthme, un médecin allopathe soumit une de ses patientes à un essai rigoureux. À chaque crise d'asthme, il donna à sa patiente, en connaissance de cause, tantôt le médicament, tantôt le placebo. Il obtint des succès chaque fois qu'il administrait le médicament, et des échecs quand il donnait le placebo. Lorsqu'il rapporta ses résultats au laboratoire pharmaceutique, il s'entendit répondre, à sa grande stupéfaction, qu'on lui avait chaque fois envoyé le placebo. La suggestion inconsciente du médecin, sa conviction dans l'efficacité du traitement avaient suffi à soulager les crises d'asthme de sa patiente.

Il est indéniable que l'effet placebo a une importance considérable dans la relation entre le médecin et le malade. Le médicament représente le lien entre le malade et le médecin. Quelle que soit son activité, il a un effet placebo lié à l'acte médical. Le malade vient voir un médecin pour guérir ; le médicament symbolise le ticket qui permet de passer de la maladie à la guérison. L'acte médical représente en lui-même l'espoir de guérison pour le malade. C'est pourquoi le médicament n'est pas indispensable pour guérir ou calmer fortement un malade. Quand une intense douleur près du sein a hanté vos nuits, vous a conduit à repousser la consultation et, finalement, se révèle être une banale douleur intercostale, le soulagement qui en résulte est immédiat et diminue au moins de moitié la douleur que vous ressentiez. Et que vous alliez consulter un médecin généraliste homéopathe ou non, la sensation de bien-être est la même.

À travers ces quelques faits et réflexions, on conçoit que l'effet placebo soit inhérent à tout acte médical, et qu'il ne soit pas dissociable de celui-ci, quelle que soit la thérapeutique employée. On ne peut attaquer l'homéopathie sur ce terrain pour arguer de son inefficacité, car l'effet placebo est le même en allopathie. Si on nous

1-Bouvenot G., Eschwège E., Schwartz D., *Le Médicament, naissance, vie et mort d'un produit pas comme les autres,* Paris, Inserm Nathan, 1993, p. 33.

rétorque le contraire, cela sous-entend que les homéopathes sont de meilleurs médecins que leurs confrères allopathes, ce qui est flatteur mais sans fondement.

Si dans ce chapitre nous avons, à maintes reprises, traité de l'allopathie, c'est avant tout pour attester que l'effet placebo est inhérent à toute thérapeutique, allopathie et homéopathie comprises.

À cet égard, caractéristique est l'attitude de l'industrie pharmaceutique allopathique qui donne des couleurs aux comprimés depuis qu'elle a constaté que leurs activités thérapeutiques étaient fortement majorées par cet artifice. Les gélules vertes seraient plus efficaces que les rouges ou jaunes chez les anxieux, par exemple. Mais doit-on le leur reprocher ? En tout état de cause, c'est une critique qui ne peut être faite aux médicaments homéopathiques !

Les réponses à vos questions

L'homéopathie et le malade

Bien que l'homéopathie soit utilisée par 40 % des Français, de nombreuses zones d'ombres demeurent quant à son emploi et à ses indications. Tentons de les éclaircir.

« **À qui s'adresse l'homéopathie ?** »

La thérapeutique homéopathique convient à tous les âges et à tous les individus — nourrissons, personnes âgées, femmes enceintes, diabétiques — soit en première intention, soit en complément d'un traitement.

— Pour les nourrissons[1], avant six mois, il est conseillé de faire fondre les granules dans un fond de biberon afin d'être sûr que le bébé avale tout le contenu. Après cet âge, les granules peuvent être mis, par un ou deux, directement dans la bouche ; après un temps de surprise exprimé par une moue dubitative, le nourrisson s'adaptera très facilement.

— De même, le traitement homéopathique est sans danger pour les femmes enceintes, et constitue souvent une médecine de première intention. Les autres thérapeutiques sont toujours délicates à employer lors de cet état particulier, car elles peuvent avoir un retentissement non négligeable sur la mère et le fœtus. En conséquence, les gynécologues nous adressent régulièrement les parturientes, c'est-à-dire les femmes enceintes présentant des troubles pour lesquels la thérapeutique allopathique pourrait constituer un risque.

1-Voir aussi *Le Guide de l'homéopathie pour l'enfant*, Paris, Odile Jacob, 2003.

– Pour les personnes âgées, du fait du ralentissement de leur métabolisme et de la chronicité de leurs maladies, l'homéopathie est un traitement de choix. Employée seule ou en complément, elle permet de réduire les thérapeutiques allopathiques, de lutter indirectement contre leurs effets secondaires, et apporte bien-être et confort au malade âgé.
– Chez les diabétiques, la composition en lactose et en saccharose des granules homéopathiques ne constitue pas une contre-indication à leur utilisation. Au contraire, bien souvent, l'adjonction d'un traitement homéopathique permet un meilleur équilibre de la maladie, et une réduction des traitements à visée antidiabétique.

« Lors d'un traitement homéopathique, mes symptômes peuvent-ils être aggravés ? »

En règle générale, il n'y a pas d'aggravation au commencement d'un traitement homéopathique. Passagèrement, dans des circonstances particulières ou sur certaines personnes, peuvent se produire des manifestations ressenties par le malade comme des aggravations. En réalité, elles traduisent des réactions exacerbées de l'organisme au traitement. La prudence est donc de mise dans des maladies à fort pouvoir réactionnel, tel l'asthme, car elles peuvent susciter de violentes réactions si le traitement est mal conduit. De même, l'emploi imprécis de certains médicaments peut provoquer des complications dans les infections survenant dans des cavités fermées, tels les sinus.

Certaines fois, si le malade est très sensible au médicament homéopathique, les symptômes sont aggravés temporairement, et, parfois, d'autres symptômes dont le malade n'avait pas parlé au médecin disparaissent. Si c'est votre cas, c'est que vous êtes « bon répondeur » ou « type sensible ». Parlez-en à votre médecin qui adaptera la posologie.

Quelquefois, les malades poursuivent inconsidérément un traitement homéopathique parce qu'il soulage leurs maux. C'est une erreur qu'il faut éviter, car la poursuite intempestive d'un traitement peut provoquer une réactivation des symptômes et parfois, chez les sujets très sensibles, développer une pathogénésie, c'est-à-dire les mêmes signes de maladie que ceux que ce médicament pourrait guérir. Or une des grandes règles de l'homéopathie est d'espacer les prises des médicaments à mesure que la maladie régresse. Ne poursuivez pas ou ne renouvelez pas votre traitement sans l'avis de votre médecin.

« Peut-on se vacciner par homéopathie ? »

Non, il n'est pas possible de se vacciner par homéopathie. La vaccination, au sens pasteurien du terme, suppose la production d'anticorps après injection d'antigène. En revanche, il existe des traitements homéopathiques préventifs qui évitent certaines maladies, comme la grippe par exemple.

« L'homéopathie peut-elle faire maigrir ? »
Non, l'homéopathie ne fait pas maigrir. Certains médecins opportunistes ne pratiquant pas l'homéopathie ont profité de la confiance naturelle des patients pour prescrire sous forme de gélules des médicaments — dangereux chez un individu sain. Le plus souvent à base d'hormones thyroïdiennes, de diurétiques et d'amphétamines, ces substances provoquaient respectivement une perte de la masse musculaire, une déshydratation et une carence minérale, et, pour les derniers, une dépendance psychique avec dépression physique et mentale et une asthénie très importante.
Actuellement, la législation interdit l'emploi de ces substances en préparation magistrale (sous forme de gélules prescrites par le médecin). Seul un régime ou, plus exactement, un changement des habitudes alimentaires, et un suivi médical sérieux permettent d'obtenir un résultat. Un traitement homéopathique personnalisé, en traitant les troubles coexistant avec l'obésité, apporte un meilleur confort au patient et a un effet bénéfique sur la réduction pondérale.

« Un traitement homéopathique est-il long et complexe ? »
En règle générale, non. En fait, tout dépend de la maladie pour laquelle on vous soigne. Si la maladie est chronique, grave et difficile à soigner, le traitement peut être contraignant, d'autant qu'il s'associe souvent à un traitement allopathique.
— Dans les maladies chroniques, les prises sont limitées au réveil et au coucher — plus rarement des médicaments sont indiqués avant le déjeuner et avant le dîner. Parfois, le médecin recommande la prise supplémentaire d'une dose hebdomadaire. Habituellement, le traitement expliqué clairement est facile à suivre.
— Dans les maladies aiguës — angine, grippe, mal de ventre, diarrhée, etc. —, le traitement est aussi court qu'en allopathie. Les prises sont plus fréquentes les deux ou trois premiers jours : le matin, le midi, le soir, au milieu de la matinée et de l'après-midi. Ensuite, la posologie est de trois prises par jour. Dans les maladies bénignes ne nécessitant pas un maintien à domicile, telles les rhino-pharyngites, la nécessité de prendre fréquemment les médicaments peut constituer une gêne à l'observance du traitement, notamment chez les petits enfants scolarisés. Dans les autres cas, les enfants malades restent chez eux.

« L'utilisation régulière de granules homéopathiques chez les enfants ne risque-t-elle pas de provoquer des caries ? »
Non, dans les maladies aiguës qui durent d'ordinaire moins de huit jours. Dans les maladies chroniques pour lesquelles les traitements sont plus

longs, la prise des granules ne provoque pas non plus de caries. Généralement, il est conseillé de prendre les granules un quart d'heure avant de se coucher, ou avant le dîner si le malade ne prend pas d'autres médicaments à ce moment.

L'homéopathie et le médicament

Les idées les plus fantaisistes circulent sur la prise des remèdes homéopathiques. Il n'est pas inutile de faire la part du vrai et du faux et de répondre aux questions que vous pouvez vous poser.

« Faut-il prendre des précautions alimentaires particulières lors d'un traitement homéopathique ? »

La confusion entre l'hygiène de vie et l'homéopathie est à la base des mythes alimentaires qui entourent la prise d'un traitement homéopathique. De tout temps, les médecins homéopathes, soucieux de l'hygiène alimentaire de leurs patients, ont édicté des règles ayant pour objectif l'amélioration de la qualité de vie, et ce dans un contexte global, fidèle reflet de la pratique homéopathique.

Cependant, certaines de ces recommandations — telle l'abstention de menthe, de café, de tabac, d'alcool — ont été érigées en dogme, puis associées à la thérapeutique homéopathique et finalement muées en véritables interdictions. Bien qu'une bonne hygiène de vie passe par un usage modéré de ces substances, rien ne prouve que leur abandon soit à l'origine d'un traitement homéopathique plus efficace, ou, au contraire, que leur présence soit néfaste à celui-ci.

En revanche, ces substances provoquent une vasoconstriction locale[1] des vaisseaux situés sous la langue pouvant gêner l'absorption des granules homéopathiques. C'est pourquoi leur prise concomitante est déconseillée.

De même, il est souhaitable de se brosser les dents une demi-heure après la prise des granules.

Voir aussi : « Comment se prennent les médicaments homéopathiques », page 170.

« Pourquoi prend-on les mêmes doses à tous les âges ? »

Comme nous l'avons vu, l'homéopathie est une thérapeutique réactionnelle, dont l'activité dépend, entre autres, des capacités de réaction de

1-La diminution du calibre des vaisseaux situés sous la langue limite l'absorption des granules homéopathiques.

l'organisme, contrairement à l'allopathie dont la posologie est déterminée en fonction de l'âge, du poids et de la maladie de l'individu. Les règles de prescription et la posologie varient selon la réactivité du malade, le degré de similitude, la nature aiguë ou chronique de la maladie. La fréquence des prises et le choix de la dilution sont soumis à ces éléments, c'est pourquoi la posologie ne change pas avec l'âge.
Voir aussi : « Comment choisir vos médicaments ? », page 163, « Quelle forme et quelle dilution ? », page 166.

« Les médicaments homéopathiques sont-ils toxiques ? »
Des substances très dangereuses pour l'organisme à dose pondérale, tels l'arsenic, la belladone ou le venin de vipère, perdent leur toxicité quand elles sont diluées et dynamisées comme l'exige la préparation des médicaments homéopathiques.
Cependant, les pouvoirs publics au nom d'un principe de précaution avaient suspendu, puis finalement réintégré au bout d'un an (novembre 1999) cinq médicaments homéopathiques d'origine humaine. En revanche, ils ont maintenu, jusqu'à présent, l'interdiction de délivrer les souches biologiques d'origine non humaine (uniquement à des dilutions inférieures à 4 CH).
Voir aussi : « Le principe de similitude », page 27, « De quoi sont-ils faits ? », page 98, « Comment sont-ils faits ? », page 102.

« Que faire en cas d'ingestion accidentelle ? »
L'ingestion accidentelle d'un tube de granules provoque en général très peu, voire pas du tout, de troubles chez un sujet qui n'est pas sensible à ce médicament. En revanche, elle peut déclencher, chez un sujet sain et sensible, des phénomènes cliniques équivalant à une pathogénésie, c'est-à-dire aux mêmes signes de maladie que ceux que ce médicament pourrait guérir. La réponse étant individuelle, le plus sage est de contacter, sans vous affoler, votre médecin homéopathe afin qu'il vous indique la marche à suivre. En aucun cas, il n'est utile de vomir ou de faire vomir : cela n'apporterait qu'un désagrément supplémentaire superflu.
Cependant, méfiez-vous des teintures-mères de certaines plantes dont l'ingestion en excès peut provoquer de vraies intoxications. Dans ces circonstances, prévenez votre médecin homéopathe ou le centre antipoison le plus proche.
Voir aussi : « Le principe de similitude », page 27, « De quoi sont-ils faits ? », page 98, « Comment sont-ils faits ? », page 102, « La phytothérapie », page 46.

« Pourquoi n'y a-t-il pas de notices explicatives ? »
Lors de l'usage d'un médicament classique, les notices explicatives permettent au malade de connaître ses indications, ses contre-indications,

ses précautions d'emploi, sa posologie et son mode d'administration. Cela est possible car l'activité de la substance est spécifiée à partir de ses propriétés intrinsèques et non des réactions qu'elle provoque chez l'homme sain, comme en homéopathie. En effet, les règles de prescription de l'homéopathie sont ajustées en fonction des indications thérapeutiques et des réactions individuelles ; c'est pourquoi l'élaboration de notices serait trop compliquée et sans intérêt pratique pour le patient.

« **Peut-on associer l'homéopathie aux autres médicaments ?** »
L'homéopathie est une thérapeutique qui peut être utilisée seule et en première intention dans les affections courantes. Tant qu'elle n'a pas fait la preuve de son efficacité dans les maladies plus graves, elle peut et doit être associée aux thérapeutiques classiques. Par ailleurs, il est souhaitable, dans ces cas, de prendre les granules cinq à dix minutes avant les autres médications, qu'il s'agisse d'allopathie, d'oligothérapie ou de phytothérapie.
Voir aussi : « Comment se prennent les médicaments homéopathiques », page 170.

Les limites de l'homéopathie

L'homéopathie n'a que des indications médicales. Quand une intervention chirurgicale est nécessaire, cette thérapeutique apporte certes un bénéfice en période pré- et postopératoire, mais seule la chirurgie guérira une appendicite ou une péritonite.

Dans les cas où l'organe et/ou la fonction sont définitivement lésés, par exemple dans les cas de cécité ou de surdité, l'homéopathie n'aura, bien évidemment, aucun effet curatif.

Quant aux vraies limites, elles sont inconnues et le resteront, tant qu'une évaluation correcte de cette thérapeutique ne sera pas entreprise. Cette évaluation ne pourra se faire loyalement qu'en développant une recherche clinique, adaptée aux spécificités de l'homéopathie.

Les limites, comme en allopathie, dépendent aussi de la compétence du médecin et de sa plus ou moins solide connaissance de l'homéopathie. Les médecins homéopathes expérimentés obtenant plus souvent de meilleurs résultats dans des maladies difficiles à soigner que leurs confrères débutants.

Mais avant d'en venir aux limites proprement dites de l'homéopathie, il est intéressant de vous informer sur les champs d'action privilégiés de l'homéopathie.

Les meilleures indications de l'homéopathie

L'expérience clinique a montré que l'homéopathie a une activité remarquable dans de nombreux domaines de la pathologie médicale ; ses champs d'action privilégiés sont :

➤ *Dans les pathologies de terrain*

— chez l'enfant : les troubles ORL et pulmonaires à répétition, les maladies allergiques dans toutes leurs manifestations cutanées, nasales, oculaires et pulmonaires, les troubles du comportement (agitation, anxiété, énurésie, etc.), les verrues ;

— chez l'adolescent : l'acné, les troubles des règles, le nervosisme, le spleen, la fatigue scolaire, les céphalées, les migraines, les douleurs du rachis ;

— à l'âge adulte : les colopathies, la maladie ulcéreuse, les recto-colites hémorragiques, les dyspepsies, les troubles du transit (diarrhée, constipation), les troubles des règles, ceux liés à la grossesse, à la ménopause, l'aide à l'accouchement, etc. Ses domaines d'action sont encore l'insuffisance veineuse superficielle, les états dépressifs, les troubles du comportement et du sommeil et, bien entendu, les maladies allergiques. L'adjonction d'un traitement homéopathique dans les maladies graves ou chroniques est aussi une des bonnes indications de l'homéopathie ;

— chez les seniors et les personnes âgées : les bronchites et les asthmes chroniques avec leur risque de surinfection, les atteintes rhumatismales, conséquences du vieillissement, les problèmes dermatologiques tels que les ulcères de jambes, les prurits séniles, les dermatoses chroniques, les maladies cardio-vasculaires tels l'hypertension artérielle, l'artérite des membres inférieurs, les cataractes ou les glaucomes, et aussi en urologie dans l'adénome de la prostate et l'incontinence urinaire.

➤ *Dans les pathologies aiguës*

— chez l'enfant : toutes les manifestations ORL et pulmonaires courantes, à savoir rhino-pharyngites, angines, otites, sinusites, laryngites, trachéites, bronchites, etc. ; les gastro-entérites, les intoxications alimentaires, les maladies infantiles ; le mal des transports, les douleurs dentaires, les manifestations aiguës bénignes des maladies allergiques ;

— chez l'adolescent : les pathologies de l'enfance sont encore rencontrées, mais les adolescents, du fait d'une prise de risque mal calculée, sont plus souvent victimes d'accidents de la voie publique ou de sports, d'où l'intérêt de l'homéopathie dans les petits traumatismes ;

— chez les personnes âgées dans les soins pré- et postopératoires, les séquelles de fractures, les poussées d'arthrose, et les domaines d'activité privilégiés cités plus haut.

Voir aussi « Une réponse complète », page 83.

Les limites de compromis de l'homéopathie

➤ *Chez les malades atteints de maladies graves*

D'une façon générale, dans ces maladies, les patients ont un traitement lourd, c'est-à-dire relativement toxique et donc pourvu d'effets secondaires. Ceux-ci amènent nombre d'entre eux à consulter, afin, au mieux, d'en limiter les effets délétères, au pire, d'arrêter leur traitement.

La position la plus sage consiste à les convaincre de consolider celui-ci en y associant l'homéopathie, même si cette attitude du « juste milieu » est combattue parfois par des patients qui sont convaincus que l'homéopathie peut tout à elle seule, et veulent abandonner définitivement leur traitement classique.

➤ *Chez les malades potentiels*

La médecine permet, grâce à des examens biologiques, de dépister précocement de futures maladies graves chez des patients se sentant en bonne santé. Cependant, la toxicité des thérapeutiques employées préventivement, en créant des troubles, fait entrer véritablement ces sujets dans la maladie et les convainc de la nocivité du traitement proposé. D'autres motifs de réticence émanent de leur incertitude quant à son efficacité, et surtout de la difficulté à appréhender les échéances lointaines des complications de leur maladie. Ils sont donc enclins naturellement à arrêter ces thérapeutiques dont ils ne perçoivent pas l'efficacité immédiate. C'est pourquoi une véritable négociation est souvent nécessaire afin de les rendre lucides, responsables, et de les inciter à poursuivre leur traitement.

« L'homéopathie peut-elle être utilisée en prévention des hépatites ? »

L'exemple typique est celui de l'hépatite B ou C chronique active. Ces maladies commencent souvent par des symptômes banals, telles une grippe ou une grande fatigue plus ou moins durable. Cette période initiale est généralement suivie d'une longue période de stabilité — quinze ou vingt années — ou plutôt d'évolution insidieuse de la maladie pendant laquelle le malade ne ressent aucun trouble. Puis l'hépatite se révèle brutalement par une cirrhose ou un cancer du foie.

Pris pendant des décennies « pour rien » et ressentis comme toxiques par

les malades, les traitements sont difficiles à accepter. Pourtant ceux-ci, bien que variablement efficaces, sont indispensables.
Dans ces maladies, le traitement homéopathique n'est pas à dédaigner, car il permet régulièrement, en fonction de l'état clinique du malade, une réduction des posologies allopathiques et/ou des effets délétères de ces dernières.

➤ *Dans les maladies chroniques* [1]

La thérapeutique homéopathique présente le même intérêt, et peut avoir une activité thérapeutique complémentaire intéressante.

Ainsi, par exemple, dans le diabète insulino-dépendant, la fabrication d'insuline est insuffisante ou inexistante. Les injections de cette hormone restent donc indispensables. Cependant, l'ajout de l'homéopathie permet un meilleur équilibre et un meilleur contrôle du diabète. Ainsi, elle participe à la prévention des redoutables complications de cette maladie et permet une réduction des doses d'insuline.

De même, dans l'hypertension artérielle, les dépressions, l'homéopathie autorise souvent une diminution des traitements médicamenteux classiques ou évite la surenchère thérapeutique. Indirectement, elle permet une meilleure tolérance de ces substances, car les risques d'effets secondaires (effets indésirables des médicaments) et d'interactions médicamenteuses sont naturellement diminués.

Dans d'autres maladies chroniques moins graves (maladies rhumatismales en particulier) pour lesquelles le pronostic vital n'est pas en jeu — contrairement aux cancers, sida ou hépatites —, le traitement homéopathique peut devenir principal et la thérapeutique allopathique accessoire. Là encore se pose le problème de la coordination des soins. En effet, de nombreux malades refusent ou n'osent pas informer le médecin spécialiste les traitant qu'ils se soignent parallèlement par homéopathie.

> Mon conseil :
> si vous êtes suivi par un spécialiste pour le traitement d'une maladie chronique, même grave (cancers, sida), et que vous entreprenez un traitement homéopathique en complément, vous ne devez pas craindre ou culpabiliser de l'en informer. N'hésitez pas, dans tous les cas, à utiliser, sous le contrôle de médecins compétents, les médecines non conventionnelles citées au début de ce guide, elles ne peuvent que vous aidez à mieux combattre votre maladie et à améliorer votre état de bien être et votre qualité de vie.

1-Voir aussi chapitre sur la cancérologie, page 199.

➤ *Dans les autres maladies*

Quand l'activité de l'homéopathie n'est pas reconnue scientifiquement dans le traitement d'une maladie spécifique, un problème éthique peut se poser. Le médecin est responsable, et c'est à lui d'apprécier l'intérêt de cette thérapeutique. Bon sens et souplesse guident son action.

Caractéristique est le cas des angines. Longtemps, la prescription d'antibiotiques a été considérée comme indispensable à cause des risques de complications cardiaques et rhumatologiques liés au streptocoque β hémolytique pouvant être à l'origine de cette maladie.

Un prélèvement de gorge réalisé dans un laboratoire était indispensable pour détecter cette bactérie. Les médecins homéopathes effectuaient cet examen, soit d'emblée, soit en cas d'échec de leur traitement. L'apparition récente de tests de diagnostic rapide réalisés au cabinet du médecin permet actuellement la prescription en toute sécurité d'un traitement homéopathique, sans plus poser aucun problème éthique comme cela était le cas auparavant. D'autant qu'il est reconnu aujourd'hui, que la prescription d'antibiotiques est surtout utile en cas de prévalence élevée ou d'épidémie à streptocoques[1].

Les fausses limites de l'homéopathie

Les opposants à l'homéopathie veulent souvent limiter cette dernière au rôle de thérapeutique d'appoint dans les maladies dites « fonctionnelles » pour lesquelles on ne décèle aucun trouble physique. Un malade est qualifié de « fonctionnel » quand une souffrance ou une plainte démentent des examens cliniques et complémentaires (radiographies, examens biologiques ou autres) normaux, quand l'objectif contredit le subjectif. Un malade fatigué ou surmené, souffrant du dos ou de l'estomac, une femme anxieuse ou déprimée, entrent dans ce cadre.

Les médecins classiques sont démunis face à ce type de patients qui représentent pourtant une grande partie des malades de ville. Surtout n'objectez pas que ce sont de « faux » ou de « petits » malades ; la définition de l'état de santé de l'Organisation mondiale de la santé[2] est claire : la santé est « un état de complet bien-être physique, mental et social qui ne consiste pas seulement en une absence de maladie ou d'infirmité ».

1-Bru J. P., « Traitement des angines, prescrire les antibiotiques à bon escient en intégrant les conséquences collectives », *EBM Journal*, 1999, n° 15, p. 2-3. Reportez-vous au chapitre sur les angines page 314.
2-Constitution de l'OMS : 1946.

Les médecins homéopathes, par la spécificité de leur thérapeutique, ont une réponse mieux adaptée que celle de la médecine classique. D'ailleurs, de nombreux malades entrant dans ce cadre « fonctionnel » sont soignés et guéris par l'homéopathie. Cette efficacité est d'autant plus remarquable que ces personnes ont eu recours, sans succès, à la médecine classique et à des traitements arbitraires à base de magnésium ou d'anxiolytiques. Quand bien même les réussites de l'homéopathie ne se limiteraient qu'à ce domaine, elle serait encore très utile et éviterait les phénomènes secondaires ou de dépendances liés à cette dernière classe de médicaments. De plus, n'oublions pas que les maladies fonctionnelles d'aujourd'hui font le lit des maladies organiques de demain.

Des granules et des hommes

Les hommes concernés par l'homéopathie

L'homéopathie est une thérapeutique très utilisée : environ 40 % de la population y a recours chaque année, 25 000 médecins la prescrivent, toutes les pharmacies de l'Hexagone délivrent le médicament homéopathique, et son industrie est à l'origine de 3 200 emplois directs. Les chirurgiens-dentistes et les vétérinaires aussi intègrent l'homéopathie dans leur arsenal thérapeutique.

Sont également impliqués les institutions, notamment l'ordre des médecins, et les autorités du médicament, ainsi que l'ensemble du corps médical et les 60 millions de Français [1] qui débattent régulièrement du sujet.

Les malades

➤ *Une grande notoriété et une population favorable*

L'homéopathie a une grande notoriété : 84 % des personnes interrogées connaissent cette thérapeutique dont 82 % d'hommes et 87 % de femmes, et, chiffre remarquable, 75 % des moins de vingt ans.

De plus, qu'ils se soignent ou non (utilisateur + non-utilisateur favorable), les Français [2] y restent favorables à près de 70 %.

1-*Les Français et l'homéopathie*, Rapport Dolisos Taylor Nelson SOFRES, janvier 1999.
2-*Ibid.*, Études Cofremca 1982, IFOP 1985, 1987, 1990, 1994, p. 3. IPSOS 97, 98 ; *Les Français et l'homéopathie*, *op. cit.*, 1999.

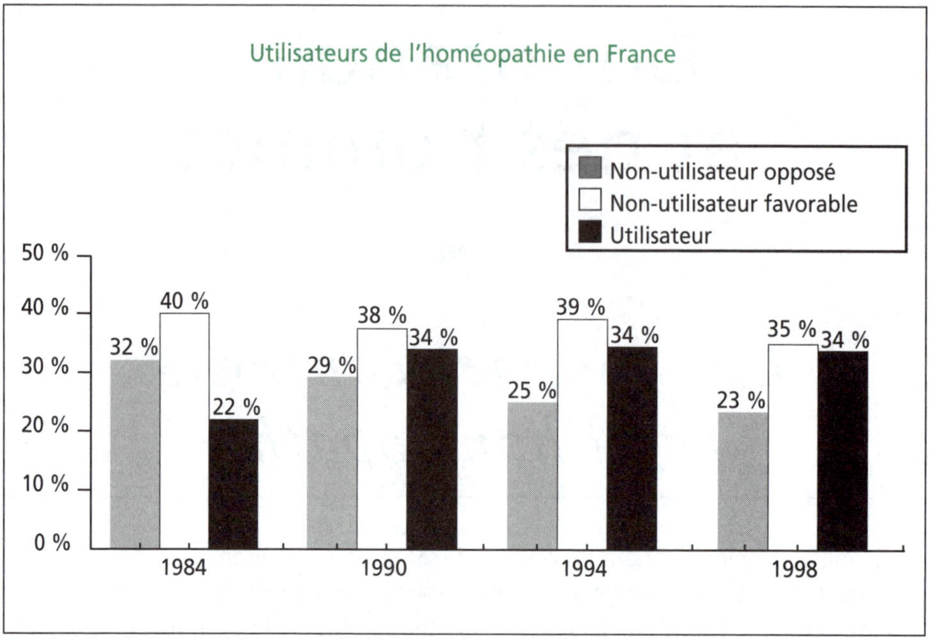

Une étude de la SOFRES [1] (février 2007) indique que 30 % de Français sont disposés à remplacer leur médecin généraliste par un médecin pratiquant l'homéopathie, l'acupuncture ou la phytothérapie : 6 % l'ont fait, 15 % sont tentés, 9 % sont « tout à fait tentés ».

Parmi ceux qui ont franchi le pas, 13 % ont plus de 70 ans et 9 % sont des retraités ; les plus tentés de se soigner par ces thérapeutiques sont les jeunes de moins de 35 ans (29 %) et les femmes à 28 %.

74 % des patients se sont déclarés « enclins à se soigner par homéopathie si leur médecin en prescrivait [2] ».

➤ *Une réponse à une forte demande*

Depuis les années 1980, le nombre de patients ayant eu recours, au moins une fois dans l'année, à l'homéopathie n'a cessé de progresser, passant de 16 % en 1982 à 40 % vingt ans plus tard.

Cependant, depuis quelques années, les multiples attaques contre l'homéopathie commencent à porter leurs fruits, le nombre de personnes se soignant à l'homéopathie ayant tendance à diminuer. En effet, un sondage IPSOS [3] (2004) indique que 35 % de la population française utilise l'homéopathie pour se soigner (21 %

1-http://www.ipsos.fr/CanalIpsos/articles/2081.asp

2-http://www.boiron.com/fr/htm/01—homeo—aujourdhui/realite—eco—homeo.htm

3-IPSOS baromètre homéopathie mai 2004.

régulèrement et 14 % beaucoup plus occasionnellement). Le dernier sondage connu IFOP[1] (novembre 2007) portant sur les médecines naturelles indique que 39 % des Français ont recours à ces médecines, que l'homéopathie (27 %) est la première thérapeutique utilisée (33 % de femmes et 20 % d'hommes). L'interprétation ne peut être aussi tranchée car ce dernier sondage ne prend pas en compte les personnes se soignant par l'homéopathie plus occasionnellement.

Évolution du nombre de patients ayant eu recours régulièrement ou occasionnellement à l'homéopathie[2]

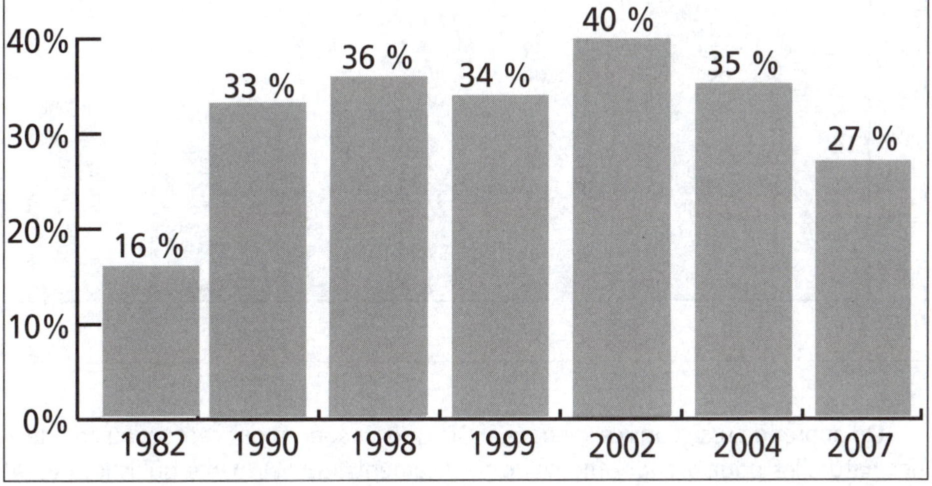

Ce sondage IFOP constate également que les principaux utilisateurs de l'homéopathie, en France, sont les cadres supérieurs (41 %), les employés (32 %), les professions intermédiaires (31 %), les artisans et commerçants (29 %) ; les ouvriers (23 %), les retraités (24 %) et autres inactifs 22 % se soignent moins par cette thérapeutique. La répartition des classes d'âge est homogène : 29 % des sondés ont moins de 35 ans (23 % de 18 à 24 ans, 33 % jusqu'à 34 ans) et 26 % plus de 35 ans (30 % jusqu'à 49 ans, 48 % après 50 ans). Les utilisateurs d'homéopathie sont plus présents dans les régions sud-ouest, nord-ouest et sud-est (de 32 à 35 %) et moins en région parisienne (17 %) et dans le nord-est 20 %. Dans les familles[3], les enfants (29 %) sont les principaux consommateurs d'homéopathie. Les femmes (24 %) se soignent plus par cette thérapeutique que les hommes (13 %) ; toutefois, les Français l'utilisent quel que soit leur âge.

1-http://www.ifop.com/europe/docs/medecinesnaturelles.pdf.

2-*Ibid.*, Études Cofremca 1982, IFOP 1985, 1987, 1990, 1994, p. 3. IPSOS 97, 98 : *Les Français et l'homéopathie, op. cit.*, 1999, *L'Homéopathie dans le monde en 2003*, Lyon. OMHI, p. 5.

3-*Les Français et l'homéopathie, op. cit,. 1999*

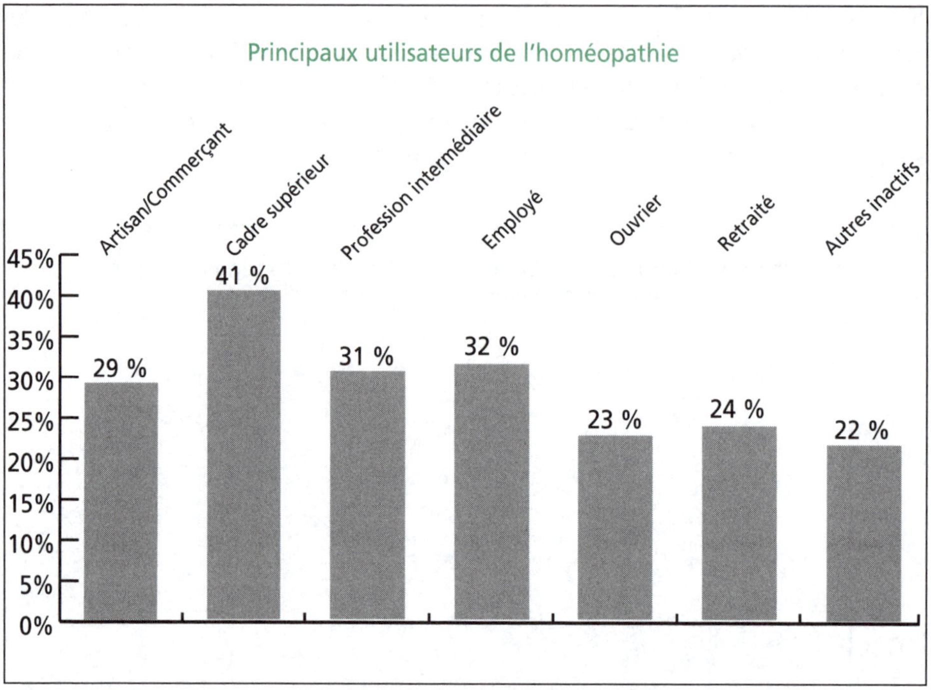

On apprend aussi, dans ce sondage IFOP, que les sondés ont recours aux médecines naturelles pour prendre moins de médicaments (39 %), parce qu'ils les jugent efficaces (28 %), parce qu'ils ont confiance en leur praticien (19 %). Les Français l'utilisent tant en prévention (78 %), que dans les maladies liées au stress (77 %), que dans les pathologies bénignes (76 %) ; à plus de 55 %, ils jugent ces thérapeutiques efficaces en complément des thérapeutiques classiques dans les maladies graves tels que les cancers, la maladie de Parkinson ou d'Alzheimer. Ils pensent également indispensable la complémentarité entre les médecines naturelles et la médecine conventionnelle, souhaitée depuis longtemps par l'OMS ; 75 % des Français s'informent sur ces praticiens par le bouche à oreille, 33 % par leur médecin traitant. Enfin dernier point, 50 % (27 % oui, certainement ; 23 % oui, probablement) des personnes sont prêtes à changer de mutuelle pour obtenir un meilleur remboursement de soins en médecine naturelle et 69 % (30 % oui, tout à fait ; 39 % oui, plutôt) pensent que le développement des médecines naturelles peut contribuer à un meilleur équilibre économique du système de santé en France.

➤ *Une réponse complète*

Une réponse efficace et sans danger[1]

Vous êtes 50 % à penser que l'homéopathie est une médecine permettant d'éviter de donner des antibiotiques aux enfants ! Vous avez raison car l'inefficacité des antibiotiques est maintenant démontrée dans le traitement de la majorité des affections ORL (angines, rhino-pharyngites) et bronchiques [2,3] de l'enfant.

Vous êtes 44 % à penser que c'est une médecine personnalisée, là encore vous avez raison puisque les principes de l'homéopathie sont basés sur cette hypothèse. Cependant, ce score peu élevé est étonnant, il prouve la nécessité d'une information complète et objective.

Pour 49 % d'entre vous, c'est une médecine sans effet secondaire : 56 % des 50 à 64 ans — ayant donc eu déjà recours à la thérapeutique classique — le déclarent, alors que seulement 37 % des 15 à 25 ans, le plus souvent « sans expérience médicale », sont d'accord avec cette affirmation. Avez-vous raison ? On peut le supposer, mais sachez qu'au début d'un traitement homéopathique peut se produire une aggravation passagère de la maladie, reflet d'une réaction excessive de l'organisme à un traitement bien adapté mais aux posologies incorrectes. Consulter de nouveau votre médecin pour qu'il ajuste les posologies.

Voir aussi : « L'homéopathie et le médicament », page 71, et « Les médicaments homéopathiques sont-ils toxiques ? », page 72.

Une réponse complète pour les maladies courantes

Les principaux motifs de recours à l'homéopathie des patients[4] l'utilisant sont :

— les affections saisonnières (rhino-pharyngites, maux de gorges, toux, état grippal) dans environ 42 à 47 % des cas et, dans 33 à 35 % des cas, l'allopathie ;

— les affections liées à la vie active (stress, nervosité, fatigue, insomnies) dans 21 à 29 % des cas et, dans 12 à 20 % des cas, l'allopathie ;

— les phénomènes algiques (coups, bosses, hématomes, douleurs) dans 25 à 28 % des cas et, dans 10 à 16 % des cas, l'allopathie ;

— dans 10 à 15 % dans des pathologies plus spécifiques (arthrose, rhumatisme, troubles gastro-intestinaux, de la circulation, allergies, problèmes de peau, mal des transports).

1-*Les Français et l'homéopathie*, *op. cit.*, 1999.

2-« Revue de la littérature : les antibiotiques sont inefficaces pour traiter les bronchites aiguës », EBM, *op. cit.*, 1998.

3-« Les antibiotiques sont inefficaces pour traiter un rhume banal sauf si des bactéries sont présentes dans les sécrétions nasopharyngées », EBM, *op. cit.*, 1997. Voir aussi « Les médicaments allopathiques sont-ils toujours efficaces ? », page 60.

4-*Les Français et l'homéopathie*, *op. cit.*, 1999.

Une large automédication

Un sondage réalisé pour AFIPA (Association française de l'industrie pharmaceutique pour une automédication responsable) du 8 au 12 mars 2001 a montré que, parmi les 52 % des Français qui pratiquent régulièrement (souvent ou de temps en temps) l'automédication, 32 % utilisent l'homéopathie. Cela montre que l'automédication a nettement progressé ces dernières années et que la répartition s'effectue directement, notamment du fait de l'intérêt grandissant de la population pour les produits alimentaires, comme le souligne les résultats suivants[1] :

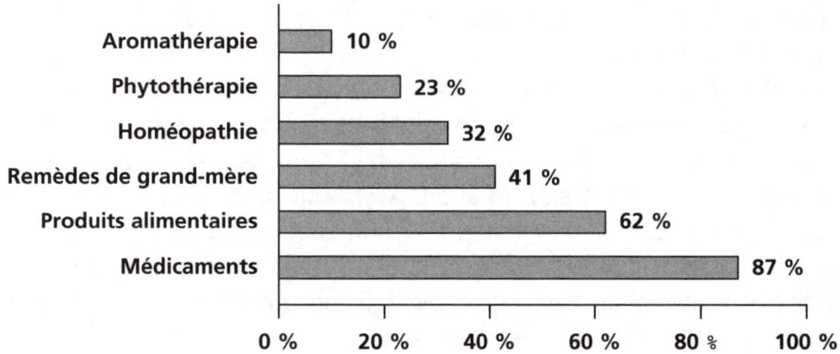

Un sondage[2] antérieur avait montré que, près de 70 % des patients prenant un traitement homéopathique le faisaient sur prescription médicale ; 37 % suivaient la prescription d'un médecin homéopathe, 34 % celle d'un médecin généraliste, et 16 % les conseils du pharmacien. Les sondés affirment aussi qu'ils n'hésitent pas à consulter un médecin si les troubles persistent.

De plus, le rapport bénéfice/risque des médicaments homéopathiques est tout à fait favorable en comparaison de celui des médicaments allopathiques en vente libre, et de surcroît leur coût est plus modéré.

1-*Information et automédication*. Taylor Nelson Sofres Santé réalisée auprès de 954 personnes du 8 au 12 mars 2001 pour AFIPA. Un sondage de janvier 2008, toujours réalisé par l'AFIPA, montre que 7 Français sur 10 (53 % parfois, 18 % souvent) pratiquent l'automédication (http://www.afipa.org/afipa/pdf/4303–synthese–pressen–enquete–tns–healthcare-afipa–.pdf).

2-*Les Français et l'homéopathie*, *op. cit.*, 1999.

Les médecins

➤ *Nombre et répartition*

L'étude de la DREES[1] a recensé au 1er janvier 2007, 4 472 médecins homéopathes, dont 1 718 exerçant également l'acupuncture et 573 exercent des compétences diverses (347 en médecine du sport). On dénombre également 192 spécialistes dont 87 pédiatres. Ainsi le nombre de médecins homéopathes augmente régulièrement : il était de 3 464 en 1999[2] (dont 1 416 exerçant également l'acupuncture), 4 280 en 2000[3] et de 4 423 en 2001[4].

On estime aussi à 8,5 % le nombre de médecins généralistes (5 000) utilisant régulièrement le médicament homéopathique, et à 50 % ceux l'employant occasionnellement (25 000)[5]. 88,3[6] % des prescripteurs d'homéopathie sont les médecins généralistes, les 11,7 % restants, étant des médecins spécialistes ou ayant une compétence particulière (telle que l'allergologie ou la médecine du sport par exemple). Les pédiatres sont les spécialistes qui exercent le plus l'homéopathie. Les dermatologues, les ORL, les allergologues, les gynécologues, les psychiatres et les gériatres sont parmi les spécialistes de plus en plus attirés par cette discipline.

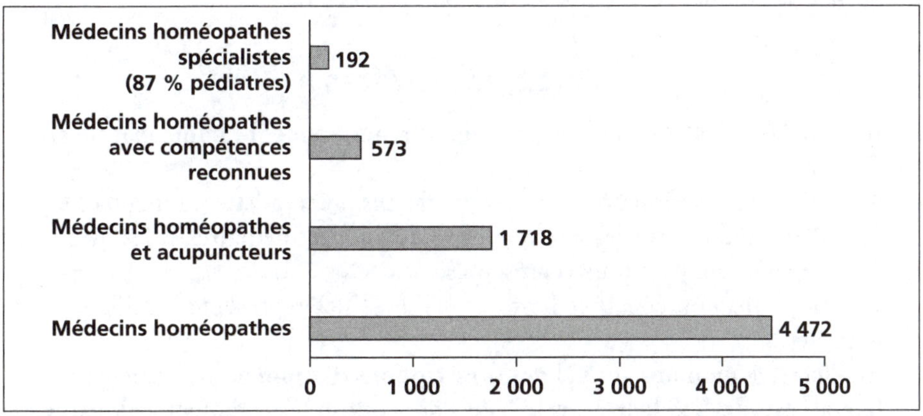

La Caisse nationale d'assurance maladie (CNAM) classe les médecins homéopathes dans la catégorie « omnipraticiens avec mode d'exercice particulier » (MEP),

1-Sicart D. *Les Médecins Estimations au 1er janvier 2003-2007*, document de travail n°57 115, août-septembre 2003-2007, DREES (Direction de la recherche des études de l'évaluation et des statistiques), p. 1921.

2-Darriné S., Niel X., *Les Médecins omnipraticiens au 1er janvier 2000. Études et résultats*, DREES-ministère de l'Emploi et de la Solidarité, n° 99, janvier 2001.

3-Sicart D. *Les Médecins Estimations au 1er janvier 2001*. Document de travail n° 28 octobre 2001. DREES, p. 12.

4-Sicart D. *Les Médecins Estimations au 1er janvier 2002*. Document de travail n° 44 décembre 2002. DREES, p. 17.

5-*Homéopathie 2000, une réalité sociale, médicale, scientifique et économique, op. cit.*, 1999, p. 16.

6-Sicart D. *Les Médecins Estimations au 1er janvier 2003. Ibid.*, page 19.

avec entre autres les acupuncteurs, les allergologues, les phlébologues et les angiologues. Les médecins sont placés dans cette classe, car ils exercent des pratiques spécifiques non reconnues comme spécialités par la Sécurité sociale. Le nombre total de MEP en 2006 [1] est de 7 298 selon l'IRDES.

Selon ces mêmes sources, les médecins homéopathes représentent 23,09 % des MEP (1 685 [2]), dont 41,5 % exercent en secteur 1 et 48,5 % en secteur 2.

Il y a 28 médecins homéopathes par million d'habitants [3]. En 2006, les régions dans lesquelles les médecins homéopathes sont les plus nombreux sont l'Île-de-France et Paris (18,3%), la région Rhône-Alpes (13,7 %), l'Aquitaine (9,24 %), le Nord-Pas-de-Calais (6,42 %), la région Provence-Alpes-Côte d'Azur et Midi-Pyrénées (6,06 % chacune). Ils sont bien implantés aussi en Languedoc-Roussillon (4,94 %), Poitou-Charentes (4,83 %), Pays de la Loire (4,24 %), Bretagne (4,53 %) et le Nord (4 %). Ces chiffres reflètent mal la réalité, car la densité des médecins homéopathes en 2005 (données non réalisées en 2006) montre des données sans relation avec les précédents puisque les régions où la densité est la plus importante est l'Aquitaine, Poitou-Charentes, la Franche-Comté, Rhône-Alpes, la Bourgogne et Languedoc-Roussillon. L'Île-de-France a une densité parmi les plus faibles. Paris n'arrive qu'en 22e position avec une densité de 3,62 médecins homéopathes pour 100 000 habitants proche de celles de la Loire, de l'Ille-et-Vilaine, de l'Ardèche et des Alpes-Maritimes. 42,2 % des médecins homéopathes sont des femmes.

« Quelques chiffres »

Il y a près de 5 000 médecins pratiquant régulièrement l'homéopathie en France.
88,3 % des prescripteurs sont les médecins généralistes homéopathes, 11,7 % des médecins spécialistes ou compétents, les pédiatres et les médecins du sport sont les plus représentés.
Les médecins homéopathes font des visites. Elles représentent 8,35 % de leurs actes.
En 2006 [4], le montant annuel des prescriptions d'un médecin homéopathe libéral est de 233 000 €, celui de son confrère généraliste allopathe 432 200 €.

1-Bories V., Le Guen C., Garry F. *Le Secteur libéral des professions de santé en 2003 : résultats provisoires (SNIR)*. Point Stat. n° 38. CNAMTS (Direction des statistiques et des études).

2-Ce nombre, 1 685, est celui des médecins homéopathes exerçant une activité libérale ; il est différent du nombre total de médecins homéopathes total (4 472) comprenant les médecins salariés et/ou libéraux, hospitaliers ou non.

3-Source IRDES. http://www.ecosante.fr. Bories V., Le Guen C., Garry F., « Le Secteur libéral des professions de santé en 2002 : résultats provisoires (SNIR) », *Point Stat.*, n° 38, CNAMTS (Direction des statistiques et des études).

4-IRDES/Éco-santé France 2007. http://www.ecosante.fr

➤ *Domaine d'activité*

Une étude de la CNAMTS[1] a montré en 1987 que les maladies traitées par les médecins homéopathes étaient essentiellement :
— les maladies de l'appareil respiratoire (18,6 % contre 17,1 % pour l'allopathie) ;
— les troubles mentaux (15,3 % contre 9,9 % pour l'allopathie) ;
— les maladies rhumatismales (7,1 % contre 8,4 % pour l'allopathie).

46,7 % des ordonnances homéopathiques prescrites par les pédiatres concernent les maladies de l'appareil respiratoire, 6,7 % les maladies de la peau. Les dermatologues utilisant l'homéopathie la prescrivent dans 35,3 % des cas dans les maladies infectieuses et parasitaires, et dans 17,6 % des cas dans les maladies de la peau et du tissu cellulaire sous-cutané.

Une étude[2] plus récente a analysé les domaines d'activité des médecins homéopathes. Cette étude a porté sur 149 médecins, 5 449 patients, 9 969 diagnostics et 3 jours de l'année (un jour en hiver, un au printemps, un en automne). Les maladies traitées par les médecins sont principalement :
— les affectations neurologiques et ou psychiatriques (15,3 %) ;
— les affectations ORL (15 %) ;
— les affectations cardiaques et veineuses (11,9 %) ;
— les « symptômes généraux » (11,8 %) ;
— la rhumatologie (11 %).

Les autres domaines étant par ordre croissant : la gastro-entérologie, la gynécologie, l'infectiologie, la traumatologie, l'urologie, etc.

Une étude[3] d'observation des pratiques médicales réalisée en novembre 2007 portant sur 11 médecins et 221 consultations pendant 1 mois a montré des résultats légèrement différents : les maladies les plus traitées par les médecins homéopathes sont les affections neuropsychiatriques (31 %), la rhumatologie (15 %), la pédiatrie (14 %), les affections ORL (11 %).

➤ *Coût du médecin*

Pour le patient

Coût de la consultation

La rémunération des médecins homéopathes est très variable selon le type de la consultation (durée, difficulté, investissement personnel), les régions et le secteur d'activité de celui-ci.

1-*CNAMTS Bloc-notes statistiques*, n° 29, 15 avril 1987.
2-Trichard M., Chaufferin G. Lamure E. *Study of the pratice of homeopathic prationners in France*. Homeopathy, 2003, 92, 135-139.
3-Coppin J.-P., Deswarte D., Xavier J.-F., *Enquête de pratique du médecin homéopathe sur un mois*, octobre, novembre 2007 (63e congrès de la Ligue médicale homéopathique internationale, Ostende mai 2008).

— Les médecins du secteur 1 (secteur conventionné) sont obligés d'appliquer le prix d'une consultation de médecin généraliste, soit 22 € ; leurs honoraires sont remboursés à 70 % si le médecin généraliste est le mèdecin traitant, à 50 % si ce n'est pas le cas ; le solde étant normalement pris en charge par les mutuelles à l'exception du forfait de 1 € par consultation.
— Les médecins du secteur 2 (à honoraires libres) pratiquent des prix très différents selon les régions, les tarifs s'échelonnent de 22 € à 75 euros, voire plus dans les grandes villes. Le coût moyen varie entre 25 et 45 euros ; les mutuelles compensent variablement la différence. Le prix moyen national en 2006 est de 40 € [1].

Coût de l'ordonnance

Le coût d'une ordonnance se calcule à partir du coût d'une ligne de prescription. La CNAMTS [2] a effectué une enquête sur les prescriptions réglées par le régime général de l'Assurance maladie entre le 10 et 15 mai 1993. 127 958 ordonnances ont été analysées. Deux groupes ont été formés, le groupe 1 comprenait les spécialités homéopathiques, les préparations magistrales allopathiques ou homéopathiques, hospitalières ou non hospitalières, et les médicaments importés ; le groupe 2 correspondait aux spécialités allopathiques remboursables ou non. Les résultats résumés dans le tableau suivant sont comparés à la thérapeutique classique :

Coût moyen d'une ligne de prescription	Médecin homéopathe	Médecin généraliste
Que les médicaments soient ou non remboursés	3,25 €	10,51 €
Si le médicament est remboursé	2,27 €	7,16 €
Si le médicament n'est pas remboursé	22,39 €	103,83 €

Le prescripteur homéopathe (généraliste et spécialiste) prescrit autant de médicaments que son confrère allopathe, puisque le nombre de lignes de prescription par ordonnance est respectivement de 3,26 et de 3,24. D'après cette étude, on constate pour le patient — que les médicaments soient remboursés ou non — que le coût d'une ordonnance homéopathique est moins élevé, 10,61 €, que celui d'une ordonnance allopathique qui est de 34,5 €, soit une économie par ordonnance de près de 69 %.
En revanche, le coût des préparations magistrales homéopathiques remboursables (11,89 €) est plus élevé que celui des préparations magistrales allopathiques (7,1 €). En fait, cela a peu d'incidence sur le coût global,

1-Données fournies par la Direction des statistiques et des études de la CNAMTS.
2-*Enquête nationale sur la pharmacie, mai 1993, CNAMTS,* janvier 1996.

du fait que leur nombre est très limité (600 sur près de 412 000 lignes de prescription).

Aucune enquête identique n'a été réalisée depuis cette date, il est donc difficile actuellement de se faire une idée précise du coût d'une ordonnance prescrite par un médecin homéopathe. Les données de l'IRDES indiquent, en 2006, que le coût des dépenses de pharmacie par acte est de 52,4 € pour le médecin homéopathe et de 62,1 € pour le généraliste.

Pour la société

En 2006 [1], le montant annuel des prescriptions d'un médecin homéopathe libéral (pharmacie, analyses, actes de kinésithérapie, indemnités journalières) est de 233 000 €, celui de son confrère généraliste allopathe est de 432 000 €.

➤ *Formation*

En France, l'homéopathie ne peut être exercée que par des docteurs en médecine. Les médecins homéopathes, généralistes ou spécialistes, suivent donc le même cursus universitaire que leurs confrères allopathes, auquel s'ajoute une formation de trois années supplémentaires à l'homéopathie. Un individu non-médecin pratiquant l'homéopathie sera poursuivi pour exercice illégal de la médecine.

Au début du siècle, l'enseignement se faisait essentiellement de maître à élève, puis il s'est structuré avec la création, à partir de 1952, d'écoles privées. En 1977, la faculté de médecine de Besançon, sous l'influence du Pr Grandmottet et du Dr Belot, a créé le premier diplôme universitaire de thérapeutique homéopathique. Contrairement aux diplômes de spécialités, les diplômes universitaires ne confèrent pas de titre. N'importe quel médecin, ayant ou non une formation, peut donc se prétendre homéopathe. À partir de 1974, le Conseil national de l'ordre des médecins a autorisé la mention « Orientation homéopathie » aux médecins en faisant la demande, sous réserve d'en informer le Conseil départemental de l'ordre des médecins et de recevoir une formation appropriée (dont le programme reste à établir clairement).

Récemment [2], le Conseil national de l'ordre des médecins a proposé que cette formation ait lieu dans le cadre d'un enseignement hospitalo-universitaire, et soit validée par un diplôme interuniversitaire qui servirait de base à la reconnaissance de la mention « Homéopathie ». La Commission a souhaité également qu'une information sur l'homéopathie soit systématiquement délivrée au cours des études médicales, et a aussi reconnu la nécessité d'une formation médicale continue post-universitaire spécifique à l'homéopathie.

1-IRDES/Éco-santé France 2007. http://www.ecosante.fr.

2-Rapport de la Commission d'étude sur l'homéopathie adoptée par le Conseil national de l'ordre des médecins lors de la 213e session du 11-12 décembre 1997.

La Charte des médecins homéopathes français [1]

1. La pratique de l'homéopathie relève du médecin homéopathe.

2. Le médecin homéopathe exerce la médecine après l'obtention du diplôme de docteur en médecine, qui sanctionne ses études, dispensées en Faculté.

3. Le médecin homéopathe doit avoir suivi, en plus, un cycle de trois ans d'études spécialisées en homéopathie. Tout patient est en droit d'exiger de son médecin homéopathe la possession d'un diplôme de fin d'études.

4. La consultation du médecin homéopathe comporte un entretien avec le patient, un examen général, un diagnostic médical, puis une recherche précise des réactions personnelles propres au malade.

5. Seul le médecin homéopathe est apte à juger de la thérapeutique homéopathique à appliquer, ou, si le cas l'exige, d'une prescription allopathique.

6. Le médecin homéopathe peut être amené à ordonner des analyses médicales, une consultation chez un confrère spécialiste, une hospitalisation...

7. Les médicaments homéopathiques sont fabriqués par des laboratoires pharmaceutiques spécialisés, selon des normes très strictes, fixées par le ministère de la Santé.

8. Les médicaments homéopathiques sont délivrés en pharmacie, sous la responsabilité du pharmacien.

9. Les médicaments homéopathiques sont remboursés par la Sécurité sociale.

10. Le Syndicat national des médecins homéopathes français se réserve le droit de dénoncer toutes pratiques, toutes formes de vulgarisation, d'information et de publicité de l'homéopathie pouvant constituer une atteinte à la santé individuelle ou collective.

Voir aussi : « Les institutions », page 92, et « Enseignements et formations en homéopathie », dans l'annexe, page 760.

1-Réalisée et diffusée par le Syndicat national des médecins homéopathes français.

Les professions paramédicales

➤ *Les infirmières*

Les infirmières sont depuis longtemps sensibilisées à l'homéopathie soit du fait de leur expérience personnelle, soit par leurs contacts avec les malades. En effet, elles sont les premières à constater les effets secondaires, l'inutilité ou l'abus de certains médicaments allopathiques. Leur curiosité naturelle, leur pragmatisme, leur ouverture d'esprit les ont poussées tout naturellement à se poser des questions sur la thérapeutique allopathique, et sur l'approche nouvelle que constitue l'homéopathie. Toujours très proches des patients, elles leur conseillent régulièrement de compléter leur traitement, et les dirigent vers un médecin homéopathe. Il n'y a pas, à notre connaissance, de formation spécifique à l'usage des infirmières.

➤ *Les sages-femmes*

Les sages-femmes ont la possibilité de prescrire des médicaments dans le cadre de leur activité. Elles ont fréquemment une formation identique à celle des médecins.

➤ *Les vétérinaires* [1]

Les vétérinaires suivent le plus souvent le même enseignement que les médecins ou les pharmaciens. Dans les écoles vétérinaires, l'enseignement est plus spécifique, mais il se réduit à un module facultatif de douze heures à Nantes et à une consultation chez un praticien libéral à Toulouse. Les promotions sont à peu près 10 par an. Environ 200 à 300 vétérinaires prescrivent régulièrement de l'homéopathie, 700 occasionnellement.

La prescription homéopathique vétérinaire est basée essentiellement sur la constitution et l'observation des animaux.

➤ *Les pharmaciens*

Les 23 000 pharmacies de l'Hexagone distribuent théoriquement les médicaments homéopathiques. Cependant, selon la conviction des pharmaciens responsables, celles-ci sont plus ou moins bien approvisionnées, d'où un délai de livraison moyen de douze à vingt-quatre heures, jusqu'à trois jours dans le pire des cas. Cette durée, tolérable dans les affections chroniques, peut être dommageable

1-Dr Lebatard-Sartre, Dr Chassort, Dr Colson, Dr Haefeli, Dr Monier, Dr Mozar, *Rapport de la commission d'étude sur l'homéopathie*, 27 fév. 1997, Paris, *in L'Homéopathie européenne*, t. 7, n° 5, sept.-oct. 1998, p. 7-21.

dans les maladies aiguës non seulement pour le patient, mais aussi pour le traitement du fait de l'évolution des symptômes et des modifications thérapeutiques qu'elle peut occasionner. Heureusement, les nombreuses pharmacies « sympathisantes » possèdent la quasi-totalité des médicaments de prescription courante. Quant aux autres, le délai moyen est le plus souvent respecté, voire beaucoup plus bref, du fait du travail considérable des laboratoires homéopathiques pour tenter de répondre au mieux à la demande des patients et des médecins. En outre, tous les pharmaciens devraient disposer d'une réserve minimale, imposée soit par l'éthique, soit par la législation.

Dans le cursus universitaire pharmaceutique, une information théorique de dix-huit heures et des travaux pratiques, en collaboration avec l'industrie pharmaceutique homéopathique, sont donnés aux étudiants. Les universités de Lille et Bordeaux dispensent un enseignement facultatif de trois années, identique à celui des médecins. Les facultés de Bobigny, Lille, Limoges, Lyon, Marseille, Montpellier, Strasbourg, Toulouse organisent un cycle postuniversitaire d'une année aux pharmaciens qui le souhaitent. Toutes les écoles homéopathiques privées admettent les pharmaciens qui en font la demande.

Voir aussi en annexe : « Enseignements et formations en homéopathie », page 760.

Les institutions

➤ *Le Conseil national de l'ordre des médecins*

En 1974, le Conseil national de l'ordre des médecins a donné la possibilité aux médecins d'apposer sur leur plaque et leurs ordonnances la mention « Orientation homéopathie ».

En 1995, sur requête du principal syndicat des médecins homéopathes, le Conseil national de l'ordre des médecins a constitué une commission d'étude sur l'homéopathie. Celle-ci a rendu ses conclusions lors de la 213e session des 11 et 12 décembre 1997.

Dans son rapport, le Conseil national de l'ordre des médecins reconnaît — pour la première fois depuis qu'elle existe — que l'homéopathie est une méthode thérapeutique et qu'elle doit être réservée aux médecins.

À cet effet, concernant la formation des médecins, la commission propose :

— la délivrance systématique, aux étudiants en médecine, d'une information sur l'homéopathie ;

— la création, dans le cadre hospitalo-universitaire, d'un enseignement validé par un diplôme interuniversitaire requis pour la reconnaissance de la mention « Homéopathie » ;

— la constitution d'une formation médicale continue spécifique à l'homéopathie.

Dans ce même rapport, le Conseil national de l'ordre des médecins fait — à juste titre — une série de propositions concrètes. Il insiste notamment sur la nécessité d'une expérimentation et d'une évaluation large de l'homéopathie réalisées non seulement par des méthodes scientifiques, mais aussi s'appuyant sur une assise universitaire. Ces projets ne pouvant se concrétiser sans une entière adhésion de l'ensemble du corps médical.

Si ces souhaits ne restent pas « lettre morte », et si des moyens lui sont donnés, l'homéopathie pourra enfin sortir de sa marginalité pour le plus grand profit de la collectivité des soignants et des soignés.

➤ *L'Europe*

En 1994, l'Assemblée parlementaire du Conseil de l'Europe adopte une proposition de résolution recommandant aux États de reconnaître « le droit de chaque citoyen de bénéficier des médecines parallèles ou alternatives » et de développer « une approche commune vis-à-vis de la reconnaissance et de l'immatriculation des praticiens de ces médecines ». Celle-ci n'a toujours pas été présentée et discutée.

En 1997, une résolution, déposée par le député européen belge Paul Lannoye et adoptée par le Parlement européen, demande « à la Commission européenne de s'engager dans un processus de reconnaissance des médecines non conventionnelles ». Dans cette résolution sont proposées des études sur l'innocuité, l'opportunité, le champ d'application et le caractère « complémentaire et/ ou alternatif » des disciplines non conventionnelles, ainsi que le développement d'un programme de recherches des médecines intégrant l'approche individuelle et holistique.

Cette résolution, du fait de l'absence de directives, reste purement incitative, dans la mesure où ni la Commission ni les États n'ont l'obligation légale de se plier à ces exigences.

Cependant, en juin 1998, ce texte a permis l'adoption d'un amendement demandant que des ressources soient affectées à l'étude des médecines non conventionnelles, dans le cadre du 7e programme de Recherche et Développement de l'Union européenne qui s'est découlé de 1998 à 2002. Des protocoles de recherche sur l'homéopathie sont déposés en 1999 ; ils concernent des enquêtes qualité de vie et qualité/prix, des études cliniques et fondamentales reproductibles.

Au plan européen, c'est la Directive 92/73 CEE du 22 septembre 1992 et son corollaire la Directive 92/74 CEE[1] qui a reconnu et défini d'un point de vue pharmaceutique le médicament homéopathique. Ce dernier doit être soumis aux dispositions générales relatives aux médicaments, en ce qui concerne la fabrication, le

1-Amendées par la directive 2004/27/CE du Parlement européen et du conseil du 31 mars 2004 modifiant elle-même la directive 2001/83/CE instituant un code communautaire relatif aux médicaments à usage humain.

contrôle et l'inspection des établissements pharmaceutiques habilités à les fabriquer. Pour être commercialisé, le médicament homéopathique doit être enregistré ou obtenir une autorisation de mise sur le marché (AMM).

L'homéopathie dans le monde

➤ *En Europe*

La France n'est pas le seul pays où l'homéopathie est bien acceptée. En Europe aussi, la popularité est grande, puisque 75 % des Européens connaissent l'homéopathie et 29 % l'utilisent pour se soigner[1].

D'une manière générale 60 % des Européens lui font confiance. L'Allemagne, berceau de l'homéopathie, est la plus confiante en cette thérapeutique. La Grande-Bretagne, la France mais aussi les Pays-Bas, dans lesquels la culture et la tradition homéopathiques sont fortement ancrées, acceptent majoritairement cette thérapeutique. La moitié des Belges et des Italiens sont ouverts à l'homéopathie ; les grands sceptiques de l'Europe sont les Suédois, car seulement 36 % lui accordent leur confiance, mais 42 % n'ont pas d'opinion.

Confiance des Européens en l'homéopathie en 1991[2]

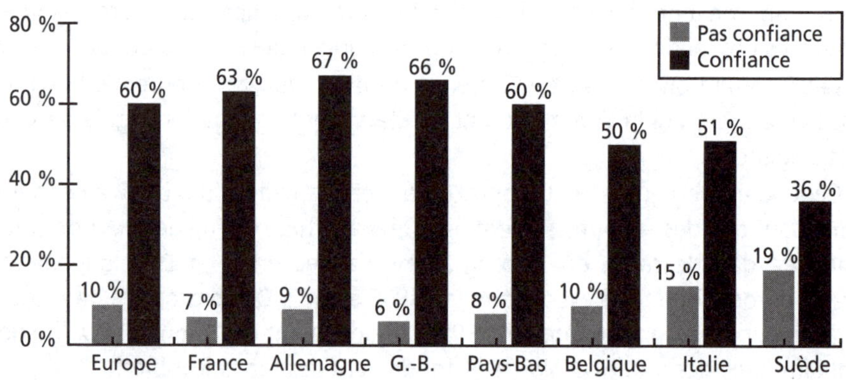

Si la majorité des Européens fait confiance à l'homéopathie, une proportion non négligeable l'utilise. D'après des études[3] menées entre 1985 et 1992, à prendre avec

1-*Homéopathie 2000, une réalité sociale, médicale, scientifique et économique, op. cit.*, 1999.

2-*Homéopathie et phytothérapie en Europe. Motivations à l'égard de la santé, op. cit.*, 1991.

3-Fisher P., Ward A., « Complementary medicine in Europe », *British Medical Journal*, 9 juillet 1994, vol. 309, p. 107-111.

prudence du fait des différences de méthodologies, il apparaît que de nombreux Européens ont recours plus ou moins régulièrement à l'homéopathie : c'est le cas pour 56 % des Belges, 28 % des Danois, 31 % des Hollandais, 15 % des Suédois et 16 % des Britanniques. En 1987, 10 % de la population danoise utilisaient des thérapeutiques non conventionnelles, et 33 % des Finlandais en 1982.

L'homéopathie augmente son audience dans les pays de l'Est, et en particulier en Pologne, Hongrie, Roumanie et Russie. L'Italie, l'Espagne et le Portugal connaissent depuis peu une croissance soutenue.

Il faut noter aussi que deux conceptions s'opposent en matière de soins en Europe[1]. La première concerne les pays du sud de l'Europe, France, Belgique et Luxembourg compris, elle considère que seuls les médecins et les professions médicales reconnues peuvent soigner les malades. La seconde, propre aux pays du nord de l'Europe, notamment le Royaume-Uni, l'Irlande et les Pays-Bas, est plus permissive et autorise toute personne non qualifiée à pratiquer une thérapie à condition de ne pas prétendre au titre de docteur en médecine. En Allemagne, les *heilpratikers* (praticiens de santé non médecins), sont reconnus depuis 1939. En Suède et au Danemark, les non-médecins peuvent exercer les médecines non conventionnelles dans certaines limites imposées par la loi.

En Russie, l'homéopathie a été légalisée par le tsar Alexandre II en 1833, mais c'est seulement depuis 1995 que l'homéopathie est autorisée dans les hôpitaux et les cliniques.

Dans un livret[2] paru en 2003, l'Organisation médicale homéopathique internationale (OMHI), indique aussi l'importance du développement des médecins homéopathes :

— en Allemagne, 3 500 médecins et 10 000 *heilpratikers* utilisent l'homéopathie ;
— en Belgique, 1 000 médecins pratiquent principalement cette thérapeutique ;
— en Espagne, 6 000[3] médecins sont homéopathes ;
— en Italie, 7 000 médecins dispensent régulièrement ou occasionnellement l'homéopathie ;
— au Royaume-Uni, 600 médecins exercent régulièrement l'homéopathie ;
— en Suisse, 470 médecins emploient principalement l'homéopathie ;
— plus de 4 000 médecins utilisent les médicaments homéopatiques dans les pays d'Europe Centrale et de l'Est notamment la Pologne, la République Tchèque, la Slovaquie, la Hongrie, la Roumanie, la Bulgarie ;
— en Russie 10 000 médecins pratiquent l'homéopathie.

1-Lannoye P., « Vers un statut des médecines complémentaires en Europe ? », Abstract du 3e Symposium international d'homéopathie, Lisbonne 18-20 juin 1998.
2-*L'homéopathie dans le monde en 2003*, Lyon, OMHI, p. 4-5.
3-Enquête nationale sur la pharmacie mai 1993, CNAMTS, janvier 1996.

➤ Aux États-Unis

L'utilisation des médecines non conventionnelles aux États-Unis est en fort développement. En effet, une étude[1] du *JAMA* indique que 42,1 % des Américains — dont 50 % des personnes entre trente et quarante-neuf ans — ont utilisé en 1997 une des 16 thérapeutiques alternatives recherchées contre 33,8 % en 1990 ; ce qui représente une augmentation de 47,3 % des visites à des professionnels de ces traitements, soit 629 millions de visites contre 427 millions en 1990. En 1997, les Américains ont dépensé 27 milliards de dollars dans ce type de soins — dont 12,2 milliards non remboursés par les assurances —, une somme équivalente à celle des traitements médicaux classiques.

L'emploi de l'homéopathie, bien qu'encore confidentiel, est l'une des thérapeutiques non conventionnelles dont la pratique a le plus fortement augmenté, puisque 3,7 % de la population l'utilise en 1997 contre seulement 0,7 % en 1990. En revanche, le nombre de consultations pour 1 000 habitants a diminué en 1997, il est passé à 9 contre 13,5 en 1990 (à titre de comparaison, de 969,1 pour 1 000 habitants pour la chiropractie, la plus pratiquée des médecines non conventionnelles). 16,5 % des patients avaient consulté en 1997 contre 31,7 % en 1990, données suggérant une automédication accrue. Le prix moyen d'une consultation était de 45 $ (42 €), remboursé à 24,7 % par les assurances privées en 1990 et de 60 $ (56 €), non remboursé, en 1997[2].

Les conditions drastiques de mise sur le marché des médicaments homéopathiques aux États-Unis sont un facteur supplémentaire de limitation du nombre médecins homéopathes car elles sont à l'origine d'une restriction des médicaments disponibles[3]. Malgré cela, plus de 6 millions d'Américains ont suivi un traitement homéopathique en 1999[4].

Les médecines non conventionnelles sont surtout utilisées par les patients dans les affections chroniques tels le mal de dos, l'anxiété, la dépression et les maux de tête.

L'ensemble de ces données a justifié à lui seul, en 1993, la création, dans le cadre du National Institute of Health, d'un Bureau pour l'étude des pratiques médicales non conventionnelles avec un budget de 20 millions de dollars. En 1999, ce Bureau devient le Centre national pour les médecines alternatives et conventionnelles. Son budget passe à 50 millions de dollars.

1-Eisenberg D.M., Davis R., Ettner S.L., Appel S., Wilkey S., Van Rompay M., Kessler R.C., « Trends in alternative medicine in the United States, 1990-1997. Results of a follow-up national survey », JAMA, n° 18, nov. 1998, vol. 280, p. 1569-1575.

2-Depuis cette date, les assurances privées ne remboursent plus l'homéopathie aux États-Unis.

3-*L'Homéopathie dans le monde en 2003*, Lyon, OMHI, p. 5.

4-Ni, H., Simile, C., and Hardy, A.M. « *Utilization of Complementary and Alternative Medicine by United States Adults: Results from the 1999 National Health Interview Survey.* » Medical Care. 2002. 40(4) : 353-8.

➤ *En Amérique du Sud* [1]

L'homéopathie, d'une façon générale, est bien introduite en Amérique du Sud.

Le Mexique, en 1895, est le premier pays au monde à reconnaître officiellement l'homéopathie ; celle-ci est très bien intégrée au niveau tant universitaire que citoyen. Près de 4 000 médecins exercent cette thérapeutique.

Au Brésil, l'homéopathie fait partie de la culture médicale du pays. Elle est insérée dans les programmes de santé publique, enseignée dans plusieurs hôpitaux et reconnue en tant que spécialité médicale par le Conselho Federal de Medicina depuis 1980. 15 000 médecins, 200 vétérinaires et 100 dentistes emploient l'homéopathie, 1 300 pharmacies délivrent les médicaments homéopathiques.

Le Costa Rica, pays de haut niveau social, suit la même politique ; l'homéopathie y est une spécialité légalement reconnue depuis 1994.

En Argentine, quelque 1 200 médecins exercent l'homéopathie et 500 pharmaciens délivrent le médicament homéopathique.

➤ *En Inde* [2]

En Inde, des statistiques de 1983 dénombraient 125 collèges homéopathiques, 120 hôpitaux, 2 098 dispensaires et plus de 116 073 praticiens homéopathes dont 37 297 diplômés. Environ 10 % de la population (soit environ 100 millions de personnes) de ce pays utilise l'homéopathie. Les données fournies par l'OMHI en 2003 indiquent qu'il y a près de 250 000 praticiens homéopathes et 75 000 auxiliaires médicaux qui prescrivent l'homéopathie. Cette thérapeutique est inscrite dans le système national de santé indien à côté de la médecine occidentale et des deux systèmes de médecine indienne, Ayurveda et Unani.

Au Pakistan, 52 collèges enseignent l'homéopathie, le principal, celui de Karachi, forme 1 600 étudiants par promotion. 4 000 à 5 000 médecins pratiquent l'homéopathie, et 5 % de la population en tirent profit.

En Israël, l'homéopathie connaît aussi un fort développement. On compte 300 médecins prescripteurs et 1 000 naturopathes.

Au Japon, on ne compte que 70 médecins homéopathes depuis son introduction dans ce pays dans les années 1990.

1-Amengual C., « L'homéopathie dans le monde », juin 1998, *in* Abstracts du 3e Symposium international d'homéopathie — Poitevin B., « Intégration de l'homéopathie dans les systèmes de santé », 1998, *Homéopathie européenne*, n° 5, p. 23-31 — Deltombe M., « L'homéopathie dans le monde », *in Homéopathie, le traité. Encyclopédie des médecines naturelles, op. cit.*, p. 161-163 — Poitevin B., « Homéopathie et pays en développement », 1994, *Homéopathie européenne*, n° 5, p. 15-27. *L'homéopathie dans le monde en 2003*, Lyon, OMHI, p. 4-5.

2-*Ibid.* Poitevin B. 1994. *« Homéopathie dans le monde en 2003, Lyon, OMHI, p. 4-5.* Les chiffres diffèrent parfois nettement de ceux fournis dans la précédente édition du fait des difficultés à obtenir des chiffres fiables dans ces pays. Ils tiennent compte des dernières données fournies par l'OMHI en 2003.

➤ *En Afrique et dans les pays en voie de développement* [1]

En Tunisie et au Maroc, l'homéopathie est pratiquée depuis quinze ans par quelques centaines de médecins.

Au Nigeria, l'homéopathie est reconnue par le ministère de la Santé, 50 à 100 médecins pratiquent cette thérapeutique. Des médecins homéopathes exercent au Sénégal, en Côte-d'Ivoire et au Kenya sans que les chiffres soient connus. Dans les autres pays d'Afrique noire, l'homéopathie est peu développée.

Les médicaments

De quoi sont-ils faits ?

Dès leur arrivée à l'état brut aux laboratoires, les matières premières sont transformées en souches homéopathiques, c'est-à-dire en substances de base permettant la fabrication des médicaments homéopathiques.

Les souches sont issues de tous les règnes de la nature : animal, végétal ou minéral.

➤ *Les substances d'origine végétale*

La grande majorité des médicaments homéopathiques, environ 1 500, est d'origine végétale.

Autant que possible, les plantes récoltées sont fraîches et sauvages. Les plantes, si elles sont cultivées, poussent sur des terrains choisis pour la qualité de leur sol et de leur eau, et dans des lieux situés à l'abri de la pollution et exempts de radioactivité. Les plantes dont l'habitat est éloigné sont transportées desséchées.

Les substances végétales sont identifiées, triées et traitées dès leur arrivée au laboratoire. Les composants les plus importants sont dosés.

Selon les médicaments, on utilise tout ou partie de la plante, la souche étant une teinture-mère qui provient de la macération de celle-ci dans l'alcool.

1-*L'homéopathie dans le monde en 2003*, Lyon, OMHI, p. 4-5.

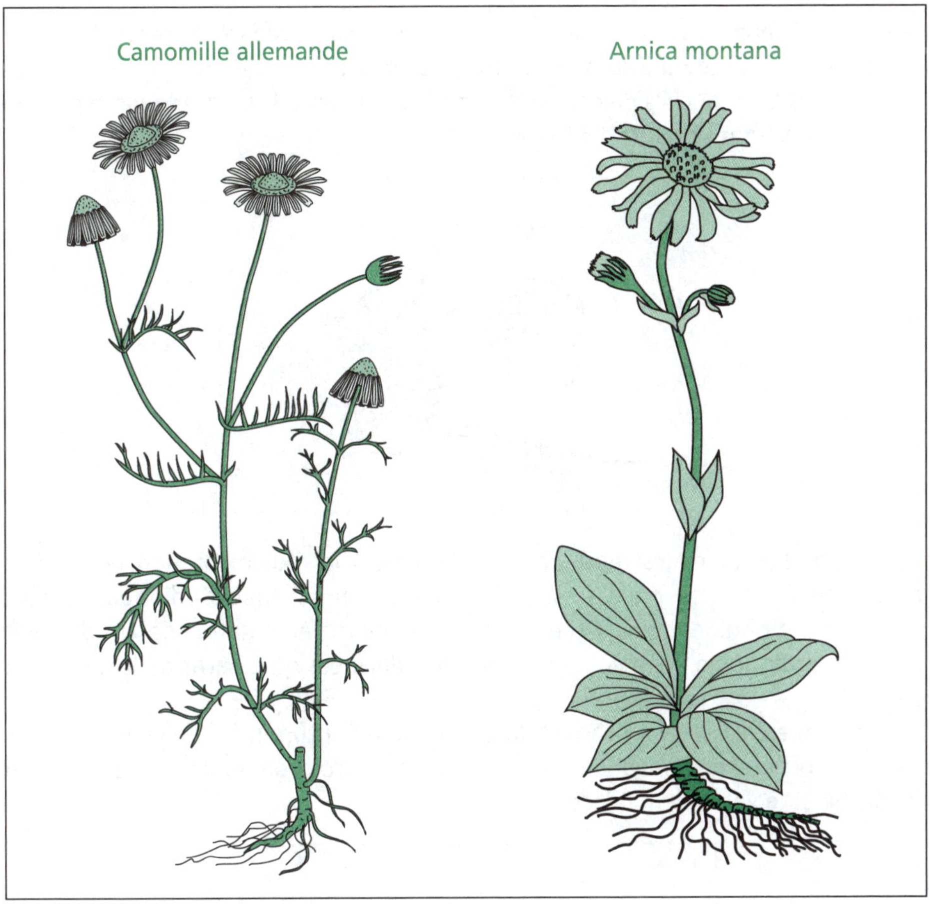

➤ *Les substances d'origine animale*

Elles ont pour origine :

— un animal entier, telles l'abeille *(Apis mellifica)*, la fourmi rouge *(Formica rufa)*, la cochenille *(Coccus cacti)* ;

— une partie ou une sécrétion d'un animal, tels l'ambre gris, ou *Ambra grisea*, qui est une concrétion intestinale de cachalot, ou *Vipera*, la vipère, dont le venin est utilisé dans le médicament homéopathique ;

— des micro-organismes dérivés du bacille tuberculeux *Aviaire*, *Tuberculinum* ou *TK*, *Tuberculinum residuum* ou *TR ; VAB* le *BCG*, issus de bactéries pathogènes[1] prélevées sur l'homme ou l'animal, *Anthracinum*, lyse de foie de lapin auquel a été inoculé le charbon. Ces médicaments issus de ce domaine sont appelés *biothérapiques* (anciennement *nosodes*). Ils sont fournis aux laboratoires homéopathiques par l'Institut Pas-

1-Qui peuvent causer une maladie.

teur ou Mérieux. Les plus connus sont *Influenzinum*, préparé à partir du vaccin antigrippal et utilisé dans la prévention de la grippe, et *Collibacillinum*, qui est un lysat de plusieurs souches de colibacilles, qui rend de grands services dans la prévention des infections urinaires à répétition.

Vipère ou *Vipera*

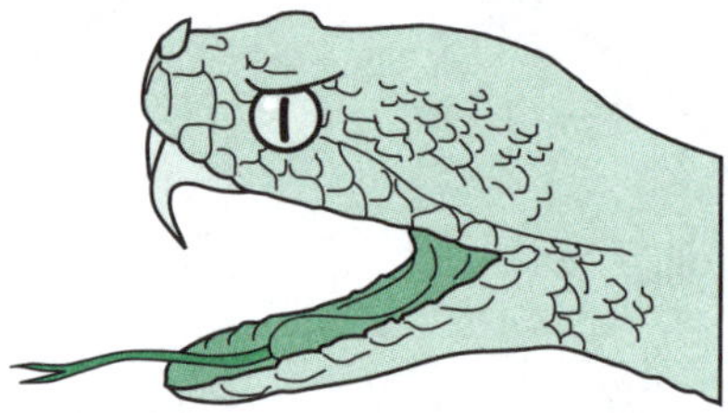

Les souches animales répondent strictement à la réglementation en vigueur concernant la sécurité virale, c'est-à-dire interdiction des souches d'origine bovine et certificat d'origine requis. Cependant, selon une réglementation datant de 1999, les souches d'origine animale ne peuvent être délivrées qu'à partir de la 4 CH (voir page 108).

Pour les animaux, la souche est, là encore, une teinture-mère, le véhicule est de l'alcool, alors que généralement les venins ou les micro-organismes sont eux-mêmes la souche et le véhicule[1] du lactose.

Abeille

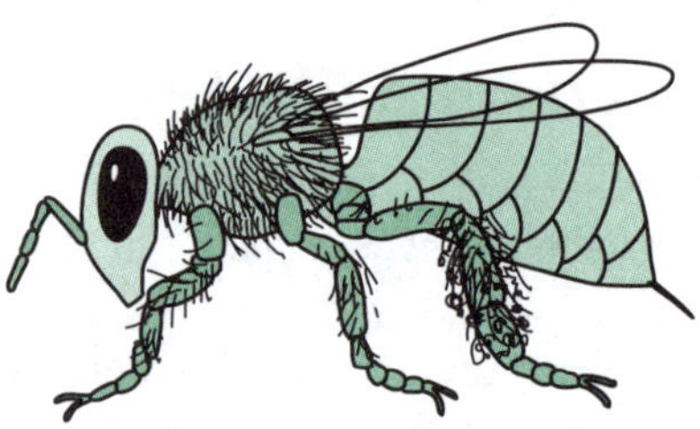

➤ *Les substances d'origine minérale*

Les souches d'origine minérale proviennent :
— de corps naturels tels le sel de mer *(Natrum muriaticum)*, ou la nacre de la coquille d'huître *(Calcarea carbonica)*, la silice *(Silicea)* ou le pétrole *(Petroleum)* ;

1-Voir page suivante.

Calcarea carbonica
(calcaire de la couche moyenne de la coquille d'huître après élimination de la nacre)

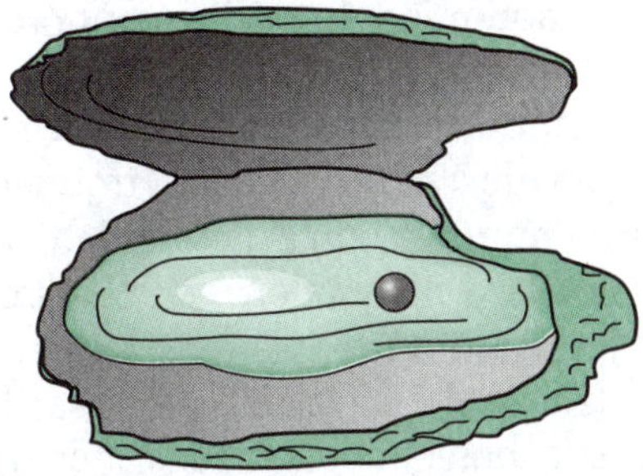

— de corps composés définis par leur mode de préparation, c'est le cas de *Causticum*, mélange de chaux et de bisulfate de potasse, ou *Hepar sulfur*, mélange de calcaire d'huître ou de fleur de soufre purifié.

On classe dans cette catégorie des substances purement chimiques, comme le soufre, *Sulfur*, l'iode, *Iodum*.

Sel de mer ou *Natrum muriaticum*

Na Cl

➤ *Les substances d'autres origines*

On place dans ce groupe non seulement les biothérapiques que nous venons de décrire, mais aussi une classe particulière de ceux-ci, les *isothérapiques*. Ils proviennent de substances apportées par le malade tels des allergènes (pollens, poils de chat, poussières de maison) ou des produits issus de l'environnement professionnel (peinture, ciments, vernis...) ou personnels (produits ménagers, de toilette, vêtements) du malade.

Les isothérapiques d'origine humaine — provenant du malade lui-même : le sang, les selles, les urines, les crachats — sont interdits depuis janvier 1999 (voir page 108).

Là aussi, ce sont les substances qui constituent directement les souches des médicaments homéopathiques.

Comment sont-ils faits ?

Dans l'état actuel de nos connaissances, le principe de similitude ne serait pas applicable sans le mode de fabrication du médicament prôné par Hahnemann.

Le médicament homéopathique est préparé à partir d'une solution liquide appelée teinture-mère. Celle-ci est obtenue par macération de la substance (une plante par exemple) dans de l'alcool (de 45 à 90°) pendant trois semaines. La teinture-mère est progressivement déconcentrée jusqu'à l'obtention des dilutions souhaitées. Entre chaque dilution a lieu la dynamisation[1], c'est-à-dire l'agitation et le frottement des substances sur les parois du récipient. Le processus de fabrication se termine par l'imprégnation de granules de lactose ou de saccharose.

La première étape est par conséquent la modification de la matière première en souche homéopathique. Généralement, la souche est une teinture-mère provenant de la macération dans l'alcool ou dans l'eau distillée (le véhicule) de matières premières initialement solubles. Pour les matières insolubles, la souche est une poudre obtenue par trituration, c'est-à-dire par broyage de la substance, seule ou dans du lactose.

Il existe plusieurs méthodes de dilutions

➤ *La méthode des flacons séparés*

Créée par Hahnemann, elle est inscrite à la Pharmacopée française depuis 1969.

Méthode de dilution Hahnemann

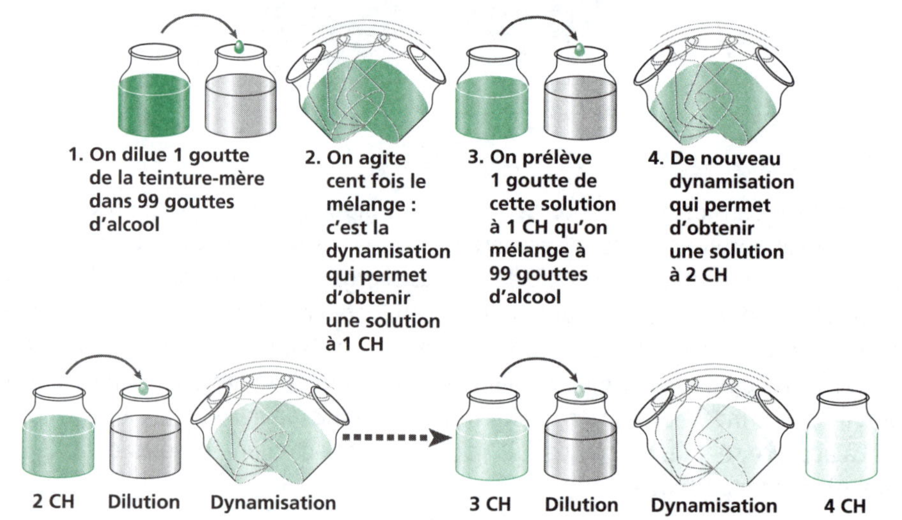

1-Selon les études les plus récentes, la dynamisation serait le phénomène qui expliquerait l'activité de l'homéopathie malgré l'infinitésimalité des doses.

La fabrication du médicament homéopathique

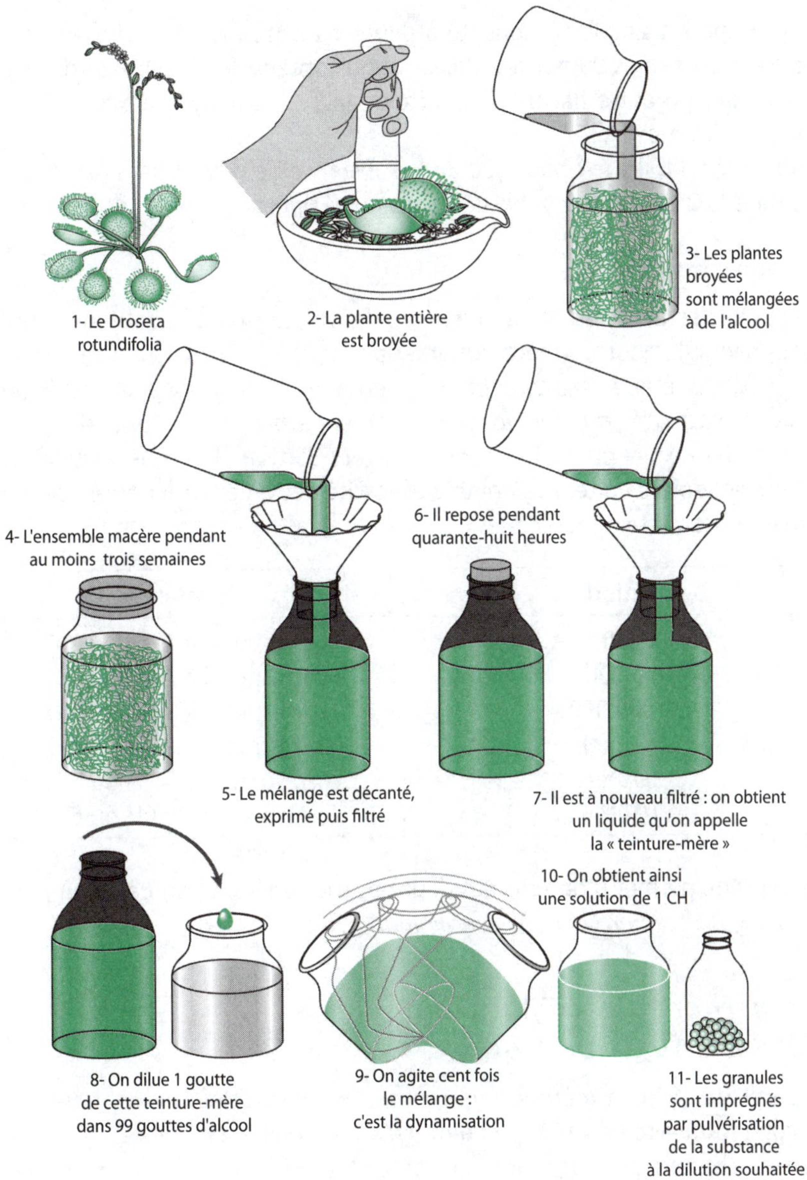
1- Le Drosera rotundifolia
2- La plante entière est broyée
3- Les plantes broyées sont mélangées à de l'alcool
4- L'ensemble macère pendant au moins trois semaines
5- Le mélange est décanté, exprimé puis filtré
6- Il repose pendant quarante-huit heures
7- Il est à nouveau filtré : on obtient un liquide qu'on appelle la « teinture-mère »
8- On dilue 1 goutte de cette teinture-mère dans 99 gouttes d'alcool
9- On agite cent fois le mélange : c'est la dynamisation
10- On obtient ainsi une solution de 1 CH
11- Les granules sont imprégnés par pulvérisation de la substance à la dilution souhaitée

La dilution

Le principe est simple : il consiste à diluer dans un flacon *une* unité de la substance de départ dans 99 parties d'alcool pour obtenir la 1 CH[1]. Puis de diluer de nouveau, dans un autre flacon, une unité de la 1 CH dans 99 parties d'alcool pour obtenir la 2 CH, etc.

Autrement dit, il y a 1 pour 100 de la substance de départ dans la 1 CH, 1 pour 10 000 dans la 2 CH, 1 pour 1 000 000 dans la 3 CH, etc.

La dynamisation

Pour que les produits finals soient actifs, chaque dilution obtenue doit être secouée manuellement ou mécaniquement cent fois : c'est la succussion ou dynamisation. Cette étape, capitale et indispensable, *conditionne et explique probablement l'activité du médicament homéopathique.* Il était de notoriété « homéopathique » — quand leur fabrication était artisanale — que les médicaments peu et/ou mollement agités avaient une efficacité nettement inférieure à ceux vigoureusement et correctement secoués.

Dilution	**Substances**
1/100	correspond à 1 CH ou 2 DH
1/10 000	correspond à 2 CH ou 4 DH
1/1 000 000	correspond à 3 CH ou 6 DH
$1/10^{18}$ (2)	correspond à 9 CH ou 18 DH
$1/10^{30}$	correspond à 15 CH ou 30 DH
$1/10^{50}$	correspond à 30 CH ou 60 DH

Ce procédé permet d'obtenir des dilutions successives. C'est, par exemple, *Belladonna* 4 CH, *Belladonna* 5 CH, *Arnica montana* 9 CH.

➤ *La méthode de préparation en flacon unique de Korsakov*

À partir de 1984, la méthode de préparation en flacon unique, mise au point par le comte Korsakov en 1832, est à nouveau disponible en France.

Cette technique permet d'obtenir l'ensemble des dilutions à partir de l'emploi d'un flacon unique que l'on vide après chaque dilution et dynamisation.

Expliquons-nous ! Je remplis un flacon de la teinture-mère de la substance, j'agite (dynamisation), je jette son contenu : il me reste sur les parois du flacon envi-

1-CH : Centésimale hahnemannienne.
2-10^{18} = 1 suivi de 18 zéros.

ron 1 % de la quantité de départ à laquelle j'ajoute 99 % d'alcool (ou d'eau pour les dilutions intermédiaires). J'obtiens ainsi la première korsakovienne ou 1K. Je refais les mêmes opérations, c'est-à-dire je conserve 1 % de la 1 K que je complète avec 99 % d'alcool et me voilà avec la deuxième korsakovienne, qui contient déjà la 1K, et ainsi de suite.

L'intérêt de cette technique réside dans la présence de l'ensemble des dilutions précédentes dans chaque tube, ce qui assure une efficacité optimale du médicament. Ainsi, *Belladonna* 30 K, *Belladonna* à la 30e korsakovienne, contient l'ensemble des dilutions antérieures, c'est-à-dire celles allant de la 1 K à la 29 K, contrairement à *Belladonna* 4 CH qui ne contient que la 4 CH et non la 1, la 2, la 3 CH.

CORRESPONDANCE THÉORIQUE ENTRE CES DEUX MÉTHODES

Dilutions hahnemanniennes	**Dilutions korsakoviennes**
5 CH	30 K
7 CH	200 K
9 CH	5 000 K
10 CH	10 000 K

Quelle que soit la méthode choisie, après chaque dilution et dynamisation est obtenue une solution. Cette dernière, pulvérisée, va imprégner des petites sphères d'une substance inerte[1] de lactose et de saccharose : les granules de 50 mg ou les globules de 5 mg. Ainsi naît le médicament homéopathique.

D'une manière générale, la posologie est définie pour les médicaments homéopathiques par la hauteur de dilutions. On nomme :

BASSES DILUTIONS	4 CH, 5 CH, 7 CH
MOYENNES DILUTIONS	9 à 12 CH
HAUTES DILUTIONS	15 CH à 30 CH

Quand vous prenez *Belladonna* 4 CH, vous utilisez une basse dilution, ce qui est fréquent dans les angines par exemple.

Voir aussi les chapitres : « Quel(s) médicament(s) choisir ? », page 163, et « Quelle forme, quelle dilution ? », page 166.

1-Substances inertes, c'est-à-dire supposées sans activité pharmacologique et donc sans aucun effet thérapeutique.

Méthode de dilution de Korsakov

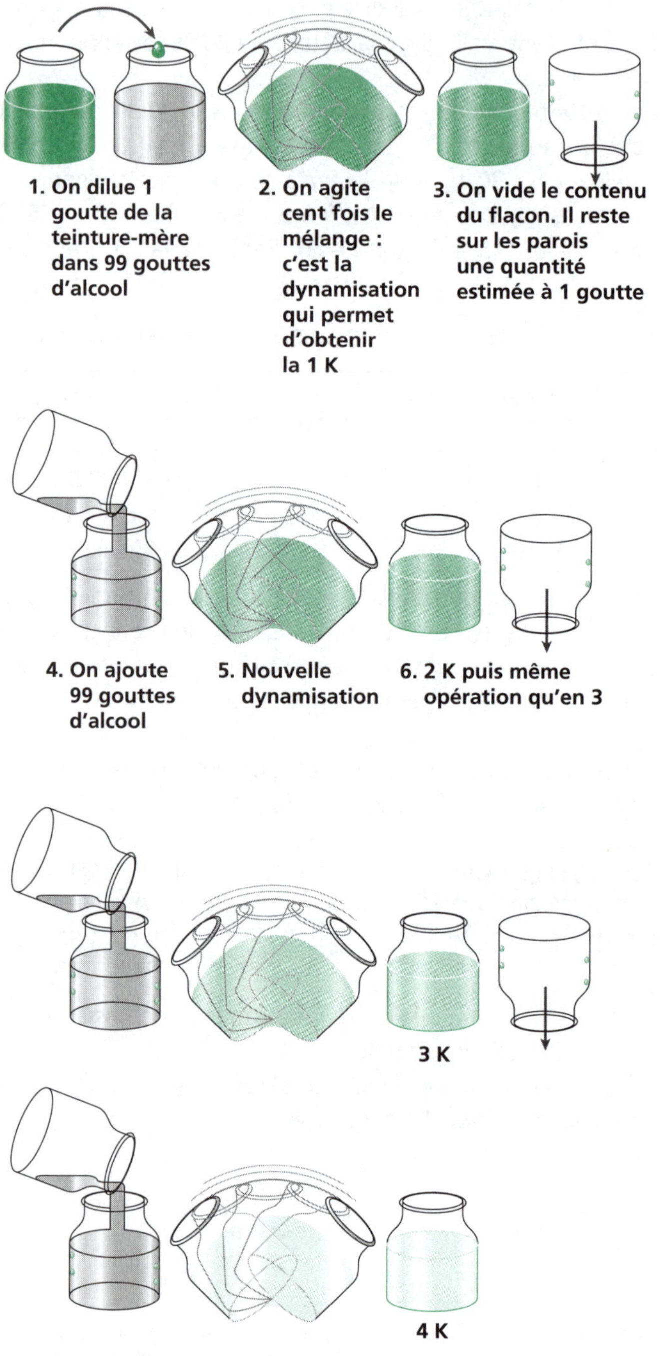

Les différentes formes du médicament homéopathique

Le médicament homéopathique a une forme originale, le granule et le globule, que l'on ne retrouve dans aucun médicament allopathique.

➤ *Les tubes-granules et les doses-globules*

Les granules sont de petites sphères de lactose et de saccharose de 50 mg ; les globules, forme pharmaceutique créée par le Dr Léon Vannier en 1934, pèsent 5 mg et sont environ dix fois plus petits que les granules.

Ces deux formes ont des fonctions différentes :

	Le tube-granules	**La dose-globules**
Utilisation	Quotidienne	Rarement quotidienne. Souvent hebdomadaire ou mensuelle
Quantité	Par deux, trois ou cinq	Le tube entier en une seule fois

Voir aussi les chapitres : « Quel(s) médicament(s) choisir ? », page 163, et « Quelle forme, quelle dilution ? », page 166.

➤ *Les autres formes médicamenteuses*

Deux autres formes sont couramment utilisées en homéopathie :

– la forme goutte, pour l'emploi direct des teintures-mères, ou des basses dilutions, ou des complexes ;

– la trituration, qui correspond aux formes poudres.

Il existe encore divers modèles plus rarement utilisés : les ampoules buvables, les ampoules injectables, les comprimés, les pommades, les suppositoires, les ovules.

Le médecin peut aussi faire composer une préparation dite « magistrale » à partir de plusieurs médicaments homéopathiques, et « créer » un « complexe » mieux adapté à votre cas.

Les médicaments homéopathiques menacés

En 1998, l'AFSSAPS a prononcé la suspension pour un an de cinq médicaments homéopathiques (*Psorinum, Medorrhinum, Luesinum, Pertussinum et Morbillinum*) à la suite de problèmes techniques[1] et en raison du retard de réponse[2] des laboratoires homéopathiques concernant le risque de transmission de virus et d'agents (non conventionnels) posé par l'origine humaine des médicaments homéopathiques concernés. Après avoir obtenu des industriels toutes les garanties concernant la sécurité virale de ces produits excluant, notamment, tout risque de contamination par des organismes vivants ou par des agents non conventionnels, le directeur de l'AFSSAPS a autorisé à nouveau la mise sur le marché de ces médicaments. Ceux-ci ont ensuite été remis progressivement à la disposition des médecins et des patients au cours des années 1999 et 2000.

L'AFSSAPS en janvier 1999 avait pris deux autres mesures, l'une interdisant l'usage des souches homéopathiques d'origine biologique non humaine à des dilutions supérieures ou égales à 4 CH, l'autre interdisant de diluer tout médicament d'origine humaine. La première décision concerne 173 médicaments[3]. Elle a été prise, aussi, à titre conservatoire, c'est-à-dire dans l'attente de l'évaluation au cas par cas de chacune de ces souches, permettant ainsi de garantir leur sécurité virale. Elle est toujours en vigueur en 2004. Si celle-ci est justifiée, la seconde semble plus discutable, car elle interdit, notamment, les auto-isothérapiques d'origine humaine qui sont des substances provenant du malade lui-même, diluées et dynamisées, et destinées à son usage.

L'homéopathie injectable par voie sous-cutanée est toujours disponible en janvier 2004. Des dossiers de nouvelles autorisations de mise sur le marché ont été déposés par des laboratoires auprès de l'AFSSAPS.

Le 19 décembre 2003, sans aucune évaluation du service médical rendu[4] (SMR), un décret a été publié au *Journal officiel* réduisant, au 1er janvier 2004, à 35 % le taux de remboursement de l'ensemble des médicaments homéopathiques, contre 65 % antérieurement. Cette désision a été prise de façon autoritaire, sans concertation avec les représentants des institutions homéopathiques, ce malgré une pétition de 700 000 personnes. Motivée, au nom de pseudo-économie, cette mesure semble, avant tout, être idéologique. En effet, les prescriptions homéopathiques ne représentent en 2007 que 0,4 % du coût des remboursements à la charge de l'assurance-maladie, soit 80 millions €.

Depuis le 1er janvier 2008, au nom de la maîtrise des dépenses de santé, les auto-

1-Lettre syndicale n° 60 du Syndicat national des médecins homéopathes français. Janvier 1999.
2-Lettre syndicale n° 61 du Syndicat national des médecins homéopathes français. Juillet 1999.
3-Voir annexe page 751.
4-Voir page « Les médicaments allopathiques sont-ils toujours efficaces », page 60.

rités ont introduit une franchise[1] sur le médicament (0,50 € par boîte de médicament) et l'ont appliqué au médicament homéopathique. Un tube de granules homéopathiques ne serait plus que 0,13 € si les mutuelles privées n'intervenaient pas. Avec ces mesures, le coût remboursé par l'assurance-maladie, après déduction de la franchise par boîte de médicaments, devrait, selon des calculs prévisionnels, se situer aux environs de 20 millions €.

La baisse du remboursement a également un effet pervers, car généralement elle favorise la prescription de spécialiés allopathiques mieux remboursées, en moyenne 6 fois plus chères, et parfois sources d'effets secondaires. De plus une enquête récente indique que face au déremboursement d'un médicament, le patient demandera dans 90 % des cas un autre produit[2] remboursable. Si ces attitudes se confirment, le bénéfice de cette mesure serait complètement annulé.

En dehors de ces considérations mercantiles, cette mesure est d'autant plus pernicieuse qu'elle jette le discrédit sur l'homéopathie en laissant croire, sans qu'elle est été évaluée, que la baisse du remboursement de ses médicamants est liée à son inefficacité.

Le prix du médicament homéopathique étant gelé depuis mai 1988, les préparations magistrales étant de plus en plus difficilement remboursables, il en résulte, non seulement, une inégalité de traitement pour les personnes utilisatrices de l'homéopathie, mais aussi des obstacles pour les médecins homéopathes, qui prescrivent souvent des médicaments faiblement remboursés et des difficultés pour les laboratoires homéopathiques qui doivent, sans cesse, développer de nouvelles stratégies pour survivre.

Sources des indications des médicaments homéopathiques

Les indications des médicaments homéopathiques sont regroupées dans un dictionnaire appelé « matière médicale ». Il existe plusieurs matières médicales dont certaines ont été réactualisées récemment (voir « Bibliographie »). Les indications des médicaments proviennent de trois sources d'informations issues de :

— l'expérimentation sur l'homme : ce sont les données pathogénétiques ;

— la toxicologie : elle concerne les renseignements fournis par les intoxications volontaires ou involontaires, aiguës ou chroniques, de substances toxiques ou médicamenteuses, ainsi que des éléments issus de la toxicologie industrielle ;

— l'expérience clinique : elle s'applique à vérifier l'activité du médicament sur les

1-La franchise est une somme qui est déduite des remboursements effectués par la caisse d'assurance-maladie sur les médicaments, les actes paramédicaux et les transports sanitaires.

2-Étude Europrisms Santé présentée au Médec 2003, *in* communiqué de presse de l'AFIPA du 2/12/2003

symptômes émanant des deux premières sources d'informations (vérification du principe de similitude) et à constater la guérison de signes de la maladie ne provenant ni de l'expérimentation ni de la toxicologie.

Toutes ces données ne sont pas distinctes au sein des matières médicales, mais la tendance actuelle est de les différencier.

La matière médicale de chaque médicament comprend :

— son origine ;
— la composition chimique du médicament ;
— les modalités ;
— les sujets sensibles ou bons répondeurs ;
— les principales indications ;
— les précautions d'emploi et les contre-indications.

Dans cet ouvrage, afin d'être plus didactique, ont été ajoutées :

— la posologie la plus adaptée à l'indication médicale ;
— les comparaisons avec les autres médicaments dans les indications concernées.

Le regard du médecin homéopathe

Le terrain

La notion de terrain est ancienne, puisque Hippocrate soupçonnait déjà une prédisposition congénitale à la tuberculose et décrivait une constitution et des types physiques particuliers. L'originalité de Hahnemann est d'avoir, en outre, inclus cette démarche dans sa thérapeutique, à partir de l'observation des malades.

Qu'est-ce que le terrain ?

Le terrain se définit classiquement comme l'« état d'un organisme, quant à sa résistance aux agents pathogènes ou à sa prédisposition à diverses affections[1] ». Tout comme l'homéopathie, la médecine classique aborde cette représentation de l'individu sur le terrain génétique et événementiel. Il est maintenant reconnu que de nombreuses situations pathologiques résultent de la rencontre de ces deux facteurs. La part de l'un et de l'autre étant variable, souvent l'agression de l'agent environnemental est telle que la prédisposition génétique joue peu. Parfois, les éléments environnementaux deviennent de véritables agents déclenchants sur un terrain prédisposé, ou au contraire les facteurs génétiques s'exprimeront quelles que soient les conditions de vie.

L'individu possède donc des dispositions générales latentes, héréditaires ou acquises, qui constituent la base d'un potentiel de défense. Elles s'expriment par un mode réactionnel général (MRG), c'est-à-dire par une façon particulière de réagir de l'organisme qui survient spontanément ou à la suite d'agressions diverses, appelées « facteurs étiologiques » ou « circonstanciels ». Ces dispositions, anciennement appelées « diathèses », comprennent :

— une partie innée, interne, immuable, liée aux gènes, et spécifique à chaque individu ;

1-Définition du *Petit Robert*.

— une partie acquise, externe, modifiable, due aux facteurs environnementaux, qui le transforme plus ou moins fortement et durablement. L'influence de ces facteurs sur l'organisme varie en fonction du terrain génétique, comme nous venons de l'aborder succinctement.

Malgré le formidable essor de la génétique ces dernières années, l'observation clinique et/ou biologique ne permet pas de distinguer ces deux parties.

Les terrains, dont l'expression sont les modes réactionnels généraux, sont aussi des moyens de classer les médicaments homéopathiques dans de grands cadres, afin de faciliter la prescription.

Il nous semble, dans l'état actuel de nos connaissances, illusoire, dangereux, voire ridicule de tenter de rechercher une étiologie — c'est-à-dire une cause — commune à chaque mode réactionnel. Ces conceptions du terrain restent des « cadres d'attente [1] », dont l'origine, vraisemblablement multifactorielle, sera peut-être découverte grâce aux progrès de l'immunologie et de la génétique. Le mode réactionnel est probablement la résultante de facteurs génétiques et environnementaux, dont l'impact sur l'organisme reste inconnu.

Pour plus de clarté dans la suite de l'exposé, nous emploierons indifféremment les termes de diathèse et de modes réactionnels généraux.

Progressivement, les médecins homéopathes ont distingué quatre grands groupes réactionnels généraux communs. Ils traduisent les facultés de défense et de réaction de l'organisme — acquises ou innées — à des agressions variées. Ces terrains ne sont pas des « maladies homéopathiques », mais des cadres pathologiques dans lesquels le patient a le plus de « chance » d'évoluer. Ces données, qui correspondent à une vue synthétique de la vie du malade, sont purement empiriques, et reposent uniquement sur son observation et l'expérience clinique du médecin. La connaissance de ces groupes permet de suivre, voire d'anticiper, le déroulement des pathologies (maladies), bien qu'ils n'aient pas d'étiologies connues ou communes, car ils sont avant tout fondés sur l'observation des malades. On peut les comparer à des voies de chemin de fer dont l'origine est inconnue (le départ est la conception), la destination semblable, les gares sont les maladies prévisibles, et les aiguillages des possibilités d'évolution du malade vers un autre terrain et/ou une autre maladie.

Ces similitudes de réactions de défense d'une catégorie de sujets n'excluent pas une capacité de réponse individuelle, liée peut-être à une prédisposition génétique ou à un environnement particulier, intuitivement appelée « *point faible* ». Elles « collent » le plus souvent aux récits des malades rencontrés en médecine générale, et correspondent à la tendance générale de réaction de ceux-ci face à la maladie ou à un événement déclencheur.

Un malade entre rarement dans un seul mode réactionnel général, il est souvent à cheval sur plusieurs de ces modes. De même, certains médicaments homéopathiques entrent dans différentes diathèses.

1-Demarque D., Joly P., *Étudier l'homéopathie*, Saint-Just-la-Pendue, CEDH, France, 1985, p. 197-198.

Qu'est-ce que les diathèses ?

Elles traduisent un mode de défense de l'organisme.
Elles s'expriment par un mode réactionnel général qui correspond à des réactions spécifiques de l'organisme à des agressions diverses.
Ces agressions diverses, appelées « facteurs étiologiques » ou « circonstanciels », sont les causes qui déclenchent ce mode réactionnel général.
Ces modes réactionnels généraux « collent » le plus souvent aux récits des malades. Les descriptions de leurs symptômes entrent au mieux dans ces moules.
Les diathèses ou les modes réactionnels généraux sont des « cadres d'attente », pour lesquels il est illusoire de vouloir rechercher, dans l'état actuel de nos connaissances, une origine quelconque ou cause commune.

Les appellations originelles de ces terrains sont désuètes mais persistent du fait de leur ancienneté : on distingue la psore, la sycose, le tuberculinisme, le luétisme.

Les descriptions qui vont suivre s'inspirent pour l'essentiel des travaux récents du Dr Michel Conan Mériadec[1].

Qu'est-ce que la psore ?

La psore est le mode réactionnel le plus commun de l'organisme. Dans ce mode, les maladies surviennent périodiquement, récidivent sous une même ou différentes formes, et concernent la peau, les muqueuses et les séreuses. Les affections peuvent donc coexister ou alterner.

➤ *Les sujets prédisposés*

Ce mode survient chez des sujets ayant :
— des antécédents personnels ou familiaux de maladies cutanées et/ou d'allergie et/ou de maladies métaboliques tels que goutte, diabète, hypercholestérolémie, hypertension artérielle. Ces dernières sont pour la plupart mises en jeu par le comportement du malade et son environnement ;
— des troubles de la thermorégulation qui se manifestent par une tendance à avoir trop chaud ou au contraire trop froid ;
— une fatigue globale ou survenant par accès (coup de pompe) ;

1-Conan Mériadec M., *L'Homéopathie, conception médicale à la dimension de l'homme*, Lyon, Boiron, 1990, p. 177-260.

— des dérèglements de l'appétit dans le sens de l'excès ;
— une allergie aux piqûres d'insectes ;
— une mauvaise odeur des sécrétions et excrétions due soit à une aversion pour le lavage de certains sujets ayant ce mode réactionnel, soit à l'odeur même de ces éliminations, la transpiration par exemple.

L'état général de ces sujets est amélioré par les éliminations et aggravé par leur suppression.

➤ *Les facteurs déclenchants*

Les principaux facteurs déclenchants de la psore sont liés :

▪ Au mode de vie :
— la sédentarité ;
— une alimentation trafiquée et/ou déséquilibrée, trop ou pas assez abondante. L'obésité entre dans ce cadre : ainsi, la prise de poids résulte d'une prédisposition génétique et d'un environnement particulier. La sédentarité et l'abondance de nourriture de nos sociétés vont de pair avec le nombre de nos obèses ;
— l'alcool, le tabac.

▪ À un environnement pollué :
— industrie chimique, atmosphère polluée, alimentation à base d'insecticides, de pesticides, d'hormones, vins trafiqués ;
— radiations externes, mais aussi internes : néons, écrans de télévision ou d'ordinateur ;
— environnement bruyant (voiture, train, avion, musique d'ambiance) à l'origine de nervosisme, d'irritabilité, et d'une mauvaise qualité de sommeil, musiques avec des rythmes néfastes pour l'individu.

▪ À des facteurs psychiques personnels :
— émotion, passion ;
— sentiment de frustration, de domination.

➤ *Les signes généraux*

Ils traduisent le mode de réaction général des sujets face à la maladie : la peau est toujours impliquée soit dans la maladie, soit dans les antécédents du malade. Les troubles se traduisent au minimum par une peau malsaine et de mauvaise odeur, presque toujours par de l'acné, de l'eczéma, ou autres manifestations cutanées pruriantes. La peau est un mode d'élimination fréquent des déchets organiques ; il est à respecter. Le traitement intempestif de certaines dermatoses (eczéma) par des moyens locaux (crèmes à la cortisone) risque d'entraîner des troubles internes profonds (asthme) à l'origine de la psore rentrée.

Ces manifestations cutanées alternent ou coexistent avec des phénomènes :
— allergiques de la sphère ORL et pulmonaire, asthme, rhinite ;

— digestifs, comme des modifications du comportement alimentaire (appétit augmenté ou fringales), de mauvaises digestions, de diarrhées et/ou de constipation ;
— génito-urinaires telles des pertes blanches, des cystites.

La psore

C'est avant tout :
— la présence de maladies de peau, d'allergies et d'infections respiratoires ;
— des manifestions cutanées et/ou respiratoires quasi constantes.

C'est par exemple :
— un homme d'affaires, sédentaire, stressé, vivant dans une grande ville, mangeant trop, fumant, et buvant occasionnellement.

Elle correspond à deux grands médicaments :
***Sulfur* et *Psorinum*.**

➤ *L'évolution*

Elle se fait en plusieurs phases :

Une phase de réaction normale de l'individu

Elle se traduit par des crises récidivantes et alternantes portant sur les divers organes : les crises d'asthme alternent avec des poussées d'eczéma ou leur succèdent.

Ce mode d'élimination est à respecter et à canaliser, car c'est un moyen naturel pour l'organisme de se débarrasser de ses déchets. L'entrave de ces fonctions peut aboutir à une phase de décompensation.

Les principaux médicaments de cette phase sont : *Sulfur*, *Hepar sulfur*, *Calcarea carbonica*, *Nux vomica*.

L'association au traitement homéopathique d'une meilleure hygiène de vie est indispensable, à cette période, si l'on veut éviter une aggravation de ce mode réactionnel.

Une phase de blocage des éliminations

Elle survient soit dans l'évolution normale de la psore non traitée, soit à la suite de traitements inadaptés bloquant les éliminations naturelles de l'organisme. L'asthme devient chronique et s'accompagne de signes d'insuffisance respiratoire, pour reprendre l'exemple précédent.

Les médicaments de cette phase sont : *Sulfur*, *Psorinum*, *Causticum*, *Silicea*, *Phosphorus*, *Opium*, *Baryta carbonica*.

Malgré l'état du malade, l'hygiène correcte de vie reste une alliée importante.

Une phase intermédiaire

Entre ces deux phases, il existe une période transitoire pendant laquelle les troubles de la première se fixent et prennent un caractère rebelle et paroxystique. Les crises d'asthme de la première phase alternent moins avec l'eczéma. En revanche, elles deviennent plus violentes et difficiles à contrôler.

Pendant cette phase, les médicaments de terrain indiqués sont : *Calcarea carbonica*, *Graphites*, *Sepia*, *Lycopodium*.

L'évolution de la psore

— une phase d'élimination normale avec alternances et récidives de l'asthme et de l'eczéma par exemple ;
— une phase de fixation avec un contrôle plus difficile des crises d'asthme ;
— une phase de blocage qui peut se manifester à un stade ultime par une insuffisance respiratoire chronique.

Qu'est-ce que la sycose ?

La sycose, ou mode sycotique, est un mode réactionnel général caractérisé par la production de tumeurs cutanées, la permanence d'écoulements des muqueuses.

➤ *Les sujets prédisposés*

Physiquement

Ces sujets présentent :
— une propension à l'obésité par rétention hydrique accompagnée d'une cellulite douloureuse ;
— une transpiration excessive du visage, des plis, des organes génitaux ;
— une atteinte des phanères (poils, ongles, cheveux).

Psychiquement

On retrouve chez ces malades :
— une tendance dépressive individualisée par des idées fixes et obsédantes ;

— une intolérance générale au toucher et à la pression.

Ces personnes présentent une sensibilité anormale à l'humidité (plutôt dans le sens de l'aggravation, comme dans l'arthrose), et leurs douleurs sont améliorées par le mouvement lent.

➤ *Les facteurs déclenchants*

Ce mode relativement confidentiel à l'époque de Hahnemann est devenu beaucoup plus fréquent de nos jours, du fait de ses conditions de mise en jeu :

▪ Par des facteurs médicamenteux :

— chez l'enfant : les vaccinations itératives, les antibiothérapies répétées et injustifiées (rhino-pharyngites par exemple) ;

— chez l'adulte : une corticothérapie prolongée, des déséquilibres hormonaux naturels ou provoqués (pilule contraceptive par exemple), des abus médicamenteux.

▪ Par des facteurs infectieux à répétition :

— chez l'enfant : les rhino-pharyngites ;

— chez l'adulte : les infections uro-génitales.

▪ Par des facteurs hydriques : les traumatismes crâniens ou les chocs psychiques avec prise de poids consécutive, l'habitat dans un lieu humide.

➤ *Signes généraux*

Le sujet sycotique présente généralement :

— une tendance inhabituelle à « fabriquer » des verrues, des papillomes, des condylomes ;

— une propension aux infections rhino-pharyngées ou uro-génitales persistantes et récidivantes, accompagnées d'écoulements tenaces ;

— une atteinte de l'appareil ostéo-articulaire, à l'origine de douleurs arthrosiques aggravées par l'humidité et améliorées par le mouvement lent ; c'est-à-dire que le sujet, par temps humide, se réveille ankylosé, a du mal à se mettre en route. Puis ses douleurs disparaissent ou s'atténuent progressivement au bout de quelques pas.

➤ *Évolution*

Le mode réactionnel sycotique évolue en deux phases :

La sycose grasse

Elle est caractérisée par sa rétention hydrique et sa sensibilité à l'humidité.

Les principaux médicaments de terrain sont : *Thuya occidentalis*, *Medorrhinum*, et *Natrum sulfuricum*.

La sycose

C'est avant tout :
– une tendance aux rhino-pharyngites ou aux infections génitales à répétition ;
– une propension à « faire » des verrues ;
– une aggravation générale par temps humide.

C'est par exemple :
– une femme forte, avec de la cellulite aux hanches, transpirant facilement, et ayant des rhumatismes aggravés à l'humidité.
– un enfant survacciné qui fait des rhino-pharyngites à répétition.

Elle correspond à deux grands médicaments :
Thuya occidentalis* et *Medorrhinum.

La sycose scléreuse

Elle est individualisée par une sclérose progressive des tissus et une amélioration paradoxale par l'humidité.

Les médicaments de terrain de cette phase sont : *Causticum*, *Tuberculinum residuum*, *Medorrhinum*, *Silicea*, *Plumbum*.

Qu'est-ce que le tuberculinisme ?

Le tuberculinisme, ou mode réactionnel tuberculinique, définit la troisième diathèse. Encore en usage dans « le monde homéopathique », ce terme « tuberculinique » est impropre et désuet et correspond probablement[1] à un sous-groupe du mode psorique. Il n'y a aucune relation à rechercher avec la tuberculose ; ce terme inadéquat est conservé à tort pour des raisons historiques.

➤ *Les sujets prédisposés*

Ce mode réactionnel est surtout retrouvé chez l'enfant ou l'adulte jeune.

Les sujets prédisposés sont longilignes, grands et maigres, nerveux, hypersensibles, et vite fatigables. Frileux, ils ne supportent pas de manquer d'air.

Ils sont enclins à des infections à répétition (qui traduisent un mode d'élimination particulier) :
– ORL, chez l'enfant : otites, sinusites, rhino-pharyngites, bronchites, trachéites ;

1-Demarque D., *Techniques homéopathiques*, Lyon, Boiron, 1989, p. 94-95.

— génitales, chez l'adolescente : troubles des règles (douloureuses et/ou espacées) et leucorrhées (pertes blanches).

Ils ont tendance à avoir des pics fébriles inexpliqués (souvent présentés comme des poussées de croissance), des troubles veineux (jambes marbrées, veines apparentes), des épistaxis (saignements de nez).

L'état général de ces sujets est habituellement aggravé par les éliminations et les séjours au bord de la mer, et amélioré à la montagne.

➤ *Facteurs déclenchants*

Ce mode est déclenché par :

— des facteurs infectieux : la contamination tuberculeuse virage de cuti, BCG, IDR répétées ; des vaccinations répétées ou les antibiothérapies à répétition ;

— les maladies dites « anergisantes[1] » : rougeole, coqueluche, hépatite virale, mononucléose infectieuse ;

— les infections à répétition ORL, uro-génitales en particulier ;

— des facteurs de congestion veineuse (chauffage par le sol), manque d'air ;

— les régimes « diététiques » : avec des médications à base d'extraits thyroïdiens, d'amphétamines, de diurétiques ; ou les régimes végétariens ou végétaliens ;

— des facteurs psychiques : les chocs affectifs, le surmenage intellectuel.

➤ *Signes généraux et évolution*

Le mode tuberculinique évolue en deux phases :

La phase de défense

Elle est caractérisée par la variabilité des symptômes pour une même maladie.

Elle se révèle par :

— une congestion veineuse périphérique (jambes lourdes, hémorroïdes) aggravée à la chaleur ;

— des accès de fièvre *sine materia*[2], des poussées de croissance ;

— des palpitations, des malaises ;

— des règles soit trop douloureuses, soit irrégulières ;

— des troubles de l'élimination qui se manifestent par :

• des dérèglements digestifs chroniques telles les intolérances alimentaires, ou récidivants telles des « crises de foie » ou des migraines,

• des inflammations répétées rhino-pharyngées, pulmonaires ou génito-urinaires.

1-Disparition de la faculté de réaction ou de défense de l'organisme vis-à-vis d'une substance.

2-*Sine materia* : sans support organique, ou sans raison déterminée.

Ces éliminations, contrairement au mode réactionnel psorique, ne sont pas à respecter, car elles sont à l'origine d'asthénie et d'altération de l'état général.

Les médicaments de terrain de cette phase sont : *Calcarea phosphorica*, *Pulsatilla*, *Ferrum metallicum*, *Sulfur iodatum*, *Tuberculinum*, *VAB*.

Le tuberculinisme

C'est avant tout des sujets :

— hypernerveux, plutôt grands, maigres, et se fatiguant très vite ;

— ayant eu des maladies infectieuses ou virales ;

— ayant tendance aux infections à répétition (surtout ORL ou génitales).

C'est par exemple :

— un enfant nerveux, agité, frileux, hypersensible, sujet aux rhino-pharyngites à répétition ;

— un enfant qui, après avoir eu la rougeole, fait des bronchites à répétition.

Les grands médicaments sont :

***Natrum muriaticum*, *Silicea*, *Phosphorus*, *Tuberculinum*.**

La phase de décompensation

À la suite de la phase de défense peut rapidement survenir — voire s'imbriquer — une phase de décompensation qui se traduit cliniquement par un amaigrissement, une frilosité, une déshydratation, une constipation, une fatigabilité anormale, et un manque de résistance de l'organisme aux agressions diverses, mais un appétit conservé.

Les principaux médicaments de terrain sont : *Natrum muriaticum*, *Sepia*, *Phosphorus*, *Silicea*, *Tuberculinum*.

Qu'est-ce que le luétisme ?

Le luétisme, ou mode réactionnel luétique, est considéré comme le mode réactionnel :

— initial de l'individu, quand des anomalies génétiques ou congénitales subnormales prédominent ;

— terminal des diathèses psoriques et sycotiques, quand l'atteinte des organes prévaut.

➤ *Sujets prédisposés*

> Avertissement :
> le tableau du mode réactionnel luétique présenté ici est caricatural. Il ne se manifeste, heureusement, que très rarement seul ; il est parfois présent *a minima* chez des enfants tout à fait équilibrés présentant, par exemple, des formes mineures d'insomnies, des difficultés scolaires et une agitation physique excessive.

Les sujets prédisposés sont le plus souvent instables nerveusement et ont des difficultés à avoir une vie régulière. Cette instabilité se manifeste par une démesure dans la vie professionnelle. En effet, leur grande capacité de travail, alliée à une intelligence vive, contraste avec des périodes prolongées d'inactivité ou de lenteur intellectuelle. De même, leur imagination créatrice est quelquefois gâchée par un jugement déficient et une dispersion des idées. La crainte de la nuit peut être à l'origine d'une agitation nocturne et d'insomnies difficiles à traiter.

Physiquement, le sujet présente parfois, avec plus ou moins d'intensité, l'une et/ou l'autre des imperfections suivantes : des yeux vairons (yeux de couleurs différentes), du *genu valgum* (genoux déviés en dehors), des pieds plats, une hyperlaxité ligamentaire (entorses à répétition, luxations faciles) et des anomalies dentaires.

Souvent, le développement psychomoteur du nourrisson est légèrement retardé. L'enfant, parfois surdoué, devient, dans un milieu déséquilibré, caractériel, agité, instable, mauvais élève, très faible en mathématiques. Quant à l'adolescent, dans le même milieu, il peut devenir fugueur ou délinquant. Adulte, il peut être inadapté socialement, ou phobique, avec le besoin de se laver continuellement les mains ; il est fréquemment psychotique ou névrotique. Parfois alcoolique, il a alors des tendances perverses : sexuelles, cruauté envers les animaux, sadisme.

Son état général est aggravé la nuit, au bord de la mer, et amélioré à la montagne.

➤ *Facteurs déclenchants*

Le mode réactionnel initial est le plus fréquemment rencontré quand le développement fœtal a été perturbé :
— pendant la grossesse par des infections virales ou microbiennes (rubéole, oreillons, syphilis, toxoplasmose, sida), par des intoxications (alcool, drogues, médicaments) ;
— ou par la vieillesse des géniteurs, ou par des antécédents familiaux caractéristiques (maladies vénériennes).

➤ *Signes généraux et évolution*

Dans le mode réactionnel terminal prédominent essentiellement :
— des troubles cardio-vasculaires : hypertension artérielle, aortite, coronarite, artérite ;
— des atteintes rhumatologiques telles arthrose, pathologie discale et radiculaire ;
— des tendances aux ulcères de peau, aux mauvaises cicatrisations, aux fistules ;
— des manifestations glandulaires de la parotide, thyroïde, prostate ;
— des troubles de la sénescence à type de psychoses, névroses, démences.

Les principaux médicaments de terrain de cette phase sont : *Luesinum*, *Mercurius solubilis*, *Argentum nitricum*, *Aurum muriaticum*, *Platina*, *Plumbum metallicum*, *Calcarea fluorica*, *Fluoricum acidum* et *Staphysagria*.

La découverte d'une diathèse chez un sujet — assimilée par extension au mode réactionnel général — sera affirmée par la présence d'au moins trois signes : un signe étiologique et deux signes généraux. Nous allons définir ces termes dans le chapitre concernant le signe homéopathique, page 126.

Nous n'avons pas abordé volontairement, dans cette partie, les notions de constitution et de type sensible. Nous les développerons dans le chapitre consacré à la consultation médicale, page 133 à 137.

Le luétisme

C'est avant tout :
— un sujet instable psychiquement, qui dort très mal et qui a des difficultés à s'adapter à la vie en société ;
— des troubles physiques portant essentiellement sur les ligaments et les os ;
— un état général aggravé la nuit.

C'est par exemple :
— un enfant agité, se tordant facilement les pieds, ayant des insomnies et des difficultés scolaires.
Le mode réactionnel luétique peut être déclenché par des infections survenues pendant la grossesse.

Il correspond à trois grands médicaments :
***Luesinum*, *Mercurius solubilis*, *Aurum muriaticum*.**

Pourquoi le terrain ?

Aujourd'hui, la notion de terrain unit le malade à sa maladie, indique qu'une même maladie peut s'exprimer différemment d'un sujet à l'autre, et intègre l'individu dans son environnement. Elle rejoint la notion de globalité ou *notion de maladie étendue à l'homme*, à laquelle nous avons fait référence dans la définition de l'homéopathie.

➤ *La dimension humaine*

Pourtant, dans les faits, la pratique médicale actuelle sépare le malade de sa maladie, et crée deux entités distinctes. Le cloisonnement à outrance de la médecine en est l'illustration parfaite : le spécialiste traite la maladie de son ressort, en ignorant souvent les autres problèmes, qu'il abandonne à ses confrères. Il se satisfait du traitement de l'organe ou de la fonction : le cardiologue traite le cœur, le pneumologue les poumons, etc. Ainsi, par exemple, les conséquences physiques ou psychiques d'une intervention n'intéressent que rarement le chirurgien, qui s'accommode du résultat du seul aspect technique de son opération, se retranche derrière le succès de celle-ci pour ne pas prendre en considération les doléances du patient.

C'est pourquoi il ressort aujourd'hui que « la maladie est détachée de l'homme concret qui en souffre, et est étudiée sur un corps lui-même dissocié. Double abstraction qui fait de la maladie personnellement vécue par l'homme concret un fait secondaire. Tel est le talon d'Achille de la médecine occidentale d'isoler le corps et la maladie, et de faire de l'homme souffrant le fantôme qui vient perpétuellement le hanter et lui rappeler ses manques[1] ».

L'homéopathie fait partie de la médecine occidentale ; la majorité des médecins homéopathes sont des généralistes. Ces derniers rattachent le corps à la maladie et l'homme qui souffre aux deux, et, ainsi, prennent en charge la dimension humaine de la maladie et ses différents aspects.

À l'époque de Hahnemann, tenir compte des antécédents du malade, de son mode de vie, de son alimentation, faire un interrogatoire approfondi étaient véritablement révolutionnaires. Ainsi, on peut rappeler que, dès l'origine, il était apparu à Trousseau[2] — pourtant plutôt hostile — que l'homéopathie donnait « une idée nouvelle du médicament, une méthode nouvelle de constituer la Matière médicale, une Thérapeutique générale de certains rapports affirmés entre la nature du médi-

1-Le Breton D., « Le médecin, l'organe malade et le souffrant », *in Infiniment médecin*, Paris, Autrement, collection Mutation, n° 161, févr. 1996, p. 30-40.
2-Trousseau A., Pidoux H., *Traité de thérapeutique et de matière médicale*, *op. cit.*

cament et celle de la nature » ; plus tard, l'abord innovateur du malade, la notion de terrain et de type sensible furent reconnus et repris par les allopathes.

De nos jours, l'examen clinique habituel englobe ces éléments. La notion de terrain est devenue courante : l'approche actuelle du malade se veut globale, les antécédents personnels et familiaux, l'histoire de la maladie, le régime alimentaire, le mode de vie en font partie. Le terrain est décrit pour envisager la singularité de telle ou telle réaction de l'individu. On parle d'un terrain atopique (pour les sujets allergiques), d'un terrain migraineux ; l'abord clinique d'un patient qui souffre de façon chronique est à la fois somatique et psychosocial.

Mais, dans les faits, la médecine occidentale, de par ses structures, son mode de fonctionnement et surtout sa thérapeutique inadaptée, n'arrive pas à faire le lien entre l'homme qui souffre et la maladie. La démarche actuelle des médecins généralistes — que nous allons détailler dans le chapitre suivant — est éloquente. Elle montre leur embarras et leur impuissance à répondre à cette impérieuse nécessité qu'ils ressentent ainsi que leurs patients : traiter la maladie ainsi que l'homme qui souffre. La thérapeutique homéopathique, pour sa part, répond à cette attente.

➤ *Terrain ou « résultat de consultation »*

La formation initiale de tous les médecins est la même : l'étude des sciences fondamentales, de la sémiologie, du diagnostic et de la thérapeutique. La recherche et la découverte des signes cliniques sont l'un des buts premiers de la consultation médicale. Ceux-ci, pour le médecin généraliste, servent à évoquer la maladie, à orienter le diagnostic, à prescrire d'éventuels examens complémentaires et à ordonner une thérapeutique ; pour le médecin homéopathe, ces signes, affinés et complétés, sont également nécessaires à la recherche du médicament. Le but du généraliste comme de l'homéopathe est donc le même, l'intérêt thérapeutique en sus.

Les examens complémentaires, bien que souvent mis en avant par les malades et certains cliniciens, dépendent de la démarche du praticien, de la conduite de l'examen clinique, c'est-à-dire de l'interrogatoire et de l'examen physique du malade. Plus celui-ci est rigoureux, plus les examens complémentaires sont précis et orientés, et, sauf dans les cas difficiles de médecine interne, le diagnostic s'effectue relativement rapidement.

Le fossé qui sépare la médecine de ville de la médecine hospitalière est avant tout caractérisé par le peu de maladies entrant dans des cadres nosologiques précis[1], c'est-à-dire définies par la présence de caractères distinctifs qui permettent de l'individualiser. C'est pourquoi, actuellement, les médecins généralistes préfèrent

1-Ensemble de maladies ou de formes de maladies provoquées par le même agent pathogène. Par extension, maladie ayant une origine précise et connue.

parler de « résultat de consultation [1] » plutôt que de diagnostic. Car le généraliste, homéopathe ou non, aboutit rarement à une maladie pouvant correspondre à un cadre nosologique précis, à une situation médicale caractéristique, à un « ensemble connu ». Il fait le plus souvent un diagnostic symptomatique, qui traduit une plainte fonctionnelle non superposable à un « ensemble connu ».

Précisons tout de suite qu'il ne s'agit pas d'incompétence — au contraire, puisque le généraliste est formé dans une optique de médecine hospitalo-universitaire, réputée pour la précision de ses diagnostics nosologiques —, mais de la réalité du malade, car les patients qui consultent en ville ont des pathologies (maladies) imprécises. À l'hôpital, « un mal de ventre » est souvent révélateur d'un ensemble connu, comme un cancer ou une appendicite, alors que ce même symptôme, en ville, reflète le plus souvent une indigestion ou un ballonnement passager qui sera un « résultat de consultation ». Cela est logique, car le médecin généraliste n'adressera le malade à l'hôpital que s'il présente des symptômes pouvant entrer dans un « ensemble connu ». De plus, cette maladie organique ou entrant dans un cadre nosologique précis a un atout formidable, elle est scientifique ; et la médecine, d'art devient science. Dans l'angine, la présence d'un germe décelé à l'antibiogramme permet de donner l'antibiotique adapté : c'est la science du médecin ; alors que la colite spasmodique peut être traitée de diverses manières : c'est l'art du médecin. Mais art et science sont indissociables.

Ce « résultat de consultation » — qui ne correspond à aucune maladie connue mais qui n'est plus un simple symptôme — est l'exercice habituel du médecin généraliste qui, en créant cette notion, ressent intuitivement la nécessité d'étendre le symptôme à l'homme.

Cependant, la rareté — en pratique quotidienne — de maladies organiques ou entrant dans un cadre nosologique précis ne doit pas faire, non plus, prétendre que le généraliste ne traite que des maladies fonctionnelles [2], et méconnaît les autres. Ce serait oublier sa formation et ne pas se rappeler que l'histoire a montré que les maladies fonctionnelles actuelles sont les affections organiques de demain.

Tel est, ainsi, le principal champ d'action du généraliste, homéopathe ou non. C'est une situation de fait sans rapport avec les limites de l'homéopathie, mais liée à l'absence de médecins homéopathes dans les hôpitaux — en raison d'une résistance passive de nos confrères allopathes et d'un cursus universitaire qui ne le permet pas —, d'où une connaissance limitée de l'efficacité des traitements homéopathiques dans les pathologies hospitalières et une évaluation clinique de l'homéopathie quasi impossible [3].

1-Clerc P. citant « Pratique, critique et enseignement de la médecine générale » de Braun, *in Infiniment médecin*, *op. cit.*, p. 133.

2-Voir aussi le chapitre sur « Les fausses limites de l'homéopathie », page 77.

3-La recherche clinique nécessite une connaissance approfondie des maladies que l'on étudie, et de l'impact des médicaments sur cette maladie. Or on demande souvent aux médecins homéopathes d'expérimenter

Pour les classiques, « la plainte non superposable à un ensemble connu » est le premier pas vers la notion de terrain homéopathique. Car, justement, cette plainte se calque parfaitement sur les connaissances particulières des terrains, que les médecins homéopathes ont acquises grâce à l'observation particulière des malades et à l'expérience clinique. Ainsi, l'homéopathie donne, dans le temps et dans l'espace, une vision longitudinale du malade et de sa maladie et non une vision transversale, ponctuelle, restrictive. Sa chance est d'intégrer cette démarche dans sa conception et sa thérapeutique.

Le signe homéopathique

Le médecin homéopathe a la chance de pouvoir traiter souvent avec succès, grâce à une démarche thérapeutique particulière, les maladies entrant ou non, à travers la notion de globalité, dans un ensemble caractéristique. Comme nous l'avons vu, le médecin classique ne se préoccupe que des signes intéressants pour le diagnostic en vue de la thérapeutique. Pour sa part, une fois le diagnostic posé, le médecin homéopathe recherche les signes cliniques habituellement délaissés par la sémiologie classique, et les valorise, car ceux-ci sont à la base de la recherche du médicament homéopathique.

Prenons un exemple : habituellement, la suspicion d'ulcère gastrique repose sur la présence de crampes d'estomac survenant après les repas et durant de trente minutes à deux heures. Les douleurs évoluent par poussées de une à trois semaines. Les autres signes présentés par le malade — irradiations de la douleur, conditions de déclenchement ou d'amélioration de celle-ci — confirment le diagnostic, qui sera affirmé par la fibroscopie. Cependant, ils n'ont aucun intérêt thérapeutique pour le médecin classique, en dehors parfois de la prescription d'anxiolytiques ou d'autres médicaments afin de tenir compte de la personnalité du patient.

Le médecin homéopathe suivra la même démarche mais ne négligera pas ces informations, car elles sont indispensables à sa prescription. Il cherchera des indications :

- Portant sur l'ulcère lui-même :

— les modalités (les conditions) d'amélioration ou d'aggravation de la douleur : par une position, par des aliments, par le chaud ou le froid (appliqué ou avalé) ;
— les signes d'accompagnement : nausées, vomissements, diarrhées ;
— les signes fibroscopiques.

directement ces médicaments, sans les tester préalablement dans des conditions normales d'utilisation à l'hôpital.

■ Et sur le malade : il sera à la recherche de signes généraux permettant de déterminer son mode réactionnel général, son terrain.

Qu'est-ce qu'un signe homéopathique ?

De ces indications il ressortira des signes dits « signes homéopathiques ». Ces derniers sont des notions étendues qui englobent :

Les symptômes de la maladie

C'est-à-dire des *indications utiles au diagnostic d'une maladie.* Un symptôme ayant un élément distinctif caractéristique devient un signe homéopathique de grande valeur. Un sujet dont le médicament sera *Colocynthis* (la coloquinte) présentera — outre les signes classiques d'ulcère — des signes homéopathiques permettant sa prescription. Ainsi, l'ulcère sera caractérisé par :
— la violence de la douleur ;
— son apparition brutale ;
— sa nature, des crampes intenses ;
— son mode de déclenchement ou d'aggravation par une colère, une vexation ;
— ses modalités locales : amélioration en appuyant fortement sur l'estomac, ou plié en deux, et par la chaleur ;
— ses modalités générales : agitation très importante pendant la douleur.

Le malade

Un signe est homéopathique parce qu'il est découvert par l'expérimentation sur l'homme sain, et qu'il disparaît chez le sujet malade.

Par exemple : la douleur d'un ulcère duodénal est caractérisée par des douleurs à l'épigastre (partie supérieure de l'abdomen située sous le stermum qui répond, en profondeur, approximativement à l'estomac), des crampes d'estomac, rythmées par les repas (c'est-à-dire survenant une à quatre heures après les repas et calmées par l'alimentation). L'ensemble de ces symptômes est typique de la maladie ulcéreuse (qui sera obligatoirement confirmée par la fibroscopie), mais ne permet pas la prescription d'un médicament homéopathique.

Le choix de ce médicament dépend des signes homéopathiques retrouvés ; par exemple : la violence des crampes, leur déclenchement par une colère, leur amélioration quand on appuie fortement sur l'estomac ou qu'on est plié en deux, et l'agitation générale du patient orienteront vers *Colocynthis*.

Le médicament

En effet, le signe homéopathique existe, parce que l'expérimentation chez le volontaire sain ou l'intoxication par *Colocynthis* a produit les mêmes douleurs épigastriques, et/ou son administration a supprimé les signes apparus au cours de l'ulcère ou les a révélés chez l'homme sain et sensible. C'est pourquoi la prescription du médicament homéopathique dépend de la présence des signes homéopathiques.

La sémiologie proprement homéopathique permet, par un interrogatoire différent, de rassembler les signes homéopathiques — ou signes de la réaction individuelle du malade à la maladie — afin d'en extraire directement les éléments nécessaires à la prescription du ou des médicaments homéopathiques.

L'autre but de l'homéopathie est de reconnaître les modes réactionnels généraux afin d'élaborer une thérapeutique de fond, c'est-à-dire de traiter le terrain. Rappelons que la découverte d'une diathèse chez un sujet — assimilée par extension au mode réactionnel général — est affirmée par la présence d'au moins trois de ces signes : un signe étiologique et deux signes généraux.

Symptômes		**Reconnaissance de la maladie**
Crampes d'estomac sous le sternum, survenant 1 à 4 heures après les repas, calmées en mangeant.	→	Diagnostic (Ulcère duodénal). Mais il n'y aucun élément justifiant le choix d'un médicament homéopathique (sauf exception).
+		+
Crampes violentes, déclenchées aussi par une colère, améliorées en appuyant fortement sur l'estomac ou plié en deux, chez un patient agité.	→	Reconnaissance du signe homéopathique orientant vers un médicament.
		↓
		Découverte du médicament homéopathique = *Colocynthis*

Comment reconnaître un signe homéopathique ?

Ainsi, vous concevez qu'un symptôme banal ne devient un signe homéopathique que s'il est qualifié, individualisé, reconnu. La qualification traduit le mode de réaction de l'organisme face à la maladie.

➤ *Les modalités*

Les modalités permettent de reconnaître un signe homéopathique. Elles transforment un symptôme en signe homéopathique grâce à la reconnaissance de ses circonstances d'amélioration et d'aggravation. Elles correspondent à des variations des réactions individuelles, locales ou générales, en fonction de conditions diverses et précises.

À retenir

Une douleur sera qualifiée par :
— sa nature : brûlure, piqûre, élancement, meurtrissure, etc. ;
— sa localisation :
• générale (latéralité), douleurs articulaires du côté droit par exemple ;
• ou plus précise, touchant une articulation particulière ;
— ses irradiations : centrifuge ou centripète, pour une douleur névralgique ;
— son mode d'apparition ou de disparition, brutal ou non ;
— son rythme, son cycle horaire, journalier, hebdomadaire, saisonnier ;
— ses circonstances d'apparition ;
— ses modalités, c'est-à-dire ses circonstances d'amélioration ou d'aggravation.

On distingue les modalités générales des modalités locales :
— les modalités générales concernent l'ensemble des réactions générales de l'organisme et de l'individu face à la maladie. Elles participent fortement à la reconnaissance d'un mode réactionnel et donc à la prescription du ou des médicaments de terrain dans les maladies chroniques ;
— les modalités locales, quand elles sont extrêmement marquées, peuvent avoir les mêmes indications. Habituellement, elles intéressent un symptôme et sont très utiles dans les maladies aiguës, car leur précision permet une prescription aisée.

Les modalités générales

Elles rendent compte des variations du comportement face à des agressions extérieures, tels par exemple : le temps, l'alimentation, la position dans l'espace.

Voici un petit questionnaire qui vous permettra de comprendre concrètement de quoi il s'agit.

• Quelles sont mes réactions au froid et à la chaleur ?
Ai-je froid facilement ?
Est-ce que je porte une multitude de vêtements entassés les uns sur les autres ?
Ou, au contraire, ai-je toujours trop chaud ?
Suis-je en chemisette alors que chandail, veste et pardessus ne suffisent pas aux autres, tellement le temps est glacial ?

Dans mon lit, est-ce que je cherche une place fraîche pour mes pieds ?

Ou, au contraire, est-ce que je plaque mes pieds glacés contre ceux bouillants de mon conjoint ?

• Quand et où suis-je le mieux ou le plus mal ?

Le climat, le lieu et la saison sont des éléments à prendre en considération pour la recherche du médicament homéopathique.

— Quel climat me convient-il ?

Mes rhumatismes me font-ils moins souffrir par temps sec ?

Je ne supporte pas la chaleur, ni le soleil.

Le moindre froid sec me déclenche-t-il une migraine ?

Je sens que le temps va changer car mon genou me fait mal.

Je respire mieux car le temps redevient doux.

Quand ma migraine commence le matin, je sais qu'elle ne se terminera que le soir après avoir été très douloureuse à midi.

— Où suis-je le mieux ?

Je ne vais jamais au bord de la mer car mes crises d'asthme réapparaissent systématiquement.

Je dors toujours très mal à la montagne.

— Quand suis-je le plus en forme ?

Je ne supporte pas l'hiver car mon eczéma s'aggrave.

Vivement le printemps que je me sente mieux moralement !

L'hiver arrive, mes douleurs aussi !

J'ai de plus en plus de mal à être actif le matin.

Si je m'écoutais, je n'irais pas me coucher.

Il ne doit pas être loin de midi, j'ai mon creux à l'estomac.

Ça y est, c'est l'heure de ma sieste !

Il est dix-huit heures, j'ai mon coup de pompe !

Pourvu que je ne me réveille pas, comme d'habitude, à trois heures du matin...

Raphaël a encore des vers, c'est la pleine lune !

• Quelle est la position qui me soulage ?

Quand j'ai de l'asthme, je suis mieux assis penché en avant.

Moi, je me sens mieux allongé sur le ventre.

Je replie ma jambe sur ma cuisse pour calmer ma sciatique.

Mes douleurs de règles se calment quand je me plie en deux.

• Je ne supporte pas certains aliments.

Je n'arrive pas à digérer les huîtres.

Moi, les pommes de terre, les féculents, le chou.

Je déteste les aliments gras.

Je ne supporte pas la choucroute.

J'adore les sucreries, mais elles me donnent des brûlures d'estomac.

• Comment je réagis face à certains événements.
Je ne supporte pas d'être consolée.
Je suis malade de ne pas lui avoir dit ce que je pensais.
Cela m'a soulagé de me mettre en colère. Après tout, il l'a cherché !

• Le blocage d'un écoulement.
Mon nez ne coule plus, qu'est-ce que je vais avoir mal à la tête !
Vivement demain que mes règles démarrent vraiment, je me sentirai mieux !

Les modalités locales

Elles sont caractéristiques d'un phénomène localisé, comme la douleur par exemple. Elles sont aussi définies par les circonstances d'amélioration ou d'aggravation :
— le chaud, le froid ;
— la pression, le mouvement ;
— la position.

Exemple : *Bryonia alba* concerne des douleurs articulaires aggravées par le moindre mouvement, le plus léger toucher, le froid local, et améliorées par le repos, la pression forte de l'articulation concernée et la chaleur locale.

➤ *Les circonstances d'apparition*

Ce sont les événements supposés être à l'origine de la maladie. Ils sont évidents quand ils précèdent immédiatement la maladie : une grippe après un coup de froid, par exemple. Ils sont difficiles à retrouver quand ils sont bien antérieurs à la maladie.

Exemple : Les céphalées ou une prise de poids peuvent être la conséquence d'un traumatisme crânien survenu six mois ou un an plus tôt. *Natrum sulfuricum* ou *Hypericum* peuvent être alors indiqués.

La notion d'étiologie sera précisée au paragraphe suivant dans la classification des signes homéopathiques.

➤ *Les signes concomitants*

Ce sont les troubles organiques ou fonctionnels, ou les autres symptômes accompagnant un signe homéopathique.

Exemples : *Chamomilla vulgaris* est indiqué dans les poussées dentaires des enfants accompagnées de diarrhées caractéristiques.
— les signes locaux sont une joue chaude et rouge du côté de la poussée dentaire, et une joue pâle et froide à l'opposé ;

— les signes généraux se traduisent par l'agitation et la nervosité de l'enfant ;
— les signes locaux et généraux sont les signes concomitants du signe homéopathique recherché.

Comment un symptôme devient un signe homéopathique

ses caractéristiques
ses modalités
ses circonstances d'apparition
ses signes d'accompagnements

Symptôme banal ⟶ Signe homéopathique

De tout cela, il faut retenir qu'un signe banal énoncé par le malade peut devenir un signe homéopathique si ses particularités reconnues (qualification, modalités, circonstances d'apparition, signes concomitants) par un interrogatoire rigoureux permettent de le retrouver dans la matière médicale.

Cependant, tous les signes homéopathiques, même bien individualisés, n'ont pas la même valeur pour la prescription. Leur classification permet de les ordonner selon une certaine hiérarchie que nous allons maintenant définir.

Quels sont les signes homéopathiques les plus importants ?

Les signes homéopathiques sont classés en fonction de l'importance qu'ils ont pour la découverte et la prescrition du médicament.

La classification habituellement reconnue par les médecins homéopathes, en dehors des signes de la maladie en cours, par ordre décroissant, est la suivante :
— les signes étiologiques, c'est-à-dire le ou les facteurs à l'origine du déclenchement de la maladie et de la réaction personnelle du malade ;
— les signes psychiques, c'est-à-dire la modification du psychisme apparue au cours de la maladie. Ces signes ont un intérêt dans les maladies somatiques, mais pas dans les maladies psychiques, car ils peuvent être confondus avec les symptômes banals de la maladie mentale ;
— les signes généraux traduisent le mode de réaction général de l'organisme à la maladie. On y classe : les modalités générales, la transpiration, les goûts alimentaires, le sommeil et les rêves, la sexualité, les règles, la latéralité, c'est-à-dire la prédominance des symptômes dans l'un des côtés du corps humain ;
— les signes locaux sont très nombreux et n'interviennent dans le choix du médica-

ment que s'ils sont bien marqués et caractéristiques. Les signes cutanés ne sont pas des signes locaux : ce sont des signes généraux qui traduisent le plus souvent un mode d'élimination préférentiel de l'organisme.

Cette classification subit quelques variations en fonction du caractère aigu ou chronique de la maladie, et de sa nature somatique ou psychique.

Importance des signes homéopathiques

Dans les maladies aiguës (par ordre décroissant) :
- les circonstances déclenchantes ;
- le mode de début ;
- les signes psychiques apparus au cours de la maladie ;
- les signes généraux ;
- les signes locaux et leurs modalités.

Dans les maladies chroniques (par ordre décroissant) :
- les signes étiologiques ;
- les signes psychiques apparus au cours de la maladie ;
- les signes généraux ;
- les modalités ;
- les signes locaux.

En conclusion, on peut dire que la sémiologie homéopathique, outre le langage commun qu'elle apporte, permet d'étudier de façon cohérente les modes réactionnels généraux et d'aboutir logiquement à la prescription du médicament.

Nous allons maintenant détailler la démarche médicale lors d'une consultation, en montrant à chaque étape la spécificité de l'homéopathie. La consultation du médecin homéopathe ne diffère pas de celle de son confrère allopathe, répétons-le ; seul son regard est différent. Son but, outre celui de diagnostiquer la maladie, est de recueillir les signes homéopathiques de la réaction individuelle du malade afin de permettre la prescription du ou des médicaments homéopathiques appropriés.

La consultation médicale

La consultation, résultat de la rencontre du médecin et de son malade, aboutit au diagnostic et à la prescription ou à l'abstention thérapeutique. La démarche du médecin est simple, logique et rigoureuse. Les moyens des médecins homéopathes sont les mêmes que ceux de son confrère généraliste : le diagnostic — ou plutôt le résultat de consultation — est envisagé dès l'interrogatoire dans la moitié des cas, à la suite de l'examen clinique dans un autre quart, et après des examens de laboratoire ordinaires dans le dernier quart[1].

Le médecin homéopathe emploie préférentiellement sa thérapeutique mais recourt éventuellement aux autres — dont, bien entendu, l'allopathie — s'il le juge utile, ou propose une intervention chirurgicale si nécessaire. Il recherche les éléments permettant de confronter la plainte du malade aux modes réactionnels généraux afin de faciliter la prescription homéopathique. La connaissance de ceux-ci, indispensable dans les maladies chroniques, est toute relative dans les affections aiguës, sauf si celles-ci surviennent sur un terrain particulier. Ainsi, en dehors de l'approche thérapeutique, la démarche du médecin homéopathe est celle de tout clinicien.

La consultation permet donc au médecin homéopathe de reconnaître les signes homéopathiques et de les intégrer dans des modes réactionnels dans un but thérapeutique.

Nous simplifierons en n'abordant que le diagnostic des maladies entrant dans un cadre nosologique précis, c'est-à-dire correspondant à une affection bien définie. Pour ce faire, le médecin recherche ce que l'on appelle dans le jargon médical « les signes pathognomoniques » de la maladie, c'est-à-dire ceux qui signent la maladie et assurent avec certitude le diagnostic. Ainsi, par exemple, la présence de points blancs entourés d'une auréole rouge à la face interne des joues (signe de Koplik) chez un enfant enrhumé et fébrile est pathognomonique de la rougeole et suffit à poser ce diagnostic avant même l'apparition de l'éruption caractéristique. De même, la présence du signe de Lasègue, à savoir le déclenchement, chez un sujet allongé, d'une douleur lors du soulèvement de la jambe en extension, suffit à énoncer le diagnostic de sciatique, en dehors de la présence de tout autre signe. Ces signes bien codifiés aident le médecin dans sa démarche diagnostique, mais, malheureusement, ils sont rarement présents, car, comme nous l'avons vu, les malades « entrent » peu souvent dans un cadre nosologique précis. Le médecin prescrit donc en fonction de son expérience, de ses connaissances du malade et de la maladie, tel ou tel autre médicament. Le médecin qui sait combiner le mieux cette réalité est appelé « un bon médecin ».

La consultation se déroule artificiellement en deux temps : le premier permet l'analyse de la plainte et un éventuel diagnostic, le second aboutit à la décision thérapeutique. Seul ce dernier temps diffère quand le médecin choisit d'utiliser l'homéopathie. Le choix de cette thérapeutique nécessite la recherche d'informations cliniques complémentaires significatives pour la découverte du ou des médicaments. Celles-ci sont habituellement délaissées par le médecin non homéopathe, car elles ne sont utiles ni pour le diagnostic ni pour le choix du médicament.

La consultation est un dialogue permanent avec le patient, au milieu duquel s'intercale l'examen physique du malade. Ce dialogue — temps fondamental qui

1-Godeau P., *in* Bletry O. et coll., *Redécouvrir l'examen clinique*, Moulins-lès-Metz, Maisonneuve, 1995, p. 46.

introduit et conclut la consultation — sera rigoureux, précis et mené avec compétence, afin de permettre d'envisager rapidement le diagnostic. Pour cela, le médecin doit savoir créer un climat de confiance, être attentif, écouter le malade, lui montrer de l'intérêt, afin d'établir une relation privilégiée.

Première impression

L'« image » que lui renvoie le patient constitue la première approche globale du médecin. Celle-ci, essentiellement visuelle, fournit des éléments d'orientation fondés sur son observation.

Ainsi, certains ouvrages accordent beaucoup d'importance à l'aspect physique et décrivent souvent, à cette étape, des caricatures qui, à notre sens, dévalorisent la pratique de l'homéopathie et la transforment en thérapeutique de salon.

« L'apparence physique d'un individu a-t-elle un sens ? »
Certains ouvrages ne considèrent que l'aspect physique et attribuent à toutes les femmes blondes aux yeux bleus les caractéristiques de *Pulsatilla*, et celles de *Sepia* ou *Iodum* à toutes les brunes aux yeux noirs et au teint mat. De même, la tenue vestimentaire est valorisée : toutes les femmes *Sepia* sont alors habillées en noir ou en marron, et les femmes *Platina* ne portent que des tenues extravagantes, des vêtements multicolores, et des bijoux clinquants.
Ces descriptions faites au début du siècle persistent encore. À leur regard, de mauvaises langues pourraient affirmer facilement que *Sepia* conviendrait majoritairement aux femmes d'Afrique du Nord, et *Pulsatilla* à celles d'origine germanique ou scandinave. Et que dire des Africains ou des Asiatiques ! La dérive raciale peut facilement apparaître.
Ces descriptions qui plaisent au public font en partie le succès de l'homéopathie. Pourtant, ces portraits réellement rencontrés en pratique doivent être remis à leur place, la dernière, car la prescription du médicament homéopathique ne dépend que des signes homéopathiques. S'appuyer sur ces tableaux pour la prescription n'aboutit qu'à l'échec, fait croire que l'homéopathie est une thérapeutique facile, et contribue à en donner une idée fausse. Ces descriptions caricaturales font partie du folklore, du carnaval homéopathique.

« La morphologie et le tempérament d'un individu ont-ils un intérêt pour le médecin homéopathe ? »
Bien qu'elles n'autorisent pas la prescription homéopathique, plus intéressantes sont ce qu'on appelle les « constitutions » — c'est-à-dire la morphologie et le tempérament d'un individu — qui découlent réellement

de l'observation de l'homme, et non de sa façade. Hahnemann n'en a jamais décrit ; elles datent de la fin du XIXe siècle, époque régnante de la physiognomonie (ou étude du caractère et du tempérament d'un individu d'après les traits et la conformation générale de son visage), de la classification, de la quantification et de la mesure.

Les constitutions ont été décrites d'abord par Grauvogl, puis reprises par Antoine Nebel, Léon Vannier et Henri Bernard (école de Bordeaux), qui dépeignirent des constitutions particulières, lesquelles correspondraient donc à des morphologies et à des tempéraments caractéristiques, prédisposeraient à des pathologies, et orienteraient vers certains médicaments. Ainsi ont été représentés des carboniques, des phosphoriques, des sulfuriques (par Henri Bernard), des fluoriques :

— les carboniques seraient de tempérament lymphatique, bréviligne, c'est-à-dire petits et trapus, et prédisposés aux maladies de la nutrition, à l'arthrose et à l'artériosclérose ;

— les phosphoriques seraient nerveux et fatigables, longilignes, donc plutôt grands mais voûtés, et ayant tendance à l'amaigrissement et aux maladies anergisantes ;

— entre les deux, les sulfuriques ou normolignes seraient « normaux » physiquement et psychiquement ;

— et à l'extrême de la « normalité » seraient les fluoriques qui présenteraient des troubles nerveux et physiques aux limites du pathologique.

Ces constitutions sont des modèles de théorisation des malades et des maladies, qui relèvent à la fois de la culture d'une société et du dogmatisme médical d'une époque. Elles ne peuvent donc être universelles, puisque la prétendue normalité de l'homme dépendrait de ces deux facteurs.

De plus, la constitution de l'adulte est quasi invariable dans le temps. La taille, le tempérament, les prédispositions morbides d'un sujet ne peuvent — heureusement — être modifiés, ni même modulés par un quelconque traitement, et, de plus, ils préexistaient aux pathogénésies, c'est-à-dire aux expérimentations médicamenteuses homéopathiques. Même les probables manipulations génétiques futures — souhaitons-le — auront peu d'impact sur une situation accomplie. Par ailleurs, ces constitutions décrivent des sujets en bonne santé — non malades — présentant des prédispositions morbides que des conseils d'hygiène de vie peuvent prévenir ou retarder. L'usage d'une thérapeutique, dans ce cas, est d'un intérêt limité par rapport aux règles d'hygiène. D'ailleurs, ces portraits, absents de la médecine moderne, devraient aussi disparaître de l'homéopathie. Seul le mode réactionnel de l'individu a un caractère universel : c'est la raison pour laquelle seuls les signes homéopathiques sont des signes de prescription, et c'est aussi pourquoi des classifications ont émergé afin de tenter de la faciliter.

À retenir

— En homéopathie, l'apparence physique a une importance secondaire. Les constitutions datent du XIXᵉ siècle : elles correspondraient à des morphologies et à des tempéraments caractéristiques, qui prédisposeraient à des maladies. En fait, elles varient en fonction de la culture d'une société et du dogmatisme médical d'une époque. La constitution est figée dans le temps, elle décrit des hommes en bonne santé ; les traitements (sauf dans des domaines de prévention spécifiques) ont peu d'intérêt dans ces cas. La thérapeutique homéopathique ne se sert pas de ces constitutions pour trouver les médicaments appropriés.
— L'homéopathie se base sur le mode réactionnel général de l'individu pour découvrir les médicaments appropriés.
— Le type sensible est une personne qui réagit mieux (expérimentalement ou cliniquement) à certains médicaments que la plupart des autres sujets.

« Qu'est-ce que le type sensible ? »
La notion de type sensible est différente, puisque la démarche est inverse. L'expérimentation d'une substance déclenche les signes habituels du médicament homéopathique, sauf chez les sujets dits sensibles, qui développent pour un même produit plus de signes homéopathiques que les autres.
Le type sensible permet donc de mettre en évidence, d'une part, les réactions caractéristiques du sujet au médicament et, d'autre part, la majorité des signes de ce médicament.
Il ne tient pas compte de la constitution du sujet, car il doit pouvoir être distingué quelles que soient la race, l'ethnie. Il considère avant tout le mode réactionnel de l'individu, sans s'attarder sur ses éventuelles particularités morphologiques et caractérologiques.
Le type sensible doit être reconnu par la manière particulière de réagir de l'individu, soit expérimentalement au médicament homéopathique, soit cliniquement à la maladie.

Dialogue avec le patient

Le dialogue avec le patient — et non l'interrogatoire, terme, à mon sens, plus juridique que médical — commence par l'écoute des patients qui viennent exprimer l'inquiétude que cause l'apparition de troubles inhabituels chez eux : ce sont les signes fonctionnels. Pour le malade, c'est le motif de la consultation. Le patient, variablement anxieux, cherche à être rassuré et apaisé dès le début de l'entretien ;

c'est pourquoi le médecin le laisse parler, évite de l'interrompre trop souvent, mais aussi le dirige habilement et tente de soulager son anxiété. Ses révélations orientent parfois rapidement le médecin vers le diagnostic.

« Qu'est-ce que le médecin demande à son patient ? »

Le médecin trie les informations fournies par le patient, précise l'histoire de la maladie, c'est-à-dire ses circonstances d'apparition, d'amélioration ou d'aggravation, son évolution, et la topographie des troubles.

Il cherche ensuite les antécédents personnels et familiaux du malade, c'est-à-dire les maladies auxquelles le sujet est prédisposé, soit par les affections de ses ascendants ou collatéraux — tels l'hypertension artérielle, certaines maladies cardio-vasculaires ou métaboliques, quelques cancers (digestif, sein, thyroïde) —, soit de son propre fait : antécédents chirurgicaux, allergiques, infectieux (tuberculose, hépatite virale, maladies sexuellement transmissibles, cancers, sida), gynécologiques, etc., prise de médicaments particuliers, vaccinations (BCG, ROR en particulier).

« Comment se déroule le dialogue ? »

Il doit toujours être subtil, c'est-à-dire ne pas suggérer la réponse du malade afin d'obtenir des symptômes objectifs. C'est pourquoi on attachera une importance particulière aux révélations spontanées du patient. Les renseignements seront recueillis par des questions, dites « à réponses ouvertes », donnant un choix sans l'influencer.

Ainsi, pour connaître les goûts alimentaires d'un sujet, le questionnement « Aimez-vous le sel ? le sucre ? ou le poivre ? » ne peut entraîner qu'une réponse positive ou négative « Oui, j'aime le sel », « Oui, j'aime le poivre », « Oui, j'aime le sucre ». Cela ne renseigne pas réellement sur ses préférences. En insistant, on le convainc : « Vous préférez le sel ? » « Euh... oui ! ». Si on demande : « Quels sont vos goûts alimentaires : salé, sucré, épicé ? », le patient est obligé de donner son choix et n'est pas influencé. Même dans ces cas, les réponses peuvent dépendre de la culture et de l'ethnie, le sucré ayant la préférence des Occidentaux et des enfants en particulier, alors que l'épicé aura celle des habitants de l'Afrique du Nord ou de l'Inde ou du Pakistan. Le médecin, qui en tient compte, valorisera plus ou moins ces éléments.

Le dialogue, ainsi conduit, permet de mettre en évidence les signes homéopathiques et de les ordonner. Le médecin homéopathe privilégie, bien entendu, les symptômes apparus ou modifiés au cours de la maladie, ainsi que les signes étiologiques, c'est-à-dire ceux considérés comme à l'origine de la maladie. L'importance des signes homéopathiques est un peu différente selon que la maladie est aiguë ou chronique, psychique ou somatique (voir aussi le chapitre sur les signes homéopathiques, page 126).

L'interrogatoire, mené à son terme, permet de suspecter fortement le diagnostic de la maladie et la thérapeutique homéopathique appropriée. L'examen clinique complet, souvent décisif, confirmera ou infirmera ces premières données.

Les questions que le médecin homéopathe va vous poser

Qu'est-ce qui a provoqué votre maladie ?
Ce sont les circonstances déclenchantes, comme :
— vous avez été malade après vous être fait coupé les cheveux ;
— votre rhinite allergique s'est déclenchée après un coup de vent ;
— vous avez eu la diarrhée après avoir mangé des huîtres.

Comment a commencé votre maladie ?
C'est-à-dire le mode de début de la maladie tels :
— une fièvre survenant de façon brutale ou lente ;
— un mal de tête débutant d'un côté ou d'un autre ;
— une rhinite allergique commençant par des éternuements très fréquents ou par un nez bouché et une toux sèche.

Avez-vous un comportement différent ?
Une éventuelle modification du psychisme, bien que rare dans les maladies aiguës, peut se traduire par un changement de comportement. Celui-ci apparaît clairement quand il se produit dans les fièvres de l'enfant.
— quand votre enfant a de la fièvre, il devient anxieux et agité, ou a des délires et des hallucinations, ou est complètement abattu, obnubilé et somnolent ;
— dès que vous souffrez, votre humeur change, il vaut mieux ne pas vous approcher.

Comment est votre état général ?
Les signes généraux traduisent le mode de réaction général de l'organisme à la maladie.
Par exemple, les signes généraux qui accompagnent la fièvre sont la transpiration, la soif, l'état physique, les modalités d'aggravation ou d'amélioration.
Les signes généraux concomitants d'une douleur sciatique sont, par exemple, des douleurs accrues de une heure à trois heures du matin, une agitation et une anxiété consécutives qui obligent le malade à sortir de son lit et à marcher malgré son état de faiblesse et sa douleur.

Où avez-vous mal ?
Les signes locaux, généralement nets, facilitent la recherche du médicament : une douleur cervicale, ou dorsale, ou lombaire est un signe local.

Comment réagissez-vous ?
Les modalités, c'est-à-dire les réactions générales de l'individu face à la maladie (voir page 128).

L'examen clinique

L'examen clinique, orienté par les renseignements fournis par le malade, permet la recherche des signes pathologiques et pathognomoniques de la maladie, et l'étude des signes homéopathiques objectifs, dans le but de confirmer le choix du médicament. Une fois le diagnostic de la maladie établi, le médecin homéopathe va donc explorer des signes homéopathiques objectifs dans cette optique. L'examen du malade est complet dans les maladies chroniques, plus limité dans les maladies aiguës.

Quant à la durée de la consultation, elle dépend plus des problèmes rencontrés que de la recherche du médicament. La durée prolongée d'une consultation n'est pas synonyme de compétence. En revanche, la conduite correcte d'un interrogatoire, d'un examen clinique, la clarté d'une ordonnance et des résultats thérapeutiques le sont. Ces différents aspects associés à d'autres, qui vous ont déjà été donnés, vous permettront de choisir votre thérapeute, en sachant rester patient et tolérant, car, vous le savez, la médecine est un art inexact, difficile et parsemé d'embûches.

L'analyse des examens complémentaires apporte parfois d'autres éléments qui aident au diagnostic du médicament. Cela est moins connu, comme nous le verrons.

➤ *L'examen clinique du malade chronique*

Il comporte :
— L'inspection de la peau, dont le caractère malsain dirigera vers *Psorinum* ou *Sulfur*, son aspect gras et malodorant vers *Thuya occidentalis*. La présence de verrues oriente, selon leurs caractéristiques, vers *Thuya occidentalis*, *Nitricum acidum*, *Causticum*, *Staphysagria* ;
— l'inspection des phanères (ongles, cheveux) est importante. Les cheveux de *Sepia* sont secs, cassants et s'électrisent facilement, ceux de *Thuya occidentalis* sont gras. Les ongles de *Silicea* sont tachetés de blanc, ceux de *Natrum muriaticum* entourés d'« envies » (petites peaux qui se forment sur le pourtour des ongles). Les ongles d'*Antimonium crudum* deviennent durs, épais, se fendent dans le sens longitudinal,

alors que ceux de *Thuya occidentalis* mollissent, cassent et se dédoublent dans le sens de l'épaisseur ;
— l'examen de la langue : son état et son aspect permettent de distinguer des médicaments comme *Nux vomica* ou *Mercurius solubilis* ou *Rhus toxicodendron* ;
— l'examen des lèvres et des oreilles : leur rougeur oriente vers *Sulfur* ;
— l'examen des yeux : la bouffissure de l'angle interne des paupières mènera à *Kalium carbonicum* ;
— l'auscultation cardiaque peut confirmer un médicament tel que *Phosphorus*, celle des poumons différencie *Antimonium tartaricum* d'*Ipeca*. Une tension artérielle limite ou une hypertension est plutôt rencontrée chez *Lachesis mutus*, et une tension artérielle faible chez *Sepia*.
— la palpation d'un abdomen douloureux permet de distinguer le ballonnement de *Lycopodium clavatum*, de *China rubra*, de *Carbo vegetabilis*.

Exemple d'une ordonnance d'un traitement de terrain d'un sujet atteint d'une rhinite allergique ou « rhume des foins »

Docteur Renaud Bornymche
18, boulevard de Paris — le 26 mars 1997,
93600 Aulnay-sous-Bois — Salomé C.

Traitement pour un mois (à renouveler une fois)

— Au réveil :
Allium cepa 5 CH : 2 granules
— Au coucher :
Arsenicum album 15 CH : 2 granules
— Le dimanche, prendre seulement au réveil :
Une dose de *Psorinum* 15 CH.

Comment comprendre cette ordonnance : *Allium cepa* est le médicament du symptôme « rhinite » (signe local), prescrit sur les notions de larmoiement doux et d'écoulement nasal irritant.

Arsenicum album est le médicament de terrain : il est ordonné sur des signes psychiques et généraux du malade, sur ses antécédents allergiques, sur la survenue de crises d'asthme de une heure à trois heures du matin s'accompagnant d'anxiété, d'agitation.

Psorinum est, dans ce cas, un médicament complémentaire de terrain utile chez les sujets très frileux, ayant des antécédents allergiques cutanés, comme un eczéma récidivant chaque hiver.

➤ *L'examen clinique des maladies aiguës*

Il est proche du précédent, mais, bien évidemment, plus orienté vers la maladie concernée. Dans ce type de consultation, le malade recherche un soulagement rapide que la thérapeutique homéopathique peut lui apporter. Les investigations sont sommaires mais précises ; menées habilement, elles écourtent nettement la consultation.

L'examen clinique répète, si nécessaire, les mêmes étapes que pour l'étude du malade chronique. Son but est identique : la confirmation du diagnostic de la maladie et du choix du médicament. Sa recherche, bien que plus rapide, n'en nécessite pas moins une bonne connaissance de l'homéopathie, car l'échec est flagrant si le traitement est erroné. La consultation est plus brève, car les signes sont plus marqués, plus récents et plus facilement reconnus par le médecin et le malade.

Exemple d'un traitement de crise d'un sujet atteint d'une rhinite allergique ou « rhume des foins »

Docteur Renaud Bornymche
18, boulevard de Paris
93600 Aulnay-sous-Bois

le 27 décembre 1997,
Raphaël C.

Prendre cinq fois par jour pendant deux jours, puis trois fois par jour pendant six jours :
Allium cepa 5 CH : 2 granules
Sanguinaria 5 CH : 2 granules
Nux vomica 5 CH : 2 granules

Comment comprendre cette ordonnance : *Allium cepa*, *Sanguinaria* et *Nux vomica* sont des médicaments des crises de rhume des foins dans lesquelles les éternuements sont intenses, et l'irritation nasale importante. À ces symptômes s'ajoutent pour :
— *Allium cepa*, un larmoiement doux, et une aggravation des crises par la chaleur ou quand on entre dans une pièce chaude, et par les courants d'air ;
— *Sanguinaria*, une hypersensibilité aux odeurs et aux fleurs ;
— *Nux vomica*, un nez sec et bouché la nuit.

Un traitement de fond sera entrepris en concomitance pour éviter la résurgence des crises pendant cette période pollinique par exemple.

Les examens complémentaires

Par expérience, les médecins homéopathes ont constaté que certains résultats d'examens complémentaires étaient utiles dans le choix du médicament. En voici quelques exemples :

— les patients qui nécessitent la prescription de *Lycopodium clavatum* sont prédisposés à l'hyperuricémie, l'hypercholestérolémie et l'acétonurie, ceux qui ont besoin de *Sulfur*, au diabète ;
— les sujets ayant tendance à l'anémie ou aux troubles de la coagulation bénéficieront de *China rubra*, *Ferrum metallicum*, *Lachesis mutus* ou *Natrum muriaticum* ;
— la présence d'une inversion de la formule sanguine (pourcentage de lymphocytes supérieur à celui des polynucléaires neutrophiles) est fréquente chez les sujets ayant besoin de *Hepar sulfur*.

À l'issue de la consultation, le médecin a accumulé une masse d'informations qu'il doit ordonner afin de dégager les signes homéopathiques les plus significatifs pour la prescription du ou des médicaments les plus appropriés. Cette hiérarchisation tient compte, comme on l'a vu (page 132) :
— des signes de la maladie ;
— des signes étiologiques, du mode de début et/ou d'apparition ;
— des signes généraux, et/ou locaux, des signes psychiques, des modalités ;
— du type sensible et de la constitution.

Muni de ces informations, le médecin pourra ainsi décider de l'orientation thérapeutique.

Les différents modes de prescription

Les médecins homéopathes s'opposent principalement sur deux conceptions correspondant à des pratiques de prescription différentes. Les « pluralistes », largement majoritaires en France, prescrivent quelques médicaments homéopathiques en vue de couvrir le plus complètement possible le mode réactionnel du patient ; les « unicistes » emploient un seul médicament dans le même but ; un peu à part, les « complexistes » utilisent des mélanges de nombreux médicaments homéopathiques ou phytothérapiques à faibles dilutions.

➤ *Les pluralistes*

Le pluralisme est la technique de prescription la plus adaptée à la pratique quotidienne, car les malades présentent des pathologies multiples sur un terrain réactionnel complexe. Sa démarche, logique et rationnelle, permet la prescription d'un ou de deux médicaments de terrain, et d'un nombre similaire de médicaments de symptômes.

C'est une méthode de stratégie thérapeutique souple et évolutive qui permet d'adapter le traitement en fonction des variations de l'état clinique du malade.

Le médecin qui emploie cette technique est toujours en mesure de justifier sa prescription et d'expliquer au patient à quoi correspond chaque médicament. Son ordonnance est claire, précise, simple à appliquer pour le patient (meilleure observance). Elle se compose, dans les cas chroniques, de cinq ou six médicaments, à raison de deux le matin et le soir auxquels s'ajoute une dose hebdomadaire ; dans les maladies aiguës, pour lesquelles les symptômes sont rarement individualisés mais nets, elle permet de changer rapidement les médicaments en fonction de l'évolution de la maladie.

➤ *Les unicistes*

Les unicistes recommandent l'emploi d'un seul médicament qui recouvre l'ensemble des symptômes de la maladie, qu'elle soit aiguë ou chronique.

Hahnemann a employé cette méthode, entre autres, non seulement parce qu'il avait la possibilité de revoir fréquemment les malades et donc de changer souvent les traitements en fonction de l'évolution de leur état (ce qui n'est plus possible aujourd'hui), mais aussi parce que les nombreuses expérimentations qu'il a menées nécessitaient ce mode de prescription.

Ce procédé, idéal dans l'absolu, suppose que le médecin puisse être sûr de prescrire le vrai médicament du malade, qu'il suive très régulièrement les variations de la maladie afin de changer de médicament dès que les symptômes se modifient (ce qui suppose de connaître la durée d'action des médicaments utilisés).

Il existe un unicisme que nous appellerons « pragmatique », largement diffusé dans les pays anglo-saxons, car les médecins ont la possibilité de suivre de près leurs malades et de modifier leurs traitements en conséquence. L'unicisme pragmatique est utilisé par les pluralistes quand un seul médicament ressort franchement, parfois dans les maladies aiguës, plus rarement dans les maladies chroniques.

Il s'oppose à l'unicisme idéologique qui valorise les signes psychiques aux dépens des signes cliniques du malade. Cet unicisme a montré ses limites aux États-Unis, car, au début du XXe siècle, sous l'influence d'un homéopathe de renom, James Tyler Kent, cette technique, largement utilisée, a failli aboutir à la disparition de l'homéopathie dans ce pays. Ce système élitiste, qui se veut celui de « la vraie homéopathie », est voué à plus ou moins long terme à l'échec, car il ne répond pas aux réalités de la médecine moderne.

➤ *Les complexistes*

Les complexistes utilisent une technique de prescription dite « complexiste » consistant en l'association de plusieurs médicaments homéopathiques sous forme de préparation magistrale. Cette technique a été mise au point par des médecins homéopathes compétents et de renom. C'est une forme de prescription assez fréquente dans notre pays.

Il existe deux types de complexismes :

– un complexisme réfléchi, individualisé, qui propose spécifiquement pour chaque malade l'association de plusieurs médicaments complémentaires, deux ou trois, en suivant la logique homéopathique ;

— un complexisme infondé réalisé par des « thérapeutes » « complexistes », non-homéopathes, ayant pour ambition de couvrir l'ensemble des symptômes présents chez le malade. Ils prescrivent, sous forme de préparation magistrale, des compositions mélangeant un grand nombre de médicaments homéopathiques ou non. Leur logique de prescription n'est pas explicable, d'autant que sont souvent retrouvées des combinaisons de médicaments aux indications opposées. Leur visée est uniquement symptomatique, leur activité superficielle.

Le complexisme est parfois utilisé, paradoxalement, par les unicistes qui accompagnent le médicament de fond de formules complexes. Elle est aussi employée régulièrement par les médecins pluralistes avec un nombre réduit de médicaments (4 ou 5 au maximum) à faibles dilutions.

Cette pratique est très utile en tant qu'« automédication d'attente », parfois délivrée par le pharmacien sous forme de spécialités homéopathiques.

Recherche et évaluation en homéopathie[1]

Toujours au centre de vives polémiques, l'homéopathie et sa recherche font souvent l'objet de débats passionnés et contradictoires. Cela est en particulier dû au jugement d'une partie de la communauté médicale et scientifique pour laquelle les médicaments à usage homéopathique, surtout lorsqu'ils sont utilisés en hautes dilutions[2], ne peuvent être pharmacologiquement et cliniquement actifs. Ce jugement peut être résumé par les propos de C. Hill et F. Doyon[3], qui concluaient ainsi un article analysant quarante essais portant sur l'homéopathie : « Le grand nombre d'essais indispensables pour prouver un éventuel effet de l'homéopathie aurait un coût hors de proportion avec leur utilité. Les résultats ne modifieront pas les préjugés des médecins, qu'ils pratiquent ou non l'homéopathie, ou des patients qui sont fortement pour ou contre l'homéopathie. »

Par ailleurs, il est étonnant de constater, en France, la faiblesse de la position institutionnelle des médecins homéopathes en regard de l'importance économique de l'homéopathie — les deux leaders industriels mondiaux de l'homéopathie sont français — et de son intérêt pour plus d'un tiers de la population française se soignant régulièrement à l'homéopathie. En effet, les médecins homéopathes ne peuvent qu'exceptionnellement exercer dans les centres hospitalo-universitaires et ne bénéficient d'aucune place officielle dans le système de santé français. Leur pratique, uniquement libérale, les limite dans la possibilité de réaliser des essais cliniques. Dans ce contexte, l'homéopathie ne peut être qu'insuffisamment ou mal évaluée malgré les efforts constants des médecins homéopathes.

Cette situation est très paradoxale par rapport à des pays comme les États-Unis, où existe, depuis 1991, un bureau des médecines alternatives puissant au sein même du National Institute of Health, ou encore le Mexique, l'Inde, le Brésil dans lesquels l'homéopathie est une thérapeutique officiellement reconnue et intégrée aux systèmes de santé[4], voire aux programmes de santé publique[5].

1-En collaboration avec Bernard Poitevin, président de l'Association française de la recherche en homéopathie.

2-Les dilutions des médicaments homéopathiques supérieures à 11 CH sont des hautes dilutions.

3-Hill C., Doyon F., « Review of randomized trials of homoeopathy », *Rev. épidém. et santé publ.*, 1990, 38, p. 139-147.

4-Voir le chapitre sur la place de l'homéopathie dans le monde page 94.

5-Chemouny B., Poitevin B., *Homéopathie*. Encyclopædia Universalis, CD 1998.

En France, dans ce contexte, l'évaluation correcte et objective de l'homéopathie ne peut se faire sans médecins homéopathes dans les hôpitaux et sans structures de type INSERM. À cet égard, espérons que nous assisterons, comme le souhaite le Conseil de l'ordre des médecins[1], au développement — sur une solide assise universitaire et professionnelle — de l'expérimentation et de l'évaluation scientifique de l'homéopathie, avec des méthodes adaptées et consensuelles, reconnues par tous.

La recherche scientifique et médicale classique comprend deux axes principaux :
— l'une, la recherche fondamentale, est réalisée sur des systèmes cellulaires ou animaux. Lors de cette étape, les chercheurs évaluent les propriétés et recherchent les mécanismes d'action des molécules étudiées. Cela correspond schématiquement à la phase préclinique, les scientifiques déterminent, *in vitro* et/ou sur des animaux de laboratoire, le devenir de la molécule dans l'organisme, son pouvoir toxicologique, tératogène et mutagène ;
— l'autre, la recherche clinique, étudie les conditions d'emploi (sécurité, tolérance) de la substance et son activité thérapeutique chez l'homme. Elle est effectuée principalement par des médecins hospitaliers. La molécule devient alors médicament.

Ces deux grandes étapes sont indispensables car les résultats de la recherche fondamentale ne peuvent être directement extrapolés à l'homme. La démonstration de l'activité d'une molécule sur une cellule ou sur un animal n'est pas synonyme d'activité sur l'homme. Cette activité doit être démontrée par la recherche clinique, c'est-à-dire par des études effectuées sur l'homme. Il est capital de bien comprendre cette notion : la démonstration de l'activité des hautes dilutions n'est pas la preuve de l'activité clinique (sur l'homme malade) de l'homéopathie.

La recherche fondamentale

Elle comprend de nombreux thèmes de recherche dont les principaux ont été réalisés en toxicologie et en immuno-allergologie.

1-Lebatard-Sartre, Chassort, Colson, Hæfeli, Monier, Mozar, « Rapport de la Commission d'étude sur l'homéopathie du 27 février 1997. Ordre national des médecins — Section Exercice professionnel — 180, boulevard Haussmann — 75389 Paris Cedex 08 ; *in L'Homéopathie européenne*, t. 7, n° 5, p. 7-19.

Une démonstration par la toxicologie

La recherche fondamentale a eu pour but principal de démontrer l'activité des hautes dilutions. Dans un premier temps, devant l'impossibilité d'évaluer directement l'effet biologique des hautes dilutions, les scientifiques ont cherché un moyen indirect de mettre en évidence l'activité du médicament homéopathique. Pour cela, ils ont fait des études en toxicologie dès 1955, à l'initiative de Lise Wurmser, devenue ensuite membre de l'Académie de pharmacie, et de Jean Boiron, cofondateur avec son frère des laboratoires homéopathiques du même nom. Ces études ont montré que les animaux intoxiqués recevant, avant ou après, des hautes dilutions du toxique utilisé résistaient mieux aux effets du toxique que ceux ne recevant aucun traitement. Une méta-analyse[1], évaluant 105 essais de toxicologie expérimentale[2], a conclu à des résultats en faveur de l'activité des hautes dilutions, sur des essais considérés comme étant de bonne qualité (28). Dans leur discussion, les auteurs regrettent cependant la faible qualité méthodologique des études, puisque 43 % des études seulement ont un score de qualité supérieur à 50 %. Ils constatent aussi que les résultats positifs des études diminuent avec leur qualité méthodologique, mais cela est habituel dans les méta-analyses. Par ailleurs, ils remarquent avec surprise que les études les plus récentes portant sur les hautes dilutions sont de bonne qualité (46 %) et donnent 70 % de résultats positifs après vérification des données. Ils pensent donc que la grande qualité des études évaluant les hautes dilutions rend leur validité plus que probable.

Globalement, cependant, ils concluent que le nombre d'études méthodologiquement solides est trop faible pour tirer des conclusions sur les effets des hautes dilutions en toxicologie. Ils insistent sur la nécessité du caractère reproductible[3], car trop peu d'études peuvent être reproduites avec des modèles comparables à ceux utilisés dans celles-ci.

1-Une méta-analyse consiste en l'analyse simultanée d'un ensemble d'études dans le but d'obtenir des informations qu'aucune de ces études prises isolément ne pourrait fournir.

2-Linde K., Jonas W.B., Melchart D., Worku F., Wagner H., Eitel F., « Critical review and meta-analysis of serial agitated dilution in experimental toxicology », *Human and Experimental Toxicology*, 1994, 13, p. 481-492.

3-Une étude est dite reproductible si elle peut être refaite par des équipes différentes avec les mêmes résultats.

Les résultats des études vérifiées sont résumés dans le tableau suivant :

Hauteur des dilutions → Qualité des études et degré de signification ↓	Hautes dilutions ($<10^{-24}$ M)	Moyennes dilutions (de 10^{-10} à 10^{-24} M)	Basses dilutions ($>10^{-10}$ M)	Total
Études de bonne qualité et p[1]<0,01	8	19	1	28
Études de bonne qualité et p<0,05	4	8	7	19
Études de moyenne qualité et p<0,05	7	5	2	14
Pas d'effet	8	5	2	15

Des essais en immunologie et en allergologie

De nombreuses études ont été effectuées en immunologie et en allergologie. Elles ont mis en évidence une activité biologique reproductible des hautes dilutions de différents médicaments à usage homéopathique[2], en particulier *Silicea*, *Apis mellifica*, et aussi l'efficacité de hautes dilutions de médiateurs de l'immunité[3] (interféron).

D'autres études sur ce thème ont été l'objet de nombreuses controverses, en particulier sur le thème de « la mémoire de l'eau ». De nouveaux essais en cours de réalisation dans différents pays et l'utilisation de techniques adaptées apporteront des réponses plus claires dans l'avenir.

L'approche physico-chimique

Parmi les études réalisées sur ce thème, les plus rigoureuses ont consisté dans l'étude des caractéristiques des hautes dilutions en utilisant des méthodes spectroscopiques, dont la résonance magnétique nucléaire (RMN). Ces méthodes, centrées

1-p est le degré de signification d'une étude. Il signifie que, si p est inférieur à 0,01, les résultats obtenus ont moins de 1 « chance » sur 100 d'être liés au hasard. On a 1 chance sur 100 seulement que la différence observée ne soit due qu'au seul hasard et non au facteur étudié. Par convention, on décrète que les résultats sont positifs quand p est inférieur à 0,05.

2-Poitevin B., Étude expérimentale de l'homéopathie en allergologie, « II », *Études biologiques hom. eur.*, 1997, 6 :13-21.

3-Bastide M., Lagache A., « Homéopathie et immunité », *Homéopathie*, chap. IV, 3, Encycl. méd. nat. Paris, Éditions Frison-Roche, 1995.

sur l'étude des caractéristiques physico-chimiques des hautes dilutions et non sur leur activité biologique, ont été employées pour tenter de comprendre les problèmes posés par la très faible probabilité de présence de molécules au-delà du nombre d'Avogadro[1]. Les études faites en RMN ont mis en évidence des modifications physico-chimiques réelles, dont l'interprétation reste difficile dans l'état actuel de nos connaissances. Pour les auteurs[2], « il reste inattendu que les différences constatées soient induites par des quantités subpondérales de soluté et persistent à des taux de dilution supérieurs à 10^{18} ». Ces études se prolongent actuellement.

Enfin, signalons les travaux controversés de J. Benveniste[3] sur la signalisation moléculaire qui postule, d'une part, l'existence d'un signal électromagnétique spécifique associé à une molécule et, d'autre part, la possibilité d'une interaction de ces signaux lors de l'interaction de deux molécules dans un système biologique en milieu aqueux. Le lien entre ces travaux et les mécanismes d'action des hautes dilutions utilisées en homéopathie n'est pas encore établi.

Quelles hypothèses pour le mécanisme d'action ?

Il est très probable que les hautes dilutions dans lesquelles il ne reste théoriquement plus de molécules présentes agissent par des mécanismes biophysiques dont la nature est actuellement mal connue. De nombreux travaux ont été réalisés afin d'éliminer en particulier les causes d'erreurs, les artéfacts, pouvant être à l'origine des résultats obtenus. Sur la base de ces études, de nombreuses hypothèses ont été émises dont aucune n'a encore trouvé de confirmation définitive [4].

S'il persiste beaucoup d'inconnues sur les mécanismes d'action des hautes dilutions, cela n'empêche pas le développement de la recherche clinique qui a pour buts de vérifier les effets de la pratique clinique des médecins homéopathes et de les aider dans leur exercice quotidien.

1-Seuil théorique au-delà duquel il n'y a plus théoriquement de présence moléculaire.

2-Demangeat J.L., Demangeat C., Gries P., Poitevin B., Constantinesco A., « Modifications des temps de relaxation RMN à 4 Mhz des protons du solvant dans les très hautes dilutions saines de silice/lactose », *J. med. nucl. biophys.*, 1992, 16, 2, p. 135-145.

3-Bargoin V., « "Mémoire de l'eau" : où en sont les travaux de Benveniste sur la signalisation moléculaire ? », *in Le Quotidien du médecin*, 18 mars 1999, n° 6458. p. 14.

4-Sur ce sujet, vous pouvez lire en français le livre de Bernard Poitevin *Ombre et lumière sur l'homéopathie* (Éd. Maisonneuve), en particulier le chapitre « Turbulence », et en anglais le livre *Homeopathy, a Frontier in Medical Science* (Ed North Atlantic Books) de P. Bellavite et A. Signorini.

La recherche clinique

Actuellement, le développement du médicament *en général* passe par la recherche clinique. Celle-ci est l'étape obligatoire pour une molécule qui veut obtenir le statut de médicament actif. Les études visent à démontrer l'efficacité et l'innocuité du futur médicament. Ces essais complexes, difficiles à conduire, doivent concilier les intérêts divergents des différents acteurs.

Les administrations souhaitent idéalement qu'une nouvelle molécule constitue une réelle innovation, apporte un véritable bénéfice pour le patient, n'ait pas d'effets secondaires et soit d'un rapport coût/efficacité optimal. Pour l'industriel, l'objectif est d'établir un dossier d'« autorisation de mise sur le marché » (AMM) en vue de la commercialisation du médicament. Pour le clinicien, l'intérêt est intellectuel, scientifique et social ; intellectuel et scientifique car il améliore sa connaissance de la maladie et son mécanisme ; mais aussi surtout social car il répond à un objectif de santé publique, à savoir la mise au point d'un traitement efficace, aux dangers minimes, qui garantit aux malades une meilleure qualité de vie.

La recherche clinique classique

Classiquement, en allopathie, la recherche clinique comprend quatre phases.

➤ La phase 1

Elle suit les phases d'expérimentation animale. La substance est administrée pour la première fois au « volontaire sain », c'est-à-dire à l'homme en bonne santé. Ces études se font, sous haute surveillance, dans des centres spécialisés de pharmacovigilance. *L'évaluation de la sécurité d'emploi du produit* (dose efficace, dose maximale tolérée, fréquence d'administration et la durée optimale du traitement) est l'objectif principal de cette phase.

➤ La phase 2

La deuxième phase évalue, sans chercher à la démontrer, l'efficacité thérapeutique du médicament sur des sujets malades. Les essais sont réalisés en ouvert, ou en simple ou double aveugle.

L'essai thérapeutique est destiné à apprécier l'efficacité d'un médicament pour déterminer si le résultat observé est bien dû au médicament, et non au hasard. On distingue :

- les essais ouverts : le patient et le médecin connaissent le médicament testé. Ces études *observent* les effets des médicaments dans diverses situations ;

- les essais en simple aveugle : le patient ignore s'il prend le traitement ou le placebo. Le but est de *mieux connaître* les effets du médicament en tenant compte de l'effet placebo ;

- les essais en double aveugle contre placebo : le médecin et le patient ignorent le mode de traitement (placebo ou médicament). Ces essais sont destinés *à prouver* l'activité du médicament.

➤ *La phase 3*

Elle apprécie *l'intérêt thérapeutique*, c'est-à-dire l'efficacité d'un médicament évalué en double aveugle contre placebo, sur des sujets malades. Cette phase, effectuée par des médecins hospitaliers ou généralistes, se rapproche le plus de l'esprit du médecin.

Après la phase 3, le dossier est déposé à la commission d'AMM qui décide ou non de la commercialisation du médicament.

L'essai en double aveugle contre placebo

Il permet de comparer des malades répartis, par tirage au sort, en deux groupes homogènes, c'est-à-dire ne différant théoriquement que par la prise du médicament ou du placebo.

Ces essais permettent d'établir une relation de cause à effet entre les effets obtenus avec le seul médicament et non avec le placebo constitué d'un principe non actif.

Ils évaluent l'efficacité thérapeutique du médicament dans une maladie et sur un groupe de patients précis. Ces patients doivent être le plus représentatifs possible de la population générale à laquelle est destinée le médicament.

Les résultats obtenus ne sont théoriquement pas extrapolables à l'ensemble de la population ou à un autre groupe de patients. La démonstration de l'efficacité d'un antibiotique dans les angines blanches de l'adulte ne signifie pas que celui-ci soit efficace dans une autre catégorie d'âge ou dans les angines rouges. Pour affirmer cela, il faudra refaire des études en tenant compte des caractéristiques souhaitées.

Des essais dits « pragmatiques » se développent afin de rapprocher les études des conditions d'utilisation réelles du médicament.

➤ *La phase 4*

Cette phase d'observation évalue sur un grand nombre de personnes (quelques centaines à quelques milliers) l'activité du médicament dans des conditions normales d'utilisation de celui-ci par le médecin. Elle se déroule après l'obtention de l'autorisation de mise sur le marché du médicament. Cette étape permet ainsi d'obtenir des précisions sur la sécurité d'emploi et l'efficacité du remède, et sur ses éventuelles interactions médicamenteuses. C'est de cette manière que les accidents graves de survenue, rares, sont détectés, et que les données de la phase 3 sont vérifiées sur une large population.

La recherche clinique en homéopathie

Les fondements de l'homéopathie, sa pratique basée sur l'expérience clinique rendent son évaluation plus difficile et en partie différente de la recherche clinique classique. Cet aspect, essentiel, oblige à encore plus de rigueur et de cohérence dans la pratique des essais cliniques car leur élaboration se fait principalement en fonction de l'expérience clinique des médecins homéopathes.

Idéalement, la recherche clinique ne devrait pas se limiter à montrer l'efficacité de l'homéopathie. Elle devrait, comme en allopathie, apporter aux médecins homéopathes une meilleure connaissance de leurs médicaments pour qu'ils parviennent à une efficacité optimale. Malheureusement, l'absence de médecins homéopathes dans les hôpitaux retarde l'évaluation clinique de l'homéopathie.

➤ *Sa réalisation*

Compte tenu de l'absence de toxicité des dilutions utilisées, la recherche clinique en homéopathie ne nécessite pas, comme en allopathie, une phase de recherche préclinique sur des animaux de laboratoire. Cependant, depuis peu, bien que bénéficiant d'une autorisation de mise sur le marché spécifique, toute nouvelle spécialité homéopathique doit faire l'objet d'une recherche bibliographique approfondie visant à démontrer l'efficacité et l'innocuité des souches utilisées.

La recherche clinique en homéopathie peut se décliner en quatre phases. Les deux premières sont des phases d'*observation* de l'activité des médicaments homéopathiques. La première est exécutée chez le sujet sain, c'est la phase pathogénétique. Elle permet de découvrir les signes développés chez les sujets sains, et sensibles, par l'administration de différentes dilutions du médicament. La deuxième phase vérifie l'intérêt thérapeutique de la substance chez le sujet malade. C'est le fruit du travail quotidien des médecins homéopathes, travail qu'ils mettent en commun dans des réunions et des congrès.

La troisième phase, la phase d'évaluation thérapeutique, est actuellement celle qui se développe le plus en homéopathie. À la suite des phases d'observation, cette phase d'évaluation a pour objectif de mettre en évidence l'activité clinique du médicament homéopathique et donc de *prouver* son efficacité. Les buts sont variables en fonction des thèmes de recherche et peuvent ne respecter que partiellement les caractéristiques de l'homéopathie. Ainsi, quand l'investigateur veut étudier uniquement l'activité des hautes dilutions, il ne se préoccupe pas des caractéristiques spécifiques de l'homéopathie ; en revanche, il les considère quand il veut évaluer la pratique médicale du médecin homéopathe. Lors de cette phase, les maladies les plus étudiées sont celles évaluant :

— les phénomènes traumatiques (entorses, hématomes, contusions, brûlures, extractions dentaires) ou algiques (migraines, névralgies dentaires) ;
— les infections de l'appareil respiratoire (grippes, rhino-pharyngites, otites, etc.) ;
— les problèmes psychiatriques (insomnie, dépression, mal des transports, etc.) ;
— les affections digestives (iléus postopératoires, troubles du transit, syndromes dyspeptiques) ;
— les maladies allergiques (asthme, pollinose) ;
— les affections rhumatismales (arthrose, fibromyalgie, polyarthrite rhumatismale).

Enfin, la quatrième phase de l'évaluation clinique, encore théorique, est épidémiologique. Les études épidémiologiques ayant pour ambition d'évaluer le rapport coût/efficacité de la thérapeutique homéopathique et son impact en terme de santé publique. Ces études se développent principalement dans les pays où l'homéopathie est présente dans les institutions : États-Unis, Allemagne, Grande-Bretagne. En France, ces études, menées par des structures indépendantes, sont rares et le resteront tant qu'un réel soutien institutionnel ne sera pas organisé.

➤ *Les méta-analyses à l'aide de l'homéopathie*

Depuis quelques années s'est développée une technique statistique, la méta-analyse, à l'origine d'une démarche originale qui permet une nouvelle approche en matière d'évaluation thérapeutique. La méta-analyse combine les résultats de plusieurs essais thérapeutiques pour tenter d'en faire une synthèse reproductible et quantifiée. Elle consiste en l'analyse statistique globale d'un ensemble d'études dans le but d'obtenir des informations qu'aucune de ces études prises isolément ne pourrait fournir. La méta-analyse regroupe toutes les informations existantes sur un sujet afin de permettre au médecin d'intégrer dans sa pratique, de façon rationnelle, les résultats de la recherche thérapeutique. En cas de résultats d'études discordantes, la méta-analyse autorise une vue globale de la situation.

En homéopathie, Linde et Jonas ont réalisé, en 1997, une méta-analyse [1] portant

1-Linde K. et coll., « Are the clinical effects placebo effects ? A meta-analysis of placebo controled trials », *The Lancet*, 1997, 350, p. 834-843.

sur la totalité des essais effectués, versus placebo, en homéopathie. Comme elle correspond à une très bonne synthèse de la recherche clinique actuelle en homéopathie, nous avons choisi de la résumer plutôt que de passer en revue l'ensemble des essais cliniques effectués à ce jour.

Sur 186 essais sélectionnés par les auteurs, 119 correspondaient aux critères d'inclusions de cette méta-analyse ; 30 parmi ceux-ci ont été exclus du fait d'informations insuffisantes. Sur les 89 essais analysés, 26 répondaient *à* des critères de haute qualité des études, 40 étaient de bonne qualité, les autres avaient des critères de moyenne ou basse qualité. Sur l'ensemble des études, les résultats, par rapport au placebo, sont en faveur de l'homéopathie (rapport des cotes[1] à 2,45). Cela est encore confirmé, mais à un moindre degré (rapport des cotes à 1,66), dans l'analyse séparé des 26 essais de haute qualité. À l'issue de ce travail, les auteurs concluent : « Les résultats [...] ne sont pas compatibles avec l'hypothèse selon laquelle les effets cliniques de l'homéopathie sont seulement dus à un effet placebo. » Cependant, cette conclusion est accompagnée de quelques réserves, notamment « le peu d'arguments en faveur de l'efficacité d'une approche homéopathique dans une situation donnée », c'est-à-dire le manque de preuves en faveur d'une activité clinique spécifique dans une maladie précise ; peu d'essais ayant été reproduits sur une même maladie. Ils conseillent en ce sens une recherche de qualité dans des buts pertinents et clairs, ainsi qu'une planification rationnelle des essais cliniques reflétant réellement la pratique de l'homéopathie.

Cette analyse et ces commentaires vont dans le même sens que la revue de la littérature effectuée en 1991 par Kleijnen[2] qui a cherché à déterminer si les essais contrôlés en homéopathie chez l'homme apportent la preuve de l'efficacité de l'homéopathie. Les responsables de cette enquête ont analysé, à partir de 107 essais contrôlés, les résultats des expérimentations ayant la meilleure qualité méthodologique. Sur un score maximal de 100 points caractérisant l'essai parfait, 23 essais ont eu une note supérieure à 55 et 84 ont obtenu une note inférieure à ce seuil qui sépare la qualité de bonne ou de moins bonne étude.

Sur les 14 essais d'excellente qualité ayant une note supérieure à 60, 11 ont un résultat positif et 3 un résultat négatif. Sur les 23 très bonnes études[3], 15 sont jugées favorables, 7 défavorables. Sur l'ensemble des essais, les auteurs considèrent 81 études positives, et 24 ne donnant aucun résultat par rapport au placebo.

En contradiction avec les commentaires de Linde et Jonas sur l'absence d'effet spécifique de l'homéopathie, différentes méta-analyses portant sur des indications spécifiques de cette thérapeutique ont montré des résultats divergents mais globalement

1-Signifie qu'un patient à 2,45 fois plus de chance d'être soigné par l'homéopathie que par le placebo.
2-Kleijnen J., Knipschild P., Riet G., « Clinicals trials of homeopathy », *British Med. J.*, 1991, 302, p. 316-323.
3-Un essai a comparé des traitements homéopathiques entre eux.

positifs en faveur de l'homéopathie. Ces résultats sont regroupés dans le tableau ci-dessous :

Indications	Nombre d'essais analysés	Résultats des méta-analyses
Asthme et pollinose [1]	2	Positifs mais critiquables
Pollinose [2]	7	Positifs
Iléus postopératoire [3]	6	Positifs, mais l'étude la plus importante et la mieux faite est négative
Dans la fatigue musculaire consécutive à l'effort [4]	7	Négatifs

D'une façon générale, on peut observer que les résultats sont globalement en faveur d'une activité de l'homéopathie. Néanmoins, Linde, Jonas et Kleijnen soulignent l'obligation d'améliorer la qualité méthodologique des essais, de multiplier les études cliniques, et de les réaliser dans un cadre stratégique pour en connaître précisément les implications cliniques et scientifiques. Ils insistent sur la nécessité de développer des modèles de laboratoires afin de poursuivre les efforts dans la recherche d'un mécanisme d'action plausible, seul moyen de convaincre les scientifiques qui resteraient sceptiques en cas de résultats positifs.

Enfin, ils espèrent fortement que des moyens et des structures indépendants seront donnés aux médecins homéopathes afin qu'ils puissent répondre à ces exigences. C'est à ce prix que l'homéopathie sera évaluée de façon objective et que les doutes seront levés quant à son activité. Un point de vue identique en faveur de l'intégration de l'homéopathie dans les systèmes de santé a été développé dans un article récent publié dans le journal de l'Organisation mondiale de la santé [5].

1-Reilly D., Taylor M.A., Beattle N., « Is evidence for homeopathy reproductible ? » *The Lancet*, 1994, 344, p. 1601-1606.

2-Wiesenauer M., Lüdtke R., « A meta-analysis of the homeopatic treatment of pollinosis with Galphimia glauca », *Fursch Komplementärmed*, 1996, 3, p. 230-234.

3-Barnes J., Resch K.-L., Ernst E., « Homeopathy for postoperative ileus ? A meta-analysis », *J. Clin. Gastroenterol*, 1997, 25, 4, p. 628-633.

4-Ernst E., Barnes J., « Are homeopatic remedies effective for delayed-onset muscle soreness ? A systematic review of placebo-controled trials ? », *Perfusion*, 1998, 11, p. 4-8.

5-Poitevin B., « *Integrating Homoeopathy in Health Systems* », Bulletin of the World Health Organization, 1999, 77, 2, p. 160-166.

comment
se soigner par
l'homéopathie

comment se soigner par l'homéopathie

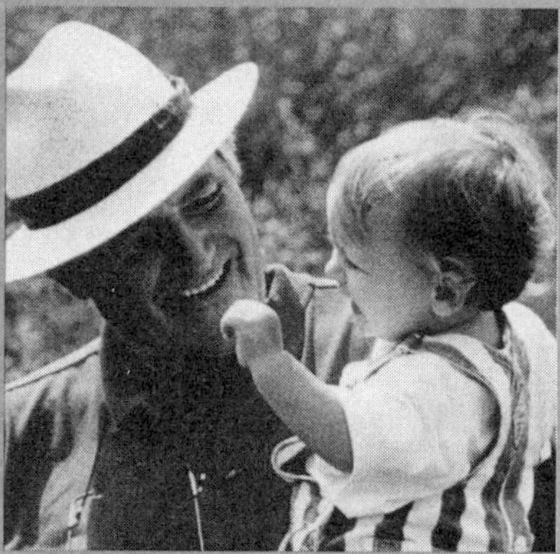

comment
se soigner par
l'homéopathie

comment se soigner par l'homéopathie

Comment se soigner par l'homéopathie

comment se soigner par l'homéopathie

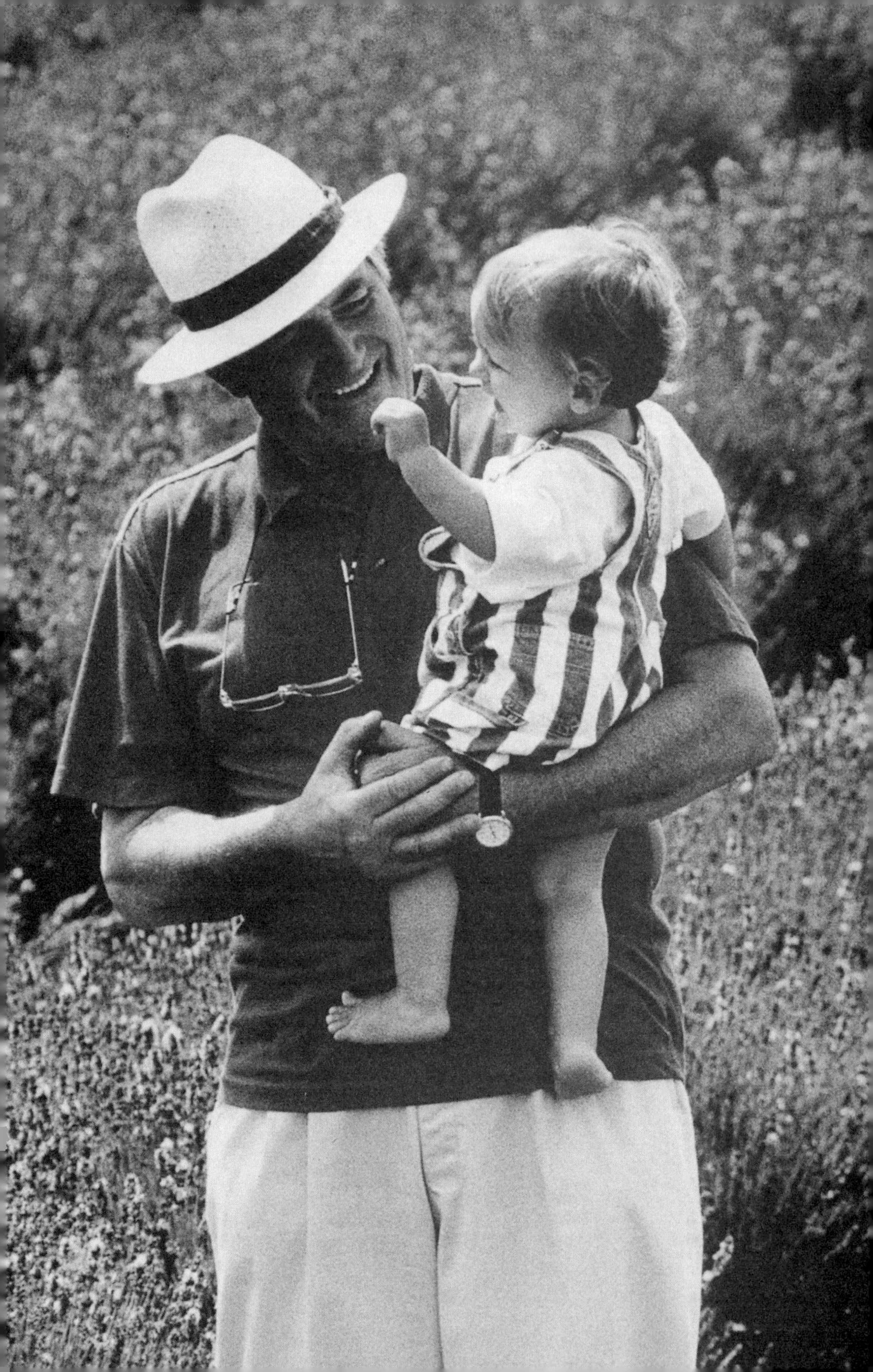

Comment se soigner par l'homéopathie

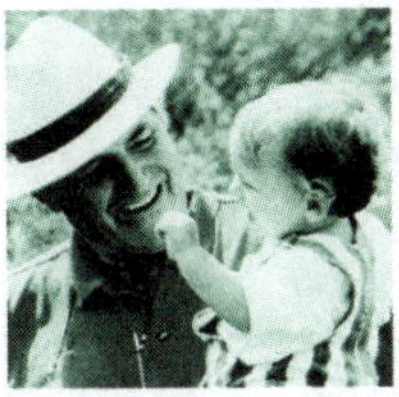

Ce qu'il vous faut savoir pour vous soigner par l'homéopathie

■

Allergologie

■

Cancérologie

■

Dermatologie

■

Gastro-entérologie

■

Gériatrie

■

Gynécologie-Obstétrique

■

Maladies cardio-vasculaires

Maladies des voies respiratoires

■

Médecine du sport

■

Neurologie, psychiatrie

■

Ophtalmologie

■

Pédiatrie

■

Stomatologie

■

Rhumatologie

■

Accidents de la vie courante

■

Prévention par l'homéopathie

Ce qu'il faut savoir pour vous soigner par l'homéopathie

En fonction de vos connaissances, de vos habitudes de l'homéopathie, vous utiliserez cette partie pratique avec une facilité plus ou moins grande :

— Si vous êtes familiarisé avec l'homéopathie, vous savez vous observer, vous reconnaissez rapidement les signes importants. La navigation se fera facilement dans ce livre.

— Si vous découvrez l'homéopathie, la navigation nécessitera peut-être une période d'apprentissage, voire de tangage, et l'aide d'une boussole. Je vous conseille d'aller consulter un médecin homéopathe qui vous aidera à acquérir cet état d'esprit nécessaire à une pratique intelligente de l'homéopathie.

— En fonction de votre culture médicale, les conseils de prudence vous permettront d'éviter d'éventuels écueils.

Dans tous les cas, si vous êtes perdu, si le brouillard est trop épais, ou si avez le moindre doute, que vous ne savez plus vous orienter, n'hésitez pas à lancer un « SOS » au capitaine de votre santé : votre médecin homéopathe.

Comment choisir vos médicaments ?

Quel(s) médicament(s) choisir ?

De prime abord, il n'est pas toujours facile de trouver *le* ou *les* médicaments pour soigner un rhume ou une angine. Une certaine habitude et une initiation par votre médecin homéopathe sont souvent nécessaires. Mais, rassurez-vous, l'apprentissage se fait rapidement, et vous reconnaîtrez d'autant plus vite les signes importants que vous pratiquerez. À cet égard, les mères de famille entraînées nous étonnent toujours par la qualité de leurs observations et de leurs remarques.

Quelques conseils pour apprendre à vous soigner par l'homéopathie

– Un comprimé d'aspirine fera toujours baisser la fièvre de votre enfant. En revanche, pour obtenir le même résultat avec l'homéopathie, il faut tenir compte à la fois de ce symptôme et de la façon de réagir de l'organisme. Cela afin de déterminer le médicament homéopathique spécifique qui convient. C'est plus difficile, c'est pourquoi nous vous conseillons de faire vos premières armes sur des troubles plus anodins ne prêtant pas à conséquence, telle une rhino-pharyngite.

– Les risques d'erreur sont d'autant plus probables que vous n'êtes pas habitué à employer cette médication. L'échec sera alors synonyme soit d'une méconnaissance du médicament approprié, soit d'une erreur dans l'interprétation du symptôme ou de la maladie. Dans cette hypothèse, ne persistez pas et demandez conseil à votre médecin homéopathe.

Nous avons vu, dans le chapitre concernant la consultation médicale, la précision des questions posées par le médecin, aussi bien dans les maladies aiguës que dans les maladies chroniques.

Pour commencer à se soigner seul par homéopathie, nous vous préconisons d'être le plus simple possible dans votre réflexion et dans l'observation des symptômes que vous constatez. Cherchez et trouvez les signes évidents.

➤ *Exemple 1 : vous avez de la fièvre*

Posez-vous des questions simples, réfléchissez, observez-vous :

Quelle est l'origine de cette augmentation de température ?

Venez-vous de vous couper les cheveux ? Êtes-vous sorti trop peu couvert ? Avez-vous été en contact avec un malade ?

Avez-vous soif ?

C'est-à-dire plus que d'habitude. Si vous présentez un biberon à votre bébé, observez-le, le refuse-t-il ou l'avale-t-il goulûment ?

Si vous avez soif, et que vous avez transpiré, pensez à *Belladonna* ; si vous n'avez pas de suées, orientez-vous plutôt vers *Aconitum napellus*.

Si vous n'avez pas soif et que vous ne transpirez pas, envisagez *Apis mellifica* si vous êtes à peu près en forme, et *Gelsemium sempervirens* si vous êtes tremblotant et complètement épuisé au fond de votre lit (si vous arrivez encore à réfléchir !).

Si vous avez peu soif et que la transpiration et les frissons vous envahissent, songez à *Pulsatilla*.

➤ *Exemple 2 : Vous avez mal au ventre*

Pourquoi ?

Peut-être avez-vous fêté votre anniversaire ; c'est désagréable, surtout si vous devez recommencer le lendemain avec des amis. L'origine du mal de ventre est d'avoir trop mangé.

À retenir

– Les signes caractéristiques de la maladie sont les mêmes pour tous les malades.

Une angine est une inflammation aiguë du pharynx, secondaire à une infection virale ou bactérienne. Les signes, communs à tous les malades, sont : la douleur au pharynx en avalant, l'irradiation fréquente aux oreilles, des amygdales rouges ou avec des points blancs, la présence habituelle de fièvre. Ces signes vous permettent de savoir que vous avez une angine mais pas de vous soigner en homéopathie.

– Pour vous soigner par l'homéopathie, vous devez tenir compte de vos signes personnels de réaction à la maladie.

Ainsi, vous constaterez que votre angine se manifeste par :

- son mode ou ses circonstances d'apparition : brutal ou non, à la suite d'un coup de froid ou d'un courant d'air par exemple ;
- la nature de la douleur : brûlure, piqûre, élancement ;
- sa localisation : côté droit, gauche ou les deux ;
- ses irradiations ou non vers les oreilles par exemple ;
- son rythme horaire journalier ;
- ses signes d'accompagnement, fièvre ou non ;
- ses modalités qui correspondent à des variations, des réactions individuelles en fonction de conditions diverses et précises. Elles sont primordiales pour la découverte du médicament. Par exemple, dans l'angine :

– l'amélioration ou l'aggravation de la douleur quand vous avalez, ou que vous buvez chaud ou froid ;

– les caractéristiques de la fièvre qui l'accompagne : absence de soif et de transpiration ; les brûlures et les piqûres du fond de la gorge améliorées par les boissons froides et aggravées par les boissons chaudes, vous feront penser à ***Apis mellifica***.

Deux médicaments sont habituels : *Nux vomica* et *Antimonium crudum*.

Comment choisir ?

C'est simple, regardez votre langue : est-elle complètement blanche ? C'est *Antimonium crudum*. Seule la partie arrière de la langue est blanche ? C'est *Nux vomica*. Plus rarement, votre langue est propre et vous avez des nausées, alors c'est *Ipeca*.

> Mon conseil :
> dans les maladies chroniques ou dans les troubles anciens, je vous conseille de consulter votre médecin. En attendant, recherchez dans cette partie les informations concernant la maladie dont vous souffrez et l'intérêt de l'homéopathie dans celle-ci. Vous serez informé des médicaments homéopathiques le plus souvent utilisés et des règles d'hygiène complémentaires indispensables.

Vous comprenez bien, à travers les deux exemples précédents, que le choix du médicament homéopathique dépend à la fois :
— des signes de la maladie,
— et des signes personnels de réaction du malade à la maladie.

Vous le remarquez, ce qui peut paraître compliqué en théorie est simple en pratique. Maintenant que vous avez sélectionné le médicament qui vous semble le plus approprié, vous devez vous décider pour des globules ou des granules, ainsi que pour une dilution.

Quelle forme et quelle dilution ?

« Quand opter pour une dose ou pour des granules ? »

Selon les habitudes, l'emploi de globules ou de granules se justifie aussi bien dans les cas aigus que dans les maladies chroniques.

— D'une façon générale, l'utilisation des doses (globules) se fait de façon ponctuelle :

• dans les cas aigus, lors d'une piqûre d'insecte, une dose d'*Apis mellifica* 15 CH peut suffire à soulager les douleurs ; immédiatement après une chute, une dose d'*Arnica montana* 15 CH atténue les douleurs et prévient les complications telle une ecchymose (le « bleu »), par exemple ;

• dans les maladies chroniques, les médecins utilisent des techniques très variées pour la prescription des doses. En fonction des pathologies, elles peuvent être ordonnées de façon quotidienne, hebdomadaire ou mensuelle.

— En dehors de ces cas :

Aussi bien dans les maladies aiguës que chroniques, vous prendrez des granules, le plus souvent par trois. Sachez que certains les prescrivent par deux, d'autres par cinq avec les mêmes résultats.

« **Quelle dilution faut-il choisir ?** »
Une fois que vous avez déterminé le médicament que vous voulez utiliser, il faut juger de la dilution la plus appropriée.
Le mode de raisonnement est le suivant : plus le médicament correspond aux symptômes que vous ressentez, plus vous devez le prendre à des dilutions élevées. Pourquoi ? Parce qu'il correspond le plus à votre façon de réagir à la maladie.

Reprenons les deux exemples précédents :

➤ *Exemple 1 : si vous avez de la fièvre*

Premier cas

Supposons que vous retrouviez tous les signes de *Belladonna* qui sont indiqués dans la troisième partie de ce guide ou au chapitre sur la fièvre, page 386. Le médicament correspond alors à tous les symptômes que vous ressentez : vous prendrez *Belladonna* en 15 CH.

De même, si vous connaissez la cause exacte de cette fièvre, une insolation par exemple, utilisez cette dilution.

Dans ce cas, une dose de *Belladonna* 15 CH peut suffire.

À retenir

— un début brutal de la maladie ; — une montée soudaine et rapide de la fièvre à 39-40 °C ; — avec une soif intense ; — des bouffées de chaleur du visage ; — une transpiration abondante ; — un abattement important accompagné d'agitation et d'excitation cérébrale, et de céphalées ; — une forte gêne à la lumière.	→	***Belladonna*** 15 CH

Deuxième cas

Si maintenant vous retrouvez « seulement » les principaux signes, que vous ignorez l'origine de cette fièvre, vous prendrez *Belladonna* en 5 CH.

À retenir

— un début brutal de la maladie ; — une fièvre élevée ; — une soif intense ; — une transpiration abondante ; — un abattement important.	→	***Belladonna*** 5 CH

Troisième cas

À présent, si vous constatez les signes suivants, vous ne prendrez pas *Belladonna*, qui ne serait d'aucune efficacité car nul symptôme ne lui correspond.

À retenir

— un début brutal de la maladie ; — une absence de soif, sauf lors de frissons ; — une alternance de transpiration et de suées ; — un état physique a peu près conservé.	→	***Apis mellifica*** 15 CH

Dans cette situation, la prise doit être fréquente : toutes les heures, au début, jusqu'à ce que la fièvre baisse ; puis vous espacerez les prises au fur et à mesure de la diminution de la température. Par exemple, vous prendrez 3 granules toutes les heures ou toutes les deux heures, selon l'intensité, puis, dès que vous constaterez que la température diminue, vous espacerez les prises.

> N'oubliez pas :
> espacez les prises des médicaments quand les symptômes s'atténuent : c'est un grand principe qu'il ne faut jamais ignorer sous peine de réactiver les symptômes ou de pérenniser la maladie.

➤ *Exemple 2 : si vous avez trop mangé*

Premier cas

Vous penserez à *Nux vomica* si :

— votre langue est blanche dans sa partie postérieure ;

— vous vous sentez ballonné.

Prenez 2 granules de *Nux vomica* 5 CH cinq fois par jour pendant une journée ou deux, puis espacez les prises.

Deuxième cas

En revanche, si vous avez d'autres signes de *Nux vomica*, vous choisirez une dilution plus élevée :

— votre langue est blanche dans sa partie postérieure ;
— vous vous sentez ballonné ;
— vous avez besoin de dégrafer la ceinture de votre jupe ou de votre pantalon ;
— vous avez mal au ventre ;
— vous êtes somnolent ;
— vous avez envie de vous faire vomir pour vous soulager.

Prenez 5 granules de *Nux vomica* 15 CH après le repas, et vous recommencerez deux ou trois fois à une demi-heure d'intervalle.

À retenir

Pour vous soigner dans les maladies aiguës
(c'est-à-dire des maladies qui surviennent brutalement, telles grippe, angine, sciatique)

— Vous êtes très malade, vous avez vraiment mal, vous voulez être très rapidement soulagé : prenez très souvent les médicaments.

• Si les symptômes sont rares : vous utilisez le médicament en 4 CH, 5 CH, 7 CH.
• Si les symptômes sont nombreux : vous utilisez le médicament en 9 CH, 15 CH, 30 CH.
• Une dose peut suffire, surtout si vous connaissez la cause.
• Répétez souvent les prises, toutes les cinq ou dix minutes selon l'intensité des symptômes (crises de coliques néphrétiques par exemple), moins fréquemment si les signes sont moins violents.

— Puis vous allez mieux, prenez beaucoup moins souvent les médicaments : trois fois par jour est suffisant.
— Dans tous les cas, vous espacez les prises dès que l'amélioration se produit.
— En l'absence d'amélioration au bout de quarante-huit heures : demandez conseil à votre médecin homéopathe.

Dans les maladies chroniques
(anciennes, qui durent depuis longtemps)

— Votre médecin homéopathe prescrit généralement des granules à prendre régulièrement, c'est-à-dire au moins une fois par jour, et des doses toutes les semaines, souvent en 9 ou 15 CH.

Troisième cas

Maintenant, si vous êtes prévoyant, si vous vous connaissez, si vous êtes habitué à des lendemains qui déchantent à la suite de repas exceptionnels, si les troubles dont vous souffrirez vous sont familiers, vous pouvez les éviter grâce à un traitement préventif pris une demi-heure avant de manger :

– Si vous savez que vous ressentirez les mêmes symptômes que précédemment après le repas, pour les éviter, vous prendrez : une dose de *Nux vomica* 15 CH.

Ou :

– Si vous savez que vous sauterez sur tous les plats et en particulier sur la charcuterie que vous ne digérez pas, et que, de plus, vous risquez de vomir et d'avoir la diarrhée, vous absorberez préalablement : une dose d'*Antimonium crudum* 15 CH.

Comment se prennent les médicaments homéopathiques

Comment prendre les granules homéopathiques ?

Facile

– 10 minutes avant les repas.
– Sans les doigts, en versant les granules dans le capuchon prévu à cet effet.
– Seuls, sans eau.
– Sous la langue.

Simple

– Par deux ou trois, une ou plusieurs fois par jour, pour les granules.
– Le tube tout entier, une fois par semaine, pour les doses.

Pratique

– Vous pouvez prendre plusieurs médicaments ensemble.
– Il n'est pas nécessaire de les prendre les uns après les autres.
– Pas besoin d'eau.
– Tient dans la poche.

➤ *Comment prendre les granules ?*

Beaucoup de gens ont le sentiment que la prise des médicaments homéopathiques est une opération extrêmement compliquée et mystérieuse. De nombreux préjugés circulent à ce sujet. Pourtant, la prise des granules homéopathiques est simple car, contrairement aux idées reçues, les horaires sont souples et les contraintes inexistantes.

▪ *Vrai/Faux* ▪ *sur la prise de médicaments homéopathiques*

« Puis-je prendre mes granules dix minutes avant les repas ? »
Vrai, il est inutile de les prendre une demi-heure ou une heure avant chaque repas, voire de se réveiller plus tôt pour prendre son traitement.

« Dois-je prendre mes granules avec un peu d'eau ? »
Faux, vous devez les prendre sans eau.

« Je dois les laisser fondre sous la langue, mais ne puis-je pas les croquer pour aller plus vite ? »
Vrai et faux, vous devez les laisser fondre sous la langue, mais, si vous désirez que cela soit plus rapide, vous pouvez les croquer puis les remettre sous la langue.

« Je ne dois pas toucher les granules avec les doigts, mais dois-je me servir du capuchon comme compte-granules ? »
Vrai, il vaut mieux ne pas saisir les granules avec les doigts, pour éviter de les souiller. Si vous le faites par mégarde, vous pouvez cependant les absorber, mais vous ne devez pas les remettre dans le tube car vous risquez de contaminer les autres granules.

« Dois-je prendre mes différents tubes de granules les uns après les autres, et attendre dix minutes entre chaque prise ? »
Faux, vous pouvez prendre tous les granules en même temps. Par exemple, si vous devez prendre au réveil 3 granules de *Sepia* et 3 granules d'*Ignatia amara*, vous pouvez prendre les 6 granules ensemble.

➤ *Granules et autres médicaments*

Comme nous l'avons vu page 71, il est tout à fait envisageable d'associer un traitement homéopathique et des médicaments allopathiques. Si les deux traitements doivent être pris au même moment, je vous conseille simplement de toujours commencer par les médicaments homéopathiques.

Vrai/Faux sur les granules et autres médicaments

« Puis-je prendre les granules avec les oligo-éléments ? »
Faux, mieux vaut espacer les prises d'au moins cinq minutes, le temps que les granules soient complètement absorbés. On peut aussi prendre les oligo-éléments après les repas.

« Peut-on associer un traitement homéopathique à un traitement allopathique ? »
Bien évidemment ; nous vous conseillons seulement de commencer par les médicaments homéopathiques.

« Peut-on associer un traitement homéopathique à une autre forme de "médecine douce" ? »
Bien sûr ; là encore je vous préconise de toujours commencer par les granules homéopathiques.

➤ *Homéopathie et faux interdits*

Là est posée la grande question : « Je commence l'homéopathie, je ne peux donc plus fumer, plus boire, je dois me priver de café et de thé à la menthe. » En fait (voir page 68), ces interdits viennent de la confusion entre les règles d'hygiène alimentaire conseillées dans une maladie et le traitement médical proprement dit, homéopathique ou non. Mais il est vrai aussi que les médecins homéopathes ont été parmi les premiers à tenir compte de cette vision de la thérapeutique. Ceci explique peut-être cela.

Vrai/Faux sur les interdits liés à l'homéopathie

« Je prends un traitement homéopathique, m'est-il interdit de consommer de la menthe, de la camomille, du thé, du café ? »
Faux, il est simplement recommandé d'éviter de consommer ces produits en même temps que les médicaments homéopathiques, car ils créent une

vasoconstriction[1] — des veines situées sous la langue — qui gêne l'absorption des médicaments et peut donc en diminuer l'efficacité.

« Je prends un traitement homéopathique, m'est-il interdit de fumer, de boire de l'alcool ? »
Faux, le conseil est le même que précédemment. L'interdiction de fumer ou celle de boire de l'alcool est simplement une règle d'hygiène prônée par tous les médecins et dont l'amalgame a été rapidement fait avec la prise d'un traitement homéopathique. En fait, il s'agit plus de recommandations de modération que d'interdictions, qui n'ont aucun sens.
Ces « interdits » — menthe, camomille, thé, café, alcool, tabac — viennent des idées d'un médecin homéopathe du début du siècle, Léon Vannier, et ne sont rien d'autre que des règles d'hygiène qu'il voulait associer à tout traitement.

« Je suis diabétique, ne puis-je pas prendre de traitement homéopathique, les granules étant en sucre ? »
Faux, pour deux raisons : les quantités de sucre absorbées sont infimes et n'ont aucune conséquence sur l'équilibre du diabète ; ensuite, le régime alimentaire du diabétique ne repose plus sur l'interdiction absolue de sucre. Au contraire, un traitement homéopathique ne peut avoir que des conséquences bénéfiques sur le contrôle de cette maladie.

Comment donner les granules à mon enfant ?

Pour les enfants de plus d'un an, la prise des granules est la même que celle des adultes.

Pour les nourrissons de 6 mois à un an, les granules peuvent être donnés à sucer à l'enfant sans danger, à condition de les mettre dans la bouche un par un.

Avant 6 mois, il est préférable de laisser fondre les granules ou les doses dans un biberon rempli d'eau. Si les granules doivent être donnés une fois par jour, le biberon doit être rempli de très peu d'eau (pas de lait ou d'autres liquides) afin de s'assurer que l'enfant le boira complètement. Si les prises doivent être plus fréquentes, la quantité d'eau sera plus importante. Si votre enfant doit les prendre à cinq reprises, mettez dix granules (deux fois cinq) dans le biberon. Dans tous les cas, pour recréer la dynamisation, agitez le biberon avant de faire boire votre enfant.

1-Diminution de calibre d'un vaisseau.

Un autre conseil : les granules fondent lentement, prenez vos précautions en les préparant suffisamment à l'avance afin de ne pas être pris de court. Ne donnez pas les granules avec un jus de fruit ou un soda.

Voir aussi « Coût du médecin », « Pour le patient », page 87, « Pour la société », page 89.

Limites de l'automédication

Mise en garde

Malgré sa médiatisation, la méconnaissance de l'homéopathie nous amène à en fixer d'emblée les limites, c'est-à-dire les barrières qu'il faut s'imposer quand on utilise un ouvrage d'automédication. « S'imposer », le mot n'est pas trop faible, car l'automédication ne devient dangereuse que si l'on feint d'ignorer ou si l'on surestime ses propres limites.

Le but de cet ouvrage est de vous amener progressivement à utiliser seul et sans danger l'homéopathie dans les affections bénignes. N'hésitez jamais à solliciter l'avis de votre médecin, interrogez-le. Éventuellement, consultez-le d'emblée au moindre doute ou à la moindre inquiétude. Il vaut toujours mieux trop tôt que trop tard.

La culture médicale que vous acquerrez, ou que vous avez déjà, s'enrichira par la lecture de cet ouvrage, par l'expérience personnelle et par l'échange avec votre médecin homéopathe. C'est pourquoi, tout au long de ce livre, seront indiqués, d'une part, les conseils de bon sens pour vous aider à prendre la bonne décision et, d'autre part, les signaux devant vous alerter au moindre obstacle et vous amener à consulter.

Nous tenons aussi à souligner que ce guide traite en priorité des maladies bénignes et vous informe des affections du ressort de l'homéopathie. Il associe, en fonction des pathologies, les règles d'hygiène, les conseils alimentaires ou autres renseignements qui peuvent vous aider à parvenir à une meilleure qualité de vie.

Soyez plus vigilant qu'à l'accoutumée, si vous décidez de vous soigner seul. Le bon sens et un minimum de culture médicale doivent vous guider.

Ce que vous devez savoir absolument

— À la rubrique thérapeutique, des mises en garde spécifiques à chaque maladie sont indiquées ; vous devez les respecter absolument et bien repérer ces signaux qui doivent vous amener à consulter.
— En l'absence d'amélioration rapide, dans une maladie aiguë ou si les troubles sont inhabituels, consultez sans attendre.
— Ne poursuivez pas un traitement dont vous ne tirez aucun bénéfice.
— Si vous êtes atteint d'une maladie grave ou chronique, vous devez consulter d'emblée un médecin homéopathe, car la mise en route d'un traitement de terrain nécessite une connaissance approfondie de l'homéopathie. Surtout n'arrêtez pas votre traitement allopathique sans avis médical.

Les réflexes de culture médicale

« Mon bébé a le nez qui coule, dois-je l'emmener immédiatement chez le médecin ? »
Non, vous pouvez essayer un traitement et attendre quelques jours pour voir le résultat.

« Mon bébé a de la diarrhée, des selles très fréquentes et abondantes depuis vingt-quatre heures, puis-je encore attendre une ou deux journées ? »
Non, vous avez déjà trop tardé, le risque de déshydratation est majeur chez les nourrissons, car ceux-ci perdent très rapidement du poids en cas de diarrhée, surtout si des vomissements y sont associés. Un nourrisson de 4 kg qui a maigri de 400 g (10 % de son poids) est en danger. Cela peut se produire très rapidement quand diarrhées et vomissements dominent. Il est impératif d'aller consulter immédiatement le médecin.

« Mon enfant a une poussée dentaire avec des selles molles et un peu de fièvre, puis-je attendre avant de le faire consulter ? »
Oui, il n'y a aucune urgence, vous pouvez traiter tranquillement votre enfant, d'autant qu'il y a d'excellents médicaments homéopathiques dans cette indication.

« Mon enfant âgé de deux ans a de la fièvre, il a déjà eu des convulsions, puis-je le traiter seule ? »
Non, il risque d'avoir à nouveau des convulsions, vous devez vous rendre chez le médecin.

« Ma fille a de la fièvre (38-38,5 °C), des douleurs abdominales et des nausées, dois-je l'emmener immédiatement chez le médecin ? »
Oui, vous avez parfaitement raison, ces symptômes peuvent faire craindre une crise d'appendicite aiguë.

« Mon fils a mal à la gorge et a de la fièvre (38-38,5 °C), dois-je consulter sur-le-champ ? »
Non, un traitement peut être entrepris pendant quarante-huit heures avant de vous décider ou non à consulter en fonction de l'évolution.

« J'ai mal au genou depuis quelques jours, celui-ci se met à gonfler, à rougir, et je commence à avoir de la fièvre, dois-je continuer le traitement entrepris ? »
Non, vous devez consulter, car votre état s'aggravera en l'absence de traitement efficace.

« Je recommence ma énième poussée d'arthrose, puis-je tenter de me soulager pendant quelques jours ? »
Tout à fait, vous pouvez entreprendre un traitement, il n'y a aucune urgence, sauf la douleur à supporter si le traitement est inadapté.

« Des boutons apparaissent pour la première fois au niveau des organes génitaux, je pense que c'est un herpès génital, dois-je me soigner tout seul ? »
Non, vous devez consulter un médecin qui fera le diagnostic de l'éruption cutanée et recherchera une éventuelle maladie sexuellement transmissible.

« Cela fait cinq jours que je me soigne seul sans succès, dois-je essayer encore un nouveau traitement ? »
Non, vous devez consulter pour au moins deux raisons : la première, vous avez fait un mauvais diagnostic, le traitement n'a aucun chance d'être efficace ; la seconde, vous avez bien reconnu la maladie, mais vous vous êtes trompé dans le traitement, vous ne guérirez pas.

« Je me soigne depuis deux jours, et mon état s'aggrave, dois-je persister ou changer de traitement ? »
Là encore, il y a les deux possibilités que nous venons de voir, mais aussi une autre liée à l'aggravation possible d'un traitement homéopathique, bien choisi en début de traitement. Vous devez consulter.

Voir aussi « Les limites de l'homéopathie », page 73 à 78.

Quelques conseils pour utiliser ce guide

Voici quelques conseils pour vous permettre de déterminer un traitement sur mesure ou de trouver le médicament le plus approprié.

Prenons un exemple : vous souffrez de ballonnements.

1. Reportez-vous au chapitre « Gastro-entérologie ». Cherchez les pages sur les ballonnements.

2. Lisez attentivement le diagnostic et les règles diététiques pour savoir si vous entrez dans ce cas de figure. Sinon, recherchez une autre rubrique (aérophagie par exemple). Laissez-vous guider aussi par les renvois situés à la fin d'un paragraphe ou d'un chapitre.

3. Si vous souffrez effectivement de ballonnements, vous allez déterminer le traitement. Pour cela :

— essayez de reconnaître parmi les signes décrits ceux qui correspondent à votre cas ; vous connaîtrez ainsi le médicament qui vous convient.

— par ailleurs, si vous trouvez, par exemple : « *Sepia* 9 CH convient aux sujets bons répondeurs », consultez dans ce cas le dictionnaire des médicaments à « *Sepia* » et lisez la rubrique « Les bons répondeurs à *Sepia* sont ».

4. Faites de même si vous désirez de plus amples informations sur le médicament que vous aurez sélectionné. Si vous cherchez des médicaments proches, autres que ceux indiqués, reportez-vous alors à la partie « Voir aussi » du médicament.

5. Si vous ne repérez pas dans la table des matières la maladie que vous recherchez, reportez-vous à l'index.

Maintenant, à vous de jouer !

Allergologie

Le mot « allergie » est un terme d'origine clinique issu du grec (*allos*, « autre », et *ergon*, « action ») qui signifie réaction différente, réaction secondaire. Ce terme désigne une réaction de défense non appropriée de l'organisme qui se produit seulement si celui-ci a été préalablement sensibilisé par un premier contact avec un élément étranger appelé « allergène ».

La suspicion clinique de l'allergie[1] résulte de la survenue sur un terrain dit « atopique » de manifestations cliniques évocatrices déclenchées dans des circonstances particulières. Tous les organes ou tissus peuvent être le siège de manifestations allergiques : l'œil (conjonctivite, iritis, uvéite), le nez et la gorge (rhinite, pharyngite), les bronches (asthme, bronchiolite), le tube digestif (douleur abdominale, diarrhée), les reins (néphrite), la peau (eczéma et urticaire). L'allergie est donc considérée aujourd'hui comme une maladie générale aux manifestations multiples survenant sur un terrain prédisposé.

Malgré la fréquence de ces maladies — les maladies allergiques se situent au premier rang des maladies chroniques de l'enfant —, le diagnostic est rarement aussi évident qu'on le souhaiterait. Seuls une approche clinique rigoureuse et un interrogatoire approfondi permettent d'orienter le diagnostic. Habituellement, celui-ci est évoqué par le médecin généraliste et confirmé par l'allergologue à la suite d'une enquête étiologique méthodique, parfois longue et difficile. Une consultation médicale est donc indispensable, non seulement pour cette raison, mais aussi du fait de la gravité potentielle de la maladie allergique.

La population générale, non allergique habituellement, peut être victime ponctuellement de maladies allergiques. C'est le cas lors de piqûres d'hyménoptères (guêpes, abeilles, frelons), de prises médicamenteuses (antibiotiques par exemple), ou de contact avec un produit allergisant comme le latex des gants de certains professionnels de santé (chirurgiens).

La multiplicité des maladies allergiques et de leurs manifestations rend difficile l'évaluation globale de la fréquence de ces maladies ; la seule réalité sur laquelle tout le monde s'accorde est son augmentation.

L'homéopathie est très bien adaptée à la maladie allergique, car elle prend en compte le terrain, la sensibilité individuelle, les facteurs étiologiques à l'origine de

1-Chemouny B., « Les allergies : enjeu de santé publique », *Connaître et agir*, Guide institutionnel élaboré sous l'égide de l'Institut UCB de l'allergie, 1999.

la maladie et les facteurs psychosomatiques. Elle permet, à long terme, une réelle modification du terrain individuel et une diminution des traitements classiques quand ceux-ci sont nécessaires. En traitement curatif, son activité est facilement remarquable quand les médicaments sont bien choisis ; néanmoins, il ne faut pas hésiter à utiliser les thérapeutiques classiques si l'amélioration n'est pas extrêmement rapide.

Dans ce chapitre, les allergies alimentaires et médicamenteuses ne seront pas étudiées, car elles nécessitent un développement long et complexe qui n'a pas lieu d'être dans ce guide. Les conjonctivites allergiques sont traitées page 381, les piqûres d'animaux page 499.

Allergie solaire

Les allergies, ou lucites solaires, sont liées à l'exposition au soleil.

CONSULTEZ DANS LES 48 HEURES, EN L'ABSENCE D'AMÉLIORATION

Diagnostic

— Elle survient souvent chez la femme jeune, après un ou deux jours d'exposition importante au soleil.
— Elle se manifeste par une éruption de papules, ou boutons rouges, qui démangent les régions les plus exposées : mains, pieds, avant-bras, décolleté. Le visage est épargné.
— Elle disparaît spontanément au bout de deux à trois semaines d'exposition solaire, mais récidive chaque année en s'étendant progressivement.

Prévention

— Portez des vêtements en coton épais qui protègent la peau les premiers jours (manches longues, pantalon).
— Évitez l'exposition solaire entre 10 et 14 heures « heure solaire » (12 à 16 heures à la montre), portez un T-shirt même sous un ciel nuageux, ou dans l'eau. Évitez aussi le soleil au début du mois de juillet où le rayonnement est le plus intense, en altitude, et sur la neige.
— Évitez les applications de parfums ou d'eaux de toilette contenant de la bergamote ou de l'huile de goudron ainsi que certaines plantes (pâturin, persil).
— Certains médicaments accroissent votre sensibilité au soleil, parlez-en à votre médecin.

Traitement

➤ Règle de bon sens

Mettez-vous à l'ombre une ou deux journées.

➤ Traitement préventif

- *Muriaticum acidum* 9 CH, chez des individus qui ont été atteints les années précédentes et dont la moindre exposition au soleil déclenche des boursouflures cutanées, rouges, brûlantes, accompagnées d'intenses démangeaisons. Médicament typique des lucites solaires.

  Posologie : 2 granules au réveil et au coucher.
- *Histaminum* 9 CH : en traitement d'appoint dans les allergies cutanées.

  Posologie : une dose par semaine.

Commencez le traitement quinze jours avant la date du départ en vacances et poursuivez le traitement la première semaine.

➤ Traitement curatif

Au tout début, dès l'apparition des rougeurs

Prenez systématiquement les trois médicaments suivants :

- *Apis mellifica* 5 CH.
- *Belladonna* 5 CH.
- *Poumon Histamine* 7 CH.

  Posologie : 2 granules 5 fois par jour pendant 2 jours, puis 3 fois par jour pendant 6 jours.

Si les démangeaisons commencent

Ajoutez immédiatement :

- *Urtica urens* 5 CH.

  Posologie : 2 granules 5 fois par jour pendant 2 jours, puis 3 fois par jour pendant 6 jours.

➤ Traitement de terrain

Un médicament ressort souvent, *Natrum muriaticum*, mais c'est votre médecin homéopathe qui décidera ou non de son intérêt.

Asthme

L'asthme[1] est une maladie inflammatoire chronique des voies respiratoires. Il serait la conséquence d'une interaction entre une prédisposition génétique et un environnement dans lequel les allergènes et le tabac jouent un rôle prépondérant. Un quart des asthmatiques fument. En France, la prévalence de l'asthme chez l'adulte de plus de 15 ans est estimée à 6 % soit environ 3,7 millions de personnes, 13 % des enfants de 11 à 14 ans ont déjà eu de l'asthme dans leur vie. Les garçons sont plus atteints que les filles. L'asthme provoque 1 500 décès par an, dont la majorité est constituée des sujets âgés ; la proportion d'enfants, d'adolescents ou d'adultes jeunes est estimée à 150-300 par an.

CONSULTEZ IMMÉDIATEMENT EN L'ABSENCE D'AMÉLIORATION DANS LE QUART D'HEURE QUI SUIT LA CRISE – SI JEUNE ENFANT – SI ASTHME GRAVE CONNU – SI AGITATION OU SOMNOLENCE – SI IMPOSSIBILITÉ DE PARLER OU DE RESPIRER

Diagnostic

Le diagnostic est le plus souvent fait par les malades eux-mêmes qui ont dans leur famille un parent ou des grands-parents asthmatiques.

Typiquement, les crises d'asthme sont nocturnes : une respiration sifflante et difficile réveille le malade et l'oblige à s'asseoir pour retrouver son souffle. Elles peuvent durer quelques minutes ou quelques heures, et se terminent par une toux et l'émission de crachats.

Le médecin, par des examens complémentaires, confirmera le diagnostic.

Chez l'enfant, une toux persistante doit faire rechercher un asthme, surtout si des membres de la famille sont allergiques.

Principales complications

— À court terme lors des crises : risque d'insuffisance respiratoire aiguë.
— À long terme : risque d'insuffisance respiratoire chronique.

1-« Asthme : prévalence et impact sur la vie quotidienne. Analyse des données de l'enquête décennale santé 2003 de l'Insee, février 2008 », conférence d'experts SPLF Asthme et allergie, Masson, *Rev. mal. respir*, 2007, n° 24.

Règles d'hygiène

Elles ont pour objectif la lutte contre les facteurs responsables des manifestations allergiques respiratoires[1] les allergènes et la pollution (intérieure et extérieure) physico-chimique de l'air.

➤ *Les causes de pollution intérieure :*

Elles concernent le lieu d'habitation et l'environnement professionnel.

Dans l'habitat :

▪ Les principaux polluants biologiques : les acariens, la poussière de maison, les allergènes d'animaux domestiques (chats, chiens, chevaux en particulier), les allergènes des moisissures et des plantes.
▪ Les polluants chimiques :
— le dioxyde de soufre (NO2) dont les sources principales sont les cuisinières à gaz, les veilleuses, les chauffe-eaux, les poêles à bois, les radiateurs à gaz ou à kérosène et la fumée de tabac ;
— l'ozone dont les concentrations dans l'habitat sont inférieures de plus de 50 % à celles de l'air extérieur ;
— les COV (composés organiques volatiles) : matériaux des bâtiments, produits de décoration, activités d'entretien et de bricolage. Leur concentration dans l'habitat est supérieure de 2 à 10 fois à celles de l'air extérieur ;
— le formaldéhyde retrouvé surtout dans les isolants à base de mousses urée-formol, les meubles en panneaux de particules et aussi dans les fumées de tabac, les agents nettoyants et les désinfectants ;
— le dioxyde de souffre (S02) dont les concentrations sont particulièrement élevées dans les émanations des radiateurs à gaz ou en hiver lorsque le charbon est le combustible ;
— le tabagisme passif qui concerne surtout les enfants ; le tabac étant, par ailleurs, une source importante de nombreux polluants, notamment d'oxyde d'azote et d'aldéhyde.
▪ L'habitat dans des lieux humides et chauds favoriserait la survenue d'asthme. Toutes ces raisons font qu'une aération quotidienne des locaux est indispensable pour limiter la pollution intérieure.

1-Chemouny B., *Les Allergies : enjeu de santé publique*, *op. cit.*

Au travail :

De nombreuses substances peuvent faire apparaître un asthme professionnel. Toute nouvelle substance en concentration suffisante est susceptible d'entraîner des manifestations respiratoires chez les sujets exposés.

➤ *Les causes de pollution extérieure*

Le rôle de la pollution atmosphérique (automobile, industrielle, chauffage au fuel ou au charbon) est connu, mais reste très discuté, les résultats des études épidémiologiques étant extrêmement divergents.

➤ *Les autres causes d'asthme :*

Les pollens sont fréquemment en cause et responsables d'asthme.

L'asthme est aussi d'origine médicamenteuse : ainsi, l'asthme à l'aspirine est connu depuis 1922, cependant nombre d'asthmatiques l'utilise encore. Consultez votre médecin en cas de doute.

Les sulfites, les agents antioxydants très utilisés comme conservateurs alimentaires ou médicamenteux, provoquent des crises d'asthme parfois sévères ; 4 % des asthmatiques y sont sensibles.

L'asthme à l'effort et au froid existe. Le malade qui en souffre doit éviter ces situations.

Prévention

— Traitement de l'allergie, présente neuf fois sur dix, et d'un éventuel reflux gastro-œsophagien plus fréquent chez les asthmatiques adultes ou enfants.
— Prise en compte des facteurs hormonaux (influence de la puberté, de la grossesse, de la ménopause et des règles) et des facteurs psychologiques qui modulent l'évolution de l'asthme.
— Prévention des infections virales chez l'enfant, des sinusites, des bronchites et de l'asthme professionnel (farine de blé) chez l'adulte.
— Ne fumez pas en présence des enfants. Le tabagisme passif — c'est-à-dire subi par les enfants — augmente la sensibilisation à l'asthme.
— Effectuez des séjours réguliers à des altitudes supérieures à 1 500-2 000 m.

Voir aussi : les « Rhino-pharyngites à répétition », page 411 et 417, et le « Reflux gastro-œsophagien », page 440.

Traitement homéopathique

➤ *Traitement des crises*

N'attendez pas que survienne la crise pour lire cette rubrique. Sélectionnez les médicaments qui vous semblent les mieux adaptés et ayez-les à votre disposition en cas de crises. Conservez toujours à portée de main les thérapeutiques classiques et n'hésitez pas à les utiliser en l'absence rapide d'amélioration ou si vous avez la moindre crainte.

Systématiquement

- Le plus efficace, pour traiter les crises, est d'alterner toutes les minutes *Ipeca* 5 CH et *Antimonium tartaricum* 5 CH. Pensez à espacer les prises dès que la respiration redevient normale :
- *Ipeca* 5 CH convient particulièrement aux asthmes de l'enfant survenant chaque année à la même époque. La toux sèche et quinteuse provoque des nausées et des vomissements qui ne soulagent pas le malade. La langue est propre.
- *Antimonium tartaricum* 5 CH, quand la crise, le plus souvent nocturne (vers 3 ou 4 heures du matin), s'accompagne d'une respiration bruyante et pénible. Le patient est très encombré, il est obligé de s'asseoir pour mieux respirer. Malgré une toux grasse, il émet difficilement des crachats. Sa langue est blanche et il a des nausées.

Selon les cas

Des médicaments plus spécifiques peuvent être indiqués :

- *Arsenicum album* 9 CH reproduit la crise d'asthme typique qui réveille le sujet en pleine nuit entre 1 heure et 3 heures du matin. Pendant celle-ci, le sujet est très anxieux, très agité et a peur de mourir. Il se lève car il ne peut rester allongé, et marche dans tous les sens pour essayer de se soulager. Bien qu'il ait froid, il ouvre la fenêtre pour mieux respirer.
- *Aralia racemosa* 9 CH, quand l'asthme est déclenché par une rhino-pharyngite ou une rhinite allergique. Il se traduit par des difficultés respiratoires aggravées allongé, surtout au coucher ou dans le premier sommeil.
- *Cuprum metallicum* 5 CH : asthme nocturne qui s'accompagne d'une cyanose (coloration bleu violacé) de la face et de violentes quintes de toux sèche difficilement supportées. Celles-ci sont améliorées par les boissons froides. Un traitement allopathique complémentaire est parfois nécessaire.
- *Kalium carbonicum* 5 CH est indiqué dans l'asthme des vieillards qui survient entre 2 et 4 heures du matin. L'expectoration est difficile, le malade se soulage en respirant assis penché en avant.
- *Lachesis mutus* 5 CH, quand l'asthme apparaît chez des femmes en périménopause.

- *Ignatia amara* 9 CH : asthme des sujets spasmophiles, accompagné d'une toux sèche qui apparaît après une contrariété.

Posologie : si un médicament ressort nettement, le prescrire en 9 CH toutes les 2 minutes, puis espacer les prises avec l'amélioration.

À mon avis

Il est préférable que vous consultiez votre médecin homéopathe afin qu'il mette au point un traitement individualisé de vos crises. N'hésitez jamais à utiliser des traitements classiques si la crise ne cède pas très rapidement.

➤ *Traitement de terrain*

Le traitement de terrain est du ressort du médecin homéopathe : tout malade asthmatique doit le consulter afin qu'il juge de la gravité de la maladie et de l'opportunité ou non d'une thérapeutique de terrain. Ce traitement a pour but d'être préventif, c'est-à-dire de limiter la fréquence des crises, leur intensité quand elles surviennent, et l'évolution de la maladie.

Voir aussi : *Arsenicum album*, *Carbo vegetabilis*, *Dulcamara*, *Histaminum*, *Ipeca*, *Kalium carbonicum*, *Medorrhinum*, *Natrum muriaticum*, *Natrum sulfuricum*, *Poumon Histamine*, *Psorinum*, *Sulfur*, *Sulfur iodatum*, *Thuya occidentalis*.

Cures thermales

Les avis des pneumologues sont partagés sur l'efficacité des cures thermales. Elles ont l'intérêt d'apprendre aux asthmatiques à mieux connaître leur maladie et, quand elles sont situées en altitude, au-delà de 1 500-2 000 mètres, de permettre une éviction totale des acariens qui sont absents à cette hauteur.

Allevard, Amélie-les-Bains, Cambo-les-Bains, La Bourboule, Mont-Dore, Saint-Honoré.

Eczéma atopique

L'eczéma atopique ou dermatite atopique[1] est la principale manifestation cutanée de l'allergie. Sa fréquence est passée de 6 à 12 % en une quinzaine d'années sans que l'on en comprenne la raison. La dermatite atopique ne doit pas être confondue avec l'eczéma de contact qui est déclenché par une substance mise directement sur la peau.

CONSULTEZ POUR UN TRAITEMENT DE TERRAIN

Diagnostic

— L'eczéma atopique[2] concerne le plus souvent l'enfant, mais il n'épargne pas l'adulte. Il survient sur un terrain génétiquement prédisposé, le terrain atopique, sur lequel d'autres manifestations allergiques — asthme, rhume des foins, conjonctivite allergique — peuvent survenir. Dans ce dernier cas, on retrouve fréquemment des allergies chez les parents.
— Un signe constant de l'eczéma : les démangeaisons[3] qui déclenchent un cercle vicieux prurit-grattage-éruption-prurit.
— Chez le nourrisson, il siège surtout sur les joues, les plis des coudes et des genoux, le cuir chevelu et le siège ; chez le petit enfant, il prédomine aux coudes, derrière les genoux, aux mains et autour de la bouche.

Principales complications

La surinfection des lésions par le grattage.

Règles d'hygiène, prévention

Pour votre enfant :
— ne lui mettez pas des vêtements en fibres synthétiques ;

1-Différent de l'eczéma de contact qui concerne plus l'adulte, et dont le traitement passe avant tout par la reconnaissance et l'éviction de la substance incriminée.
2-Voir aussi fiches pédiatriques « Dermite séborrhéique du nourrisson » et « Érythème fessier du nourrisson », pages 392 et 393.
3-Voir chapitre « Démangeaisons », pages 216 à 219.

— n'appliquez pas de parfum ou d'eau de toilette ;
— n'utilisez pas d'assouplissants dans la lessive, rincez bien le linge ;
— limitez si possible le contact avec les animaux ;
— ne le couvrez pas trop, mettez un humidificateur dans sa chambre ;
— ne le baignez pas dans une eau dépassant 36 °C : employez un savon surgras, mettez dans l'eau des huiles végétales ou des extraits d'avoine aux propriétés adoucissantes, essuyez-le sans lui frotter la peau avec la serviette, mais en le tamponnant. Coupez-lui les ongles à ras ;
— l'hiver, protégez-lui les mains et le visage avec une crème type Cold-cream®.

Traitement homéopathique

➤ *Au tout début*

▪ *Belladonna* 7 CH, au tout début de l'eczéma quand la peau est rouge, chaude et douloureuse.

➤ *Dès que les démangeaisons apparaissent*

▪ *Apis mellifica* 7 CH, quand l'eczéma commence par un léger œdème de la peau, avec des démangeaisons brûlantes améliorées par les applications froides.
▪ *Urtica urens* 7 CH, si les démangeaisons sont aggravées par les applications froides.

Posologie : 2 granules 5 fois par jour pendant 2 jours, puis 3 fois par jour pendant 6 jours.

➤ *Quand les vésicules surgissent*

Les vésicules, c'est-à-dire des cloques de la taille d'une tête d'épingle remplies d'un liquide transparent, sont piquantes et brûlantes.
▪ *Cantharis vesicatoria* 7 CH est indiqué quand ces sensations sont améliorées par les applications froides.
▪ *Rhus toxicodendron* 7 CH, quand les vésicules petites sont améliorées par le grattage et les applications d'eau très chaude.

Posologie : 2 granules 5 fois par jour pendant 2 jours, puis 3 fois par jour pendant 6 jours.

➤ *Au stade de suintement et de croûtes*

▪ *Graphites* 9 CH, si les croûtes sont épaisses et collantes et laissent sourdre un liquide visqueux jaunâtre. Les lésions prédominent aux oreilles, au cuir chevelu, à la bouche, aux genoux et aux coudes. Les démangeaisons sont aggravées par la chaleur, le lavage et la chaleur du lit, et améliorées par les applications fraîches. C'est l'eczéma de l'été.

▪ *Petroleum* 7 CH, très proche de *Graphites*, mais s'en distingue par le suintement clair et fluide des vésicules. Les lésions prévalent non seulement au visage, mais aussi aux mains, aux organes génitaux et aux orteils. Les démangeaisons sont aggravées par le froid et l'hiver, et améliorées par la chaleur et l'été. C'est l'eczéma de l'hiver.

Posologie : 2 granules au réveil et au coucher pendant 1 mois.

➤ *Quand la peau commence à se réparer*

▪ *Arsenicum album* 7 CH, quand l'eczéma devient sec, que la peau desquame et que les croûtes tombent « en poussière ». Il persiste des sensations de brûlures et des démangeaisons améliorées par les applications chaudes, aggravées par le grattage — qui provoque des saignements —, par le froid, et la nuit entre 1 heure et 3 heures du matin.

Posologie : 2 granules au réveil et au coucher pendant 15 jours.

➤ *En cas d'infections cutanées*

En attendant de consulter :

▪ *Mezereum* 7 CH, 2 granules au réveil et au coucher.

➤ *Médicaments de terrain*

Voir aussi : *Arsenicum album*, *Calcarea carbonica*, *Graphites*, *Hepar sulfur*, *Lycopodium clavatum*, *Natrum muriaticum*, *Psorinum*, *Sepia*, *Sulfur*, *Sulfur iodatum*, *Tuberculinum*.

Cures thermales

Avène-les-Bains, La Bourboule, Les Fumades-les-Bains, Molitg-les-Bains, Neyrac-les-Bains, La Roche-Posay, Rochefort-sur-Mer, Sail-les-Bains, Saint-Christau, Saint-Gervais, Saujon, Uriage-les-Bains.

Voir aussi « Érythème fessier du nourrisson », page 393.

Eczémas de contact

L'eczéma de contact ne survient pas sur un terrain particulier puisque celui-ci se produit par contact direct unique ou répété de la substance sur la peau.
Consultez afin de rechercher la cause de cet eczéma.

Diagnostic

Les eczémas de contact sont surtout de causes professionnelle, vestimentaire, cosmétique et médicamenteuse.

Les eczémas professionnels concernent surtout les mains ; les professions les plus exposées sont les coiffeurs, le personnel soignant, les ouvriers de l'industrie chimique et les maçons. Les améliorations des conditions de travail ont notablement réduit l'incidence de ces eczémas.

L'allergie vestimentaire est dominée par l'allergie au nickel (bijoux et pièces métalliques des vêtements). Elles concernent en Europe 12 à 14 % des jeunes femmes.

L'allergie aux cosmétiques est fréquente, mais rapidement résolue grâce à la multiplicité des produits à la disposition du public et des possibilités aisées de remplacement.

Enfin, les allergies médicamenteuses sont encore très fréquentes. Elles concernent les topiques (en particulier les antiseptiques mercuriels), le baume du Pérou, la néomycine, la lanoline et les excipients de certaines pommades.

À mon avis

Une consultation médicale est indispensable, car la guérison repose sur la suppression du contact avec l'allergène responsable. Seul l'allergologue pourra déterminer avec certitude la substance responsable.

Le traitement

Supprimez le contact avec l'allergène responsable, car tant que celui-ci existe, l'eczéma persiste. L'éviction est parfois aisée quand l'allergène est identifié ; celle-ci est beaucoup plus compliquée quand plusieurs allergènes sont en cause, ou dans les allergies professionnelles ou médicamenteuses.

Pour la toilette ou le bain, employez un savon surgras, puis enduisez la peau d'une crème hydratante (Cold-cream®, Atoderm®, etc.) ; sur le visage, notamment les paupières, certains médecins proposent la brumisation d'eau minérale suivie de l'application d'une pâte à l'eau.

Le traitement homéopathique cité dans l'eczéma atopique peut être utilisé dans ces circonstances ; mais ce traitement est voué à l'échec sans l'éviction de l'allergène responsable.

Rhinites allergiques

Les rhinites allergiques renferment deux entités distinctes : la rhinite allergique spasmodique, ou rhume des foins, qui survient chaque année à la même saison, et la rhinite allergique « perannuelle », c'est-à-dire plus ou moins permanente, souvent associée à de l'asthme. Les rhinites allergiques selon les données touchaient en 1992, 28,5 % de la population française (étude ISAAC) ; 57 % des enfants asthmatiques ont une rhinite allergique[1].

CONSULTEZ AFIN D'ENVISAGER UN TRAITEMENT DE TERRAIN

Diagnostic

Comme pour l'asthme, les crises sont déclenchées par la présence d'allergènes (substances qui provoquent l'allergie).

Dans la rhinite allergique spasmodique, ou pollinose, on retrouve tous les ans, à la même saison, la triade caractéristique suivante :
- éternuements en salves,
- écoulement nasal clair, fluide, souvent très abondant,
- obstruction nasale constante.

Dans la rhinite perannuelle, ces symptômes, généralement moins nets, sont associés à de l'asthme.

Dans ces deux entités, on retrouve dans 50 à 90 % des cas des antécédents aller-

1-Hamouda S., Scheinmann P., Blic J. de., *Diagnostic et fréquence de la rhinite allergique chez l'enfant asthmatique*, Paris, Elsevier-Masson, 2006 ; http://www.sp2a.fr/pdf/CFP2A-2006/rhinite-allergique.

giques personnels ou familiaux et des antécédents de sinusites dans 50 % des rhinites perannuelles.

Les allergènes à l'origine de rhinites allergiques sont :
— le plus souvent les pollens. Le moment de l'apparition des crises renseigne sur leur type :
• au printemps, c'est le pollen des arbres (chêne, orme, érable, bouleau, genévrier, olivier, platane) ;
• en été, c'est le pollen des herbages cultivés (cynodon, fléole des prés, flore odorante, dactyle pelotonné, houppe d'Alep), et des herbes sauvages (plantain, chardon russe) ;
• en automne, le pollen des herbes sauvages (l'ambroisie, ou herbe aux poux, dans la région lyonnaise) ;
• les moisissures et les champignons sont très présents pendant les saisons humides et à l'intérieur des maisons.
— la poussière de maison, dont l'acarien le plus souvent responsable est le *Dermatophagoïdes pteronyssinus*. Il adore les squames humaines et les pellicules, prolifère dans les maisons fraîches et humides et déteste le soleil. Les oreillers, les duvets, les édredons remplis de plumes sont des réservoirs d'acariens.
— les animaux : les oiseaux, les chats, les chiens, les chevaux.

Règles d'hygiène

Les règles d'hygiène des rhinites perannuelles sont identiques à celles de l'asthme (voir page 183), les allergènes en cause étant le plus souvent les mêmes. On se méfiera tout particulièrement de la climatisation, du chauffage par le sol trop sec, et, bien entendu, des tapis et des moquettes.

Traitement

Nous n'aborderons que le traitement du rhume des foins. Celui-ci est d'autant plus efficace qu'un traitement de terrain aura été institué. Nous laisserons de côté la thérapeutique des rhinites allergiques perannuelles, car celle-ci est complexe et nécessite une consultation médicale afin d'instaurer aussi un traitement de fond.

➤ *Quand l'écoulement nasal est irritant et le larmoiement doux*

Ce qui signifie que le nez, en coulant, irrite les narines et la partie située au-dessus des lèvres, et que les larmes provoquées par l'allergie ne sont pas corrosives pour le pourtour des yeux.

- *Allium cepa* 5 CH, si les éternuements fréquents, en salves, surviennent au réveil, et si les troubles sont déclenchés par les allergènes saisonniers (pollens, foin et herbes coupés), aggravés dans une chambre chaude, et améliorés au grand air. Des douleurs sus-orbitaires (au-dessus des yeux) sont parfois présentes.
- *Ammonium muriaticum* 5 CH : les éternuements sont aussi fréquents, mais le malade ne présente pas les mêmes modalités qu'*Allium cepa* (aggravation dans une chambre chaude et amélioration au grand air). La sensation de nez bouché est intense et s'accompagne d'une perte de l'odorat.
- *Sanguinaria* 5 CH : éternuements en salves, rhinorrhée irritante, nez sec et bouché prédominent. Ces symptômes sont aggravés par les pollens et les odeurs de toute nature, surtout de fleurs.
- *Aralia racemosa* 5 CH : les éternuements fréquents et l'écoulement nasal, clair et très irritant, sont accrus par le moindre courant d'air. La rhinite allergique se complique fréquemment par de l'asthme qui provoque des difficultés respiratoires aggravées quand le malade est allongé, surtout au coucher ou dans le premier sommeil.

Posologie (pour tous ces médicaments) : 2 granules toutes les heures le premier jour en période de crise, puis espacez les prises au fur et à mesure que les troubles diminuent. Continuez 3 fois par jour et consultez votre médecin homéopathe.

➤ *Quand l'écoulement nasal est doux et le larmoiement irritant*

- *Euphrasia* 5 CH convient quand l'écoulement nasal est doux, le larmoiement très abondant et très irritant, et les paupières enflées et brûlantes (le contraire d'*Allium cepa*). Les troubles sont aggravés par le vent, la lumière du soleil et dans une chambre chaude, et améliorés au grand air.
- *Ambrosia* 5 CH, si l'écoulement nasal, bien que banal, s'accompagne d'un larmoiement irritant et de très fortes démangeaisons des paupières. C'est un médicament très utilisé en automne dans la vallée du Rhône où l'ambroisie prédomine à cette saison.
- *Sabadilla* 5 CH : ce médicament est individualisé par des éternuements fréquents, violents, paroxystiques, en salves, suivis d'une rhinorrhée fluide, malgré l'intense sensation de nez bouché et un larmoiement irritant. Les éternuements, provoqués par de fortes démangeaisons du nez et du palais, sont calmés par l'application et le frottement de la langue sur ce dernier. Le larmoiement et les éternuements sont aggravés par les odeurs de fleurs, les parfums, et au grand air ; ils sont améliorés par la chaleur.

Posologie (pour tous ces médicaments) : 2 granules toutes les heures le premier jour en période de crise, puis espacez les prises au fur et à mesure que les troubles diminuent. Continuez 3 fois par jour et consultez votre médecin homéopathe.

➤ *Quand l'écoulement nasal et le larmoiement sont irritants*

- *Kalium iodatum* 5 CH : les éternuements accompagnent un écoulement nasal et oculaire aqueux, abondant et brûlant. Les yeux et le nez sont rouges et enflammés. Les crises sont calmées par la chaleur et aggravées à l'air frais.

▪ *Naphtalinum* 5 CH : les écoulements nasal et oculaire — particulièrement le larmoiement — sont très abondants et irritants. Les éternuements en salves sont incessants. Les symptômes sont améliorés en plein air.
▪ *Arsenicum album* 5 CH, si la rhinorrhée et le larmoiement très irritants et abondants sont aggravés la nuit et améliorés par la chaleur.

Posologie (pour tous ces médicaments) : 2 granules toutes les heures le premier jour en période de crise, puis espacez les prises au fur et à mesure que les troubles diminuent. Continuez 3 fois par jour et consultez votre médecin homéopathe.

➤ *Traitement de terrain*

Les traitements de terrain ont l'intérêt de prévenir les crises de rhinites allergiques spasmodiques, ou rhumes des foins. Ils doivent être commencés au moins un mois avant la période présumée des crises, et poursuivis pendant celle-ci. Leur grande efficacité constitue une alternative certaine aux traitements allopathiques.

Les rhinites allergiques perannuelles, pour lesquelles les crises sont plus ou moins permanentes au cours de l'année, nécessitent aussi un traitement de terrain. Elles sont plus difficiles à soigner, mais les résultats sont très bons à long terme.

Voir aussi : *Arsenicum album*, *Histaminum*, *Natrum muriaticum*, *Nux vomica*, *Poumon Histamine*, *Psorinum*, *Sulfur*, *Sulfur iodatum*.

Urticaires aiguës

Maladie bénigne à ne pas négliger du fait de ses complications, exceptionnelles mais graves.

CONSULTEZ DANS LES 48 HEURES : — EN L'ABSENCE D'AMÉLIORATION
— SI SENSATION DE MALAISE GÉNÉRAL OU DES DIFFICULTÉS À RESPIRER

Diagnostic

L'urticaire se définit par l'éruption fugace de papules ou boutons œdémateux rosés ou blanchâtres — semblables à des piqûres d'ortie — qui démangent beaucoup et changent de place fréquemment. Elle est souvent d'origine allergique.

Principales complications

— Œdème de Quincke c'est-à-dire un œdème qui fait mal et démange les paupières, les lèvres et parfois tout le visage. Sa gravité réside dans le risque de survenue d'un œdème de la gorge qui peut bloquer la respiration. C'est une véritable urgence médicale.

— Choc anaphylactique avec risque de décès en moins d'une heure (un cas sur 2 millions). N'hésitez jamais à consulter à la moindre inquiétude.

Prévention

Certains médicaments et aliments sont responsables d'urticaire aiguë, il s'agit pour :

— les médicaments, parmi les plus connus, l'aspirine, la pénicilline, les sulfamides, l'insuline et les produits iodés radiologiques ;

— les aliments : les noix, les fruits de mer, les mollusques, les poissons, les fraises, les framboises, les pêches, la tomate, le chocolat.

Si les crises sont très fréquentes, ou d'emblée graves, il est préférable que vous consultiez votre médecin homéopathe, qui envisagera avec vous le recours à un médecin allergologue.

Traitement

Prenez systématiquement

- *Histaminum* 7 CH.

  Posologie : 2 granules toutes les 5 minutes de façon répétée, puis espacez dès amélioration.

Ajoutez

- *Apis mellifica* 7 CH, si l'urticaire est améliorée par les applications froides.
- *Urtica urens* 7 CH, si, au contraire, la chaleur calme les démangeaisons et les applications froides les aggravent.

Posologie (pour tous ces médicaments) : 2 granules toutes les 5 minutes de façon répétée, puis espacez dès amélioration.

N'hésitez pas à consulter si les troubles persistent.

Urticaires chroniques

Ils sont de diagnostic simple, mais souvent de causes multiples, difficiles à mettre en évidence.

CONSULTEZ DANS LES 48 HEURES : — EN L'ABSENCE D'AMÉLIORATION
— SI VOUS AVEZ UNE SENSATION DE MALAISE GÉNÉRAL
OU DES DIFFICULTÉS À RESPIRER

Diagnostic

Il s'agit de crises d'urticaire qui se répètent fréquemment.

Principales complications

— Œdème de Quincke (voir définition page 196).
— Choc anaphylactique avec risque de décès en moins d'une heure (un cas sur 2 millions). N'hésitez jamais à consulter à la moindre inquiétude.

Prévention

Les causes de l'urticaire chronique sont plus difficiles à déterminer car elles sont souvent intriquées et nécessitent une enquête médicale minutieuse. Si bien que, souvent, aucune cause n'est trouvée.

Les origines dues à des agents physiques sont évidentes.

Traitement

Systématiquement

- *Histaminum* 9 CH, pour éviter les rechutes.
  Posologie : une dose par semaine.

Ajoutez

➤ En cas de dermographisme

C'est-à-dire lorsqu'il y a apparition de marques surélevées à la suite de grattage ou de pression :

- *Pulsatilla* 5 CH.

Posologie : 2 granules toutes les 5 minutes de façon répétée, puis espacez les prises dès que l'urticaire commence à régresser.

➤ En cas d'urticaire déclenchée par la chaleur

Par exemple, à la suite d'un exercice physique ou d'une émotion :

- *Acetyl choline* 9 CH.
- *Apis mellifica* 5 CH.
- *Phenobarbitalum* 9 CH.

Posologie : 2 granules de chacun de ces 3 médicaments toutes les 5 minutes de façon répétée, puis espacez les prises dès que l'urticaire commence à régresser.

➤ En cas d'urticaire déclenchée par l'eau fraîche ou froide

- *Urtica urens* 9 CH.
- *Dulcamara* 7 CH.

Posologie : 2 granules de chacun de ces 2 médicaments toutes les 5 minutes de façon répétée, puis espacez les prises dès que l'urticaire commence à régresser.

N'hésitez pas à consulter en l'absence d'amélioration.

➤ Traitement de terrain

Indispensable, surtout quand aucune cause n'est évidente : il permet d'espacer les crises.

Cancérologie

L'homéopathie ne soigne pas le cancer, cette thérapeutique intervient de façon complémentaire dans le traitement des malades atteints de cancer.

Elle présente un intérêt à tous les stades de la maladie : dès qu'elle est diagnostiquée, au moment d'une éventuelle intervention chirurgicale, de la chimiothérapie et/ou radiothérapie, quand la maladie est guérie. L'homéopathie doit être associée à d'autres médecines naturelles, notamment la nutrithérapie, la phytothérapie et l'oligothérapie ; l'acupuncture est un complément indispensable très efficace dans le traitement de la douleur. Une prise en charge psychothérapique pour lutter contre le stress et améliorer la qualité de vie peut être également très bénéfique.

Ce chapitre a un but informatif. Il vous est recommandé de consulter, pour vous aider, un médecin expérimenté dans ces thérapeutiques, et surtout de ne pas prendre l'initiative d'arrêter les traitements anticancéreux classiques prescrits par le cancérologue.

Ne pensez pas être isolé ou original en faisant cette démarche ; une étude (2005) réalisée sur 956 patients cancéreux européens[1] montre que 36 % utilisent en complément ces thérapeutiques. Ces traitements sont généralement pris 4 à 5 mois après le début de la maladie. Les malades pensent à 78,5 % que le traitement permettra de renforcer les défenses de l'organisme, à 85 % qu'ils pourront mieux supporter le traitement anticancéreux, et 27,5 % croient, à tort, qu'il pourrait soigner la maladie elle-même. Cependant, pour la grande majorité des patients de cette enquête, ces traitements complémentaires ne sauraient se substituer aux thérapeutiques classiques. Fait intéressant, les deux tiers des patients n'utilisaient pas ce type de traitement avant leur maladie ; ils ont fait le choix de ces médications complémentaires lors de sa découverte, et en raison du risque de survenue d'effets secondaires des thérapeutiques anticancéreuses. Du fait d'un dialogue difficile avec l'oncologue, 30 % des patients ne l'informent pas de la prise de traitements non conventionnels. Un entrefilet du *Quotidien du médecin*, du 18 octobre 2005, indique que près de la moitié (48 %) des patients atteints de cancer, traités par chimiothérapie et radiothérapie, ont recours à des médecines complémentaires et que 75 % d'entre eux n'informent pas leur médecin généraliste.

1-Molassiotis A., Fernadez-Ortega P., Pud D., Ozden G., Scott J. A., Panteli V. *et al.*, « Use of complementary and alternative medicine in cancer patients : an European survey », *Ann. Oncol.*, 2005, n° 16, p. 655-63.

Une étude[1], portant sur 480 patientes atteintes d'un cancer du sein à un stade précoce, a montré que 28,1 % des femmes avaient recours, après l'intervention chirurgicale, à une médecine non conventionnelle, 2,5 % à plusieurs et que 10,6 % utilisaient ces médecines avant l'intervention.

Intérêt de l'homéopathie

Au moment du diagnostic

L'annonce du diagnostic est un moment important pour le patient qui entre brutalement dans la maladie avec tout le cortège de questions qu'il se pose et d'angoisses qui l'envahissent. C'est pourquoi, un dispositif d'annonce du diagnostic a été mis en place, à la demande des patients, dans le cadre du plan cancer (2003-2007). En dehors de l'apport essentiel des différents acteurs médicaux, paramédicaux, de l'entourage familial et social, l'homéopathie aide également à mieux supporter l'annonce de la maladie et permet d'éviter la prise immédiate d'anxiolytiques et/ou d'antidépresseurs.

➤ *Pour lutter contre l'angoisse et le stress*

Reportez-vous également aux chapitres sur l'anxiété réactionnelle page 365 et sur le trac page 366.

Si l'anxiété se manifeste par une peur de la mort, les médicaments homéopathiques suivants sont indiqués :

- *Arsenicum album* 9 CH, si l'anxiété s'accompagne les nuits suivantes d'un réveil agité et anxieux vers une heure du matin. Cette anxiété est si intense que la personne est désespérée et croit qu'elle va mourir.
- *Aconitum napellus* 9 CH : la crise, souvent brutale, survient soit au moment de l'an-

1-Burstein H. J., Gelber S., Guadagnoli E., Weeks J. C., « Use of alternative medicine by women with early-stage breast cancer », *N. Engl. J. Med.*, 1999, n° 340, p. 1733-1739. Jimmie C., Holland, M., D., « Editorial : use of alternative medicine. A marker for distress ? », *N. Engl. J. Med.*, 1999, n° 340/22.

nonce, soit plus tard, la nuit, avec un réveil soudain vers minuit, une peur intense de la mort et une demande d'aide.

- *Opium* 9 CH, si l'annonce de la nouvelle déclenche un stress intense et que la personne reste hébétée, sans réaction, figée sur place.

Si l'annonce se manifeste par un sentiment de frustration, d'injustice :

- *Staphysagria* 9 CH : avec des difficultés d'endormissement, un sommeil agité, des tressautements et des réveils en sursaut.

Posologie : 1 dose dès que possible, puis 3 granules au réveil et au coucher du médicament le plus indiqué en attendant de consulter. 3 granules du médicament homéopathique le plus indiqué à répéter plusieurs fois par jour en cas de crises.

Avant une intervention chirurgicale

Reportez-vous au chapitre sur les médicaments homéopathiques à prendre en cas d'intervention chirurgicale page 503.

Consultez aussi le chapitre page 505 si vous cicatrisez mal.

Si vous devez subir une chimiothérapie

➤ *Pour prévenir les nausées et les vomissements*

L'homéopathie permet de réduire la prise des antinauséeux ou antivomitifs classiques et d'en atténuer les effets secondaires. Les médicaments homéopathiques sont nombreux ; une consultation est souvent nécessaire pour trouver les médicaments les plus appropriés.

- *Nux vomica* 7 CH, en cas de nausées ou de vomissements avec de fréquents haut-le-cœur. Les nausées sont améliorées par les vomissements que le malade provoque pour se soulager. La langue est propre dans sa partie antérieure, blanche dans sa partie postérieure. C'est un médicament homéopathique utilisé classiquement pour prévenir et lutter contre les effets secondaires des médicaments allopathiques.
- *Ipeca* 7 CH, en présence de nausées pénibles et persistantes qui ne sont pas soulagées par les vomissements et d'un dégoût marqué des aliments. La salivation est abondante, la langue humide, rose, propre. Le sujet peut être pâle, épuisé et avoir les yeux cernés.
- *Cocculus indicus* 7 CH, en cas de nausées et/ou de vomissements accompagnés de vertiges, de pâleur du visage et d'une salivation abondante. La moindre absorption

de nourriture, les odeurs de tabac, accentuent ou déclenchent des nausées. L'air frais ne procure pas de soulagement, les personnes préfèrent rester confinées chez elles.

▪ *Sepia* 7 CH agit sur la sphère digestive souvent perturbée par l'absorption médicamenteuse et particulièrement sur les effets secondaires observés au cours des chimiothérapies. Il complète bien *Nux vomica*.

▪ *Apomorphinum muriaticum* 7 CH, en cas de vomissements, précédés ou non de nausées, après les repas, même légers ; une salivation ou des sueurs abondantes accompagnent ces vomissements. Les céphalées ne sont pas soulagées par les vomissements.

Posologie : quelques jours avant la cure et pendant la cure, 3 granules des médicaments les plus indiqués 5 fois par jour. Si les vomissements et/ou nausées persistent, prenez 3 granules du ou des médicaments indiqués chaque fois qu'ils surviennent ; également, répétez plus souvent les prises dans la journée, mais pensez aussi à les espacer quand l'amélioration se produit.

➤ En cas de diarrhée

▪ *Podophyllum* 7 CH, en présence d'une diarrhée épuisante de selles liquides, jaunâtres, très abondantes, très fétides, expulsée en un jet violent et accompagnée de douleurs abdominales à type de crampes.

▪ *Arsenicum album* 7 CH, quand la diarrhée de selles irritantes, brûlantes, nauséabondes survient de façon intense et subite, s'accompagne de douleurs abdominales, à type de brûlure, de nausées et de vomissements à la vue ou à l'odeur des aliments et d'une fatigue très importante.

▪ *China rubra* 7 CH combine un ballonnement tendu et très douloureux de l'abdomen, une diarrhée indolore épuisante, avec des selles liquides, fétides contenant des débris alimentaires et de nombreux gaz. Un goût amer est souvent présent dans la bouche.

▪ *Ipeca* 7 CH, quand aux nausées et aux vomissements, s'ajoutent des diarrhées aiguës faites de selles écumeuses, verdâtres et des crampes douloureuses de l'abdomen.

▪ *Veratrum album* 7 CH, quand la chimiothérapie est très mal supportée et que la diarrhée aiguë est impérieuse faite de selles très abondantes, épuisantes. La diarrhée s'accompagne de vomissements violents, de douleurs abdominales à type de crampes et d'une intolérance gastrique absolue avec de grandes difficultés à manger et à conserver son repas. L'état général peut également être altéré ; dans ces cas *Veratrum album* doit être prescrit en sus de médicaments allopathiques.

Posologie : quelques jours avant la cure et pendant la cure, 3 granules des médicaments les plus indiqués 5 fois par jour. Si la diarrhée persiste, prenez 3 granules du ou des médicaments indiqués chaque fois qu'elle survient ; également, répétez plus souvent les prises dans la journée, mais pensez aussi à les espacer quand l'amélioration se produit.

➤ *En cas de bouffées de chaleur*

Elles surviennent quand le traitement prescrit est destiné à bloquer la production d'œstrogènes par l'organisme, notamment dans les cancers du sein. L'expérience montre que les traitements homéopathiques destinés à lutter contre les bouffées de chaleur survenant dans ce cadre ne donne que des résultats partiels. Les médicaments homéopathiques sont les mêmes que ceux utilisés dans les bouffées de chaleur de la ménopause à savoir *Belladonna* 5 CH, *Glonoïnum* 5 CH, *Melilotus* 5 CH, *Sanguinaria canadensis* 5 CH et *Amylium nitrosum* 5 CH (voir page 287).

Attention

Ne prenez pas de traitement phytothérapique sans un avis médical pertinent, car de nombreuses plantes destinées à lutter contre les bouffées de chaleur contiennent des œstrogènes qui sont contre-indiqués dans les cancers du sein.

Si vous devez subir une radiothérapie

La radiothérapie est un traitement adjuvant classique du cancer, près de 60 % de patients atteints de cette maladie sont traités par cette technique.

Malheureusement cette technique a des effets secondaires qui dépendent de la quantité de rayonnements reçue, de la partie du corps traitée, de l'horaire de traitement et de l'état général de santé physique. Les complications peuvent être précoces, soit dans les jours qui suivent la radiothérapie ou dans les 6 mois, à type d'érythème cutané (coup de soleil) suivi d'une sécheresse de la peau, de cloques ressemblant à des brûlures, voire des lésions cutanées plus graves, ou tardives, avec des phénomènes de fibrose cutanée pouvant survenir jusqu'à 30 ans après l'irradiation. Selon la partie du corps, d'autres complications peuvent survenir : une gêne à avaler, une cystite, une diarrhée, une toux, etc.

➤ *Traitement homéopathique*

Nous n'aborderons que les effets secondaires concernant la peau.

En prévention et en traitement curatif, les médecins homéopathes ont l'habitude d'utiliser Rayons X et Radium bromatum :

- *Rayons X* (ou X-Ray) 9 CH, est prescrit systématiquement en cas d'indication d'un traitement de radiothérapie.

- *Radium bromatum* 9 CH, dans les radiodermites avec atteintes cutanées et lors de la survenue de fatigue en période de convalescence, après une radiothérapie.

Posologie : quelques jours avant la radiothérapie et pendant la cure, 3 granules 5 fois par jour ; entre les séances de radiothérapie, 3 granules au réveil et au coucher.

➤ *En présence de lésions cutanées*

En cas d'érythème cutané :

- *Belladonna* 5 CH, en cas de rougeur intense de la peau et si la douleur est améliorée par l'eau froide.
- *Apis mellifica* 5 CH, si la peau se surélève d'un léger œdème rouge rosé et s'accompagne d'une sensation de cuisson ; celle-ci est soulagée par l'application d'eau froide.

En présence de vésicules :

- *Rhus toxicodendron* 5 CH, si les vésicules (cloques) sont petites.
- *Cantharis vesicatoria* 5 CH, si les vésicules sont larges.

Posologie (pour tous ces médicaments) : 3 granules des médicaments indiqués 5 fois par jour pendant 3 jours, puis 3 fois par jour pendant 3 jours.

Pour prévenir une éventuelle infection si vous êtes fragile :

- *Pyrogenium* 5 CH, 3 granules au réveil et au coucher pendant la durée de la radiothérapie.

Localement :

Après une radiothérapie il est demandé classiquement de prendre une douche ; vous pouvez également, en prévention, appliquer localement une pommade au Calendula 3 fois par jour pendant quelques jours et aussi en présence d'une brûlure de la peau. N'apposez pas de pommade avant une séance de radiothérapie, cela pourrait gêner la pénétration des rayons.

Dermatologie

La peau — enveloppe du corps — est l'organe qui nous met en relation avec l'extérieur. À ses fonctions de protection et de recouvrement physiques des tissus sous-jacents s'ajoutent celles de défense de l'organisme contre les agressions externes. Elle a aussi un rôle dans les échanges thermiques du corps avec notre environnement ; de même, elle permet par l'intermédiaire, entre autres, de la sueur l'élimination des déchets chimiques. De plus, elle sert au stockage des graisses, sucres et sels.

De par ces missions, la peau est l'objet de nombreuses affections dans lesquelles, à travers le regard de l'autre, le psychisme peut avoir un rôle non négligeable. C'est le cas dans l'évolution de maladies telles que l'acné, l'eczéma ou le psoriasis, pour les plus évidentes.

La peau peut être aussi victime d'agressions microbiennes, bactériennes (dans les abcès par exemple), virales (comme dans l'herpès ou le zona), mycosiques (pour les champignons) ou parasitaires (en cas de gale ou de poux). Les agressions peuvent être dues à des agents physiques tels le froid qui provoque gelures et engelures, les coups de chaleur ou de soleil plus ou moins graves, ou à des objets contondants, à l'origine de plaies et de cicatrisations difficiles.

Le traitement des brûlures et des piqûres d'insectes est étudié dans « Les accidents de la vie courante », page 491, celui des mycoses est envisagé page 346. Les maladies de peau d'origine essentiellement allergiques (eczémas, urticaires) sont examinées dans le chapitre sur l'allergie page 179.

La peau peut aussi être la manifestation la plus visible de maladies dites systémiques dans lesquelles l'immunité est impliquée. Parfois se forment sur la peau des cancers appelés « mélanomes » dont la fréquence a doublé ces dix dernières années et dont il faut savoir se méfier. Le mélanome est une lésion foncée, plane ou en relief, de couleur noire et/ou marron, et de contour irrégulier et encoché. Il ne faut pas hésiter à consulter votre médecin si ce « bouton » vous paraît suspect ou grandit, si un grain de beauté change, c'est-à-dire augmente de taille ou démange, ou bien si sa couleur et/ou son relief se modifient, si, enfin, apparaît une nouvelle lésion de couleur marron ou noire.

Dans tous les problèmes de peau qui persistent, il faut toujours consulter votre médecin.

Abcès

Les abcès cutanés sont souvent la conséquence de petites blessures au niveau de la peau. Ils sont provoqués par une infection bactérienne.

CONSULTEZ IMMÉDIATEMENT – SI COMPLICATIONS – SI ABCÈS DES DOIGTS

Diagnostic

Les abcès cutanés correspondent à une accumulation de pus, formant une poche sur la peau.

Principales complications

— L'inflammation de la région cutanée et sous-cutanée environnante, l'extension de l'inflammation à tout le membre avec ganglions (lymphangite) et la fièvre sont des complications qui doivent vous amener à consulter.
— Si l'abcès siège aux mains ou aux doigts : risque de panaris.

Règles d'hygiène

— Bien désinfecter les petites plaies.
— Ne pas les triturer, car cela empêche la cicatrisation et favorise l'infection, donc la formation d'abcès.

Traitement

➤ *Incision chirurgicale*

Si le médecin décide une intervention.

➤ *Traitement homéopathique*

Au début

- *Belladonna* 5 CH, quand la peau est rouge, chaude et douloureuse. Son utilisation précoce peut stopper l'évolution.
- *Apis mellifica* 5 CH, ensuite, si l'œdème rouge rosé apparaît, si le moindre attouchement et la chaleur aggravent la douleur, si le froid l'améliore.

Posologie : 2 granules 5 fois par jour pendant 2 jours, voire toutes les heures le premier jour, puis passez aux médicaments de suppuration si celle-ci apparaît.

- *Hepar sulfur* 30 CH : une dose avant la moindre apparition de pus peut enrayer le développement dès ce stade. N'utilisez pas d'autres dilutions, ne répétez pas la prise.

Au stade de suppuration

- *Hepar sulfur* 5 CH aide l'abcès à mûrir et à sourdre vers l'extérieur. Il est indiqué dans les abcès très douloureux où du sang est mêlé au pus. À n'utiliser que si le pus peut sortir vers l'extérieur.
- *Silicea* 5 CH agit de la même façon que le médicament précédent, mais les douleurs sont moins vives et il n'y a pas de sang dans le pus. À associer à *Hepar sulfur* systématiquement.

Posologie : 2 granules 5 fois par jour pendant 2 jours, voire toutes les heures le premier jour, puis 3 fois par jour les 6 jours suivants.

➤ *Traitement local*

Au début

- *Calendula* teinture-mère : quelques gouttes sur une compresse stérile humide.

Au stade de suppuration

- Onguent K.L.C® : appliquez une mince couche sur une compresse stérile, renouvelez toutes les vingt-quatre heures, arrêtez dès la fin de la suppuration.

En cas de furoncles

Les furoncles sont des maladies de la peau dues à des infections profondes des follicules pilo-sébacés par une bactérie, le staphylocoque doré. L'anthrax est le groupement de plusieurs furoncles.

Les médicaments des furoncles sont les mêmes que ceux des abcès au stade de suppuration.

➤ En cas d'abcès dentaire

— Faites le même traitement que précédemment, auquel vous pourrez ajouter *Mercurius solubilis* 5 CH, surtout en cas de gingivite associée (voir page 647). Utilisez *Hepar sulfur* 5 CH si le pus peut sortir. Si vous avez un doute, n'utilisez pas ce médicament.
— Effectuez des bains de bouche d'eau salée afin de faciliter la maturation de l'abcès.
— Consultez votre dentiste.

➤ En cas d'abcès du sein pendant l'allaitement

Le traitement est identique.
Voir aussi « Allaitement », page 265.

Acné juvénile

L'acné atteint 80 % des adolescents, particulièrement ceux qui ont la peau grasse. La cause essentielle est l'augmentation des hormones mâles et femelles qui survient à cet âge.

Diagnostic

— L'acné survient surtout à la puberté. Elle se manifeste par des papules inflammatoires et des comédons (points noirs).
— Elle siège principalement sur le visage, le haut du dos et du thorax.

Principales complications

— Présence de nodules sous-cutanés, de kystes purulents, et risques de cicatrices.
— L'apparition récente d'une acné chez l'adulte doit vous inciter à consulter.

Règles d'hygiène

— Ne triturez pas sans cesse les boutons et n'enlevez pas les croûtes, car cela retarde la cicatrisation.

— N'employez pas de savons abrasifs ou antibactériens, c'est inutile ; le savon au *Calendula* ou le savon surgras sont des savons de toilette que vous pouvez utiliser avantageusement tous les jours.

Consultez un dermatologue afin qu'il effectue un nettoyage de peau qui améliorera l'efficacité du traitement. Vous pouvez retirer une fois par semaine les gros comédons ou points noirs, mais n'omettez pas de passer une compresse d'eau chaude avant pour dilater les pores.

— Méfiez-vous des cosmétiques, des produits gras et de la brillantine qui aggravent l'acné par un mécanisme d'obstruction cutanée des pores de la peau, et favorise même la production de comédons.

— Le soleil n'est bénéfique qu'à court terme : au retour, l'acné est aggravée.

— Le rôle de l'alimentation (chocolat en particulier) est très discuté, la saison des amours semble n'avoir aucun effet.

— De nombreux médicaments peuvent provoquer de l'acné : la pilule, par exemple, peut la déclencher chez une jeune fille jusque-là indemne.

— Souvent oublié, le traitement d'une anxiété et d'une instabilité émotionnelle, voire d'une dépression réactionnelle sous-jacentes fréquentes à l'adolescence (voir aussi page 461).

Traitement

➤ *Acné banale*

- *Sulfur iodatum* 9 CH, chez les sujets peu frileux s'enrhumant facilement et ayant de l'acné au front et sur le dos.
- *Selenium* 7 CH, chez l'adolescent dont la peau grasse est recouverte de comédons.
- *Juglans regia* 5 CH : l'acné est déclenchée ou aggravée par les aliments gras, chez un adolescent ayant des troubles digestifs.
- *Eugenia jambosa* 5 CH, chez la jeune fille dont l'acné séborrhéique est aggravée avant les règles.
- *Antimonium crudum* 7 CH : l'acné est aggravée chez les gros mangeurs, à la suite d'excès alimentaires. Y sont parfois associées des papules et des pustules.

Posologie : 2 granules au réveil et au coucher.

➤ *Acné qui a tendance à suppurer*

- *Arnica montana* 7 CH, dans l'acné inflammatoire, sur une peau violette qui a été triturée par l'adolescent.
- *Hepar sulfur* 7 CH, quand l'acné est inflammatoire et le pus sanguinolent.
- *Silicea* 9 CH, chez l'adolescent grand, maigre, frileux, aux pieds froids.

- *Sulfur* 9 CH, chez un sujet allergique ayant toujours trop chaud et dont l'acné revient régulièrement.

  Posologie : 2 granules au réveil et au coucher.

➤ *Acné avec cicatrices*

- *Kalium bromatum* 9 CH : kystes et pus chez un adolescent frileux que l'on reconnaît à l'agitation constante de ses mains et doigts.
- *Tuberculinum residuum* 9 CH, dans l'acné sévère du dos et des épaules.

  Posologie : 2 granules au réveil et au coucher.

➤ *Traitement de terrain*

Le médecin homéopathe peut mettre en route un traitement de terrain. Ce traitement limitera la fréquence et l'intensité des poussées d'acné.

Voir : *Calcarea phosphorica, Iodum, Lycopodium clavatum, Natrum muriaticum, Pulsatilla, Silicea, Sulfur, Sulfur iodatum, Thuya occidentalis, Tuberculinum.*

➤ *Traitement local*

Une crème au *Calendula* peut calmer les acnés inflammatoires.

Calvitie

L'alopécie, ou calvitie, survient chez l'homme à des âges variables. Elle peut commencer de vingt à soixante ans.

Diagnostic

— La perte de cheveux est toujours progressive ; elle commence habituellement aux golfes frontaux, puis se propage vers l'arrière, graduellement. L'évolution est très variable, pouvant se stabiliser en quelques années ou dizaines d'années.
— La calvitie est souvent héréditaire : elle se retrouve chez le père ou le grand-père.

Traitement

Le traitement homéopathique est souvent décevant. Les médicaments pouvant avoir un intérêt sont :

- *Selenium* 7 CH, chez l'adolescent acnéique à peau grasse, couvert de pellicules, qui perd précocement ses cheveux, surtout lors des périodes d'études.
- *Phosphoricum acidum* 9 CH : même indication que précédemment, mais la calvitie survient précocement chez des sujets qui n'ont pas la peau grasse.
- *Thallium* 7 CH, dans les calvities précoces sans cause déterminée.

Posologie : 2 granules au réveil et au coucher pendant au moins 3 mois.

Cicatrisation

Diagnostic

La cicatrisation achève la guérison d'une plaie par la formation d'un tissu fibreux remplaçant celui détruit. Celle-ci se fait habituellement bien et ne laisse qu'une cicatrice peu visible ; quelquefois, la cicatrisation tarde, la plaie se referme lentement. Plus rarement, elle se fait excessivement : la cicatrice devient chéloïde — c'est-à-dire qu'il se forme un bourrelet dur de la peau, plus ou moins ramifié en pattes d'écrevisse — et parfois rouge et inflammatoire.

Traitement homéopathique

➤ *Chez les gens qui cicatrisent mal*

- *Arnica montana* 9 CH, après une intervention chirurgicale, favorise la cicatrisation et limite le saignement.

Pour les personnes qui cicatrisent lentement, dont les plaies suppurent longtemps et/ou sont très douloureuses

- *Hepar sulfur* 9 CH, chez les sujets très sensibles à la douleur, quand au pus est mêlé du sang dans les plaies.
- *Silicea* 9 CH, chez les sujets maigres et frileux, dont les plaies s'accompagnent de

douleurs à type d'écharde. Médicament très efficace dans les plaies qui suppurent longtemps à cause de souillures ou de corps étrangers inclus, voire anciennement enkystés, et très difficiles à éliminer.

- *Sulfur* 9 CH, chez des sujets allergiques, transpirant facilement, ayant toujours trop chaud.

Posologie : 2 granules au réveil et au coucher jusqu'à arrêt de la suppuration.

Si les sujets ne sont pas bons répondeurs, on emploiera systématiquement

- *Echinacea* 6 DH, 20 gouttes 3 fois par jour dans les plaies qui suppurent depuis longtemps.
- *Hepar sulfur* 5 CH (voir plus haut pour la description de ce médicament).
- *Silicea* 5 CH (voir plus haut pour la description de ce médicament).

Posologie : pour les deux derniers médicaments, 2 granules 3 fois par jour pendant 8 jours, puis on prendra un avis médical en l'absence d'amélioration.

Attention

Ces trois médicaments augmentent la suppuration au début de leur emploi. Utilisez-les tant que le pus peut sortir. Arrêtez-les dès que la plaie est propre et/ou commence à se refermer. Faute de suivre ces conseils, vous risquez de provoquer une suppuration sous la peau et donc d'aggraver et de retarder la guérison de la plaie.

Dans tous les cas, assurez-vous de la propreté de la plaie.

➤ *Pour lutter contre la douleur*

- *Hypericum perforatum* 5 CH calme la douleur, surtout des plaies des extrémités (doigts) riches en petits filets nerveux.

Posologie : 2 granules 5 fois par jour pendant 2 jours, puis 3 fois par jour pendant 6 jours.

➤ *Pour lutter contre les chéloïdes*

- *Graphites* 7 CH, systématiquement.
- *Causticum* 7 CH, dans les cicatrices chéloïdes douloureuses.
- *Radium bromatum* 7 CH, quand les cicatrices chéloïdes sont enflammées, c'est-à-dire rouges, douloureuses, et qu'autour de la cicatrice apparaissent de petits vaisseaux.
- *Lachesis mutus* 7 CH, quand la cicatrice devient rouge et saigne.
- *Tuberculinum residuum* 9 CH, dans les cicatrices d'acné.

Posologie (pour tous ces médicaments) : 2 granules 3 fois par jour au moins pendant 1 mois.

Cures thermales

Elles sont d'autant plus efficaces qu'elles sont faites précocement. Elles sont particulièrement indiquées sur les cicatrices de brûlures et de prises de greffes.

Avène-les-Bains, La Bourboule, Les Fumades-les-Bains, Molitg-les-Bains, Neyrac-les-Bains, La Roche-Posay, Rochefort-sur-Mer, Sail-les-Bains, Saint-Christau, Saint-Gervais, Saujon, Uriage-les-Bains.

Voir aussi « Cicatrisation après une intervention chirurgicale » (dans « Soins médicaux » : « Si vous devez vous faire opérer »), page 503.

Couperose

L'acné rosacée, ou couperose, concerne l'adulte d'âge moyen, la femme surtout entre trente et cinquante ans, souvent au moment de la ménopause.

Diagnostic

L'atteinte inflammatoire de la peau se traduit par une rougeur transitoire (flush), puis permanente du visage, du nez et des pommettes en particulier. Il n'y a pas de comédons ou points noirs, mais, ensuite, de nombreuses pustules et papules (boutons).

Principales complications

À un stade plus avancé, un rhinophyma apparaît, c'est-à-dire une augmentation de volume du nez qui devient tuméfié, rouge et bosselé.

Règles d'hygiène

— La femme à peau sèche très sensible au soleil est prédisposée à la couperose. La protection par des crèmes à écrans totaux est efficace en cas d'exposition.
— Le café, le thé, les noix, le chocolat, le poivre, l'alcool, les épices, les aliments

très chauds, les repas copieux et très chauds, l'anxiété ont été incriminés, mais sans qu'aucune certitude n'existe. Mieux vaut limiter la coexistence de ces facteurs.
— Il faut éviter les cosmétiques irritants à base d'alcool et utiliser des savons doux et des crèmes grasses pour lutter contre l'agression des facteurs climatiques qui dessèchent la peau.

Traitement homéopathique

➤ *Traitement de la couperose*

- *Carbo animalis* 5 CH, médicament symptomatique de la couperose quand elle prédomine sur les joues et le nez.
- *Ledum palustre* 5 CH, dans l'acné rosacée avec rhinophyma des sujets alcooliques, en complément d'un traitement classique.
- *Sanguinaria* 5 CH : acné rosacée avec bouffées de chaleur des femmes à la ménopause.
- *Arnica montana* 5 CH : médicament non spécifique de l'acné rosacée, mais qui peut être ajouté au médicament indiqué, du fait de son action privilégiée sur les vaisseaux.

Posologie : 2 granules au réveil et au coucher.

➤ *Traitement de terrain*

Il est du ressort du médecin homéopathe.
Voir : *Iodum*, *Lachesis mutus*, *Sulfur*, *Thuya occidentalis*.

➤ *Traitement local*

- Lotion à l'*Hamamelis*.

Cures thermales

Cures thermales à douche filiforme à Saint-Germain-les-Bains ou à La Roche-Posay.

Coups de soleil

Soyez raisonnables, exposez-vous progressivement. Ce sont les vacances, prenez enfin le temps ! et surtout pensez à protéger vos enfants. Méfiez-vous aussi de la réverbération.

CONSULTEZ EN CAS DE TROUBLES DE LA CONSCIENCE, DE MAUX DE TÊTE, DE VOMISSEMENTS OU DE FIÈVRE

Diagnostic

L'exposition brutale et prolongée de la peau au soleil provoque, selon les individus et selon l'intensité et la durée de l'irradiation, soit une légère rougeur, soit de véritables vésicules — cloques, de taille variable, remplies d'un liquide transparent — qui décollent la peau.

Si des troubles de la conscience, des maux de tête, des vomissements ou de la fièvre apparaissent, vous avez probablement un coup de chaleur. Consultez immédiatement le médecin.

À ce propos, chez l'enfant, le coup de chaleur associe maux de tête, nausées ou vomissements et douleurs abdominales. Si ces symptômes apparaissent, mettez votre enfant à l'ombre, déshabillez-le, allongez-le sur le côté, aspergez-le d'eau fraîche, rafraîchissez-le par tous les moyens possibles, et éventez-le à l'aide d'un carton. Envoyez chercher les secours.

Ne laissez pas votre enfant dans une voiture exposée en plein soleil.

Prévention

Prenez certaines précautions élémentaires :

— Mettez-vous à l'ombre quelques jours et surtout évitez le soleil entre 10 et 14 heures « heure solaire » (12 à 16 heures à la montre). Si vous êtes contraints de sortir à ces heures, portez des vêtements couvrants en coton épais, un chapeau et des lunettes filtrantes. Le T-shirt seul ne protège qu'un quart de la surface corporelle ; le parasol ne préserve pas du rayonnement réfléchi par le sable, qui est encore plus important, contrairement aux idées reçues, que le rayonnement réfléchi par l'eau. Ces précautions sont à prendre impérativement chez l'enfant d'autant plus qu'il est petit.

— Buvez beaucoup d'eau, avant même d'avoir soif.
— Ne faites pas d'efforts excessifs.

Traitement

➤ *Si vous êtes tout rouge*

— Et que vous avez soif :
▪ Au tout début : *Aconitum napellus* 9 CH.
▪ Puis, si vous vous mettez à transpirer : *Belladonna* 9 CH.
— Si vous n'avez pas soif :
▪ Et qu'une sensation de cuisson (piqûre plus brûlure) domine : *Apis mellifica* 7 CH.
— Si vous ressentez des battements dans la tête et le cou :
▪ Prenez *Glonoïnum* 7 CH et appelez le médecin.

Posologie (pour tous ces médicaments) : 2 granules toutes les heures le premier jour, puis toutes les 2 heures le lendemain.

➤ *Si des cloques apparaissent*

▪ *Rhus toxicodendron* 5 CH, si la brûlure s'accompagne de petites vésicules (cloques).
▪ *Cantharis vesicatoria* 7 CH, si, au contraire, la brûlure s'accompagne de larges vésicules.

Posologie (pour tous ces médicaments) : 2 granules toutes les heures le premier jour, puis toutes les 2 heures le lendemain.

➤ *Si vous faites des allergies au soleil*

Reportez-vous à la page 181.

Démangeaisons

Le prurit, terme médical des démangeaisons, peut accompagner une affection cutanée ou être le révélateur d'une maladie plus générale (systémique), ou n'avoir aucune cause décelable.

CONSULTEZ DANS LES 48 HEURES, SI LES DÉMANGEAISONS PERSISTENT

Diagnostic

Les démangeaisons sont des sensations d'origines multiples que le patient essaie d'atténuer par le grattage.

Principales complications

— Lésions de grattage en cas de démangeaisons intenses.
— Complications de la maladie à l'origine du prurit.

Règles d'hygiène

— Évitez autant que possible de vous gratter.
— Ayez les ongles propres, pour empêcher les surinfections, et courts, pour limiter les lésions de grattage.

Traitement

➤ *Démangeaisons* sine materia *(sans cause reconnue)*

Quand aucune cause n'est retrouvée

Si votre médecin n'a retrouvé aucune cause, vous choisirez entre les médicaments suivants :

▪ *Sulfur* 7 CH, chez des sujets allergiques ayant toujours trop chaud, dont les démangeaisons sont aggravées par la chaleur du lit et suivies d'une sensation de brûlure.

▪ *Mezereum* 7 CH, quand les démangeaisons changent de place sans arrêt : quand un endroit cesse de démanger, un autre prend le relais.

▪ *Rumex crispus* 7 CH, dans les prurits survenant le soir quand vous vous déshabillez ; ils sont aggravés par l'air frais et améliorés par la chaleur. Ils sont volontiers localisés aux membres inférieurs, surtout quand la personne les sort de sous les couvertures pour les rafraîchir.

Posologie : 2 granules au réveil et au coucher.

Il faut traiter parfois un terrain nerveux, anxieux ou dépressif associé.

Chez les personnes âgées

Le prurit survient surtout chez les sujets de plus de soixante-dix ans. Il ne s'accompagne pas de lésions de grattage et n'a pas de cause reconnue, en dehors d'une sécheresse excessive de la peau liée à l'âge.

Il est aggravé le soir, après le bain, et en hiver (le chauffage central est un facteur supplémentaire de sécheresse). Les vêtements en laine ou en tissu synthétique, les lavages avec des savons détergents puissants peuvent exacerber le phénomène.

▪ Traitement local

Bien hydrater la peau, c'est-à-dire appliquer des produits telles la vaseline blanche ou la Cold-Cream®, efficaces surtout si la peau est encore humide. Pour cela, séchez-vous en vous tamponnant avec la serviette puis appliquez le produit.

▪ Traitement homéopathique

▪ *Psorinum* 9 CH, chez les sujets allergiques, très frileux, dont le prurit est aggravé par le froid, l'hiver, et le contact de la laine.

▪ *Causticum* 9 CH, médicament des sujets âgés, rhumatisants, à la peau très sèche, dont les démangeaisons sont améliorées par le grattage.

▪ *Sulfur* 9 CH (voir plus haut pour la description de ce médicament).

Posologie : 2 granules au réveil et au coucher.

▪ *Dolichos pruriens* 7 CH, dans les prurits séniles aggravés la nuit et par la chaleur du lit.

▪ *Radium bromatum* 7 CH, si les démangeaisons, suivies d'une sensation de brûlure, sont aggravées en se déshabillant et améliorées par le grattage.

▪ *Rumex crispus* 7 CH (voir plus haut pour la description de ce médicament).

Posologie : 2 granules 3 fois par jour pendant 1 mois, puis 2 fois par jour pendant 2 mois.

Pour associer un traitement de fond, voir *Causticum*, *Psorinum*, *Sulfur* en particulier.

➤ *Démangeaisons liées à des causes identifiées*

Dues à des vers (oxyurose)

Les démangeaisons du nez et de l'anus sont facilement remarquées chez l'enfant. Deux médicaments sont particulièrement indiqués :

▪ *Cina* 9 CH, chez des enfants très nerveux, capricieux, grinçant des dents la nuit et se réveillant apeurés en pleine nuit.

▪ *Sabadilla* 9 CH, quand l'oxyurose se manifeste par des coliques abdominales, et que les démangeaisons apparaissent et/ou sont aggravées à la nouvelle et à la pleine lune.

Posologie (pour tous ces médicaments) : 2 granules au réveil et au coucher pendant 1 mois.

D'origine allergique

▪ *Apis mellifica* 7 CH : lésions d'urticaire aggravées par la chaleur, améliorées par l'eau froide ou les applications froides.

- *Urtica urens* 7 CH : lésions d'urticaire aggravées par l'eau et les applications froides.

Posologie (pour tous ces médicaments) : 2 granules toutes les 5 minutes de façon répétée, puis espacez dès amélioration.

- *Dolichos pruriens* 7 CH, médicament de prurit ou de démangeaison aggravé la nuit et par la chaleur du lit.

Posologie : 2 granules 5 fois par jour pendant 2 jours, puis 3 fois par jour pendant 6 jours.

- *Muriaticum acidum* 9 CH, en prévention des allergies dues au soleil, les lucites solaires.

Posologie : 2 granules au réveil et au coucher. Commencez le traitement 15 jours avant la date du départ en vacances et poursuivez le traitement la première semaine.

Dues à des maladies de peau

- *Lycopodium clavatum* 7 CH, dans l'eczéma accompagné de démangeaisons jusqu'au sang, chez les sujets ayant des troubles digestifs.
- *Staphysagria* 9 CH, dans toutes les maladies de peau caractérisées par des démangeaisons qui changent de place lors du grattage, c'est-à-dire passant d'un lieu à l'autre dès que le patient s'est soulagé à un endroit.

Posologie (pour tous ces médicaments) : 2 granules au réveil et au coucher pendant 1 mois.

Engelures

CONSULTEZ SI LA RÉGION CONCERNÉE DEVIENT TRÈS FROIDE, DURE, PÂLE ET INSENSIBLE

Diagnostic

— Les engelures sont des lésions dues au froid, caractérisées par une tuméfaction rouge, violacée et douloureuse des régions atteintes : les doigts, les orteils, les oreilles ou le nez sont les endroits les plus souvent concernés.
— Au stade suivant, par temps très froid (gel) et si on est dans l'impossibilité de se réchauffer, l'engelure devient gelure ; une consultation médicale urgente s'impose dès que possible.
— Récemment, l'Affca[1] a montré que les victimes des engelures étaient des femmes

1-Association française de formation continue en angiologie, *Panorama du médecin* du 1er oct. 1996, n° 4425, p. 19.

jeunes, ne fumant pas, non exposées au froid dans le cadre de leur travail, et dont la mère présente les mêmes troubles.

Consultez si les engelures se produisent en dehors des périodes de froid ou persistent à l'abri du froid.

Principales complications

Les gelures avec leurs complications : ampoules (phlyctènes), crevasses et escarres.

Prévention

— Par temps froid ou très froid, la tête doit être emmitouflée, les gants ou les chaussettes doivent rester aussi secs que possible, et les chaussures ne doivent pas être trop serrées pour ne pas gêner la circulation.
— Remuez les mains et les pieds dès que la sensation d'engourdissement apparaît.

Traitement local

— Se réchauffer les parties atteintes en trempant les mains ou les pieds dans une eau de chaleur supportable (entre 38 °C et 43 °C).
— Pommade au *Calendula* : application en massage léger, jusqu'à ce que soient retrouvées des sensations normales au bout des doigts ou des orteils.

Traitement homéopathique

➤ *Systématiquement*

▪ *Agaricus* 7 CH, à tous les stades : au début, quand les parties atteintes fourmillent et commencent à devenir rouges et violacées. Ensuite, quand les engelures ou les gelures s'accompagnent de démangeaisons et de douleurs piquantes et brûlantes. Concerne aussi bien les doigts que les orteils, le nez ou les oreilles.

Posologie : 2 granules toutes les 5 minutes dès que possible, puis 5 fois par jour pendant 2 jours en cas d'urgence. Sinon, 2 granules au réveil et au coucher pendant les périodes de froid.

➤ *Associé à*

- *Petroleum* 7 CH, si les engelures s'assortissent de gerçures et récidivent chaque hiver.
- *Nitricum acidum* 7 CH, si la peau est fissurée et saigne.
- *Ranunculus bulbosus* 7 CH, si la douleur prédomine.
- *Urtica urens* 7 CH, si les démangeaisons l'emportent.
- *Secale cornutum* 7 CH, si les fourmillements et les brûlures sont améliorés par le froid.

Posologie : 2 granules toutes les 5 minutes dès que possible, puis 5 fois par jour pendant 2 jours en cas d'urgence. Sinon, 2 granules au réveil et au coucher pendant les périodes de froid.

Traitement de terrain

Son intérêt est surtout de prévenir ou de rendre supportables les engelures lorsqu'elles surviennent de façon répétée au moindre froid.

Voir : *Graphites, Psorinum, Pulsatilla, Silicea, Tuberculinum.*

Herpès

L'herpès peut avoir plusieurs localisations : d'une part sur la peau, surtout autour de la bouche, sur les lèvres, et aux yeux ; d'autre part sur les muqueuses, c'est-à-dire à l'intérieur de la bouche ou aux parties génitales.

CONSULTEZ DANS LES 48 HEURES : – EN L'ABSENCE D'AMÉLIORATION – EN CAS D'UNE PREMIÈRE POUSSÉE D'HERPÈS GÉNITAL – SI VOUS ÊTES ENCEINTE

Diagnostic

C'est le classique bouton de fièvre quand il est situé sur les lèvres.

— L'herpès est une infection virale récidivante caractérisée par l'apparition de bouquets de petites vésicules, c'est-à-dire de petites cloques remplies d'un liquide clair et transparent.

— Il commence par des fourmillements ou des démangeaisons désagréables caractéristiques, bien connus du patient, qui annoncent la crise. Puis les vésicules apparaissent, persistent plusieurs jours, au bout desquels se forme une croûte jaunâtre. Il guérit normalement, sans laisser de cicatrices.

— Il peut se déclencher ou récidiver à la suite d'une surexposition solaire, de maladies fébriles, d'un traumatisme physique ou psychique (contrariétés, mauvaises nouvelles, soucis), d'une baisse de l'immunité ; il est aussi lié à certains aliments ou médicaments.

Traitement

➤ *La crise d'herpès*

Dès que la sensation de fourmillements qui précède la crise est ressentie

• Prenez, à six heures d'intervalle, 3 doses de *Vaccinotoxinum* 30 CH.

Ajoutez systématiquement : *Rhus toxicodendron* 15 CH et *Natrum muriaticum* 15 CH.

Posologie : 2 granules toutes les heures le premier jour, puis 5 fois par jour pendant les 2 jours suivants.

La prise très précoce des 3 doses peut empêcher la sortie de l'herpès.

Pour les cas qui suivent, vous conserverez ce schéma et ajouterez les médicaments correspondants si nécessaire.

Si les vésicules apparaissent, et selon la localisation

• Continuez les deux médicaments précédents et associez, si l'herpès se situe :

- Aux parties génitales ou aux yeux : *Croton tiglium* 7 CH.
- Aux parties génitales ou dans la bouche : *Borax* 7 CH.
- Autour de la bouche et/ou aux doigts : *Natrum carbonicum* 7 CH.

Posologie : 2 granules toutes les heures le premier jour, puis 5 fois par jour pendant les 2 jours suivants.

L'herpès génital est une maladie sexuellement transmissible modérément contagieuse. Lors d'une première poussée (toujours très douloureuse), le malade doit consulter un médecin. Il doit s'abstenir de relations sexuelles pendant cette période — car les douleurs sont augmentées — ou utiliser un préservatif. Les sujets ne sont pas contagieux entre les poussées d'herpès.

Si la femme est enceinte, elle doit impérativement consulter son médecin, car elle risque de contaminer son enfant à l'accouchement, ce qui est rare mais grave.

• Si l'herpès labial ou génital survient avant ou pendant les règles :

- Ajoutez : *Sepia* 7 CH, chez les femmes bons répondeurs.

• Si l'herpès survient au soleil ou lors d'une grippe :

Conservez le schéma initial aux mêmes posologies.

Quand les croûtes surviennent

• Et laissent sourdre un liquide jaunâtre visqueux :

- Sans démangeaisons : *Graphites* 7 CH.
- Avec démangeaisons : *Mezereum* 7 CH.

• Ou, dans les autres cas :

- *Hydrastis* 7 CH, si le liquide est plus filant, moins collant.
- *Ranunculus bulbosus* 7 CH, si l'herpès est très irritant et le liquide bleuâtre.

Posologie : 2 granules 3 fois par jour pendant 6 jours.

Localement

Vous pouvez appliquer une solution d'éosine aqueuse à 1 % ou d'hexamidine (*Hexomédine*®).

➤ *Traitement de terrain*

Il a pour but de prévenir les récidives et d'en diminuer la fréquence.
Voir : *Graphites, Lycopodium clavatum, Natrum muriaticum, Sepia, Sulfur.*

Psoriasis

Le psoriasis est une maladie de peau chronique — de cause inconnue — très fréquente, qui évolue par poussées et affecte 1 à 3 % de la population. Bien qu'il puisse apparaître à tout âge, le psoriasis affecte particulièrement deux tranches d'âges, les 16-22 ans et les 57-60 ans. Le stress émotionnel et le traumatisme cutané sont parmi les facteurs de déclenchement du psoriasis.

CONSULTEZ DANS TOUS LES CAS

Diagnostic

— Le psoriasis se caractérise par des plaques rouges recouvertes de squames blanc-gris épaisses et brillantes. Elles sont arrondies, symétriques, et localisées préférentiellement sur les coudes, les genoux, le bas du dos, les fesses et leur pli, sur le cuir chevelu et l'ombilic.
— Ces plaques démangent trois fois sur quatre.

Traitement

Il serait illusoire et malhonnête de vouloir vous donner des conseils pour vous soigner seul. En effet, il est indispensable d'effectuer un traitement de terrain.

Celui-ci sera difficile à mettre en œuvre, toujours long, et les résultats seront d'autant plus incertains que le psoriasis est ancien et fixé à certaines régions du corps. Avec un traitement homéopathique, on peut espérer au mieux — surtout lorsque le psoriasis est récent — une diminution ou une disparition de certaines plaques et des démangeaisons, ainsi qu'un espacement des poussées.

➤ *Mesures préventives*

En revanche, les patients doivent savoir que certains facteurs aggravent cette maladie : le stress, les coups de soleil, les produits cutanés irritants, l'alcool, le tabac, le post-partum (amélioration habituelle pendant la grossesse), l'excès de poids.

➤ *Médicaments de terrain*

Le psoriasis nécessite un traitement complet, tant local que général, englobant homéopathie, allopathie et autres thérapeutiques, ce pour le plus grand bien du patient.

Voir : *Psorinum*, *Sulfur*, *Zincum metallicum*.

➤ *Les cures thermales*

Les cures thermales à la mer Morte (située au-dessous du niveau de la mer et où les bienfaisants rayons UVA du soleil sont prépondérants) sont réputées avoir un effet bénéfique, de même que l'exposition habituelle au soleil.

Verrues

Ce sont des tumeurs bénignes contagieuses, qui toucheraient environ 10 % de la population. Elles sont dues à des papillomavirus dont plus de soixante types sont aujourd'hui connus. Attention de ne pas confondre avec d'autres tumeurs cutanées.

Diagnostic

Il existe plusieurs types de verrues :

— les verrues vulgaires sont les plus répandues dans la population. Rugueuses, de limites nettes, indolores, elles sont localisées le plus souvent aux doigts (autour des ongles), aux coudes, aux genoux, au visage, au cuir chevelu. Les enfants et les ado-

lescents sont particulièrement concernés, la prolifération des verrues est favorisée par la manipulation incessante et les traumatismes des genoux et des coudes.
— les verrues plantaires, les myrmécies, situées à la plante des pieds, sont aplaties, douloureuses et ont tendance à saigner facilement ; elles sont enchâssées dans la peau et sont difficiles à éliminer. Les verrues en mosaïque, autre forme de verrues plantaires, sont petites, multiples, très rapprochées. Elles se multiplient grâce au sol des piscines et à leurs douches.
— les verrues filiformes, petites excroissances étroites allongées, siègent aux paupières, sur le visage, le cou et les lèvres.

Traitement

➤ *Verrues vulgaires*

Verrues des mains

▪ De la paume des mains

- *Antimonium crudum* 7C H, si les verrues sont cornées et dures.
- *Natrum sulfuricum* 7 CH, si les sujets sont bons répondeurs.

Posologie (pour tous ces médicaments) : 2 granules, au réveil et au coucher, pendant au moins 2 mois.

▪ Du dos des mains

- *Dulcamara* 7 CH, si les verrues sont molles, larges, planes, transparentes, peu ou pas douloureuses.
- *Natrum carbonicum* 7 CH, si les sujets sont bons répondeurs.
- *Thuya occidentalis* 7 CH, si les verrues dures et douloureuses saignent facilement.

Posologie (pour tous ces médicaments) : 2 granules, au réveil et au coucher, pendant au moins 2 mois.

▪ Des doigts

- sous ou autour des ongles, larges et saignant facilement : *Causticum* 7 CH.
- autour des ongles et douloureuses : *Graphites* 7 CH (avec parfois déformation des ongles).

Posologie (pour tous ces médicaments) : 2 granules, au réveil et au coucher, pendant au moins 2 mois.

Verrues du visage

- du nez : *Causticum* 7 CH, si elles saignent facilement.
- de la face : *Dulcamara* 7 CH (voir plus haut pour la description de ce médicament).

Posologie (pour tous ces médicaments) : 2 granules, au réveil et au coucher, pendant au moins 2 mois.

Quelle que soit leur localisation

Si les verrues sont :

- cornées et dures : *Antimonium crudum* 7 CH.
- douloureuses et saignent facilement : *Thuya occidentalis* 7 CH.
- indolores et molles : *Dulcamara* 7 CH.
- jaunâtres (ou la peau environnante), pointues et saignent facilement : *Nitricum acidum* 7 CH.

Posologie (pour tous ces médicaments) : 2 granules, au réveil et au coucher, pendant au moins 2 mois.

➤ *Verrues plantaires*

- *Antimonium crudum* 7 CH (voir plus haut pour la description de ce médicament).
- *Dulcamara* 7 CH, verrues plantaires contractées dans une piscine.
- *Thuya occidentalis* 7 CH (voir plus haut pour la description de ce médicament).
- *Nitricum acidum* 7 CH, si les verrues — ou la base sur laquelle elles reposent — sont jaunâtres, cornées et saignent facilement.

Posologie : 2 granules, au réveil et au coucher, pendant au moins 2 mois.

➤ *Verrues filiformes*

- *Nitricum acidum* 7 CH, si ces verrues pointues démangent et saignent.
- *Ferrum picricum* 7 CH, si les verrues sont moins pointues et surtout groupées.

Posologie : 2 granules, au réveil et au coucher, pendant au moins 2 mois.

➤ *Excroissances génitales*

Il est indispensable que vous consultiez un médecin.

➤ *Traitement local*

Appliquez sur les verrues, deux fois par jour, à l'aide d'une compresse :

- *Thuya occidentalis* teinture-mère, si les verrues sont dures, douloureuses, saignent facilement.
- *Chelidonium majus* teinture-mère, médicament populaire efficace dans le traitement des verrues, en application locale.

➤ *Médicaments de terrain*

Voir : *Calcarea carbonica*, *Lycopodium clavatum*, *Medorrhinum*, *Natrum muriaticum*, *Natrum sulfuricum*, *Staphysagria*, *Sulfur*, *Thuya occidentalis*.

Zona

Le zona est une infection neurologique due au virus varicelle-zona. Il survient le plus souvent par réactivation de ce virus chez les personnes ayant eu la varicelle. En effet, le virus resté dans les ganglions du crâne ou de la moelle épinière se propage sur la peau par l'intermédiaire des nerfs sensitifs. Il touche environ 10 à 20 % de la population et est inquiétant chez les personnes âgées dont l'immunité est amoindrie ou chez celles prenant des corticoïdes à cause d'une maladie grave.

CONSULTEZ ABSOLUMENT EN CAS DE ZONA OPHTALMIQUE

Diagnostic

— On distingue principalement deux sortes de zona : le zona intercostal (50 % des cas) qui touche le thorax, et le zona ophtalmique qui atteint le visage. En fait, le virus peut être localisé à n'importe quel niveau de la moelle. Le zona peut donc se situer sur l'abdomen, les lombes, les fesses, et les membres.
— Il se caractérise par une éruption unilatérale de vésicules — petites cloques emplies d'un liquide — identiques à celles de la varicelle, mais circonscrites au territoire du nerf atteint, et par des névralgies liées à l'infection du ou des nerfs sensitifs. Les douleurs s'exacerbent à l'apparition des vésicules, la sensation de brûlure est intense et empêche le sommeil. Au bout de quatre ou cinq jours, les vésicules sèchent et des croûtes se forment.
— L'arrivée du zona est souvent précédée de douleurs ou de brûlures dans le territoire concerné, les éruptions évoluent par poussées.

Dans le zona ophtalmique, un examen ophtalmologique est indispensable.

Principales complications

— Dans le zona intercostal, la surinfection et la généralisation de l'éruption sont rares. Les cicatrices sont plus ou moins importantes.

La principale complication demeure la persistance des douleurs après la guérison du zona. Elles sont présentes chez 25 à 50 % des sujets de plus de cinquante ans ; leur fréquence augmente encore avec l'âge. La douleur ne disparaît pas toujours avec le temps, puisque 50 % des sujets souffrent encore un an après.

— Dans le zona ophtalmique, les principales complications sont oculaires : la conjonctivite est fréquente, et la kératite survient dans 35 % des cas.

Règles d'hygiène

— Coupez-vous les ongles court.
— Prenez un bain tous les jours, puis appliquez une solution d'éosine aqueuse à 1 % ou d'hexamidine (*Hexomédine*®).
— Si vous soignez un malade, vous devez vous laver les mains après chaque contact.

Traitement homéopathique

➤ *Au début*

Si le diagnostic est fait précocement, il faut prendre à six heures d'intervalle :
— une dose de *Vaccinotoxinum* 30 CH.
— une dose de *Staphylococcinum* 30 CH.
— une dose de *Sulfur* 15 CH.

➤ *Dès que les vésicules apparaissent*

Si la peau est très sensible et les douleurs aggravées par l'effleurement

▪ *Mezereum* 15 CH, quand les vésicules sont jaunâtres, les douleurs aggravées la nuit et par la chaleur du lit, et que les démangeaisons se déplacent sans cesse.
▪ *Ranunculus bulbosus* 15 CH, quand les vésicules sont bleuâtres ou rougeâtres (sang), les démangeaisons intenses et les douleurs brûlantes, aggravées par le moindre mouvement.
▪ *Cantharis vesicatoria* 15 CH, si les vésicules, accompagnées de douleurs brûlantes, sont plus grosses et très sensibles au toucher.

Posologie (pour ces deux médicaments) : 2 granules 5 fois par jour pendant 3 jours, puis 3 fois par jour pendant 7 jours.

Si les douleurs et les démangeaisons sont améliorées par les applications chaudes

▪ *Arsenicum album* 15 CH, chez un malade épuisé, anxieux, frileux, ayant des démangeaisons féroces le poussant à se gratter jusqu'au sang pour se soulager. Il souffre beaucoup plus entre 1 heure et 3 heures du matin.

■ *Rhus toxicodendron* 15 CH, chez un malade en meilleure forme ou ayant de la fièvre et des courbatures. Les démangeaisons ne sont pas améliorées par le grattage.

Posologie (pour ces médicaments) : 2 granules 5 fois par jour pendant 3 jours, puis 3 fois par jour pendant 7 jours.

Selon la localisation, on ajoutera

■ dans le zona ophtalmique : *Mezereum* 15 CH.
■ dans le zona thoracique du côté gauche : *Ranunculus bulbosus* 15 CH.
■ dans le zona au niveau des parties génitales : *Croton tiglium* 15 CH.

Posologie (pour ces médicaments) : 2 granules 5 fois par jour pendant 3 jours, puis 3 fois par jour pendant 7 jours.

Si des douleurs persistent après les éruptions

■ dans le zona ophtalmique : *Mezereum* 15 CH.
■ dans le zona thoracique : *Ranunculus bulbosus* 15 CH.

Posologie (pour ces médicaments) : 2 granules 5 fois par jour pendant 3 jours, puis 3 fois par jour pendant 7 jours.

➤ *En cas de séquelles douloureuses*

Persistant longtemps après la fin des éruptions :

■ Systématiquement, *Vaccinotoxinum* 15 CH, et selon les indications :
■ *Arsenicum album* 15 CH (voir plus haut pour la description de ce médicament).
■ *Mezereum* 15 CH (voir plus haut pour la description de ce médicament).
■ *Ranunculus bulbosus* 15 CH (voir plus haut pour la description de ce médicament).
■ *Hypericum perforatum* 15 CH, si les douleurs sont aggravées au moindre toucher et par temps froid et humide, si elles sont centripètes, c'est-à-dire allant d'avant en arrière, du thorax à la colonne vertébrale, de l'extrémité du nerf à sa racine.
■ *Kalmia latifolia* 15 CH, lorsque les douleurs sont lancinantes, centrifuges — donc à la caractéristique inverse de celle du médicament précédent — et suivies ou accompagnées de fourmillements.
■ *Spigelia* 15 CH, en cas de zona ophtalmique, surtout si le côté gauche est atteint.
■ *Gelsemium sempervirens* 15 CH, en cas de paralysie résiduelle.

Posologie (pour tous ces médicaments) : 2 granules au réveil et au coucher pendant 15 jours, puis consultez si les douleurs persistent.

Contre-indication

N'appliquez pas de talc ou de pommade, car ils favorisent la macération et peuvent provoquer des complications cutanées.

Traitements complémentaires

N'hésitez pas à faire quelques séances d'acupuncture. Son efficacité, dans cette indication, est nettement supérieure à tous les antalgiques allopathiques ; sans contexte, son utilisation devrait être systématique dans cette indication.

Les vitamines B1 et B12 peuvent aussi aider.

Gastro-entérologie (Maladies digestives)

La gastro-entérologie est l'étude des affections du tube digestif (de l'œsophage à l'anus) et des organes (foie, vésicule biliaire, pancréas) qui y sont rattachés.

La fonction du tube digestif est la transformation des aliments afin de permettre leur assimilation par l'organisme. En effet, pendant son trajet dans le tube digestif, 95 à 99 % du contenu alimentaire va passer dans le sang. Cette intégration ne se fait pas toujours sans quelques gênes qui peuvent incommoder la vie quotidienne.

Les principaux troubles abordés ici sont l'aérophagie, les ballonnements, la diarrhée, la constipation, les hémorroïdes, les colopathies fonctionnelles. Ceux-ci, occasionnels ou permanents, bien que peu graves, sont soit difficiles à supporter, soit pour le moins « indélicats » en société. Nous n'envisagerons pas, volontairement, les douleurs abdominales aiguës tels les gastrites, les ulcères et les hépatites, car leur risque potentiel nécessite le recours à un médecin homéopathe dans un but diagnostique et thérapeutique.

Le chapitre consacré au reflux gastro-œsophagien se situe dans la pédiatrie, car il concerne essentiellement l'enfant.

Aérophagie

Diagnostic

— C'est la déglutition volontaire ou non d'une certaine quantité d'air qui pénètre dans l'œsophage et dans l'estomac. En fait, l'aérophagie est souvent décrite comme une sensation de gonflement de l'estomac survenant après les repas, et cédant par des éructations volontaires ou non.

— Elle s'accompagne parfois de dyspnée (difficultés à respirer) et de palpitations, voire de malaises.

— Elle est aggravée chez les personnes anxieuses et celles qui mangent trop vite ou énervées.

Prévention

— Aucun régime alimentaire particulier n'est nécessaire, mais évitez de mâcher des chewing-gums, d'absorber des boissons gazeuses, de fumer et de prendre des médicaments antiacides (les pansements gastriques).
— Essayez de manger dans une ambiance calme et détendue.

Traitement

➤ *Aérophagie simple*

▪ *Antimonium crudum* 5 CH est indiqué dans les aérophagies s'accompagnant de ballonnements et d'éructations ayant le goût des aliments. Il est souvent utile chez des gros mangeurs dont la mauvaise digestion se manifeste par une langue très blanche.
▪ *Argentum nitricum* 7 CH est retrouvé dans les aérophagies avec éructations bruyantes, en salves, plus ou moins douloureuses. Il convient mieux à des sujets toujours pressés, toujours en avance, qui courent au lieu de marcher et gobent la nourriture plutôt que de la déguster. Il est indiqué aussi dans les aérophagies déclenchées par le trac.
▪ *Kalium carbonicum* 5 CH, quand les éructations très fréquentes s'accompagnent de ballonnements de tout l'abdomen, survenant pendant ou juste après le repas.
▪ *Dioscorea villosa* 5 CH, quand l'aérophagie coïncide avec les colites spasmodiques.
▪ *Valeriana* 9 CH pour l'aérophagie des sujets assez nerveux ou spasmophiles facilement émotifs.

Posologie (pour tous ces médicaments) : en cas de crise, 2 granules 5 fois par jour pendant 2 jours. Si ces troubles sont plus ou moins constants, 2 granules avant chaque repas.

En l'absence d'amélioration, consultez.

➤ *Aérophagie « compliquée »*

C'est-à-dire accompagnée de difficultés à respirer, de palpitations ou de malaises.
▪ *Ambra grisea* 9 CH : aérophagie d'origine « nerveuse » survenant après avoir mangé très peu, voire après la première bouchée. Il rend service aux sujets très émotifs qui ont tendance aux malaises à la moindre contrariété.
▪ *Asa fœtida* 7 CH : aérophagie avec éructations difficiles, accompagnée de spasmes de l'œsophage, de ballonnements de l'estomac et d'une impression de boule dans la gorge. Ces sujets neurotoniques ont tendance, eux aussi, à l'évanouissement pour des causes futiles.

- *Ignatia amara* 9 CH : aérophagie chez des sujets anxieux capables de digérer sans problème un lourd repas d'affaires, et incapables de digérer un déjeuner léger et équilibré.
- *Moschus* 9 CH : aérophagie des sujets hystériques s'accompagnant d'une boule dans la gorge, de dyspnée, de malaises théâtraux et d'un météorisme impressionnant de tout l'abdomen.
- *Nux moschata* 9 CH : aérophagie et aérogastrie (« air » dans l'estomac) très importantes associées à une somnolence anormale et à des ballonnements gastriques importants juste après le repas. Éructations en salves, bruyantes, indolores et malaises nerveux complètent le tableau.

Posologie (pour tous ces médicaments) : en cas de crise, 2 granules 5 fois par jour pendant 2 jours. Si ces troubles sont plus ou moins constants, 2 granules avant chaque repas.

En l'absence d'amélioration, consultez.

➤ *Traitement de terrain du nervosisme*

La plupart des médicaments symptomatiques peuvent être des médicaments de terrain.

Voir : *Ambra grisea*, *Antimonium crudum*, *Argentum nitricum*, *Calcarea carbonica*, *Ignatia amara*, *Kalium carbonicum*, *Moschus*, *Nux moschata*, *Valeriana*.

Ballonnements

Diagnostic

— Les ballonnements donnent une impression de gonflement de l'estomac et de l'abdomen. Ils traduisent souvent un météorisme — que le médecin sait reconnaître par l'examen clinique —, c'est-à-dire une augmentation de volume de l'abdomen provoquée par un excès de gaz dans les intestins.
— Ils peuvent passer inaperçus chez certains sujets, et, chez d'autres, provoquer d'importantes douleurs abdominales, des éructations (voir « Aérophagie », page 231) et des gaz intestinaux abondants et/ou nauséabonds.

Règles diététiques

— Diminuez les féculents, les haricots en grain, le chou, les poireaux, les oignons, les courgettes.
— Prévenez et/ou limitez l'aérophagie (voir page 231).

Traitement

➤ *Selon la localisation*

Ballonnements de tout l'abdomen

▪ *Aloe* 5 CH est un médicament de météorisme important de tout l'abdomen des sujets obèses, sédentaires, gros mangeurs prédisposés aux colites et sujets aux diarrhées.
▪ *China rubra* 5 CH est indiqué quand l'abdomen est tendu, très douloureux, bruyant, avec des borborygmes et un goût amer à la bouche. Les ballonnements ne sont pas améliorés par l'émission de gaz ou les éructations. Une diarrhée postprandiale (juste après le repas) s'y associe souvent après qu'on a bu du lait, ou en été après l'ingestion excessive de fruits.
▪ *Kalium carbonicum* 5 CH, dans les ballonnements de tout l'abdomen survenant pendant ou juste après le plus petit repas. Ils s'accompagnent d'aérophagie avec éructations aigres et renvois acides dans la bouche.

Posologie (pour tous ces médicaments) : 2 granules avant le déjeuner et avant le dîner.

Ballonnements localisés au-dessus du nombril

▪ *Carbo vegetabilis* 5 CH, si le météorisme est déclenché ou aggravé par l'absorption d'aliments gras ou d'alcool, et survient juste après les repas. Les troubles sont aggravés si le sujet s'allonge, et améliorés par les éructations et lorsqu'on s'évente.
▪ *Nux vomica* 5 CH est indiqué dans les ballonnements épigastriques qui apparaissent une à deux heures après le repas chez des sujets que la digestion rend somnolents. Leur langue, caractéristique, est recouverte d'un enduit blanchâtre dans sa partie postérieure. Pour se sentir mieux, ils dégrafent la ceinture de leur pantalon ou de leur jupe et font, s'ils le peuvent, une bonne marche.

Posologie (pour tous ces médicaments) : 2 granules avant le déjeuner et avant le dîner.

Ballonnements localisés sous le nombril

▪ *Lycopodium clavatum* 5 CH convient aux sujets dont les ballonnements sont déclenchés ou exacerbés par le moindre repas ou changement d'habitude alimentaire. Ils s'accompagnent de renvois acides et de céphalées. Ils sont aggravés juste après les repas, puis de 16 heures à 20 heures. Ils ne sont pas calmés par les gaz et les éructations, mais sont améliorés par l'ouverture de la ceinture du pantalon ou de la robe. Ces personnes digèrent très mal les huîtres, les sucreries, les oignons.

Posologie : 2 granules avant le déjeuner et avant le dîner.

Ballonnements non spécifiques

C'est-à-dire sans localisation précise, ou, plus exactement, dont la localisation peut varier.

▪ *Bryonia alba* 7 CH, quand les ballonnements, plutôt du haut de l'abdomen, s'accompagnent d'une sensation de poids sur l'estomac.
▪ *Thuya occidentalis* 9 CH, dans les ballonnements dans lesquels la personne a l'impression bizarre que quelque chose bouge dans son intestin. En général, l'abdomen est complètement ballonné et très bruyant.

Posologie : pour *Bryonia alba*, 2 granules avant le déjeuner et avant le dîner ; pour *Thuya occidentalis*, 2 granules au réveil.

➤ *Selon la cause*

Les gros mangeurs habituels

▪ *Aloe* 9 CH (voir plus haut pour la description de ce médicament).
▪ *Antimonium crudum* 9 CH est le médicament des gros mangeurs le plus souvent obèses et irritables. Ils digèrent mal les excès qu'ils font, en particulier la charcuterie et les aliments acides qu'ils apprécient pourtant. Cette mauvaise digestion provoque de l'aérophagie, des renvois ayant le goût des aliments, de la diarrhée et/ou des vomissements, voire des céphalées. Leur langue est complètement recouverte d'un enduit blanchâtre épais.
▪ *Sulfur* 9 CH, chez un sujet allergique dont les ballonnements abdominaux sont douloureux. Ils s'accompagnent de céphalées, de gaz nauséabonds, d'hémorroïdes, parfois de constipation ou de diarrhée le lendemain au réveil.

Posologie (pour tous ces médicaments) : 2 granules au réveil.

À la suite ou en prévention d'excès alimentaires occasionnels

▪ *Antimonium crudum* 5 CH, si la langue est entièrement blanche.
▪ *Nux vomica* 5 CH, si seulement la partie postérieure de la langue est blanche, si les nausées sont soulagées par les vomissements que le malade provoque.
▪ *Ipeca* 5 CH, si la langue est propre, c'est-à-dire normale, et que les vomissements ne calment pas les nausées.

Posologie (pour tous ces médicaments) : 2 granules toutes les heures au début, puis 5 fois par jour le jour suivant.

En prévention (avant une fête, par exemple) : *Nux vomica* 15 CH ou *Antimonium crudum* 15 CH, une dose une demi-heure avant le repas. Le choix des médicaments se fait en fonction des symptômes que vous ressentez habituellement dans ces circonstances.

À la suite de troubles hépatiques

▪ *Lycopodium clavatum* 9 CH, en traitement de fond (voir plus haut pour la description de ce médicament) : 2 granules au réveil.
▪ *Juglans regia* 5 CH, quand aux ballonnements s'associent une sensation de malaises et des céphalées.

Posologie : 2 granules avant déjeuner et avant dîner.

▪ *Taraxacum* 6 DH, chez les sujets ballonnés qui ont une langue douloureuse et dépapillée en carte de géographie.

Posologie : 20 gouttes avant le déjeuner et avant le dîner.

Lors de la grossesse

Les médicaments déjà cités peuvent être indiqués chez la femme enceinte. Il existe d'autres médicaments plus spécifiques qui sont décrits au chapitre « Grossesse », page 270.

À la suite de troubles nerveux

En traitement de terrain.

Voir : *Calcarea carbonica*, *Ignatia amara*, *Moschus*, *Nux moschata*, *Nux vomica*.

Colopathies fonctionnelles

Appelée aussi syndrome de l'intestin irritable ou trouble fonctionnel intestinal, cette affection chronique aussi fréquente que bénigne est consécutive à un trouble de la motilité du tube digestif dans son entier. Les troubles fonctionnels intestinaux représentent la plus fréquente des affections intestinales. Ils atteignent 20 % de la population et sont plus fréquents chez la femme que chez l'homme. Les apports de l'allopathie dans ce domaine sont limités. Si ces troubles surviennent subitement après quarante ans, une visite médicale s'impose.

CONSULTEZ CAR À PLUS OU MOINS LONG TERME, UN TRAITEMENT DE TERRAIN DEVRA ÊTRE ENTREPRIS

Diagnostic

Les symptômes de cette maladie sont extrêmement variables dans leur intensité et leur mode d'expression. Ils associent en général des douleurs abdominales, des ballonnements avec de la diarrhée et/ou une constipation, ou les deux en alternance. D'autres signes sont moins fréquemment retrouvés : des nausées, des régurgitations, une perte de l'appétit ou une satiété précoce, des digestions lentes, une fatigue physique et intellectuelle, des palpitations, des céphalées, etc.

La colopathie fonctionnelle s'observe d'abord chez des gens anxieux, méticuleux, scrupuleux. Peu assurés, ils voient leurs troubles majorés à la moindre situation conflictuelle. Parfois, ils mettent au point des régimes alimentaires qui excluent certains aliments (crudités par exemple) et les exposent à des carences (en vitamine A dans ce cas).

Règles d'hygiène

L'alimentation doit rester normale, elle sera néanmoins adaptée aux troubles du transit. Si les ballonnements prédominent, la réduction des haricots en grains, du chou, des poireaux, oignons, courgettes, de boissons gazeuses et/ou sucrées sera la bienvenue. Si la constipation prédomine l'alimentation sera enrichie en fruits, légumes frais et fibres et la prise de boisson sera augmentée si elle est en quantité insuffisante. En cas de suspicion d'intolérance au lactose, votre médecin décidera de la diminution de l'absorption de lait et de produits laitiers. En cas de diarrhée fonctionnelle, certains glucides (carottes, purée, riz blanc, pain blanc, pomme vapeur, miel, corn flakes), l'alcool et la caféine seront pris en quantité limitée. Évitez les repas trop copieux et, si possible, mangez de façon calme et régulière. Demandez conseil à votre médecin qui contrôlera votre régime.

Traitement homéopathique

➤ *Colopathie fonctionnelle avec constipation*

Voir : « Constipation », page 239.

➤ *Colopathie fonctionnelle avec diarrhée*

Les diarrhées, souvent intermittentes, sont déclenchées par le froid.

- *Aconitum napellus* 7 CH : douleurs de l'estomac et de l'abdomen, avec diarrhée de selles vertes survenant après un coup de froid sec ou l'absorption de boissons glacées.
- *Antimonium crudum* 7 CH : dans les diarrhées à la suite d'un bain froid.
- *Ipeca* 7 CH : crampes abdominales et diarrhée de selles vertes lors des premiers froids les soirs d'été ou en automne.

Posologie : 2 granules 5 fois par jour pendant 2 ou 3 jours.

Voir aussi « Diarrhées d'origine alimentaire », page 247, et « Diarrhées de stress », page 248.

Il existe aussi des formes de colopathies fonctionnelles avec une diarrhée chronique, pour lesquelles le médecin doit être consulté afin d'éliminer une maladie sous-jacente.

➤ *Colopathie fonctionnelle avec spasmes abdominaux*

Les médicaments de spasmes sont :

- *Chamomilla vulgaris* 7 CH, dans les spasmes digestifs améliorés par la chaleur chez des sujets ne supportant pas la douleur et ne pouvant rester en place.
- *Colocynthis* 7 CH, dans les crampes abdominales apaisées par la pression forte de l'abdomen, par la chaleur, et lorsque le sujet est plié en deux.
- *Cuprum metallicum* 7 CH : dans les crampes d'estomac violentes à début et fin brutaux, et calmées lorsqu'on boit froid.
- *Dioscorea villosa* 7 CH : les douleurs digestives ont la particularité d'être améliorées quand le sujet se tient bien droit, et aggravées quand il se plie en deux.
- *Magnesia carbonica* 7 CH, dans les spasmes abdominaux soulagés quand on est plié en deux, et aggravés la nuit.
- *Magnesia phosphorica* 7 CH, dans les douleurs fulgurantes, à type de crampes ou de spasmes, atténuées par la pression forte de l'abdomen, par la chaleur et lorsqu'on est plié en deux. C'est un médicament très proche de *Colocynthis* auquel il est souvent associé.

Posologie (pour tous ces médicaments) : 2 granules au réveil et au coucher.

➤ *Traitement de terrain*

Le traitement de terrain de la colopathie, mais aussi celui des troubles nerveux souvent associés nécessitent une consultation médicale.

Psychothérapie

En accord avec son patient, le médecin peut décider d'une psychothérapie appropriée.

Cures thermales

Elles sont d'une efficacité discutée. Châtelguyon et Plombières se sont spécialisés dans ce domaine.

Constipation

La constipation est un symptôme extrêmement fréquent touchant plus particulièrement les femmes. Beaucoup de personnes croient à tort qu'il est indispensable d'aller à la selle tous les jours alors que le rythme normal des selles est de 2 ou 3 fois par jour à 2 ou 3 fois par semaine.

⚕ CONSULTEZ EN CAS D'UN PREMIER ÉPISODE DE CONSTIPATION QUI PARAÎT INEXPLIQUÉ

Diagnostic

— La constipation est caractérisée par une diminution de la fréquence des selles — moins de trois par semaine —, et/ou des selles difficiles à émettre, et/ou des selles dures, sèches et de faible poids. Il n'est donc pas indispensable d'aller à la selle tous les jours. De même, la sensation d'évacuation incomplète, les douleurs, les ballonnements abdominaux ne sont pas des signes de constipation.
— La constipation peut être occasionnelle quand elle survient dans des circonstances bien précises : changement d'habitudes alimentaires, climat, voyage, prise de médicaments, grossesse, avant les règles.
— La constipation peut survenir brutalement sans raison et persister plusieurs jours de suite. Dans ce cas, vous devez absolument consulter un médecin, car la constipation devient un symptôme révélateur d'une maladie.

Principales complications

L'obsession de certaines personnes qui se croient constipées et veulent aller à la selle tous les jours. Elles emploient des laxatifs irritants qui leur créent des lésions intestinales à l'origine de la « maladie des laxatifs » qui provoque une fausse diarrhée trompeuse.

Règles d'hygiène

Le traitement de la constipation n'existe pas sans ces règles d'hygiène.

• Hygiène de vie :

— luttez contre la sédentarité par une marche quotidienne, par la pratique de la bicyclette ;
— renforcez la sangle abdominale en faisant de la gymnastique ;
— allez à la selle à heures fixes et si possible quand l'envie s'en fait sentir ;
— prenez le temps de manger, de préférence à heures fixes et dans une ambiance calme ;
— mastiquez correctement ;
— évitez les grignotages ;
— les techniques de relaxation sont conseillées.

• Conseils diététiques :

— buvez un litre et demi d'eau. Commencez la journée en buvant à jeun un grand verre d'eau fraîche ;
— au petit déjeuner, optez pour les confitures plutôt que pour le miel car elles sont riches en fruits et en fibres ;
— ayez un régime riche en fibres végétales. Prenez par ordre croissant : des fruits frais, du pain et du riz complets, des légumes secs, des fruits secs (à tremper quelques heures avant de les consommer) et du son (dans le yaourt, le fromage blanc ou la compote) ;
— mangez des crudités et des légumes cuits à chaque repas, sauf en cas d'intolérance individuelle. Préférez les fruits frais entiers plus riches en fibres que leurs jus, et absorbez une ou deux cuillères d'huile d'olive le matin à jeun. N'utilisez pas quotidiennement l'huile de paraffine, car elle imperméabilise la paroi intestinale et empêche l'absorption des minéraux et des vitamines.

Traitement

➤ *Constipation chronique*

Si les selles sont difficiles à expulser, avec besoin de faire de gros efforts

▪ Quand les selles sont volumineuses

▪ *Alumina* 7 CH, si les selles, molles ou dures, sont douloureuses à expulser à cause de fissures anales. La constipation est aggravée par les pommes de terre, les féculents et les farineux.

▪ *Bryonia alba* 7 CH, chez les sujets attirés par la viande, ayant une sensation de poids à l'estomac, des ballonnements et des selles volumineuses, dures et sèches.

▪ *Collinsonia* 7 CH, chez la femme enceinte qui a des grosses selles et des hémorroïdes.

Posologie (pour tous ces médicaments) : 2 granules au réveil et au coucher.

▪ *Thuya occidentalis* 9 CH, quand les selles douloureuses à expulser ont tendance à remonter partiellement dans le rectum à l'arrêt de l'effort. Convient aux sujets bons répondeurs.

Posologie : 2 granules au réveil.

Quand les selles sont petites

- *Ammonium muriaticum* 7 CH, chez des sujets ballonnés dont les selles s'émiettent à la sortie de l'anus.
- *Plumbum metallicum* 7 CH, si les selles sont dures et noires ; si le patient ressent des fausses envies d'aller à la selle, a des spasmes de l'anus et des spasmes abdominaux extrêmement douloureux.

Posologie (pour tous ces médicaments) : 2 granules au réveil et au coucher.

- *Silicea* 9 CH, chez les sujets bons répondeurs ayant des selles difficiles à expulser qui ont tendance à remonter en partie dans l'intestin à l'arrêt de l'effort.

Posologie : 2 granules au réveil.

S'il n'y a aucune envie d'aller à la selle

- *Graphites* 9 CH, quand les selles faciles à expulser, volumineuses, réunies par du mucus, se compliquent d'hémorroïdes et de fissures anales.
- *Opium* 9 CH, si le sujet n'a aucune envie d'aller aux toilettes et ne ressent aucune gêne. Les selles sont petites, dures et noires.

Posologie (pour tous ces médicaments) : 2 granules au réveil.

➤ *Constipation occasionnelle*

Lors d'un voyage

- *Platina* 7 CH : 2 granules 3 fois par jour pendant quelques jours.

À la suite d'excès alimentaires ou chez les sujets surmenés

- *Nux vomica*, quand il y a besoin fréquent et improductif d'aller à la selle, ou expulsion de petites quantités à chaque effort avec la sensation de ne pas être soulagé.

Posologie : 2 granules de *Nux vomica* 15 CH au réveil chez les sujets surmenés et bons répondeurs. À la suite d'excès alimentaire : *Nux vomica* 5 CH, 2 granules 5 fois par jour pendant 2 ou 3 jours.

Après une intervention chirurgicale

Voir le chapitre sur les soins médicaux concernant la reprise du transit après une intervention chirurgicale, pages 504 et 505.

Avant les règles

Elle survient habituellement dans le cadre d'un syndrome prémenstruel plus général :

- *Folliculinum* 7 CH, quelques jours avant le début présumé des troubles.
- *Lachesis mutus* 9 CH, quand la constipation s'aggrave avant les règles et s'améliore dès que celles-ci arrivent.

Posologie (pour tous ces médicaments) : 2 granules au réveil, environ 8 jours avant la date présumée des règles.

Pendant la grossesse

- *Collinsonia* 7 CH (voir plus haut pour la description de ce médicament).
- *Sepia* 9 CH, chez les sujets bons répondeurs.
- *Symphoricarpus* 7 CH, petit médicament extrêmement précieux dans les nausées, vomissements et constipation du premier trimestre de la grossesse.

Posologie (pour tous ces médicaments) : 2 granules avant le déjeuner et avant le dîner.

Lors de troubles hépatiques

- *Foie pancréas vésicule biliaire* 3 DH, en poudre, une cuillerée-mesure avant déjeuner et dîner.
- *Taraxacum* 6 DH, si la langue est dépapillée et douloureuse, 20 gouttes avant le déjeuner et le dîner.

Liée à des médicaments

Les médicaments les plus fréquemment en cause dans les constipations sont : les tranquillisants, les somnifères, les antidépresseurs, certains pansements gastriques antiacides, certains sirops contenant de la codéine, et les laxatifs irritants que nous allons maintenant aborder.

➤ « *Maladie des laxatifs* »

Elle concerne en fait des femmes — souvent de vingt à quarante ans, dans les professions paramédicales — qui sont ou se croient constipées et abusent de laxatifs pour aller à la selle. De ce fait, elles irritent leur intestin, provoquent des douleurs abdominales violentes, et d'abondantes et inutiles pertes de minéraux précieux. Elles créent ainsi un cercle vicieux où alternent diarrhée et constipation. Ces patientes ont parfois des troubles psychiatriques associés qui nécessitent une consultation spécialisée.

Il faut aussi se méfier de certaines plantes ou tisanes laxatives irritantes telles que le séné, l'aloès, la bourdaine et la rhubarbe, malheureusement en vente libre. Certains médecins ou pharmaciens ordonnent ces plantes lors de régimes amaigrissants néfastes, surtout si les prises sont prolongées et non contrôlées.

Pour espérer obtenir un résultat quelconque, il faut persuader ces personnes du caractère nocif de la poursuite intempestive de ces traitements, et de l'absolue nécessité de les arrêter, même au prix d'un inconfort passager.

En attendant de consulter :

- *Hydrastis* 6 DH, si les selles sont petites, dures, liées entre elles par du mucus. À un stade plus avancé, il existe un retentissement sur l'état général avec perte de l'appétit et amaigrissement.

Posologie : 20 gouttes 2 fois par jour de ce médicament permet une réadaptation et une rééducation progressive du côlon.

▪ *Nux vomica* 15 CH est classiquement utilisé pour permettre à l'organisme d'éliminer les substances toxiques ingérées.

Posologie : prendre une dose de *Nux vomica* 15 CH, 3 jours de suite au réveil, puis 2 granules au réveil.

➤ *Traitement de terrain*

Voir : *Alumina, Bryonia alba, Graphites, Kalium carbonicum, Lycopodium clavatum, Natrum muriaticum, Nux vomica, Platina, Plumbum metallicum, Sulfur, Thuya occidentalis.*

➤ *Cures thermales*

Elles peuvent être préconisées si la constipation entre dans le cadre d'une colopathie fonctionnelle.

Voir : « Cures thermales des colopathies fonctionnelles », page 238.

Diarrhée aiguë de l'adulte[1]

Nous n'aborderons que les diarrhées aiguës, c'est-à-dire celles de survenue brutale.
Si les diarrhées sont chroniques, vous devez consulter votre médecin.

CONSULTEZ D'EMBLÉE – S'IL Y A PLUS DE 6 SELLES PAR JOUR, OU EN CAS DE PRÉSENCE DE SANG DANS LES SELLES – SI LA DIARRHÉE PERSISTE AU-DELÀ DE 5 JOURS

Diagnostic

La diarrhée se définit par l'émission quotidienne de selles trop fréquentes (plus de trois par jour) et/ou trop liquides et/ou trop abondantes.

Les principales circonstances au cours desquelles elle survient sont :

— la diarrhée du voyageur ou « turista », au retour d'un pays étranger ;
— la diarrhée due aux salmonelles, lors d'une intoxication alimentaire ;
— la diarrhée après un traitement antibiotique. De nombreux autres médicaments peuvent provoquer des diarrhées : renseignez-vous auprès de votre médecin si celles-ci surviennent à l'occasion d'un nouveau traitement ;

1-Voir aussi « Diarrhée de l'enfant », page 428.

— la diarrhée d'origine virale, survenant chez un sujet grippé ;
— la fausse diarrhée des constipés, qui abusent de laxatifs ;
— la diarrhée due à la mauvaise digestion d'un aliment ou à la suite d'excès alimentaire ;
— la diarrhée de stress.

Il existe, bien entendu, de multiples autres causes de diarrhées qui nécessitent un avis médical autorisé. Vous devez consulter si vous avez :
— plus de six selles par jour ou du sang dans celles-ci ;
— des douleurs abdominales violentes ;
— une fièvre persistante ;
— un état général altéré.

La diarrhée aiguë guérit en général rapidement chez l'adulte sain et se complique rarement de déshydratation.

Règles diététiques

Quelle que soit la cause de la diarrhée, les règles qui suivent font partie intégrante du traitement :

• le repos au chaud,

• une alimentation principalement à base de liquide pendant vingt-quatre à quarante-huit heures, c'est-à-dire :
— au moins un litre et demi d'eau ;
— des bouillons de légumes longuement cuits (pour bien dissocier les fibres) et légèrement salés (pour retenir l'eau), en excluant les légumes irritants pour l'intestin tels les poireaux, les oignons, les choux, les navets, les salsifis ;
— de l'eau de riz le premier jour, une soupe de carottes, des pommes crues finement râpées, de la pulpe de caroube le deuxième jour ;
— les jours suivants : de la semoule, des pâtes à potage, du riz bien cuit, du poisson maigre très frais au court-bouillon, du rumsteck haché après cuisson, du beurre cru, de la purée de légumes et un yaourt.

Reprenez ensuite progressivement une alimentation normale.

Traitement

➤ *Gastro-entérites aiguës*

Elles se manifestent par de la diarrhée, des vomissements, de la fièvre et des douleurs abdominales.

Diarrhées par intoxication

On distingue essentiellement :

• La « turista »

Elle survient dans les premiers jours d'un voyage dans un pays exotique, à la suite de l'ingestion d'eau non bouillie ou de glaçons, de crudités, de fruits non pelés. Elle apparaît brutalement, s'accompagne d'une perte de l'appétit, de douleurs abdominales, de nausées et parfois d'une fièvre modérée.

• L'intoxication alimentaire aux salmonelles

La contamination survient par des aliments souillés (charcuterie, viande, glaces, pâtisseries), souvent dans le cadre d'une restauration collective. Le diagnostic est évident : la gastro-entérite apparaît dans les huit à douze heures après l'ingestion du repas, une fièvre à 40°, une diarrhée fétide, des douleurs abdominales, parfois des vomissements signent le diagnostic.

Les principaux médicaments de ces diarrhées sont :

▪ *Arsenicum album* 5 CH, médicament des intoxications alimentaires — viandes ou coquillages — s'accompagnant de selles irritantes nauséabondes, de douleurs abdominales brûlantes améliorées par les boissons chaudes, de nausées et de vomissements. La fièvre fait boire régulièrement de petites quantités d'eau et occasionne une frilosité importante et un besoin de se réchauffer.

▪ *Carbo vegetabilis* 5 CH, dans les diarrhées fétides accompagnées de ballonnements situés juste au-dessus du nombril, et de crampes abdominales qui forcent le malade à se plier en deux. Celui-ci a besoin d'air, est soulagé par les éructations et les gaz, mais est plus mal allongé.

▪ *Ipeca* 5 CH, en présence d'une diarrhée de selles verdâtres, de crampes abdominales et surtout de nausées intenses et persistantes qui ne sont pas soulagées par les vomissements. La langue est propre, c'est-à-dire rosée.

▪ *Mercurius solubilis* 5 CH concerne aussi des diarrhées faites de selles verdâtres, avec des envies urgentes d'aller à la selle et la sensation de ne jamais avoir fini. L'haleine est fétide, la langue blanche, la fièvre s'accompagne d'une soif intense et de sueurs qui ne soulagent pas le malade.

▪ *Podophyllum* 5 CH, dans les diarrhées aqueuses, abondantes, jaunâtres, fétides, en jets, s'accompagnant de gaz, de douleurs crampoïdes améliorées couché sur le ventre, et d'envies fréquentes d'aller à la selle. Après la selle, le malade est épuisé.

▪ *Pyrogenium* 9 CH n'est pas un médicament de diarrhée, mais d'altération de l'état général et de fièvre suite à une intoxication alimentaire par des produits avariés.

▪ *Paratyphoïdinum* B 15 CH, une dose potentialise l'action des précédents médicaments.

▪ Un peu à part : *Dulcamara* 5 CH, diarrhée de selles verdâtres au retour d'un voyage dans un pays chaud, sans notion d'infection.

Posologie (pour tous ces médicaments) : 2 granules 5 fois par jour systématiquement et après chaque selle pendant 2 jours, puis 3 fois par jour les 2 jours suivants. Cessez le traitement une journée après la disparition des troubles.

Voir aussi : « Douleurs abdominales d'origine digestive », page 434.

Diarrhée du grippé

Elle est d'origine virale et guérit vite. Cependant, si le traitement n'est pas rapidement efficace, vous devez consulter un médecin car ces signes peuvent être annonciateurs, entre autres, d'une hépatite virale.

- *China rubra* 5 CH est indiqué dans les diarrhées liquides indolores contenant des débris alimentaires. Elles s'accompagnent d'un ballonnement de tout l'abdomen, d'une fièvre sans soif, de frissons, de tremblements, et sont suivies d'un épuisement général chez un sujet pâle.
- *Gelsemium sempervirens* 5 CH : médicament de diarrhée peu caractéristique survenant chez un sujet congestionné, courbatu, fébrile, tremblant, épuisé.
- *Nux vomica* 5 CH : dans les diarrhées formées de petites selles chez un malade ayant des courbatures accrues la nuit.
- *Serum de Yersin* 15 CH : une dose peut encore améliorer la situation.

Posologie : 2 granules 5 fois par jour systématiquement et après chaque selle pendant 2 jours, puis 3 fois par jour. Cessez le traitement une journée après la disparition des troubles.

➤ *Diarrhées d'origine médicamenteuse*

« Maladie des laxatifs »

La prise incontrôlée, abusive ou excessive de laxatifs par des patients qui sont ou se croient constipés est à l'origine de fausses diarrhées.

Voir chapitres sur la constipation, page 239, et « Maladie des laxatifs », page 242.

Diarrhée postantibiotique

Elle se déclare trois à cinq jours après le début de la prise des antibiotiques. Elle est le plus souvent isolée, sans douleur, sans fièvre, sans atteinte de l'état général. Il existe des formes plus graves qui nécessitent une consultation.

- *China rubra* 5 CH : diarrhée liquide indolore épuisante avec ballonnement global de l'abdomen.
- *Nux vomica* 5 CH a un rôle de désintoxicant médicamenteux de l'organisme.

Posologie : 2 granules 5 fois par jour systématiquement et après chaque selle pendant 2 jours, puis 3 fois par jour. Cessez le traitement une journée après la disparition des troubles.

➤ *Diarrhées d'origine alimentaire*

Diarrhées dues à des aliments mal supportés

▪ Fruits

▪ *Colocynthis* 5 CH : la diarrhée est très douloureuse, les douleurs abdominales sont violentes, à type de crampes. Elles sont améliorées si vous êtes plié en deux ainsi que par la pression de la région.
▪ *China rubra* 5 CH survient en été après un abus de fruits.
▪ *Ipeca* 5 CH : après ingestion de fruits verts en automne.
▪ *Podophyllum* 5 CH : après abus de fruits frais.
▪ *Phosphoricum acidum* 5 CH : l'abus de fruits est à l'origine d'une diarrhée indolore accompagnée de ballonnements et de gaz.
▪ *Rheum* 5 CH : lors d'excès de fruits verts, quand la diarrhée d'odeur aigre prédomine et subsiste sur le corps malgré tous les soins de propreté.

Posologie : 2 granules 5 fois par jour systématiquement et après chaque selle pendant 2 jours, puis 3 fois par jour. Cessez le traitement une journée après la disparition des troubles.

▪ Aliments gras

▪ *Carbo vegetabilis* 5 CH, dans les diarrhées fétides accompagnées de ballonnements situés juste au-dessus de l'ombilic, survenant immédiatement après le repas.
▪ *Pulsatilla* 5 CH : les diarrhées surviennent la nuit qui suit l'ingestion d'aliments gras ou de glace. Elles s'accompagnent de ballonnements et de renvois ayant le goût des aliments.

Posologie : 2 granules 5 fois par jour systématiquement et après chaque selle pendant 2 jours, puis 3 fois par jour. Cessez le traitement une journée après la disparition des troubles.

▪ Lait

▪ *China rubra* 5 CH (voir plus haut pour la description de ce médicament).
▪ *Magnesia carbonica* 5 CH : chez ces sujets, le lait est à l'origine d'une diarrhée de selles verdâtres et de spasmes abdominaux soulagés pliés en deux.
▪ *Natrum carbonicum* 5 CH, quand le lait provoque des ballonnements et une diarrhée grumeleuse orangée.

Posologie : 2 granules 5 fois par jour systématiquement et après chaque selle pendant 2 jours, puis 3 fois par jour. Cessez le traitement une journée après la disparition des troubles.

— Voir : *Calcarea carbonica*, *Calcarea phosphorica*, *Sepia* pour les traitements de terrain concernant des sujets chez lesquels, habituellement, l'ingestion de lait provoque de la diarrhée.

Voir aussi : « Les diarrhées aiguës de l'enfant » (en cas d'indigestion, pour les nourrissons qui ne digèrent pas le lait), page 428.

▪ Huîtres

▪ *Lycopodium clavatum* 5 CH : la diarrhée s'accompagne d'un ballonnement de la partie inférieure de l'abdomen qui survient juste après le repas et se reproduit après 16 heures.

Posologie : 2 granules 5 fois par jour systématiquement et après chaque selle pendant 2 jours, puis 3 fois par jour. Cessez le traitement une journée après la disparition des troubles.

▪ Après abus de pâtisseries

▪ *Pulsatilla* 5 CH (voir plus haut pour la description de ce médicament).

▪ *Carbo vegetabilis* 5 CH (voir plus haut pour la description de ce médicament).

Posologie : 2 granules 5 fois par jour systématiquement et après chaque selle pendant 2 jours, puis 3 fois par jour. Cessez le traitement une journée après la disparition des troubles.

▪ Après abus de sucreries

▪ *Argentum nitricum* 5 CH : la diarrhée verte, explosive, bruyante, douloureuse se complique de nausées, de vomissements et de brûlures d'estomac.

Posologie : 2 granules 3 fois à 5 fois par jour, en fonction de l'importance des symptômes.

Après des excès alimentaires occasionnels

▪ *Antimonium crudum* 5 CH : avec nausées, vomissements, aérophagie et langue complètement blanche.

▪ *Nux vomica* 5 CH : avec nausées, vomissements que le malade provoque pour se soulager, et langue blanche dans sa moitié postérieure.

▪ *Ipeca* 5 CH : si les nausées ne sont pas soulagées par les vomissements et que la langue reste propre (rose) et humide.

Posologie : 2 granules 5 fois par jour pendant 2 jours.

▪ En prévision d'un bon repas, prendre avant celui-ci une dose en 15 CH d'un de ces trois médicaments en fonction des symptômes dont vous avez l'habitude dans ces circonstances.

Voir aussi : *Aloe* et *Sulfur* pour les gros mangeurs ayant fréquemment de la diarrhée après des abus alimentaires.

➤ *Diarrhées de stress*

Survenant avant une échéance importante

▪ *Argentum nitricum* 15 CH, chez un sujet agité, anxieux, ne tenant pas en place. La diarrhée survient généralement dans les jours qui précèdent une échéance importante (voir plus haut pour la description de la diarrhée).

▪ *Coffea cruda* 15 CH, dans les diarrhées émotives avec envies fréquentes d'uriner, tachycardie, et impossibilité de s'endormir — ou endormissement très difficile — la veille d'une épreuve. Médicament bien indiqué chez l'étudiant qui fait des abus de café « pour tenir le coup ».

▪ *Gelsemium sempervirens* 15 CH, dans les diarrhées et les envies fréquentes d'uriner chez des personnes que le trac paralyse, fait trembler et empêche de dormir.

▪ *Ignatia amara* 15 CH : diarrhée émotive avec tachycardie, boule dans la gorge et nausées améliorées en mangeant.

Posologie : 2 granules 3 fois par jour dans les jours précédant l'examen, et une dose le jour même par exemple.

Consécutives à une colère

On retrouve les mêmes médicaments que précédemment auxquels on peut ajouter :

- *Chamomilla vulgaris* 9 CH : cela est plus vrai chez les enfants, mais se rencontre également chez l'adulte, qui, après une colère, ont de la diarrhée, des douleurs coliques, de l'anxiété.
- *Colocynthis* 9 CH, si la colère déclenche une diarrhée très douloureuse avec des douleurs abdominales violentes à type de crampes, améliorées par la position pliée en deux et par la pression.
- *Staphysagria* 15 CH : une colère rentrée, contenue, lors de laquelle le sujet a été obligé de se retenir, peut provoquer chez ces personnes extrêmement susceptibles des troubles digestifs comme des coliques et des diarrhées.

Posologie : 2 granules du médicament indiqué jusqu'à la fin de la crise, toutes les 2 heures au début, puis 5 fois par jour le lendemain.

Hémorroïdes

Les hémorroïdes sont habituellement présentes chez l'enfant et chez l'adulte : indolores, elles sont considérées comme normales. On distingue les hémorroïdes internes — situées au-dessus de la jonction de l'anus et du rectum — des hémorroïdes externes qui siègent dans l'anus.

CONSULTEZ DANS LES 48 HEURES – TOUJOURS LORS D'UNE PREMIÈRE CRISE D'HÉMORROÏDES OU DE LA PERSISTANCE DES TROUBLES

Diagnostic

Les hémorroïdes correspondent à une dilatation des veines du rectum et/ou de l'anus. Elles sont très fréquentes chez l'homme ou la femme à partir de quarante ans. On estime qu'un sujet sur deux, à partir de cinquante ans, a, ou a eu, des crises hémorroïdaires.

Elles se manifestent lorsque le sujet va à la selle, le plus souvent par des saignements de sang rouge vif ou par la perception d'une procidence, c'est-à-dire d'une « boule » qui sort de l'anus. Cette petite boule ronde correspond à l'extériorisation des hémorroïdes internes. Les hémorroïdes peuvent s'accompagner de démangeaisons et de suintements.

Elles ne deviennent douloureuses que lorsqu'elles se compliquent (thromboses ou prolapsus).

Une douleur à la défécation traduit la présence d'une fissure anale surajoutée ; sa permanence oriente vers une thrombose ou un abcès et nécessite une consultation.

Les crises peuvent être déclenchées lors de constipation ou de diarrhée, avant les règles, ou lors de la grossesse, ou à l'accouchement. Elles sont parfois provoquées par des lavements ou par l'emploi de suppositoires, ainsi que par certains médicaments tels les antidépresseurs. La sédentarité, des sports tels l'équitation ou le cyclisme, des métiers de chauffeur ou de pilote, l'alcool, les épices, l'hérédité semblent avoir un rôle favorisant.

Principales complications

Elles doivent amener à consulter un médecin. On distingue :
— les thromboses hémorroïdaires qui se manifestent par des douleurs intenses, permanentes, qui empêchent de dormir ;
— les prolapsus du rectum, c'est-à-dire la sortie d'une partie du rectum à l'extérieur après la selle ou de façon permanente.

Règles d'hygiène et prévention

➤ *Hygiène locale*

Elle est indispensable, mais sans excès, car elle peut conduire au contraire de l'effet recherché. L'utilisation d'un savon neutre ou d'un pain dermatologique est utile ; en cas de démangeaisons, l'application d'huile d'amande douce est très efficace.

➤ *Hygiène générale*

— évitez les mets épicés et les alcools ;
— pratiquez une activité physique modérée et compatible, c'est-à-dire évitez de faire trop de vélo, par exemple ;
— faites des pauses régulièrement si vous êtes chauffeur professionnel.

Traitement

➤ *Crises d'hémorroïdes*

Systématiquement

▪ *Aesculus hippocastanum* 6 DH, chez les personnes congestionnées du bas-ventre dont les hémorroïdes sont douloureuses, piquantes « comme par une pelote d'épingles » dans l'anus. Elles sont soulagées par le saignement et les bains de siège froids, et aggravées par la chaleur et la station debout. Ce médicament agit aussi efficacement chez les femmes enceintes constipées.

Posologie : 100 gouttes 3 fois par jour pendant 3 jours.

À associer à :

▪ *Aloe* 7 CH, chez les sujets obèses, gros mangeurs, sédentaires ayant tendance aux diarrhées. Leurs hémorroïdes s'accompagnent de démangeaisons et de suintement anal. Elles sont souvent déclenchées par des médicaments irritants pour l'intestin, les laxatifs en particulier.

▪ *Arnica montana* 7 CH agit sur des hémorroïdes très douloureuses au toucher.

▪ *Collinsonia* 7 CH : si les hémorroïdes piquantes et brûlantes saignent beaucoup. Il convient bien aux femmes enceintes constipées.

▪ *Graphites* 7 CH : hémorroïdes et fissures anales des constipés chroniques qui n'ont pas envie d'aller à la selle.

▪ *Hamamelis* 7 CH : hémorroïdes de sang noir, aggravées par la chaleur, avec sensation d'éclatement des veines.

▪ *Kalium carbonicum* 7 CH : hémorroïdes, surtout des sujets âgés, améliorées quand on est assis sur un siège dur.

▪ *Lachesis mutus* 7 CH : hémorroïdes violacées améliorées pendant les règles, ou chez des femmes bons répondeurs à la ménopause. C'est aussi un médicament de thromboses hémorroïdaires si les troubles s'aggravent.

▪ *Melilotus* 7 CH : hémorroïdes congestives aggravées avant les règles, améliorées par l'écoulement des règles.

▪ *Muriaticum acidum* 7 CH, si les hémorroïdes sont très douloureuses, tendues, gonflées, aggravées au moindre contact. À prendre en attendant de consulter, car ces signes sont annonciateurs d'une thrombose hémorroïdaire.

Posologie : 2 granules toutes les heures le premier jour, puis 5 fois par jour pendant 2 jours, 3 fois par jour ensuite.

➤ *En cas de fissures anales surajoutées*

En attendant de consulter :

▪ *Nitricum acidum* 7 CH : hémorroïdes s'accompagnant de douleurs violentes et persistantes déclenchées quand on va à la selle et s'accompagnant de suintement et de démangeaisons.

- *Ratanhia* 7 CH peut être associé au médicament précédent, car ses caractéristiques sont très proches.
- *Graphites* 7 CH (voir plus haut pour la description de ce médicament).

Posologie (pour tous ces médicaments) : 2 granules 3 fois par jour pendant 8 jours.

➤ En cas de thromboses

En attendant de consulter :

- *Muriaticum acidum* 7 CH (voir plus haut pour la description de ce médicament).
- *Lachesis mutus* 7 CH (voir plus haut pour la description de ce médicament).

Posologie (pour tous ces médicaments) : 2 granules 5 fois par jour pendant 2 jours, puis 3 fois par jour pendant 6 jours.

➤ Traitement local

— Bains de siège chauds ou froids selon convenance, car les avis sont partagés.

- Pommade *Ratanhia* 4 % teinture-mère : 3 applications par jour.
- Pommade *Pæonia* 4 % teinture-mère : 3 applications par jour.

➤ Traiter la diarrhée et/ou la constipation

Voir « Constipation », page 239, et « Diarrhée aiguë de l'adulte », page 243.

➤ Traitement de terrain

Le but de ces traitements de terrain est de prévenir les récidives chez des sujets prédisposés.

Voir :

- *Graphites* (voir plus haut pour la description de ce médicament).
- *Lachesis mutus* (voir plus haut pour la description de ce médicament).
- *Lycopodium clavatum*, pour les hémorroïdes des sujets bons répondeurs.
- *Nux vomica* 9 CH, quand les hémorroïdes surviennent chez des personnes ayant tendance à la constipation et aux repas d'affaires relevés et alcoolisés.
- *Sepia* 9 CH : pendant la grossesse, les hémorroïdes des sujets bons répondeurs s'aggravent. Au cours de cette période, il peut survenir un prolapsus.
- *Sulfur* 9 CH : hémorroïdes des sujets bons répondeurs gros mangeurs qui apprécient les mets épicés et l'alcool.

Gériatrie

Le vieillissement de la population constitue, de toute évidence, un formidable enjeu de santé publique puisque prés de 20 % des Français[1] ont plus de soixante ans (environ 11,5 millions), 13 % plus de soixante-cinq ans et 10 % de soixante-quinze à quatre-vingt-quatre ans. Les derniers chiffres publiés[2] (Insee 1997) montrent que l'espérance de vie à la naissance s'élève à quatre-vingt-deux ans chez les femmes françaises et à soixante-quatorze ans chez les hommes. Ces chiffres suffisent, à eux seuls, à expliquer l'importance socio-économique des personnes âgées dans le domaine de la santé, lesquelles consomment en moyenne deux fois plus de soins que le reste de la population.

Au fil des années, la personne âgée voit souvent augmenter le nombre des symptômes dont elle souffre. Ainsi à l'hypertension artérielle peuvent s'ajouter le diabète, les rhumatismes, puis une diminution de la vue, de l'ouïe, des pertes de mémoire. Ces différents troubles sont parfois à l'origine d'une réduction progressive de ses activités en société, d'un isolement, et finalement d'une dépendance difficile à accepter.

Ainsi, la prévention vise surtout, en dehors du traitement des maladies proprement dites, à éviter la dépendance des sujets âgés. La prévention de la dépendance se situe à trois niveaux :

— éviter les grandes maladies responsables de morts prématurées : maladies cardio-vasculaires, diabète, cancers ;

— soigner les troubles qui peuvent perturber la vie sociale : troubles urinaires, troubles des organes des sens, douleurs des os et des articulations ;

— préserver la vie de relation : perte de mémoire, dépressions, démences.

Les malades très âgés nécessitent l'intervention d'une équipe pluridisciplinaire coordonnée par le médecin généraliste. Cette collaboration englobe les spécialistes et les professionnels paramédicaux tels les infirmières, les kinésithérapeutes, les ergothérapeutes. L'aide ménagère, la famille, les amis, les voisins en font aussi partie. Tout cet environnement aide le malade à sortir de son isolement, retarde au maximum la dépendance et lui donne une vie sociale indispensable à son équilibre mental et physique.

1-Marchand P., « Démographie : une bombe à retardement », *Panorama du médecin*, Paris, 1996, supplément au n° 4431, p. 4.

2-*La Santé en France en 1994-1998*, rapport du Haut Comité de la santé publique, Paris, La Documentation française, sept. 1998, p. 19.

Néanmoins, le traitement des diverses affections implique aussi un accroissement en nombre et « en intensité » des médicaments, avec leur lot inévitable d'effets secondaires. Cela est d'autant plus surprenant que c'est le sujet le plus sensible aux médications et à ses effets qui en consomme le plus. À cet égard, il est intéressant de constater que plus de 10 % des personnes[1] de plus de quatre-vingts ans sont hospitalisées à cause d'un accident iatrogène, c'est-à-dire dû à des médicaments.

L'homéopathie permet, de par ses fondements mêmes, une action préventive ; elle se rapproche de la gériatrie (branche de la médecine qui s'occupe des maladies des vieillards) car, comme elle, c'est une médecine de terrain, globale, individualisée, personnalisée, forcément sur mesure. De par son innocuité, elle soulage les maux quotidiens sans faire subir le contrecoup des effets secondaires. Elle permet aussi l'action et non l'attente ; elle refuse ces réponses insupportables : « c'est l'âge ! », « à votre âge ! ». La médecine doit respecter et aider les personnes âgées. C'est au moins sur ce terrain que l'ensemble du corps médical doit se retrouver.

Prévention

Elle commence tôt et ne concerne pas seulement le champ de l'homéopathie. On ose à peine parler de la ménopause et de l'ostéoporose en abordant ce sujet, car celles-ci concernent des femmes jeunes qui sont loin d'avoir atteint le troisième âge. Mais il faut savoir que le capital osseux (quantité d'os) est en partie déterminé génétiquement et en partie acquis par la consommation de calcium à l'adolescence. On comprend alors pourquoi la prévention doit être précoce. On conçoit ainsi le rôle d'éducation de nos grands-parents à une époque où, au goûter, le verre de Coca-Cola est plus souvent donné à nos enfants que le verre de lait.

Hygiène alimentaire

Cette petite parenthèse nous permet de dire quelques mots sur l'alimentation des personnes âgées. En effet, les personnes très âgées, ou vivant seules, ont parfois tendance à faire des régimes de plus en plus restrictifs et à manger de moins en moins. Or il faut savoir que la malnutrition est l'un des facteurs fondamentaux de la fragilisation des sujets âgés. C'est la première cause de déficience acquise du système immunitaire dans le monde avec pour conséquences, à plus ou moins long terme, la maladie et le décès.

1- André M., « Accidents iatrogènes, un problème de santé publique », *Impact médecin hebdo*, n° 345, cahier n° 2 du 6 déc. 1996, p. 82.

Le sujet âgé sain, de poids normal, doit manger de la même façon que l'adulte en activité ; il faut lui interdire le régime et, même, autoriser le vin en quantité limitée car il diminue la fréquence des maladies cardio-vasculaires. Vous devez guetter chez vos parents ou les personnes âgées qui vous entourent les signes précurseurs d'une malnutrition, tels, par exemple, un problème dentaire, une modification de l'humeur (lever tardif), une dépression.

TABLEAU DES PRINCIPALES CARENCES ALIMENTAIRES.

	Protéines	Calcium	Folates (vitamine B9)
Besoins quotidiens	1g/kg/jour	1 200 mg/jour	300 µg/100g
Teneur des principaux aliments.	20 grammes = 100 g de viande ou volaille ou poisson, ou 1/2 litre de lait ou 4 yaourts, ou 80 g de fromage, ou 180 g de fromage blanc.	1/2 litre de lait + 30 g emmental + 2 yaourts.	100 à 150 µg/100 g foie, épinards, salade verte, cacahuètes, amandes. 100 à 150 µg/100 g choux, betteraves, artichauts, avocats.
Conséquences des carences.	Malnutrition. Diminution de la masse musculaire. Diminution de la résistance aux maladies.	Ostéoporose avec ses conséquences : tassements vertébraux, fracture du col du fémur, avec risques de dépendance et de décès.	Carence très fréquente quand les aliments sont trop cuits ou en cas d'abus de médicaments. Elle peut aggraver une anémie.

Hygiène de vie

L'hygiène de vie, la marche, une activité physique modérée comme le vélo d'appartement ou la gymnastique douce sont autant de paramètres qui maintiennent le capital osseux, permettent d'améliorer la qualité de vie et de retarder au maximum l'apparition d'une dépendance redoutée de tous.

Homéopathie

À l'homéopathie revient la troisième place dans la prévention des troubles liés au vieillissement, car elle permet à la population, par la prescription de traitements de terrain, de vieillir en bonne santé. Ce devrait être la thérapeutique de première intention des personnes âgées. En effet, ses champs d'application sont vastes : ils s'étendent du domaine préventif au secteur curatif.

Intérêt de l'homéopathie

Il est difficile de parler de gériatrie et d'homéopathie sans passer en revue toute la médecine. Nous allons donc examiner les principales indications médicales dans lesquelles son activité doit être connue. Sachez toutefois qu'il est indispensable, pour vous soigner, de consulter un médecin homéopathe.

Dermatologie

Les problèmes dermatologiques les plus fréquents en gériatrie sont : les ulcères de jambes, les prurits séniles et les dermatoses chroniques. Ils nécessitent une consultation médicale.

Voir aussi le chapitre concernant les prurits (démangeaisons) séniles chez les personnes âgées, page 216.

Maladies cardio-vasculaires

L'homéopathie, dans ce domaine nettement organique, a un rôle important, malheureusement encore trop limité à une médication d'appoint, parce qu'elle est méconnue des thérapeutes. Son efficacité gagnerait à être évaluée afin d'apporter une aide précieuse aux sujets âgés.

Nous verrons son rôle dans les hypertensions artérielles et l'intérêt d'un traitement de fond qui permet un retour à la normale des chiffres tensionnels dans les hypertensions artérielles limites (< à 14/9), et qui évite le recours aux anxiolytiques, ou aux médications hypertensives de première intention (voir page 302). De même, dans les hypertensions artérielles modérées ou sévères, en adjonction aux médicaments classiques, l'homéopathie empêche ou retarde l'escalade thérapeutique — c'est-à-dire l'addition d'un ou de plusieurs médicaments supplémentaires pour régulariser la tension artérielle — toujours considérée comme péjorative par les cardiologues.

En outre, dans les maladies cardiaques graves, tels les insuffisances cardiaques droites ou gauches, les troubles du rythme, l'angine de poitrine, la thérapeutique homéopathique a un rôle d'appoint non négligeable. C'est aussi le cas dans les artérites des membres inférieurs.

Dans les maladies métaboliques (diabète, l'hypercholestérolémie, l'hyperuricémie) souvent associées à l'hypertension artérielle, l'homéopathie a un rôle complémentaire intéressant.

Voir aussi les passages concernant l'hypertension artérielle, page 302.

Maladies des voies respiratoires

L'asthme et la bronchite chronique sont les terrains de prédilection de l'homéopathie en pneumologie. Celle-ci permet un meilleur confort du malade et évite notamment les surinfections hivernales à répétition.

➤ *Asthme*

L'asthme de la personne âgée est un asthme chronique dont les conséquences à plus ou moins long terme sont l'insuffisance respiratoire chronique. L'homéopathie a une double activité : elle améliore le confort du malade en diminuant la fréquence des crises d'asthme et l'aide du point de vue respiratoire, comme le prouvent les tests (explorations fonctionnelles respiratoires) qui permettent la mesure de la capacité respiratoire. Selon l'état du malade et la gravité de la maladie, l'homéopathie agit seule ou en complément de l'allopathie.

Les principaux médicaments de l'asthme chronique sont : *Ammonium carbonicum*, *Antimonium tartaricum*, *Arsenicum album*, *Blatta orientalis*, *Carbo vegetabilis*, *Hepar sulfur*, *Kalium carbonicum*, *Naja tripudians*, *Natrum sulfuricum*, *Psorinum*, *Quebracho*, *Sulfur*.

➤ *Bronchite chronique*

La bronchite chronique présente, à court et à long terme, les mêmes risques que l'asthme, à savoir les surinfections pulmonaires et l'insuffisance respiratoire chronique.

Les médicaments les plus courants de bronchite chronique sont : *Ammonium carbonicum*, *Antimonium sulfuratum aureum*, *Antimonium tartaricum*, *Blatta orientalis*, *Carbo vegetabilis*, *Natrum sulfuricum*, *Psorinum*, *Senega*, *Sulfur*.

Pour éviter et prévenir les surinfections des bronches et des poumons, les médicaments utiles à ce stade sont : *Hepar sulfur*, *Mercurius solubilis*, *Silicea*.

L'intérêt de ces médicaments est d'espacer les affections et aussi d'écourter un éventuel alitement souvent à l'origine de la perte d'autonomie du sujet âgé. Celle-ci peut survenir dans un délai très bref au cours d'une maladie aiguë, après dix jours d'alitement par exemple.

Voir aussi les chapitres suivants : « Asthme », page 183, « Bronchite chronique », page 319, « Grippe », page 320, et les « Toux », page 328.

Maladies digestives

L'homéopathie agit aussi bien dans certaines des maladies digestives graves, telles les hépatites ou les pancréatites, que dans des troubles banals telles la constipation, les hémorroïdes, les fissures anales. Selon le stade de la maladie, les médicaments homéopathiques peuvent être donnés en première intention ou en complément d'un traitement allopathique.

Voir aussi les chapitres concernant la « Constipation », page 239, et les « Hémorroïdes », page 249.

Maladies veineuses

L'homéopathie a un rôle essentiel dans les troubles veineux (comme, par exemple, l'insuffisance veineuse superficielle et ses complications), qui à cet âge sont favorisés par la sédentarité, la vie dans des appartements surchauffés et les traitements hormonaux de la ménopause.

En dehors des conseils de prévention, comme la lutte contre l'obésité, l'excès de chaleur, la surélévation des pieds du lit, la pratique d'une marche dynamique, la proscription de vêtements trop serrés, la thérapeutique homéopathique a une réelle efficacité dans le traitement préventif et curatif des troubles veineux.

Dans les ulcères variqueux, les médicaments homéopathiques accélèrent la cicatrisation des ulcères et calment la douleur.

Les principaux médicaments sont : *Aesculus hippocastanum*, *Arnica montana*, *Arsenicum album*, *Bothrops*, *Carbo vegetabilis*, *Fluoricum acidum*, *Kalium bichromicum*, *Nitricum acidum*, *Secale cornutum*.

Voir aussi les « Jambes lourdes », page 305, et les « Varices », page 309.

Ophtalmologie

Cataractes

Elles nécessitent une consultation spécialisée. Les médicaments les plus courants sont les suivants :

- *Digitalis* 7 CH est indiqué dans les cataractes survenant à la suite de la prise de certains médicaments (ß bloquants).
- *Naphtalinum* 7 CH a une activité intéressante dans les cataractes qui s'accompagnent d'une opacité de la cornée chez des sujets âgés ayant de l'hypertension artérielle ou du diabète.
- *Secale cornutum* 7 CH convient dans les cataractes séniles et celles liées au diabète.

Posologie (pour tous ces médicaments) : 2 granules au réveil et au coucher.

Glaucomes

Le recours à l'ophtalmologiste est indispensable. En attendant, les médicaments sont :

- *Physostigma venenosum* 7 CH, indiqué quand le sujet perçoit une sensation de brouillard et des taches noires devant les yeux.
- *Prunus spinosa* 7 CH, quand le malade a l'impression que les globes oculaires sont poussés vers l'extérieur.
- *Radium bromatum* 7 CH : dans les glaucomes chroniques pour lesquels le malade a des difficultés à accommoder sa vision.

Posologie (pour tous ces médicaments) : 2 granules au réveil et au coucher.

Rhumatologie

Les douleurs rhumatismales sont souvent les principales préoccupations des sujets âgés, à juste titre car, bien que peu graves, elles n'en restent pas moins la première source de dépendance. En effet, insidieusement, s'additionnent des douleurs aux genoux ou aux hanches qui limitent le déplacement, réduisent le périmètre de marche, jusqu'à entraîner une diminution de l'approvisionnement alimentaire. À cela s'ajoutent couramment des douleurs aux épaules ou aux mains qui vont encore aggraver les problèmes de déplacement et parfois même gêner la prise des repas. Cet état, qui peut paraître caricatural, est en fait extrêmement banal et fréquemment à l'origine de la dépendance du sujet très âgé.

Les médecins allopathes restent assez démunis, car la plupart des médications ont, à long terme, des conséquences sur l'appareil rénal ou digestif ; ce qui ne va pas sans poser quelques problèmes à ces personnes déjà surmédicamentées. Dans ce cadre, les médicaments homéopathiques ont l'intérêt de leur efficacité et de leur innocuité.

Voir aussi le chapitre sur l'arthrose, page 466.

Urologie

➤ Adénome de la prostate

Vous pourrez prendre ce traitement uniquement si le diagnostic a été fait par votre médecin. Dans tous les autres cas, vous devez absolument le consulter.

Prenez systématiquement :

- *Baryta carbonica* 7 CH : 2 granules au réveil et au coucher.
- *Pareira brava* 6 DH, dans les adénomes de la prostate s'accompagnant d'envies constantes et inefficaces d'uriner, et d'un besoin de faire des efforts pour vider la vessie.
- *Sabal serrulata* 6 DH, quand les réveils nocturnes sont fréquents, le jet urinaire faible et saccadé.

Posologie : ces deux derniers médicaments peuvent être pris sous la forme d'une préparation à raison de 20 gouttes matin et soir.

Ajoutez :

- *Squilla maritima* 7 CH, si vous urinez souvent et beaucoup.
- *Conium maculatum* 7 CH, si vous urinez en plusieurs fois.

Posologie (pour tous ces médicaments) : 2 granules au réveil et au coucher.

- *Lycopodium clavatum* 9 CH, chez les sujets bons répondeurs qui ont des envies fréquentes d'uriner.

Posologie : 2 granules au réveil.

➤ Incontinence urinaire

En dehors de médicaments (*Causticum*, *Kalium carbonicum*, *Equisetum hiemale*) décrits dans le chapitre sur l'incontinence urinaire de la personne âgée, pages 280, 274, deux médicaments sont intéressants :

- encore, *Causticum* 9 CH, dans les incontinences urinaires survenant à la suite d'un effort modéré chez les sujets bons répondeurs ;
- et *Ferrum metallicum* 9 CH, dans les incontinences urinaires survenant à la suite de toux, d'efforts, ou d'éternuements chez les autres sujets.

Posologie (pour tous ces médicaments) : 2 granules au réveil.

En gériatrie, l'homéopathie est indiquée dans de nombreux autres domaines, dont les troubles neuropsychiatriques, que nous n'avons pas développés, car ils nécessitent une prescription spécialisée.

L'homéopathie s'intègre dans l'ensemble des moyens thérapeutiques permettant une meilleure qualité de vie de la personne âgée et un confort plus grand du malade sénile ou non. Son activité s'exerce à tous les niveaux, aussi bien dans le domaine préventif que curatif (seule ou en association). Pour terminer, insistons sur l'intérêt général de cette thérapeutique : efficacité, innocuité, complémentarité.

Gynécologie-Obstétrique

L'homéopathie intervient à tous les stades de la vie hormonale de la femme. Elle aide à passer les moments difficiles de la puberté ou de la ménopause.

Un traitement de terrain aide l'adolescente à mieux vivre cette étape de transition pendant laquelle s'effectuent des changements hormonaux, physiques, psychiques et comportementaux difficiles à assumer quand on commence à découvrir la vie.

L'homéopathie intervient dans les troubles des règles qui peuvent gâcher la vie de la femme, soulage les petites misères de la grossesse, facilite l'accouchement et l'allaitement.

En cas de difficultés sexuelles, de stérilité, le médecin homéopathe apportera, par un traitement adapté, une réponse spécifique.

Accouchement

L'accouchement est un moment difficile car, après neuf mois de vie intra-utérine, le fœtus va se séparer de l'organisme maternel. Ce phénomène physiologique qui aboutit à la naissance de l'enfant est délicat pour celui-ci et sa mère. Il y a eu plus de 800 000 naissances en 2007.

RENDEZ-VOUS À L'HÔPITAL SI : – LES CONTRACTIONS SURVIENNENT TOUTES LES DIX MINUTES DEPUIS UNE HEURE – LA PERTE DES « EAUX » (LIQUIDE AMNIOTIQUE) A EU LIEU – IL EXISTE D'AUTRES SYMPTÔMES QUE LA DOULEUR (VOMISSEMENTS, CÉPHALÉES, MALAISES, FIÈVRE, ETC.) – DES CONTRACTIONS FRÉQUENTES ET RÉGULIÈRES APPARAÎSSENT AVANT LA 37e SEMAINE DE GROSSESSE (MENACE D'ACCOUCHEMENT PRÉMATURÉ)

Définition

L'accouchement met un terme à la grossesse et se termine par la naissance de l'enfant. Quelques jours avant, les contractions deviennent plus fréquentes mais sont irrégulières.

L'accouchement proprement dit est précédé par le travail. Celui-ci consiste en des séries de contractions de l'utérus rythmées et progressivement douloureuses jusqu'à la sortie de l'enfant. Le travail dure en moyenne douze à quinze heures pour la première grossesse et six à huit heures pour les suivantes.

Principales complications

Elles sont du ressort de l'obstétricien.

Intérêt de l'homéopathie

➤ *Avant l'accouchement*

- *Actea racemosa* 9 CH calme l'inquiétude, l'agitation et l'anxiété des femmes dans le mois qui précède l'accouchement.
  Posologie : 2 granules au réveil et au coucher.
- *Arnica montana* 15 CH limite le traumatisme physique lié à l'accouchement.
  Posologie : une dose par semaine le mois qui précède l'accouchement.
- *Caulophyllum* 5 CH, si vous ressentez, lors des derniers jours de la grossesse, des fausses douleurs de travail, des crampes, des spasmes.
  Posologie : 2 granules 3 fois par jour si nécessaire.

➤ *Pendant l'accouchement*

Favorisez les contractions

Quand celles-ci sont irrégulières, douloureuses et que le travail se prolonge, prenez :

- *Actea racemosa* 9 CH, si votre excitation mentale se manifeste par un bavardage incessant.
- *Caulophyllum* 5 CH, si le travail est lent et que les contractions sont très fortes, courtes, irrégulières, incessantes. Il accélère la dilatation du col.
- *Gelsemium sempervirens* 5 CH doit être associé aux deux médicaments précédents.

Posologie : dans ces cas, étant donné les circonstances, on emploie de façon alternée ou concomitante *Actea racemosa* 5 CH, *Caulophyllum* 5 CH et *Gelsemium sempervirens* 5 CH. Les prises sont rythmées par les contractions et sont très fréquentes.

Souffrez moins

Ajoutez à *Arnica montana* 5 CH :

- *Kalium carbonicum* 5 CH, si les douleurs sont essentiellement lombaires.

■ *Chamomilla vulgaris* 9 CH, si le travail de l'accouchement vous semble insupportable, s'il est inefficace, et s'accompagne d'une agressivité envers l'entourage.
■ *Dioscorea villosa* 5 CH, si les contractions sont améliorées en hypertension, c'est-à-dire si, à l'accouchement, vous vous sentez mieux bien à plat, le dos surélevé par un coussin.
■ *Magnesia phosphorica* 5 CH, si vous êtes agitée, si vous vous sentez mieux mi-assise jambes allongées, et que vous êtes soulagée par la chaleur, et quand vous vous appuyez fortement sur l'abdomen.

Posologie : 2 granules toutes les 10 minutes ou après chaque contraction.

Calmez-vous

Peuvent être utiles :
■ *Aconitum napellus* 9 CH, quand l'anxiété et la peur de la mort prédominent lors de l'accouchement : vous réclamez à grands cris d'être soulagée.
■ *Actea racemosa* 9 CH, si vous faites partie de celles qui n'arrêtent pas de parler lors de l'accouchement.

Posologie : 2 granules à la demande pour se calmer.

➤ *Après l'accouchement*

Pour aider à l'expulsion du placenta

La « délivrance », c'est-à-dire l'expulsion du placenta lors de la dernière partie du travail, se produit grâce aux contractions qui suivent la sortie de l'enfant. L'expulsion se fait naturellement, le plus souvent juste après l'accouchement. Si ce n'est pas le cas, accélérez les contractions en prenant ensemble les trois médicaments suivants :
■ *Actea racemosa* 5 CH (voir plus haut pour la description de ce médicament).
■ *Caulophyllum* 5 CH (voir plus haut pour la description de ce médicament).
■ *Gelsemium sempervirens* 5 CH (voir plus haut pour la description de ce médicament).

Posologie (pour tous ces médicaments) : 2 granules toutes les 3 minutes 5 fois de suite.

Si l'expulsion n'a pas eu lieu dans les trois quarts d'heure qui suivent, l'obstétricien interviendra manuellement pour décoller le placenta et le sortir de l'utérus.

Après une épisiotomie ou une césarienne

Prenez ensemble les trois médicaments suivants :
■ *Arnica montana* 5 CH (voir plus haut pour la description de ce médicament).
■ *Staphysagria* 5 CH est un médicament des plaies tranchantes, nettes, chirurgicales, à associer systématiquement à *Arnica montana* dans cette indication.
■ *Pyrogenium* 5 CH prévient une éventuelle infection.

Posologie (pour tous ces médicaments) : 2 granules 3 fois par jour systématiquement après une épisiotomie jusqu'à la cicatrisation.

En cas de céphalées après une péridurale

- *Natrum sulfuricum* 15 CH : une dose après l'accouchement, voire préventivement, permet d'éviter les maux de tête survenant fréquemment après ce geste. Reprenez une dose deux heures plus tard si le résultat est insuffisant.
- *Hypericum perforatum* 15 CH est indiqué si les céphalées sont associées à des douleurs lombaires autour de la piqûre.

Posologie : une dose du médicament le mieux indiqué dès le début des troubles, puis ensuite 2 granules 5 fois par jour pendant 2 jours.

En cas de fatigue

- *Arnica montana* 5 CH (voir plus haut pour la description de ce médicament).
- *China rubra* 5 CH, si pendant l'accouchement les pertes liquidiennes (sang, liquide amniotique) ont été importantes. *China rubra* peut être aussi donné préventivement dans cette indication.

Posologie : prenez systématiquement ces deux médicaments juste après l'accouchement, 2 granules toutes les 2 heures le premier jour, puis 5 fois par jour les 3 jours suivants, et enfin 3 fois par jour pendant 10 jours.

En cas de dépression

Les deux médicaments le plus souvent indiqués sont :

- *Actea racemosa* 9 CH (voir plus haut pour la description de ce médicament).
- *Sepia* 9 CH, chez les femmes bons répondeurs (voir plus haut pour la description de ce médicament).

Posologie (pour tous ces médicaments) : 2 granules au réveil et au coucher pendant 1 mois.

Consultez votre médecin homéopathe, car ce type de dépression peut être très grave.

En cas d'incontinence urinaire

Elle survient le plus souvent après l'accouchement ou à la suite d'un effort de toux ou d'un éclat de rire.

- *Causticum* 15 CH, dès l'apparition des troubles. La prise d'une dose de ce médicament fait cesser rapidement les troubles. Sinon, prenez 2 granules au réveil et au coucher pendant 15 jours. En l'absence d'amélioration rapide, consultez.

La rééducation du périnée, sous forme d'exercices musculaires, entreprise par un kinésithérapeute ou par une sage-femme spécialisée est un complément indispensable très bénéfique.

Voir aussi « Incontinence urinaire », page 279.

En cas de rétention d'urine

- Après l'accouchement : une dose de *Hyoscyamus niger* 15 CH.

Allaitement

Plus de 50 % des femmes allaitent, surtout dans les groupes socioéconomiques élevés. La réussite de l'allaitement est directement en rapport avec la motivation de la femme. Il sera un succès si la mère le désire ardemment, sinon le risque d'échec est fort probable.

CONSULTEZ – SI VOTRE BÉBÉ NE PREND PAS DE POIDS – SI VOUS AVEZ BESOIN DE MÉDICAMENTS

Alimentation du nourrisson

Pour le nourrisson jusqu'à quatre mois, l'allaitement maternel est le mode d'alimentation idéal.

La diversification des aliments ne doit pas être trop précoce car elle favorise l'allergie alimentaire. C'est pourquoi l'introduction des principaux allergènes de cet âge se fera progressivement : pas d'aliment solide avant six mois, pas d'œuf et de poisson avant un an, pas de cacahuète avant six ans. L'emploi de produits industriels destinés aux enfants sera aussi retardé au maximum, car il introduit des allergènes variés qui provoquent une sensibilisation du bébé et risquent de développer des allergies.

Pendant ces périodes, l'allaitement maternel peut être continué avec des tétées au réveil et au coucher. La tétée du soir sera la dernière conservée avant le sevrage définitif.

Conseils pour un allaitement réussi

— Soyez détendue, choisissez une position confortable : à savoir presque allongée, et présentez successivement un sein puis l'autre.

— Afin d'éviter les irritations mammaires qui se produisent au début de l'allaitement, limitez la durée des tétées : dix minutes pour chaque sein sont un délai convenable.

— Si vous choisissez l'allaitement à heures fixes ou à la demande, sachez différencier les pleurs de faim des autres pleurs (ennui, sommeil, douleur, etc.).

— Enrichissez votre alimentation en produits laitiers, sources indispensables de protéines et de calcium. Buvez au moins 300 ml de lait de plus que d'habitude et un morceau de fromage supplémentaire. Avec ce supplément, vous ne grossirez pas et vous vous éviterez des carences calciques qui pourraient avoir de fâcheux retentissements sur vos os et vos dents.

— Pendant cette période, buvez plus d'eau, d'infusions, de jus de fruits frais, mangez plus de produits lactés, de noix, et des légumes verts. De même, évitez les aliments donnant du goût au lait tels les choux-fleurs, l'ail, l'oignon, les asperges, le céleri.

— Si vous tombez malade, ne prenez aucun médicament sans avis médical.

— Une prise de poids régulière chez un nourrisson est un signe de bonne santé et d'alimentation suffisante.

— N'hésitez jamais à consulter votre médecin au moindre doute.

Traitement

➤ *Pour favoriser la montée laiteuse*

▪ Le ricin provoque la sécrétion lactée quand celle-ci tarde à venir : *Ricinus* 5 CH.

▪ En cas d'insuffisance de lactation, la préparation suivante est très efficace :

- *Agnus castus* 4 CH
- *Asa fœtida* 5 CH
- *Phytolacca* 4 CH
- *Ricinus* 4 CH
- *Urtica urens* 4 CH
- *Sabal serrulata* 4 CH

} â â [1]

▪ En cas de fatigue physique et psychique après l'accouchement, il est conseillé d'ajouter dans cette préparation : *Alfalfa* 5 CH.

Posologie (pour tous ces médicaments) : 2 granules 3 fois par jour pendant la durée de l'allaitement, mais vous pouvez arrêter avant si les quantités vous semblent suffisantes, c'est-à-dire si le bébé grossit normalement.

➤ *Si vous avez trop de lait*

L'excès de lactation se manifeste surtout au début de l'allaitement par un engorgement mammaire. Celui-ci peut être prévenu avec un allaitement précoce, ou des cataplasmes, et en faisant des massages. Le port d'un soutien-gorge confortable jour et nuit est une aide appréciable.

▪ *Calcarea carbonica* 5 CH régularise la sécrétion lactée quand celle-ci est trop abondante au début de l'allaitement.

1-Préparation magistrale devant être effectuée par votre pharmacien.

■ *Lac caninum* 5 CH est utilisé traditionnellement pour limiter les montées laiteuses chez une femme aux seins gonflés et douloureux.
■ *Phytolacca* 5 CH est à employer si un écoulement laiteux, aqueux persiste après le sevrage.
■ *Pulsatilla* 5 CH est à prendre avant le sevrage quand vous avez décidé d'arrêter l'allaitement.

Posologie (pour tous ces médicaments) : 2 granules 5 fois par jour pendant 2 jours, puis 3 fois par jour pendant 3 jours.

➤ *Si les tétées sont douloureuses*

En cas de douleurs et/ou d'irritation des mamelons, vous vérifierez la position de votre enfant, qui doit être placé face à votre poitrine. En soutenant votre sein, assurez-vous que le mamelon est bien au centre de la bouche de votre bébé et que celui-ci ne tète pas avec la lèvre rentrée, ce qui est une source supplémentaire d'irritation.
■ *Borax* 5 CH : en cas de douleurs mammaires tiraillantes dans le sein opposé au moment de la tétée.
■ *Phellandrium* 5 CH : quand les douleurs des mamelons sont aiguës, transfixiantes pendant et en dehors des tétées.
■ *Phytolacca* 5 CH : si les douleurs des mamelons — avec crevasses — irradient dans tout le corps quand le bébé tète. Le lait est souvent épais et insuffisant.

Posologie (pour tous ces médicaments) : 2 granules du médicament indiqué avant chaque tétée.

➤ *En cas d'apparition de crevasses*

Entre les tétées, les mamelons peuvent être séchés avec un sèche-cheveux mis en position froide ou tiède. L'utilisation de coussinets en plastique est déconseillée car ils favorisent la macération.
■ *Castor equi* : ce médicament à base de glandes de castor est à appliquer sous forme de pommade (pommade *Castor equi* 4 % teinture-mère) entre les tétées 2 ou 3 fois par jour, et à prendre en granules en 5 CH avant chaque tétée.
■ *Ratanhia* : sous forme de pommade (pommade *Ratanhia* 4 % teinture-mère), cette racine (du ratanhia du Pérou) soulage les fissures du mamelon très sensibles au toucher. Les conditions d'emploi sont les mêmes que précédemment.

➤ *En cas de menace d'abcès*

Quand le sein rougit, devient dur, chaud, très douloureux, l'utilisation concomitante des trois médicaments suivants : *Hepar sulfur* 30 CH (une dose), *Pyrogenium* 5 CH, *Belladonna* 5 CH peut faire avorter l'abcès. En l'absence de résultats rapides, c'est-à-dire dans les heures qui suivent, consultez votre médecin traitant.

Voir aussi le chapitre sur les abcès, page 206.

Posologie : 2 granules toutes les demi-heures au début, puis espacez les prises dès que la douleur diminue et que le sein commence à retrouver un aspect normal. Ne répétez pas la prise d'*Hepar sulfur*.

➤ *En cas de dépression pendant ou après l'allaitement*

En attendant de consulter votre médecin homéopathe :

- *Phosphoricum acidum* 9 CH, chez des femmes très fatiguées, bons répondeurs ou non, ayant allaité longtemps.

Posologie : 2 granules au réveil et au coucher.

Cystite

La cystite chez la femme est extrêmement fréquente. C'est une infection bénigne d'évolution habituellement favorable. Elle est souvent rebelle et a tendance à récidiver.

CONSULTEZ IMMÉDIATEMENT SI SONT ASSOCIÉS : – DE LA FIÈVRE – DES DOULEURS LOMBAIRES – UN ÉCOULEMENT VAGINAL ANORMAL – EN CAS DE CYSTITES RÉCIDIVANTES

Diagnostic

Lors de cystites, la femme se plaint essentiellement de brûlures urinaires. Elle ressent des besoins fréquents et impérieux d'uriner, parfois pour quelques gouttes. De temps en temps, il y a un peu de sang dans les urines et des douleurs sourdes du bas-ventre.

La présence de fièvre et de douleurs lombaires fait craindre la propagation de l'infection aux reins. Dans ce cas, vous devez consulter sans attendre ; de même en présence d'un écoulement vaginal anormal, c'est-à-dire de pertes irritantes, colorées et malodorantes.

Il peut arriver que les hommes aient des brûlures urinaires, il leur faut dans ce cas consulter.

Principales complications

Les cystites, bien que banales, ont tendance à récidiver. Le plus souvent, aucune cause n'explique ces rechutes ; parfois, de minimes malformations de l'appareil urinaire en sont à l'origine. En cas de cystites récidivantes — définies par la survenue de plus de quatre crises par an —, votre médecin entreprendra des examens complémentaires afin d'en déterminer l'origine.

Règles d'hygiène

— Buvez au moins un litre et demi d'eau par jour.
— Urinez régulièrement, c'est-à-dire quand vous en avez envie ; « retenez-vous » le moins souvent possible.
— Urinez après les rapports sexuels. Les cystites consécutives aux rapports sexuels disparaissent après le premier enfant.
— Ne faites pas de douches vaginales.
— Quand vous vous lavez après la selle, essuyez-vous d'avant en arrière. Lavez-vous au savon de Marseille.

Traitement

➤ *Traitement des crises*

▪ *Cantharis vesicatoria* 5 CH est le médicament des cystites avec brûlures urinaires survenant avant, pendant et après chaque miction.
▪ *Equisetum hiemale* 5 CH, quand la douleur à la vessie n'est pas soulagée en urinant et que les brûlures urinaires surviennent en fin de miction et juste après.
▪ *Formica rufa* 5 CH, quand les urines sont troubles, abondantes, de mauvaise odeur et ont tendance à saigner.
▪ *Mercurius corrosivus* 5 CH, dans les cystites extrêmement douloureuses avec présence de sang dans les urines, de spasmes de la vessie et d'envies pressantes et urgentes d'uriner.
▪ *Mercurius solubilis* 5 CH, si la miction, très douloureuse, s'accompagne d'une sensation de brûlures, de fausses envies d'uriner et de spasmes de la vessie.
▪ *Staphysagria* 5 CH est indiqué dans les cystites dont les brûlures ressenties entre les mictions disparaissent avec celles-ci. Ce médicament convient dans les « cystalgies à urines claires », c'est-à-dire les brûlures urinaires sans infection, dans les « cystites des jeunes mariées » survenant après les premiers rapports sexuels, ou les cystites survenant après le coït.
▪ *Terebinthina* 5 CH convient aux femmes ayant des brûlures urinaires, des spasmes de la vessie, des envies pressantes d'uriner, souvent pour quelques gouttes, et ayant parfois du sang dans les urines.

- *Pareira brava* 5 CH, dans les cystites avec envies constantes et inefficaces d'uriner, et besoins de faire des efforts pour vider la vessie.
- *Populus tremula* 5 CH, dans les infections urinaires des femmes enceintes déclenchées par un sondage urinaire (par la mise en place d'une sonde urinaire).
- *Senecio aureus* 5 CH, chez des femmes ayant des brûlures urinaires (cystalgies) avant les règles, lorsque celles-ci sont en retard.
- *Serum anticolibacillaire* 6 DH est un traitement d'appoint intéressant qui complète utilement les médicaments les plus indiqués.

Posologie (pour tous ces médicaments) : 2 granules 5 fois par jour, voire plus souvent si nécessaire, pendant 2 jours, puis 3 fois par jour pendant 6 jours.

En l'absence d'amélioration rapide (vingt-quatre ou quarante-huit heures), consultez votre médecin qui vous donnera un traitement approprié et jugera de l'utilité ou non de pratiquer un examen cytobactériologique des urines.

➤ Traitement de terrain

Il est inutile, sauf en cas d'infections urinaires à répétition.

Les principaux médicaments sont : *Equisetum hiemale*, *Sepia*, *Serum anticolibacillaire*, *Silicea*, *Staphysagria*.

Les cures thermales sont parfois bénéfiques dans cette indication : Aulus-les-Bains, Capvern-les-Bains, Châtelguyon, Contrexéville, Eugénie-les-Bains, Évian-les-Bains, La Preste-les-Bains, Saint-Nectaire, Thonon-les-Bains, Vittel.

Grossesse

Étape physiologique particulière de la vie de la femme, la grossesse, bien que se déroulant le plus souvent normalement, est couramment à l'origine de troubles bénins franchement désagréables. La femme enceinte se trouve parfois démunie, car le recours à des traitements classiques, du fait de leurs effets secondaires, n'est pas toujours possible.

> CONSULTEZ IMMÉDIATEMENT EN CAS DE : – PERTES DE SANG – PERTES TRANSPARENTES – CONTRACTIONS FRÉQUENTES ET DOULOUREUSES AVANT LE 8ᵉ MOIS – VOMISSEMENTS CONTINUELS – PRISE DE POIDS TROP RAPIDE – FIÈVRE – BRÛLURES URINAIRES – PERTES DE CONNAISSANCE – VERTIGES, BOURDONNEMENTS D'OREILLES

L'homéopathie apporte des solutions aux diverses situations rencontrées successivement par la femme enceinte. Elle permet, lors des trois premiers mois, de la soulager des signes « sympathiques » de grossesse. Ensuite, elle agit sur les petites misères survenant à son décours. Par son action préventive et curative, elle facilite l'accouchement et le rend plus supportable à celles qui refusent l'anesthésie péridurale. Après la grossesse, la fatigue légitime, les états dépressifs du post-partum disparaîtront rapidement grâce à cette thérapeutique.

La surveillance actuelle obligatoire de la grossesse, la fréquence des consultations permettent au médecin d'intervenir dès qu'il soupçonne une pathologie sous-jacente. Entre ces visites, la femme doit reconnaître les signes qui doivent l'alarmer et l'amener à consulter immédiatement son médecin traitant.

Ce qui est normal	***Ce qui doit vous alerter***
Les trois premiers mois • Les troubles digestifs : nausées, vomissements, salivation abondante, appétit augmenté ou diminué, dégoûts ou envies alimentaires, constipation. • Les troubles nerveux : émotivité, inquiétude, irritabilité, anxiété. • Les troubles physiques : fatigue, somnolence, congestion mammaire et veineuse, crampes. *Les six derniers mois* • Les mouvements du fœtus entre le 4e et le 5e mois de grossesse. • L'apparition du colostrum sur les mamelons : un liquide jaunâtre qui précède la montée laiteuse au 5e mois de grossesse. • Pigmentation de la peau (visage, seins, petites lèvres). • Des contractions utérines indolores et peu fréquentes (une à deux par jour) lors des trois derniers mois de grossesse. • Des envies fréquentes d'uriner. • Des brûlures d'estomac. • Des jambes lourdes, des hémorroïdes.	*Quelle que soit la période de la grossesse, ces signes doivent vous amener à consulter immédiatement* • Des pertes de sang. • Des pertes très liquides transparentes qui correspondent au liquide amniotique. • Des contractions fréquentes et douloureuses avant le 8e mois. • Des vomissements continuels. • Une prise de poids trop rapide (œdèmes). • De la fièvre. • Des brûlures urinaires. • Des pertes de connaissance. • Des vertiges, des bourdonnements d'oreilles.

Règles diététiques

L'alimentation de la femme enceinte est très proche de celle que tout individu devrait avoir en temps ordinaire. La ration calorique ne doit pas être augmentée, l'accroissement des besoins énergétiques de la grossesse est compensé, entre autres, par une diminution du métabolisme de base et une réduction de l'activité physique de la femme enceinte. L'alimentation doit être variée, à peine plus riche qu'à l'ordinaire. Les troubles digestifs, les envies ou les dégoûts de la femme doivent être pris en compte.

— L'apport en protéines d'origine animale et végétale est généralement suffisant, même si les rations doivent être légèrement augmentées (10 g par jour en plus par rapport à la femme non enceinte).

Les principales sources de protéines sont : la viande, le poisson, les œufs, le pain, les céréales, les légumes secs, les laitages.

— Les besoins en lipides (graisses) varient en fonction de l'activité de la femme et des températures extérieures.

On les trouve dans le beurre cru, le lait, les fromages et surtout dans les huiles végétales riches en acides gras essentiels particulièrement importants pour le développement des cellules nerveuses du fœtus.

Vous éviterez les viandes grasses (porc, mouton, viandes en sauce), la charcuterie, le chocolat et si possible la pâtisserie.

Ne restreignez donc pas, mais n'augmentez pas votre ration de lipides, car celle-ci est aussi une source d'énergie et de vitamines (A, E).

— Les glucides, notamment à index glycémique bas[1] (anciennement sucres lents), sont indispensables à la croissance du fœtus.

La ration de glucides doit être apportée à chaque repas par des pommes de terre, des pâtes ou du riz. Ils doivent être associés à des fibres afin de ralentir leur absorption et d'éviter une arrivée trop rapide de sucres dans le sang, ce qui est mauvais pour la mère et l'enfant.

Il faut donc éviter de consommer seuls les sucres à index glycémique élevé (anciennement d'absorption rapide) tels les confitures, miel, confiseries, pâtisseries, boissons sucrées, le pain, le riz, les carottes, les pommes de terre, les bananes ; et enrichir son alimentation en légumes verts, céréales, légumes secs (haricots secs, lentilles, pois, soja), fruits (oranges, pommes).

— Les besoins en fer sont augmentés, ils nécessitent l'apport régulier de pain, de légumes verts, de viandes rouges et d'œufs.

— 1 g de calcium par jour est nécessaire chez la femme enceinte. Cette quantité est vite atteinte puisque 100 g d'emmental contiennent un 1 g de calcium, 100 g de fromage à pâte molle (camembert) 400 mg, et un quart de litre de lait entier ou demi-écrémé 300 mg de calcium. Les fruits, les légumes, le pain, le poisson sont de moins bonnes sources. Par ailleurs, le son du pain ou du riz complet empêche l'assimilation et la fixation du calcium. Évitez de l'absorber avec les produits laitiers.

— Les besoins quotidiens en acide folique ou vitamine B9 ne sont pas à négliger,

---

1-Les sucres sont maintenant classés en fonction de leur index glycémique, c'est-à-dire de leur action sur la glycémie et sur l'insuline. Plus l'index est bas, plus l'action sur la glycémie est modérée et favorable au sujet.

car leur carence peut être à l'origine de malformations congénitales (spina-bifida). Cette vitamine est présente en majorité dans le foie, les épinards, la salade verte, les noix, les amandes, les cacahuètes, les châtaignes et les melons.
— Si vous êtes bien portante, il est inutile de réduire votre consommation habituelle de sel.
— Lorsque l'alimentation est équilibrée, un apport vitaminique supplémentaire ne s'impose pas. La vitamine A consommée en excès pendant la grossesse peut être à l'origine de malformations du fœtus.
— La ration d'alcool doit être réduite ; certains en préconisent l'abstinence totale pendant la grossesse. De même, la consommation de café et de thé doit être limitée.
— Le rôle des oligo-éléments pendant la grossesse est mal connu. On constate que le fer et le zinc sont diminués en fin de grossesse. Un manque de zinc en début de grossesse multiplierait par près de 6 le risque d'avoir un enfant de petit poids et de petite taille à la naissance. De même, l'accouchement serait prématuré chez des femmes ayant dans le sang des taux anormalement bas de fer, de cuivre et de zinc.
— En cas d'envies ou de dégoûts, vous pouvez modifier votre alimentation sans modifier les rations caloriques :

• 100 g de viande correspondent à 100 g de poisson, ou deux gros œufs, ou 1/2 litre de lait, ou 60 g de gruyère ;

• tous les légumes sont interchangeables ;

• pour le calcium : un quart de lait équivaut à un kilogramme d'oranges ou de légumes verts.

Traitement des petits maux de la grossesse

➤ *Nausées et vomissements*

Comment les prévenir ?

Les nausées ont lieu quand la femme manque de glucides, c'est-à-dire au réveil, au milieu de la matinée et l'après-midi. Pour les éviter, suivez les conseils suivants :
— Préparez votre petit déjeuner le soir avant de vous coucher et prenez-le le lendemain avant de vous lever. Pour sortir du lit, asseyez-vous sur le bord du lit et levez-vous lentement pour éviter les vertiges.
— Fractionnez les repas.

Prenez de petites collations en ne surchargeant pas l'estomac et en prenant soin de consommer chaque fois un aliment riche en glucides (céréales, pâtes, laitage, pain, fruits).

Comment les faire disparaître ?

Choisissez un des médicaments suivants :

- *Ipeca* 5 CH, si les nausées sont intenses et persistent au cours de la journée. Elles s'accompagnent de nombreuses éructations et ne sont pas soulagées par les vomissements. La langue est propre, rose, « normale » malgré les nausées ; la salivation est abondante.
- *Sepia* 9 CH correspond à des femmes nauséeuses ayant un masque de grossesse. Les nausées s'accompagnent d'un dégoût de toute nourriture, un désir d'aliments acides (vinaigre, cornichons, moutarde), ainsi que d'une constipation et d'hémorroïdes.
- *Cocculus indicus* 5 CH, quand les nausées apparaissent à la vue et à l'odeur des aliments, ou se produisent en train ou en voiture, chez des femmes très ballonnées. Les vomissements n'ont pas de caractéristiques particulières.
- *Ignatia amara* 5 CH, si les nausées surviennent à la vue et à l'odeur des aliments, ainsi qu'aux odeurs de tabac. Elles sont améliorées en mangeant. La femme est nerveuse, anxieuse, son humeur est versatile, elle a une boule dans la gorge et des palpitations.
- *Nux vomica* 5 CH, quand les nausées sont calmées par les vomissements. La femme se fait vomir volontairement pour se soulager. La langue est blanche dans sa moitié postérieure.
- *Symphoricarpus* 7 CH, si les nausées et les vomissements de la grossesse sont aggravés au moindre mouvement.
- *Tabacum* 5 CH, si les nausées et les vomissements s'accompagnent d'une salivation abondante et de vertiges. Parfois, une sensation de malaise concomitante fait penser à la femme qu'elle va s'évanouir. Ces nausées sont aggravées par le moindre mouvement et par les transports en voiture, ou par un quelconque moyen de locomotion.

Posologie (pour tous ces médicaments) : 2 granules 3 fois par jour aux dilutions indiquées, sauf pour *Sepia* qui ne sera prescrit qu'une seule fois quotidiennement en haute dilution (9 ou 15 CH).

➤ *Faim excessive, fringales*

Si votre appétit est trop important, buvez de l'eau avant, pendant et entre les repas et mangez des légumes frais et des crudités riches en eau. Coupez vos fringales avec du fromage blanc sans matière grasse, ou avec un yaourt nature sans sucre, du pain, des infusions sans sucre. En fait, ces fringales seront rares si vous avez pris soin de fractionner vos repas.

- *Antimonium crudum* 5 CH est le médicament classique des femmes enceintes qui mangent beaucoup, particulièrement celles ayant des envies mal supportées de plats copieux et indigestes à base de charcuterie et d'aliments acides. Les nausées et les vomissements qui en découlent ne les soulagent pas. La langue est recouverte d'un enduit blanchâtre épais caractéristique.

- *Nux vomica* 5 CH (voir plus haut pour la description de ce médicament).

Posologie (pour tous ces médicaments) : 2 granules avant chaque repas.

➤ *Salivation excessive*

- *Ipeca* 5 CH (voir plus haut pour la description de ce médicament).
- *Tabacum* 5 CH (voir plus haut pour la description de ce médicament).

Posologie (pour tous ces médicaments) : 2 granules 3 fois par jour avant les repas.

➤ *Renvois acides et brûlures d'estomac*

- *Argentum nitricum* 5 CH est le médicament des brûlures d'estomac des femmes qui font des abus de sucreries pendant leur grossesse. Les brûlures s'accompagnent d'éructations bruyantes, en salves, plus ou moins douloureuses.
- *Iris versicolor* 5 CH est un médicament de pyrosis, c'est-à-dire d'une sensation de brûlure qui part de l'estomac, remonte le long de l'œsophage et s'accompagne de régurgitations acides dans la bouche. À ce pyrosis sont souvent associées une diarrhée qui brûle l'anus et une salivation abondante.
- *Sulfuricum acidum* 5 CH est aussi un médicament de pyrosis agaçant la bouche et les dents, et s'accompagnant d'aphtes.

Posologie (pour tous ces médicaments) : 2 granules 3 fois par jour avant les repas.

➤ *Ballonnements, aérophagie*

Les médicaments de ballonnements les plus spécifiques de la grossesse sont :

- *Cocculus indicus* 7 CH : chez les femmes souffrant de nausées, de vomissements et de ballonnements très douloureux de tout l'abdomen.
- *Nux moschata* 7 CH : chez des femmes déprimées ayant tendance à dormir toute la journée. Ce phénomène apparaît particulièrement après les repas, qui provoquent aussi des ballonnements de tout l'abdomen et une sécheresse de la bouche.

Posologie (pour tous ces médicaments) : 2 granules avant le déjeuner et avant le dîner.

Voir aussi « Ballonnements », page 233, et « Aérophagie », page 231.

➤ *Constipation*

- *Collinsonia* 7 CH, chez la femme enceinte qui a des grosses selles et des hémorroïdes.
- *Sepia* 9 CH, chez les sujets bons répondeurs.
- *Symphoricarpus* 7 CH, petit médicament extrêmement précieux dans les nausées, les vomissements et la constipation du premier trimestre de la grossesse.

Posologie (pour tous ces médicaments) : 2 granules avant déjeuner et avant dîner.

Selon l'aspect et le volume des selles, de nombreux autres médicaments peuvent être indiqués. Si vous étiez déjà constipée avant la grossesse, reportez-vous au chapitre « Constipation chronique » (règles d'hygiène et traitement), pages 240 et 241.

➤ *Diarrhée*

La survenue de diarrhées pendant la grossesse est beaucoup plus rare.

Voir « Diarrhées dues à des aliments mal supportés » (règles d'hygiène et traitement), page 247.

➤ *Hémorroïdes*

Vous pouvez prendre les trois médicaments suivants :

▪ *Aesculus hippocastanum* 6 DH convient aux femmes constipées et congestionnées du bas-ventre qui se plaignent d'hémorroïdes douloureuses, piquantes « comme une pelote d'épingles » dans l'anus. Elles sont soulagées par le saignement et les bains de siège froids, aggravées par la chaleur et la station debout.

Posologie : 50 gouttes 3 fois par jour pendant 8 jours.

▪ *Collinsonia* 7 CH, chez la femme enceinte qui a des grosses selles et des hémorroïdes.

▪ *Hamamelis* 7 CH est indiqué dans les hémorroïdes de sang noir qui s'accompagnent d'une sensation d'éclatement des veines. Les douleurs sont aggravées par la chaleur.

Posologie (pour tous ces médicaments) : 2 granules 5 fois par jour pendant 2 jours, puis 3 fois par jour pendant 6 jours.

Localement :

— Bains de siège.

— Pommade au *Ratanhia* 4 % teinture-mère ou au *Pæonia* 4 % teinture-mère : 3 applications par jour.

Voir aussi « Hémorroïdes », page 249.

➤ *Troubles urinaires*

Ils surviennent surtout en début et en fin de grossesse, et résultent de la compression de la vessie sur l'utérus. Il faut boire normalement et même plus qu'à l'habitude pour éviter la survenue d'infection urinaire.

Reportez-vous aux chapitres « Cystite », page 268, et « Incontinence urinaire », page 273.

➤ *Troubles nerveux*

Deux médicaments sont plus spécifiques des troubles nerveux qui surviennent pendant la grossesse. Il s'agit de :

■ *Helonias dioica* 9 CH, indiqué chez des femmes qui deviennent dépressives dès le début d'une grossesse qu'elles ont d'emblée beaucoup de mal à assumer. Elles gémissent sans arrêt, sont très fatiguées, n'aiment pas être consolées et se sentent mieux lorsqu'elles sont distraites ou affairées. Elles ont des douleurs dans le bas du dos qui irradient dans les jambes.
■ *Nux moschata* 9 CH (voir plus haut pour la description de ce médicament).

Posologie (pour tous ces médicaments) : 2 granules au réveil et au coucher.

Il existe, bien entendu, de nombreux autres médicaments dont la plupart sont des médicaments de terrain. Les principaux sont : *Actea racemosa*, *Graphites*, *Ignatia*, *Pulsatilla*, *Sepia*, *Thuya occidentalis*.

➤ *Jambes lourdes*

Les jambes deviennent lourdes au cours de la grossesse pour de multiples raisons. L'augmentation de volume du sang et la diminution de la contraction des veines au cours du premier trimestre en sont à l'origine. À partir du 5e mois, c'est le volume de l'utérus qui gêne le retour du sang vers le cœur.

Les médicaments sont les mêmes que ceux cités au chapitre « Jambes lourdes », page 305. Respectez aussi les règles d'hygiène qui font partie intégrante du traitement.

➤ *Crampes*

Vers le 4e ou le 5e mois, les femmes se plaignent de crampes des jambes, le plus souvent nocturnes. Elles sont extrêmement douloureuses et les réveillent brusquement.

Pour vous soulager, vous devez vous lever et peser de tout votre poids sur la jambe en question, le pied bien à plat. Parfois, vous devez au contraire plier la jambe sur le bassin puis l'étirer doucement afin de faire disparaître les crampes.

Les crampes peuvent être dues à un manque de vitamine B, de magnésium ou de potassium ; parfois à un manque de calcium si vous faites des crises de tétanie.
■ *Cuprum metallicum* 5 CH convient bien aux femmes enceintes ayant des crampes musculaires violentes, spasmodiques, à début et fin brutaux, aggravées la nuit, par le temps froid et la pression.
■ *Magnesia phosphorica* 5 CH : les crampes présentent les mêmes caractéristiques que celles du médicament précédent, mais elles sont améliorées par la chaleur locale, par la pression forte et/ou la flexion de la partie concernée du corps ; elles sont aggravées par le froid.
■ *Nux vomica* 9 CH est indiqué dans les crampes des mollets et des orteils chez les femmes bons répondeurs.
■ *Vipera redi* 5 CH, si vos crampes sont associées à des troubles veineux et si vos jambes sont lourdes et douloureuses, et s'accompagnent d'une sensation d'éclate-

ment des veines. Les douleurs sont aggravées si vous avez les jambes qui pendent, et améliorées si vos jambes sont surélevées.

Posologie (pour tous ces médicaments) : 2 granules 3 fois par jour, et juste après les crampes.

➤ *Mal de dos*

Le mal de dos est très fréquent au cours de la grossesse. Il peut survenir dès le début, mais apparaît généralement au cours des 2e et 3e trimestres. Ces douleurs sont la conséquence de la prise de poids occasionnée par la grossesse : elles se compliquent parfois de sciatiques.

Une gymnastique quotidienne est un excellent moyen préventif.

L'homéopathie et l'acupuncture sont très efficaces dans ces indications ; de plus, elles évitent le recours aux anti-inflammatoires. Les médicaments sont les mêmes que ceux indiqués aux chapitres « Sciatiques », page 476, et « Lombalgies », page 473.

N'oubliez pas de vous allonger souvent, surtout en fin de grossesse : cela vous repose, calme les contractions, soulage les douleurs dorsales et améliore les troubles veineux (voir « Jambes lourdes », page 305).

➤ *Démangeaisons*

Elles surviennent à mi-grossesse et nécessitent une consultation médicale afin d'éliminer, entre autres, la possibilité d'une affection cutanée, d'une hépatite virale ou d'un calcul biliaire. Le plus souvent, il ne s'agit que d'un prurit de la grossesse qui disparaîtra à l'accouchement.

Pour prévenir les démangeaisons, portez des vêtements et des sous-vêtements en coton, et évitez la laine et les synthétiques.

En attendant de consulter, essayez :

- *Caladium seguinum* 5 CH, si les démangeaisons prédominent à la vulve et provoquent parfois une excitation sexuelle.
- *Coffea cruda* 5 CH, dans la même indication, chez des femmes très émotives et insomniaques.
- *Staphysagria* 7 CH, si les démangeaisons changent de place, c'est-à-dire que, dès que le grattage vous a soulagée à un endroit, le prurit reprend ailleurs. Il convient bien, aussi, dans les prurits vulvaires avec excitabilité génitale chez les femmes bons répondeurs.

Posologie (pour tous ces médicaments) : 2 granules 3 fois par jour.

Voir aussi « Démangeaisons » (quand aucune cause n'est retrouvée), page 216.

➤ *Prévention prénatale*

Bien des femmes enceintes soucieuses de la santé de leur futur enfant désirent un traitement visant à atténuer les prédispositions familiales. Ce souci, bien légitime, nécessite une consultation médicale, car votre médecin homéopathe doit tenir compte de votre terrain et de celui du père afin d'élaborer un traitement spécifique tenant compte au mieux de ces prédispositions. Par exemple, si vous ou le futur père êtes allergiques, il vous prescrira pendant votre grossesse des médicaments tels *Sulfur* ou *Psorinum*.

Incontinence urinaire

Les fuites involontaires d'urine concernent 2,5 millions de personnes en France[1]. *L'incontinence urinaire d'effort (après un effort physique) toucherait environ 19 % des femmes, avec un pic entre 55 et 59 ans. 20 % des femmes*[2] *estiment que ce symptôme a un retentissement sur leur qualite de vie*[3]. *Aux États-Unis, l'incontinence concerne plus de 13 millions de personnes*[4], *dont 30 % de femmes et 15 % d'hommes âgés.*

CONSULTEZ CAR LA RÉÉDUCATION DU PÉRINÉE EST INDISPENSABLE DANS LA MAJORITÉ DES CAS

Diagnostic

La perte involontaire et intermittente d'urine entre les mictions est un phénomène extrêmement courant qui touche plus la femme que l'homme. Une femme incontinente sur deux a moins de cinquante ans.

L'incontinence survient le plus souvent après un effort physique nécessitant la contraction de l'abdomen, par exemple à la suite d'un effort de soulèvement ; et elle est plus fréquente chez les personnes âgées.

Elle peut être déclenchée après la grossesse ou pendant la ménopause. Elle se manifeste dans d'autres circonstances, comme une toux, un rire, un changement de position ou en fin de nuit quand la vessie est trop pleine. Le plus souvent, la femme ne perd que quelques gouttes d'urine.

1-Poulain D. et coll., *Médecine générale. Concepts et pratiques*, Paris, Masson, 1996, p. 745.
2-*Ibid.*, p. 745.
3-*Ibid.*, p. 745.
4-Sengler J., Minaire P., « Épidémiologie et conséquences psychosociales de l'incontinence urinaire », *Revue du praticien Monographie*, Paris, 1995, n° 3, p. 281-285.

Traitement homéopathique

➤ *Quasi systématiquement*

▪ *Causticum* 7 CH est le médicament des incontinences urinaires, quelle qu'en soit l'origine.

Posologie : 2 granules 5 fois par jour pendant 2 jours, puis 3 fois par jour pendant 6 jours.

➤ *À la suite d'un effort abdominal*

Provoqué par la toux, le rire, un effort de soulèvement.

▪ *Alumina* 7 CH est complémentaire de *Causticum* quand l'incontinence urinaire survient dans ces circonstances.

▪ *Kalium carbonicum* 5 CH, lors d'efforts ou lors d'une toux, surtout chez les personnes âgées.

▪ *Rumex crispus* 5 CH, dans les toux aggravées par la moindre inhalation d'air frais. Le malade se met une écharpe devant la bouche pour éviter de respirer cet air.

▪ *Squilla maritima* 5 CH, dans les toux s'accompagnant d'éternuements, d'un larmoiement irritant.

Posologie (pour tous ces médicaments) : 2 granules 5 fois par jour pendant 2 jours, puis 3 fois par jour pendant 6 jours.

➤ *Chez les personnes âgées*

▪ *Causticum* 9 CH, chez les sujets bons répondeurs.

▪ *Kalium carbonicum* 9 CH, chez les sujets bons répondeurs.

▪ *Equisetum hiemale* 7 CH, chez les vieillards incontinents jour et nuit.

Posologie (pour tous ces médicaments) : 2 granules au réveil et au coucher pendant au moins 3 mois.

Voir aussi « Incontinence urinaire de la personne âgée », page 260.

➤ *Pendant la grossesse ou à la suite de l'accouchement*

▪ *Causticum* 15 CH : prenez une dose de ce médicament dès l'apparition des troubles. Si ceux-ci ne cessent pas rapidement, continuez à raison de 2 granules au réveil et au coucher pendant 15 jours. En l'absence d'amélioration rapide, consultez.

▪ *Arnica montana* 15 CH peut être ajouté si l'accouchement a été particulièrement pénible et long. Une dose, à renouveler 3 jours de suite.

▪ *Aletris farinosa* 9 CH est indiqué quand l'incontinence survient à la suite d'effort de toux chez des femmes que l'accouchement a épuisées.

▪ *Sepia* 9 CH, chez les femmes bons répondeurs.

Posologie (pour ces deux derniers médicaments) : 2 granules par jour pendant 1 mois.

➤ *À la ménopause*

- *Causticum* 9 CH, systématiquement.
- *Kalium carbonicum* 9 CH, chez les femmes bons répondeurs.
- *Sepia* 9 CH, chez les femmes bons répondeurs et celles ayant une descente d'organes.

Posologie : 2 granules par jour pendant 1 mois.

Rééducation périnéale

Son intérêt est majeur dans les incontinences urinaires d'effort, de la grossesse et de l'accouchement. Dans ces deux dernières indications, son rôle est autant préventif que curatif. Elle nécessite une participation active et une grande motivation de votre part ; elle doit être entreprise, sous le contrôle d'un urologue, par un kinésithérapeute spécialisé.

Ménopause

La ménopause est définie par l'arrêt définitif des règles depuis un an. C'est une étape physiologique naturelle de la vie de toutes les femmes, sans exception, qui survient entre quarante-cinq et cinquante-cinq ans et en moyenne vers cinquante et un, cinquante-deux ans. Dans le règne animal, elles sont les seules à « subir » cet arrêt de l'activité ovarienne.

Loin d'être une question uniquement médicale, la ménopause est aussi un problème économique et social. En effet, le vieillissement de la population laisse espérer une survie d'au moins trente ans après la ménopause. En France, le coût d'un traitement hormonal individuel est d'environ mille francs par an, ce qui correspond à neuf milliards[1] *de francs.*

CONSULTEZ POUR SUIVRE UN TRAITEMENT DE TERRAIN

1-Plu-Bureau G., Bureau D., Thalabard J.-C., « Enjeux socioéconomiques de la ménopause : bilan coûts-efficacité », *Revue du praticien*, 1993, vol. 43, n° 20, p. 2665-2669.

Histoire naturelle de la ménopause

On distingue artificiellement :
— la périménopause, qui traduit la phase d'instabilité hormonale qui précède l'arrêt des règles et l'année qui suit cette cessation ;
— la ménopause, qui correspond à l'arrêt des règles depuis un an.

➤ *Périménopause*

La périménopause commence dès que les cycles deviennent irréguliers et se termine un an après la survenue des dernières règles. Cette phase correspond à un appauvrissement progressif de la sécrétion de progestérone.

Elle peut se manifester par :
— des perturbations du cycle menstruel : les cycles deviennent irréguliers, très longs ou très courts, l'abondance des règles varie ;
— un syndrome prémenstruel avec tension mammaire, nervosité, insomnie, sensation de gonflement général, œdèmes ;
— des saignements entre les règles ou métrorragies ;
— des troubles du comportement liés à une « angoisse d'attente » de la ménopause.

➤ *Ménopause*

La ménopause dite « confirmée » est définie par l'arrêt définitif des règles depuis un an. Elle est due à une insuffisance d'œstrogènes.

Les signes de la ménopause sont :
— des bouffées de chaleur plus ou moins fortes et gênantes durant en moyenne cinq ans ;
— des troubles psychologiques : anxiété, dépression ;
— des insomnies, des troubles de la mémoire, des migraines, une asthénie ;
— une prise de poids avec une modification de la silhouette ;
— une moins bonne tenue des seins, un dessèchement de la peau, de l'acné ;
— à plus ou moins long terme, les rapports sexuels peuvent être plus difficiles, car la lubrification et l'extensibilité des parois vaginales sont plus difficiles à obtenir.

Principales complications

Dans un premier temps, elles sont bénignes et sans incidences pour l'avenir, mais perturbent plus ou moins fortement la vie quotidienne des femmes.

À long terme, la ménopause — ou plutôt ne serait-ce pas tout simplement avec l'âge — est la source de complications tels des accidents cardio-vasculaires et l'ostéoporose. Par exemple, cette dernière se manifeste d'abord par des tassements vertébraux douloureux, mais sans gravité. Ensuite, très tardivement, puisque l'âge moyen de survenue est de 81,3 ans[1], l'ostéoporose peut être la cause de fractures du col du fémur. L'excès de mortalité des victimes de ces fractures dans l'année qui suit est probablement dû au mauvais état de santé initial des patients plus qu'à l'ostéoporose elle-même[2].

Traitement classique

Pendant des décennies, le traitement hormonal a été présenté comme le seul efficace et sans inconvénients majeurs et mettre en cause son intérêt, comme nous l'avions fait dans les précédentes éditions, était considéré comme une hérésie médicale. Depuis l'annonce très médiatisée d'une étude américaine de juillet 2002 menée sur plus de 16 000 femmes ménopausées et d'une étude anglaise portant sur plus d'un million de femmes, le traitement hormonal substitutif a été largement remis en question et les comportements ont bien changé. La majoration des risques de cancer du sein est actuellement bien établie — respectivement 18,75 % et 59,37 % de cas supplémentaires pour 5 et 10 années de traitement par rapport aux femmes sans traitement hormonal —, de même que l'augmentation des risques de thromboses veineuses (surtout la 1re année de traitement). Les médecins cherchent des alternatives pour soulager les femmes ménopausées et le discours a changé concordant avec celui des médecins homéopathes. On insiste sur le phénomène naturel de la ménopause, on admet que les thérapeutiques hormonales ne sont pas les seules pour traiter la ménopause ou ses principales conséquences, l'ostéoporose (lutte contre la sédentarité, meilleure hygiène de vie, apport si nécessaire de calcium et de vitamine D) et les maladies cardio-vasculaires.

L'homéopathie revient par ce fait au premier plan, mais le traitement hormonal contrôlé médicalement reste utile et bénéfique dans certains cas[3] notamment pour les femmes ayant eu une ménopause précoce, naturelle ou artificielle (ablation de l'utérus), ou pour celles à haut risque d'ostéoporose du fait d'antécédents familiaux ou d'une densité ossseuse faible. C'était le systématisme de cette démarche qui était dangereux, comme l'est actuellement la mode du soja qui, de surcroît, bénéficie du côté naturel. Il faut que vous sachiez que cette plante contient des isoflavones de structures proche de celle de l'œstradiol (principale œstrogène de la femme). Pour cela, beaucoup de phytothérapeutes recommandent que ces isoflavones, qui sont en fait de vrais médicaments, aient des contre-indications identiques à celles des traitements hormonaux classiques. Leur teneur devrait être indiquée et les produits riches

1-Dargent-Molina P., « Épidémiologie de l'ostéoporose », *in Médecine et thérapeutique*, Montrouge, John Libbey Eurotext, n° 1, janv. 1997, p. 5-13.
2-*Ibid.*
3-Kutten F., Touraine P., « Traiter la ménopause », *JIM FMC* n° 356, 1995, p. 6.

en cette hormone végétale devraient être contre-indiqués dans les cancers gynécologiques hormonodépendants (sein et endomètre) opérés ou non, les maladies thrombo-emboliques, récentes ou anciennes, de type embolie pulmonaire ou thrombophlébite. L'étude montrant la protection des femmes japonaises consommatrices régulières de soja face au cancer du sein a été grandement critiquée. En fait la protection serait multifactorielle et non seulement la conséquence d'une consommation plus grande de soja. Mais là aussi, les enjeux commerciaux sont énormes, surtout lorsque l'on sait que les États-Unis sont les premiers producteurs et exportateurs de soja au monde, qu'en France, environ 300 000 femmes sont ménopausées chaque année, et que plus de la moitié de nos concitoyennes dépassent les 45 ans depuis l'an 2000. Alors traiter chacune de ces femmes pendant 25 à 30 ans (espérance de vie après la ménopause) représente une source considérable de profit.

Les contre-indications au traitement substitutif hormonal de la ménopause

Absolues

— Cancer du sein, de l'endomètre (utérus).
— Antécédents de phlébites ou d'embolie pulmonaire.
— Certaines maladies cardiaques, une atteinte hépatique sévère.
— Maladie oculaire d'origine vasculaire.

Relatives et/ou controversées

— Maladies bénignes du sein, et antécédents familiaux de cancers du sein.
— Diabète avec atteinte oculaire, triglycérides élevés, hypertension artérielle, obésité.
— Alitement et intervention chirurgicale.
— Fibromes utérins, endométriose.
— Certaines maladies kystiques.
— Cancer du col de l'utérus, de l'ovaire.

Règles diététiques

Elles sont destinées à prévenir l'ostéoporose, tout en sachant que la diminution physiologique (normale) du tissu osseux est difficile à éviter et à évaluer, car elle est fonction :
— de l'héritage génétique,
— de l'exercice physique modéré,
— d'un apport suffisant de lait, laitages et fromages.
Il faut aussi prévenir les accidents coronariens plus fréquents à ce moment de la vie de la femme.

Besoin en calcium [1]

— de la femme à la périménopause : 1 500 mg/jour ;
— de la femme âgée : 1 200 mg/jour.

Traitement homéopathique

➤ *Périménopause*

Selon la durée du cycle

Lors de la périménopause, les cycles deviennent irréguliers, c'est-à-dire que les règles sont soit rapprochées dans le temps, soit au contraire plus espacées.

Prenez systématiquement :

▪ *Folliculinum* 9 CH, une dose par semaine, pour freiner la sécrétion d'œstrogène et contribuer au rééquilibrage hormonal.

Ajoutez les médicaments suivants :

▪ Si les règles sont en avance, c'est-à-dire reviennent tous les quinze-vingt jours :

▪ *Sabina* 7 CH est indiqué dans les règles de sang rouge vif avec des caillots. Celles-ci sont abondantes, longues et aggravées au moindre mouvement. Les douleurs prédominent aux fesses et aux reins, et irradient en avant vers le pubis.

▪ *Trillium pendulum* 3 DH est un médicament très proche de *Sabina*, mais les règles sont encore plus douloureuses et abondantes. Les algies siègent aux fesses ; elles sont aggravées par le moindre mouvement, et améliorées par la pression forte, le port d'une gaine par exemple.

▪ *Secale cornutum* 7 CH, si les règles fluides sont rouge foncé, irrégulières, abondantes, trop longues (pouvant durer jusqu'au cycle suivant). Le flux est augmenté au moindre mouvement.

▪ *Thlaspi bursa pastoris* 7 CH est un médicament qui convient aux femmes dont les règles, rouge foncé avec des caillots, sont très abondantes et longues à démarrer. Elles durent entre huit et quinze jours, et les douleurs du bas-ventre sont améliorées dans la position pliée en deux.

▪ *Ferrum metallicum* 7 CH convient aux femmes dont les règles, en avance, de sang pâle, sont abondantes, épuisantes, et accompagnées de bouffées de chaleur et de céphalées congestives.

Posologie : *Trillium pendulum* 3 DH, 10 à 20 gouttes toutes les demi-heures au plus fort du saignement, puis moins souvent quand l'hémorragie commence à se tarir.

Pour les autres médicaments : au moins toutes les heures, tant que les saignements sont abon-

1-Voir les « Équivalences alimentaires », pages 255 et 271.

dants, puis beaucoup moins fréquemment ensuite. En traitement préventif : 2 granules par jour du médicament le plus approprié.

▪ Si les règles sont en retard, c'est-à-dire plus espacées qu'à l'habitude :
▪ *Gossypium* 7 CH, quand les règles de sang clair sont peu abondantes. La femme a des douleurs et une sensation de poids au bas-ventre dans les jours qui précèdent leur arrivée, « comme si elles allaient venir ».
▪ *Magnesia carbonica* 7 CH, quand les règles rares et de sang noir ne coulent que la nuit ou en position allongée.

Posologie : au début toutes les heures, puis, quand le saignement commence à se tarir, diminuez la fréquence des prises. En traitement préventif : 2 granules par jour du médicament le plus approprié.

▪ Si les saignements ne cessent pas rapidement, consultez votre médecin qui s'assurera que ces hémorragies ne cachent pas une maladie sous-jacente, un fibrome par exemple.

En cas de troubles du comportement

▪ *Murex purpurea* 9 CH, chez les femmes dépressives en période prémenstruelle dont les règles, très fatiguantes, sont en avance, douloureuses et très abondantes.
▪ *Lilium tigrinum* 9 CH convient à des femmes aux règles peu abondantes qui ne coulent que le jour.

Posologie (pour tous ces médicaments) : 2 granules au réveil et au coucher.

En cas de syndrome prémenstruel

Voir le chapitre concernant les syndromes prémenstruels, page 292.

Si vous saignez entre les règles

Consultez votre médecin.

Traitement de terrain

Les principaux médicaments de fond sont : *Calcarea carbonica*, *Graphites*, *Lachesis mutus*, *Sepia*, *Sulfur*, *Thuya occidentalis*.

➤ *Ménopause*

Traitement des bouffées de chaleur

▪ *Belladonna* 5 CH est indiqué quand les bouffées de chaleur s'accompagnent de sueurs profuses du visage et d'une sensation de battements dans les carotides.
▪ *Glonoïnum* 5 CH est proche de *Belladonna*, mais les femmes présentent surtout des rougeurs du visage et des sensations de battements violents et visibles dans les carotides.

▪ *Melilotus* 5 CH est un médicament employé dans les bouffées de chaleur congestives associées à des céphalées et soulagées par un saignement de nez. C'est un médicament d'hypertension artérielle de la ménopause.
▪ *Sanguinaria canadensis* 5 CH rend de grands services aux femmes dont les bouffées de chaleur s'accompagnent d'une rougeur intense des joues et d'une sensation de chaleur brûlante des paumes des mains et de la plante des pieds.
▪ *Amylium nitrosum* 5 CH est un médicament de bouffées de chaleur violentes congestives, et suivies d'une sensation de froid sur tout le corps et de sueurs abondantes. Il n'y a pas d'hypertension artérielle.

Posologie (pour tous ces médicaments) : 2 granules au réveil et au coucher.

> Mon conseil :
> ces médicaments du symptôme « bouffées de chaleur » auront une efficacité optimale s'ils s'accompagnent d'un traitement de fond, car les médicaments de terrain (voir chapitre suivant) le plus souvent indiqués corrigent aussi ce trouble.

Traitement des autres symptômes

Les autres symptômes de la ménopause décrits plus haut nécessitent également un traitement de terrain (voir chapitre suivant). C'est pourquoi, en attendant de voir un médecin, je vous conseille de consulter les chapitres suivants :

— « Troubles du sommeil », page 369.
— « Stress », page 362.
— « Migraines », page 358.
— « Couperose », page 213.
— « Prise de poids », page 295.

Traitement de terrain

Les principaux médicaments de terrain sont les suivants :
▪ *Lachesis mutus* 9 CH est le médicament homéopathique de la ménopause. Ces femmes frileuses ont, jour et nuit, de fortes bouffées de chaleur accompagnées de sueurs. Elles ont tendance à l'hypertension artérielle, aux hémorroïdes et aux ecchymoses. Volubiles, jalouses, elles s'endorment difficilement et souffrent de céphalées battantes. Elles sont anxieuses (boule dans la gorge) et ne supportent pas les cols ou les vêtements serrés. Claustrophobes, elles réclament de l'air malgré leur frilosité.
▪ *Sepia* 9 CH intéresse la femme qui voit arriver avec bonheur la ménopause pour la soulager de ses règles qui ont toujours été source d'ennuis. Néanmoins, cette période, du fait des troubles qu'elle occasionne, ne lui convient guère mieux. Au pire, elle devient dépressive, indifférente à tout, « voit tout en noir », et ne supporte ni son mari, ni ses enfants, ni son travail. Elle est alors anxieuse,

irritable, désagréable, refuse la compagnie et repousse ceux qui veulent l'aider. Elle refuse les rapports sexuels, qui deviennent catastrophiques quand ils se produisent. Une certaine frigidité peut même s'installer. Ses bouffées de chaleur, qui vont du petit bassin à la tête, s'accompagnent de sueurs et sont suivies d'une grande fatigue. Les hémorroïdes, les varices et la tendance à l'hypotension s'aggravent.

▪ *Sulfur* 9 CH cadre avec une femme qui a tendance à avoir toujours trop chaud, particulièrement au moment de la ménopause. Dans son lit, elle recherche une place fraîche pour ses pieds brûlants et va jusqu'à les sortir de sous les couvertures. Ses problèmes de peau et d'allergie s'accentuent parfois. La ménopause peut s'accompagner de bouffées de chaleur, d'hypertension artérielle avec des céphalées congestives. Elle est parfois victime de troubles caractériels et d'alcoolisme à ce moment de sa vie.

▪ *Graphites* 9 CH convient à des femmes pâles, molles, indolentes, assez fortes et frileuses, ayant des bouffées de chaleur. Elles sont généralement constipées, ont une propension à l'eczéma et aux verrues. Par ailleurs, leurs troubles veineux — hémorroïdes, varices, ulcères variqueux — s'accentuent.

▪ *Thuya occidentalis* 9 CH est adapté aux femmes qui sont ou deviennent empâtées et grasses à la ménopause. Elles conservent une certaine vivacité malgré la prise de poids qui prédomine essentiellement aux hanches. Ces femmes à la peau grasse, qui transpirent naturellement du visage, ont des bouffées de chaleur accompagnées de sueurs abondantes et visqueuses. Les infections génitales deviennent plus fréquentes, les fibromes se développent, et les troubles veineux s'accentuent. Leur dépression, quand elle survient, se manifeste par des phobies, du cancer en particulier, et une insomnie marquée par un réveil à 4 heures du matin.

Posologie (pour tous ces médicaments) : 2 granules au réveil.

Règles douloureuses

Le cycle hormonal de la femme se manifeste par l'apparition régulière des règles. C'est un écoulement physiologique qui ne devrait gêner d'aucune manière la femme. Or la douleur pendant les règles, ou dysménorrhée, plus ou moins intense, peut être très invalidante chez la jeune fille.

CONSULTEZ SI LES RÈGLES DEVIENNENT DOULOUREUSES ALORS QU'ELLES NE L'ÉTAIENT PAS

Définition

La dysménorrhée désigne la douleur qui survient pendant les règles. On distingue classiquement deux sortes de dysménorrhées :
— les dysménorrhées primaires de l'adolescente, dites « fonctionnelles » ou non organiques, ne s'accompagnant pas de maladies sous-jacentes. Elles surviennent une ou deux années après l'apparition des règles, quand les cycles deviennent ovulatoires, c'est-à-dire lorsqu'une grossesse est possible. Elles concernent les femmes de dix-huit à trente ans et se terminent parfois après la première grossesse.
— les dysménorrhées secondaires se produisent après des années de règles indolores chez la femme au-delà de trente ans. Elles sont quasiment toujours de nature organique et doivent vous amener à consulter un médecin. Nous n'en parlerons pas ici.

Attention

Ne confondez pas les dysménorrhées primaires et les dysménorrhées secondaires pour lesquelles votre médecin recherchera une cause organique. Vous devez consulter si vos règles n'étaient pas douloureuses et qu'elles le deviennent, surtout si vous avez plus de trente ans et que vous avez déjà eu des enfants.

Diagnostic

Chaque mois, la jeune fille souffre de douleurs qui ressemblent à des spasmes s'apparentant à des coliques spasmodiques très douloureuses. Elles sont très invalidantes et l'obligent généralement à rester couchée. Ces douleurs surviennent juste avant les règles ou commencent avec l'écoulement. Elles s'accompagnent de symptômes très divers, plus ou moins intenses, tels des nausées, des vertiges, des malaises, des céphalées, des diarrhées et une grande fatigue.

Le traitement classique repose sur la prise de médicaments antalgiques : antispasmodiques, anti-inflammatoires ; ou d'hormones : pilule ou progestatifs dans la seconde partie du cycle.

Traitement

Les médicaments de dysménorrhée sont très nombreux, il est donc difficile, de prime abord, de choisir le ou les bons médicaments. Ainsi, nous nous appuierons — en dehors de la grande douleur qui entre dans la définition des dysménorrhées — sur des symptômes évidents telles l'abondance ou non des règles, ou l'amélioration des troubles par la position pliée en deux ou non.

À mon avis, un traitement de fond complémentaire est indispensable, d'une part pour rendre la douleur acceptable, tolérable et facile à soigner quand elle survient, et d'autre part pour régulariser le cycle si celui-ci est irrégulier.

La posologie est commune à tous les médicaments, et la règle toujours la même : répétez les prises toutes les 10 minutes si vous souffrez intensément, puis espacez-les quand le traitement fait son effet.

➤ *En cas de règles abondantes*

Ces médicaments vous concernent si les règles sont abondantes et douloureuses.

- *Actea racemosa* 7 CH convient à une douleur, spasmodique ou transfixiante, qui s'installe avec l'écoulement de sang et augmente avec celui-ci. La présence concomitante d'agitation, d'anxiété, de malaises, parfois de peur de devenir folle, doit vous amener à consulter un médecin, afin de traiter le terrain.
- *Chamomilla vulgaris* 15 CH est indiqué dans les règles de sang noir avec caillots. Ce médicament convient à des femmes hypersensibles qui ne supportent pas de souffrir. Pendant cette période, elles sont très agitées et deviennent agressives envers leur entourage.
- *Cocculus indicus* 7 CH, quand les règles de sang noir sont accompagnées de douleurs spasmodiques. Pendant celles-ci, la femme est ballonnée, épuisée et sujette aux nausées et aux malaises.
- *Phytolacca* 7 CH, chez des femmes aux cycles courts, dont les règles sont précédées d'un syndrome prémenstruel prédominant à la poitrine.
- *Platina* 7 CH est adapté aux femmes bons répondeurs dont les règles, en avance, sont annoncées par un syndrome prémenstruel caractérisé par des douleurs à l'ovaire gauche.
- *Trillium pendulum* 3 DH est indiqué quand les saignements sont extrêmement abondants et que les douleurs dominent curieusement aux fesses. Ces symptômes sont aggravés par le moindre mouvement ; la douleur est calmée par la pression forte, par le port d'une gaine par exemple. Des malaises et une pâleur du visage s'associent parfois à cet état.

Posologie pour ce médicament : 10 à 20 gouttes toutes les demi-heures au plus fort de l'hémorragie, puis moins souvent quand l'hémorragie commence à se tarir.

➤ *En cas de règles peu abondantes*

Ces médicaments vous concernent si les règles sont peu abondantes et douloureuses.

▪ *Caulophyllum* 5 CH, quand les douleurs intenses qui changent de place sans arrêt surviennent par paroxysmes et ressemblent à des spasmes ou à des crampes. La femme décrit des douleurs identiques à celles de l'accouchement.

▪ *Colocynthis* 5 CH, quand les règles sont plutôt courtes et que les douleurs ressemblent à des crampes. La femme est mieux quand elle est pliée en deux, ou couchée en chien de fusil. Elle s'appuie fortement sur le bas-ventre qu'elle réchauffe avec une bouillotte pour se soulager. Par contre, les douleurs sont aggravées par la colère ou la contrariété.

▪ *Magnesia carbonica* 5 CH, quand les règles de sang noir coulent surtout la nuit, ou en position allongée, chez une femme ayant tendance à la spasmophilie.

▪ *Viburnum opulus* 5 CH, quand les douleurs des règles se manifestent par des crampes ou des spasmes brutaux et violents, et irradient aux cuisses, aux fesses et dans le dos. Habituellement, les règles arrivent en retard, avec des caillots, et s'accompagnent de troubles urinaires telles des envies fréquentes d'uriner ou une petite incontinence urinaire. La femme a des nausées, un creux à l'estomac et des malaises.

➤ *En cas de douleurs améliorées dans la position pliée en deux*

▪ *Colocynthis* 5 CH (voir plus haut pour la description de ce médicament).

▪ *Magnesia phosphorica* 5 CH présente les mêmes caractéristiques que *Colocynthis*, chez une femme très agitée du fait de l'intensité de la douleur.

En fait, en pratique, les deux médicaments sont très souvent associés.

Ajoutez :

▪ *Cuprum metallicum* 9 CH, chez les femmes qui ont un stérilet en cuivre et qui se plaignent de règles épuisantes accompagnées de crampes du bas-ventre.

➤ *En cas de douleurs aggravées dans la position pliée en deux*

▪ *Dioscorea villosa* 5 CH est le seul médicament homéopathique pour les spasmes, les crampes qui sont améliorés quand la femme est en hyperextension, c'est-à-dire se tient droite comme un I ou renversée en arrière, et aggravés quand elle se plie en deux.

➤ *Traitement de terrain*

Les principaux médicaments de terrain sont : *Calcarea phosphorica, Graphites, Natrum muriaticum, Pulsatilla, Sepia, Thuya occidentalis, Tuberculinum, Zincum metallicum.*

Stérilité

La stérilité se traduit, dans un couple, par l'impossibilité d'avoir ou de mener une grossesse à son terme. Une consultation médicale est nécessaire en l'absence de grossesse après une année de relations sexuelles sans contraception.

L'homéopathie intervient dans les stérilités pour lesquelles aucune cause objective (obstacle mécanique, troubles hormonaux, de l'utérus ou des ovaires) n'a été retrouvée. Ces stérilités, dites « psychogènes », c'est-à-dire d'origine psychique, représentent 10 % des cas de stérilité féminine. Un traitement homéopathique de terrain aide parfois à lever les barrages psychiques chez celles qui ont perdu tout espoir de grossesse. Une consultation médicale est bien évidemment indispensable. Un médicament homéopathique de terrain revient souvent : *Sepia.*

Syndromes prémenstruels

Le syndrome prémenstruel est quasi physiologique puisque, selon les statistiques, 70 à 90 % des femmes déclarent percevoir des changements d'ordre physique et psychologique dans la période qui précède leurs règles. 20 à 40 % s'en plaignent.

CONSULTEZ SI LE SYNDROME PRÉMENSTRUEL EST TRÈS INVALIDANT

Diagnostic

L'appellation « syndrome prémenstruel » regroupe tous les symptômes qui précèdent les règles.

Avant ou pendant les règles, la femme est souvent perturbée, soit par des douleurs du bas-ventre (pelviennes) et/ou de la poitrine, soit par des troubles nerveux, soit par des malaises plus ou moins marqués qui la forcent parfois à s'aliter et à arrêter de travailler.

Les troubles se reproduisent régulièrement, c'est-à-dire à la même période du cycle, entre les deuxième et quatorzième jours précédant les règles, et disparaissent avec leur arrivée. Les femmes désirent être soulagées, car ce syndrome peut les faire souffrir jusqu'à quinze jours par mois. On comprend alors aisément leur demande, d'autant plus que les règles sont ensuite douloureuses.

Ces symptômes sont extrêmement variés, plus ou moins intenses et plus ou moins gênants selon les personnes.

Généralement, la femme peut se plaindre :

— d'une congestion douloureuse des seins ;
— d'un ballonnement responsable d'une sensation de pesanteur du petit bassin ;
— de troubles veineux qui occasionnent des œdèmes des mains, des chevilles, des jambes, par ailleurs lourdes, et parfois d'hémorroïdes ;
— de migraines qui ne surviennent que dans cette période ;
— de troubles digestifs, cutanés, articulaires et musculaires, urinaires, allergiques, respiratoires et ORL ;
— d'une prise de poids de 1 à 3 kilos, qui disparaîtra avec l'arrivée des règles ;
— de signes psychologiques se manifestant par de l'irritabilité, de l'anxiété, une tendance dépressive, une hyperémotivité, des difficultés de concentration et une fatigabilité inhabituelle.

Ces sensations sont moins pénibles quand vous êtes en vacances ou si vous pouvez vous ménager dans la journée des temps de repos et pratiquer des exercices de relaxation. Il semble, en revanche, que les sucres à index glycémique élevé [1] (anciennement sucres lents), le sel et les excitants (café, thé, alcool) accentuent ces souffrances.

Le traitement classique repose essentiellement sur la progestérone naturelle, la pilule et les veinotoniques.

Règles diététiques

— Diminuez la consommation de sucres à index glycémique élevé (anciennement sucres lents) comme le miel, la confiture, les bonbons, les carottes, les corn-flakes, le pain blanc et les biscottes. Évitez surtout de les manger seuls.
— Augmentez votre ration de protéines, comme les viandes, les poissons, les laitages, les œufs, les légumes secs, certaines céréales (riz, pâtes).
— Diminuez le sel, évitez l'alcool, le café, le thé.

1-Les sucres sont maintenant classés en fonction de leur index glycémique, c'est-à-dire de leur action sur la glycémie et sur l'insuline. Plus l'index est bas, plus l'action sur la glycémie est modérée et favorable au sujet.

— Ayez une alimentation riche en magnésium (cacao, noisettes, soja), en calcium (lait, fromages), en potassium (bananes, pommes, riz, noisettes, blé) et en vitamine A (carotte, tomate, huiles végétales) et B6 (soja, pommes de terre, jaunes d'œufs, légumes verts).
— Détendez-vous, pratiquez le yoga, faites des séances de relaxation.

Traitement

➤ *Manifestations physiques*

Quand les seins sont douloureux

▪ *Actea racemosa* 7 CH, quand les douleurs à la poitrine prédominent du côté gauche chez une femme qui a une ovulation et des règles douloureuses.
▪ *Bryonia alba* 7 CH est indiqué chez les femmes aux seins lourds dont les douleurs sont aggravées au moindre choc, et améliorées quand elles s'appuient fortement sur la poitrine, ou par la pression ferme du soutien-gorge, ou encore en dormant sur le ventre.
▪ *Conium maculatum* 7 CH est un médicament de douleurs et de nodules mammaires denses, survenant en période prémenstruelle, chez des femmes aux règles généralement peu abondantes et en retard.
▪ *Lac caninum* 7 CH est proche de *Bryonia alba*, car les douleurs aux seins sont améliorées par la pression forte et aggravées par les secousses ou le toucher. Il s'en distingue par le caractère alternant des douleurs qui changent régulièrement de côté, c'est-à-dire que le sein droit fait mal à un moment, puis le gauche, et ainsi de suite.
▪ *Phytolacca* 7 CH, chez des femmes aux seins tendus et gonflés avant des règles qui sont en avance, abondantes et douloureuses.

Posologie (pour tous ces médicaments) : 2 granules au réveil et au coucher, 1 ou 2 journées avant la date présumée du début des troubles jusqu'au premier jour des règles.

En cas de ballonnement abdominal important

▪ *Lycopodium clavatum* 7 CH, chez les femmes bons répondeurs dont les ballonnements du bas-ventre sont aggravés avant les règles. Celles-ci sont en général abondantes, longues, en retard et avec des caillots.
▪ *Nux vomica* 7 CH, quand les troubles digestifs, ballonnements de l'estomac et somnolence après les repas, sont aggravés avant les règles. L'état nerveux, l'irritabilité en particulier, est aussi accentué. Ce médicament convient bien aux femmes bons répondeurs, dont les règles sont banales, c'est-à-dire sans caractéristiques particulières.

Posologie (pour tous ces médicaments) : 2 granules au réveil et au coucher, 1 ou 2 journées avant la date présumée du début des troubles jusqu'au premier jour des règles.

Si vous êtes constipée

Voir « Constipation avant les règles », page 241.

Quand les jambes sont lourdes

- *Aesculus hippocastanum* 6 DH, quand les sensations de battements et de pesanteur dans les jambes dominent. Elles sont soulagées par l'activité physique et les douches froides sur les jambes, et aggravées au réveil, debout et par la chaleur.

Posologie : 30 à 50 gouttes au réveil et au coucher, 1 ou 2 journées avant la date présumée du début des troubles jusqu'au premier jour des règles.

- *Hamamelis* 5 CH, si les jambes sont douloureuses au toucher et les veines dilatées, et que ce phénomène est aggravé par le temps chaud et humide.

Posologie : 2 granules au réveil et au coucher, 1 ou 2 journées avant la date présumée du début des troubles jusqu'au premier jour des règles.

Ne poursuivez pas ces deux médicaments pendant les règles, sinon elles seront plus abondantes.

Voir aussi « Jambes lourdes », page 305.

Quand la migraine ou le mal de tête reviennent au moment des règles

- *Cyclamen* 9 CH, dans les migraines ou céphalées précédées par une diminution de la vue, une sensation d'éblouissement et des points brillants devant les yeux. Elles commencent le matin, s'accompagnent de vertiges et surviennent, en période prémenstruelle, chez des femmes qui ont des règles peu abondantes et irrégulières.
- *Sanguinaria* 9 CH est un médicament de migraines du côté droit qui reviennent tous les sept jours. Parfois, elles surviennent la veille ou le jour des règles, et s'accompagnent de rougeur des joues, de nausées et de vomissements.

Deux médicaments de terrain fréquents : *Lachesis mutus*, *Sepia*.

Voir aussi « Céphalées rythmées par les règles », page 357.

Quand vous prenez du poids

- *Bovista* 7 CH, quand le syndrome prémenstruel est caractérisé par une prise de poids, des œdèmes des doigts et des mains, une diarrhée et des pertes blanches (leucorrhées) concomitantes. Les règles, souvent en avance, sont particulièrement abondantes la nuit.
- *Natrum sulfuricum* 9 CH est un médicament majeur de la rétention hydrique qui se traduit chez la femme par une cellulite concentrée sur l'abdomen et les fesses, et des œdèmes des doigts et des pieds aggravés par temps humide et avant les règles. Il est plus souvent indiqué chez des femmes grasses, fortes, lentes et apathiques.

Posologie (pour tous ces médicaments) : 2 granules au réveil et au coucher, 1 ou 2 journées avant la date présumée du début des troubles jusqu'au premier jour des règles.

Quand l'acné revient avant les règles

▪ *Eugenia jambosa* 5 CH, en cas d'apparition ou de recrudescence de l'acné en période prémenstruelle.

Posologie : 2 granules au réveil et au coucher, 1 ou 2 journées avant la date présumée du début des troubles jusqu'au premier jour des règles.

Quand l'herpès labial ou génital revient avant les règles

▪ *Rhus toxicodendron* 15 CH, si les éruptions péribuccales surviennent quelques jours avant les règles. Cette lésion qui démange et brûle est améliorée par les applications d'eau très chaude. L'efficacité est d'autant plus grande que le médicament est pris précocement, c'est-à-dire dès que la sensation de cuisson qui précède l'herpès est ressentie.
▪ *Borax* 7 CH, si l'herpès est génital. Consultez s'il s'agit d'une première poussée.
▪ *Sepia* 7 CH, chez les femmes bons répondeurs.
▪ Ces médicaments sont à ajouter à *Vaccinotoxinum* et à *Natrum muriaticum*, prescrits systématiquement.

Reportez-vous au chapitre concernant l'herpès, page 221, pour connaître le mode d'emploi de ces médicaments.

En cas d'enrouement avant les règles

▪ *Gelsemium sempervirens* 5 CH : la perte de la voix survient quelques jours avant les règles chez une femme aux règles généralement peu abondantes, douloureuses et en retard.
▪ *Graphites* 9 CH, quand, avant les règles, les femmes bons répondeurs — grasses, frileuses, apathiques — souffrent d'une perte de la voix, d'un enrouement, d'une toux sèche et de douleurs à la poitrine. Leurs règles arrivent en retard et sont peu abondantes.
▪ *Heliotropium europæum* 5 CH, quand l'enrouement survient avant ou pendant des règles habituellement douloureuses.

Posologie (pour tous ces médicaments) : 2 granules au réveil et au coucher, 1 ou 2 journées avant la date présumée du début des troubles jusqu'au premier jour des règles.

En cas de brûlures urinaires avant les règles

▪ *Senecio aureus* 5 CH, chez les femmes ayant des brûlures urinaires (cystalgies) avant les règles lorsque celles-ci sont en retard.

➤ *Manifestations psychologiques*

▪ *Murex purpurea* 9 CH est un médicament des syndromes prémenstruels caractérisés par une phase de tristesse, voire de dépression, associée à une congestion mammaire et utérine, et à une excitation sexuelle. Ils surviennent chez des femmes dont les règles sont en avance, douloureuses et très abondantes, voire hémorragiques.

Il existe de nombreux autres médicaments, qui sont essentiellement des médicaments de terrain ; les principaux sont : *Ignatia amara*, *Lachesis mutus*, *Natrum muriaticum*, *Pulsatilla*, *Sepia*.

➤ *Pour tous les troubles du syndrome prémenstruel : Folliculinum*

Ce médicament, la folliculine (l'œstrogène), est la principale hormone féminine avec la progestérone. On explique actuellement le syndrome prémenstruel par un déséquilibre entre ces deux hormones. La prise de *Folliculinum* en 9 ou 15 CH corrige remarquablement ces troubles. Celui-ci agit dans les syndromes prémenstruels quelles qu'en soient les manifestations, mais particulièrement quand les douleurs mammaires dominent.

Posologie : *Folliculinum* 9 ou 15 CH, 2 granules par jour, de quelques jours avant les troubles jusqu'aux règles.

Voir aussi *Folliculinum*, page 595.

➤ *Médicaments de terrain*

Voir entre autres : *Actea racemosa*, *Graphites*, *Lachesis mutus*, *Natrum muriaticum*, *Natrum sulfuricum*, *Opium*, *Pulsatilla*, *Sepia*, *Sulfur*, *Thuya occidentalis*, *Zincum metallicum*.

Maladies cardio-vasculaires

En France, les maladies cardio-vasculaires sont parmi les plus fréquentes et les plus graves. En 1996, elles représentaient le tiers des décès : 173 000 dont 54 % de femmes.

On regroupe sous ce terme :

— les cardiopathies ischémiques, comme les maladies du cœur tel l'infarctus du myocarde ;

— les affections vasculaires cérébrales dont les accidents vasculaires cérébraux (hémorragies et ischémies cérébrales) sont la première cause de maladie (entre 100 000 et 150 000 par an) et la troisième cause de mortalité [1] (après les affections cardiaques et les cancers) ; elles sont souvent à l'origine de séquelles importantes, particulièrement de paralysie ;

— l'hypertension artérielle et les maladies veineuses.

Ces maladies, qui touchent plus les hommes que les femmes, surviennent plus chez les ouvriers et les employés que chez les cadres supérieurs et les professions libérales.

Ce sont des affections plurifactorielles dans lesquelles l'hygiène de vie joue un rôle très important. Le Haut Comité de la santé publique [2] recommande à cet égard :

« — l'adoption d'une alimentation équilibrée avec le contrôle de l'excès de poids par la modération de l'apport calorique, y compris sous forme d'alcool, le contrôle de l'apport total en graisses, la réduction des acides gras saturés, du cholestérol alimentaire, du sodium, et l'augmentation de la consommation des graisses végétales, de poissons, de fruits, de légumes et de céréales riches en fibres ;

— la réduction du tabagisme et de l'alcool ;

— l'activité physique régulière, adaptée à l'âge et à la condition physique, notamment dans la seconde moitié de la vie. »

Il souligne le rôle des professionnels de santé dans :

1-Autret A., « Accident vasculaire cérébral », Paris, *Revue du praticien Monographie*, Paris, 1993, vol. 46, n° 15, p. 1899-1906.

2-*La Santé des Français*, Haut Comité de la santé publique, collection « Repères », La Découverte, Paris, 1995, p. 54-55.

« — le dépistage et la prise en charge des hypercholestérolémies et des dyslipoprotéinémies athérogènes ;
— le dépistage et la thérapeutique des hypertensions artérielles, en insistant sur la normalisation des chiffres et l'observance du traitement ;
— le soutien psychologique au sevrage tabagique ;
— le dépistage et la prise en charge du diabète sucré ;
— l'aide à la réduction des excès pondéraux par des conseils personnalisés. »

L'homéopathie joue un rôle peu connu dans la prise en charge globale de ces affections. Par exemple, dans les hypertensions artérielles, un traitement homéopathique de fond se justifie. Dans les hypertensions artérielles limites ou légères, le traitement homéopathique seul, en complément de mesures hygiéno-diététiques, permet un retour à la normale des chiffres tensionnels et évite souvent le recours d'emblée aux médicaments contre l'hypertension ou aux anxiolytiques prescrits lors de sa découverte. Dans les hypertensions artérielles modérées ou sévères, la thérapeutique allopathique est indispensable. Le traitement homéopathique est un supplément précieux, car il évite ou retarde l'escalade thérapeutique — c'est-à-dire l'addition de plusieurs médicaments anti-hypertenseurs pour obtenir un tension artérielle normale —, toujours considérée comme péjorative par les cardiologues. Il peut aider dans les cas d'hypertensions résistantes aux traitements classiques, et joue un rôle de premier plan dans les hypertensions survenant au cours de la ménopause.

Cyanose des mains et/ou des pieds

CONSULTEZ EN PRÉSENCE D'UN SYNDROME DE RAYNAUD RÉCENT

Diagnostic

— Certaines personnes ont en permanence une acrocyanose, c'est-à-dire une cyanose (coloration bleu violacé de la peau) due à un trouble circulatoire constant, symétrique, indolore des mains, des doigts, des pieds et des orteils, accompagné d'une sueur des extrémités. La couleur des doigts varie du rouge au noir, en passant par le bleu violacé, selon l'intensité de la cyanose. À l'acrocyanose s'associent parfois des engelures.

— Le phénomène de Raynaud survient par temps froid ou lors d'états émotionnels intenses. Il se manifeste par une décoloration des doigts qui deviennent blanc livide, engourdis, comme morts, puis se cyanosent, fourmillent et picotent. Il peut se surajouter à une acrocyanose.

Acrocyanose et phénomène de Raynaud surviennent surtout chez la femme, commencent à la puberté et sont toujours aggravés par le froid.

Principales complications

La plupart de ces symptômes n'ont pas de cause reconnue, sauf le phénomène de Raynaud qui a plusieurs origines et impose une visite médicale d'autant qu'il est connu depuis peu, ou survient chez un homme, ou n'est pas symétrique, c'est-à-dire ne touche qu'un seul côté. De plus, certains médicaments peuvent le provoquer.

Prévention

Protégez les extrémités de vos membres contre le froid en superposant si possible les couches : deux paires de gants ou de chaussettes de laine.

Traitement

➤ *Quand les mains et les pieds sont froids et que la couleur de la peau est normale*

On retrouve surtout des médicaments de terrain :

- *Pulsatilla* 9 CH, chez des femmes bons répondeurs, ayant constamment froid aux mains et aux pieds.
- *Silicea* 9 CH, chez des femmes maigres, frileuses, très sensibles au froid. Elles n'arrivent jamais à réchauffer leurs mains et leurs pieds (même contre ceux de leur compagnon la nuit).

Posologie : 2 granules au réveil.

➤ *Acrocyanose*

- *Agaricus* 7 CH : médicament de l'acrocyanose quand les doigts sont rouges et violacés ou quand l'atteinte concerne aussi les orteils, le nez ou les oreilles. C'est également un médicament d'engelures.

- *Arnica montana* 7 CH : de par son activité sur les vaisseaux et les muscles et sur toutes les formes de traumatismes (mêmes ceux dus au froid), il se comporte efficacement dans cette indication.
- *Hamamelis* 7 CH agit sur les veines des extrémités.

Posologie : 2 granules au réveil et au coucher.

➤ *Phénomène de Raynaud*

Vous pourrez prendre ce traitement uniquement si le diagnostic a été fait par votre médecin. Dans tous les autres cas, vous devez le consulter.

Ajoutez aux médicaments précédents :

- *Arsenicum album* 15 CH, si les douleurs brûlantes des doigts sont améliorées par la chaleur.
- *Secale cornutum* 15 CH, quand, à l'inverse, les douleurs brûlantes des extémités sont améliorées par le froid, et ce malgré la froideur objective de celles-ci.

Posologie : 2 granules au réveil et au coucher.

Dans ces indications, le traitement de terrain est indispensable.

Hypertension artérielle

L'hypertension artérielle essentielle, sans cause reconnue, est la plus fréquente des causes d'hypertensions. Bien qu'elle ne produise aucun symptôme, son traitement est indispensable, car il réduit les complications de cette maladie, les hémorragies cérébrales en particulier.

CONSULTEZ TOUJOURS

Diagnostic

Un sujet est défini comme hypertendu si la pression artérielle systolique, ou PAS (chiffre le plus élevé), est supérieure ou égale à 140 mm Hg et/ou si la pression artérielle diastolique, ou PAD (chiffre le plus bas), est supérieure ou égale à 90 mm Hg. L'hypertension artérielle sera traitée si ces chiffres sont retrouvés à trois reprises sur une période d'au moins deux mois.

La tension artérielle est prise plusieurs fois au cours de la même consultation et dans des conditions bien précises, à savoir : au bout de dix minutes, aux deux bras, allongé, puis debout.

Chez l'adulte jeune, on définit l'hypertension artérielle en fonction des chiffres de la PAD et de la PAS, on la nomme :
— hypertension artérielle limite quand la PAD est ≥ 90 et ≤ 95 mm Hg, et la PAS est ≥ 140 et ≤ 160 mm Hg ;
— hypertension artérielle légère si la PAD est ≥ 95 et ≤ 105 mm Hg et/ou la PAS entre 140-180 mm Hg ;
— hypertension artérielle modérée si la PAD est ≥ 105 et ≤ 115 mm Hg ;
— hypertension artérielle sévère si la PAD est ≥ 115 mm Hg.

Chez la femme enceinte et l'enfant, les valeurs sont différentes ; chez le sujet âgé, une PAS plus élevée est acceptée.
— Une tension artérielle élevée ne donne le plus souvent aucun symptôme. Cependant, quelques symptômes doivent attirer l'attention et conduire à consulter votre médecin. Ces signes sont des maux de tête, des battements de cœur rapides, des vertiges, des bourdonnements d'oreille, des saignements de nez.
— Si la découverte de l'hypertension artérielle est faite lors d'un contrôle systématique — médecine du travail, infirmière, pharmacien, prise personnelle de la tension artérielle —, une consultation médicale est indispensable. En effet, le médecin fera un bilan de la maladie, recherchera, d'une part, des facteurs de risques supplémentaires et la présence de complications, et, d'autre part, une maladie sous-jacente responsable ou des médicaments coupables.

Principales complications

— Cardiaques : insuffisance cardiaque, insuffisance coronaire.
— Neurologiques : accidents vasculaires cérébraux.
— Rénales : insuffisance rénale.
— Vasculaires : artérite des membres inférieurs.
— Hypertension artérielle maligne : urgence médicale.

Prévention

— Ayez un régime alimentaire correct ou hypocalorique en cas de surpoids ou d'obésité.
— Reprenez une activité physique régulière si possible, marche pour les personnes âgées, bicyclette, natation pour les autres.
— Arrêtez le tabac. L'alcool et une consommation excessive de sel seraient des facteurs délétères.
— Envisagez une contraception autre que la pilule.

Traitement

➤ Hypertensions artérielles limites ou légères

▪ *Nux vomica* 15 CH : médicament typique de l'hypertension légère rencontrée chez l'homme ou la femme modernes, dynamiques, surmenés et hyperactifs, mais sédentaires et trop bons vivants, ne « tenant » que grâce aux stimulants dont ils abusent. *Nux vomica* peut devenir un médicament de fond dans les hypertensions modérées ou sévères si les sujets ne calment pas leurs ardeurs et leurs tempéraments.
▪ *Ignatia amara* 15 CH est indiqué quand l'hypertension survient à la suite d'une émotivité mal contrôlée. C'est un médicament d'appoint très bénéfique qui évite, associé à un traitement de fond, le recours aux anxiolytiques.
▪ *Natrum muriaticum* 15 CH, dans l'hypertension artérielle progressive des sujets jeunes, bons répondeurs et très émotifs.
▪ *Baryta carbonica* 15 CH : médicament des hypertensions artérielles par artériosclérose des personnes âgées plutôt corpulentes, mais affaiblies et ralenties, physiquement et intellectuellement. Elles s'accompagnent de vertiges, de troubles de la mémoire, et parfois de désorientation. Ce médicament est aussi indiqué dans les séquelles des accidents vasculaires cérébraux, et en prévention de la sénescence.
▪ *Calcarea carbonica* 15 CH est proche de *Baryta carbonica*, car il traite le même type d'hypertension chez des sujets obèses et lents intellectuellement. Ceux-ci ont tendance au diabète, à la goutte et aux lithiases biliaires ou urinaires.
Posologie : 2 granules par jour.

➤ Hypertensions artérielles modérées et sévères

Tous ces renseignements sont donnés à titre indicatif dans le but de vous informer des possibilités de l'homéopathie dans cette maladie. À ce stade, en complément d'un traitement classique, votre médecin homéopathe peut donner :
▪ *Aconitum napellus* 15 CH, chez les sujets congestifs et angoreux, ayant des poussées hypertensives.
▪ *Arnica montana* 15 CH, dans les hypertensions par à-coups survenant chez les sportifs lors d'efforts intenses (marathon, triathlon). Il peut être donné préventivement avant une compétition. *Arnica montana* 15 CH (une dose) joue un rôle de protecteur vasculaire reconnu et évite les conséquences néfastes de ces sports.
▪ *Aurum metallicum* 15 CH : convient à l'homme de la cinquantaine dépressif, voire mélancolique, colérique et parfois alcoolique. L'hypertension s'accompagne de congestion du visage, de battements dans les carotides, d'extrasystoles, de palpitations, d'angoisse intense et de sensation d'étouffement. C'est aussi un médicament de l'hypertension artérielle des femmes à la ménopause.
▪ *Belladonna* 15 CH est indiqué chez les sujets hypertendus présentant des cépha-

lées avec rougeur du visage, battements dans les carotides, palpitations. Il sera prescrit avec bénéfice chez les patients ayant des à-coups hypertensifs à la suite de chocs, d'émotions.

- *Lachesis mutus* 15 CH est le médicament des femmes qui deviennent hypertendues à la ménopause. L'hypertension artérielle, d'abord très labile, peut devenir modérée ou sévère. Elle s'accompagne alors de céphalées, surtout au réveil, de vertiges, de troubles visuels, de saignements de nez, de palpitations.
- *Phosphorus* 15 CH est un médicament d'hypertension artérielle compliquée d'insuffisance cardiaque et rénale. Il est prescrit le plus souvent chez des malades âgés, longilignes, maigres, ayant tendance aux poussées d'hypertensions et aux petits accidents vasculaires cérébraux à répétition. C'est un médicament d'emploi délicat qui ne doit être administré que par un médecin homéopathe en supplément d'une thérapeutique classique.
- *Plumbum metallicum* 15 CH : le plomb est employé classiquement en homéopathie dans les hypertensions par artériosclérose avec retentissement cardiaque et rénal. C'est un très bon complémentaire des traitements allopathiques dans ces indications.
- *Sulfur* 15 CH agit à tous les stades de la maladie, au début dans l'hypertension artérielle labile, puis dans l'hypertension artérielle modérée ou sévère, et lors de ses complications cardiaques. Il est aussi d'un intérêt non négligeable chez les femmes à la ménopause ayant des manifestations fonctionnelles (vertiges, céphalées, bourdonnements d'oreille). Son emploi en complément d'une thérapeutique classique est réservé au médecin homéopathe.

Voir aussi « Gériatrie », pages 256 et 257.

Jambes lourdes

La sensation de jambes lourdes est la première manifestation de l'insuffisance veineuse superficielle. C'est une maladie banale, longtemps bénigne. Elle est à l'origine d'une gêne fonctionnelle (douleur dans les jambes) et esthétique plus ou moins grande qui varie selon l'âge, le sexe, le niveau social et les conditions climatiques. L'insuffisance veineuse superficielle est très fréquente puisqu'elle touche un tiers des Français qui travaillent, et plus de la moitié des retraités. Le stade suivant est celui des varices.

CONSULTEZ SI DÉMANGEAISONS OU TROUBLES CUTANÉS

Diagnostic

— Au début de la maladie, l'insuffisance veineuse superficielle se traduit par une lourdeur des jambes décrite comme une impression de pesanteur ou de fatigabilité anormale des membres inférieurs, des mollets et des chevilles particulièrement. Ces signes s'aggravent au cours de la journée, et s'accompagnent parfois de crampes des jambes, des orteils ou des pieds, d'impatience et de douleurs sur le trajet des veines.
— De même, il peut apparaître des petites veines dilatées au niveau de la peau — les varicosités — qui parfois se rompent. Se forment alors des points rouges qui occasionnent une gêne esthétique importante chez les femmes.
— La présence d'une hérédité, la multiplication des grossesses sont des facteurs favorisants.

Principales complications

Au stade suivant apparaissent les varices, et des troubles cutanés tels des démangeaisons, de l'eczéma, des modifications de la couleur de la peau en regard des trajets veineux, des ulcères.

Prévention

Les mesures préventives sont essentielles et ont pour but d'éviter tout ce qui aggrave la stase veineuse.

➤ *Luttez contre l'excès de chaleur*

— Proscrivez les bains trop chauds, les saunas, les hammams.
— Ne vous exposez pas immobile au soleil.
— Évitez le chauffage par le sol.
— N'utilisez pas le chauffage aux pieds dans les voitures.
— Ne vous épilez pas à la cire.
— Passez une douche froide sur les jambes en fin de journée.

➤ *Combattez l'inactivité physique*

— Marchez régulièrement d'un pas alerte avec des chaussures adaptées (2 à 3 cm de talon pour les femmes), en terrain mou de préférence (sable). La marche les pieds dans l'eau au bord de la mer en début ou en fin de journée est idéale.
— Évitez les stations debout ou assise prolongées.

➤ *Choisissez un sport adapté*

— Faites de la gymnastique, de la danse de mouvement (valse, tango, samba, mais pas le slow !), de la natation ou de la bicyclette.
— Gardez-vous de pratiquer de façon excessive des sports qui obligent au piétinement tels le tennis, le basket-ball, le hand-ball, le squash par exemple, ou les sports nécessitant le port de chaussures serrées, comme le patin à glace.

➤ *Choisissez vos tenues*

Proscrivez donc :
— le port de vêtements (ceintures, gaines, pantalons) ou de chaussures trop serrés, les chaussettes ou les mi-bas ;
— les chaussures à talons trop hauts ou trop plats.

➤ *Mangez bien*

— Ayez un poids normal.
— Évitez d'être constipé.
— Sachez que le vin et le champagne en particulier aggravent le phénomène de jambes lourdes.

➤ *Dormez bien*

Surélevez les pieds du lit de 10 à 15 cm.

➤ *Choisissez votre contraception*

Évitez la pilule, et les traitements hormonaux au moment de la ménopause.

Traitement homéopathique

➤ *Médicaments des jambes lourdes*

Les règles d'hygiène de vie précitées sont indissociables du traitement.

■ *Aesculus hippocastanum* 6 DH convient à tous les stades de la maladie veineuse (varices et ulcères variqueux y compris). La sensation de jambes lourdes s'accompagne d'une impression de battements et de pesanteur aggravée au réveil, debout et par la chaleur, et améliorée par l'activité physique et les douches froides sur les jambes.

Posologie : 30 à 50 gouttes matin et soir.

■ *Hamamelis* 5 CH, si les veines des jambes sont dilatées, douloureuses, sensibles au toucher, et aggravées par l'air chaud et humide ou les traumatismes qui occasionnent des ecchymoses au moindre coup, et sont améliorées par le repos. Les varices et varicosités, quand elles se manifestent, sont aussi sensibles au toucher.

- *Pulsatilla* 9 CH est le médicament de terrain des adolescentes ou des femmes ayant les jambes lourdes, marbrées, cellulitiques, les extrêmités froides et des œdèmes aux chevilles. Leurs douleurs sont aggravées par la chaleur, le chauffage par le sol, l'immobilité, et améliorées par la douche froide, la marche lente.
- *Sepia* 9 CH est indiqué chez les sujets bons répondeurs dans les troubles veineux à type de lourdeur et de stase aggravés par la station debout prolongée, et améliorés par la danse, la course.
- *Vipera redi* 7 CH, si les douleurs des jambes à type de sensation d'éclatement de la veine sont améliorées les jambes surélevées, et aggravées par la station debout prolongée ou jambes pendantes.

Posologie : 2 granules au réveil et au coucher.

➤ Crampes

- *Cuprum metallicum* 9 CH, si les crampes des mollets, surtout nocturnes, commencent et finissent brutalement.
- *Nux vomica* 9 CH, dans les crampes des mollets et des orteils chez les sujets bons répondeurs.

Posologie : 2 granules au réveil et au coucher et juste après les crampes.

➤ Impatiences

- *Zincum metallicum* 9 CH, agitation continuelle des jambes au repos et la nuit chez des sujets qui souvent présentent des varices et des œdèmes des chevilles.

Posologie : 2 granules au coucher.

➤ Varicosités

Les médicaments homéopathiques peuvent freiner l'évolution des varicosités, mais les font rarement disparaître.

- *Arnica montana* 9 CH et *Hamamelis* 5 CH, si les ecchymoses se produisent au moindre choc et rompent douloureusement les capillaires.
- *Pulsatilla* 9 CH (voir plus haut pour la description de ce médicament).
- *Sepia* 9 CH (voir plus haut pour la description de ce médicament).
- *Thuya occidentalis* 7 CH, si les varicosités surviennent en zone cellulitique.
- *Vipera redi* 7 CH (voir plus haut pour la description de ce médicament).

➤ Traitement de terrain

Voir : *Aesculus hippocastanum*, *Lachesis mutus*, *Pulsatilla*, *Sepia*.

Autres traitements

➤ *Bas à varices*

Les fabricants de bas à varices ont fait d'énormes efforts pour associer efficacité et esthétisme de ces bas de soutien, mais ceux-ci sont toujours difficilement acceptés par les femmes. Ils sont indiqués particulièrement chez les personnes exerçant des métiers debout, tels les coiffeurs, les vendeurs ou les hôtesses de l'air, et aussi, théoriquement, chez les sujets dits à risques (antécédents familiaux ou grossesses multiples) qui ne souffrent pas.

➤ *Massages et drainages lymphatiques*

Ils compléteront la gymnastique quotidienne. Ils sont intéressants, mais leur efficacité n'est pas toujours évidente, et la réponse à ces traitements est momentanée. De plus, leur coût est loin d'être négligeable. Ils sont utiles dans les périodes de forte chaleur.

➤ *Cures thermales*

Elles peuvent et doivent être entreprises dès l'adolescence si nécessaire.

Aix-en-Provence, Argelès-Gazost, Bagnoles-de-l'Orne, Barbotan-les-Thermes, Dax, La Léchère-les-Bains, Luxeuil-les-Bains, Rochefort-sur-Mer, Saint-Paul-lès-Dax, Saint-Sauveur-les-Bains, Saubusse-les-Bains.

Voir aussi « Gériatrie », page 258.

Varices

Les varices sont le second stade de l'insuffisance veineuse superficielle. Elles peuvent apparaître concomitamment au phénomène des jambes lourdes ou lui succéder. Le coût global de la maladie veineuse est estimé à deux milliards de francs.

CONSULTEZ DANS LES 48 HEURES EN L'ABSENCE D'AMÉLIORATION

Diagnostic

Les varices résultent de l'association d'une dilatation et d'une élongation d'une veine dont le trajet devient tortueux. Le diagnostic est évident puisque les varices sont visibles aux membres inférieurs.

Principales complications

Au stade suivant apparaissent les varices, et des troubles cutanés tels des démangeaisons, de l'eczéma, des modifications de la couleur de la peau en regard des trajets veineux, des ulcères.

Prévention

Reportez-vous au paragraphe sur les jambes lourdes, page 305.

Traitement

➤ *Varices*

▪ *Aesculus hippocastanum* 6 DH convient aussi à ce stade de la maladie. Le malade a une sensation de battements et de pesanteur dans les jambes, aggravée au réveil, debout et par la chaleur, et améliorée par l'activité physique et les douches froides sur les jambes.

Posologie : 30 à 50 gouttes matin et soir.

▪ *Calcarea fluorica* 9 CH, si les varices, groupées en de volumineux paquets, sont douloureuses, dilatées et tortueuses. Les douleurs sont aggravées par le début du mouvement, le changement de temps et l'humidité, et améliorées par la poursuite du mouvement. À ce stade, les premiers troubles cutanés peuvent apparaître.

▪ *Fluoricum acidum* 9 CH a les mêmes indications que le médicament précédent, mais les démangeaisons se font sentir, et les troubles cutanés sont parfois déjà présents. Par contre, les douleurs sont aggravées par la chaleur et améliorées par le temps froid, les douches et les applications froides.

▪ *Hamamelis* 5 CH, quand les varices et varicosités sont dilatées, douloureuses, sensibles au toucher, si elles sont aggravées par l'air chaud et humide ou par des traumatismes minimes qui occasionnent des ecchymoses, ou encore si elles ont été améliorées par le repos.

- *Vipera redi* 7 CH, si les varices sont améliorées avec les jambes surélevées, et aggravées par la station debout prolongée ou jambes pendantes.

Posologie (pour tous ces médicaments) : 2 granules au réveil et au coucher.

➤ *En cas de troubles cutanés associés*

Consultez votre médecin.

➤ *Traitement de terrain*

- *Graphites* : chez les sujets bons répondeurs.
- *Lachesis mutus* : chez les femmes à la ménopause.
- *Lycopodium clavatum* : chez les sujets bons répondeurs ayant des troubles digestifs.
- *Pulsatilla* : chez les jeunes filles bons répondeurs.
- *Sepia* : chez les femmes bons répondeurs dont les douleurs aux jambes sont améliorées par la danse ou la gymnastique.
- *Sulfur* est un médicament de varices compliquées de démangeaisons et de brûlures intenses aggravées par la chaleur et la station debout, et parfois de troubles cutanés. Il est indiqué chez la femme à la ménopause, chez l'alcoolique, et chez les sujets bons répondeurs.
- *Thuya occidentalis* : chez les femmes ayant une tendance marquée à la cellulite.

Autres traitements

➤ *Bas à varices*

Ils sont toujours indiqués à ce stade.

➤ *Cures thermales*

Aix-en-Provence, Argelès-Gazost, Bagnoles-de-l'Orne, Barbotan-les-Thermes, Dax, La Léchère-les-Bains, Luxeuil-les-Bains, Rochefort-sur-Mer, Saint-Paul-lès-Dax, Saint-Sauveur-les-Bains, Saubusse-les-Bains.

Maladies des voies respiratoires

Les maladies des voies respiratoires deviennent de plus en plus fréquentes ; elles touchent aussi bien les enfants que les adultes. C'est pourquoi ces maladies sont aussi traitées dans le chapitre sur la pédiatrie, car, en dehors de quelques spécificités particulières à l'enfant, les médicaments homéopathiques sont les mêmes (voir l'exemple de la toux) ; du reste, de nombreux renvois vous orientent vers ce chapitre.

Ces maladies courantes sont le plus souvent bénignes et facilement reconnaissables. Elles constituent le domaine idéal pour vous initier et vous exercer à la pratique de l'homéopathie. Ainsi, vous constaterez rapidement son efficacité et éviterez la prise intempestive d'antibiotiques au moindre rhume ou lors d'une grippe. Si votre apprentissage est plus difficile que prévu, n'hésitez pas à contacter votre médecin homéopathe.

Cependant, certains symptômes inhabituels ou durant trop longtemps doivent vous amener à consulter impérativement et rapidement : une toux persistante (au-delà de quinze jours) ou l'apparition de sang dans les crachats par exemple.

Ce chapitre est aussi un carrefour, car il montre l'intérêt et l'étendue du champ d'action de l'homéopathie. En effet, il concerne aussi bien les maladies infectieuses, comme la grippe, les bronchites aiguës ou les angines, que les affections allergiques, tels l'asthme ou le rhume des foins (voir chapitre sur les allergies, page 179). Il montre l'activité de l'homéopathie dans la douleur, c'est-à-dire dans les sinusites ou les otites aiguës, et dans les maladies chroniques ou se répétant fréquemment, telles les bronchites chroniques ou les rhino-pharyngites à répétition.

Angine

L'angine, ou la pharyngite, est une inflammation aiguë des amygdales et du pharynx qui survient principalement entre deux et quarante ans. Elle est principalement d'origine virale.
La prescription systématique d'antibiotiques a longtemps reposé sur le risque de complications cardiaques et rhumatismales liées au streptocoque béta-hémolytique. Or ce germe présent dans 25 % des cas est très rarement à l'origine de complications dans les pays industrialisés [1] ; la prescription d'antibiotiques étant justifiée seulement en cas de prévalence élevée ou d'épidémie à streptocoque [2]. C'est pourquoi les experts français [3] proposent, comme aux États-Unis [4], de les utiliser seulement si un prélèvement de gorge est positif
Par ailleurs, la prescription abusive d'antibiotiques a un coût écologique, car elle est à l'origine non seulement d'une sélection et d'une résistance aux antibiotiques, mais aussi de réactions allergiques et de surinfections. Cette pratique a des répercussions économiques, puisque sur 9 millions d'angines diagnostiquées en France, 8 millions sont encore traitées par ces médicaments. De plus, si la prescription est faite d'emblée, le coût est encore majoré, les gens sous antibiotiques revenant consulter davantage que ceux non traités en première intention [5].

CONSULTEZ DANS LES 48 HEURES : – EN L'ABSENCE D'AMÉLIORATION
– SI LA FIÈVRE PERSISTE

Diagnostic

— L'angine se traduit par un mal de gorge, des difficultés à avaler, souvent de la fièvre, parfois des frissons et des céphalées.
— Sans que ce soit la règle, on admet généralement que l'angine virale est d'ordinaire combinée à un syndrome grippal ou à une atteinte diffuse de l'appareil respiratoire.
— Pour sa part, l'angine bactérienne est habituellement plus douloureuse et associée à de volumineux ganglions au cou.

1-Bru J.-P., « Traitement des angines, prescrire les antibiotiques à bon escient en intégrant les conséquences collectives », *in EBM Journal*, 1999, n° 15, p. 2-3.
2-*Ibid.*
3-« Les infections ORL ». Texte court. Conférence de consensus en médecine et maladies infectieuses. *Le Concours médical*, n° 1 du 11 janvier 1997, p. 17-22. Voir aussi « Quels sont les inconvénients de l'allopathie ? », page 57.
4-Berbkow R. et coll., *Manuel Merck de diagnostic et thérapeutique*, Paris, Éd. d'Après, 1994, 2e édition française, p. 2227-2228.
5-« La prescription des antibiotiques dans le traitement des angines augmente le taux de retours en consultation » [Résumé]. *EBM Journal*, 1999, n° 15 : 24. Résumé de Little P., Gould C., et coll. « Reattendance and complications trial of prescribing strategies for sore throat : the medicalising effect of prescribing antibiotics », *BMJ* 1997 ; 315 ; 350-2.

— Cependant, ces critères sont insuffisants pour affirmer l'origine virale ou bactérienne, qui ne pourra être confirmée que sur le prélèvement de gorge.

Principales complications

Elles sont dues au streptocoque bêta-hémolytique, qui est le germe le plus fréquemment responsable des angines bactériennes. Il est la cause de rhumatisme articulaire aigu, lui-même à l'origine de complications rénales et cardiaques.

Les complications de l'angine concernent essentiellement les personnes de moins de vingt-cinq ans et justifient la prise d'antibiotiques (pénicilline) dans les angines bactériennes. Au-delà de cet âge, il n'y a plus de risque de rhumatisme articulaire aigu.

Traitement

➤ *Systématiquement au début*

▪ *Mercurius solubilis* 5 CH : médicament de l'angine vraie, avec des amygdales rouges ou recouvertes de points blancs. La douleur en avalant (la dysphagie) est intense, l'haleine mauvaise, la salivation abondante. La fièvre élevée s'accompagne d'une soif vive, de frissons et de sueurs nocturnes qui ne soulagent pas le malade.

▪ *Belladonna* 5 CH, quand la gorge et les amygdales sont rouges. La langue est rouge framboisé, la dysphagie est intense. La température élevée s'accompagne d'une grande soif, de bouffées de chaleur, de rougeur du visage, d'une transpiration abondante et d'un profond abattement.

Posologie : au début de tout mal de gorge, vous prendrez ces médicaments toutes les 2 heures, pendant 2 jours ; puis le choix entre ceux-ci et les suivants sera fonction de l'évolution.

➤ *Puis selon l'aspect des amygdales*

Dans les angines « rouges »

Les amygdales sont rouges, vous prendrez :

▪ *Apis mellifica* 5 CH, si les amygdales pâles sont gonflées, si la luette « pend comme un sac rempli d'eau ». Les douleurs en avalant, brûlantes et piquantes, sont améliorées par les boissons glacées. La température est élevée, la soif est absente, sauf pendant les frissons, la peau sèche et rouge est entrecoupée de suées.

Vous ajouterez à *Belladonna* et à *Merurius solubilis* :

▪ *Phytolacca* 5 CH, au contraire, si les amygdales sont rouge foncé, mais surtout si l'angine survient dans un contexte grippal (courbatures, toux, rhino-pharyngites). La gorge est sèche, les douleurs en avalant irradient aux oreilles et sont aggravées par les boissons chaudes.

Vous remplacerez *Belladonna* par :

- *Stramonium* 7 CH, si la gorge est très rouge, mais indolore. Pour ce médicament, la température élevée, la soif vive, le visage rouge, accompagnent des sueurs abondantes qui ne soulagent pas le malade.

Posologie (pour tous ces médicaments) : 2 granules 5 fois par jour pendant 2 jours, puis 3 fois par jour pendant 6 jours.

Dans les angines « blanches »

Dans les angines « blanches », les amygdales ont des points blancs, vous ajouterez à *Belladonna* et à *Mercurius solubilis* :

- *Mercurius cyanatus* 5 CH, dans les angines blanches avec fièvre modérée, volumineux ganglions au cou et mauvais état général. Avant l'apparition des antibiotiques, c'était le médicament des angines diphtériques ; il reste d'ailleurs intéressant, dans cette indication, en complément des traitements classiques.

Posologie : 2 granules 5 fois par jour pendant 2 jours, puis 3 fois par jour pendant 6 jours.

➤ *Selon les caractéristiques de la douleur*

Si l'angine est très douloureuse

Vous ajouterez à *Belladonna* et à *Mercurius solubilis* :

- *Mercurius corrosivus* 5 CH, quand dans l'angine sont associées des douleurs intenses, brûlantes des amygdales et l'impossibilité d'avaler. *Lachesis mutus* est souvent complémentaire à ce médicament.

Posologie (pour tous ces médicaments) : 2 granules 5 fois par jour pendant 2 jours, puis 3 fois par jour pendant 6 jours.

Si la douleur irradie aux oreilles

Vous ajouterez à *Belladonna* et à *Mercurius solubilis* :

- *Phytolacca* 5 CH (voir plus haut pour la description de ce médicament).

Posologie : 2 granules 5 fois par jour pendant 2 jours, puis 3 fois par jour pendant 6 jours.

Si la douleur aux amygdales passe de droite à gauche

Vous prendrez :

- *Lycopodium clavatum* 5 CH, qui est indiqué dans les angines dont la douleur commence à droite, avant d'atteindre les deux côtés, et est améliorée quand vous buvez des boissons chaudes.
- *Mercurius proto-iodatus* 5 CH est à associer systématiquement à *Lycopodium clavatum* dans cette indication.

Posologie (pour tous ces médicaments) : 2 granules 5 fois par jour pendant 2 jours, puis 3 fois par jour pendant 6 jours.

Si la douleur aux amygdales passe de gauche à droite

Vous prendrez :

- *Lachesis mutus* 5 CH, si la douleur amygdalienne passe de gauche à droite, et est aggravée quand vous buvez chaud. Le malade éprouve de grandes difficultés à avaler.
- *Mercurius bi-iodatus* 5 CH est à associer systématiquement à *Lachesis mutus* dans cette indication.

Posologie (pour tous ces médicaments) : 2 granules 5 fois par jour pendant 2 jours, puis 3 fois par jour pendant 6 jours.

Si la douleur change régulièrement de côté

Quand la douleur change régulièrement de côté, c'est-à-dire que vous souffrez d'abord, par exemple, du côté droit, puis du côté gauche ; puis la douleur revient à droite et ainsi de suite :

- *Lac caninum* 5 CH convient dans les angines très douloureuses, surtout lors de la déglutition ou en avalant les aliments solides, chez des sujets ayant, dans ces circonstances, la langue rouge et dépapillée.

Posologie : 2 granules 5 fois par jour pendant 2 jours, puis 3 fois par jour pendant 6 jours.

Selon les réactions aux boissons chaudes ou froides

Vous prendrez :

- si la douleur en avalant est aggravée par les boissons chaudes : soit *Lachesis mutus* 5 CH et *Mercurius proto-iodatus* 5 CH, soit *Phytolacca* 5 CH (voir plus haut pour la description de ces médicaments).
- si la douleur en avalant est améliorée par les boissons chaudes : *Lycopodium clavatum* 5 CH (voir plus haut pour la description de ce médicament).
- si elle est améliorée par les boissons froides : *Apis mellifica* 5 CH ou *Phytolacca* 5 CH (voir plus haut pour la description de ces médicaments).

Posologie (pour tous ces médicaments) : 2 granules 5 fois par jour pendant 2 jours, puis 3 fois par jour pendant 6 jours.

➤ *En cas de fièvre*

Pour trouver le ou les médicaments convenant le mieux, vous tiendrez compte de la soif et de la transpiration :

- si vous ne transpirez pas, et n'avez pas soif : *Apis mellifica* ; si vous avez soif : *Aconitum napellus*.
- si vous transpirez et avez soif : *Belladonna*, *Mercurius solubilis*.
- si vous êtes courbatu : *Phytolacca*.

Voir aussi les « Fièvres de l'enfant », page 386.

➤ Localement

Vous pourrez vous soulager en faisant des gargarismes de :

- *Phytolacca* teinture-mère. } â â[1]
- *Calendula* teinture-mère. }

Posologie : 20 gouttes de la préparation dans un demi-verre d'eau 4 fois par jour.

Bronchites aiguës

La bronchite aiguë se manifeste essentiellement par une toux qui varie selon le stade de la maladie. Le diagnostic de bronchite est médical ; celui-ci est souvent porté par excès par les malades, c'est pourquoi le chapitre sur la toux, pages 328 et 418, est suffisant pour vous soigner.

CONSULTEZ SI LA FIÈVRE PERSISTE AU-DELÀ DE CINQ JOURS

Diagnostic

La bronchite aiguë est une inflammation de l'arbre trachéo-bronchique survenant après un rhume banal. La pollution atmosphérique, le froid, la fatigue, la malnutrition sont des facteurs prédisposants.

L'apparition d'une toux sèche, sans expectoration (crachement) marque le début de la bronchite ; celle-ci est suivie, quelques heures ou jours plus tard, par l'émission de crachats plus ou moins infectés. Une fièvre entre 38 et 39°C apparaît et dure en moyenne trois à cinq jours.

La toux peut subsister plusieurs semaines sans conséquences. En revanche, la persistance de la fièvre au-delà de cinq jours doit vous amener à consulter, car celle-ci évoque la survenue d'une pneumonie sous-jacente.

Traitement

Les différentes toux survenant lors des bronchites ont été traitées en détail avec les toux de l'enfant, page 418. Reportez-vous à ce chapitre. En dehors des particularités les concernant, les toux de l'enfant sont identiques à celles de l'adulte.

1-Préparation magistrale devant être effectuée par votre pharmacien.

Pour plus de précisions, reportez-vous aux paragraphes suivants concernant les toux grasses, page 420, les toux sèches, page 421. Si la température est élevée, consultez aussi le chapitre concernant les fièvres de l'enfant, page 386.

Bronchite chronique

La bronchite chronique est une maladie des bronches définie médicalement par la présence d'une toux et d'une expectoration (crachat) persistant au moins trois mois par an, deux années consécutives. La prévalence de la bronchite chronique [1] *est de 3,5 % de la population, dont 4,9 % d'hommes et 2,3 % de femmes ; elle augmente avec l'âge. Elle serait responsable de 5 à 10 000 morts* [2] *par an. Ces différents chiffres seraient largement sous-estimés. De plus, c'est une maladie ignorée, car les fumeurs trouvent normal de tousser et de cracher.*

CONSULTEZ CAR UN TRAITEMENT DE TERRAIN EST INDISPENSABLE

Diagnostic

La bronchite chronique est définie par l'association d'une toux et d'une expectoration pendant au moins trois mois par an et au moins deux années consécutives.

Le profil type du bronchitique chronique est un homme de plus de quarante-cinq ans, fumant au moins un paquet par jour, vivant dans une atmosphère polluée. Les facteurs de risques supplémentaires de cette maladie sont les infections respiratoires d'origine virale dans la petite enfance, les allergies, l'alcoolisme.

Traitement

Le traitement homéopathique de cette maladie exige une consultation médicale et impose l'arrêt du tabac. La bronchite chronique, de par ses complications (surinfections bronchiques hivernales, grippe, insuffisance respiratoire chronique), ses maladies associées (asthme, emphysème, insuffisance cardiaque), nécessite un suivi médical

1-Fuhrman C. et col., « Bronchite chronique : prévalence et impact sur la vie quotidienne. Analyse des données de l'enquête santé Insee 2002-2003 », *Maladies chroniques et traumatismes IVS, février 2008.*
2- Godard P., « La bronchopneumopathie chronique obstructive (BPCO) », *BEH*, 2007, n°s 27-28.

strict et une sérieuse connaissance de l'homéopathie. Par son activité, elle évite la survenue d'infections respiratoires et permet une prise en charge globale de l'individu.

La plupart des symptômes décrits dans le chapitre sur les toux peuvent vous aider temporairement. Consultez donc le chapitre sur les toux grasses, page 420, et celui sur la bronchite chronique des personnes âgées, page 257.

Gripppe

La grippe est une maladie respiratoire virale due au Myxovirus influenzæ *qui survient sous forme d'épidémie hivernale le plus souvent. Il existe trois types de virus, A, B, C auxquels correspondent trois formes de grippe : la grippe à virus A, la grippe à virus B, la grippe à virus C. La gravité de la grippe est très variable et dépend essentiellement du terrain, les personnes de plus de soixante-quinze ans étant les plus atteintes. Le nombre moyen des cas par an entre 1986 et 2006 est de 2,45 millions[1]. Durant la saison 2006-2007, 2,1 millions de personnes ont présenté un syndrome grippal[2].*

CONSULTEZ SYSTÉMATIQUEMENT ET IMMÉDIATEMENT POUR LES MALADES DU CŒUR OU DES POUMONS (ASTHMATIQUES, BRONCHIQUES), LES PERSONNES ÂGÉES, LES FEMMES AU 3^E TRIMESTRE DE GROSSESSE – DANS LES 48 HEURES, EN L'ABSENCE D'AMÉLIORATION, SI LA FIÈVRE PERSISTE

Diagnostic

La grippe se manifeste toujours bruyamment et brutalement par des frissons, une fièvre pouvant atteindre 39-39,5 °C en vingt-quatre heures, des douleurs musculaires à type de courbatures (jambes et dos surtout), un épuisement, voire un état de prostration.

Les autres signes le plus constamment retrouvés sont les maux de tête, un écoulement nasal clair, un mal de gorge et une toux sèche qui peut devenir grasse (avec une expectoration muco-purulente).

Les signes moins fréquents sont la conjonctivite, les vomissements, la diarrhée, l'otite.

En fait, devant la multiplicité de ces symptômes, le diagnostic repose essentiellement sur la notion d'épidémie de grippe et la survenue hivernale des symptômes décrits.

1-Vaux S. et col., « Surveillance épidémiologique et virologique de la grippe en France métropolitaine : saison 2006-2007 », *BEH*, 2007, n° 39-40.
2-*Ibid.*

Principales complications

Elles sont rares chez les sujets en bonne santé, la plus fréquente étant la bronchite ou la pneumonie.

Elles sont plus fréquentes chez les sujets à risque, c'est-à-dire ceux atteints de maladies chroniques, cardiaques ou pulmonaires (asthme, bronchite), ainsi que chez les personnes âgées et les femmes enceintes au troisième trimestre de grossesse. Si vous êtes concerné, vous devez consulter votre médecin dès l'apparition de ces symptômes, surtout lors d'une épidémie ou en hiver.

Prévention

La vaccination est recommandée chez les personnes à risque sus-citées.

Pour les autres, la vaccination est plus discutable, non pas du fait de sa mauvaise tolérance ou des effets secondaires plutôt mineurs de celle-ci, mais surtout parce qu'elle s'ajoute aux autres multiples vaccinations et sollicite encore le système immunitaire. Quel que soit votre cas, c'est votre médecin qui décidera avec discernement de l'intérêt ou non de vous vacciner.

Enfin, sachez que la vaccination ne préserve pas sûrement de la grippe puisque seuls 70 à 80 % des cas sont réellement protégés de la maladie[1].

Traitement

➤ *Traitement préventif*

Le traitement homéopathique préventif de la grippe ne peut être assimilé à une vaccination, car il ne provoque pas — comme les vaccinations classiques — l'apparition d'anticorps spécifiques de cette maladie. Bien qu'on ne connaisse pas son mode d'action, la prévention antigrippale homéopathique est efficace. Le schéma le plus souvent utilisé est le suivant :

- *Inflenzinum* 9 CH, une dose par semaine pendant 1 mois puis une dose par mois pendant les 3 ou 4 mois suivants, afin de couvrir la période hivernale.

Influenzinum est un biothérapique préparé à partir du vaccin antigrippal de l'année en cours.

1-Saliou P., « Stratégie de lutte contre la grippe », *in Les Dossiers FMC du praticien*, 11 oct. 1996, n° 337, p. 6-8.

➤ *Traitement de la grippe*

Principaux médicaments

Il s'agit des médicaments le plus fréquemment indiqués.

▪ *Gelsemium sempervirens* 5 CH est un médicament spécifique de la grippe, reconnue par la présence d'une fièvre modérée sans soif, de tremblements et d'une congestion du visage. Au cours de cette infection, le malade éprouve une grande faiblesse physique et nerveuse, une somnolence, des courbatures et des céphalées intenses qui l'abrutissent. Le médicament est d'autant plus indiqué que la grippe survient par temps chaud et humide. Donné après la maladie, il aide le patient à récupérer.

▪ *Eupatorium perfoliatum* 5 CH : quand la grippe s'annonce par une fièvre et une grande soif d'eau froide. Le malade ressent alors des courbatures de tous les muscles, des douleurs osseuses accrues au moindre mouvement, et surtout un endolorissement des globes oculaires aggravé à la pression des yeux. La grippe peut se compliquer d'une toux sèche et douloureuse et d'un rhume.

▪ *Nux vomica* 5 CH, si la grippe s'accompagne d'une soif importante à l'acmé de la fièvre, si les courbatures sont augmentées la nuit et que des frissons apparaissent dès que le malade se découvre. La maladie peut se poursuivre ou s'accompagner d'une rhino-pharyngite avec un écoulement nasal diurne, un nez bouché la nuit et des éternuements au réveil.

▪ *Phytolacca* 5 CH, dans les grippes survenant par temps humide et froid accompagnées de courbatures pénibles aggravées dès que le malade remue. Des douleurs pharyngées vives irradiant aux oreilles et au cou sont présentes.

▪ *Rhus toxicodendron* 5 CH : la grippe est caractérisée par des courbatures très douloureuses du corps entier et un besoin constant de remuer pour les soulager. Le malade a une soif importante d'eau froide, des frissons au moindre mouvement et des sueurs abondantes. La langue est blanche et la pointe rouge. L'affection s'accompagne parfois d'une toux sèche douloureuse et d'un herpès péribuccal (bouton de fièvre).

Posologie : chaque médicament indiqué est prescrit à raison de 2 granules toutes les 2 heures le premier jour, puis 5 fois par jour pendant 2 jours et enfin 3 fois par jour les jours suivants.

Voir aussi les chapitres concernant les fièvres de l'enfant, page 386, en particulier la partie « fièvre et grippe », page 391, ainsi que celui sur les rhino-pharyngites de l'enfant, page 411, et celui sur la toux, page 418 (spécialement la toux sèche survenant dans un contexte grippal, page 422).

Autres médicaments

Plus rarement donnés dans les grippes, il n'en sont pas moins très efficaces quand ils sont indiqués.

- *Bryonia alba* 5 CH ; deux symptômes prédominent : d'une part, une température élevée constante, accompagnée d'une soif vive et de sueurs qui soulagent le malade ; d'autre part, une toux aiguë aggravée par la moindre respiration, et améliorée quand on s'appuie fortement sur le thorax. Le malade se retient de tousser du fait de l'intensité de la douleur.
- *Sticta pulmonaria* 5 CH, médicament de grippe débutante, avec courbatures et asthénie. Le nez est sec et bouché, le malade se mouche constamment sans résultat, il se plaint de douleurs à la racine du nez et de céphalées qui disparaîtront quand l'écoulement nasal surviendra. Une toux sèche et douloureuse, principalement nocturne, se manifeste ensuite. À associer à *Bryonia alba* qu'il complète bien.
- *Arnica montana* 5 CH est un médicament de grippe qui se distingue par des courbatures généralisées très douloureuses avivées par le moindre mouvement, à tel point que le lit paraît trop dur. Le malade frissonne, boit beaucoup ; son visage est rouge et chaud, le nez et le reste du corps sont froids.
- *China rubra* 5 CH, quand la grippe s'accompagne non seulement d'une fièvre sans soif, de frissons, de tremblements, mais aussi de nausées, d'une pâleur du visage, de ballonnements et de diarrhées.

Posologie : chaque médicament indiqué est prescrit à raison de 2 granules toutes les 2 heures le premier jour, puis 5 fois par jour pendant 2 jours et enfin 3 fois par jour les jours suivants.

➤ *Pour vous aider à récupérer à la fin de la maladie*

Systématiquement pendant 15 jours :

- une dose de *Sulfur iodatum*, 9 CH, suivie de
- *Gelsemium sempervirens* 15 CH, 2 granules au réveil et au coucher.
- Et, si vous avez eu de la diarrhée accompagnée d'une fatigue extrême : *China rubra* 9 CH, 2 granules au réveil et au coucher.

Laryngites

Les laryngites de l'adulte sont, en règle générale, bénignes. Elles n'ont pas les caractères de gravité que peuvent avoir certaines laryngites de l'enfant. Elles sont soit d'origine virale, soit dues à une utilisation excessive de la voix.

Laryngites virales

➤ Diagnostic

En général anodine chez l'adulte, l'inflammation du larynx se caractérise par l'apparition d'une modification de la voix accompagnée d'une toux sèche. Elle survient dans un contexte viral et peut s'accompagner de fièvre.

➤ Traitement

Les laryngites virales sont traitées avec les toux de l'enfant, page 418, car les médicaments employés sont les mêmes. Pour obtenir tous les renseignements que vous désirez, consultez les paragraphes concernant les laryngites, page 423, la toux sèche, page 421, et les toux quinteuses, page 423.

Si votre température est élevée, consultez aussi le chapitre sur les fièvres de l'enfant, page 386.

Laryngites des chanteurs ou orateurs

➤ Diagnostic

Elles sont dues à une utilisation excessive de la voix. Elles surviennent chez les gens qui, occasionnellement ou du fait de leur profession, parlent beaucoup ou forcent leur voix. Ces médicaments sont donc utiles aux chanteurs, aux instituteurs, aux conférenciers, et à ceux qui, lors d'une colère, ont perdu la voix.

➤ Traitement

- *Argentum metallicum* 5 CH : modification de la voix avec apparition d'une toux sèche aggravée en chantant ou en parlant.

- *Argentum nitricum* 5 CH : *idem*, avec la présence d'une douleur en écharde caractéristique du médicament.
- *Arnica montana* 5 CH, chez les personnes qui ont anormalement et exceptionnellement forcé leur voix.
- *Arum triphyllum* 5 CH, quand l'enrouement est douloureux et surtout lorsque la voix change de ton.
- *Phytolacca* 5 CH : enrouement avec douleurs des amygdales.

Posologie (pour tous ces médicaments) : 2 granules 5 fois par jour pendant 2 jours, puis 3 fois par jour pendant 6 jours.

Otites

Les médicaments d'otites sont les mêmes pour l'adulte et l'enfant. Pour déterminer les médicaments indiqués, je vous conseille de vous reporter au chapitre sur les otites de l'enfant, page 409. Si votre température est élevée, consultez aussi les « Fièvres de l'enfant », page 386.

Rhino-pharyngites

Les médicaments des rhino-pharyngites de l'adulte et de l'enfant sont identiques. Pour choisir les médicaments concernant votre rhume, je vous conseille de vous reporter au chapitre sur les rhino-pharyngites de l'enfant, page 411. Si votre température est élevée, consultez aussi les « Fièvres de l'enfant », page 386.

Sinusites aiguës

La sinusite est une inflammation aiguë des sinus, secondaire à une infection virale ou bactérienne. Elle survient le plus souvent au cours ou au décours d'un rhume banal. On distingue les sinusites maxillaires, qui touchent les sinus maxillaires, et les sinusites frontales, qui concernent les sinus frontaux.

CONSULTEZ AUSSI UN ACUPUNCTEUR

Diagnostic

➤ *Sinusites maxillaires*

Trois sortes de signes font reconnaître les sinusites maxillaires :
– la douleur vive de la région située sous l'œil (douleur sous-orbitaire), aggravée quand on baisse la tête, qu'on tousse ou qu'on éternue ;
– souvent uniquement du côté de la douleur, le nez est bouché et l'écoulement nasal muco-purulent ;
– il peut aussi exister un petit train de fièvre aux alentours de 38 °C.

Ces sinusites sont la conséquence soit d'une rhino-pharyngite, soit d'une carie dentaire.

➤ *Sinusites frontales*

Les sinusites frontales sont plus rares que les précédentes. Elles compliquent un rhume.

Les douleurs placées au-dessus de l'œil (douleurs sus-orbitaires) et l'écoulement nasal muco-purulent siègent plutôt des deux côtés.

Quelles que soient les sinusites, les complications sont rares.

Traitement homéopathique

➤ *Sinusites maxillaires*

En cas de carie dentaire : traitement de la dent malade.

Pour le traitement de la rhino-pharyngite, voir : les « Rhino-pharyngites de l'enfant », page 411.

- *Mezereum* 5 CH est indiqué dans les sinusites maxillaires — plus particulièrement d'origine dentaire — survenant du côté gauche. La peau en regard du sinus est très sensible au toucher, les sécrétions nasales sont muco-purulentes.
- *Kalium bichromicum* 5 CH convient quand, à la suite d'un rhume — avec écoulement nasal jaune verdâtre et croûtes dans le nez —, apparaissent des douleurs sous-orbitaires.
- *Kalium iodatum* 5 CH (voir plus bas pour la description de ce médicament).
- *Hydrastis* 5 CH convient aux sinusites frontales et maxillaires dans lesquelles l'écoulement de pus jaune, épais, visqueux, se fait par le nez et l'arrière-gorge. Une toux sèche, pénible est présente.
- *Cinnabaris* 5 CH est le médicament des sinusites frontales et maxillaires accompa-

gnées d'une congestion du visage, et de douleurs lancinantes des sinus frontaux et maxillaires. Les yeux sont rouges, l'écoulement de pus se fait par l'arrière-gorge.

Posologie (pour tous ces médicaments) : 2 granules 5 fois par jour pendant 2 jours, puis 3 fois par jour pendant 6 jours.

➤ *Sinusites frontales*

Au début, quand le nez est sec et bouché

▪ *Sticta pulmonaria* 5 CH est indiqué dans les sinusites frontales survenant au décours d'une grippe. Le nez sec et bouché rend le mouchage impossible ; les douleurs à la racine du nez et les céphalées frontales sont améliorées dès que le nez coule. Une toux sèche, douloureuse, aggravée la nuit apparaît.

Posologie : 2 granules 5 fois par jour pendant 2 jours, puis 3 fois par jour pendant 6 jours.

▪ *Lachesis mutus* 5 CH, quand les douleurs sus-orbitaires sont déclenchées par l'arrêt brutal de l'écoulement nasal — soit spontané, soit provoqué par des pommades ou des instillations nasales — et améliorées à sa reprise.

Posologie : prenez à 6 heures d'intervalle, successivement, une dose de *Lachesis mutus* 7 CH, puis une dose de *Lachesis mutus* 9 CH, et enfin une dose de *Lachesis mutus* 15 CH.

▪ *Hepar sulfur* 15 CH est à employer avec précaution dans les sinusites frontales accompagnées de douleurs pulsatives intolérables, aggravées au froid.

Posologie : une seule dose de *Hepar sulfur* 15 CH suffit à lever le blocage. N'employez pas des dilutions inférieures (5 CH, 7 CH, 9 CH) dans cette indication, car le risque d'aggravation est certain. N'utilisez pas *Hepar sulfur* 15 CH si le nez coule, car vous risquez de stopper l'écoulement et d'aggraver la sinusite. N'utilisez pas *Hepar sulfur* en cas de doute.

Quand le nez coule

▪ *Cinnabaris* 5 CH (voir plus haut pour la description de ce médicament).

▪ *Kalium bichromicum* 5 CH (voir plus haut pour la description de ce médicament).

▪ *Kalium iodatum* 5 CH, dans les sinusites frontales, avec des douleurs intenses aux os de la face et à la racine du nez, survenant à la suite d'un rhume dont l'écoulement nasal très irritant devient verdâtre. Les douleurs sont améliorées par la chaleur et aggravées par l'air frais. C'est aussi un médicament de sinusite maxillaire.

▪ *Mercurius solubilis* 5 CH, dans les sinusites accompagnées de névralgies, d'une toux grasse muco-purulente, d'une fièvre intense, de grande soif et de sueurs nocturnes qui ne soulagent pas le malade.

▪ *Corallium rubrum* 5 CH convient dans les sinusites aggravées d'une toux sèche, violente, difficile à arrêter, avec rougeur intense de la face.

Posologie (pour tous ces médicaments) : 2 granules 5 fois par jour pendant 2 jours, puis 3 fois par jour pendant 6 jours.

➤ *Traitement de terrain*

Il est indispensable dans les sinusites chroniques ou à répétition.

Voir : *Aurum metallicum*, *Hepar sulfur*, *Histaminum*, *Hydrastis*, *Poumon Histamine*, *Psorinum*, *Thuya occidentalis*.

Traitement complémentaire

L'acupuncture est très efficace dans les sinusites frontales et maxillaires : elle calme les douleurs et favorise l'écoulement nasal. Il est dommage de s'en priver, car elle hâte véritablement la guérison.

Toux

Chez l'adulte, les toux ont des origines variées. La persistance d'une toux au-delà de trois semaines doit vous amener à consulter un médecin, qui décidera, en fonction du contexte clinique, de pratiquer ou non des examens complémentaires. Les causes les plus fréquentes de toux persistantes sont : un écoulement nasal tenace à la suite d'un rhume, l'asthme, la bronchite chronique, le reflux gastro-œsophagien. Celles-ci sont majorées par le tabagisme et la pollution.

Il est bien évident que, si d'autres signes — difficultés à respirer, crachats de sang, fièvre persistante — sont présents, une consultation sera envisagée avant ce délai.

La toux grasse est celle qui, lors d'efforts de toux, ramène des crachats ; elle est facile à mettre en évidence chez l'homme, mais beaucoup plus délicate à reconnaître chez la femme qui sait rarement cracher, ou plutôt déteste le faire, et chez l'enfant qui ingurgite les crachats plutôt que de les expulser.

Pour plus de détails, consultez les chapitres suivants : la « Toux », page 418, les « Rhino-pharyngites de l'adulte », page 325, qui sont traitées avec les « Rhino-pharyngites de l'enfant », page 411, le « Reflux gastro-œsophagien », page 440, les « Sinusites aiguës », page 325, les « Laryngites », page 324, l'« Asthme », page 183 et la « Bronchite chronique », page 319.

Si votre température est élevée, consultez aussi le chapitre concernant les fièvres de l'enfant, page 386.

Médecine du sport

Depuis que se pose de façon accrue la question du dopage, l'intérêt de l'homéopathie resurgit non seulement dans les pathologies aiguës survenant lors de la pratique sportive, mais aussi en tant que traitement de terrain préventif.

L'homéopathie présente plusieurs atouts.

— En premier lieu, aucun produit homéopathique n'est sur la liste des produits dopants ; cependant, méfiez-vous de complexes dits homéopathiques qui renferment certains médicaments allopathiques. Demandez systématiquement conseil à votre médecin. Un traitement homéopathique peut donc être utilisé dans les affections aiguës survenant juste avant une compétition.

— Le conditionnement des médicaments homéopathiques permet au sportif de les emporter partout. Au bord du terrain, ou dans la poche de son short, des médicaments tels *Arnica montana* (en fait, indispensable quel que soit le sport concerné) si l'activité pratiquée l'expose à des traumatismes, ou *Cuprum metallicum* si le risque de crampes est important, ou *Vaccinotoxinum* si le sportif est sujet à l'herpès sont conseillés. Ces médicaments ont une action préventive s'ils sont pris, sur le terrain, dès que le sportif ressent des crampes ou des signes annonciateurs d'herpès, et une action curative rapide s'ils sont pris juste après.

— En prévention, l'homéopathie permet au sportif de se maintenir en forme et lui évite notamment les affections respiratoires courantes (rhino-pharyngites, grippe, etc.). Chez une personne qui reprend le sport, elle minimise les désagréments (courbatures, crampes, douleurs articulaires ou tendineuses) liés à la pratique d'une activité physique.

Une hygiène de vie de qualité (bon sommeil, abstention de tabac et consommation modérée d'alcool), une alimentation équilibrée, un entraînement suffisant et adapté sont, bien entendu, des compléments indispensables à un bon niveau de performance.

Conseils généraux de prévention

Le sport, une pratique à risques

Le sport est une pratique à risques. En effet, les accidents de sport[1] concernent près de 30 % des accidents du jeune de 15 à 24 ans, 41 % des accidents des moins de 14 ans et encore près de 15 % des 25 à 44 ans.

Répartition des accidents selon le sport[2]

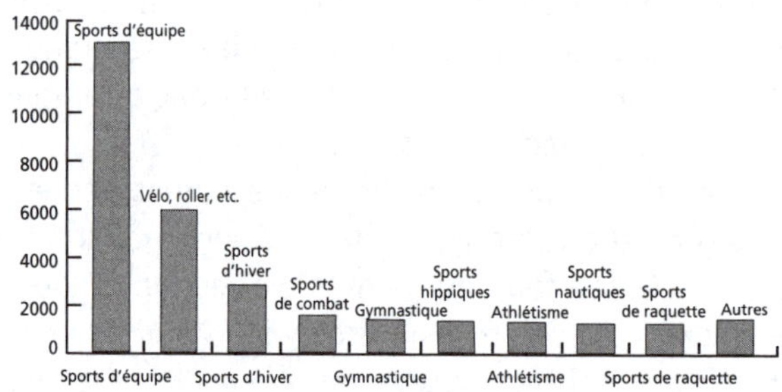

Répartition des accidents selon l'âge[3]

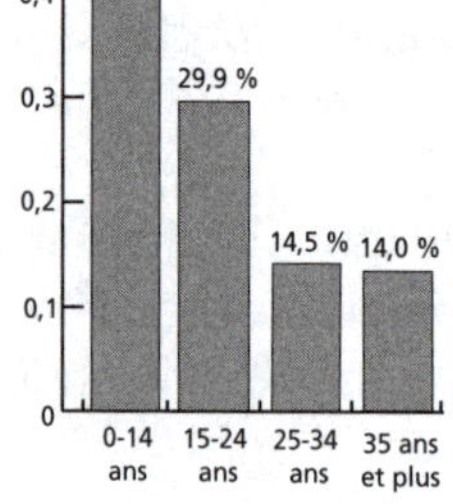

1-Duval C., Salomon L., *Les Accidents de la vie courante*, direction générale de la Santé, Paris, La Documentation française, 1997.

2-Ricard C, Rigou A, Thélot B, *Description et incidence des accidents de sport. Enquête permanente sur les accidents de la vie courante 2004-2005*, Réseau Epac, Saint-Maurice (Fra), Institut de veille sanitaire, décembre 2007 ; disponible sur : www.invs.sante.fr

3-Bazile S., Berton E., Garry F., Pierre-Louis J., « Enquête sur les accidents de la vie courante. Résultats de 1987 à 1994 », CNAMTS, n° 38, août 1997.

La chute[1] représente 56 % des accidents de sport, et les chocs 40 %.

Les lésions[2] survenant le plus fréquemment lors de la pratique d'un sport sont les entorses (39,4 %), les fractures (19,2 %), les claquages musculaires (14,9 %), les luxations (9,1 %). Les hématomes et les contusions sont présents dans 17,5 % des cas, les plaies superficielles dans 8,4 % des cas, les plaies profondes dans 4,8 % des cas.

Répartition des lésions dans les accidents de sport[3]

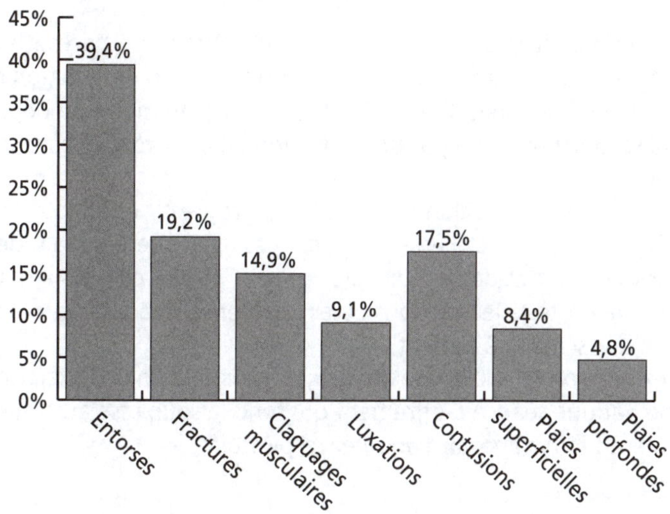

Les accidents[4] avec des lésions sont considérés comme graves dans 65,2 % des cas, comme bénins dans 49 % des cas. Les autres types de lésions surviennent dans 6,1 % des cas ; 7 % des personnes sont hospitalisés[5], notamment les sportifs victimes d'accidents hippiques (17 %), de sports d'hiver (16 %), les accidents de vélo, de roller, de skateboard (11 %).

La visite médicale

La visite médicale de non-contre-indication à la pratique du sport permet au médecin de s'assurer de l'absence de risque pour le patient dans la pratique du sport

1-Duval C., Salomon L., *Les Accidents de la vie courante*, *op. cit.*

2-*Ibid.*

3-Le pourcentage total dépasse 100 % car plusieurs lésions peuvent être constatées pour un même accident.

4- Bazile S., Berton E., Garry F., Pierre-Louis J., « Enquête sur les accidents de la vie courante. Résultats de 1987 à 1994 », *op. cit.*.

5-Ricard C, Rigou A, Thélot B, *Description et incidence des accidents de sport. Enquête permanente sur les accidents de la vie courante 2004-2005*, Réseau Epac, Saint-Maurice (Fra), Institut de veille sanitaire, décembre 2007 ; disponible sur : www.invs.sante.fr

choisi. Elle est indispensable aussi bien quand le sport est encadré dans une association que chez un sujet sédentaire qui reprend une activité non contrôlée (footing dominical, cyclotourisme, ski, patins à roulettes), surtout après une longue période d'inactivité, ou après quarante ans.

L'entraînement

— La reprise d'une activité sportive chez un sujet sédentaire nécessite la mise en place d'un programme de remise en forme adapté à chacun en fonction de son âge et de ses possibilités. Idéalement donc, l'entraînement, au moins au départ, devrait être individualisé et programmé par un professionnel qui l'adaptera au sportif et au sport pratiqué.
— Quel que soit le sport, un échauffement long, progressif et adapté est indispensable. Sa durée augmente avec l'âge du sportif et l'ancienneté de la sédentarité du sujet. Les muscles échauffés deviennent plus souples et plus contractiles. Un échauffement bien mené protège les tendons et les ligaments, et adapte progressivement le système cardio-vasculaire à l'effort.
— Ne négligez pas non plus la phase de récupération à la fin de l'exercice physique. Elle se termine par une séance d'étirement qui rend la souplesse aux muscles et aux tendons, et ralentit le rythme cardiaque et respiratoire.

Les grandes règles de la remise en forme

**La reprise d'un sport doit être progressive et régulière, à la fois pour ne pas vous décourager et pour conserver les bénéfices acquis.
Si possible, faites trois séances d'entraînement par semaine :
— 15 à 20 min au départ ; puis augmentez la durée de 5 min toutes les semaines.
— Connaissez votre fréquence cardiaque maximale théorique (FMT) et surtout ne la dépassez pas. Elle est établie par la formule : FMT = 220 – âge (ans). Si vous avez 40 ans, votre FMT est égale à 220 – 40 = 180 battements/min.
Ne vous essoufflez jamais, et arrêtez-vous immédiatement en cas de douleurs à la poitrine.**

Le matériel

— Un matériel de bonne qualité, bien adapté, bien entretenu et une technique convenable évitent souvent le développement de pathologies liées à l'un ou l'autre de ces facteurs.

— Dans les sports où les risques de traumatismes sont possibles, des protections appropriées sont indispensables.

L'hygiène de vie

— Hydratez-vous bien de façon quotidienne. Lors de la pratique sportive, il est recommandé de boire (eau non gazeuse, accompagnée ou non de substances énergétiques) une heure avant le début de l'activité de petites quantités répétées, et de poursuivre cette hydratation pendant et jusqu'à une heure après l'effort. Cette hydratation évite les crampes, refroidit le corps et permet un meilleur équilibre glycémique pendant l'effort.
— Ne faites pas d'effort si vous vous sentez trop fatigué.
— Mangez de façon équilibrée.

La nutrition

Le sportif occasionnel n'a pas une alimentation quotidienne différente de celle de n'importe qui. Elle doit donc être équilibrée, c'est-à-dire être suffisante en protéines, riche en glucides à index glycémique bas ou moyen[1], plus importante en graisses végétales qu'animales, et contenir un apport convenable en minéraux et oligo-éléments (fruits, légumes et laitages). Un verre de vin par repas est raisonnable.

1-Voir page 272.

Les différentes affections, prévention, diagnostic, traitement

Accidents musculaires bénins

> ⚕ CONSULTEZ SI LES DOULEURS SONT ENCORE TRÈS INTENSES AU-DELÀ DE 48 HEURES — EN CAS D'ŒIL AU BEURRE NOIR

Ils surviennent essentiellement lors de deux circonstances distinctes :
— soit à la suite de chocs directs : contact entre joueurs (rugby, football américain, hockey sur glace, etc.), chute sur le sol ou contre un objet dur. Les lésions étant fonction de l'intensité du choc, de l'état du muscle au moment du traumatisme (contraction ou décontraction) ;
— soit consécutifs à une sollicitation excessive du muscle, ou spécifique à l'activité sportive.

Selon la forme physique du sujet et/ou la violence de l'impact, les accidents musculaires sont :
— bénins et permettent une reprise quasi immédiate de l'activité sportive. Les crampes, les contractures, les contusions, les hématomes diffus et les élongations bénignes entrent dans cette catégorie. Les courbatures arrivent avec retard, 12 à 48 heures après l'arrêt de la pratique du sport ;
— plus graves et imposent l'arrêt instantané de l'activité sportive. Il s'agit des élongations graves ou « claquages », des déchirures, des ruptures, des désinsertions musculaires et des hématomes qui en résultent. Ces lésions imposent un suivi médical, elles ne seront pas traitées dans cet ouvrage.

➤ *Prévention*

Ces accidents musculaires bénins peuvent être prévenus lors de pratique d'un sport par :
— un entraînement adapté et suffisant ;

— un échauffement général et spécifique, c'est-à-dire concernant les muscles qui seront particulièrement sollicités lors de l'activité sportive ;
— un choix des chaussures et de matériel adaptés ;
— une hydratation suffisante ;
— et, en cas de chaleur, par l'absorption de comprimés de sels avant l'effort (crampes).

➤ *Traitement*

En cas de crampes ou de contractures

La crampe musculaire est une contraction involontaire, violente, soudaine et transitoire d'un groupe de muscles qui empêche tout mouvement. Si des crampes apparaissent quand vous pratiquez un sport, vous devez étirer progressivement le muscle et le masser en profondeur avec une crème telle Arnican®.

La contracture correspond à la contraction permanente d'un groupe de muscles. Pour les éviter, réchauffez les muscles contractés en appliquant localement des packs chauds tout préparés (disponibles en pharmacie) et faites des étirements progressifs, lents et quasi indolores.

Selon les symptômes que vous présentez, ajoutez les médicaments homéopathiques suivants :

▪ *Cuprum metallicum* 9 CH : dans les crampes, à début et fin brutale, se produisant quand le muscle est en flexion.

▪ *Cicuta virosa* 9 CH : la ciguë vireuse est prescrite dans les crampes musculaires survenant sur un membre en extension.

▪ *Sarcolacticum acidum* 7 CH (acide lactique) : indiqué dans les courbatures ou douleurs musculaires apparaissant après un effort, particulièrement chez les sujets non entraînés.

▪ *Magnesia phosphorica* 7 CH et *Colocynthis* 7 CH si les crampes sont soulagées par la flexion forcée, la friction et l'apport de chaleur locale sur le membre atteint. *Magnesia phosphorica* est particulièrement indiqué dans les crampes des membres supérieurs.

Posologie : prenez 8 granules en une seule fois dès l'apparition de la crampe. Reprenez 3 granules à une minute d'intervalle si la crampe n'a pas immédiatement cessé.

En cas de courbatures

Elles seront rapidement soulagées par des bains chauds, des massages, un sommeil avec les membres inférieurs en position déclive, et une reprise *a minima* de l'activité physique (footing léger).

Elles peuvent être prévenues par la prise systématique d'une dose ou 8 granules d'*Arnica montana* 15 CH juste avant et juste après l'activité sportive, et éventuellement dès l'apparition d'une sensation de courbatures à raison de 3 granules toutes les deux heures, associé à *Sarcolacticum acidum* 7 CH.

En cas d'élongations, de contusions ou d'hématomes peu volumineux ou diffus

L'élongation est la conséquence d'une sollicitation brutale et excessive d'un muscle à l'origine d'une douleur vive et brutale. Les contusions sont des lésions musculaires consécutives à un choc. Les hématomes sont des épanchements de sang, diffus ou collectés, au sein d'un muscle.

• Immédiatement après :

— Comprimez le muscle avec un bandage afin de limiter l'hématome et l'œdème qui suivront.

— Posez de la glace sur le muscle atteint (une demi-heure environ).

— Après une contusion, ne vous massez pas juste après le choc.

— En cas d'hématome, mettez le membre en position déclive. Si l'hématome est volumineux, consultez un médecin car une ponction peut être nécessaire.

• Observez un repos sportif de 2 à 5 jours en moyenne, de 10 jours pour l'élongation. L'activité sportive peut ensuite être reprise sous réserve d'un échauffement très sérieux.

• Traitement homéopathique

1/ Prenez systématiquement : *Arnica montana* 9 CH.

Posologie : une dose ou 8 granules d'*Arnica montana* 9 CH, aussitôt après le traumatisme, quelle que soit sa nature. Puis *Arnica montana* 5 CH, 2 granules toutes les heures, ou moins souvent, en fonction de l'importance du traumatisme et de l'intensité de la douleur. Ensuite, espacez les prises au fur et à mesure que la douleur s'atténue.

Quand le traumatisme est important, il s'accompagne d'un endolorissement général du corps (comme l'impression d'avoir été battu) et de courbatures ; vous avez peur d'être touché à cause de la douleur. Dans ce cas, prenez *Arnica montana* 15 CH de la même façon que précédemment.

Si les symptômes persistent au-delà de quelques jours, consultez votre médecin.

2/ En fonction de l'évolution de l'ecchymose :

▪ *Ledum palustre* 5 CH, si l'ecchymose persiste, devient verdâtre, tandis que la région atteinte reste pâle et engourdie. Sa prescription prévient la formation d'un hématome calcifié.

▪ *Bellis perennis* 5 CH, si l'ecchymose a disparu et que subsistent, à l'endroit du traumatisme, des sensations de meurtrissure et de courbature.

3/ En fonction de l'évolution de l'hématome :

▪ *Hamamelis* 5 CH, si l'hématome est hors de proportion avec l'importance du traumatisme.

▪ *Sulfuricum acidum* 5 CH, si l'hématome ne se résorbe pas, et semble au contraire se durcir pour former un caillot. Dans ce cas, consultez votre médecin.

Posologie (dans les indications précédentes) : 2 granules 5 fois par jour pendant 2 jours, puis 3 fois par jour pendant 6 jours.

4/ En cas de douleurs intenses (atteinte nerveuse associée) :

■ *Hypericum perforatum* 15 CH : les douleurs sont vives, lancinantes, intolérables. Elles remontent le long du membre et sont aggravées par les secousses et le moindre toucher.

■ *Kalmia latifolia* 15 CH : si, au contraire, les douleurs lancinantes, fulgurantes se dirigent vers les extrémités des membres, et s'accompagnent de fourmillements.

Posologie (pour tous ces médicaments) : 2 granules, tous les quarts d'heure par exemple, tant que la douleur est insupportable, puis espacer les prises en fonction de l'amélioration. Le lendemain, prendre 2 granules 5 fois par jour pendant 2 jours, puis 3 fois par jour pendant 6 jours.

6/ Localement, appliquez pendant quelques jours, s'il n'y a pas de plaie, de la teinture-mère *Arnica montana* associée à :

— du liniment au *Rhus toxicodendron*, si la douleur est améliorée par le mouvement après une aggravation initiale ;

— du liniment au *Bryonia alba*, si la douleur est au contraire aggravée par le moindre mouvement et améliorée par le repos.

Posologie (pour ces liniments) : trois applications par jour tant que les douleurs durent.

Nettoyez les plaies avec de la teinture-mère de *Calendula*, celle d'*Arnica* est contre-indiquée (voir page 535).

7/ En cas de traumatismes associés, ajoutez aux médicaments précédents :

— en cas de coup ou de choc sur le sein : une dose de *Conium maculatum* 15 CH ou de *Bellis perennis* 15 CH ;

— en cas de chute sur le coccyx : si la douleur siège au coccyx, *Symphytum* 15 CH ; si elle remonte le long de la colonne vertébrale, *Hypericum perforatum* 15 CH ;

— en cas d'œil au beurre noir : *Ledum palustre* 5 CH et *Symphytum* 5 CH ;

— en cas de coup sur les côtes : *Hypericum perforatum* 5 CH et faites de l'acupuncture ;

— en cas de coup direct sur l'os (tibia par exemple) : *Symphytum* 5 CH ;

— en cas de torticolis : *Actea racemosa* 5 CH et *Lachnantes* 5 CH systématiquement ; *Cicuta virosa* 5 CH et *Cuprum metallicum* 7 CH lorsque les muscles sont très contractés.

Posologie (pour tous ces médicaments) : 2 granules 5 fois par jour pendant 2 jours, puis 3 fois par jour jusqu'à ce que la douleur se calme.

Les accidents ostéo-ligamentaires

➤ *Tendinites*

Les tendinites, ou plutôt tendinopathies, chez le sportif sont souvent la conséquence de microtraumatismes des tendons liés à un surmenage de l'articulation. L'âge et des anomalies de la morphologie des membres inférieurs (varum ou valgum) sont aussi des facteurs favorisants.

Diagnostic

Quelle que soit la localisation, la douleur survient lors de la mise en mouvement et de la palpation de l'articulation. Un diagnostic médical est indispensable pour préciser la nature exacte de la lésion tendineuse. Les principales articulations touchées sont le coude, l'épaule, la hanche, le genou et la cheville.

Prévention spécifique

Il faut avant tout intervenir sur les facteurs techniques :
– un mode d'entraînement adapté : chez le joueur débutant, et une reprise progressive chez le joueur confirmé après une période d'arrêt (vacances par exemple) ;
– l'emploi d'un matériel adapté : raquette, chaussures, bâtons de ski, vélo... ;
– une technique de jeu suffisante ;
– un terrain approprié : un sol dur favorise indéniablement les tendinites des membres inférieurs.

Traitement

▪ Repos du ou des tendons atteints

La mise au repos de l'articulation concernée est indispensable, elle doit cependant être le plus brève possible, mais dure au moins deux à quatre semaines.

▪ Traitement homéopathique

Prenez systématiquement les trois médicaments suivants

▪ *Arnica montana* 5 CH : améliore la vascularisation naturellement faible des tendons.

▪ *Rhus toxicodendron* 5 CH.

▪ *Ruta graveolens* 5 CH.

Posologie (pour tous ces médicaments) : 2 granules 5 fois par jour pendant 2 jours, puis 3 fois par jour pendant 15 jours.

En cas d'inflammation du tendon ou de la gaine qui l'entoure (ténosynovite), vous associerez :

▪ *Apis mellifica* 5 CH si l'application de chaleur augmente la douleur, et si le froid la soulage.

▪ *Bryonia alba* 5 CH si les douleurs surviennent au moindre mouvement et sont calmées par le maintien du bandage.

Selon la localisation

Vous ajouterez si la localisation est :
– l'épaule. C'est la tendinite de la coiffe des rotateurs (muscles qui enveloppent l'épaule) : *Ferrum metallicum* si l'épaule gauche est atteinte, *Sanguinaria* pour l'épaule droite, *Solanum malacoxylon* en cas de calcifications articulaires ;
– le coude. C'est l'épicondylite ou « tennis-elbow » : *Kalium bichromicum* et *Symphytum* ;

— la hanche : *Allium sativum* ;
— le genou : *Apis mellifica* si la douleur est aggravée par la chaleur, améliorée par le froid, et *Bryonia alba* si, de plus, la douleur est provoquée par le moindre mouvement ;
— à la cheville. C'est la tendinite achilléenne : *Actea racemosa* en cas de raideurs et crampes associées, *Hedeoma* après un effort ;
— au talon, la présence d'une épine calcanéenne peut être douloureuse : *Hekla lava* associé à *Calcarea fluorica*.

Posologie (pour tous ces médicaments) : chaque médicament en 5 CH, 2 granules 5 fois par jour pendant 2 jours, puis 3 fois par jour pendant 15 jours.

Localement

Vous pourrez vous masser trois fois par jour l'articulation concernée avec du :
— liniment au *Rhus toxicodendron*, si la douleur est aggravée au début du mouvement, puis améliorée ;
— liniment au *Bryonia alba*, si au contraire la douleur est aggravée au moindre mouvement ;
— *Symphytum* teinture-mère en massage agit efficacement sur la synoviale (gaine qui entoure l'articulation).

- Traitements complémentaires

L'acupuncture et la mésothérapie donnent d'excellents résultats dans ces indications.

La physiothérapie et des massages profonds pratiqués par un kinésithérapeute sont aussi un traitement d'appoint très efficace. Pour éviter la récidive, il faut corriger les facteurs déclenchants cités dans le chapitre sur la prévention.

➤ Pubalgie

La pubalgie est une douleur du pubis ayant pour origine diverses lésions locales. Sa survenue nécessite un diagnostic médical.

Les principaux sports concernés sont avant tout le football, mais le triple saut, la course de haies, le ski, l'équitation, la danse, l'escrime ou le tennis sont aussi des sports à risque.

Traitement

- Repos sportif d'en moyenne 2 à 3 semaines, pouvant aller jusqu'à 3 mois
- Pas de musculation de la paroi abdominale
- Kinésithérapie
- Traitement homéopathique

Prenez ces quatre médicaments en attendant de consulter :

- *Arnica montana* 5 CH.

- *Rhus toxicodendron* 5 CH.
- *Ruta graveolens* 5 CH.
- *Symphytum* 5 CH.

Posologie : 2 granules 3 fois par jour jusqu'à la reprise de l'entraînement. Il est conseillé de poursuivre ce traitement si de légères douleurs persistent lors de l'activité sportive.

➤ Entorses

L'entorse est une lésion qui résulte de la distorsion brutale des ligaments d'une articulation. La gravité des entorses dépend du degré de l'étirement ligamentaire et de la nature de la distorsion, et de la présence ou non d'une lésion osseuse.

> CONSULTEZ IMMÉDIATEMENT
> — SI VOUS AVEZ RESSENTI UNE SENSATION DE CLAQUEMENT OU DE CRAQUEMENT DANS L'ARTICULATION
> — SI VOUS AVEZ UNE IMPRESSION DE DÉBOÎTEMENT OU DE PATTE FOLLE — SI VOUS NE POUVEZ PLUS MARCHER OU BOUGER L'ARTICULATION CONCERNÉE

Diagnostic

L'entorse bénigne aiguë récente est consécutive à une chute ou à un faux mouvement. La douleur apparaît immédiatement, puis souvent l'articulation gonfle et devient difficile à mouvoir.

Conduite à tenir

— Sur le terrain, glaçage en protégeant la peau par un linge (au moins une demi-heure par heure pendant trois heures).
— Mise au repos du membre lésé par suppression de l'appui si le genou ou la cheville sont atteints.
— Bandage compressif si la cheville est atteinte, non compressif si le genou est concerné.
— L'immobilisation de l'articulation par attelle ou bandage sera décidée et réalisée par le médecin.

Traitement homéopathique

- Dans les entorses bénignes aiguës récentes, prenez systématiquement
- *Arnica montana* 5 CH.
- Ajoutez :
- *Rhus toxicodendron* 5 CH et *Ruta graveolens* 5 CH si les douleurs sont calmées par le mouvement et aggravées par le repos.
- *Bryonia alba* 5 CH, quand inversement les douleurs sont déclenchées par le

moindre mouvement et améliorées par l'immobilité absolue et le bandage (la pression forte). Ce médicament concerne surtout les grosses articulations et particulièrement le genou.

• Si un œdème apparaît, prenez :

▪ *Bryonia alba* 5 CH ou

▪ *Apis mellifica* 5 CH si la douleur est aggravée par le moindre toucher et améliorée par les applications froides, surtout si le genou est atteint.

Posologie (dans ces indications) : 2 granules 5 fois par jour pendant 2 jours, puis 3 fois par jour pendant 15 jours.

• Localement, appliquez du :

— liniment au *Rhus toxicodendron*, si la douleur est améliorée par le mouvement après une aggravation initiale ;

— liniment au *Bryonia alba*, si la douleur est au contraire aggravée par le moindre mouvement et améliorée par le repos.

Posologie (pour tous ces médicaments) : trois applications par jour tant que les douleurs durent.

Attention !

Si, lors de l'accident, vous avez ressenti un craquement, une sensation de déchirure ou de déboîtement de l'articulation, vous devez d'emblée consulter un médecin. De même, si au bout de quelques jours les douleurs restent vives et la mobilité de l'articulation limitée.

▪ Après l'entorse

• Si l'œdème persiste :

▪ *Kalium muriaticum* 7 CH : et se résorbe très lentement.

Posologie : 2 granules au réveil et au coucher pendant au moins 15 jours.

• Si l'ecchymose persiste longtemps :

▪ *Ledum palustre* 7 CH : et que la sensibilité cutanée a diminué.

Posologie : 2 granules au réveil et au coucher pendant au moins 15 jours.

• Si une raideur de l'articulation apparaît :

▪ *Angustara* 7 CH : si les raideurs sont améliorées par l'étirement de l'articulation.

▪ *Calcarea fluorica* 7 CH : quand la raideur persiste chez un sujet enclin aux entorses à répétition.

▪ *Causticum* 7 CH : si la raideur s'accompagne d'une limitation des mouvements de l'articulation.

▪ *Rhus toxicodendron* 7 CH : en cas de raideurs persistantes au repos et au début du mouvement, et disparaissant ensuite.

Posologie : 2 granules au réveil et au coucher jusqu'à disparition de la raideur.

▪ Dans les entorses à répétition

▪ *Calcarea fluorica* 9 CH : chez les sujets hyperlaxes disposés aux luxations ou aux entorses à répétition.

Posologie : 2 granules au réveil pendant 3 mois au minimum.

- Autres traitements

L'acupuncture et les manipulations de l'articulation (après radiographies), associées à ce traitement, donnent d'excellents résultats. À distance de l'accident, une rééducation est souvent nécessaire.

➤ Luxations des membres

La luxation correspond au déboîtement d'une articulation, c'est-à-dire au déplacement anormal des deux surfaces articulaires qui ont perdu leurs rapports naturels.

> CONSULTEZ IMMÉDIATEMENT POUR QUE LE MÉDECIN RÉDUISE, SI POSSIBLE, LA LUXATION

Diagnostic

La luxation survient, le plus souvent, dans les sports collectifs ou de combat à la suite d'un choc ou lors d'une chute. Quand les articulations sont excessivement sollicitées (javelot, gymnastique), des luxations à répétition se produisent. Le médecin du sport remet « à chaud » l'articulation, juste après le traumatisme, pendant la brève phase durant laquelle la douleur est absente. Quand la technique est bien maîtrisée, la réduction de la luxation est obtenue facilement (sauf le coude qui nécessite une grande prudence). Une radiographie de l'articulation permet de s'assurer de l'absence d'une petite fracture associée. Le médecin recherchera aussi d'éventuelles lésions des nerfs, des vaisseaux et une hyperlaxité des ligaments à l'origine ou conséquence de la luxation.

Traitement

L'immobilisation de l'articulation concernée est souvent la règle.

- Traitement homéopathique

Juste après l'accident, pour vous soulager et guérir les lésions tendino-musculaires dues à la luxation prenez :

- *Arnica montana* 5 CH.
- *Rhus toxicodendron* 5 CH.
- *Ruta graveolens* 5 CH.

Posologie : 2 granules de chaque médicament toutes les demi-heures pendant les trois premières heures, puis espacer les prises et continuer au rythme de 3 fois par jour les jours suivants.

- Autres traitements

Le traitement des luxations récidivantes est essentiellement chirurgical.

➤ *Fractures*

Fractures accidentelles

En cas de fracture, vous devez bien évidemment vous faire opérer ou poser un plâtre. L'homéopathie intervient secondairement pour aider à la consolidation de la fracture et calmer les éventuelles douleurs.

CONSULTEZ SI LA CONSOLIDATION DE LA FRACTURE EST LENTE

Pratiquement tous les sports sont concernés, notamment ceux où il y a risque de contact physique, de chute ou d'accidents (automobile, bicyclette, patins à roulettes, Deltaplane, etc.).

En cas de fracture, pour aider à la consolidation, vous pouvez prendre la préparation suivante :

- *Symphytum* 4 CH.
- *Calcarea phosphorica* 7 CH (15 CH chez les bons répondeurs).

} â â[1]

Ajoutez :

- *Silicea* 7 CH, si la consolidation de la fracture se fait avec retard.

Posologie (pour tous ces médicaments) : 2 granules 3 fois par jour pendant la durée de l'immobilisation et les 3 mois qui suivent.

Prenez aussi ce traitement si la fracture reste douloureuse.

Fractures de fatigue

Les fractures de fatigue correspondent à une modification du remodelage osseux induit par une pratique intense et brutale d'un sport ou par un changement soudain du rythme de l'entraînement. Au stade initial, il n'y a pas de fracture réelle de l'os, mais une poursuite intempestive de l'activité malgré les douleurs risque d'aboutir à une vraie fracture.

CONSULTEZ SI DES DOULEURS OSSEUSES APPARAISSENT À L'ENTRAÎNEMENT ET CESSENT À SON ARRÊT

Les fractures de fatigue concernent l'adulte jeune, homme ou femme. Elles touchent surtout les os des membres inférieurs — tibia (55 %), fémur (26 %), péroné (12 %), métatarses (5 %) — et rarement les membres supérieurs (2 %).

Les sportifs à risque sont les gymnastes, les coureurs, les danseurs, les escrimeurs pour le tibia et les sauteurs, les danseurs et les sprinters pour le péroné.

Une surcharge de l'activité physique, des contraintes anormales sur les membres inférieurs, l'utilisation de chaussures inadaptées ou usées (ayant donc perdu leur

1-Préparation devant être effectuée par votre pharmacien.

pouvoir amortissant) ou des exercices sur sol dur (route, surface synthétique, etc.) sont des facteurs qui favorisent la survenue de fractures de fatigue.

- Diagnostic

Initialement, la douleur apparaît à l'effort et cesse à l'arrêt de l'activité. Par la suite, l'intensité croissante de la douleur empêche toute activité sportive et va jusqu'à provoquer rapidement une boiterie.

En regard de la fracture, on retrouve un point très douloureux et un léger œdème.

- Prévention

La prévention passe par un entraînement adapté, une bonne technicité, un matériel en bon état, et éventuellement le port d'une paire de semelles. Un apport quotidien et suffisant de calcium est nécessaire.

- Traitement

— Une consultation médicale est indispensable.
— Arrêt de l'activité sportive avec mise en décharge partielle du membre. La guérison survient au minimum après 4 à 6 semaines.
— Traitement homéopathique.

Le traitement est identique à celui des fractures accidentelles.

En traitement de fond, préventivement des médicaments tels *Calcarea phosphorica* et *Silicea* peuvent être indiqués.

Traumatismes veineux

> CONSULTEZ SURTOUT SI VOUS ÊTES ÂGÉ
> CAR UN MINIME TRAUMATISME VEINEUX PEUT ÉVOLUER
> VERS UN ULCÈRE TRÈS DIFFICILE À SOIGNER

➤ *Diagnostic*

La nature veineuse du saignement est reconnue par la couleur rouge sombre du sang, le rythme non saccadé de l'hémorragie et la facilité avec laquelle est arrêtée, par simple compression, l'hémorragie.

Si vous êtes sujet aux varices, consultez un médecin car ces plaies doivent être très bien soignées afin de ne pas évoluer vers l'ulcère de jambe.

➤ *Traitement*

Si vous recevez un coup sur les veines ou sur des varices, prenez systématiquement aussitôt après le traumatisme :

— une dose d'*Arnica montana* 9 CH.

À cette dose, vous associerez à raison de 2 granules 5 fois par jour pendant 2 jours :

- *Ledum palustre* 5 CH et
- *Hamamelis* 5 CH, surtout si des varices sont touchées et si l'hématome est très important, hors de proportion avec le choc.

Posologie (pour tous ces médicaments) : 2 granules 5 fois par jour pendant 2 jours, puis 3 fois par jour tant que la douleur dure.

Atteintes cutanées

➤ *Ampoules*

Les ampoules sont la conséquence d'un frottement très localisé d'un matériel sur la peau. Elles surviennent le plus souvent aux pieds — port de chaussures inadaptées — ou aux mains — emploi excessif et inhabituel du matériel (raquette).

Prévention

— employez un matériel adapté, soignez votre technique de jeu et entraînez-vous régulièrement ;

— luttez contre la sécheresse de la peau en badigeonnant les zones menacées d'une solution (formol 1 %, eau 100 g) qui ramollit les zones à risque ;

— limitez votre transpiration en employant du talc au *Calendula*® (avant de faire du sport).

Lors d'une première utilisation d'une paire de chaussures, portez deux paires de chaussettes et massez-vous les pieds avec de l'huile camphrée.

Traitement

• Si la peau est rouge et que l'ampoule menace d'apparaître :

— Cessez l'activité sportive.

— Massez la zone atteinte avec une pommade au *Calendula*® TM.

— Prenez *Belladona* 5 CH, 2 granules 5 fois par jour pendant deux jours.

• Si l'ampoule est percée :

— Laissez ou remettez la peau sur la plaie, surtout ne la coupez pas, vous retarderiez la cicatrisation.

— Désinfectez avec de l'éosine aqueuse à 2 %.

• Si l'ampoule n'est pas percée :
— Transpercez l'ampoule avec un fil désinfecté par l'alcool, nouez-le et laissez-le en place pour permettre le suintement.
— Désinfectez avec de l'éosine aqueuse à 2 %.
— Enlevez le fil dès que le suintement a cessé (maximum 24 heures). Laissez la peau en place.
— Prenez *Cantharis vesicatoria* 5 CH, 2 granules 5 fois par jour pendant 2 jours.

➤ *Mycoses*

Elles sont très fréquentes dans les sports aquatiques, et concernent en particulier les hommes et les obèses. Elles résultent parfois d'une mauvaise hygiène, mais surtout proviennent d'une transpiration ou d'une macération (semelles en caoutchouc, fibres synthétiques) excessives. Les parties les plus souvent atteintes sont la face interne du haut des cuisses (eczéma marginé de Hebra) et les pieds (pied d'athlète).

Le *pityriasis versicolore* touche l'adulte jeune. De multiples plaques, brun clair, légèrement desquamantes, envahissent la poitrine, le cou et l'abdomen. Pendant l'été, elles ne brunissent pas au soleil et au contraire apparaissent comme des taches blanches.

Prévention

— Si possible, mettez des tongues quand vous marchez au bord d'une piscine.
— Appliquez de la vaseline sur la face interne des cuisses pour diminuer les frottements.
— En dehors de la pratique sportive, portez des sous-vêtements et des chaussettes en fibres naturelles (coton, laine, soie), ainsi que des chaussures aérées aux semelles de cuir, surtout en période de chaleur.
— Prenez une douche si vous avez transpiré abondamment, et séchez-vous soigneusement les pieds et le pubis.

Traitement

• Portez des chaussures ouvertes ou marchez pieds nus dès que possible.
• Appliquez pour :
— les pieds, de l'éosine aqueuse à 2 % et une poudre antifongique type *Pevaryl®* ;
— l'eczéma marginé de Hebra, une crème antifongique type *Fazol®* crème à 2 % ;
— le pityriasis versicolore, du *Pevaryl®* lotion à 1 % ou du *Selsun®* (sulfure de sélénium) pour application cutanée à 2,5 %. Passez la lotion sur tout le corps afin qu'aucune lésion ne puisse échapper au traitement.
• Prenez, dans tous les cas :
▪ *Arsenicum iodatum* 7 CH.
▪ *Sepia* 7 CH.
Posologie : 2 granules au réveil et au coucher pendant la durée du traitement (15 jours à 1 mois).

• En cas d'eczéma marginé de Hebra ou de pityriasis versicolore, complétez avec *Berberis vulgaris* 6 DH : 20 gouttes au réveil et au coucher pendant la durée du traitement.
• Aux pieds, si les lésions sont suintantes, ajoutez :
- *Graphites* 15 CH.
- *Natrum sulfuricum* 15 CH, si en plus les lésions sont inflammatoires.

Posologie : 2 granules 3 fois par jour pendant la durée du traitement.

➤ *Les autres atteintes cutanées*

L'herpès (voir page 222) chez le sportif est d'abord dû à une surexposition solaire, mais il peut survenir aussi sur les parties du corps soumises à des frottements intenses (herpès des lutteurs ou des rugbymen). En cas de coup de soleil, d'engelures, d'urticaire au froid, au chaud ou à l'effort, de verrues, consulter la partie sur la dermatologie page 204. Pour les petites plaies superficielles et les brûlures, voyez pages 495 et 497.

Atteintes ORL

➤ *Saignements de nez*

CONSULTEZ SI LE SAIGNEMENT EST TRÈS IMPORTANT OU PERSISTE

Diagnostic

Chez le jeune sportif, les saignements de nez (épistaxis) surviennent généralement après un coup sur le nez à la suite d'un choc entre compétiteurs ou de la projection de l'objet de jeu (ballon par exemple) sur la face ou le cou. Parfois, ils sont consécutifs à un éternuement, une course, une exposition au soleil ou un grattage digital. Chez le sujet d'âge mûr, les épistaxis peuvent aussi révéler une maladie générale, comme l'hypertension artérielle.

Traitement

- Les gestes à faire

— penchez la tête en avant ;
— mouchez-vous et crachez pour évacuer les caillots présents dans le nez et l'arrière-gorge ;
— si le saignement est très important, pincez-vous les ailes du nez pendant 5 à 10 minutes et introduisez dans la ou les narines une compresse imbibée de dix gouttes de *Millefolium* 3 DH. Consultez si le saignement persiste.

Attention !

À la suite d'un coup, ne prenez pas d'aspirine pour calmer la douleur, vous aggraveriez le saignement.

■ Les soins homéopathiques

• Si le saignement persiste, prenez très fréquemment (toutes les 2-3 minutes) 2 granules de chacun des médicaments suivants :

■ *Arnica montana* 5 CH.

■ *China rubra* 5 CH.

■ *Millefolium* 5 CH.

• Ajoutez à la même fréquence :

■ *Belladonna* 5 CH, si le saignement de nez survient après un coup de soleil.

■ *Hamamelis* 5 CH, si l'épistaxis s'accompagne d'une sensation de serrement à la racine du nez.

➤ *Les affections aiguës*

Otite externe du nageur

L'otite externe correspond à une infection du conduit auditif externe sans atteinte du tympan. Elle est la conséquence de l'hyperhydratation du conduit auditif externe et de l'irritation produite par des substances antiseptiques et anti-algues. Elle survient préférentiellement chez les sujets allergiques.

Elle se reconnaît facilement car la pression du tragus (saillie triangulaire située juste en avant de l'oreille) est douloureuse. Du fait des multiples causes possibles (furoncle, eczéma surinfecté, psoriasis, mycose, pathologie du cérumen etc.), elles requièrent une consultation médicale.

Le sport en piscine est proscrit pendant la durée du traitement, sauf avec une protection adaptée et efficace tels les obturateurs d'oreilles qui constituent également une prévention fiable.

Les autres affections aiguës

De nombreuses affections peuvent gêner le sportif et diminuer ses performances car la respiration nasale est essentielle lors de l'effort. Les traitements sont les mêmes que ceux habituellement proposés chez les sujets non sportifs.

Les affections peuvent être d'origine :

— allergiques : voir le chapitre sur les rhinites allergiques, page 192 ;

— infectieuses : voir les chapitres sur les rhinopharyngites, page 325, les sinusites, page 325, les angines, page 314, les otites moyennes aiguës, page 325.

En ce qui concerne l'asthme, un diagnostic médical précis est indispensable afin de connaître la nature de l'asthme (saisonnier, permanent, lié à l'effort) et de faire un bilan allergologique. La maladie asthmatique n'est pas une contre-indication à la pratique d'un sport ; cependant, celui-ci doit être choisi en fonction des capacités d'adaptation à l'effort de l'asthmatique. La marche et la natation sont les sports les plus adaptés à ce sujet. La plongée sous-marine est une contre-indication formelle.

➤ *Mal des transports*

Voir « Accidents de la vie courante », page 508.

Atteintes ophtalmologiques

➤ *En cas de traumatisme oculaire*

Un traumatisme oculaire, avec ou sans plaie, nécessite toujours un examen ophtalmologique approfondi. Il est le plus souvent consécutif à un coup, volontaire ou non, porté par un adversaire, ou à un projectile (balle de tennis par exemple).

En attendant de consulter :

— prenez systématiquement 8 granules d'*Arnica montana* 15 CH ;

— et en cas d'ecchymose ou d'œil au beurre noir : *Ledum palustre* 5 CH et *Symphytum* 5 CH, 5 granules immédiatement, puis toutes les 4 heures.

➤ *En cas de conjonctivite*

Reportez-vous au chapitre page 380.

➤ *L'ophtalmie des neiges*

Elle se manifeste par une brûlure oculaire liée aux radiations ultraviolettes lors de la pratique de sports tels que le ski, l'alpinisme, les sports nautiques (par réverbération sur les plans d'eau). L'ophtalmie des neiges est consécutive à une exposition solaire prolongée sans lunettes ou avec des lunettes non filtrantes.

Prévention

Port de lunettes filtrantes efficaces qui arrêtent les ultraviolets, d'où l'intérêt d'acheter ses lunettes chez un opticien.

Diagnostic

Le sportif ressent des douleurs oculaires, un larmoiement et une photophobie (crainte de la lumière qui provoque une sensation pénible et/ou douloureuse) intense ; il a l'impression que sa vue a diminué. Ses yeux sont rouges, et les paupières sont gonflées.

L'évolution est généralement favorable en 24-48 heures. La persistance des troubles au-delà doit faire consulter un ophtalmologiste car ils peuvent traduire la présence d'ulcérations plus ou moins superficielles de la cornée.

Traitement

▪ Localement

▪ *Biocidan®* collyre : une goutte dans chaque œil 4 fois par jour pendant 6 jours.

N'utilisez pas d'autres collyres sans avis médical, car certains d'entre eux pourraient aggraver les lésions oculaires.

▪ Traitement homéopathique

▪ *Aconitum napellus* 15 CH : si l'ophtalmie est survenue à la montagne, c'est-à-dire par temps froid et sec. On retrouve tous les signes cliniques de l'ophtalmie sauf le larmoiement.

▪ *Belladona* 7 CH : présente les mêmes signes qu'*Aconitum napellus* en dehors de la survenue par temps froid et sec. Il est donc plus intéressant quand l'ophtalmie survient sur un plan d'eau, ou lorsque la gêne à la lumière est intense.

▪ *Apis mellifica* 15 CH : convient si l'œdème des paupières est majeur, si le larmoiement paraît chaud et si les douleurs sont améliorées par l'application de compresses froides sur les yeux.

▪ *Euphrasia* 7 CH : est indiqué si la rougeur des yeux prédomine et que le larmoiement est épais, collant et très irritant. Les douleurs sont améliorées par les applications de compresses chaudes.

Posologie : les médicaments homéopathiques doivent être pris dès que possible, tous les quarts d'heure les deux premières heures, puis il faudra comme toujours espacer les prises au fur et à mesure que l'effet bénéfique est ressenti.

Troubles psychologiques

Pour le stress et le trac, consultez les chapitres concernés pages 362 et 366. En cas de troubles du sommeil, reportez-vous page 369.

Neurologie, psychiatrie

En dehors des maladies neurologiques ou psychiatriques graves, nous ressentons, pour la plupart, des troubles « nerveux », perçus plus en tant que gêne ou inconfort que comme maladie. Nous ne dormons pas bien, nous avons mal à la tête, nous sommes anxieux, angoissés, stressés, nous sommes malades de notre temps.

Parfois, nous avons recours, plus ou moins longtemps, plus ou moins intensivement, à des somnifères, des antalgiques, des calmants, qui créent une dépendance et nous font entrer dans la maladie nerveuse. Pour le Pr E. Zarifian [1], nous payons le prix du bien-être et la médicalisation du moindre vague à l'âme, car, en France, nous consommons entre deux et quatre fois plus de médicaments psychotropes (anxiolytiques ou tranquillisants, antidépresseurs, hypnotiques ou somnifères, neuroleptiques) que dans les pays voisins [2].

L'industrie pharmaceutique n'y est pas étrangère, car elle crée des notions fausses qui culpabilisent le médecin, comme : 50 à 70 % des suicides seraient dus à des dépressions non traitées, 50 % au minimum des déprimés ne sont pas traités par antidépresseurs, la « maladie dépressive » rechute, alors des traitements prolongés ou préventifs sont nécessaires, etc. [3]. Elle cherche à éliminer toute thérapeutique qui ne relève pas de sa prescription médicamenteuse en fustigeant subtilement la psychanalyse [4]. C'est le règne de la pensée unique dans laquelle le discours académique (universitaires, scientifiques) suit le discours promotionnel des laboratoires au lieu de le précéder [5]. C'est le reflet de notre société, la prédominance du pouvoir (marketing, profit) sur le savoir (actes intellectuels, recherche).

E. Zarifian remarque — sans porter de jugement — qu'en France, contrairement aux autres pays d'Europe, tout ce qui n'est pas médecine officielle n'est pas enseigné aux futurs médecins, car jugé non scientifique, donc sans aucune valeur. Tandis qu'en Allemagne, par exemple, la familiarisation avec les médecines non conventionnelles est obligatoire, et les troubles psychiques mineurs sont principalement traités par phytothérapie [6], sans que cela n'altère aucunement la santé psychique des populations concernées.

1-Zarifian E., *Le Prix du bien-être*, Paris, Odile Jacob, 1996.
2-*Ibid.*, p. 10.
3-*Ibid.*, p. 31-32 et 61.
4-*Ibid.*, p. 31-32.
5-*Ibid.*, p. 112.
6-*Ibid.*, p. 133.

Ce rapport permet de recentrer le débat et d'envisager avec sérénité la thérapeutique homéopathique dans les troubles psychiques mineurs et passagers, à une époque où l'industrie pharmaceutique allopathique tentera probablement, dans un proche avenir, de transformer la timidité en maladie pour pouvoir la médicaliser[1].

Céphalées

La céphalée, ou mal de tête, est un symptôme banal qui motive souvent une consultation médicale. L'homéopathie, seule ou en association avec les traitements classiques, permet d'espacer la fréquence des douleurs, de diminuer leur intensité et d'assurer la prise en charge globale d'un patient très demandeur.

CONSULTEZ RAPIDEMENT EN CAS DE : – INSTALLATION BRUTALE DES CÉPHALÉES – DÉCLENCHEMENT PAR LA TOUX, UN EFFORT PHYSIQUE, LE COÏT – SOMNOLENCE, OBNUBILATION, PERTE DE LA MÉMOIRE – TROUBLES VISUELS – FIÈVRE, RAIDEUR DE LA NUQUE – TROUBLES NEUROLOGIQUES

Diagnostic

Le diagnostic des céphalées n'est jamais évident pour le médecin lors d'une première consultation. L'intensité de la douleur, son caractère inhabituel, sa survenue brutale, sont des signaux d'alarme qui doivent vous alerter et vous faire consulter immédiatement. En effet, ces signaux peuvent conduire vers une urgence neurologique (tumeur, infection méningée) ou vasculaire (hémorragie méningée, hypertension artérielle) ou un banal mal de tête. Seul le médecin pourra juger de l'urgence et de la gravité des symptômes. Consultez-le à la moindre inquiétude ou appréhension.
— La céphalée banale est la plus fréquente : c'est un mal de tête plutôt sourd, diffus, qui survient spontanément ou est déclenché par événement inhabituel.
— La céphalée quotidienne chronique — céphalée de tension chronique, selon la nomenclature internationale — est une forme de mal de tête qui persécute le malade depuis des années. Cette douleur lancinante, quasi permanente, se manifeste par des sensations de lourdeur, de pesanteur, de poids sur la tête, d'étau, de casque, de bandeau, de serrement. Elle ne laisse que des accalmies de quelques heures dans la journée, et un ou deux jours dans la semaine. Elle commence au réveil et ne gêne pas le sommeil. Dans une étude réalisée par le « Club Migraine

1-*Ibid.*, p. 111.

et Céphalées[1] », le ou les facteurs pouvant expliquer le passage d'un mal de tête occasionnel à un mal quotidien étaient dus pour 59,4 % à l'abus d'analgésiques (médicaments antidouleur), pour 22,3 % au stress de la vie, pour 8,9 % à un traumatisme de la vie (deuil, maladie grave) ; il n'a été retrouvé aucune cause apparente dans 22,3 % des cas. Bien que le mécanisme de ces céphalées soit mal connu, on pense qu'il combine des facteurs psychologiques (stress, surmenage, contrariété, mal de vivre ou dépression) et musculaires. En effet, les tensions psychologiques créeraient des tensions musculaires à l'origine de douleurs aux points d'insertion des tendons et des muscles du visage et de la nuque.

— La céphalée de tension épisodique, liée aussi au stress de la vie, est un mal de tête moins fréquent, moins continu que la céphalée quotidienne chronique. Les douleurs ressemblent aux précédentes, puisqu'elles touchent toute la tête, et se manifestent par des sensations de pression, serrement, lourdeur sur la tête. Parfois, on attribue au stress psychologique une origine physique. Ainsi, une mauvaise position dans le travail peut créer des tensions musculaires du dos et de la nuque. Ces céphalées doivent être rapidement traitées pour ne pas devenir chroniques. Elles n'ont pas le caractère de douleur pulsatile rencontrée dans les migraines (voir page 358). D'après une étude de grande envergure réalisée dans la population danoise (Rasmussen, 1995), 66 % des céphalées primaires (sans cause retrouvée) seraient dues aux céphalées de tension épisodiques.

— La migraine est une céphalée particulière à laquelle un chapitre sera consacré (voir page 358).

Traitement

➤ *Céphalée banale*

Rien de plus simple et de plus anodin qu'un comprimé d'aspirine ou de paracétamol si le mal de tête survient rarement et sans aucune raison apparente. En revanche, vous pouvez espérer être soulagé par un traitement homéopathique si des circonstances clairement identifiées l'ont déclenché.

Déclenchée par des facteurs psychiques

Ainsi, les médicaments correspondant aux céphalées déclenchées par des facteurs psychiques sont :

- après une colère : *Bryonia alba*, *Chamomilla vulgaris*, *Lycopodium clavatum*, *Nux vomica*, *Natrum muriaticum*, *Staphysagria* ;

1-« Club Migraine et Céphalées », service du Pr Pradalier, hôpital universitaire Louis-Mourier, 92700 Colombes.

- après une grande joie : *Coffea cruda*, *Opium* ;
- après une grande peur : *Aconitum napellus*, *Ignatia amara*, *Opium* ;
- en cas de trac : *Gelsemium sempervirens*, *Ignatia amara* ;
- après un traumatisme crânien : *Arnica montana*, *Hypericum perforatum*, *Natrum sulfuricum*.

Survenant après des excès alimentaires

Les médicaments indiqués après des excès alimentaires sont :

- habituellement : *Antimonium crudum*, *Nux vomica*, *Ipeca* ;
- chez les gros mangeurs : *Aloe*, *Antimonium crudum*, *Sulfur* ;
- chez les hépatiques : *Juglans regia*, *Lycopodium clavatum*, *Taraxacum* ;
- après abus d'excitants : *Nux vomica*, *Selenium*, *Sulfur*, *Zincum metallicum*.

Voir aussi : « Les gros mangeurs », page 235, « À la suite d'excès alimentaires », page 235, « À la suite de troubles hépatiques », page 235.

Survenant quand il fait trop chaud

De même, si le mal de mal de tête est lié à une trop grande chaleur : *Antimonium crudum*, *Belladonna*, *Gelsemium sempervirens*, *Glonoïnum*, *Natrum carbonicum*, *Natrum muriaticum*.

➤ *Céphalée quotidienne chronique*

Dans l'étude citée plus haut, le passage de la céphalée banale à la céphalée chronique quotidienne était expliqué pour 60 % par l'abus d'analgésiques, les gens prenant de plus en plus de comprimés d'aspirine générateurs d'ulcère de l'estomac, de paracétamol à l'origine d'hépatite ou d'ergotamine provoquant de l'ergotisme. On ne sait si ces excès sont dus à un terrain particulier (personnalité dépressive), ou à une modification de notre résistance à la douleur par les médications[1] ; toujours est-il que ces abus conduisent à une intoxication médicamenteuse progressive, et surviennent néanmoins le plus souvent chez des personnes anxieuses, stressées, plus ou moins dépressives, pour lesquelles la prise d'un médicament apporte le réconfort qu'elles ne peuvent trouver dans leur vie privée ou professionnelle.

La solution naît d'un dialogue avec le médecin et de l'établissement d'une relation de confiance réciproque qui permet parfois de trouver une origine à ce mal de tête persistant. Comme vous l'avez compris, la solution passe aussi par la diminution progressive des traitements classiques. L'homéopathie, par une prise en charge complémentaire, offre cette possibilité grâce à l'instauration d'un traitement de terrain. Elle permet aussi d'espacer les crises, de diminuer leur intensité et d'assurer la prise en charge globale d'un patient très demandeur.

1-Pradalier A., *La Migraine*, Paris, Odile Jacob, 1999, p. 52.

Il m'est malheureusement impossible de donner plus d'indications concernant le traitement homéopathique, car celui-ci est trop individualisé, trop personnalisé et trop dépendant à la fois des circonstances de survenue et des modes de réaction du malade. Seule une consultation médicale chez un médecin homéopathe vous permettra d'obtenir un traitement de terrain adapté.

➤ *Céphalées de tension épisodiques*

Le stress est souvent à l'origine de celles-ci, de même que de mauvaises conditions de travail.

Chez les étudiants surmenés ou les gens stressés

Le stress, l'effort intellectuel, le manque de sommeil, une mauvaise position de travail, la fatigue physique et psychique, concourent, chez l'étudiant surmené, à déclencher ou à augmenter la fréquence des maux de tête. Les médicaments les plus souvent indiqués sont :

- *Anacardium orientale* 9 CH, quand le surmenage se manifeste par une défaillance brutale de la mémoire avant les examens, par des céphalées et une boulimie améliorées en mangeant, et parfois par une dépression.
- *Calcarea phosphorica* 9 CH est un médicament de terrain indiqué chez les sujets bons répondeurs, c'est-à-dire qu'il convient aux étudiants longilignes, rêveurs, créatifs, instables, dont l'état est aggravé par l'effort intellectuel.
- *Kalium phosphoricum* 9 CH a des caractéristiques proches et complémentaires d'*Anacardium orientale*.
- *Natrum muriaticum* 9 CH, médicament de terrain, correspond aux étudiants longilignes qui ont tendance à maigrir et à développer un herpès labial ou de l'eczéma. Ces troubles surviennent pendant les périodes d'examen, d'autant que ces jeunes gens se fatiguent vite physiquement et intellectuellement.
- *Niccolum metallicum* 9 CH convient aux intellectuels surmenés et épuisés qui deviennent irritables et insomniaques.
- *Phosphoricum acidum* 9 CH est adapté quand, avant les examens, les étudiants présentent des maux de tête du sommet du crâne et de la nuque accompagnés parfois d'une dépression caractérisée par une indifférence marquée pour les études, un défaut de compréhension et une perte de la mémoire.
- *Picricum acidum* 9 CH, dans les céphalées occipitales des étudiants surmenés qui deviennent incapables du moindre travail intellectuel. Ils sont soulagés quand ils se serrent la tête.
- *Silicea* 9 CH, médicament des sujets bons répondeurs, dont le surmenage intellectuel, en dehors de céphalées chroniques, est essentiellement marqué par une perte de la mémoire et surtout de la concentration, l'étudiant n'arrivant ni à écouter ni à retenir.

- *Tuberculinum* 9 CH, quand les céphalées surviennent chez des étudiants instables nerveusement, d'humeur variable, très émotifs, spasmophiles.

Posologie (pour tous ces médicaments) : 2 granules au réveil et au coucher.

Chez les sujets stressés ayant une mauvaise position de travail

Les céphalées de tension sont en relation avec une mauvaise position : c'est le cas des personnes qui travaillent trop longtemps et/ou de façon tendue devant un écran informatique (secrétaire, saisie informatique).

- *Actea racemosa* 9 CH est indiqué chez les personnes, mais plus particulièrement les femmes, bons répondeurs qui pratiquent ces métiers. Elles présentent des céphalées accompagnées de douleurs de la nuque et du dos se manifestant par des spasmes et des crampes. Elles sont aggravées pendant les règles.
- *Lachnantes* 7 CH : céphalées avec raideur et contractures des muscles de la nuque chez des sujets ayant de l'arthrose cervicale.
- *Gelsemium sempervirens* 9 CH est indiqué chez les personnes stressées, tremblant facilement, ayant des céphalées occipitales qui se prolongent dans les muscles du cou et des épaules.

Posologie (pour tous ces médicaments) : 2 granules au réveil et au coucher.

➤ *Autres types de céphalées*

Il existe de nombreux autres types de céphalées qui nécessitent une consultation médicale. Cependant, certains maux de tête, qui apparaissent dans des circonstances particulières ou à la suite de facteurs déclenchants, ont l'intérêt d'orienter d'emblée vers des médicaments précis.

Quand l'alimentation influe sur les maux de tête

Si les céphalées surviennent :

- avant le repas, à jeun, ou si l'heure du repas est reculée : *Lycopodium clavatum* ;
- après le repas ou après des excès alimentaires : *Antimonium crudum*, *Nux vomica* ;
- après absorption d'aliments gras : *Carbo vegetabilis*, *Cyclamen*, *Pulsatilla* ;
- après absorption d'huîtres : *Lycopodium clavatum* ;
- quand vous êtes constipé : *Aloe*, *Bryonia alba*, *Nux vomica*.

Quand le temps favorise la survenue des céphalées

Si les maux de tête apparaissent ou sont aggravés :

- par temps humide : *Dulcamara* ;
- par le soleil : *Antimonium crudum*, *Belladonna*, *Glonoïnum*, *Natrum carbonicum*, *Natrum muriaticum* ;
- après un bain froid : *Antimonium crudum* ;

- après que vous vous êtes fait coupé les cheveux : *Belladonna* ;
- lorsque vous avez eu les pieds mouillés : *Silicea*.

Si des facteurs psychiques interviennent

C'est-à-dire quand le mal de tête est déclenché après :

- une colère : *Bryonia alba, Chamomilla vulgaris, Lycopodium clavatum, Natrum muriaticum, Nux vomica, Staphysagria* ;
- une grande joie : *Coffea cruda, Opium* ;
- une grande peur : *Aconitum napellus, Ignatia amara, Opium* ;
- par le trac : *Gelsemium sempervirens, Ignatia amara* ;
- par surmenage intellectuel (étudiants) : *Anacardium orientale, Kalium phosphoricum, Natrum muriaticum, Phosphoricum acidum, Silicea*.

Quand des facteurs physiques en sont à l'origine

En particulier :

- après un traumatisme crânien : *Arnica montana, Hypericum perforatum, Natrum sulfuricum* ;
- après une ponction lombaire ou une péridurale : *Hypericum perforatum, Natrum sulfuricum* ;
- le froid (névralgie du trijumeau) : *Aconitum napellus, Bryonia alba, Magnesia phosphorica, Spigelia*.

Céphalées rythmées par les règles

Quand les règles sont à l'origine des maux de tête ou les aggravent :

- avant les règles : *Cyclamen, Lachesis mutus, Sanguinaria, Sepia* ;
- pendant les règles : *Actea racemosa, Sepia* ;
- après les règles : *Sepia* ;
- par suppression des règles (si vous sautez un cycle) : *Bryonia alba, Cyclamen, Melilotus*.

Voir aussi le paragraphe des « Manifestations physiques », des « Syndromes prémenstruels », page 295.

Céphalées par surmenage oculaire

Le travail oculaire minutieux (couture, broderie, travaux fins) ou le surmenage oculaire (lecture ou travail sur écran excessifs, mauvais éclairage) indiquent les médicaments suivants :

- *Lac caninum, Onosmodium, Paris quadrifolia, Physostigma, Ruta graveolens, Spigelia*.

Voir aussi le chapitre sur la « Fatigue oculaire », page 382.

Céphalées survenant lors d'une sinusite aiguë ou chronique

- *Hepar sulfur, Kalium bichromicum, Kalium iodatum, Lachesis mutus, Sticta pulmonaria.*

Migraines

On estime que 12 % de la population française souffre de migraine[1]*, dont 18 % de femmes et 6 % d'hommes. C'est une maladie précoce, puisque dans 90 % des cas elle survient avant quarante ans*[2]*. On estime qu'à quarante ans une femme sur quatre est migraineuse. Le coût*[3] *des soins est estimé à un et demi à trois milliards et demi de francs par an.*

CONSULTEZ RAPIDEMENT EN CAS DE : – INSTALLATION BRUTALE DES CÉPHALÉES – DÉCLENCHEMENT PAR LA TOUX, UN EFFORT PHYSIQUE, LE COÏT – SOMNOLENCE, OBNUBILATION, PERTE DE LA MÉMOIRE – TROUBLES VISUELS – FIÈVRE, RAIDEUR DE LA NUQUE – TROUBLES NEUROLOGIQUES

Diagnostic

La majorité des gens assimilent le mal de tête (ou céphalée) à la migraine ; même pour le médecin, le diagnostic de la migraine est resté longtemps flou. En fait, la migraine est un mal de tête particulier, dont il existe deux types principaux :
— la migraine commune, dite « sans aura » ;
— la migraine accompagnée, dite « avec aura », qui est précédée de signes neurologiques.

➤ *Migraines sans aura*

La migraine sans aura représente 85 % des migraines. Elle évolue par crises de quatre à soixante-douze heures (sans traitement) en dehors desquelles — cette notion est très importante — le migraineux mène une vie parfaitement normale. Il

1-Pradalier A., *La Migraine*, Paris, Odile Jacob, 1999, p. 71.
2-Méquignon C., « La migraine, orientation, diagnostic et traitement », Paris, *Tout prévoir*, janv. 1999, n° 277, p. 24-26.
3-Pradalier A., *La Migraine*, *op. cit.*, p. 72.

n'y a pas de signes neurologiques avant-coureurs (aura). Les crises présentent au moins deux des caractères suivants :
— le mal de tête est unilatéral, c'est-à-dire situé d'un seul côté de la tête ;
— les douleurs sont pulsatiles, c'est-à-dire battantes ou tapantes ;
— la céphalée est modérée ou sévère ;
— et aggravée par le mouvement : l'activité physique normale ou le moindre effort accroissent les douleurs.

Un des critères suivants doit être aussi retrouvé :
— nausées et/ou vomissements ;
— une crainte de la lumière qui provoque une sensation pénible et/ou douloureuse (photophobie) ;
— une crainte de parler à haute voix (phonophobie).

Dans ce type de migraine, les céphalées sont précédées de signes annonciateurs ou prodromes (fatigue, fringale, irritabilité, lourdeur de jambes, diarrhée, bien-être) qui signalent au malade le début de sa crise.

➤ *Migraines avec aura*

Elles sont beaucoup moins fréquentes et représentent environ 15 à 30 % des migraines. Elles sont précédées de signes neurologiques (aura). Les plus fréquentes sont les migraines avec une aura ophtalmique. Ces dernières sont annoncées par des troubles visuels se manifestant sous la forme d'étoiles ou de taches lumineuses, de zigzags qui envahissent peu à peu la vue et disparaissent en laissant une tache immobile (scotome) qui masque une partie du champ visuel.

L'aura peut être sensitive : les signes avant-coureurs sont alors des fourmillements et/ou des engourdissements qui s'étendent sur la moitié du visage ou du corps.

Il existe encore d'autres formes d'aura beaucoup plus rares.

Les migraines se produisent spontanément ou sont déclenchées par des facteurs psychologiques, alimentaires, hormonaux, neurosensoriels ou climatiques, par un changement du mode de vie.

Traitement des crises

Tous les médicaments cités dans ce paragraphe présentent deux des signes caractéristiques des migraines : à savoir l'unilatéralité et la pulsativité des céphalées. Seules les particularités et les modalités différentes des médicaments homéopathiques permettent de les individualiser.

➤ *Migraines sans aura*

Migraines droites

C'est-à-dire celles apparaissant du côté droit.

▪ *Sanguinaria* 5 CH est indiqué quand le mal de tête débute à l'occiput et se fixe au-dessus de l'œil droit. La douleur commence au réveil, est maximale à midi et se calme le soir. La migraine s'accompagne d'une rougeur de la face, des joues en particulier, et parfois de nausées et de vomissements gastriques et/ou bilieux. Elle a tendance à survenir régulièrement tous les sept jours, parfois le jour ou la veille des règles.

▪ *Iris versicolor* 9 CH est aussi un médicament de migraines ophtalmiques. La douleur siège au-dessus de l'œil droit, et surtout s'accompagne d'une sensation de brûlures œsophagiennes et digestives, d'une diarrhée brûlante et d'une salivation abondante. La crise est parfois annoncée par une sensation de « berlue », de brouillard devant les yeux. Elle est hebdomadaire et se manifeste particulièrement les fins de semaine ou les jours de repos.

▪ *Chelidonium majus* 7 CH, pour la migraine survenant dans un contexte digestif, chez des sujets « hépatiques », se plaignant de douleurs au niveau du foie qui irradient sous l'omoplate droite.

Posologie (pour tous ces médicaments) : 5 granules dès le début de la crise, puis une demi-heure après, ensuite 2 granules toutes les heures jusqu'à la fin de la crise, ou moins souvent en fonction de l'intensité de la douleur.

Migraines gauches

C'est-à-dire celles apparaissant du côté gauche.

▪ *Spigelia* 5 CH est indiqué dans la migraine gauche à début occipital qui se fixe ensuite au-dessus de l'œil gauche. Comme pour *Sanguinaria*, elle suit la courbe solaire, c'est-à-dire commence au réveil, est maximale à midi, et décroît en fin d'après-midi. Il n'y a ni nausée ni vomissement, mais parfois une anxiété accompagnée d'une sensation que le cœur bat fort.

▪ *Ginkgo biloba* 5 CH est un médicament de migraines localisées au-dessus de l'œil ou à la tempe gauche, aggravées par le froid.

▪ *Niccolum metallicum* 5 CH, quand la migraine croît jusqu'à midi, est aggravée dans une chambre chaude, et améliorée en plein air et par une collation.

Posologie (pour tous ces médicaments) : 5 granules dès le début de la crise, puis une demi-heure après, ensuite 2 granules toutes les heures jusqu'à la fin de la crise, ou moins souvent en fonction de l'intensité de la douleur.

Migraines changeant de côté à chaque crise ou lors de la même crise

▪ *Lac caninum* 5 CH, le « lait de chienne », est le seul médicament qui répond à cette indication.

➤ *Migraines avec aura*

Migraines avec aura ophtalmique

▪ *Cyclamen* 5 CH : le début de la crise est marqué par une diminution de la vue, des scintillements, des scotomes (tache immobile devant les yeux qui cache une partie de la vue) et des éblouissements. La douleur commence le matin au réveil, se fixe quelquefois sur la tempe gauche et s'accompagne de vertiges, parfois de nausées et de vomissements. L'alimentation grasse ou la période avant les règles peuvent déclencher des migraines, qui sont aggravées au grand air et/ou pendant les règles. Ce médicament convient à des femmes scrupuleuses, sujettes aux vertiges, et aux règles peu abondantes et irrégulières.

▪ *Gelsemium sempervirens* 7 CH : les troubles de la vision se manifestent par une vibration de l'image avec diplopie (vue double) d'une partie du champ visuel, et continuent par des lignes brisées et des éclairs scintillants. La céphalée commence à l'occiput, se fixe au front avec la sensation d'un lien serré au-dessus des yeux. Elle s'accompagne de fourmillements, d'engourdissements et d'une congestion de la face. Pendant la migraine, le sujet est abruti, ralenti et assoupi. Une miction abondante annonce la fin de la crise. Les émotions, le trac d'un examen peuvent la provoquer.

▪ *Iris versicolor* 9 CH (voir plus haut pour la description de ce médicament).

▪ *Natrum muriaticum* 7 CH : médicament des sujets bons répondeurs ayant des migraines ophtalmiques qui commencent au réveil, sont maximales à midi, et décroissent en fin de journée.

▪ *Podophyllum* 7 CH : la migraine est précédée de signes visuels, s'accompagne de nausées sans vomissements, d'un goût amer à la bouche. Une diarrhée violente de selles liquides, jaunâtres, très abondantes, expulsées en jet marque la fin de la crise migraineuse.

Posologie (pour tous ces médicaments) : les dilutions sont données à titre indicatif. Plus le tableau décrit est proche du type de migraine que vous avez, plus vous devez utiliser une dilution élevée (jusqu'à la 15 CH). Comme pour les médicaments allopathiques, la prise des granules est d'autant plus efficace qu'ils sont pris précocement. Même fréquence de prise que pour les migraines sans aura.

Migraines avec aura neurologique

▪ *Gelsemium sempervirens* 7 CH : les fourmillements et engourdissements peuvent s'accompagner de paralysies motrices réversibles de la face.

Posologie : *idem*.

Traitement de terrain

Le traitement des migraineux nécessite un traitement de terrain à la fois pour espacer les crises et les atténuer quand elles surviennent, et pour diminuer les conséquences des circonstances déclenchantes.

Les principaux médicaments sont : *Gelsemium sempervirens*, *Lachesis mutus*, *Lycopodium clavatum*, *Natrum muriaticum*, *Psorinum*, *Sepia*, *Sulfur*.

Notez que *Lycopodium clavatum* 7 CH est aussi un médicament de migraine digestive indiqué surtout chez les sujets bons répondeurs, et que *Lachesis mutus* 9 CH convient aux migraines se déclenchant au moment de la ménopause, et évoluant de gauche à droite.

Voir aussi les « Syndromes prémenstruels », page 292.

Stress

Le Petit Robert *définit le stress comme une « réponse de l'organisme aux facteurs d'agression physiologiques et psychologiques ainsi qu'aux émotions (agréables ou désagréables) qui nécessitent une adaptation ».*

CONSULTEZ SI VOUS ÊTES VRAIMENT TROP STRESSÉ

Qu'est-ce que le stress ?

Médicalement, le stress est défini comme une réaction physiologique normale de l'individu à un stimulus intérieur ou extérieur. Tout stimulus, toute émotion déclenche un stress : la tristesse, la joie, une tension, une attention soutenue, un espoir, un désespoir, un succès, un deuil, une naissance, une maladie, un effort excessif. Une réaction normale au stress retient l'attention, mobilise l'énergie et provoque l'action. Cette réaction commune est néanmoins individuelle, et variable dans le temps pour un même sujet.

La stimulation excessive en durée ou en intensité ou par son mode de répétition est à l'origine d'un stress dit pathologique, car cette surstimulation dépasse les capacités d'adaptation de l'individu et peut être à l'origine d'une maladie plus ou moins durable.

La réaction au stress est spécifique : elle dépend tout d'abord du sujet et de ses capacités à s'adapter, mais aussi de la nature et de l'intensité de l'événement, ainsi que du contexte social qui peut être un facteur de protection ou de risque.

Réaction au stress (d'après Lazarus)[1]

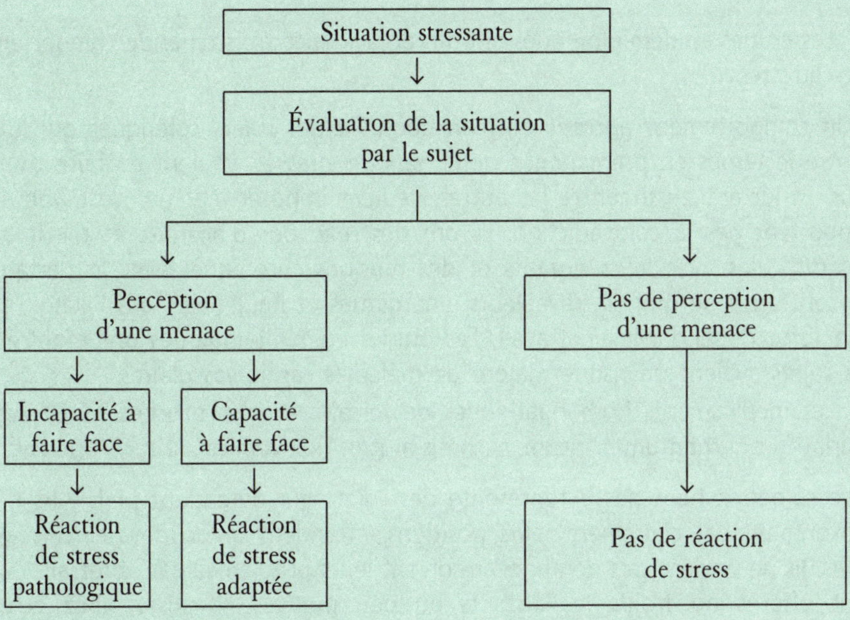

1-Ferreri M., *Du stress à la pathologie du stress*, Montrouge, Laboratoires Biocodex, p. 14.

Profil des stressés

Les études épidémiologiques ont mis en évidence trois types de comportement face au stress :

- Un comportement agressif qui correspond a des sujets colériques qui luttent contre le temps en premanence, sont toujours pressés, veulent en faire toujours plus. Ils luttent aussi contre les autres, veulent imposer leur point de vue et ne supportent pas la contradiction. Ils ont des réactions d'hostilité et d'irritabilité, des difficulés avec leurs enfants et des tensions chroniques avec le partenaire. Ce sont aussi de grands travailleurs, énergiques et impliqués dans l'action ayant une forte dépendance au travail. Les études épidémiologiques ont montré que ces sujets avaient un risque majoré de maladies cardio-vasculaires.

  Les médicaments homéopathiques de terrain les plus proches sont : Aurum muriaticum, Argentum nitricum, Lachesis mutus, Nux vomica, Sulfur, Tuberculinum.

- Le comportement passif représente des sujets qui défendent mal leurs droits, n'expriment pas clairement leurs positions, attendent qu'on devine leurs intentions. Ils ne veulent pas déranger, résolvent leurs problèmes par le retrait, paraissent effacés ou froids ou distants ou peu motivés. Il existe, chez eux, un sentiment de frustration, une tendance à ruminer et à se déprécier. Ils ont un risque majoré, mais non statistiquement prouvé, de maladies immunitaires, infectieuses et de cancers.

  Les médicaments homéopathiques de terrain les plus proches sont : Calcarea carbonica, Graphites, Thuya occidentalis.

- Le comportement affirmé convient à des sujets tournés vers le dialogue, qui défendent leurs droits mais respectent ceux des autres. Ils s'expriment et écoutent, affirment leur position, sont francs, écoutés et appréciés. Ils ont confiance en eux, connaissent leurs limites et ne font pas d'auto-satisfaction.

  Les médicaments homéopathiques de terrain les plus proches sont : Lycopodium clavatum et Sulfur s'ils sont équilibrés.

Traitement des maladies liées au stress

La réaction au stress provoque des maladies quand les capacités de défense ou les possibilités d'adaptation de l'individu sont dépassées. Ces troubles de l'adaptation sont le plus souvent transitoires, ils peuvent être plus durables si le stress a été très intense ou répété.

➤ *Retentissement du stress sur le psychisme*

Anxiété et maladie dépressive sont les deux principales conséquences du stress sur le psychisme.

Troubles anxieux

Ils se manifestent sous différentes formes.

▪ Anxiété réactionnelle

Elle est directement en rapport avec le stress : c'est la composante psychique *naturelle* du stress, elle apparaît et disparaît avec l'agent stressant.

Les médicaments qui peuvent être pris après que l'on a subi cette agression psychique sont :

- *Arnica montana* 15 CH (une dose) est le médicament de tous les traumatismes, aussi bien physiques que psychiques.

Selon la réaction de chacun — qui est toujours modérée par rapport à la crise d'angoisse aiguë que je décrirai dans le chapitre suivant —, on ajoute :

- en cas de tremblements : *Gelsemium sempervirens* 15 CH, 5 granules toutes les 5 minutes, 3 ou 4 fois, après quoi la crise doit avoir cessé.
- en cas de palpitations : *Ignatia amara* 15 CH, à la même posologie.

▪ Crise d'angoisse aiguë

Stade supérieur de l'anxiété réactionnelle, elle se manifeste chez le sujet par une perte de contrôle de soi, le sentiment de devenir fou et des troubles physiques qui se manifestent par des palpitations, des difficultés à respirer, des douleurs cardiaques, des malaises, des sueurs, des tremblements, des céphalées, des maux d'estomac, de la diarrhée, de la colite, des crises d'asthme, etc. Le sujet dort mal la nuit suivante, et la situation empire. Cette crise, qui dure habituellement de quelques minutes à vingt-quatre heures, est écourtée par la présence d'un proche aimé ou apprécié. Les médicaments habituels sont :

- *Arnica montana* 15 CH (voir plus haut pour la description de ce médicament).
- *Actea racemosa* 15 CH, quand les crises d'angoisse se traduisent souvent chez des femmes par une perte de contrôle de soi, un sentiment de devenir folle et une loquacité incessante.
- *Argentum nitricum* 15 CH, quand la crise est principalement dominée par des douleurs digestives et de la diarrhée.
- *Arsenicum album* 15 CH, préventivement, si vous savez que ce stress va déclencher une crise d'asthme.
- *Gelsemium sempervirens* 15 CH, chez les personnes qui, dans ces moments, restent figées sur place en tremblant de tous leurs membres.

- *Ignatia amara* 15 CH, si l'émotivité, les pleurs, les malaises, les douleurs cardiaques, les palpitations, les difficultés à respirer, et surtout la sensation de boule dans la gorge et l'existence de soupirs profonds sont les plus présents. Le sujet passe des rires aux larmes, se calme à la moindre distraction et s'angoisse dès qu'il repense à la cause de sa crise.
- *Coffea cruda* 15 CH, chez des sujets hyperémotifs, tremblants qui n'arrivent pas à trouver le sommeil, car ils ressassent sans cesse les événements de la journée.

Posologie (pour tous ces médicaments) : 2 granules fréquemment dès le début de la crise, puis toutes les heures 3 ou 4 fois. Enfin, espacez au fur et à mesure de l'amélioration et terminez 3 fois par jour le lendemain ou consultez avant, si la crise ne se calme pas.

- *Passiflora* teinture-mère et/ou *Valeriana* 6 DH (dilution au dixième), pour aider le soir à l'endormissement et calmer l'anxiété. 50 à 100 gouttes 2 heures avant le coucher et au coucher.

Anxiété de performance ou trac

C'est le trac, la crainte de ne pas réussir qui précède ou accompagne un événement exceptionnel auquel le sujet est confronté : c'est le cas d'un acteur avant d'entrer en scène ou, plus couramment, d'un individu lors d'une intervention en public, d'un examen scolaire ou de conduite, etc. On retrouve encore et surtout :

- *Argentum nitricum* 15 CH (voir plus haut pour la description de ce médicament).
- *Gelsemium sempervirens* 15 CH (voir plus haut pour la description de ce médicament).

Mais aussi :

- *Ignatia amara* 15 CH (voir plus haut pour la description de ce médicament).
- *Causticum* 15 CH, chez les sujets bons répondeurs, c'est-à-dire naturellement très émotifs et ayant une compassion exagérée pour le malheur des autres. C'est une personne qui pleure les malheurs de la voisine de sa sœur qui habite au Venezuela et qu'elle ne connaît pas. L'anxiété, la peur, le trac se manifestent chez ces individus bien avant la survenue de l'événement.

Posologie :

Si l'anxiété ne survient que le jour de l'événement, vous prendrez au réveil, 1 heure avant et juste avant, 5 granules du médicament le plus indiqué à vos réactions.

Si l'anxiété précède de quelques jours cet événement, prenez dès le début des troubles, 3 fois par jour, le médicament correspondant et suivez le même schéma le dernier jour.

Pour *Causticum*, une dose par semaine dès la survenue des troubles.

Troubles anxieux et phobiques

La répétition ou la persistance d'un stress peut rendre l'anxiété durable. Ces situations nécessitent une consultation médicale.

Syndrome de stress post-traumatique

L'anxiété apparaît souvent deux à six mois après un événement très stressant, soit physique, tel un traumatisme crânien à la suite d'un accident très grave, soit psychique, conséquence d'un événement inattendu et soudain dont le sujet est témoin, comme un grand incendie, une explosion, un meurtre. L'anxiété doit être traitée très bien et immédiatement pour éviter qu'elle ne s'organise en « névrose autonome », c'est-à-dire en maladie individualisée. Ce syndrome se reconnaît par des réactions de sursaut à un stimulus quelconque et inattendu (bruit par exemple), par la reviviscence de la situation (rumination, cauchemars), par une diminution de la volonté, des difficultés à penser et une baisse de l'activité physique.

À titre préventif, après tout traumatisme physique ou psychique :

- *Arnica montana* 15 CH, une dose.

En attendant de consulter :

- *Arnica montana* 15 CH (voir plus haut pour la description de ce médicament).
- *Hypericum perforatum* 15 CH, chez les personnes présentant, quelques mois après un stress très important, en dehors de l'anxiété, des céphalées, des vertiges, des troubles de la mémoire et de l'insomnie.
- *Natrum sulfuricum* 15 CH, quand ces mêmes symptômes surviennent chez des sujets bons répondeurs, c'est-à-dire plutôt mous, obèses, ayant tendance aux rhumatismes, aux infections ORL (rhino-pharyngites, asthme).

Posologie (pour tous ces médicaments) : 2 granules au réveil et au coucher.

Troubles dépressifs

Ces états dépressifs vrais apparaissent souvent à la suite de troubles anxieux persistants générés par des situations conflictuelles privées ou professionnelles, ou par des frustrations durables.

Les psychiatres mettent principalement en avant, comme facteurs favorisant ces états, le décès précoce d'un parent, à l'origine un vide affectif, et, comme circonstances déclenchantes, des situations de stress de la vie courante. Pour certains, la dépression serait une anomalie de la régulation de la réponse au stress.

Dans tous les cas, quelle qu'en soit l'origine, la dépression nécessite une consultation médicale.

➤ *Retentissement du stress sur le physique*

Le sujet réagit physiquement au stress en développant des symptômes somatiques qui retentissent sur les différentes parties de son organisme. Ces symptômes ou troubles fonctionnels accompagnent les différentes émotions et créent des affections psychosomatiques qui touchent principalement les appareils cardio-vasculaire (cœur et vaisseaux), digestif et respiratoire.

Troubles fonctionnels

Ils sont souvent déclenchés par des facteurs de stress. On retrouve surtout au niveau de l'appareil :

— cardio-vasculaire : des palpitations, des extrasystoles, des sensations douloureuses à type de pression, d'élancements, de picotements, etc.

— digestif : des difficultés à avaler, à digérer, des douleurs d'estomac, de l'aérophagie, des nausées, des vomissements, des gastrites, des colopathies fonctionnelles ou spasmodiques.
— respiratoire : une respiration rapide, des soupirs profonds fréquents, une boule dans la gorge, une toux « nerveuse ».

En fait, les troubles fonctionnels peuvent concerner tout l'organisme et provoquer, par exemple, des règles douloureuses ou en avance.

- Les médicaments des manifestations cardiaques : *Coffea cruda*, *Ignatia amara*, *Moschus*, *Spigelia*, *Spongia tosta*, *Staphysagria*, *Valeriana officinalis*.
- Les médicaments des manifestations digestives : *Argentum nitricum*, *Chamomilla vulgaris*, *Coffea cruda*, *Colocynthis*, *Cuprum metallicum*, *Gelsemium sempervirens*, *Ignatia amara*, *Magnesia carbonica*, *Magnesia phosphorica*, *Moschus*, *Nux vomica*, *Staphysagria*.

Voir aussi : « Colopathies fonctionnelles », page 236, « Constipation », page 239 (en particulier à la suite d'excès alimentaires ou chez les sujets surmenés, page 241), et les « Diarrhées de stress », page 248.

- Les médicaments des manifestations respiratoires (boule dans la gorge) : *Ignatia amara*, *Lachesis mutus*, *Moschus*, *Valeriana officinalis*.

Affections psychosomatiques

Au niveau digestif, le stress est à l'origine d'ulcère gastro-duodénal et de colites ulcéreuses.

Chez les sujets de type A que nous avons décrits plus haut, la persistance de conflits familiaux importants, le départ d'un membre de la famille, le surmenage professionnel ou, au contraire, le chômage seraient le plus souvent retrouvés dans les périodes précédant un infarctus du myocarde.

De même, l'asthme ou certaines maladies de peau (eczéma, psoriasis, herpès) dont les crises ou les poussées sont favorisées par des situations stressantes. Quand le stress arrive à ce stade et provoque ces maladies, une consultation médicale est nécessaire.

➤ *Spasmophilie ou le retentissement du stress sur le psychisme et le physique*

Toutes ces situations de stress ouvrent parfois la voie à ce qui est appelé communément la « spasmophilie » qui traduit en fait les manifestations les plus variées — aussi bien physiques que psychiques — d'une réceptivité anormale à l'anxiété.

La plupart des symptômes ont été précédemment décrits : palpitations, tachycardie, boule dans la gorge, sensation d'étouffement, de striction, respiration rapide, sueurs, malaises, envies fréquentes d'uriner, diarrhée, tremblements, etc. Ils témoignent d'un dérèglement du système neurovégétatif lié au stress. On retrouve parfois des signes généraux banals, tels une fatigue intense, un manque d'énergie, une perte de l'appétit, un amaigrissement, une frilosité, une insomnie ; et des signes d'hyperexcitabilité nerveuse et musculaire, comme des fourmillements autour des lèvres, des doigts ou des bras, des pieds ou des jambes, ainsi que des secousses musculaires des paupières, et des crampes. 75 % des personnes dites « spasmophiles » sont des femmes. La présence et/ou la persistance de ces troubles nécessitent une consultation médicale.

Les principaux médicaments de terrain dans cette indication sont : *Calcarea carbonica*, *Cuprum metallicum*, *Ignatia amara*, *Magnesia carbonica*, *Magnesia phosphorica*, *Moschus*, *Natrum muriaticum*, *Nux moschata*, *Nux vomica*, *Platina*, *Spigelia*, *Spongia tosta*, *Staphysagria*, *Stramonium*, *Tuberculinum*, *Valeriana*.

Troubles du sommeil

En France[1], 27 % des sujets interrogés se plaignent occasionnellement de troubles du sommeil, et 9 % de troubles du sommeil chroniques. Une enquête[2] réalisée en 1987 montre que 10 % des Français absorbent des hypnotiques, dont 6,17 % de façon chronique. Leur consommation en France est la plus élevée d'Europe. Le coût socio-économique en termes de soins médicaux et de répercussion sur le travail (absentéisme), sur le risque accru d'accidents, sur le déclenchement d'autres maladies (dépression par exemple), bien que non chiffré, est, de l'avis de tous les experts, énorme.

CONSULTEZ EN CAS D'INSOMNIE ANCIENNE

Qu'est-ce que le sommeil ?

Le sommeil se manifeste généralement par un état de bien-être qui retentit sur l'ensemble de la journée. Un bon sommeil, c'est une bonne journée ; tous les insomniaques en « rêvent ».

Le sommeil est habituellement composé de cinq à six cycles. La succession d'une période de sommeil lent et d'une période de sommeil paradoxal constitue un cycle de sommeil.

1-D'après une enquête Gallup réalisée en 1991, et rapportée dans « L'insomnie », Billiard M., *Impact médecin*, octobre 1998, n° 381, p. 4.
2-Léger D., « Le coût de l'insomnie », *JIM FMC*, n° 337, 18 sept. 1996, p. 19-20.

Le sommeil lent comprend chacune des phases suivantes :
– le stade 1, transition entre la veille et le sommeil, s'accompagne d'une perte de contrôle des facultés d'attention et des mouvements volontaires des yeux. Il occupe 10 % de la durée du sommeil ;
– le stade 2 est un stade de sommeil léger qui concerne la moitié de la durée totale du sommeil ;
– le stade 3, période de sommeil profond pendant laquelle le réveil est difficile, représente 10 % du temps de sommeil ;
– le stade 4, stade le plus profond du sommeil, correspond à 20 % du temps de sommeil.

Le sommeil paradoxal, dont la durée augmente au cours de la nuit, est la phase du rêve au moment où le réveil est le plus difficile.

Qu'est-ce que l'insomnie ?

L'insomnie est une plainte de mauvais sommeil qui se traduit par des difficultés d'endormissement et/ou par des éveils en série ou à heures fixes, et/ou par un réveil précoce non suivi de rendormissement. En dehors de toute maladie psychiatrique, l'accumulation de tension nerveuse (le « stress »), l'hyperactivité intellectuelle ou physique, l'anxiété chronique sont sources d'insomnie.

Pourquoi l'homéopathie ?

Communément, les insomnies sont passagères et liées à un événement extraordinaire, heureux (mariage, naissance) ou malheureux (décès, accident), ou générateur d'anxiété (examen, rendez-vous important). Dans ces cas précis, un traitement homéopathique ponctuel de la cause du trouble de l'endormissement est recommandé ; il permet de ne pas rendre chronique une insomnie passagère par l'utilisation abusive de somnifères classiques. Ceux-ci ont en effet l'inconvénient de créer un sommeil artificiel, une accoutumance, des troubles de la mémoire et un cercle vicieux dont il est difficile de sortir. D'autant que ces hypnotiques (famille de médicaments de l'insomnie) pris pendant quelques mois, en raison de circonstances particulières citées plus haut, sont une des causes d'insomnie chronique[1].

Chez les insomniaques de longue date, dont l'insomnie résiste aux traitements habituels, l'homéopathie agit par étape. Elle devra être prise en complément des drogues allopathiques dans un premier temps, puis, très progressivement, celles-ci

1-Ford D. E., Kamerow D. B., « L'Insomnie », *JAMA*, 1989, n° 262, p. 1479-1484.

seront diminuées et enfin, après une période plus ou moins longue, arrêtées. Le sevrage ne se fait pas sans mal, car l'arrêt des drogues allopathiques provoque un effet rebond, c'est-à-dire une accentuation de l'insomnie.

Règles d'hygiène

➤ *Agissez, si possible, sur l'environnement*

En vous protégeant du bruit

Celui-ci perturbe même les sujets qui disent s'y s'habituer pendant leur sommeil. Chez les gens qui dorment dans une ambiance bruyante, on constate une baisse des performances physiques et intellectuelles. L'enfant aussi doit dormir dans le calme et l'obscurité.

En améliorant votre cadre de vie

L'importance et le besoin de se retrouver au même endroit pour dormir sont nécessaires. Une température ambiante correcte (19°-21°) et une literie confortable améliorent la qualité du sommeil. La chambre de l'enfant ne doit pas être surchauffée mais plutôt fraîche.

Le rythme de travail

Les trois-huit, pendant lesquels les gens travaillent alternativement le matin, l'après-midi ou la nuit, induisent une désynchronisation du rythme veille-sommeil, c'est-à-dire une perturbation de la coordination des rythmes biologiques naturels du jour et de la nuit. Ces conditions de travail sont à l'origine de troubles tels que l'insomnie, l'anxiété, l'irritabilité, les angoisses cardiaques, l'obésité, les ulcères et les troubles digestifs. 15 % des sujets sont inaptes à ces périodes horaires, les autres s'habituent et en subissent les conséquences. Les rotations longues (sept jours consécutifs) sont beaucoup plus nocives que les rotations courtes qui créent une désynchronisation moindre. Le traitement de ces troubles passe par une amélioration des conditions de travail.

➤ *Observez une hygiène de vie correcte*

Elle dépend aussi, malheureusement, du rythme de travail. Les possibilités d'y remédier sont souvent limitées. Idéalement, suivez ces quelques conseils :

Trouvez la bonne heure pour vous coucher

Elle est variable selon les individus. Ne vous acharnez pas à vouloir vous endormir à une heure précise et surtout, il faut le répéter, levez-vous à heures régulières quelle que soit l'heure d'endormissement. Certaines techniques, telle la sophrologie par exemple, sont employées pour contrôler l'hyperactivité mentale du coucher et pour éviter les pensées obsédantes, les ruminations.

Levez-vous toujours à la même heure

Cela peut paraître surprenant de recommander à quelqu'un qui a mal dormi de se lever à la même heure le lendemain matin. Pourtant, cela est indispensable, car, ainsi, vous aurez un meilleur endormissement le soir suivant : il est illusoire d'espérer rattraper le matin ce qui a été perdu la veille. On observe parfois chez les adolescents des insomnies du week-end dues justement à ces modifications des heures du lever et du coucher (endormissement tardif, grasse matinée ou sieste).

D'une façon générale, un rendormissement difficile impose le lever et la reprise des activités.

Si vous persistez, vous risquez de pérenniser le trouble du sommeil.

La durée moyenne du sommeil est de huit heures.

Respectez les rites de votre enfant au coucher : mettez-le au lit à heures régulières et, si possible, laissez-le se réveiller.

Levez-vous plus tôt

Les spécialistes de l'insomnie conseillent de se lever 30 à 60 minutes avant l'heure habituelle du réveil. Cela afin de créer une « dette » de sommeil que l'organisme cherchera tout naturellement à compenser le lendemain soir en favorisant l'endormissement.

Faites de courtes siestes tôt dans l'après-midi

Ainsi que nous l'avons dit plus haut, il est recommandé de ne pas essayer de rattraper dans la journée ce qui a été perdu la veille. C'est pourquoi il ne faut pas faire des siestes qui excèdent une vingtaine de minutes.

Mangez de façon équilibrée

Un dîner léger favorise le sommeil. En revanche, on préconise de manger en cas d'éveil nocturne. Un bon apport en tryptophane, précurseur de la sérotonine, facilite l'endormissement et le sommeil lent. Le lait en est très riche, ainsi que les protéines animales.

La consommation excessive d'alcool, de café, de thé ne favorise pas le sommeil et altère sa qualité, de même que les repas trop lourds le soir.

Évitez l'activité physique en fin de journée

Celle-ci provoque une stimulation de l'activité d'éveil et induit des difficultés d'endormissement. Elle est nuisible pour le sommeil après 18-19 heures, et bénéfique dans l'après-midi, car elle favorise l'endormissement et la stabilité du sommeil. L'enfant ne doit pas être énervé ou surstimulé au coucher.

Prenez vos médicaments avant 17 heures

Certains médicaments — tels les antihypertenseurs, les bêtabloquants, les hormones thyroïdiennes, les diurétiques — sont à l'origine d'insomnies. Idéalement, ils doivent être pris avant 17 heures. Demandez conseil à votre médecin.

Conservez une activité sexuelle satisfaisante

Et si possible avec un conjoint qui passe des nuits calmes et qui ne ronfle pas !

Traitement des insomnies habituelles

➤ *Si vous avez du mal à vous endormir*

Parce que vous pensez trop

Les difficultés d'endormissement se manifestent par une prolongation anormale du temps d'endormissement avec son cortège de rondes des idées, d'amplification des soucis, d'anticipation des conséquences du manque de sommeil.

- *Ambra grisea* 9 CH, si l'insomnie est déclenchée par la moindre excitation dans la journée, une discussion, le plus petit souci. Le sommeil disparaît dès que le sujet se couche, le sommeil n'est pas réparateur, les réveils sont pénibles.
- *Coffea cruda* 9 CH, quand l'insomnie est provoquée par une grande joie ou un abus de café et est marquée par une ébullition intellectuelle au coucher.
- *Ignatia amara* 9 CH : l'insomnie est souvent passagère et consécutive à un chagrin, un deuil, des contrariétés ou une déception amoureuse. Paradoxalement, ces sujets hypersensibles dorment mieux quand il y a du bruit ou en présence de facteurs normalement perturbateurs du sommeil.
- *Gelsemium sempervirens* 9 CH : l'insomnie d'endormissement survient avant une échéance importante, tels un examen, un rendez-vous professionnel important. Dans ces périodes, le sujet a le trac, des tremblements, parfois de la diarrhée et des envies pressantes d'uriner.
- *Cocculus indicus* 9 CH convient aux personnes — infirmières, gardes-malades, étudiants, aviateurs, hôtesses de l'air, hommes d'affaires — qui souffrent par leur activité de veilles prolongées, de surmenage à la suite de longs voyages avec décalages

horaires fréquents. Aux difficultés d'endormissement s'associent un épuisement physique et intellectuel, une somnolence diurne et une impossibilité de dormir au moment du coucher. Le sommeil n'est pas réparateur, s'accompagne de réveils fréquents, de nombreux rêves, de cauchemars, de sursauts et de cris.

▪ *Nux vomica* 9 CH est le médicament des sujets hyperactifs, surmenés, ayant tendance à abuser des excitants : alcool, café, tabac, médicaments. Ce sujet éreinté présente plusieurs formes d'insomnies :

• soit il s'endort tard du fait d'un bouillonnement d'idées, puis se réveille vers 4 heures du matin et ne peut se rendormir qu'à l'aube au moment où il doit se lever ;

• soit il s'endort dans un fauteuil après le dîner, et, quand il se lève pour aller se coucher, il ne peut se rendormir ;

• soit son sommeil est léger avec des réveils fréquents et des rêves agités.

Il se lève toujours de mauvaise humeur et fatigué, préférerait rester couché. Dès qu'il le peut, il fait une courte sieste pour se remettre en forme.

▪ *Passiflora incarnata* 3 DH est utilisé traditionnellement dans les états anxieux, avec instabilité, irritabilité, palpitations, angoisse, surmenage et insomnie.

▪ *Escholtzia californica* 5 DH est un excellent sédatif qui permet un très bon endormissement. Il peut être employé seul ou associé à la passiflore en même quantité.

▪ *Valeriana* 6 DH est très actif dans les insomnies d'origine nerveuse, chez des sujets stressés, anxieux, agressifs.

Posologie :

— Pour tous ces médicaments (saufs les trois derniers) : 2 granules au coucher.

— Pour les 3 derniers médicaments : 30 à 100 gouttes 2 heures avant le coucher.

— Lors d'une insomnie occasionnelle prévisible, avant un examen par exemple, je vous conseille de prendre 3 jours de suite au réveil :

• le premier jour une dose du médicament indiqué en 9 CH ;

• le deuxième, une dose du médicament indiqué en 15 CH ;

• le troisième, une dose du médicament indiqué en 30 CH.

Les jours suivants, si nécessaire, au réveil et au coucher, 2 granules du médicament indiqué en 15 CH.

Parce que vous bougez trop

C'est le syndrome d'impatience des membres inférieurs, ou syndrome des jambes sans repos, qui empêche l'endormissement et se manifeste dès le coucher par des sensations désagréables qui obligent à se frotter énergiquement les membres inférieurs et parfois à se lever pour atténuer ces troubles. Mais, invariablement, ceux-ci reviennent dès que le sujet se recouche. Une fois endormi, il peut être réveillé, si elles sont fortes, par des secousses périodiques des pieds ou des jambes qui surviennent toutes les 15 à 30 secondes, c'est le syndrome de secousses périodiques des membres inférieurs. Ne confondez pas ces syndromes avec le banal sursaut d'endormissement qui correspond à une secousse musculaire se produisant juste avant l'endormissement. Les principaux médicaments indiqués sont les suivants :

▪ *Zincum metallicum* 9 CH est le médicament des jambes sans repos des sujets agités et épuisés psychiquement et physiquement, dont la nervosité se reconnaît par une agitation permanente des pieds, des tremblements, des secousses et des soubresauts qui empêchent le sommeil. Le vin leur donne des maux de tête.

- *Causticum* 9 CH convient aux personnes âgées qui ont des séquelles d'hémiplégie.

  Posologie (pour tous ces médicaments) : 2 granules au réveil et au coucher.

➤ *Si vous vous réveillez dans la nuit*

- *Arsenicum album* 9 CH : l'insomnie se manifeste à la suite de fatigue ou dans les périodes de convalescence consécutives à des maladies traînantes. Le réveil nocturne survient entre 1 heure et 3 heures du matin. Il s'accompagne souvent d'angoisse, d'anxiété avec besoin de se lever et de marcher, voire de prendre l'air. Les nuits, agitées, sont ponctuées de cauchemars.
- *Ignatia amara* 9 CH (voir plus haut pour la description de ce médicament).
- *Gelsemium sempervirens* 9 CH (voir plus haut pour la description de ce médicament).
- *Nux vomica* 9 CH (voir plus haut pour la description de ce médicament).

  Posologie (pour tous ces médicaments) : 2 granules au coucher.

- *Staphysagria* 9 CH, si l'insomnie survient à la suite d'une colère rentrée (quand la colère n'a pu s'exprimer, vis-à-vis d'un supérieur par exemple), d'une frustration, d'une vexation, d'une injustice. À cette occasion, l'insomnie se manifeste par des nuits agitées entrecoupées de rêves et des cauchemars. Le sujet ne se réveille pas en forme et somnole dans la journée.

  Posologie : prenez 3 jours de suite au réveil :

  — le premier jour, une dose de *Staphysagria* 9 CH ;

  — le deuxième, une dose de *Staphysagria* 15 CH ;

  — le troisième, une dose de *Staphysagria* 30 CH.

  Puis, au réveil et au coucher, 2 granules de *Staphysagria* 15 CH.

➤ *Si vous vous réveillez au petit matin*

- *Kalium phosphoricum* 9 CH convient aux personnes intellectuellement surmenées, ou à l'occasion de soucis professionnels ou d'excès sexuels. L'étudiant, par exemple, est réveillé dans la dernière partie de la nuit par des cauchemars, plus rarement par des terreurs nocturnes. La journée, il est fatigué, irrité, énervé et se plaint de céphalées et de troubles de la mémoire.
- *Phosphoricum acidum* 9 CH est aussi un médicament d'insomnie d'étudiants travaillant trop, mais celle-ci est révélatrice d'une dépression réactionnelle qui se caractérise par une indifférence aux études et à l'entourage, une perte de mémoire, et un défaut de compréhension. Souvent utilisé en complément de *Kalium phosphoricum*, il est adapté aux insomnies consécutives à des soucis, à un chagrin, à un deuil ou à des excès sexuels.
- *Nux vomica* 9 CH (voir plus haut pour la description de ce médicament).
- *Thuya occidentalis* 9 CH, médicament de traitement de terrain des sujets bons

répondeurs — ayant tendance aux infections ORL et génitales — qui, à l'occasion d'une dépression accompagnée de phobies (cancers, étrangers, etc.), se réveillent précocement en fin de nuit, vers 4 heures du matin.

Posologie (pour tous ces médicaments) : 2 granules au réveil et au coucher.

Traitement des insomnies ponctuelles

En cas de troubles ponctuels, les médicaments peuvent être pris pendant deux ou trois jours en doses. S'ils persistent, vous pourrez prolonger pendant quelques jours le traitement, à raison de 2 granules, au coucher, en 15 CH du médicament le plus approprié.

➤ *Insomnies secondaires*

Si les insomnies sont secondaires à :

- un surmenage physique, un effort physique important et long : *Arnica montana*, *Rhus toxicodendron* ;
- un surmenage intellectuel : *Coffea cruda*, *Kalium phosphoricum*, *Nux vomica*, *Phosphoricum acidum* (si en plus vous faites la fête) ;
- un abus d'excitants : *Chamomilla vulgaris*, *Ignatia amara*, *Nux vomica* ;
- une discussion animée : *Ambra grisea*, *Nux vomica*, *Lycopodium clavatum* ;
- un chagrin, une déception amoureuse : *Ignatia amara*, *Natrum muriaticum* ;
- un réveil au moindre bruit : *Opium*, *Sulfur* ;
- des vexations, des humiliations : *Staphysagria* ;
- des excès sexuels : *Kalium phosphoricum*, *Phosphoricum acidum* ;
- un décès : *Arnica montana*, *Arsenicum album*, *Ignatia amara*, *Lachesis mutus* ;
- une grande joie vive : *Coffea cruda* ;
- la jalousie : *Hyoscyamus niger*, *Lachesis mutus* ;
- le trac : *Gelsemium sempervirens*, *Ignatia amara* ;
- la ménopause : *Lachesis mutus*, *Sepia* ;
- l'altitude (en montagne) : *Coca*.

➤ *Insomnies de l'enfant*

Si l'enfant :

- a des terreurs nocturnes : *Hyoscyamus*, *Kalium bromatum*, *Stramonium* ;
- a peur du noir : *Hyoscyamus*, *Stramonium* ;
- dort mal et grince des dents dans son sommeil : *Cina*, *Kalium bromatum* ;
- parle en dormant : *Borax*, *Cina*.

Voir aussi : les « Troubles du sommeil de l'enfant », page 455.

➤ *Rêves ou cauchemars*

La présence de ces rêves ou cauchemars peut orienter vers certains médicaments (si leurs autres caractéristiques sont retrouvées).

- professionnels : *Lachesis mutus, Lycopodium clavatum, Nux vomica* ;
- érotiques : *Kalium phosphoricum, Nux vomica, Phosphoricum acidum, Staphysagria* ;
- de morts : *Arsenicum album, Lachesis mutus, Thuya occidentalis* ;
- de voleurs : *Natrum muriaticum* ;
- de serpents : *Arsenicum album, Lachesis mutus*.

Ophtalmologie

Les possibilités de l'homéopathie dans ce domaine sont souvent inconnues du grand public et des professionnels de santé non homéopathes. De nombreux médicaments allopathiques intervenant dans le traitement des affections des yeux, ou dans des maladies plus générales, comportent des effets secondaires qui ont des conséquences néfastes sur les yeux. Par exemple, certains collyres, ou différents médicaments comme les corticoïdes ou d'autres, agissant sur l'angine de poitrine ou l'hypertension artérielle, peuvent provoquer des glaucomes. L'homéopathie associée dans le traitement de ces différentes maladies a l'avantage de minimiser les effets délétères de ces médicaments.

De même, elle agit dans les manifestations ophtalmologiques rebelles à la thérapeutique allopathique. Son activité est aussi intéressante dans les maladies des yeux survenant chez les personnes âgées.

L'homéopathie est efficace autant dans les manifestations infectieuses qu'allergiques. Les affections des paupières peuvent également être traitées par cette thérapeutique.

Dans les différentes indications décrites dans ce chapitre, je vous conseille de ne pas laisser les troubles persister plus de quarante-huit heures et de consulter immédiatement en cas de baisse brutale de la vision, et si vos yeux sont rouges, douloureux et/ou accusent une baisse de la vision.

Chalazion

Diagnostic

Les chalazions sont de petits kystes de la paupière qui se surinfectent facilement et disparaissent en général spontanément au bout de quelques mois.

Au début de leur développement, ils peuvent ressembler à un orgelet, car la paupière va gonfler et s'irriter pendant quelques jours. Ensuite, l'inflammation disparaît, pour laisser place à un petit kyste rond indolore qui roule sous le doigt.

Traitement

➤ Les premiers jours

- *Apis mellifica* 5 CH, quand l'œdème de la paupière prédomine.
- *Aconitum napellus* 5 CH, si le chalazion survient par temps froid et sec.
- *Belladonna* 5 CH, quand la rougeur de l'œil et celle de la paupière prévalent ainsi que des douleurs battantes.

Posologie (pour tous ces médicaments) : 2 granules 5 fois par jour pendant 2 jours.

➤ Ensuite

- Prenez systématiquement *Phytolacca* 7 CH et *Staphysagria* 7 CH, surtout, pour ce dernier médicament, si les chalazions sont petits et prédominent aux paupières supérieures.

Posologie pour ces deux médicaments à prendre ensemble : 2 granules 5 fois par jour pendant 2 jours, puis 3 fois par jour pendant 6 jours.

➤ Localement

- des compresses d'eau chaude, préalablement bouillie, semblent hâter la guérison ;
- ou des compresses imbibées de *Platanus occidentalis* en teinture-mère.

➤ Chalazions à répétition

Quand les chalazions reviennent fréquemment, un traitement de terrain est indiqué.

Les médicaments les plus utiles sont : *Graphites*, *Pulsatilla*, *Staphysagria*, *Thuya occidentalis*.

Conjonctivite

CONSULTEZ IMMÉDIATEMENT : – SI L'ŒIL DEVIENT TRÈS DOULOUREUX
– EN L'ABSENCE D'AMÉLIORATION AU BOUT DE 48 HEURES

Diagnostic

Les conjonctivites n'entraînent pas de baisse de la vision. Elles se caractérisent par un œil très rouge, une gêne à la lumière, un œdème plus ou moins important de la paupière et d'éventuelles sécrétions qui collent les yeux le matin. C'est une affection qui touche le plus souvent les deux yeux.

On distingue plusieurs origines :

— les conjonctivites bactériennes ou virales qui se reconnaissent par une sensation de sable dans les yeux et des yeux collants au réveil ;

— les conjonctivites allergiques, caractérisées par des démangeaisons des yeux, un larmoiement et un œdème des paupières plus ou moins important. Elles se manifestent de façon saisonnière — principalement chez les sujets allergiques (asthme, eczéma) — et accompagnent souvent un rhume des foins.

Voir aussi : les « Rhinites allergiques », page 192.

Traitement

➤ *Conjonctivites non allergiques*

- *Euphrasia* 5 CH, quand les conjonctivites s'accompagnent d'un larmoiement épais, collant, irritant et d'une sensation de brûlure des paupières aggravée par la lumière du soleil, l'air, le vent et améliorée par l'obscurité.
- *Belladonna* 5 CH, chez les sujets aux yeux rouges et douloureux, fortement gênés par la lumière vive.
- *Hepar sulfur* 5 CH, dans les conjonctivites très enflammées et purulentes.
- *Mercurius solubilis* 5 CH, dans les conjonctivites qui s'accompagnent de sécrétions muco-purulentes qui engluent les yeux au réveil.

Posologie (pour tous ces médicaments) : 2 granules 5 fois par jour pendant 2 jours, puis 3 fois par jour pendant 6 jours.

- Localement, vous pouvez instiller dans chaque œil 1 goutte de collyre *Biocidan*® pendant 6 jours.

Consultez en l'absence d'amélioration au bout de quarante-huit heures.

➤ *Conjonctivites allergiques*

- *Apis mellifica* 5 CH, pour les conjonctivites allergiques dans lesquelles l'œdème des paupières prédomine ainsi que des picotements et des brûlures dans les yeux.
- *Arsenicum album* 5 CH, indiqué dans les rhinites et les conjonctivites s'accompagnant d'écoulements nasal et oculaire brûlants et irritants. Les crises sont généralement aggravées la nuit et améliorées par la chaleur.
- *Belladonna* 5 CH (voir plus haut pour la description de ce médicament).
- *Euphrasia* 5 CH (voir plus haut pour la description de ce médicament).

Posologie (pour tous ces médicaments) : 2 granules 5 fois par jour pendant 2 jours, puis 3 fois par jour pendant 6 jours.

Les collyres sont le plus souvent inutiles.

➤ *Traitement de terrain*

Un traitement de terrain préventif évite la survenue des conjonctivites allergiques ou en atténue très sensiblement les symptômes.

Les principaux médicaments de terrain sont : *Arsenicum album*, *Histaminum*, *Natrum muriaticum*, *Nux vomica*, *Poumon Histamine*, *Psorinum*, *Sulfur iodatum*.

Voir aussi : les « Rhinites allergiques », page 192.

Fatigue oculaire

Ne confondez pas fatigue oculaire et baisse de la vision.

CONSULTEZ IMMÉDIATEMENT EN CAS DE BAISSE DE LA VISION

Diagnostic

Les différents médicaments cités sont indiqués chez des personnes qui se fatiguent les yeux à la suite de :
— travaux minutieux : soudure électronique ou couture, par exemple ;
— travail prolongé sur micro-ordinateur ;
— lectures prolongées.

Ils sont également utiles chez les enfants ou adultes qui regardent de trop près la télévision.

Traitement

Ces médicaments sont :

- *Jaborandi* 7 CH, indiqué chez des sujets dont la fatigue oculaire provoque des difficultés à fixer les choses du regard (troubles de l'accommodation).
- *Onosmodium* 7 CH, dans les fatigues oculaires accompagnées de maux de tête, de douleurs et de lourdeurs des globes oculaires, aggravées par les mouvements des yeux.
- *Ruta graveolens* 7 CH convient aux personnes qui se plaignent de douleurs des globes oculaires et de difficultés à fixer les choses du regard. Cette fatigue oculaire est provoquée par un éclairage inadapté, insuffisant ou mal dirigé.

▪ *Paris quadrifolia* 7 CH, dans les fatigues oculaires dominées par des difficultés à fixer les objets du regard et par la sensation que les yeux sont tirés en arrière comme par des fils. Les douleurs sont aggravées par le toucher.
▪ *Physostigma venenosum* 7 CH, dans les surmenages et fatigues oculaires s'accompagnant d'une sensation de brouillard et de taches noires devant les yeux. L'impression de meurtrissure et de tiraillements des globes oculaires domine.
▪ *Radium bromatum* 7 CH, dans les fatigues oculaires provoquées par les éclairages fluorescents, les écrans de télévision, la lecture prolongée.

Posologie (pour tous ces médicaments) : 2 granules 5 fois par jour pendant 2 jours, puis 2 fois par jour pendant 1 mois.

Voir aussi les « Céphalées par surmenage oculaire », page 357.

Orgelet ou « compère-loriot »

Diagnostic

C'est un furoncle d'un cil de la paupière, associé ou non à une inflammation du bord de la paupière (blépharite).

Traitement

➤ *Première recommandation : n'y touchez pas.*

➤ *Au tout début*

Comme dans les chalazions :
▪ *Apis mellifica* 5 CH, quand l'œdème de la paupière prédomine.
▪ *Aconitum napellus* 5 CH, si l'orgelet survient par temps froid et sec.
▪ *Belladonna* 5 CH, quand la rougeur de l'œil et celle de la paupière prévalent ainsi que des douleurs battantes.

Posologie : 2 granules 5 fois par jour pendant 2 jours.

➤ *Ensuite, ou en même temps, si le furoncle commence à mûrir*

- *Hepar sulfur* 5 CH, pour faire mûrir le furoncle et hâter son évacuation.
- *Myristica sebifera* 5 CH, à associer à *Hepar sulfur* ; il a les mêmes indications et favorise la cicatrisation.

Posologie : 2 granules 5 fois par jour pendant 3 jours, puis arrêtez *Hepar sulfur* et continuez *Myristica sebifera* à raison de 2 granules 3 fois par jour pendant 6 jours.

➤ *Dans les orgelets à répétition*

Les médicaments de terrain sont : *Graphites*, *Pulsatilla*, *Staphysagria*, *Tuberculinum*.

Pédiatrie

Vos enfants sont l'objet de toutes vos attentions. Alors vous ne supportez plus qu'ils prennent des antibiotiques au moindre rhume, et vous en avez assez des rhino-pharyngites, bronchites ou otites qui se répètent tous les huit jours. Et c'est souvent à ces occasions que vous découvrez l'homéopathie. Ce chapitre a pour but de vous montrer que la sphère d'action de l'homéopathie ne se limite pas à ces seules pathologies. Au contraire, cette thérapeutique peut vous apporter des solutions dans des domaines aussi divers que variés, concernant tant les maladies aiguës que chroniques.

La pratique de l'homéopathie en pédiatrie nécessite un effort d'observation de vos enfants auquel vous n'êtes pas forcement habitué. Par exemple en cas de fièvre, pour savoir si votre bébé a soif, présentez-lui le biberon souvent et constatez sa réaction. Pour savoir s'il a trop chaud, remarquez s'il repousse les draps, s'il transpire facilement. Constatez ses réactions dans le bain : s'il a des frissons facilement, s'il apprécie le bain chaud ou pleure dès que celui-ci se refroidit, etc.

Par ailleurs, chez l'enfant, la prise des granules est différente. Chez le nourrisson, avant six mois, les granules sont fondus dans un fond de biberon d'eau avant d'être absorbés. Entre six mois et un an, les granules peuvent être donnés un par un dans la bouche. Une autre façon de faire, si l'enfant refuse les granules, est de diluer une dizaine de granules dans 100 ml d'eau et de répartir les prises au cours de la journée en les espaçant au fur et à mesure de l'amélioration des symptômes. Quel que soit l'âge, si les granules sont pris avec de l'eau et préparés à l'avance, il est indispensable de secouer le biberon avant chaque prise médicamenteuse afin de recréer la dynamisation (voir page 102).

L'automédication de vos enfants doit être prudente et réfléchie. Tenez compte de toutes les mises en garde énoncées pour chaque maladie traitée dans cette partie. Consultez au moindre doute et d'autant plus rapidement chez les bébés de moins d'un an. Méfiez-vous surtout des diarrhées chez un nourrisson, car le risque de déshydratation est particulièrement important et peut survenir dans les vingt-quatre heures, d'autant que des vomissements sont associés. Une règle générale : n'attendez jamais pour consulter, quels que soient les symptômes, si vous avez la moindre inquiétude.

Voir aussi : les « Limites de l'automédication », page 174.

Fièvres de l'enfant

Chez le nourrisson, incapable de s'exprimer, la fièvre est source d'angoisse pour les parents. Ces derniers souhaitent presque toujours faire baisser rapidement cette température qui les effraie si elle persiste plus de quelques heures. Or l'élévation thermique du corps est un moyen de défense naturel de l'organisme vis-à-vis des agressions virales ou bactériennes, car elle empêche la multiplication des microbes. C'est pourquoi la fièvre doit être contrôlée et non enrayée brutalement comme c'est souvent le cas.

CONSULTEZ SI L'ENFANT A DÉJÀ EU DES CONVULSIONS OU UNE MALADIE INFECTIEUSE GRAVE – SI LA FIÈVRE NE BAISSE PAS AU BOUT DE 48 HEURES – EN CAS DE DIARRHÉE ASSOCIÉE CHEZ LE NOURRISSON

Diagnostic

La température rectale normale varie de 36,2 °C à 37,8 °C ; la température buccale ou axillaire est en moyenne inférieure de 0,5 °C. Toute température supérieure à la température habituelle du corps définit la fièvre. Le matin, la température est moins élevée que le soir. La température doit être prise — en dehors de traitement antipyrétique (contre la fièvre) — le matin avant le lever, en dehors des repas et au repos. Il ne faut pas prendre la température chez un enfant qui vient de jouer ou de s'agiter. Il ne faut jamais lui laisser prendre seul sa température, et toujours tenir le thermomètre pendant la prise.

La fièvre est un symptôme dont il faut déterminer l'origine. Le contexte est fréquemment évocateur : chez l'enfant, les causes sont surtout infectieuses, ORL (rhino-pharyngites, otites), ou respiratoires (toux), ou cutanées (maladies infantiles), ou digestives (gastro-entérites), ou urinaires (infections urinaires). Les origines sont le plus souvent bénignes, mais il faut savoir se méfier des véritables urgences médicales telles la méningite ou l'appendicite. C'est pourquoi, quel que soit le cas de figure ou si l'état de votre enfant vous inspire la moindre inquiétude, je vous conseille de consulter votre médecin qui le plus souvent vous rassurera sur le caractère bénin de la maladie.

En dehors des pathologies graves, le seul vrai risque de la montée de la température chez le nourrisson, et jusqu'à quatre ans, est les convulsions. C'est pourquoi, si le traitement homéopathique — que vous jugez le plus adapté aux symptômes qu'il présente — ne fait pas baisser rapidement la température, n'hésitez pas à utiliser un médicament tel l'acide acétylsalicylique (aspirine) ou le paracétamol en attendant de consulter. Rendez-vous aussi chez votre médecin si votre bébé présente de la fièvre associée à une diarrhée.

Conduite à tenir

➤ *Ne vous affolez pas*

➤ *Adressez-vous directement à votre médecin traitant*

— Si l'enfant a déjà eu des convulsions ou une maladie infectieuse grave.
— Si la fièvre ne baisse pas au bout de quarante-huit heures.
— En cas de diarrhée associée chez le nourrisson.

➤ *Ne commettez pas les erreurs suivantes*

— Ne couvrez pas trop votre enfant, car vous risquez d'augmenter la fièvre.
— Ne faites pas tomber brutalement la température, cela est inutile, et, de plus, la fièvre est un moyen de défense naturel de l'organisme vis-à-vis des agressions virales ou bactériennes. Contrôlez la température de votre enfant, évitez qu'elle ne dépasse 39° et ne la stoppez pas brusquement.

➤ *Agissez*

— Donnez-lui très souvent à boire, d'autant plus qu'il est petit.
— Faites-lui faire prendre un bain de deux degrés inférieurs à la température du corps.
— Donnez-lui une dose d'*Aconitum napellus* 9 CH, soit diluée dans un fond de biberon d'eau s'il s'agit d'un nourrisson, soit directement sous la langue chez l'enfant plus grand.
— N'hésitez pas à appeler le médecin.

Traitement

➤ *Au tout début*

▪ *Aconitum napellus* 9 CH : une dose, si la température du corps monte brutalement et s'accompagne d'une rougeur du visage, de frissons et d'une soif intense de grandes quantités d'eau.

➤ Ensuite

L'enfant ne transpire pas

▪ Mais a soif

▪ *Aconitum napellus* 9 CH : s'il a soif de grandes quantités d'eau, poursuivez ce médicament.

▪ *Arsenicum album* 5 CH, s'il a souvent soif de petites quantités d'eau et si votre enfant a vraiment froid et ressent le besoin de se réchauffer près d'une source de chaleur malgré la fièvre.

Posologie : 2 granules à répéter toutes les heures à l'acmé de la fièvre. Espacez les prises quand la température commence à baisser.

▪ Et n'a pas soif

▪ *Apis mellifica* 15 CH : en fait, la peau est sèche, rouge, entrecoupée de suées ; la fièvre est le plus élevée à 15 heures.

▪ *Gelsemium sempervirens* 5 CH, si la fièvre est modérée, et l'enfant abattu et pris de tremblements. L'enfant qui sait s'exprimer se plaindra de courbatures.

Posologie : 2 granules à répéter toutes les heures à l'acmé de la fièvre. Espacez les prises quand la température commence à baisser.

L'enfant transpire

▪ Et a une soif

- Intense

▪ *Arnica montana* 5 CH, en cas de fièvre avec frissons et courbatures chez un malade épuisé.

▪ *Belladonna* 5 CH, dans les fièvres élevées (39-40 °C) à début brutal, chez un enfant congestionné et agité. Ce médicament est indiqué souvent après *Aconitum napellus*, quand le malade commence à transpirer.

▪ *Bryonia alba* 5 CH, lors d'une fièvre à début progressif qui stagne en plateau, c'est-à-dire dont la température est aussi élevée le matin que le soir, chez un sujet dont l'état est amélioré par la transpiration.

▪ *Mercurius solubilis* 5 CH : la fièvre est marquée par une transpiration nocturne, visqueuse, qui ne soulage pas l'enfant. La soif et les frissons sont intenses quand la température est à son maximum.

▪ *Rhus toxicodendron* 5 CH, dans les fièvres avec frissons au moindre mouvement et sueurs abondantes.

▪ *Stramonium* 5 CH correspond aux mêmes symptômes que *Belladonna*, mais la fièvre reste élevée, et les sueurs ne soulagent pas le malade. Une sensation de froid, surtout des membres, est présente, ainsi que des terreurs nocturnes avec besoin d'une lumière tamisée et peur de la lumière forte.

Posologie : 2 granules à répéter toutes les heures à l'acmé de la fièvre. Espacez les prises quand la température commence à baisser.

- Modérée

▪ *Chamomilla vulgaris* 5 CH, dans un contexte de douleurs dentaires.

▪ *Ferrum phosphoricum* 5 CH, fièvre peu élevée, peau moite, rougeur et pâleur du visage.

Posologie : 2 granules à répéter toutes les heures à l'acmé de la fièvre. Espacez les prises quand la température commence à baisser.

▪ Et n'a pas soif

▪ *Pulsatilla* 5 CH : sueurs nocturnes et frissons.

Posologie : 2 granules à répéter toutes les heures à l'acmé de la fièvre. Espacez les prises quand la température commence à baisser.

EN RÉSUMÉ

L'enfant ne transpire pas	Et a soif	De grandes quantités d'eau	*Aconitum napellus*
		De petites quantités d'eau	*Arsenicum album*
	Et n'a pas soif	Peau sèche avec suées	*Apis mellifica*
		Abattement, tremblements	*Gelsemium sempervirens*
L'enfant transpire	Et a une soif intense	Fièvre avec frissons et courbatures	*Arnica montana*
		Fièvre élevée, à début brutal	*Belladonna*
		Fièvre à début progressif	*Bryonia alba*
		Fièvre avec frissons et sueurs visqueuses	*Mercurius solubilis*
		Fièvre avec frissons au moindre mouvement	*Rhus toxicodendron*
		Fièvre avec terreurs nocturnes et sueurs qui ne calment pas	*Stramonium*
	Et a une soif modérée	Lors de poussées dentaires	*Chamomilla vulgaris*
		Fièvre modérée avec pâleur et rougeur du visage	*Ferrum phosphoricum*
	Et n'a pas soif	Fièvre avec frissons	*Pulsatilla*

➤ *Autres signes d'orientation*

Fièvre avec anxiété et peur de la mort chez l'enfant plus grand

▪ *Aconitum napellus* 15 CH : agitation et acmé de la fièvre vers minuit.
▪ *Arsenicum album* 15 CH : alternance d'agitation et d'abattement, et aggravation de 1 heure à 3 heures du matin.

Posologie : 2 granules à répéter toutes les heures à l'acmé de la fièvre. Espacez les prises quand la température commence à baisser.

Fièvre et douleurs dentaires

▪ *Chamomilla vulgaris* 15 CH : une joue rouge et chaude du côté de la poussée, agitation, colites et diarrhées douloureuses.
▪ *Ferrum phosphoricum* 5 CH, en cas d'otite associée.

Posologie : 2 granules à répéter toutes les heures à l'acmé de la fièvre. Espacez les prises quand la température commence à baisser.

Voir aussi les « Poussées dentaires », page 481.

Fièvre et diarrhées

▪ *Arsenicum album* 5 CH, pour les diarrhées survenant dans un contexte d'intoxication alimentaire. Les selles sont irritantes et nauséabondes, et s'accompagnent d'une fièvre caractéristique avec soif intense et répétée de petites quantités d'eau (voir plus haut pour la description de ce médicament).
▪ *Chamomilla vulgaris* 5 CH, dans les diarrhées de selles jaune verdâtre, d'odeur fétide, survenant lors de poussées dentaires.
▪ *Mercurius solubilis* 5 CH, dans les diarrhées faites de selles verdâtres, avec des envies urgentes d'aller à la selle et la sensation de ne jamais avoir fini. La fièvre est élevée, la soif intense, et la transpiration visqueuse ne soulage pas le malade.

Posologie (pour tous ces médicaments) : 2 granules 5 fois par jour pendant 2 jours, puis 3 fois par jour pendant 6 jours.

Voir aussi les chapitres sur les diarrhées aiguës de l'enfant, page 428, et les gastro-entérites aiguës de l'adulte, page 244.

Fièvre et rhino-pharyngites

▪ *Mercurius solubilis* 5 CH : fièvre élevée avec soif intense, transpiration visqueuse qui ne soulage pas, écoulement nasal irritant, et toux sèche la nuit et grasse le jour.
▪ *Nux vomica* 5 CH : fièvre survenant dans un contexte grippal, avec frissons et soif lors des poussées thermiques, nez sec et bouché la nuit. Éternuements irrépressibles au réveil.
▪ *Pulsatilla* 5 CH : fièvre modérée sans soif, transpiration, écoulement nasal doux, et toux sèche la nuit et grasse le jour.

Posologie (pour tous ces médicaments) : 2 granules 5 fois par jour pendant 2 jours, puis 3 fois par jour pendant 6 jours.

Voir aussi le chapitre sur les rhino-pharyngites de l'enfant, page 411.

Fièvre et angines

Avec douleurs des amygdales :

- *Lycopodium clavatum* 5 CH, si la douleur va de droite à gauche.
- *Lachesis mutus* 5 CH, si la douleur va de gauche à droite.
- *Lac caninum* 5 CH, si la douleur change de côté.
- *Mercurius solubilis* 5 CH, *Phytolacca* 5 CH, si la douleur irradie aux oreilles.

Posologie (pour tous ces médicaments) : 2 granules 5 fois par jour pendant 2 jours, puis 3 fois par jour pendant 6 jours.

Voir aussi le chapitre sur les angines, page 315.

Fièvre et grippe

- *Arnica montana* 5 CH (voir plus haut pour la description de ce médicament).
- *Eupatorium perfoliatum* 5 CH : fièvre avec soif intense et douleurs des globes oculaires.
- *Gelsemium sempervirens* 5 CH : fièvre sans soif, avec grande faiblesse et tremblements.
- *Nux vomica* 5 CH : fièvre survenant à la suite d'un rhume, avec soif importante à l'acmé de la fièvre, frissons, et courbatures aggravées la nuit.
- *Rhus toxicodendron* 5 CH : fièvre survenant par temps humide, avec frissons et sueurs du corps, soif intense et besoin constant de changer de position pour soulager ses courbatures.

Posologie (pour tous ces médicaments) : 2 granules 5 fois par jour pendant 2 jours, puis 3 fois par jour pendant 6 jours.

Voir aussi le chapitre sur la grippe, page 320.

Fièvre et gastro-entérite

- *Arsenicum album* 5 CH (voir plus haut pour la description de ce médicament).
- *Nux vomica* 5 CH : dans les diarrhées formées de petites selles, survenant dans un contexte grippal et s'accompagnant d'une fièvre avec soif quand la température est maximale.
- *Mercurius solubilis* 5 CH (voir plus haut pour la description de ce médicament).

Posologie (pour tous ces médicaments) : 2 granules 5 fois par jour pendant 2 jours, puis 3 fois par jour pendant 6 jours.

Voir aussi le chapitre sur les gastro-entérites de l'adulte, page 244.

Fièvre et maladies infantiles

- Rougeole : *Belladonna* 5 CH (voir plus haut pour la description de ce médicament).
- Varicelle : *Rhus toxicodendron* 5 CH (voir plus haut pour la description de ce médicament).
- Scarlatine : *Apis mellifica* 5 CH ou *Belladonna* 5 CH (voir plus haut pour la description de ces médicaments).

▪ Oreillons : *Apis mellifica* 5 CH (voir plus haut pour la description de ce médicament).

Posologie (pour tous ces médicaments) : 2 granules 5 fois par jour pendant 2 jours, puis 3 fois par jour pendant 6 jours.

Voir aussi le chapitre sur les maladies infantiles, page 395.

Maladies de peau de l'enfant

Dermite séborrhéique du nourrisson

Ce qu'on appelle « croûtes de lait » est une affection extrêmement fréquente chez le nourrisson. Elle est due à une atteinte inflammatoire avec desquamation du cuir chevelu.

CONSULTEZ EN L'ABSENCE D'AMÉLIORATION OU EN CAS DE SURINFECTION

Diagnostic

Le nourrisson peut présenter, dès les premiers mois de vie, des croûtes épaisses et jaunes du cuir chevelu, des squames aux sourcils et des petits boutons rouges (papules) au visage, sur les joues en particulier. Souvent, il a également les fesses rouges[1].

Une consommation insuffisante en lait peut engendrer ou pérenniser ces troubles par carence en vitamine B2.

Principale complication

L'extension de la dermite aux fesses et sa généralisation (maladie de Leiner-Moussous).

1-Voir aussi « Érythème fessier du nourrisson », page 393.

Règles d'hygiène

Shampooing doux tous les jours jusqu'à disparition des squames et des croûtes.

Traitement

Les médicaments les plus souvent indiqués sont :

- *Mezereum* 7 CH, quand les croûtes jaunes et épaisses rendent les cheveux collants et gluants.
- *Graphites* 7 CH convient mieux à un nourrisson gras, peu tonique.
- *Antimonium crudum* 7 CH, si le bébé est glouton.
- *Oleander* 5 CH, chez le nourrisson qui allaite.

Posologie : 2 granules au réveil et au coucher, jusqu'à disparition des troubles.

Pour les médicaments de terrain, voir : *Calcarea carbonica*, *Graphites*, *Natrum muriaticum*.

Voir aussi le chapitre sur l'eczéma atopique, page 188.

Érythème fessier du nourrisson

L'érythème fessier, c'est-à-dire les fesses rouges, est un eczéma. Les couches occlusives, le talc, les produits détergents ou adoucissants pour le linge peuvent en être la cause.

CONSULTEZ EN CAS DE SURINFECTION OU DE FIÈVRE

Diagnostic

L'érythème fessier du nourrisson commence autour de l'anus, puis s'étend progressivement en placard rouge et inflammatoire aux parties génitales. Ce placard, à contour irrégulier, peut rester rouge et sec ou devenir suintant. Parfois, il fait souffrir le bébé et s'infecte par un champignon, le *Candida albicans.*

Les classiques fesses rouges du nourrisson sont entretenues par l'hyperacidité des selles, parfois les urines au contact de la peau, et les couches qui ne laissent pas respirer la peau.

Principales complications

La surinfection cutanée, la mycose.

Hygiène et Prévention

— Le bain quotidien dans une eau pas trop chaude (inférieure à 36 °C) hydrate la peau. Le bébé doit être rincé soigneusement et bien séché, pour éviter la macération et l'humidité qui favorisent cette maladie de peau. Nettoyer et bien sécher les fesses à chaque change, en tamponnant doucement.
— Changez la couche souvent, après chaque tétée ou repas. Éviter les couches occlusives, le talc (macération), les produits détergents ou adoucissants pour le linge.

Traitement

➤ *Soins locaux*

— Nettoyez la peau avec du *Lait au Calendula®*.
— Protégez-la des selles avec une pâte à l'eau type *Aloplastine®*.
— Laissez les fesses de votre bébé à l'air le plus souvent possible.

➤ *Traitement homéopathique*

Un traitement homéopathique simple est souvent suffisant.

Donnez systématiquement

- *Medorrhinum* 15 CH.
- *Calcarea carbonica* 15 CH.

Posologie : 2 granules 3 fois par jour de chaque médicament tant que les fesses sont rouges.

Si ces rougeurs sont associées à une poussée dentaire, ajoutez

- *Chamomilla vulgaris* 7 CH : 2 granules 3 fois par jour pendant la durée de la poussée.

En cas de complications, si l'eczéma devient suintant

— Désinfectez localement la peau.
— Associez à *Medorrhinum*, systématiquement :
▪ *Candida albicans* 7 CH, 2 granules 3 fois par jour, et
▪ *Staphylococcinum* 7 CH, 2 granules 3 fois par jour pendant 8 jours.

En cas de diarrhée et de fortes démangeaisons

N'attendez pas trop pour consulter, si votre enfant n'est pas rapidement soulagé.
▪ *Croton tiglium* 7 CH, 2 granules 5 fois par jour pendant 2 jours, puis 3 fois par jour pendant 6 jours.

Maladies infantiles

Coqueluche

La coqueluche est une maladie infantile très contagieuse, à déclaration obligatoire. C'est une maladie d'autant plus grave qu'elle affecte le plus jeune enfant au point d'être parfois mortelle la première année de vie. Dans ces conditions, la vaccination est conseillée avant cet âge. Celle-ci ne doit pas être renouvelée si surviennent une encéphalopathie dans les sept premiers jours, des convulsions avec fièvre ou sans fièvre dans les trois jours, des cris persistants et des pleurs prolongés de plus de trois heures chez un bébé inconsolable, une fièvre supérieure à 40,5 °C, un choc anaphylactique ou un malaise grave[1].

CONSULTEZ C'EST EXTRÊMEMENT IMPORTANT, SURTOUT CHEZ LE NOURRISSON. LE MÉDECIN DÉCIDERA D'UNE ÉVENTUELLE HOSPITALISATION, UNE SURVEILLANCE « RAPPROCHÉE » DE TOUS LES INSTANTS ÉTANT INDISPENSABLE

Diagnostic

L'incubation est de huit à quinze jours. Le diagnostic repose sur la notion de contage, souvent évidente, et l'absence de coqueluche antérieure.

1-Howson P. C., V. Fineberg H., « Adverse events following pertussis and rubella vaccines », *JAMA*, 1992, vol. 267, p. 392-396. *Manuel Merck de diagnostic et de thérapeutique*, *op. cit.*, p. 1841-1842.

La coqueluche commence par un rhume accompagné d'une toux nauséeuse plutôt nocturne. Ensuite, la toux devient caractéristique et très impressionnante. Elle survient par quintes suivies d'une brève pause respiratoire avec cyanose de l'enfant, puis d'une inspiration ample et prolongée accompagnée d'un bruit typique (le « chant du coq »). Ces quintes se terminent par une expectoration épaisse et blanchâtre difficile à expulser ou par des mucosités identiques qui ressortent par les narines. La fin de la maladie — qui dure en moyenne sept semaines — s'annonce par une diminution de la fréquence et de l'intensité des quintes.

Principales complications

Les complications sont essentiellement respiratoires (apnée, broncho-pneumonie) et neurologiques (convulsions, encéphalopathies).

Actuellement, il semble y avoir une recrudescence de la coqueluche chez l'adulte[1], car les enfants d'il y a vingt ou trente ans sont devenus des adultes qui ont perdu leur immunité vaccinale. Une toux qui persiste depuis plus de quatorze jours doit vous amener à consulter votre médecin.

Traitement

➤ *Traitement préventif*

Sur la nette notion de contagion chez l'enfant non vacciné, ou lors de toux coqueluchoïde après la vaccination, on conseillera un biothérapique préparé à partir d'un lysat d'expectorations de coquelucheux prélevé sur des malades non traités :

- *Pertussinum* 7 CH : une dose.

➤ *Au début*

Quand les toux nocturnes sont nauséeuses, vous donnerez :

- *Ipeca* 5 CH, qui sera reconnu par le caractère brutal, suffocant d'une toux s'accompagnant de pâleur ou de cyanose de la face, et de nausées et de vomissements de glaires qui ne soulagent pas le malade. L'expectoration très difficile est parfois striée de sang.

Posologie : 2 granules après chaque quinte au début, puis 3 fois par jour.

Voir aussi les chapitres sur les rhino-pharyngites de l'enfant, page 411, et la toux, page 418.

1-Richard A., Perronne C., « La coqueluche revient en force chez l'adulte », *Panorama du médecin*, 16 janv. 1997, n° 4451, p. 10.

➤ *Quand la maladie est bien installée*

▪ *Drosera rotundifolia* 30 CH est le médicament caractéristique de la coqueluche, de la toux quinteuse, avec cyanose de la face, déclenchée par un chatouillement laryngé ou dès que l'on couche l'enfant. Cette toux est aggravée après minuit. Sa violence et son intensité sont telles qu'elle provoque des douleurs costales et abdominales uniquement soulagées par la pression des mains du malade sur les endroits douloureux. Le médicament ne doit pas être renouvelé tant que l'état du malade s'améliore.

Posologie : une dose unique apporte une nette amélioration, après, parfois, une exacerbation passagère des symptômes.

▪ *Coccus cacti* 5 CH : médicament typique de la coqueluche qui s'accompagne de quintes de toux très douloureuses qui empourprent le visage et se terminent par le rejet de mucosités qui pendent en de longs filaments hors de la bouche. Les quintes sont plus fréquentes au réveil et avant minuit, contrairement à *Drosera rotundifolia*, et améliorées par les boissons froides.

▪ *Corallium rubrum* 5 CH : toux coqueluchoïde avec ses accès quinteux, très violents, très douloureux, avec rougeur de la face et épuisement après la quinte.

▪ *Cuprum metallicum* 5 CH : coqueluche assortie d'une toux quinteuse, spasmodique, des plus violentes, épuisante, avec cyanose de la face. Elle est calmée par une gorgée d'eau froide.

▪ *Ipeca* 5 CH (voir plus haut pour la description de ce médicament).

Posologie (pour tous ces médicaments) : 2 granules 5 fois par jour pendant 2 jours, puis 3 fois par jour pendant 10 jours, et après chaque quinte si nécessaire.

Voir aussi les chapitres sur la toux, page 418, et les fièvres de l'enfant, page 386.

➤ *À la fin de la maladie*

On indiquera :

▪ *Pertussinum* 7 CH : prendre une dose de ce médicament en cas d'accès quinteux minimes persistant après la maladie.

▪ *Pulsatilla* 15 CH, si à la fin de la coqueluche apparaît souvent une toux correspondant à ce médicament. Elle est grasse et indolore le jour, sèche la nuit, obligeant le malade à s'asseoir.

Posologie : 2 granules 3 fois par jour pendant quelques jours.

➤ *Lors de la convalescence*

▪ *Sulfur iodatum* 15 CH est un médicament efficace de convalescence des maladies infectieuses, infantiles en particulier, d'autant que les enfants sont bons répondeurs.

▪ *Natrum muriaticum* 15 CH, indiqué chez les enfants très fatigués par la maladie.

Posologie : une dose par semaine pendant 1 mois.

Oreillons

Les oreillons sont dus à un virus à ARN (acide ribonucléique) du sous-groupe des paramyxovirus. Cette maladie infantile bénigne concerne surtout l'enfant à partir de huit ans. Elle survient par épidémies hivernales et printanières. La contamination se fait probablement par la salive. La maladie est contagieuse huit jours avant les premiers signes et quatre jours après le début de la parotidite. L'incubation est de vingt et un jours.

CONSULTEZ SI VOUS ÊTES UN ADULTE

Diagnostic

La maladie commence par de la fièvre, un mal d'oreille, une gêne à la mastication, puis se poursuit rapidement par l'apparition d'une parotidite unilatérale puis bilatérale. La région parotidienne située devant le conduit auditif externe est douloureuse et tuméfiée.

Principales complications

Les complications, essentiellement glandulaires et nerveuses, sont exceptionnelles. Vu la bénignité de la maladie jusqu'à la puberté, la vaccination ne se justifie pas. En revanche, les hommes — non à jour de vaccinations, n'ayant pas eu les oreillons — contaminés ont plus de risque de complications que s'ils avaient développé cette maladie dans l'enfance.

Traitement

Nous conseillons d'abord, ce qui semble une évidence, le repos au lit.

➤ *De la douleur et de l'inflammation de la parotide*

▪ *Mercurius solubilis* 5 CH est le médicament des parotidites et des oreillons en particulier. Malgré une transpiration nocturne abondante et une soif intense, la fièvre ne baisse pas. La langue est blanche, molle, garde l'empreinte des dents ; l'haleine est fétide, la transpiration visqueuse. Ce médicament calme aussi les douleurs des parotides quand celles-ci sont violentes.

- *Pulsatilla* 5 CH fait non seulement baisser la température du corps, mais prévient aussi l'orchite (inflammation du testicule), qui est la complication essentielle des oreillons chez l'homme. Il est indiqué quand des sueurs nocturnes et des frissons accompagnent la fièvre, et que les parotides sont peu douloureuses et inégalement augmentées de volume.

Posologie : 2 granules 5 fois par jour pendant 2 jours, puis 3 fois par jour ensuite.

➤ *En cas de fièvre*

L'intérêt de ces médicaments est double : ils permettent de diminuer la température du corps et d'agir sur l'évolution des oreillons.

Si l'enfant n'a pas soif

- *Pulsatilla* 5 CH (voir plus haut pour la description de ce médicament).
- *Apis mellifica* 5 CH a les mêmes indications que *Pulsatilla*, mais prévient la complication féminine des oreillons : l'ovarite (inflammation des ovaires). La peau est sèche, rouge, entrecoupée de suées en cas de fièvre.

Si l'enfant a soif

- *Mercurius solubilis* 5 CH (voir plus haut pour la description de ce médicament).
- *Belladonna* 5 CH est plus un médicament de fièvre que d'oreillons. Il est indiqué quand la fièvre survient brutalement et s'accompagne d'emblée de sueurs et d'une soif importante. Associé à *Mercurius solubilis*, il agit sur les phénomènes douloureux.

Posologie : 2 granules 5 fois par jour pendant 2 jours, puis 3 fois par jour ensuite.

Voir aussi le chapitre sur les fièvres de l'enfant, page 386.

➤ *Pour prévenir les complications*

- L'orchite : *Pulsatilla* 5 CH (voir plus haut pour la description de ce médicament).
- L'ovarite : *Apis mellifica* 5 CH (voir plus haut pour la description de ce médicament).

Posologie : 2 granules 3 fois par jour.

➤ *Pour récupérer à la fin de la maladie*

- Une dose de *Sulfur* 9 CH accélérera la convalescence.

Rougeole

La rougeole est une maladie virale aiguë contagieuse due à un virus à ARN (acide ribonucléique) du sous-groupe des paramyxovirus. Cette maladie infantile bénigne survient surtout chez l'enfant passé sept ans. Après une nette diminution de la maladie probablement due à la vaccination, pour la première fois en 1995, la fréquence a augmenté[1]*. La maladie n'étant pas éradiquée, le risque d'épidémie subsiste, et surtout l'âge moyen des cas augmente. De plus, l'insuffisance manifeste de la couverture vaccinale fait courir le risque d'épidémie dans la population adolescente et adulte avec un nombre de cas supérieur à celui observé avant l'ère de la période de la vaccination*[2]*. Ce risque est encore amplifié par le caractère temporaire de la protection que procure la vaccination et par son renouvellement aléatoire. Il est clair aussi que la multiplicité et la répétition des vaccinations dans le temps finiront par modifier le système immunitaire et par créer des problèmes dont on ferait mieux de se préoccuper maintenant.*

CONSULTEZ EN CAS DE ROUGEOLE DE L'ADULTE OU DE L'ADOLESCENT – SI LA FIÈVRE PERSISTE OU REPREND CHEZ L'ENFANT

Diagnostic

Le diagnostic repose sur l'absence de rougeole ou de vaccinations antérieures et la notion de contage (la connaissance d'une rougeole dans l'entourage).

— La maladie est contagieuse deux à quatre jours avant l'apparition de l'éruption et jusqu'à deux à cinq jours après son début. La période d'incubation dure dix à douze jours.

— La rougeole commence par un gros rhume, une conjonctivite, une laryngo-trachéo-bronchite et une fièvre à 39 °C-40 °C. L'enfant est grognon, pleurnichard. Deux jours après apparaît une éruption cutanée de taches rosées laissant des intervalles de peau saine. Elle commence typiquement derrière les oreilles et à la face, puis s'étend au reste du corps en trois ou quatre jours. La fièvre diminue puis disparaît au fur et à mesure de l'apparition de l'éruption.

— Le médecin affirmera le diagnostic en recherchant le signe de Koplik — c'est-à-

1-Flahault A. et coll., « Épidémiologie des maladies transmissibles en médecine générale », *in Bulletin épidémiologique hebdomadaire*, Paris, La Documentation française, 1996, n° 37, p. 163-164.

2-Antona D. et coll., « Mise en place d'une surveillance exhaustive des cas résiduels de rougeole en France », *in Bulletin épidémiologique hebdomadaire*, *op. cit.*, p. 143-145.

dire la présence de points blancs entourés d'une aréole rouge à la face interne de la joue —, qui est pathognomonique[1] de la maladie. Il apparaît quarante-huit heures avant le début de l'éruption.

Principales complications

En France, les complications, essentiellement respiratoires et neurologiques, sont exceptionnelles, sauf chez l'immunodéprimé. En revanche, dans les pays tropicaux et le tiers-monde, la rougeole reste un fléau majeur, surtout en raison de la dénutrition.

Traitement

➤ *Traitement préventif*

Il repose sur la notion de contage, permet d'atténuer l'intensité de la rougeole et, théoriquement, d'en prévenir les complications. Il faut conseiller un biothérapique préparé à partir d'exsudats bucco-pharyngés de sujets rougeoleux non traités. Celui-ci est à prendre au réveil trois jours de suite :

- Le premier jour : une dose de *Morbillinum* 9 CH.
- Le deuxième jour : une dose de *Morbillinum* 12 CH.
- Le troisième jour : une dose de *Morbillinum* 15 CH.

➤ *Traitement curatif*

De la rhino-pharyngite

Les médicaments indiqués le plus souvent sont :

- *Allium cepa* 5 CH : le rhume est reconnu par ses éternuements en salves, accompagnés d'un larmoiement doux, non irritant, et d'un écoulement nasal irritant et excoriant incessant. Ces symptômes sont aggravés dans une chambre chaude et améliorés au grand air.
- *Ammonium muriaticum* 5 CH : très proche d'*Allium cepa*, mais le nez est bouché et l'odorat fortement diminué.
- *Arsenicum iodatum* 5 CH, quand la sensation de nez bouché s'accompagne d'un écoulement nasal, clair ou muco-purulent, très irritant.
- *Euphrasia* 5 CH : la symptomatologie et les modalités sont inverses de celles

1-Signe spécifique d'une maladie, dont la seule présence affirme le diagnostic.

d'*Allium cepa*, c'est-à-dire un larmoiement irritant, excoriant, et un écoulement nasal doux, non irritant, et une aggravation au grand air.

- *Bryonia alba* 5 CH, si la rhino-pharyngite s'accompagne d'une toux sèche, douloureuse, aggravée par le moindre mouvement respiratoire et améliorée par la pression forte du thorax.
- *Kalium iodatum* 5 CH, quand les écoulements nasal et oculaire sont clairs et irritants, et les éternuements fréquents.

Posologie (pour tous ces médicaments, sauf *Allium cepa*) : 2 granules 5 fois par jour pendant 2 jours, puis 3 fois par jour pendant 6 jours.

Pour *Allium cepa* : 2 granules 5 fois par jour pendant 2 jours, puis arrêtez ou passez à un autre médicament.

Voir aussi le chapitre sur les rhino-pharyngites de l'enfant, page 411, et la toux, page 418.

De la fièvre

— L'enfant a soif :
- et ne transpire pas : *Aconitum napellus* 5 CH, *Arsenicum album* 5 CH ;
- et transpire abondamment : *Belladonna* 5 CH, *Bryonia alba* 5 CH, *Mercurius solubilis* 5 CH.

— L'enfant n'a pas soif :
- et ne transpire pas : *Apis mellifica* 5 CH, *Gelsemium sempervirens* 5 CH ;
- et transpire : *Pulsatilla* 5 CH.

Posologie : 2 granules 5 fois par jour pendant 2 jours, puis 3 fois par jour pendant la durée de la fièvre.

Voir aussi le chapitre sur les fièvres de l'enfant, page 386.

De l'éruption

- si la notion de contage est nette, et que l'éruption tarde à sortir : une dose de *Gelsemium sempervirens* 15 CH ;
- si l'éruption ne sort pas : une dose de *Sulfur* 30 CH.

Deux médicaments typiques de l'éruption dominent les autres :
- *Belladonna* 5 CH, si la soif et la fièvre sont présentes.
- *Pulsatilla* 5 CH, en l'absence de soif.

Posologie (pour tous ces médicaments) : 2 granules 5 fois par jour pendant 2 jours, puis 3 fois par jour pendant 6 jours.

À la convalescence

À la fin de la maladie, plusieurs médicaments peuvent aider votre enfant à retrouver son tonus :
- systématiquement : une dose de *Morbillinum* 15 CH ;
- si l'éruption a tardé à sortir : une dose de *Gelsemium sempervirens* 15 CH ;
- si l'éruption n'est sortie que grâce aux doses de *Sulfur*, vous prendrez une dose de *Sulfur iodatum* 15 CH.

Rubéole

La rubéole est due à un virus à ARN (acide ribonucléique) de la famille des Togaviridæ. *Du fait de la discrétion des symptômes, cette maladie infantile bénigne passe inaperçue une fois sur deux pour le malade et* a fortiori *pour le médecin, rarement consulté à ce sujet.*

Après plusieurs années de régression de la maladie, 1994 et 1996 ont été deux années marquées par une augmentation de cette affection. En effet, on a constaté une recrudescence des cas au sein des armées[1] *(où la vaccination et la déclaration de la maladie sont obligatoires) et un accroissement des cas de rubéoles congénitales*[2].

CONSULTEZ IMMÉDIATEMENT CHEZ LA FEMME ENCEINTE, À LA MOINDRE SUSPICION OU CONTACT AVEC UN MALADE AYANT LA RUBÉOLE

Diagnostic

La rubéole est contagieuse peu avant l'apparition de l'éruption et pendant celle-ci. L'incubation varie entre deux et trois semaines. Typiquement, l'éruption, qui respecte la face, est proche de celle de la rougeole. Elle s'accompagne de nombreux ganglions, surtout au niveau du cou. En fait, cette forme est rarement rencontrée ; les formes frustes ayant des éruptions modérées sont les plus fréquentes. Elle ne donne pas de complications, excepté chez la femme enceinte. En effet, le risque de rubéole congénitale est maximal lors du premier trimestre de grossesse, car l'infection du fœtus peut être à l'origine d'avortements spontanés ou de malformations.

Vaccination

La vaccination n'est pas obligatoire, mais elle est recommandée, surtout chez les femmes, et particulièrement celles des populations à risque, telles que les infirmières, les puéricultrices, les laborantines, les sages-femmes, les institutrices, etc. Cependant, le vaccin de la rubéole étant fabriqué à partir de virus rubéoleux vivants

1-La rubéole fait partie des maladies surveillées dans les armées.

2-Robain M. et coll., « Infections rubéoleuses confirmées au laboratoire chez la femme enceinte et le nouveau-né », *in Bulletin épidémiologique hebdomadaire*, *op. cit.*, 1995, n° 4, p. 13-17. De Mouy D. et coll., « Épidémie de rubéole en 1996 dans un centre d'instruction militaire dans le centre de la France », *in Bulletin épidémiologique hebdomadaire, op. cit.*, 1996, n° 28, p. 123-125.

atténués, la vaccination doit se faire sous contraception orale chez la femme en âge de procréer, du fait du risque tératogène (de malformations) du fœtus chez la femme enceinte. De même, il ne doit pas y avoir de conception dans les trois mois qui suivent la vaccination. Malgré sa bonne tolérance générale, des effets secondaires (fièvre, éruptions cutanées, ganglions, et surtout arthrites) sont observés dans 15 % des cas[1]. Lors d'une grossesse et d'un contact avec un rubéoleux, il est indispensable de consulter d'urgence un médecin.

Traitement

Le traitement — sauf chez la femme enceinte — n'est pas indispensable. Tout au plus peut-on indiquer les médicaments de fièvre quand celle-ci est présente, et *Belladonna* puis *Pulsatilla* ou *Mercurius solubilis* sur les caractéristiques de l'éruption (voir page 402).

Voir aussi : les « Fièvres de l'enfant », page 386.

Scarlatine

La scarlatine est une maladie infectieuse due au streptocoque β hémolytique du groupe A. Dans cette indication, l'antibiothérapie est indispensable afin d'éviter les complications graves dont elle peut être à l'origine : glomérulonéphrite et rhumatisme articulaire aigus. Le traitement homéopathique a un rôle complémentaire intéressant : il hâte la guérison et diminue la convalescence.

CONSULTEZ CAR LA PRISE D'ANTIBIOTIQUES EST ACTUELLEMENT INDISPENSABLE

Diagnostic

La forme typique est actuellement peu rencontrée ; les formes frustes sont plus fréquentes.

L'incubation est courte, trois à cinq jours. La maladie est contagieuse vingt-

1-Giovangrandi Y. et coll., « Maladies infectieuses au cours de la grossesse », *in Revue du praticien*, Paris, 15 oct. 1995, t. 45, n° 17, p. 2069-2083.

quatre heures avant le début des symptômes jusqu'à deux à trois semaines ou plus en cas de complications.

Dans la forme typique, la période d'invasion commence par une angine rouge avec une fièvre élevée, des frissons, une altération de l'état général et des vomissements. Dans les deux jours, l'éruption cutanée — faite de petits points sombres qui confluent sans laisser d'intervalle de peau saine — naît au thorax et s'étend aux membres. Elle est souvent plus marquée aux grands plis (axillaires, coudes, genoux) et au siège. L'angine persiste, les amygdales se couvrent de points blancs, la langue se dépapille et devient lisse et rouge framboisé.

Principales complications

Les complications rénales, cardiaques et rhumatismales déjà mentionnées ont pratiquement disparu depuis l'emploi systématique des antibiotiques dans cette maladie.

Traitement

Au repos au lit et à l'antibiothérapie vous pouvez associer :

➤ *Médicaments de l'angine*

- *Belladonna* 5 CH, si le mal de gorge est intense, la gorge rouge vif, la déglutition très douloureuse, et que la fièvre s'accompagne de transpiration et de soif.
- *Apis mellifica* 5 CH, si la muqueuse pharyngée est rouge, luisante, avec un œdème de la luette, une fièvre sans soif et une peau sèche entrecoupée de suées.
- *Arum triphyllum* 5 CH est le médicament des angines graves et très douloureuses de la scarlatine. La fièvre est très élevée, la salivation abondante, les ganglions du cou sont douloureux, la langue est framboisée et dépapillée. Le malade s'écorche, se gratte, s'arrache les lèvres et le rebord des narines parfois jusqu'au sang.

Posologie (pour tous ces médicaments) : 2 granules 5 fois par jour pendant 2 jours, puis 3 fois par jour pendant 6 jours.

Voir aussi le chapitre sur les angines, page 314.

➤ *Médicaments de la fièvre*

Voir le chapitre sur les fièvres de l'enfant, page 386.

➤ *Médicaments de l'éruption*

- *Belladonna* 5 CH (voir plus haut pour la description de ce médicament).
- *Apis mellifica* 5 CH (voir plus haut pour la description de ce médicament).

Pour ces deux médicaments, l'éruption est typique de la scarlatine. Ils seront distingués dans cette indication sur les caractéristiques de la fièvre et de l'angine.

Posologie (pour tous ces médicaments) : 2 granules 5 fois par jour pendant 2 jours, puis 3 fois par jour pendant 6 jours.

➤ *Si la notion de contagion est nette*

- et que l'éruption tarde à sortir : prenez une dose de *Gelsemium sempervirens* 15 CH ;
- si l'éruption ne sort pas : une dose de *Sulfur* 30 CH.

➤ *Pour vous aider à récupérer de la maladie*

À la fin de la maladie, plusieurs médicaments aident le malade à retrouver rapidement de l'énergie :

- systématiquement : une dose de *Sulfur iodatum* 15 CH ;
- si l'éruption a tardé à sortir : une dose de *Gelsemium sempervirens* 15 CH.

➤ *Pour prévenir les complications*

- Les néphrites (atteintes rénales) : une dose d'*Apis mellifica* 9 CH.

Varicelle

La varicelle est une maladie virale aiguë contagieuse due au virus herpès-varicelle. Elle survient dans 90 % des cas chez l'enfant de deux à dix ans.

CONSULTEZ EN CAS DE VARICELLE DE L'ADULTE, ET DE LA FEMME ENCEINTE – EN CAS DE VARICELLE CHEZ UN IMMUNODÉPRIMÉ

Diagnostic

Après une période d'incubation d'environ quinze jours, la maladie se révèle par des éruptions caractéristiques de vésicules, c'est-à-dire des cloques de 3 à 5 mm de diamètre remplies d'un liquide clair. Elles s'assèchent en moins de vingt-quatre heures et se recouvrent d'une croûte qui tombe au huitième jour, sans laisser de cicatrices si l'enfant ne s'est pas gratté et ne les a pas infectées.

Les éruptions évoluent par poussées — parfois avec de la fièvre les premiers jours —, commencent habituellement au tronc, puis se propagent au visage, au cou et aux membres.

La maladie, qui dure environ dix jours, est contagieuse les quarante-huit heures précédant l'éruption et jusqu'à ce que toutes les vésicules soient recouvertes de croûtes.

Principales complications

La varicelle est une maladie bénigne chez l'enfant, sérieuse, voire grave chez l'adulte.

— Chez l'enfant, le grattage intempestif provoque surinfection et cicatrices indélébiles.

— Chez l'adulte, des complications pulmonaires et neurologiques sont possibles.

Règles d'hygiène

— Coupez court les ongles de votre enfant. Brossez-les deux fois par jour pour éviter les complications sus-citées.

— Faites-lui prendre un bain par jour ; essuyez-le en le tamponnant avec la serviette et non en le frottant. Ensuite, appliquez sur les éruptions une solution d'éosine aqueuse à 1 % ou de fluorescéine aqueuse.

— La personne qui soigne le malade doit se laver les mains après chaque contact.

— Vous ne pouvez emmener votre enfant à l'école tant que les croûtes persistent, car il est encore contagieux. Évitez le contact avec les femmes enceintes et les sujets malades prenant des corticoïdes, car ils risquent de développer une varicelle très grave.

Traitement

➤ *Au début*

En cas de fièvre :

Si l'enfant a soif

- et ne transpire pas : *Aconitum napellus* 5 CH ;
- puis transpire abondamment : *Belladonna* 5 CH, *Mercurius solubilis* 5 CH.

Si l'enfant n'a pas soif

- et ne transpire pas, et s'il est très abattu : *Gelsemium sempervirens* 5 CH ;
- et s'il a la peau sèche entrecoupée de suées : *Apis mellifica* 5 CH.

Posologie : 2 granules 5 fois par jour pendant la durée de la fièvre.

Voir aussi le chapitre sur les fièvres de l'enfant, page 386.

➤ *Au stade de l'éruption*

- *Rhus toxicodendron* 5 CH, systématiquement, car il reproduit typiquement les lésions brûlantes et piquantes de la varicelle, améliorées par les applications d'eau très chaude, mais pas par le grattage.
- *Mezereum* 5 CH, indiqué dès que les vésicules se recouvrent de croûtes.

Posologie : 2 granules 5 fois par jour pendant 2 jours, puis 3 fois par jour pendant 6 jours.

➤ *En cas de surinfection*

Poursuivez les deux médicaments précédents et ajoutez :

- *Mercurius solubilis* 5 CH, surtout si la varicelle s'accompagne d'une fièvre importante avec une soif intense, des sueurs nocturnes abondantes.
- *Graphites* 5 CH, si les vésicules alors suintantes sont améliorées par les applications fraîches, et aggravées par le grattage, la chaleur du lit. Si les phénomènes semblent s'aggraver, prendre *Graphites* en 15 CH.

Posologie : 2 granules 5 fois par jour pendant 2 jours, puis 3 fois par jour pendant 6 jours.

➤ *Pour récupérer de la maladie*

- *Sulfur iodatum* 15 CH : une dose à donner systématiquement pour hâter la disparition des éléments cutanés restants.

➤ *Si des cicatrices persistent*

- Prendre *Graphites* 7 CH, systématiquement pendant 2 ou 3 mois, 2 fois par jour.

Voir aussi le chapitre sur la cicatrisation, page 211.

Maladies ORL de l'enfant

Otites

L'otite est une affection extrêmement fréquente puisqu'on estime à près de 5 millions par an le nombre d'otites moyennes aiguës. Elle complique souvent une rhino-pharyngite. C'est une affection surtout du petit enfant : en effet, deux tiers des enfants de moins de trois ans font au moins une otite, et un tiers plus de trois. À trois ans, 83 % des enfants ont eu une ou plusieurs otites. Douleur d'oreille n'est pas synonyme d'otite ; c'est pourquoi, si le traitement homéopathique proposé n'agit pas rapidement, il est indispensable que vous consultiez un médecin.

CONSULTEZ EN L'ABSENCE D'AMÉLIORATION NETTE DANS LES 24 HEURES – EN PRÉSENCE D'ÉCOULEMENT PURULENT DE L'OREILLE, DE DIARRHÉE PERSISTANTE CHEZ UN NOURRISSON (RISQUE DE DÉSHYDRATATION), DE FIÈVRE PROLONGÉE – ARRÊTEZ LES MÉDICAMENTS HOMÉOPATHIQUES SUIVANTS : *Drosera rotundifolia*, *Sulfur*, *Sulfur iodatum*, *Hepar sulfur*

Diagnostic

La douleur d'oreille est évidente chez le petit enfant capable de s'exprimer. En revanche, elle est beaucoup plus difficile à identifier chez le nourrisson. C'est pourquoi vous devez suspecter une otite devant les signes suivants :
— une rhino-pharyngite ;
— une fièvre isolée ;
— une diarrhée, des vomissements ;
— des troubles de l'alimentation ;
— des insomnies ;
— une modification de l'humeur.

Elle survient souvent après une rhino-pharyngite, d'où l'intérêt de nettoyer le nez avec du sérum physiologique.

Les facteurs favorisant les otites sont :
— la vie en collectivité (crèche) ;
— les facteurs climatiques (l'hiver) ;

— le tabagisme des parents ;
— la carence en fer.

L'allaitement maternel joue un rôle protecteur.

Une douleur de l'oreille peut aussi être la conséquence d'un :
— furoncle ;
— eczéma du conduit auditif externe ;
— corps étranger (perle, haricot) mis dans l'oreille ;
— traumatisme sonore.

L'otite moyenne aiguë est due à une obstruction de la trompe d'Eustache (conduit qui relie l'oreille au cavum). Celle-ci se produit souvent au décours d'une rhino-pharyngite. L'otite moyenne aiguë est la première infection bactérienne de l'enfant et la première cause d'utilisation des antibiotiques dans les pays occidentaux [1]. Elle a représenté 2 763 000 prescriptions d'antibiotiques de novembre 1994 à novembre 1995 [2]. Les gouttes auriculaires antibiotiques ou antiseptiques sont inutiles et n'ont aucune efficacité [3].

Principales complications

À court terme, exceptionnellement, les otites peuvent donner des mastoïdites (inflammations de la muqueuse de l'apophyse mastoïde située en arrière de l'oreille) aiguës, des méningites, des labyrinthites (cavités sinueuses de l'oreille interne), une paralysie faciale, une surdité brusque, etc.

Les principales complications à plus ou moins long terme sont :
— l'otite séro-muqueuse (épanchement d'un liquide, en principe non purulent, dans l'oreille moyenne) ;
— l'otite chronique ou récidivante ;
— la perforation du tympan.

Traitement

➤ *Chez le nourrisson de moins de trois mois*

La paracentèse (petite incision dans le tympan) est pratiquée quasi systématiquement.

1-« Les infections ORL », *op. cit.*
2-Reinert P., Boucherat M., « Otites séreuses de l'enfant », *Impact médecin*, mars 1995, n° 272, p. 3.
3-« Les infections ORL », *op. cit.*

➤ *Chez l'enfant plus grand*

De façon systématique, dès qu'est suspectée une otite, vous pouvez donner :

- *Capsicum* 5 CH et *Pyrogenium* 5 CH, associés à :
- *Belladonna* 5 CH, en cas de fièvre élevée et de face rouge.
- *Ferrum phosphoricum* 5 CH, en cas de fièvre modérée et de face pâle.

— En cas de poussée dentaire et de diarrhée concomitantes, ajoutez : *Chamomilla vulgaris* 5 CH.

Posologie (pour tous ces médicaments) : 2 granules toutes les heures le premier jour, puis 5 fois par jour les 2 jours suivants et ensuite 3 fois par jour pendant 3 jours.

En l'absence d'amélioration dans les deux jours qui suivent, amenez votre enfant en consultation.

Traiter la rhino-pharyngite

Traitez la rhino-pharyngite habituellement associée (voir ci-dessous) et surtout débouchez le nez de votre enfant, en faisant des instillations nasales de sérum physiologique conditionné en flacon unidose.

Rhino-pharyngites

Les rhino-pharyngites aiguës sont nécessaires à l'acquisition progressive d'une immunité locale et générale chez l'enfant de six mois à sept ans ; on estime qu'avant cet âge tous les enfants ont eu une rhino-pharyngite. L'infection et l'inflammation des voies respiratoires provoquent un écoulement nasal et pharyngé — c'est-à-dire par le nez et le fond de la gorge — accompagné ou non de fièvre. Ces maladies bénignes très fréquentes sont essentiellement d'origine virale ; le recours aux antibiotiques est donc rarement justifié. D'ailleurs, aucune étude n'a démontré leur efficacité dans cette affection, ni dans le raccourcissement des symptômes ni dans la prévention des complications[1]*. Le traitement de choix est l'homéopathie.*

CONSULTEZ SI LA FIÈVRE PERSISTE, CAR LA RHINO-PHARYNGITE N'EST PAS RESPONSABLE D'UNE FIÈVRE QUI DURE AU-DELÀ DE 48 HEURES

1-« Les infections ORL », *op. cit.*

Diagnostic

L'incubation est rapide (quarante-huit à soixante-douze heures), le diagnostic souvent évident : un écoulement nasal clair et des éternuements prédominent au début, mais rapidement ces derniers cessent, et l'écoulement devient jaune verdâtre. Il s'accompagne souvent d'une toux plus ou moins grasse, de fièvre et de ganglions au cou.

La rhino-pharyngite évolue théoriquement spontanément vers la guérison en une semaine, mais les surinfections sont fréquentes.

Si la fièvre persiste au-delà de quarante-huit heures ou réapparaît après avoir disparu, la rhino-pharyngite n'est plus responsable : une otite en est souvent la cause.

Principales complications

Selon les études, la fréquence globale des complications varie entre 6 et 14 %. Pourtant, près de 60 % des enfants atteints d'une rhino-pharyngite simple non compliquée reçoivent un antibiotique. Ce qui représente, chez l'enfant, trois millions de prescriptions d'antibiotiques par an pour cette affection. Les médecins ne sont pas les seuls responsables de ces prescriptions abusives, puisque 33 % d'entre eux estiment le faire sur l'insistance des parents[1].

➤ *Complications immédiates*

— Les rhino-pharyngites peuvent infecter la trachée et les bronches et être à l'origine de trachéites ou de bronchites ; elles peuvent aussi être la cause d'otites, de sinusites ou de conjonctivites.
— La fièvre peut être à l'origine de convulsions.
— La survenue de complications est liée à l'âge de l'enfant (moins de six mois), à des otites fréquentes, à une immunité plus ou moins déprimée, et à une vie en collectivité (crèche, garderie, école).

➤ *Rhino-pharyngites à répétition*

Elles sont définies par la survenue de quatre épisodes de rhino-pharyngites dans un trimestre. Elles commencent chez le nourrisson et se terminent à l'âge de cinq

1-*Ibid.*

ou six ans en moyenne. Elles sont favorisées par la vie en collectivité, le tabagisme des parents, l'habitat dans un lieu humide ou trop sec, la présence d'animaux.

L'existence d'un reflux gastro-œsophagien, d'une allergie, d'une carence en fer sont des facteurs favorisants. De même, une allergie des voies aériennes supérieures ou la présence de végétations, sur lesquelles l'homéopathie a une bonne activité, augmentent la fréquence de survenue des rhino-pharyngites.

Voir aussi les chapitres sur le reflux gastro-œsophagien, page 440, et sur les rhinites allergiques, page 192.

Traitement homéopathique de l'enfant

➤ *Si le rhume commence*

Par des éternuements très fréquents

- *Allium cepa* 5 CH : quand le larmoiement est doux et l'écoulement nasal irritant et translucide, et aggravé dans une chambre chaude.
- *Ammonium muriaticum* 5 CH, comme *Allium cepa*, a pour caractéristique un écoulement nasal clair et très irritant ; par contre, l'enfant a la sensation d'avoir le nez bouché et a perdu l'odorat.
- *Euphrasia* 5 CH : quand l'irritation est oculaire et l'écoulement nasal doux et translucide. L'ensemble est aggravé au froid.
- *Kalium bichromicum* 5 CH : si vous savez que le rhume de votre enfant — qui survient habituellement par temps froid et humide — commence par des éternuements violents et un nez sec et bouché, puis se poursuit par un écoulement nasal jaune verdâtre, abondant, épais, visqueux, croûteux, et une toux grasse surtout au réveil, prenez d'emblée ce médicament.

Posologie (pour tous ces médicaments, sauf *Allium cepa*) : 2 granules 5 fois par jour pendant 2 jours, puis 3 fois par jour pendant 6 jours. Pour *Allium cepa* : 2 granules 5 fois par jour pendant 2 jours, puis arrêtez ou passez à un autre médicament.

Par un nez sec et bouché

- *Aconitum napellus* 5 CH, quand le rhume survient par temps froid et sec, avec fièvre élevée, de survenue brutale, caractérisée par une peau sèche, rouge, chaude, parcourue de frissons, une soif intense de grandes quantités d'eau froide, voire une agitation et une anxiété survenant à l'acmé de la fièvre vers minuit.
- *Belladonna* 5 CH : fièvre, soif et sueurs abondantes si le rhume survient après une coupe de cheveux.
- *Bryonia alba* 5 CH : avec nez très sec et fièvre en plateau (aussi élevée le matin que le soir), soif importante et amélioration par la transpiration.

▪ *Camphora* 5 CH : quand le rhume survient par temps glacial, et que le malade ressent une sensation de froid glacé en respirant.

▪ *Kalium bichromicum* 5 CH, si le rhume risque de se compliquer directement en sinusite.

▪ *Nux vomica* 5 CH, si l'enfant se plaint de courbatures (début de grippe).

Posologie (pour tous ces médicaments) : 2 granules 5 fois par jour pendant 2 jours, puis 3 fois par jour pendant 6 jours.

Parce que l'enfant a eu les pieds mouillés

▪ *Dulcamara* 5 CH, si les sécrétions nasales sont claires, mais surtout par temps humide quand le nez se bouche d'abord, puis coule (clair) abondamment, et que des ganglions apparaissent au cou. L'enfant a besoin de se racler la gorge pour expectorer les mucosités claires restées collées dans l'arrière-gorge.

▪ *Pulsatilla* 5 CH, si les sécrétions nasales sont jaunâtres, épaisses, non irritantes, si le nez sec et bouché la nuit coule dans la journée, si la perte du goût et de l'odorat est présente. La fièvre est modérée, le malade transpire mais n'a pas soif.

Posologie (pour tous ces médicaments) : 2 granules 5 fois par jour pendant 2 jours, puis 3 fois par jour pendant 6 jours.

➤ *Quand l'écoulement du nez est clair*

Sans éternuements

▪ *Dulcamara* 5 CH (voir plus haut pour la description de ce médicament).

▪ *Kalium muriaticum* 5 CH, si le nez laisse couler sans cesse un liquide épais, blanc, glaireux, et que l'on ressent une sensation d'oreilles bouchées et des bruits de craquements en se mouchant.

La lèvre supérieure et le pourtour du nez sont irrités

▪ *Allium cepa* 5 CH (voir plus haut pour la description de ce médicament).

▪ *Ammonium muriaticum* 5 CH (voir plus haut pour la description de ce médicament).

▪ *Arsenicum iodatum* 5 CH, s'il n'y a pas d'éternuements, mais que la sensation de nez bouché s'accompagne d'un écoulement nasal, clair ou muco-purulent, très irritant et très brûlant, et de la présence de ganglions au cou.

▪ *Arum triphyllum* 5 CH : le nez est bouché, l'écoulement nasal est à ce point irritant qu'il provoque un grattage intense des narines et des lèvres que le malade s'écorche jusqu'à se faire saigner. La langue est rouge, dépapillée.

▪ *Aralia racemosa* 5 CH : les éternuements fréquents et l'écoulement nasal, clair et très irritant, sont aggravés par le moindre courant d'air.

■ *Kalium iodatum* 5 CH : pour ce médicament aussi, il y a peu d'éternuements, mais les écoulements nasal et oculaire sont très abondants et très irritants.

Posologie (pour tous ces médicaments, sauf *Allium cepa*) : 2 granules 5 fois par jour pendant 2 jours, puis 3 fois par jour pendant 3 jours. Puis, en fonction de l'évolution, modifiez votre traitement.

Pour *Allium cepa* : 2 granules 5 fois par jour pendant 2 jours, puis arrêtez ou passez à un autre médicament.

Avec fièvre

■ *Ferrum phosphoricum* 5 CH : fièvre et soif modérée, peau moite et mouchage qui ramène un peu de sang.
■ *Nux vomica* 5 CH : fièvre survenant dans un contexte grippal (courbatures) avec frissons et soif lors des poussées thermiques, nez sec et bouché la nuit, écoulement nasal clair le jour, aggravé à la chaleur et amélioré à l'air frais, éternuements irrépressibles au réveil.
■ *Dulcamara* 5 CH (voir plus haut pour la description de ce médicament).

Posologie (pour tous ces médicaments) : 2 granules 5 fois par jour pendant 2 jours, puis 3 fois par jour pendant 3 jours. Puis, en fonction de l'évolution, modifiez votre traitement.

➤ *Quand l'écoulement devient muco-purulent jaune verdâtre*

Il ne témoigne en rien de la survenue d'une surinfection bactérienne et n'impose aucunement la prise d'antibiotiques.

Sans fièvre

■ *Hydrastis* 5 CH, quand les sécrétions, de l'écoulement nasal et pharyngé, sont jaunâtres, épaisses et visqueuses.
■ *Kalium bichromicum* 5 CH : le nez rempli de croûtes se bouche, le rhume se complique de céphalées frontales très localisées, « en point », souvent annonciatrices d'une sinusite.

Posologie (pour tous ces médicaments) : 2 granules 3 fois par jour pendant 5 jours.

Avec fièvre

■ *Mercurius solubilis* 5 CH, si l'écoulement nasal est irritant, la langue blanche ; la fièvre élevée s'accompagne d'une soif intense et de transpiration visqueuse.
■ *Pulsatilla* 5 CH (voir plus haut pour la description de ce médicament).

Posologie (pour tous ces médicaments) : 2 granules 5 fois par jour pendant 2 jours, puis 3 fois par jour pendant 3 jours.

➤ *En fonction d'autres symptômes*

La présence de certains symptômes, facilement reconnaissables, favorise la recherche du ou des médicaments appropriés. Cependant, votre choix ne sera confirmé que si vous retrouvez, dans le dictionnaire des médicaments, les autres symptômes du ou des médicaments sélectionnés.

Si vous constatez que les symptômes de votre enfant sont

- Aggravés à l'air frais, il peut s'agir de nombreux médicaments tels : *Corallium rubrum*, *Dulcamara*, *Euphrasia*, *Hepar sulfur*, *Hydrastis*, *Kalium bichromicum*, *Kalium muriaticum*, *Mercurius solubilis*.
- Améliorés à l'air frais, les principaux médicaments sont : *Allium cepa*, *Bryonia alba*, *Nux vomica*, *Pulsatilla*.
- Aggravés à la chaleur, pensez à *Allium cepa*, *Bryonia alba*, *Euphrasia*, *Nux vomica*, *Pulsatilla*.
- Améliorés à la chaleur : *Hepar sulfur*, *Kalium bichromicum*, *Kalium muriaticum*.

Vous tiendrez compte du larmoiement et de l'écoulement nasal (la rhinorrhée)

Ainsi, s'il y a :

- larmoiement irritant, rhinorrhée irritante : *Arsenicum iodatum*, *Kalium iodatum*, *Mercurius solubilis* ;
- larmoiement irritant, rhinorrhée non irritante : *Euphrasia* ;
- larmoiement non irritant, rhinorrhée non irritante : *Pulsatilla*, *Dulcamara*, *Kalium muriaticum* ;
- larmoiement non irritant, rhinorrhée irritante : *Allium cepa*, *Ammonium muriaticum*, *Arum triphyllum*.

Si lèvre supérieure est excoriée

- C'est-à-dire si les sécrétions nasales sont très irritantes, vous vous dirigerez vers *Allium cepa* ou *Arum triphyllum*.

Si le nez est bouché la nuit et coule le jour

- *Lycopodium clavatum*, *Nux vomica*, *Pulsatilla* sont les médicaments qu'il vous faudra rechercher.

Vous regarderez aussi la langue de votre enfant

- si celle-ci est rouge framboisé, *Arum triphyllum* est probablement le médicament indiqué ;
- si la langue est blanche et garde l'empreinte des dents, recherchez : *Hydrastis*, *Kalium bichromicum* ou *Mercurius solubilis*.

Si l'odorat est perdu

- *Ammonium muriaticum*, *Kalium bichromicum* ou *Pulsatilla* devrait convenir.

➤ *Si le rhume se complique*

— Par une toux, reportez-vous au chapitre concernant les toux, page 418.
— Par une sinusite, reportez-vous au chapitre concernant les sinusites, page 325.
— Ou accompagne une grippe, voyez page 320.

Traitement homéopathique du nourrisson

➤ *Au début*

▪ *Ammonium carbonicum* 5 CH : chez le nourrisson, au nez sec et bouché, qui ne peut dormir la nuit.
▪ *Nux vomica* 5 CH : même chose avec, en plus, des éternuements et un déclenchement du rhume par temps froid ou à la suite d'un courant d'air.
▪ *Sambucus* 5 CH : médicament proche d'*Ammonium carbonicum*, mais l'obstruction nasale est telle que le bébé a des difficultés à téter — il s'arrête de boire pour reprendre son souffle —, car un bébé ne sait respirer que par la bouche.

Posologie (pour tous ces médicaments) : 2 granules 5 fois par jour pendant 2 jours, puis 3 fois par jour pendant 3 jours.

➤ *Ensuite*

Les médicaments sont identiques à ceux déjà cités dans le chapitre précédent.

➤ *Rhino-pharyngites dues à des poussées dentaires*

▪ *Chamomilla vulgaris* 5 CH systématiquement ; *Chamomilla vulgaris* 15 CH, si la poussée dentaire — avec joue rouge du côté de la dent qui pousse — s'accompagne d'une fièvre avec sueurs, ou d'une diarrhée verdâtre ou d'une toux nocturne qui ne réveille pas l'enfant.
▪ *Ferrum phosphoricum* 5 CH, si la poussée dentaire s'accompagne d'otite et de filets de sang lorsque vous nettoyez le nez de votre bébé. La fièvre est modérée et la peau moite.
▪ *Mercurius solubilis* 5 CH, si l'écoulement nasal est irritant, la fièvre élevée, la transpiration abondante et visqueuse, et la soif intense.

Posologie (pour tous ces médicaments) : 2 granules 5 fois par jour pendant 2 jours, puis 3 fois par jour pendant 6 jours.

Traitement local de l'enfant et du nourrisson

Il est très important et prévient la survenue d'otites.

— Chez les nourrissons : faites des lavages doux — surtout au réveil et au coucher — au sérum physiologique ou à l'eau salée pour évacuer les sécrétions nasales, ou aspirez celles-ci grâce à l'aspirateur nasal.

— Chez le petit enfant : apprenez-lui à bien se moucher, narine par narine, et de préférence avec des mouchoirs jetables.

Traitement de terrain de l'enfant et du nourrisson

Il est nécessaire en cas de rhino-pharyngites à répétition. L'homéopathie a une efficacité reconnue dans ce domaine. Le traitement permet à la fois l'espacement des épisodes de rhino-pharyngites, et, quand ceux-ci surviennent, ils restent localisés au nez et ne se compliquent pas en infectant les bronches ou en provoquant une otite.

Voir : *Aviaire, Calcarea carbonica, Calcarea phosphorica, Drosera, Hepar sulfur, Iodum, Kalium carbonicum, Medorrhinum, Mercurius solubilis, Psorinum, Pulsatilla, Silicea, Sulfur iodatum, Thuya occidentalis, Tuberculinum*.

Toux

La toux chez l'enfant est un phénomène extrêmement fréquent qui complique souvent une rhino-pharyngite. Elle signe le plus souvent une bronchite, beaucoup plus rarement une pneumonie.

CONSULTEZ IMMÉDIATEMENT SI L'ENFANT A DES DIFFICULTÉS À RESPIRER – DANS LES 48 HEURES EN L'ABSENCE D'AMÉLIORATION ET SI LA FIÈVRE PERSISTE – PENSEZ TOUJOURS À L'INGESTION D'UN CORPS ÉTRANGER, SURTOUT CHEZ LE PETIT ENFANT ENTRE DEUX ET SIX ANS

Diagnostic

La toux est un phénomène réflexe de défense, une expiration brutale, dont le but est l'expulsion de sécrétions pulmonaires, bronchiques ou trachéales. Artificiellement, on distingue les toux grasses des toux sèches.

➤ *Toux grasses*

Les toux grasses — c'est-à-dire celles qui ramènent une expectoration — sont à respecter et à canaliser, car elles sont considérées comme un moyen de défense qui permet un drainage bronchique salutaire. Leur survenue est immédiate ou secondaire à une toux sèche dans les épisodes de bronchites ou de trachéites.

Si l'enfant présente, associé à la toux et à la fièvre, un point de côté au thorax, il faut consulter immédiatement votre médecin, car il peut s'agir d'une pneumonie.

Avertissement

En cas de toux grasse, n'utilisez pas de sirop contenant de la codéine, analgésique central et alcaloïde naturel de l'opium brut. Par son action sur les centres de la toux, la codéine stoppe la toux, empêche l'expectoration, aggrave la maladie et l'état du malade qui ne peut plus se débarrasser des sécrétions qui l'encombrent. Ces sirops sont donc à employer dans les toux sèches, jamais dans les toux grasses. Pour ces dernières, il faut employer des sirops « mucorégulateurs » ou « mucolytiques » si l'on désire un meilleur confort, tout en sachant que leur efficacité n'est pas démontrée dans ces pathologies.

➤ *Toux sèches*

Les toux sèches orientent vers les laryngites, c'est-à-dire vers une inflammation du larynx. Le premier signe est la modification de la voix. En cas de difficultés respiratoires, surtout chez le nourrisson, appelez d'urgence le médecin.

— Les laryngites striduleuses, d'origine allergique ou virale, débutent brutalement la nuit et angoissent les parents. Elles sont, en règle générale, anodines, mais le médecin est toujours appelé — à juste titre — du fait de la soudaineté de cette maladie.

— Les laryngites sous-glottiques, d'origine virale, surviennent après un rhume ; chez le nourrisson, la voix et la toux deviennent rauques. La toux quinteuse — « comme un petit chien qui aboie » —, incessante, peut provoquer une gêne respiratoire, voire un malaise, une agitation, une inquiétude. À ce moment, le médecin doit être consulté immédiatement. Chez le grand enfant ou l'adolescent, la voix est modifiée, la toux est sèche, rauque, aboyante et s'accompagne d'une fièvre modérée.

— Enfin, l'épiglottite est l'infection de l'épiglotte, cette portion de chair, dépendant du voile du palais, qui saille dans le pharynx. Cette maladie, qui survient essentiellement chez le nourrisson, crée une détresse respiratoire qui nécessite l'hospitalisation immédiate. Dans ce cas, asseyez le nourrisson, ne cherchez pas à voir sa gorge et appelez immédiatement le SAMU, car cette affection nécessite un traitement antibiotique, voire une intubation si les difficultés respiratoires persistent.

Chez le petit enfant, en cas de premier épisode de laryngite, appelez le médecin.

Dans ces circonstances, le traitement homéopathique doit tenir compte de l'étiologie et être prescrit par un médecin homéopathe.

Attention aux pièges !

Chez le petit enfant, l'ingestion d'un corps étranger (cacahuète, bille, trombone, etc.) passe souvent inaperçue et se traduit parfois par une toux de survenue brutale, sans fièvre. Selon la taille de l'objet ou l'endroit où il se « coince », il peut s'agir d'une véritable urgence médicale. Quelquefois, le diagnostic ne se fait que tardivement, à la radiographie des poumons ou à la fibroscopie bronchique. Il faut toujours y penser devant une toux qui dure.

Chez le nourrisson, une toux persistante, rebelle, doit aussi faire penser à un reflux gastro-œsophagien. C'est une cause que votre médecin recherchera systématiquement, car elle est probablement une des explications de mort subite du nourrisson. Pour plus de renseignements, lisez le chapitre sur le reflux gastro-œsophagien, page 440.

Traitement

➤ *Toux grasses*

Elles compliquent les rhumes et concernent essentiellement les bronchites ou les trachéites (inflammations de la trachée, difficile à distinguer, en pratique, des bronchites).

Avec crachats propres, non infectés

▪ *Dulcamara* 5 CH : quand la toux survient au décours d'un rhume apparu par temps humide. La voix devient rauque, et l'on est obligé de se racler l'arrière-gorge pour expectorer les mucosités qui y sont restées collées. Une fièvre sans transpiration est parfois présente.

- *Kalium muriaticum* 5 CH : dans les rhino-pharyngites particularisées par un écoulement nasal continuel de mucosités épaisses, blanches, glaireuses, une sensation d'oreilles bouchées et des bruits de craquements quand on se mouche.
- *Scilla maritima* 5 CH : si la toux fréquente est grasse le matin, sèche le soir et s'accompagne de petites pertes d'urine. Elle suit un rhume caractérisé par un écoulement nasal abondant et irritant, et de nombreux éternuements. Elle est aggravée par les boissons froides.

Posologie (pour tous ces médicaments) : 2 granules 5 fois par jour pendant 2 jours, puis 3 fois par jour pendant 6 jours.

Avec expectoration muco-purulente

C'est-à-dire quand les crachats sont jaune verdâtre.

- *Kalium bichromicum* 5 CH : quand la toux grasse douloureuse se manifeste surtout au réveil, lors de l'évacuation des sécrétions accumulées la nuit. L'écoulement nasal est aussi jaune verdâtre muco-purulent, épais, visqueux, et forme des croûtes dans le nez. Le sujet est mieux au chaud.
- *Hydrastis* 5 CH : médicament proche de *Kalium bichromicum*, excepté que, dans ce cas, le nez se bouche dans une pièce chaude.
- *Hepar sulfur* 5 CH est indiqué dans les rhino-pharyngites — déclenchées par le moindre courant d'air ou froid — avec écoulements de pus par le nez et dans la gorge, s'accompagnant d'une toux d'abord sèche puis très rapidement grasse.
- *Mercurius solubilis* 5 CH, dans les toux grasses douloureuses s'accompagnant de fièvre, avec soif et sueurs nocturnes intenses qui ne soulagent pas le malade.
- *Pulsatilla* 5 CH : toux grasse avec mucosités abondantes, épaisses, jaunâtres. La toux est grasse et quasi indolore le jour, sèche et douloureuse la nuit, obligeant le malade à s'asseoir pour se soulager et réapparaissant dès que le malade se rallonge. Elle s'accompagne parfois d'une fièvre sans soif avec des frissons.

Posologie (pour tous ces médicaments) : 2 granules 5 fois par jour pendant 2 jours, puis 3 fois par jour pendant 6 jours.

➤ *Toux sèches*

Les toux sèches sont plus caractéristiques des laryngites, mais elles surviennent aussi, très fréquemment, au décours des rhino-pharyngites ou des bronchites.

Au décours d'une rhino-pharyngite ou d'une bronchite

▪ Avec nez sec et bouché

- *Bryonia alba* 5 CH est indiqué dans les toux sèches et douloureuses survenant au cours d'une bronchite ou d'une rhino-pharyngite. La toux est telle que le malade se retient de tousser, respire le moins profondément possible et se sent mieux quand il appuie fortement sur son thorax. Une fièvre avec soif vive et sueurs bénéfiques peut accompagner ces symptômes.

▪ *Sticta pulmonaria* 5 CH : chez un malade qui se mouche constamment sans résultat. Les céphalées et les douleurs qu'il présente à la racine du nez sont améliorées par l'écoulement nasal. La toux très douloureuse est aggravée la nuit.

▪ Avec écoulement nasal

▪ *Allium cepa* 5 CH : au tout début d'un rhume classique qui commence par des éternuements, un écoulement nasal clair, abondant, très irritant, et une toux sèche et douloureuse.

▪ *Ferrum phosphoricum* 5 CH : toux sèche et douloureuse, accompagnée d'une émission involontaire d'urine, chez des sujets dont le mouchage ou l'expectoration sont mêlés de petits filets de sang.

▪ *Hepar sulfur* 5 CH est indiqué dans les rhino-pharyngites s'accompagnant d'une toux sèche au tout début (voir plus haut pour la description de ce médicament).

▪ *Hydrastis* 5 CH : quand les sécrétions nasales et les expectorations — survenant à la suite d'une toux sèche pénible — sont jaunes, épaisses et collantes.

▪ *Ipeca* 5 CH : si la toux est sèche, quinteuse, spasmodique, à l'origine de nausées que les vomissements de glaires ne soulagent pas. La langue est rose « propre », et la salivation abondante.

▪ *Kalium carbonicum* 5 CH convient aux sujets ayant une toux sèche, dure, pénible, incessante, permettant d'expulser difficilement de petits crachats. Il est recommandé chez les personnes âgées qui ont des difficultés à cracher et qui perdent leurs urines en toussant.

▪ *Pulsatilla* 5 CH, si la toux est sèche et douloureuse la nuit, grasse et quasi indolore le jour. Les sécrétions nasales et bronchiques sont jaunes, épaisses, non irritantes. La perte du goût et de l'odorat est prononcée.

▪ *Rumex crispus* 5 CH : quand les toux violentes, épuisantes, incessantes, sont provoquées par un chatouillement dans l'arrière-gorge, ou dès que le malade respire de l'air froid. Pour éviter cela, celui-ci porte constamment une écharpe devant la bouche et le nez afin de réchauffer l'air qu'il respire.

Posologie (pour tous ces médicaments) : 2 granules 5 fois par jour pendant 2 jours, puis 3 fois par jour pendant 6 jours.

Voir aussi le chapitre sur les rhino-pharyngites de l'enfant, page 411.

Dans un contexte grippal

C'est-à-dire quand à la toux s'ajoutent des courbatures, de la fièvre, des frissons, un mal de gorge (pharyngite), des céphalées et un épuisement caractéristique.

▪ *Bryonia alba* 5 CH (voir plus haut pour la description de ce médicament).

▪ *Eupatorium perfoliatum* 5 CH, chez un enfant grippé qui a une rhino-pharyngite avec une toux sèche et douloureuse, et un endolorissement des globes oculaires aggravé à la pression des yeux.

- *Rhus toxicodendron* 5 CH, dans les grippes caractérisées par des courbatures très douloureuses, une fièvre avec soif d'eau froide, des frissons au moindre mouvement et des sueurs abondantes, une toux sèche douloureuse, et un herpès péribuccal (bouton de fièvre).
- *Sticta pulmonaria* 5 CH (voir page 717 pour la description de ce médicament).

Posologie (pour tous ces médicaments) : 2 granules 5 fois par jour pendant 2 jours, puis 3 fois par jour pendant 6 jours.

Voir aussi le chapitre sur la grippe, page 320.

Dans les laryngites

Si vous suspectez une laryngite, rassurez et calmez votre enfant, asseyez-le, humidifiez l'atmosphère soit en faisant couler les robinets d'eau très chaude dans la salle de bains (pour réaliser un bain de vapeur), soit en mettant dans sa chambre une cuvette remplie d'eau bouillante et d'huile essentielle d'eucalyptus. Donnez-lui, en attendant l'arrivée du médecin :

- *Aconitum napellus* 15 CH, si, après un coup de froid sec, une toux sèche et rauque le réveille brutalement vers minuit, s'il est très fiévreux (soif intense sans transpiration) et terrifié par la sensation de ne plus pouvoir respirer.
- *Drosera rotundifolia* 9 CH : toux sèche quinteuse spasmodique survenant après minuit, et s'accompagnant d'une congestion de la face et de douleurs des muscles abdominaux.
- *Hepar sulfur* 30 CH : laryngite de l'enfant à la suite d'un coup de froid ou d'un courant d'air. Prendre une dose en attendant le médecin.
- *Sambucus nigra* 5 CH : laryngite typique chez un enfant qui a besoin de s'asseoir pour mieux respirer (inspiration facile, expiration difficile).
- *Spongia tosta* 7 CH : aisément reconnu chez un enfant angoissé ayant une toux sèche, croupale, sifflante « comme une planche qu'on scie », et ressentant le besoin de s'asseoir pour mieux respirer.

Posologie (sauf pour *Hepar sulfur*) : 2 granules après chaque quinte de toux jusqu'à l'arrivée du médecin.

Attention !

Si votre enfant a eu des corticoïdes lors d'une précédente laryngite, redonnez-lui le même traitement en attendant l'arrivée du médecin.

➤ *Toux quinteuses*

Sèches le plus souvent, elles sont parfois aussi grasses et peuvent se rencontrer dans toutes les affections ORL.

- *Coccus cacti* 5 CH : dans les rhino-pharyngites — survenant par temps froid —

accompagnées d'un écoulement de mucosités épaisses, jaunâtres, difficiles à expulser et d'une toux sèche quinteuse, spasmodique, suffocante qui empourpre le visage. Cette toux est améliorée par les boissons froides.

▪ *Corallium rubrum* 5 CH : dans les rhino-pharyngites, les bronchites caractérisées par une toux spasmodique, violente, épuisante, survenant par quintes, congestionnant le visage. La toux est aggravée au réveil et à l'air froid.

▪ *Cuprum metallicum* 5 CH : pour les toux sèches quinteuses, extrêmement violentes, avec cyanose de la face, survenant au décours des rhino-pharyngites, des trachéites.

▪ *Drosera rotundifolia* 5 CH : toux quinteuse dès qu'on couche l'enfant, avec douleurs des muscles abdominaux provoquées par l'intensité de la toux.

▪ *Ipeca* 5 CH (voir plus haut pour la description de ce médicament).

Posologie (pour tous ces médicaments) : 2 granules 5 fois par jour pendant 2 jours, puis 3 fois par jour pendant 6 jours.

➤ Toux nocturnes

Les toux nocturnes sont très fréquentes. L'heure de leur survenue permet une découverte plus aisée du ou des médicaments indiqués. Gardez à l'esprit de ne donner ceux-ci que si vous retrouvez les autres symptômes du ou des médicaments (voir plus haut pour leurs descriptions) que vous avez choisis.

▪ Ainsi, les toux survenant dès que l'enfant se couche correspondent à *Drosera rotundifolia* et à *Hyoscyamus* quand la toux cesse dès que l'enfant s'assied.

▪ Celles qui surviennent avant minuit orientent vers *Coccus cacti* ou *Corallium rubrum*, alors que les toux qui se manifestent après minuit correspondent à *Drosera rotundifolia*, et celles qui apparaissent aux alentours de minuit à *Aconitum napellus*.

▪ Les toux du petit matin (vers 4 ou 5 heures) dirigent vers *Kalium carbonicum* et celles du réveil vers *Coccus cacti*, *Corallium rubrum*, *Kalium bichromicum*.

▪ Les toux qui n'ont pas d'horaire nocturne particulier indiquent plutôt *Mercurius solubilis*, *Pulsatilla* et *Sticta pulmonaria*.

▪ Les toux qui ne réveillent pas les enfants, qui continuent de tousser en dormant, guident vers *Chamomilla vulgaris* ou *Tuberculinum*.

Posologie (pour tous ces médicaments) : en 5 CH, à raison de 2 granules 5 fois par jour pendant 2 jours puis 3 fois par jour pendant 6 jours.

➤ Toux particulières

Quand des symptômes facilement reconnaissables sont présents, la recherche du ou des médicaments convenant le mieux est plus aisée. Aussi, la même remarque qu'au chapitre précédent s'applique : vous ne donnerez le ou les médicaments (voir plus haut pour leurs descriptions) sélectionnés que si leur choix est confirmé par la présence des autres symptômes du ou des médicaments.

Vous constatez que votre enfant a :

- des nausées en toussant : *Ipeca* ;
- des filets de sang dans ses crachats : *Ferrum phosphoricum*, en attendant l'arrivée du médecin ;
- une toux sèche la nuit et grasse le jour : *Pulsatilla* ;
- une toux calmée par les boissons froides : *Coccus cacti*, *Cuprum metallicum* ;
- une toux aggravée par les boissons froides : *Scilla maritima* ;
- une toux améliorée par les boissons chaudes : *Spongia tosta* ;
- une toux aggravée par les boissons chaudes : *Coccus cacti* ;
- s'il tousse dès qu'il respire de l'air frais : *Corallium rubrum*, *Hepar sulfur*, *Rumex crispus* ;
- s'il perd un peu de ses urines en toussant : *Alumina*, *Causticum*, *Kalium carbonicum*, *Rumex crispus*, *Squilla maritima*.

Posologie (pour tous ces médicaments) : en 5 CH, à raison de 2 granules 5 fois par jour pendant 2 jours, puis 3 fois par jour pendant 6 jours.

Troubles digestifs de l'enfant

Constipation

Un enfant qui ne va pas à la selle tous les jours n'est pas un enfant constipé. Respecter les règles diététiques est le plus sûr moyen d'assurer un fonctionnement normal de l'intestin de toute la famille. Ne reportez pas votre constipation sur celle de votre enfant. Demandez à votre enfant d'aller à la selle à heures fixes et contrôlez la fréquence de ses selles.

CONSULTEZ SI LA CONSTIPATION PERSISTE MALGRÉ LE RESPECT DES RÈGLES HYGIÉNO-DIÉTÉTIQUES

Diagnostic

La constipation chez l'enfant se définit par une diminution de la fréquence des selles, quels que soient leur volume et leur consistance. On retient ce diagnostic quand :

— le nourrisson au sein a moins de deux selles par jour ;

— le grand enfant a moins de trois selles par semaine.

Les selles normales du nourrisson (une à six par jour) sont plutôt liquides, grumeleuses, jaune d'or, « œuf brouillé », contenant plus de liquide que de matière.

Méfiez-vous, chez l'enfant plus grand, de selles de fréquence normale, mais peu abondantes, dures et déshydratées.

Si la constipation persiste, bien que vous ayez respecté les règles hygiéno-diététiques, nous vous conseillons de consulter afin de commencer un traitement homéopathique de fond.

Il faut toujours rechercher un problème psychologique et/ou affectif.

Règles hygiéno-diététiques

➤ *Chez le tout-petit de moins de cinq mois*

Il existe souvent une constipation avec les préparations lactées pour nourrissons. On peut aider l'enfant :

— en lui donnant des jus de pruneau ou d'orange, des légumes verts ;

— en utilisant une farine à base d'orge ou orge-pruneaux ;

— en préparant un biberon sur deux avec de l'eau Hepar, pendant une semaine, voire un mois, mais pas de façon prolongée afin de ne pas modifier l'équilibre ionique du bébé ;

— en lui donnant, dès qu'il le peut, des tout petits morceaux d'aliments, plutôt que des aliments mixés.

➤ *Chez l'enfant plus grand*

Il faut augmenter le volume des selles de l'enfant :

— en lui donnant à boire suffisamment ;

— en enrichissant son alimentation en fibres :

- céréales (pain complet, riz complet, son de riz, son de blé),
- céréales à grains complets au petit déjeuner,
- légumes secs, épinards,
- fruits (pommes, oranges) ;

— en limitant les aliments suivants :

- sucres et sucreries, riz, carottes, pommes, coings, chocolat, pain blanc, pâtes blanches.

Par ailleurs, mettez votre enfant à la selle à heures régulières. Cela à un double intérêt :

— vous l'habituez à aller à la selle à heures fixes. Vous pouvez l'aider au tout début

et sur une très courte durée par des suppositoires à la glycérine ou des microlavements ;
— vous contrôlez la fréquence des selles.

N'adoptez pas une attitude rigide qui risquerait d'aggraver la constipation.

Traitement

Sa place est réduite, car les règles diététiques sont fondamentales, et, respectées, elles peuvent à elles seules résoudre le problème. On peut néanmoins s'aider :

➤ *Chez le nourrisson au sein*

▪ *Magnesia muriatica* 5 CH : chez les enfants ayant des selles petites, dures, sèches, « comme des crottes de mouton », difficiles et douloureuses à expulser, qui s'émiettent au bord de l'anus, surtout chez les bébés qui digèrent mal le lait.

Posologie : 2 granules avant chaque tétée.

➤ *Chez les nourrissons et les enfants*

Les traitements sont les mêmes que ceux de l'adulte ; les quelques médicaments qui vont être décrits sont plus spécifiques de l'enfant.

Selles difficiles à expulser et nécessitant de gros efforts

▪ Si les selles sont volumineuses

▪ *Alumina* 7 CH, si les selles, molles ou dures, sont douloureuses à expulser à cause de fissures anales. La constipation est aggravée par les pommes de terre, les féculents et les farineux.

▪ *Bryonia alba* 7 CH, chez les enfants carnivores, coléreux, ayant une sensation de pesanteur à l'estomac et des selles volumineuses, dures et sèches.

▪ *Thuya occidentalis* 9 CH : selles douloureuses à expulser remontant partiellement à l'arrêt de l'effort chez un nourrisson plutôt mince et pâle, transpirant facilement quand il fait chaud.

Posologie (pour tous ces médicaments) : 2 granules au réveil.

▪ Si les selles sont petites

▪ *Ammonium muriaticum* 7 CH : les selles s'émiettent à la sortie de l'anus et s'accompagnent de ballonnements.

▪ *Natrum muriaticum* 9 CH, chez les enfants bons répondeurs ayant des selles non moulées qui s'émiettent à la sortie de l'anus.

▪ *Nux vomica* 7 CH : l'enfant pousse sans résultat et est soulagé incomplètement après la selle. Les selles ne sont ni dures ni volumineuses.

▪ *Silicea* 9 CH : selles sèches difficiles à expulser et ayant tendance à remonter en partie dans l'intestin à l'arrêt de l'effort, chez un enfant malingre au ventre toujours distendu. Lors de poussées dentaires ou d'excès de laitages, celui-ci peut faire des crises de diarrhées.

Posologie (pour tous ces médicaments) : 2 granules au réveil.

S'il n'a aucune envie d'aller à la selle

▪ *Calcarea carbonica* 15 CH, chez le beau bébé bien en chair, joufflu, un peu grassouillet, ayant trop bon appétit, ballonné, supportant mal le lait qui peut lui donner de la diarrhée.

▪ *Graphites* 9 CH, chez un enfant ou un nourrisson assez fort, à peau sèche, ayant tendance à l'eczéma suintant. Ses selles faciles à expulser sont très volumineuses et parfois à l'origine de fissures anales.

▪ *Opium* 9 CH, chez le nourrisson qui dort beaucoup, constipé, sans colites ni aucune gêne. Les selles sont petites, dures et noires.

Posologie (pour tous ces médicaments) : 2 granules au réveil.

➤ *Traitement de terrain*

Voir : *Alumina*, *Bryonia alba*, *Graphites*, *Kalium carbonicum*, *Lycopodium clavatum*, *Natrum muriaticum*, *Nux vomica*, *Platina*, *Plumbum*, *Sulfur*, *Thuya occidentalis*.

Diarrhées aiguës

Les diarrhées aiguës de l'enfant sont habituellement bénignes et se soignent facilement. Excepté chez le bébé de moins de trois mois qui risque, en cas de diarrhée mal soignée, une déshydratation en moins de vingt-quatre heures.

CONSULTEZ IMMÉDIATEMENT : SI VOTRE ENFANT A MOINS DE TROIS MOIS – SI LA DIARRHÉE PERSISTE DEPUIS 24 HEURES CHEZ UN NOURRISSON DE PLUS DE TROIS MOIS

Diagnostic

Les diarrhées aiguës sont caractérisées par l'émission subite de selles fréquentes et abondantes.

Sachez que :

— les selles normales d'un nourrisson qui est nourri au lait maternel sont jaune d'or et semi-liquides ou molles, comme des « œufs brouillés » ;
— chez l'enfant et le nourrisson, la diarrhée est essentiellement due à la gastro-entérite, mais celle-ci peut avoir des causes extra-digestives : otite, angine, pneumonie, méningite.

Principales complications

Elles sont fonction de l'origine et de l'intensité de la diarrhée. N'hésitez jamais à consulter dans cette indication.

Attention !

Rendez-vous immédiatement chez votre médecin si votre enfant de moins de neuf mois présente :
— des vomissements associés à la diarrhée qui vous empêchent de le nourrir correctement ;
— une diarrhée depuis plus de vingt-quatre heures, ou s'il y a du sang dans les selles ;
— une fièvre supérieure à 39° concomitante à la diarrhée.

Règles diététiques

Attention !

Assurez-vous que vous préparez bien les biberons. Vérifiez que vous ne mettez pas trop de poudre, et que vous ne les faites pas chauffer trop longtemps.
Le Coca-Cola est déconseillé en raison de sa faible teneur en sodium et parce qu'il attire l'eau dans l'intestin.

Avertissement !
Que faire avec un nourrisson qui a la diarrhée ?

— Appelez le médecin si le bébé a moins de trois mois.
Sinon :
— Ayez toujours chez vous des sels de réhydratation orale[1] — type Adiaril®, Alhydrate®, Fanolyte®, Hydrigoz®, Picolite® — que vous donnerez à votre bébé en cas de diarrhée. Du fait de leur composition très précise, ils retiennent l'eau dans le corps de votre bébé et l'empêchent de passer dans le tube digestif. Ils suffisent en général à arrêter la diarrhée.
— Supprimez le lait et les laitages pendant vingt-quatre heures, sauf si le bébé est nourri au sein.
— Donnez-lui de l'eau minérale à volonté, et présentez-lui souvent le biberon.
— S'il a perdu du poids, emmenez-le immédiatement chez son médecin traitant.
— Si votre bébé a une alimentation diversifiée, achetez des pots de carottes du commerce, car la teneur en nitrate des engrais agricoles des champs dans lesquels elles poussent est contrôlée, contrairement aux carottes du commerce. Donnez-lui des carottes en quantité égale ou supérieure à ses rations de lait habituelles.
— Donnez-lui à manger des bouillons salés, du riz sous toutes ses formes (farines y compris), du poisson maigre cuit à l'eau, des petits pots de pommes et de coings ; une banane mixée à raison d'un tiers par biberon est un excellent complément nutritif.
— Le régime ne doit durer que vingt-quatre à quarante-huit heures au bout desquelles l'alimentation normale doit être reprise, en réintroduisant très progressivement les laitages.

Chez le grand enfant :
Le régime est le même que chez l'adulte, mais on limitera aussi les fruits et les légumes.

1-Topuz B., « Mauvaise prise en charge de la diarrhée en France. Un véritable scandale sanitaire », *Prescrire*, juillet-août 1998, 18, n° 186, 557-558.

Traitement

➤ *Diarrhées simples*

Sans poussées dentaires

▪ *China rubra* 5 CH, si la diarrhée de selles jaunâtres est indolore, s'accompagne de nombreux gaz et d'un ballonnement important, suivie d'une grande fatigue.

▪ *Hepar sulfur* 5 CH, si la diarrhée de selles blanches ou verdâtres, d'odeur acide ou aigre, est aggravée par les boissons froides.

▪ *Ipeca* 5 CH, lors de diarrhée de selles verdâtres, avec vomissements, langue propre, c'est-à-dire rose et humide. L'enfant plus grand vous dira que ses nausées persistent malgré les vomissements.

▪ *Nux vomica* 5 CH : diarrhée de petites selles et vomissements, langue blanche dans sa partie postérieure. Dans ce cas, l'enfant pouvant s'exprimer vous fera remarquer que la diarrhée ne soulage pas ses douleurs abdominales, mais que ses nausées sont en revanche calmées par les vomissements. La sieste favorisée par la somnolence après les repas l'aide à récupérer.

▪ *Dulcamara* 5 CH, diarrhée vert-jaune en été ou quand le temps se refroidit ou devient humide.

Posologie (pour tous ces médicaments) : 2 granules 5 fois par jour pendant 2 jours, puis 3 fois par jour pendant 6 jours.

Avec poussées dentaires

▪ *Chamomilla vulgaris* 5 CH, en cas de diarrhée jaune-vert d'odeur fétide, d'« œufs pourris », et d'une colite reconnue par les tortillements et par les cris de l'enfant. La joue est rouge du côté d'où sort la dent.

▪ *Podophyllum* 7 CH, si l'enfant est soulagé en serrant les mâchoires ou les dents, en « mordant » fortement les objets, s'il a les deux joues rouges et une diarrhée jaunâtre fétide et indolore.

▪ *Rheum* 5 CH, quand la diarrhée rend l'enfant capricieux et agité, que celui-ci crie avant d'aller à la selle et que l'odeur aigre des selles prédomine et subsiste sur le corps malgré tous les soins de propreté.

Posologie (pour tous ces médicaments) : 2 granules 5 fois par jour pendant 2 jours, puis 3 fois par jour pendant 6 jours.

➤ *Gastro-entérites*

Voir le chapitre concernant les gastro-entérites de l'adulte, page 244, et les douleurs abdominales d'origine digestive, page 434.

➤ En cas d'indigestion

Pour les nourrissons qui ne digèrent pas le lait

- *Aethusa cynapium* 5 CH : le lait provoque une gastro-entérite avec des selles verdâtres et des vomissements précoces de lait ou tardifs de caillots.
- *China rubra* 5 CH : diarrhée liquide indolore, fétide, avec de nombreux gaz, survenant chez un nourrisson extrêmement ballonné.
- *Magnesia carbonica* 5 CH, pour les nourrissons chez lesquels le lait de vache — ou un excès de laitage — provoque des colites (le bébé se tortille pendant le biberon) avec flatulence, accompagnées d'une diarrhée de selles verdâtres d'odeur aigre, et des vomissements acides.
- *Natrum carbonicum* 5 CH, quand le lait provoque des ballonnements et une diarrhée grumeleuse orangée « comme de la pulpe d'orange », sans vomissements.

Posologie (pour tous ces médicaments) : 2 granules 5 fois par jour pendant 2 jours, puis 3 fois par jour pendant 6 jours.

Attention !

Si la diarrhée persiste, je vous conseille de consulter, car certains nourrissons présentent des intolérances au lait qu'il est nécessaire de traiter.

Voir aussi : *Sepia*, *Calcarea carbonica*, *Calcarea phosphorica*, traitements de terrain des enfants qui ne digèrent pas le lait.

Chez le grand enfant

Voir les chapitres concernant les diarrhées d'origine alimentaire, page 247, et les diarrhées de stress, page 248.

➤ Après la prise d'antibiotiques

Voir le chapitre sur les diarrhées postantibiotiques, page 246.

➤ Par émotivité

Voir le chapitre sur les diarrhées de stress, page 248.

Douleurs abdominales de l'enfant

Les causes des douleurs abdominales sont le plus souvent banales. Parfois, elles révèlent une otite, une infection urinaire ou une pneumonie. Si elles sont anciennes, elles sont souvent d'origine psychogène.

> CONSULTEZ – SI VOTRE ENFANT REFUSE SON BIBERON – EN PRÉSENCE DE DOULEURS DANS LA FOSSE ILIAQUE DROITE – EN CAS DE DOULEURS ABDOMINALES ANCIENNES

Diagnostic

La douleur abdominale est un symptôme dont il faut déterminer la cause : elle révèle le plus souvent une constipation chronique, une gastro-entérite ou la présence de vers.

Si les douleurs persistent, je vous conseille de consulter votre médecin traitant. Si elles sont anciennes également, car elles peuvent traduire un caractère anxieux ou un conflit avec un des membres de la famille (parents, ou frère, ou sœur) ou de l'entourage proche (institutrice par exemple).

Sachez aussi que des douleurs abdominales peuvent avoir une cause extra-digestive et témoigner d'une otite, d'une infection urinaire ou d'une pneumonie.

Consultez si la cause ne vous paraît pas évidente.

Principales complications

Si votre enfant a du sang dans les selles ou s'il digère mal le lait, une consultation médicale s'impose aussi.

Attention !

Deux urgences chirurgicales sont à considérer en fonction de l'âge :
– chez l'enfant de moins de deux ans (entre six et dix-huit mois), l'invagination intestinale aiguë (pénétration d'une portion de l'intestin dans une autre, avec risque de nécrose) se manifeste par un refus brutal du biberon, une pâleur, des hurlements subits, accompagnés d'un rejet du corps en arrière. Puis, en quelques instants, le bébé se calme et reprend des couleurs.
– chez l'enfant plus grand, la principale urgence chirurgicale est l'appendicite, qui se reconnaît par les vomissements, la fièvre, la constipation inopinée et les douleurs dans la fosse iliaque droite (partie de l'abdomen située en bas et à droite de l'ombilic).

Traitement

➤ *Douleurs abdominales d'origine digestive*

Dues à une gastro-entérite (sans vomissements)

Le choix du médicament dépendra de deux modalités :

• si l'enfant se sent mieux plié en deux :

▪ *Colocynthis* 5 CH : si l'enfant souffre de douleurs à type de crampes, de spasmes (améliorés quand il est plié en deux, par la chaleur, par la pression de l'abdomen) et d'une diarrhée très douloureuse.

▪ *Cuprum metallicum* 5 CH : douleurs à type de crampes débutant et finissant brutalement, améliorées temporairement par les boissons froides, et accompagnées d'une diarrhée liquide.

▪ *Magnesia phosphorica* 5 CH, à associer à *Colocynthis* quand les douleurs présentent les mêmes modalités.

• si l'enfant se sent moins bien plié en deux :

▪ *Dioscorea villosa* 5 CH : les douleurs sont améliorées quand il est penché en arrière et s'accompagnent d'une diarrhée matinale et de ballonnements.

Posologie : au moins 5 fois par jour pendant 2 jours et après chaque crampe abdominale ; toujours espacer les prises dès que la fréquence des crises douloureuses diminue.

Voir aussi le chapitre concernant les diarrhées aiguës de l'enfant, page 428.

Dues à une constipation

Voir le chapitre sur la constipation, page 425.

Dues à la présence de vers

Les oxyures se révèlent le plus souvent par des démangeaisons de l'anus et/ou du vagin chez la petite fille. Parfois, ils sont à l'origine de douleurs abdominales ou d'insomnies. C'est une infestation intestinale bénigne qui touche environ 20 % de la population enfantine ; les règles d'hygiène (lavage méticuleux des mains, ongles coupés court) semblent de peu d'effet pour cette parasitose.

- *Cina* 9 CH, chez des enfants régulièrement infestés par les vers, souffrant de coliques calmées à plat ventre et de démangeaisons de l'anus et du nez.
- *Teucrium marum* 7 CH : votre enfant a des démangeaisons des narines et de l'anus aggravées après la selle et au coucher.
- *Sabadilla* 7 CH, quand l'appétit est perturbé, et que les troubles sont aggravés à la nouvelle et à la pleine lune.
- *Spigelia* 7 CH : les douleurs abdominales situées autour de l'ombilic et l'irritabilité dominent les troubles.
- *Silicea* 9 CH, chez les enfants bons répondeurs, habituellement infestés par les oxyures à la nouvelle lune.

Posologie (pour tous ces médicaments) : 2 granules au réveil pendant 3 mois.

Attention !

Ces médicaments évitent la réinfestation. En présence d'oxyures, il est donc nécessaire de prendre un traitement classique pour traiter les crises. Sachez que les Américains ne traitent pas cette affection du fait de sa bénignité, de sa fréquence élevée et de son caractère récidivant.

Traitement de terrain : voir *Cina*, *Silicea*.

➤ *Douleurs abdominales extra-digestives*

Dues à une otite

Voir le chapitre sur les otites, page 409.

Dues à une pneumonie

Voir le chapitre sur la toux, page 418.

Dues à une infection urinaire

Voir aussi le chapitre sur les cystites, page 268.

➤ *Douleurs abdominales psychogènes*

Ce sont les plus fréquentes. Elles ont quelques caractéristiques évocatrices :
— elles siègent toujours autour de l'ombilic ; elles ne sont pas liées aux repas ;
— elles peuvent s'accompagner de malaises, de pâleur, de sensations de vertiges, de palpitations ;
— elles sont souvent déclenchées par des erreurs alimentaires, un conflit entre les parents, des difficultés scolaires, une vie sociale difficile (précarité), un deuil ;
— elles n'ont aucun retentissement sur la croissance de l'enfant qui a un poids et une taille normaux pour son âge.

Elles sont assez difficiles à soigner et nécessitent souvent un traitement de terrain.

Consécutives à une colère

- *Bryonia alba* 9 CH, chez les enfants constipés ayant des selles grosses et dures, dont les douleurs sont améliorées quand ils sont couchés sur le ventre.
- *Cina* 9 CH, chez un enfant colérique dont les douleurs sont elles aussi calmées, couché sur le ventre.
- *Chamomilla vulgaris* 9 CH, chez des enfants très nerveux et capricieux qui ne sont calmés que bercés ou promenés en voiture.
- *Colocynthis* 9 CH (voir plus haut pour la description de ce médicament).
- *Nux vomica* 9 CH concerne des enfants qui s'emportent facilement, font de violentes colères et sursautent au moindre bruit.
- *Staphysagria* 9 CH s'adresse aux enfants qui pensent avoir subi une frustration ou une injustice (enfant puni injustement ou obligé de se taire).

Posologie : 2 granules 3 fois par jour pendant 2 jours ; plus longtemps et 2 fois par jour si les symptômes persistent.

Consécutives au trac

- *Argentum nitricum* 9 CH : avec diarrhée verte, explosive, avec nausées et vomissements.
- *Ignatia amara* 9 CH : diarrhée avec tachycardie, boule dans la gorge et nausées, améliorée quand on mange.

Posologie : 2 granules 3 fois par jour pendant 2 jours ; plus longtemps et 2 fois par jour si les symptômes persistent.

Vomissements de l'enfant

Les causes des vomissements sont le plus souvent évidentes. Le caractère de certains vomissements (en jets et faciles, ou survenant dans des circonstances précises — chute sur la tête par exemple) doit vous inciter à consulter votre médecin traitant.

CONSULTEZ LORS DE VOMISSEMENTS : – EN JETS FACILES – APRÈS UNE CHUTE SUR LA TÊTE – APRÈS ABSORPTION DE PRODUITS TOXIQUES OU MÉDICAMENTEUX

Diagnostic

Le vomissement est le rejet abondant d'aliments à la suite d'efforts gastriques involontaires et de nausées. C'est un symptôme dont il faut retrouver les causes :
— Les plus évidentes sont les gastro-entérites, les rhino-pharyngites, les bronchites. La plus étudiée est le reflux gastro-œsophagien, qui sur lequel nous reviendrons.
— La plus bénigne, habituellement, est la crise d'acétone ou l'indigestion.
— Il existe deux autres causes relativement fréquentes : la sténose du pylore et la plicature gastrique, que nous aborderons plus loin.

Les vomissements peuvent aussi avoir des causes extra-digestives : rhino-pharyngite, otite, infection urinaire ou méningite, par exemple.

Attention !

Ne confondez pas :
— la régurgitation alimentaire du nourrisson, qui est la remontée d'une petite quantité de lait, souvent au moment du rot, donc juste après la prise du biberon. Les régurgitations n'ont aucune incidence sur la prise de poids, n'empêchent pas l'enfant de grandir normalement et cessent vers cinq ou sept mois ;
— le reflux gastro-œsophagien, qui se manifeste par des rejets alimentaires plus ou moins abondants — sans effort de vomissements — du contenu de l'estomac. Ils surviennent loin ou en dehors des repas et/ou pendant le sommeil. Le reflux gastro-œsophagien peut retentir sur le poids de l'enfant ; il doit être recherché chez les nourrissons ayant :
• des vomissements avec des petits filets de sang qui traduisent l'irritation de l'œsophage (œsophagite) lors de la remontée des aliments acides de l'estomac ;
• des rhino-pharyngites ou otites à répétition ;
• des toux persistantes rebelles, de l'asthme ;
• des symptômes plus inquiétants tels des malaises.
Il persiste en général jusqu'à l'âge de deux ou trois ans, voire plus.

Rechercher des erreurs diététiques

Sachez que les erreurs de régime chez le nourrisson sont extrêmement fréquentes :
— un enfant trop nourri peut avoir des vomissements. La seule façon de vous en apercevoir est de le peser régulièrement et de comparer son poids à celui des courbes standardisées ;
— vous avez mal reconstitué le lait synthétique, vous avez mis trop de poudre, ou la poudre avant l'eau minérale ;
— l'introduction du régime diversifié a été trop brutale ou trop rapide ;
— votre enfant mange trop rapidement et avale beaucoup d'air.

Si vous avez l'impression que votre enfant digère mal le lait, allez consulter votre médecin, car il peut s'agir d'une intolérance aux protéines de lait de vache.

Principales complications

Elles sont liées à l'origine des vomissements.

Attention !

Rendez-vous immédiatement chez votre médecin, si votre enfant a des vomissements :

— en jets faciles ou associés à une fièvre isolée. Ce peuvent être les premiers symptômes d'une méningite ;
— après une chute sur la tête : hématome sous-dural ;
— après absorption de produits toxiques ou de médicaments ;
— qui l'empêchent de se nourrir et sont associés à une diarrhée ;
— si la cause ne vous paraît pas évidente.

Consultez également rapidement :

— si vous constatez que votre bébé de trois ou quatre semaines, qui reste gai et joyeux, ne grossit plus et a des vomissements qui augmentent progressivement. Cela est dû à un épaississement du pylore, canal situé entre l'estomac et l'intestin, qui entrave la sortie des aliments vers l'intestin. Ce qui a pour conséquence une sténose hypertrophique du pylore et nécessite une intervention chirurgicale bénigne ;
— quand votre enfant mange peu et se tortille rapidement après avoir bu son biberon. C'est la conséquence d'une plicature gastrique, c'est-à-dire d'un estomac qui descend trop bas dans l'abdomen et forme deux poches. Les aliments ont alors du mal à passer de l'une à l'autre. La guérison survient souvent lors du passage à une alimentation diversifiée.

Traitement

➤ *Gastro-entérites*

Du nourrisson

Voir « Pour les nourrissons qui ne digèrent pas le lait », page 432.

Du grand enfant

Voir aussi les chapitres concernant les diarrhées d'origine alimentaire, page 247, et les diarrhées de stress, page 248.

➤ *Régurgitations*

Après le biberon, mettez votre bébé en position verticale contre votre épaule et tapotez-lui le dos pour favoriser le rot. Votre bébé peut et doit dormir sur le dos. Vous choisirez entre :

- *Aethusa* 5 CH, si le rejet de lait caillé s'accompagne de selles liquides après la tétée.
- *Sanicula* 5 CH, si le rejet de lait caillé survient aussitôt après la tétée.

Posologie (pour tous ces médicaments) : 2 granules avant chaque tétée, puis espacez dès amélioration.

➤ *Reflux gastro-œsophagien*

C'est une affection extrêmement fréquente : en effet, l'analyse des bilans de santé des enfants suivis par la Caisse primaire d'assurance maladie de Paris montre que près de 20 % des enfants ont, dans leur première année, un reflux gastro-œsophagien.

Traitement postural indispensable

Quand le nourrisson est réveillé, il doit être placé demi-assis à quarante-cinq degrés dans un transat à dossier rigide ou une chaise, s'il est capable de tenir assis.

Pour le faire dormir, si le reflux est sévère, c'est-à-dire si le nourrisson a fait des malaises, votre médecin décidera de l'attitude à adopter.

Si le reflux est bénin, le bébé peut dormir sur le dos, comme c'est recommandé, actuellement, pour prévenir l'éventualité de mort subite du nourrisson.

Quelques règles simples

— Évitez de donner à boire à votre bébé en dehors des repas et au coucher.
— Supprimez les jus de fruits qui sont acides et provoquent des irritations de l'œsophage quand ils remontent de l'estomac.
— Ne lui mettez pas des vêtements ou des couches trop serrés.
— Il faut aussi épaissir le lait avec du Gumilk® ou de la Gelopectose®, ou donner des laits spéciaux (Enfamil®) conçus à cet usage.

Traitement homéopathique

La difficulté du traitement homéopathique dans cette indication vient du fait que l'enfant ne peut exprimer les symptômes qu'il ressent. L'observation des signes qui peuvent vous orienter est donc fondamentale.

- *Sulfuricum acidum* 7 CH, si l'enfant pleure lors des régurgitations ; les vomissements sont donc douloureux et, par conséquent, probablement acides.
- *Iris versicolor* 7 CH : là aussi, chez le nourrisson, les vomissements sont acides, mais la possibilité de diarrhées très douloureuses qui le font souffrir permet parfois de faire la distinction avec *Sulfuricum acidum*.
- *Robinia pseudo-acacia* 7 CH, si le reflux survient la nuit et réveille l'enfant.
- *Magnesia carbonica* 7 CH, chez les nourrissons intolérants au lait artificiel, ayant des régurgitations douloureuses qui provoquent des pleurs.

À associer à un traitement classique, en attendant de consulter :

- *Cadmium sulfuricum* 7 CH, si les vomissements ont lieu juste après le biberon et si le nourrisson fait des pauses respiratoires pendant le sommeil.
- *Lobelia inflata* 7 CH, si les régurgitations s'accompagnent de malaises.

Posologie (pour tous ces médicaments) : 2 granules avant chaque biberon.

➤ *Crise d'acétone*

La crise d'acétone se manifeste par une intolérance gastrique — qui se traduit par des vomissements répétés — associée à une élimination massive des corps cétoniques dans les urines. Elle survient chez l'enfant de deux à dix ans, maigre, anxieux, émotif, parfois instable. Elle est déclenchée par le jeûne, une intolérance alimentaire, un stress (échec scolaire ou émotion), une infection ou un traumatisme ; mais, souvent, aucune cause n'est retrouvée.

Elle est facilement reconnue par l'odeur caractéristique de l'haleine (odeur de pomme) et par la respiration légèrement accélérée de l'enfant.

Pendant les crises, les repas seront plus légers et plus nombreux (cinq ou six par jour), essentiellement à base de bouillons de légumes salés, d'eau sucrée et de Vichy; les jus de fruits sucrés concentrés glacés peuvent aider à calmer les vomissements.

- *Senna* 5 CH est le médicament de la crise d'acétone à donner systématiquement.

On peut lui associer :

- *Antimonium crudum* 5 CH, si la langue est complètement blanche.
- *Ipeca* 5 CH, si la langue est rose et si les vomissements ne soulagent pas les nausées.

Posologie (pour tous ces médicaments) : 2 granules toutes les demi-heures au moment des crises, puis espacez les prises dès que l'amélioration se produit.

Voir aussi : *Lycopodium clavatum* en traitement de terrain.

➤ *Nourrissons intolérants au lait*

En attendant de consulter :

- *Magnesia carbonica* 5 CH : 2 granules avant chaque tétée, puis espacez dès amélioration.

➤ *Enfants gloutons*

Chez les nourrissons

- *Calcarea carbonica* 9 CH, en présence de vomissements de gros caillots d'odeur aigre et d'émissions de selles mal digérées, chez les enfants suralimentés en lait.
- *Antimonium crudum* 9 CH, devant des vomissements acides de lait survenant juste après la tétée chez des nourrissons goulus et irritables.

Posologie (pour tous ces médicaments) : 2 granules au réveil et au coucher.

Chez les enfants plus grands

Voir le chapitre sur les diarrhées après excès alimentaires, page 248.

➤ *Vomissements extra-digestifs*

Dus à une otite

Voir le chapitre sur les otites, page 409.

Dus à une rhino-pharyngite

Voir le chapitre sur les rhino-pharyngites de l'enfant, page 411.

Dus à une infection urinaire

Voir le chapitre sur les cystites, page 268.

➤ *Vomissements psychogènes*

Chez les nourrissons nerveux :

- *Antimonium crudum* 9 CH convient aux nourrissons gloutons ayant la langue complètement blanche (voir plus haut pour la description de ce médicament).
- *Chamomilla vulgaris* 9 CH, chez les nourrissons coléreux et capricieux, sujets aux poussées dentaires douloureuses.
- *Nux vomica* 9 CH, chez les nourrissons nerveux ayant tendance à la constipation avec des selles fréquentes et insuffisantes.
- *Valeriana* 9 CH, avec hoquet et vomissement de lait caillé après la tétée ou une colère.

Posologie (pour tous ces médicaments) : 2 granules au réveil et au coucher.

Troubles du comportement

Les troubles du comportement sont très fréquents chez les enfants normaux en dehors de tout handicap physique ou intellectuel et de toute maladie psychiatrique. Les traitements proposés sont ponctuels. Ce sont des cadres d'attente qui doivent être associés, lors d'une consultation médicale, à des conseils spécifiques, éducatifs ou non, liés aux troubles dont souffre votre enfant.

Le comportement d'un enfant est la résultante de sa personnalité par rapport à son environnement familial et social. Les difficultés qu'il rencontre, sources d'an-

goisses, provoquent souvent des perturbations modérées qui se manifestent par des troubles :
— du comportement moteur : une agitation psychomotrice, des tics, des ongles rongés, une succion du pouce ;
— du comportement psychique telles l'angoisse, la phobie, l'hystérie, l'obsession ou l'inhibition ;
— du sommeil, fréquemment rencontrés, comme des cauchemars, des terreurs nocturnes, un somnambulisme ;
— de l'alimentation : l'anorexie ou la boulimie ;
— sphinctériens : l'énurésie ou l'encoprésie, c'est-à-dire, respectivement, l'« incontinence » urinaire ou anale.

Troubles du comportement moteur

Agitation psychomotrice

L'agitation psychomotrice de l'enfant, trouble mineur dans un milieu équilibré, peut devenir pathologique si l'enfant vit dans une famille en conflit.

CONSULTEZ CAR UNE CONSULTATION MÉDICALE EST SOUVENT TRÈS UTILE

Diagnostic

Dès qu'il maîtrise la marche, un enfant tout à fait normal remue beaucoup, change de place sans arrêt, grimpe partout, fait du bruit et passe d'une activité à l'autre. La persistance de cette turbulence et l'apparition de troubles de l'attention deviennent préoccupantes à l'âge scolaire, d'autant qu'elles sont mal acceptées, aussi bien à la maison qu'à l'école. Cette dissipation, considérée comme une variante accentuée de l'état normal de l'enfant, peut entrer dans le cadre de l'hyperkinésie de l'enfant si elle est exacerbée. Ces troubles, qui associent hyperactivité, troubles de l'attention, impulsivité, nécessitent une consultation médicale.

L'agitation psychomotrice de l'enfant peut provenir de sa nature même, ou être consécutive aux deuils de proches l'affectant, ou encore d'ordre parental tels :
— une mauvaise interprétation du stade de développement de l'enfant ;
— une trop grande différence entre l'enfant et ce qu'en attendent les parents, qui peut être à l'origine d'un désintérêt ou d'un rejet de l'enfant, ou au contraire la source d'une surprotection qui étouffera ses efforts d'indépendance ;
— une dépression d'un des parents, un stress, une mésentente conjugale, le chômage, etc.

Tous ces éléments sont à prendre en considération ; d'où la nécessité et l'intérêt d'une consultation médicale pour l'enfant et ses parents.

Traitement

Les médicaments homéopathiques les plus courants dans cette indication sont les suivants :

▪ *Argentum nitricum* 9 CH convient à un enfant sans cesse en action, toujours précipité, qui fait les choses rapidement et superficiellement. Friand de sucreries, il a toujours peur avant une échéance importante, tels un devoir sur table, un examen oral ou écrit. Ce trac se manifeste par des diarrhées émotives et des brûlures d'estomac. Il s'ajoute à ses peurs de l'échec et de l'avenir qu'il a naturellement.

▪ *Chamomilla vulgaris* 9 CH est le médicament type de l'enfant agité, coléreux, capricieux, insupportable, parfois méchant. Tenace, il crie, pleure, casse, se roule par terre, jusqu'à ce qu'il ait obtenu l'objet de son désir. C'est un enfant qui fait le plus souvent des spasmes du sanglot. Il ne supporte pas la moindre contradiction et n'est calmé que bercé ou promené en voiture. C'est le type même de l'enfant qu'il faut tenir d'une main de fer dans un gant de velours si l'on ne veut pas que se crée une opposition destructrice.

▪ *Cina* 9 CH est très proche de *Chamomilla vulgaris*, mais les troubles s'accompagnent d'insomnie, d'énurésie (pipi au lit) et d'une aggravation générale du malade à la pleine ou nouvelle lune. Ses yeux sont souvent cernés ; sa tendance naturelle à avoir des vers (oxyures) accentue sa nervosité.

▪ *Kalium bromatum* 9 CH convient aux enfants ou aux adolescents acnéiques, facilement inquiets, dont l'instabilité se manifeste par une agitation constante des mains et des doigts. Les bouts des crayons sont rongés, les gommes triturées, les doigts et les petits objets sont manipulés dans tous les sens. Le soir, ils ont des difficultés à s'endormir, sont sujets à des terreurs nocturnes, et plus rarement sont somnambules et font pipi au lit. Leur mémoire est faible, leur état nerveux, régulièrement aggravé à la pleine lune, est souvent la conséquence de la présence de vers dans les selles.

▪ *Nux vomica* 9 CH est le médicament des enfants qui deviennent nerveux à cause des contraintes de la vie dite moderne qui les obligent à se lever tôt, à ne pas avoir de périodes de repos ou de calme dans la journée, et à rentrer tardivement au domicile en même temps que les parents. Ce stress qu'il faudrait leur éviter est imposé et concourt à pérenniser cet état. Aussi, leurs colères, bien que moins violentes que celles de leurs camarades décrits dans les médicaments précédents, sont plus fréquentes.

▪ *Staphysagria* 9 CH intéresse les enfants irritables, très nerveux, très sensibles à la réprimande et à tout ce qui les contrarie. Ils sont capricieux mais intériorisent leurs colères qui « ressortent » sous la forme de tremblements, d'insomnies, ou autres, telles des coliques ou des toux persistantes.

▪ *Tarentula hispana* 9 CH convient à un enfant hyperactif, anxieux, qui agite sans cesse les mains et les pieds, et qui n'est calmé que par la musique. Les difficultés scolaires qu'il rencontre sont en rapport avec la dissipation, le manque de concentration et des troubles du sommeil comme les terreurs nocturnes, les balancements de la tête quand il s'endort (rythmies) et l'insomnie. C'est aussi un médicament d'hyperkinésie de l'enfant.

▪ *Theridion* 9 CH se donne aux enfants turbulents, très bavards, remuant en permanence les mains. Hypersensibles au bruit, ils se démènent encore plus dans les ambiances bruyantes qu'ils ne supportent pas.

▪ *Tuberculinum* 9 CH est le médicament de l'enfant longiligne qui grandit trop vite, a de grosses amygdales et des rhino-pharyngites à répétition. Insupportable, remuant, turbulent, il se met en colère pour un rien.

▪ *Valeriana* 1 DH, quand les enfants sont surmenés, tendus, agités de tics et ont du mal à s'endormir.

▪ *Zincum metallicum* 9 CH aide les enfants trop énergiques, facilement reconnus par l'agitation permanente de leurs pieds et jambes. Ils se fatiguent vite, ont des troubles de la mémoire et ne supportent pas le bruit.

Posologie (pour tous ces médicaments, sauf *Valeriana*) : 2 granules au réveil.

Valeriana 1 DH : 20 gouttes 2 fois par jour au réveil et au coucher.

▪ *Ongles rongés* ▪

C'est une mauvaise habitude qu'il n'y a lieu de traiter que pour l'angoisse qu'elle représente et le préjudice esthétique qu'elle peut entraîner. Ce tic particulier doit être réprimé modérément, car il soulage les tensions de l'enfant ; il doit être compris dans ce sens, une attitude rigide risquant d'aggraver ces contraintes. Il n'y a pas de thérapeutique homéopathique spécifique, mais un traitement de terrain est nécessaire si les troubles du comportement associés sont importants.

Rythmies

Diagnostic

Ce sont des tics de balancements incessants qui surviennent quand l'enfant s'endort ou s'ennuie. Elles inquiètent beaucoup les parents, mais ne présentent pas de caractère de gravité chez l'enfant normal. Elles ont tendance à cesser spontanément.

Traitement

Un traitement homéopathique accélère leur disparition. Les médicaments les plus souvent indiqués sont :

- *Medorrhinum* 9 CH, chez un enfant très agité qui s'endort sur le ventre, les fesses en l'air.
- *Phosphorus* 9 CH est adapté à l'enfant, bon répondeur, qui se berce en balançant ou en roulant sa tête sur l'oreiller.
- *Tarentula hispana* 9 CH (voir plus haut pour la description de ce médicament).
- *Tuberculinum* 9 CH, si les balancements présents à l'endormissement s'accentuent encore pendant le sommeil.

Posologie (pour tous ces médicaments) : 2 granules au réveil.

Succion du pouce

C'est une petite manie du nourrisson — comme la succion de la tétine — qui le rassure et qui dure normalement jusqu'à l'âge de un ou deux ans ; mais elle peut se prolonger jusqu'à quatre ou cinq ans, voire au-delà. Il n'y a pas lieu d'aller contre cette habitude qui disparaît habituellement avec l'évolution affective de l'enfant. L'utilisation transitoire d'un objet (nounours, couverture, doudou, etc.) permet de passer ce cap. Aucun traitement homéopathique n'est nécessaire, sauf en cas de troubles du comportement associés.

Tics

Le tic traduit l'angoisse d'un enfant face à une autorité parentale trop vive. Un traitement homéopathique évite le recours à certaines drogues allopathiques qui peuvent créer une dépendance.

> CONSULTEZ CAR UN TRAITEMENT DE FOND ET UN ENTRETIEN AVEC LES PARENTS SONT SOUVENT NÉCESSAIRES

Diagnostic

Le tic est un geste brusque, indolore, répétitif, plus ou moins incontrôlé, qui se rencontre chez les sujets émotifs, timides, anxieux. Les tics sont accentués par les émotions et traduisent souvent l'angoisse d'enfants qui n'osent s'exprimer devant une autorité parentale rigide et excessive. Ils irritent les parents qui, par leur comportement souvent agressif envers la manie de l'enfant, risquent de prolonger ce trouble la plupart du temps bénin.

Traitement

Les principaux médicaments homéopathiques sont les suivants :

- *Agaricus* 9 CH convient à des enfants d'une intelligence ordinaire mais retardés scolairement. Leur nervosité et leur anxiété se manifestent par des tics de la face, qui sont aggravés lors d'un effort intellectuel, et par une agitation plus ou moins constante de la tête.
- *Cuprum metallicum* 9 CH est utilisé chez des enfants ayant eu des spasmes du sanglot. Leur nervosité s'exprime parfois sous la forme de coliques abdominales et de tics de la face, qui ont la particularité d'être douloureux.
- *Hyoscyamus* 9 CH, quand tics, tremblements et grincements de dents se produisent chez un enfant méfiant, jaloux, ayant tendance aux terreurs nocturnes.
- *Lycopodium clavatum* 9 CH, pour les tics de la face survenant chez des sujets bons répondeurs.
- *Magnesia phosphorica* 9 CH, à associer à *Cuprum metallicum* dont il est très proche dans cette indication.
- *Mygale lasiodoria avicularia* 9 CH concerne les enfants ayant des tics des muscles de la face, des paupières, de la bouche et du cou.

- *Stramonium* 9 CH s'adresse à des enfants ayant des tics violents et indolores de la face, et qui ne s'endorment qu'avec la lumière par crainte de la nuit et de l'obscurité.
- *Valeriana* 1 DH (voir plus haut pour la description de ce médicament).

Posologie (pour tous ces médicaments sauf *Valeriana*) : 2 granules au réveil.
Valeriana 1 DH : 20 gouttes 2 fois par jour au réveil et au coucher.

Troubles du comportement psychique

Ils correspondent à des troubles souvent labiles qu'il serait inutile, voire désastreux de « psychiatriser ». Par contre, la persistance de ces troubles doit vous amener à consulter votre médecin homéopathe qui décidera ou non du recours au psychiatre.

Angoisse

L'angoisse chez l'enfant revêt diverses formes que les parents doivent apprendre à reconnaître. Elle peut se manifester par des crises de colère, une instabilité psychomotrice, des troubles du sommeil, des attitudes de refus ou d'opposition, des plaintes diverses : céphalées, douleurs digestives, troubles alimentaires ou sphinctériens.

CONSULTEZ SI LES TROUBLES PERSISTENT OU SE MANIFESTENT RÉGULIÈREMENT

Diagnostic

L'angoisse — ou peur sans objet — est présente physiologiquement tout au long du développement de l'enfant. Elle ne prend un caractère maladif que lorsqu'elle devient permanente ou trop intense, ou que le sujet est incapable d'y faire face. Elle survient à la suite de changements importants dans la vie de l'enfant : divorce ou départ d'un parent, intervention chirurgicale, examen scolaire, etc.

Les signes facilement reconnus chez l'adulte — boule dans la gorge, palpitations, diarrhées, céphalées — sont plus difficiles à identifier chez l'enfant. Souvent, l'angoisse se manifeste chez lui par des crises de colère, une instabilité psychomotrice, des troubles du sommeil, des attitudes de refus ou d'opposition, des plaintes diverses, des céphalées, des douleurs digestives, des troubles alimentaires ou sphinctériens.

Traitement

Ces attitudes nécessitent souvent un traitement de terrain. À titre d'exemples, voici les médicaments les plus souvent retrouvés :

➤ *Les coléreux*

Les colères ne doivent être prises en considération que si elles sont très fréquentes ou ne surviennent que pour des futilités. Les médicaments les plus caractéristiques des colères de l'enfant sont :

- *Chamomilla vulgaris* 9 CH (voir plus haut pour la description de ce médicament).
- *Cina* 9 CH (voir plus haut pour la description de ce médicament).
- *Nux vomica* 9 CH (voir plus haut pour la description de ce médicament).
- *Hepar sulfur* 9 CH convient aux enfants indolents, hypersensibles, mais précipités dans l'action. Au cours de leurs colères — violentes et fulgurantes —, ils deviennent méchants et cherchent à faire mal. Prédisposés aux rhino-pharyngites à répétition, leurs plaies cicatrisent lentement et suppurent facilement.
- *Lycopodium clavatum* 9 CH : ces petits enfants autoritaires masquent leur anxiété et leur manque de confiance en eux par des colères au cours desquelles ils perdent tout contrôle. Ils recherchent la solitude, mais craignent d'être seuls, ils ont besoin de « sentir » — dans la pièce à côté par exemple — la présence d'un proche. Ils se mettent facilement en colère, surtout au réveil, qui est toujours une période difficile pour eux.
- *Staphysagria* 9 CH (voir plus haut pour la description de ce médicament).
- *Tuberculinum* 9 CH (voir plus haut pour la description de ce médicament).

Posologie (pour tous ces médicaments) : 2 granules au réveil.

➤ *L'instabilité psychomotrice*

En dehors de l'agitation purement motrice, les enfants peuvent réagir par diverses attitudes, plus « psychiques » que « motrices », qui ont la même signification. Les réactions de refus ou d'opposition, passive ou active, la bouderie ou la jalousie excessive, ou encore une timidité exagérée sont des comportements réactionnels fréquents, mineurs, et banals chez l'enfant. Celui-ci cède souvent spontanément si les parents font preuve de bon sens et de tolérance, et si l'enfant est un tant soit peu accessible à la raison. Un traitement homéopathique peut être envisagé dans les cas plus difficiles.

Voir aussi « Agitation psychomotrice », page 443, *in* « Troubles du comportement moteur ».

➤ *Les opposants*

Les opposants passifs

Ils ne s'opposent pas directement, mais n'écoutent pas vraiment leurs parents. Ce sont des enfants le plus souvent intelligents, qui disent souvent « oui » et en font plus ou moins à leur tête, transformant subtilement la consigne donnée pour ne pas être tout à fait dans leur tort. Ce sont souvent des boudeurs (ce qui peut être aussi considéré comme une forme active d'opposition).

- *Natrum muriaticum* 9 CH est adapté à des enfants secrets, boudeurs ou contradicteurs, qui préfèrent la solitude et refusent la consolation.
- *Platina* 9 CH convient à des enfants orgueilleux, hautains, qui traitent par le mépris les injonctions parentales. Heureusement, ils sont exceptionnels, mais leur nombre pourrait s'accroître si la tendance actuelle de l'enfant roi — auquel on laisse tout faire et pardonne tout — persiste.
- *Sepia* 9 CH correspond à des enfants qui dans ces phases sont, au contraire, indifférents à tout, aux punitions comme aux sollicitations. Ils refusent la compagnie et veulent rester seuls. Cette attitude, si elle persiste ou se répète souvent, doit vous amener à consulter un médecin, car elle est, parfois, annonciatrice d'une dépression de l'enfant. Celle-ci n'est pas exceptionnelle, mais difficile à détecter.
- *Staphysagria* 9 CH (voir plus haut pour la description de ce médicament).

Posologie (pour tous ces médicaments) : 2 granules au réveil.

Les opposants actifs

Nous avons déjà parlé des coléreux (page 449) ; la jalousie est une autre forme de l'opposition active qui permet à l'enfant d'être pris en considération.

- *Lachesis mutus* 15 CH (une dose) aide les enfants passagèrement jaloux de la naissance d'un petit frère ou d'une petite sœur. Les enfants bons répondeurs sont souvent jaloux sans raison.
- *Hyoscyamus* 9 CH correspond à des enfants méfiants, soupçonneux, d'une jalousie maladive, sujets aux tics, aux terreurs nocturnes et aux grincements de dents la nuit.
- *Ignatia amara* 9 CH est indiqué chez des enfants avides d'affection, d'humeur changeante, passant facilement du rire aux larmes et inversement, à la moindre occasion. Ils poussent déjà des soupirs et n'aiment pas être consolés.
- *Lycopodium clavatum* 9 CH (voir plus haut pour la description de ce médicament).
- *Platina* 9 CH (voir plus haut pour la description de ce médicament).

Posologie (pour tous ces médicaments) : 2 granules au réveil.

Voir aussi « Les coléreux », page 449.

➤ *Plaintes diverses*

Voir « Agitation psychomotrice », page 443, les « Douleurs abdominales psychogènes », page 436, le chapitre concernant les troubles du sommeil, page 449.

➤ *Les troubles du sommeil*

Voir le chapitre concernant les troubles du sommeil, page 455.

Phobie

La phobie est une peur irrationnelle se manifestant lors d'une situation précise ou en présence d'un objet. Les phobies les plus courantes chez l'enfant sont la peur du noir, l'angoisse de la séparation d'avec la mère et les phobies scolaires.

CONSULTEZ SI LES TROUBLES PERSISTENT

Phobies d'objet

Elles suivent souvent des manifestations d'angoisse pendant le sommeil. Elles varient en fonction de l'âge. Vers deux ans, l'enfant a surtout peur du noir, à trois ou quatre ans des gros animaux, et à quatre ou cinq ans des petits animaux. En général, ces troubles sont peu marqués. Dans le cas contraire ou s'ils persistent, un traitement de terrain homéopathique peut être utile.

➤ *Peur du noir*

En dehors des médicaments de terreurs nocturnes (voir page 456) — auxquelles correspondent particulièrement *Stramonium* et *Hyoscyamus* —, trois médicaments ressortent souvent :

- *Causticum* 9 CH, qui s'adresse aux enfants peureux par nature, très affectés par le malheur des autres, dont l'acquisition de la marche et du langage se fait avec retard. De même, ils font longtemps pipi au lit.
- *Lycopodium clavatum* 9 CH, parfois indiqué chez les sujets bons répondeurs.
- *Phosphorus* 9 CH (voir plus haut pour la description de ce médicament).

Posologie (pour tous ces médicaments) : 2 granules au coucher.

Voir aussi « Terreurs nocturnes », page 456.

➤ *Autres phobies*

Comme je viens de le préciser, la phobie des animaux ne nécessite pas de traitement, ou un traitement homéopathique de terrain. Cependant, il a été constaté que :

- la peur des gros animaux est plus fréquente chez les enfants nécessitant *Calcarea carbonica* ou *Tuberculinum* (peur des chiens surtout) ;
- la phobie des microbes ou des « petites bêtes » se rencontre surtout chez les bambins auxquels *Luesinum* est utile.

Posologie (pour tous ces médicaments) : en 9 CH, 2 granules au coucher.

Phobies de situations

➤ *Angoisse de la séparation*

Elle survient toujours dans le même contexte, c'est-à-dire à l'occasion d'une séparation d'avec la mère. Cela peut aller de la séparation classique, lorsque l'enfant est laissé à l'école, à celle plus astreignante de l'enfant qui pleure dès que sa mère quitte la pièce où il se trouve, ou encore dès qu'un étranger s'approche. Elle commence vers huit mois et se poursuit plus ou moins jusqu'à deux ans. Le comportement de la famille — surprotection et/ou punition et/ou désintérêt et/ou anxiété des parents — peut entretenir cette phobie. La réponse du père et de la mère aux réactions de l'enfant est individuelle et doit être discutée avec le médecin.

Les médicaments de terrains les plus fréquents sont : *Calcarea carbonica*, *Pulsatilla*, *Silicea*.

Voir aussi les « Phobies scolaires », page ci-dessous.

Phobies scolaires

Les phobies scolaires, la peur d'aller à l'école ou de pénétrer dans la classe, peuvent survenir pour des raisons diverses qu'il faut rechercher : angoisse de séparation, crainte de l'instituteur ou de mal faire, difficultés de l'enfant à s'exprimer, peur ou moquerie d'autre(s) enfant(s). Elles surviennent souvent à l'école maternelle, mais peuvent se produire chez l'enfant entre sept et treize ans. Ces phobies se manifestent aussi parfois par des maux de ventre ou de tête, des nausées. Si elles persistent, un soutien psychothérapique doit être nécessairement envisagé.

On retrouve, dans les phases aiguës, les médicaments classiques de trac :

- *Ignatia amara* 9 CH, si l'angoisse d'un enfant nerveux, très émotif se révèle par des difficultés à avaler son petit déjeuner (boule dans la gorge), par des douleurs abdominales ou des nausées améliorées en mangeant, par des rires et des larmes.

- *Argentum nitricum* 9 CH, quand l'enfant ne cesse de demander s'il ira à l'école le lendemain alors que c'est le premier jour des vacances scolaires. Juste avant de partir pour l'école, il réclame d'aller aux toilettes, car il peut être pris d'une diarrhée émotive.
- *Gelsemium sempervirens* 9 CH convient à l'enfant qui pleure, tremble. Ses parents sont obligés de le traîner, car c'est l'enfant qui, à l'entrée de l'école, reste bloqué sur place, figé par la peur.

Posologie (pour tous ces médicaments) : 2 granules au réveil et au coucher.

Les médicaments de terrain les plus fréquents sont : *Calcarea carbonica*, *Causticum*, *Lycopodium clavatum*, *Natrum muriaticum*, *Phosphorus*, *Pulsatilla*, *Sepia*.

Voir aussi les paragraphes concernant l'angoisse de la séparation, page 452, et celui à propos des opposants passifs et actifs, page 450.

Timidité

CONSULTEZ CAR L'INHIBITION, FORME MAJORÉE DE LA TIMIDITÉ, NÉCESSITE UNE CONSULTATION MÉDICALE

Diagnostic

La timidité, ou ce qui est reconnu comme telle par l'entourage, est une forme mineure d'inhibition. Elle se traduit par un manque d'audace et de décision — dans l'action ou la pensée —, par les difficultés que rencontre l'enfant dans ces relations avec autrui.

L'inhibition, forme majorée de ce trait de caractère, nécessite une consultation médicale.

Traitement

Les principaux médicaments homéopathiques sont les suivants :

- *Baryta carbonica* 9 CH aide les enfants lents, craintifs, dont la timidité est due à leurs capacités intellectuelles qu'ils savent limitées.
- *Calcarea carbonica* 9 CH agit chez les enfants timides, calmes, peureux, ayant tendance aux terreurs nocturnes.

- *Lycopodium clavatum* 9 CH convient, au contraire, à des enfants intelligents, brillants, dont la timidité est avant tout liée à un manque de confiance en eux.
- *Natrum muriaticum* 9 CH est fait pour des enfants solitaires, timides bien que contradicteurs, anxieux et manquant de confiance en eux. Ils sont très attirés par le sel et ont tendance à maigrir malgré un bon appétit.
- *Pulsatilla* 9 CH est adapté à des enfants timides qui rougissent facilement dès qu'ils tentent de prendre la parole ou qu'on la leur donne. Convient souvent aux petites filles qui jouent entre elles de peur de s'amuser avec leurs camarades masculins. Elles pleurent facilement mais sont vites consolées.
- *Silicea* 9 CH, comme *Natrum muriaticum*, est un médicament d'enfants timides, anxieux, manquant de confiance en eux. Ceux-ci, plutôt chétifs et frileux, se fatiguent vite et transpirent facilement des pieds et de la tête.

Posologie (pour tous ces médicaments) : 2 granules au réveil et au coucher.

Voir aussi : *Causticum*, *Gelsemium sempervirens*, *Ignatia amara*.

Nous n'aborderons ni les hystéries ni les obsessions, qui nécessitent souvent un recours au spécialiste.

Troubles de l'alimentation

Anorexie banale du petit enfant

Les parents consultent souvent les médecins, car ils trouvent que leur enfant mange trop peu en grandissant. Cela est rarement le cas, car, en fait, l'enfant entre deux et huit ans, à cause d'un ralentissement de la croissance, mange moins.

Le plus simple, pour éviter les tensions familiales, consiste, si votre enfant mange très peu aux repas, à ne pas le forcer, mais à restreindre au maximum son alimentation entre les repas afin que son appétit s'ouvre au moment de ceux-ci. Un enfant qui a une courbe de poids normale[1] ou qui suit le même rythme — un enfant plutôt mince et qui le reste — est en bonne santé. Vous pouvez être rassurés.

Enfants qui mangent trop

Cette attitude est le reflet soit d'un comportement familial global, dans lequel les deux parents sont obèses et/ou la culture du « trop manger » est un signe de

1-C'est-à-dire que le rapport entre le poids et la taille est normal (consultez le carnet de santé).

bonne santé, soit d'une attitude qui survient chez des grands enfants ou des adolescents qui ont des problèmes affectifs ou relationnels. Dans les deux cas, une consultation médicale s'impose. D'abord pour tenter d'expliquer aux parents l'intérêt de modifier leur comportement alimentaire pour eux et leurs enfants, ensuite pour aider l'adolescent dans les difficultés qu'il rencontre. Dans ces situations, un traitement homéopathique de terrain peut aider ces sujets à passer un cap difficile.

Voir aussi le chapitre sur l'adolescence, page 461.

Troubles du sommeil

Les troubles du sommeil chez l'enfant se manifestent de diverses façons en fonction de l'âge : – la résistance à aller au lit, entre un et deux ans, correspond souvent à une angoisse de la séparation[1] *; – la peur du noir et le désir de s'endormir avec de la lumière ou une veilleuse apparaissent vers deux ans*[2] *; – les cauchemars commencent vers trois ou quatre ans, l'enfant distinguant mal la fiction de la réalité ; – l'enfant entre trois et huit ans a des terreurs nocturnes ; – le somnambulisme au même âge est souvent déclenché par un événement anxiogène.*

CONSULTEZ SI LES TROUBLES PERSISTENT

Cauchemars

Les cauchemars résultent souvent d'une situation « effrayante » que l'enfant a subie dans la journée. Ainsi, une histoire qui fait peur ou des scènes de violence observées à la télévision peuvent déclencher des cauchemars dans la nuit qui suit. Si ceux-ci sont peu fréquents et surviennent dans ces circonstances, un traitement est inutile. Un gros câlin suffit souvent à rassurer l'enfant et lui permet de se rendormir sereinement. Si vous savez que certaines circonstances risquent de déclencher un cauchemar, vous pouvez lui donner au coucher :

- 10 gouttes de *Valeriana* 6 DH, et
- 2 granules d'*Ignatia amara* 9 CH.

1-Voir « Angoisse de la séparation », page 452.
2-Voir « Angoisse de la séparation », page 452.

Terreurs nocturnes

Diagnostic

Extrêmement fréquentes, elles se manifestent chez l'enfant, dans les premières heures du sommeil, par un réveil brutal avec des cris et un état de panique incontrôlable. Dans ce contexte, l'enfant est inconsolable et n'a plus aucun souvenir le lendemain matin. Elles disparaissent progressivement avec l'âge, mais leur persistance à l'adolescence doit inciter à rechercher un trouble psychologique sous-jacent.

Traitement

Les principaux médicaments homéopathiques sont :

- *Stramonium* 9 CH est le médicament typique de la terreur nocturne des enfants qui ne peuvent s'endormir qu'avec une lumière tamisée et la présence d'un parent. Cet état se manifeste aussi dès que l'enfant a de la fièvre.
- *Hyoscyamus niger* 9 CH est adapté à des enfants méfiants, jaloux, qui rient, poussent des cris ou grincent des dents en dormant. Ou encore à ceux qui se réveillent la nuit en sursaut, tremblants, affolés et très anxieux, et ne reconnaissant plus personne.
- *Kalium bromatum* 9 CH convient aux enfants dont l'anxiété se révèle par l'agitation constante des mains et des doigts, et la trituration incessante de petits objets (voir chapitre sur l'agitation psychomotrice, page 443).
- *Borax* 9 CH correspond à des enfants qui se réveillent en hurlant la nuit. Ils ont régulièrement des aphtes ou de l'herpès. Leur état est aggravé par le mouvement de descente — par exemple quand on les remet dans leur berceau —, qui leur provoque des vertiges.
- *Cina* 9 CH est adapté à des enfants régulièrement infestés par les vers, qui grincent des dents la nuit.
- *Tarentula hispana* 9 CH, pour les enfants anxieux, extrêmement agités, qui, même assis, remuent sans cesse les membres. Du fait de cet état, ils ont de grandes difficultés de concentration.
- *Calcarea carbonica* 9 CH est un médicament de terrain concernant les enfants ayant des terreurs nocturnes.

Posologie (pour tous ces médicaments) : 2 granules au coucher.

Somnambulisme

Diagnostic

Le somnambulisme survient pendant le sommeil profond, surtout chez l'enfant de cinq à douze ans ; il est souvent déclenché par un événement anxiogène. Il se manifeste par une déambulation nocturne, au cours de laquelle l'enfant est confus. Il évite les objets, répond aux ordres, mais ne s'en souvient pas le lendemain. Comme pour les terreurs nocturnes, le somnambulisme disparaît au fil des années. Cependant, sa persistance à l'adolescence doit faire rechercher un trouble psychologique sous-jacent.

Traitement

Les médicaments les plus fréquents sont :

- *Kalium bromatum* 9 CH (voir le chapitre sur l'agitation psychomotrice, page 443).
- *Natrum muriaticum* 9 CH, indiqué chez les enfants bons répondeurs ayant tendance à l'herpès, aux eczémas, aux rhino-pharyngites à répétition et à l'amaigrissement malgré un bon appétit.
- *Phosphorus* 9 CH est parfois un médicament du somnambulisme chez des enfants rêveurs, imaginatifs, devenant anxieux et renfermés dès qu'ils ne se sentent plus en confiance.
- *Silicea* 9 CH : somnambulisme des enfants bons répondeurs régulièrement infestés par les oxyures à la nouvelle lune, ou des étudiants surmenés, au sommeil agité non réparateur, avec réveil en sursaut.

Posologie (pour tous ces médicaments) : 2 granules au coucher.

Réveils nocturnes

La plupart des médicaments d'insomnies de l'enfant sont les mêmes que ceux de l'adulte. Pour plus de détails, je vous conseille donc de vous reporter au chapitre sur les troubles du sommeil, page 369.

Deux médicaments plus spécifiques des insomnies de l'enfant sont intéressants à connaître :

- *Cypripedium* 1 DH, chez l'enfant nerveux qui, après une grande joie dans la journée, se lève la nuit pour jouer et faire des projets, mais aussi parfois pour brailler.
- *Jalapa* 3 DH est adapté aux enfants calmes le jour et agités la nuit, qui eux aussi se réveillent pour jouer, parler, quelquefois pour crier.

Posologie (pour tous ces médicaments) : 10 gouttes au coucher, à répéter dans la nuit si nécessaire.

Voir aussi le chapitre sur les troubles du sommeil, page 369.

Troubles sphinctériens

L'enfant est habituellement propre à partir de trois ou quatre ans pour la miction, et de deux ou trois ans pour la défécation. Pour éviter ces troubles extrêmement fréquents, la méthode la plus courante est le recours à des horaires réguliers, en montrant le pot à l'enfant. En lui expliquant comment faire, en le gratifiant modérément, vous résoudrez facilement ces problèmes. Épargnez-lui vos réprimandes en cas d'échec, car vous risquez d'obtenir l'effet inverse et de créer une tension entre votre enfant et vous. Si cette méthode échoue, le mieux est de retarder l'apprentissage de quelques semaines.

Énurésie de l'enfant

L'énurésie est l'émission involontaire d'urine le jour, mais le plus souvent la nuit. Elle se produit après l'âge de deux ou trois ans, âge à partir duquel le contrôle de la miction (action d'uriner) devrait être acquis.

En dehors des rares causes organiques — 1 à 2 % des cas, le plus souvent une infection urinaire —, une origine à l'énurésie est rarement retrouvée. Les garçons sont plus atteints que les filles, et présentent parfois des troubles du sommeil associés à type de somnambulisme ou de terreurs nocturnes. L'énurésie est présente encore chez 30 % des enfants de quatre ans, 10 % des enfants de six ans, 3 % à douze ans et 1 % à dix-huit ans.

Si elle est secondaire, c'est-à-dire si votre enfant, après avoir été propre, se remet à faire pipi au lit régulièrement, je vous conseille de consulter votre médecin homéopathe — afin qu'il donne un traitement de fond cohérent —, car il y a souvent une cause psychologique sous-jacente ou un facteur de stress à l'origine du problème.

Le traitement homéopathique est souvent décevant, surtout en l'absence de traitement de terrain spécifique.

Petits moyens

— Faites jouer à votre enfant un rôle actif en l'encourageant, en lui faisant dessiner sur un petit carnet un nuage quand il fait pipi au lit et un soleil quand il est propre.
— Ne le punissez pas et ne le grondez pas chaque fois qu'il fait pipi au lit.
— Limitez aux maximum les boissons les deux à trois heures précédant le coucher, et faites-le uriner juste avant.
— Les « pipi-stops » — systèmes d'alarme qui réveillent l'enfant dès les premières gouttes d'urine — semblent avoir une certaine efficacité en créant une inhibition partielle de la miction pendant l'endormissement.

Traitement homéopathique

➤ *Énurésie sans horaires particuliers*

Avec des mictions abondantes

- *Equisetum* 9 CH, chez des enfants maigres et frileux qui ressentent une légère irritation en urinant (sans infection urinaire). À donner en association avec *Silicea*.
- *Plantago* 9 CH, chez des enfants qui ont toujours soif.

Posologie (pour tous ces médicaments) : 2 granules au coucher.

Des sujets bons répondeurs

- *Cina* 9 CH, énurésie d'enfants nerveux sujets aux vers et aux terreurs nocturnes.
- *Pulsatilla* 9 CH, chez les enfants bons répondeurs qui font pipi au lit, parfois jusqu'à l'adolescence.
- *Sepia* 9 CH, énurésie des fillettes bons répondeurs.
- *Silicea* 9 CH, énurésie des enfants bons répondeurs.

Posologie (pour tous ces médicaments) : 2 granules au coucher.

Au cours de maladies

- *Ferrum phosphoricum* 9 CH, pour des enfants qui retiennent difficilement leur urine, aussi bien le jour que la nuit, quand ils sont malades (avec de la fièvre).
- *Ferrum metallicum* 9 CH, après une anémie.

Posologie (pour tous ces médicaments) : 2 granules au coucher.

➤ *Quand la miction survient dans la première partie de la nuit*

Dès que l'enfant est mis au lit

- *Causticum* 15 CH convient à des enfants bons répondeurs qui font pipi au lit dès le premier sommeil et ont du mal à retenir leur urine pendant la journée (leur culotte est toujours un peu mouillée).
- *Sepia* 9 CH, chez les enfants bons répondeurs.

Posologie (pour tous ces médicaments) : 2 granules au coucher.

Et ne réveille pas l'enfant

- *Chloralum* 9 CH (voir plus haut pour la description de ce médicament), 2 granules au coucher.

Et s'accompagne d'un érythème fessier

- *Kreosotum* 9 CH, quand les urines sentent très fort et sont irritantes, 2 granules au coucher.

➤ *Quand la miction survient dans la seconde partie de la nuit*

Pendant le sommeil profond

- *Belladonna* 9 CH (voir plus haut pour la description de ce médicament), 2 granules au coucher.

Chez l'enfant qui s'est mouillé les pieds dans la journée

- *Dulcamara* 9 CH (voir plus haut pour la description de ce médicament), 2 granules au coucher.

Encoprésie

C'est la perte consciente des matières fécales dans la culotte chez un enfant (de plus de quatre ans) en bonne santé, sans maladie digestive ni neurologique ou anomalie organique. Rare — 1 % des enfants de plus de quatre ans —, mais préoccupante, elle nécessite une consultation médicale. Elle est le plus souvent liée à une constipation et à un apprentissage de la propreté trop précoce et trop rigide.

Adolescence

L'adolescent n'est plus un enfant et n'est pas encore un adulte. La puberté désigne l'ensemble des modifications morphologiques et physiologiques qui caractérisent le passage de l'enfance à l'adolescence. Celle-ci se déroule sans problème dans la majorité des cas. Néanmoins, environ 30 % des adolescents présentent des difficultés d'adaptation liées à une instabilité psychologique qui succède à l'équilibre de la maturité enfantine et précède celui de la maturité adulte. Elle nécessite une prise en charge globale, thérapeutique ou non, établie à partir d'une relation de confiance et de compréhension.

Pourtant, les adolescents consultent peu. En dehors de situations délicates, ou rares mais difficiles (dépression, tentative de suicide, anorexie, boulimie, alcool, tabac, toxicomanie), les adolescents se plaignent surtout de nervosité, de « spleen », de fatigue scolaire, de céphalées, de douleurs du rachis, d'acné, d'épisodes infectieux à répétition. L'adolescence est l'âge de la prise de risque en vue de l'émancipation. C'est pourquoi les adolescents sont plus victimes que les autres catégories d'âge d'accidents de la voie publique ou de sport. En matière médicale, les adolescents, d'après une étude canadienne, sont principalement préoccupés par leur état de bonne santé, leur croissance, les maladies sexuellement transmissibles, l'acné et la contraception.

Principaux médicaments de terrain de l'adolescent

Les médicaments les plus souvent indiqués sont :

- *Calcarea carbonica* convient aux adolescents craintifs, timides, ayant tendance à l'obésité. Leur mollesse et leur indolence les rendent exaspérants. Paresseux, partisans du moindre effort, ils sont peu sportifs, ont des difficultés scolaires, mais sont persévérants et organisés. Chez ces jeunes gens, la puberté est précoce ou retardée, la jeune fille a des seins souvent volumineux, le désir sexuel des garçons est vif.
- *Calcarea phosphorica* est adapté à des adolescents longilignes, qui ont grandi trop vite et souffrent du dos. Ils sont rêveurs, « babas cool », grattent la guitare, mais sont aussi créatifs. Ils sont amoureux et précoces sexuellement. Ils se fatiguent vite, ont des maux de tête quand ils doivent beaucoup étudier. Les jeunes filles ont leurs règles vers dix ou onze ans, mais celles-ci sont d'emblée douloureuses.
- *Graphites* est un médicament d'adolescents plutôt obèses et boulimiques dont la puberté arrive tardivement. Les règles, chez la jeune fille, sont peu abondantes,

douloureuses et en retard ; filles comme garçons ont un appétit sexuel faible. Timides, émotifs, ils sont peu entreprenants et larmoyants.

▪ *Natrum muriaticum* est indiqué pour des adolescents longilignes, minces, souvent voûtés du fait d'une croissance trop rapide. Ils sont très contradicteurs, nostalgiques, repliés sur eux-mêmes, tristes et geignards. Ils préfèrent la solitude, n'aiment ni se confier ni se faire consoler. Ils ont des envies autour des ongles, ont tendance aux herpès labiaux et s'enrhument très facilement. Ils ont la peau du visage grasse et de l'acné avec des comédons. Les maux de tête surviennent facilement en période d'examen. La puberté est tardive ; les jeunes filles ont des règles en retard et peu abondantes.

▪ *Pulsatilla* convient aux adolescents timides qui rougissent pour un rien. Ils pleurent facilement, mais sont vites consolés ; ils sont d'humeur très changeante et craignent le sexe opposé. Très attirés par les sucreries, ils digèrent mal les plats gras. Les règles des jeunes filles apparaissent tardivement, ne coulent que le jour et sont précédées de douleurs aux seins. Les troubles circulatoires commencent dès cette période.

▪ *Sepia* est le médicament des jeunes filles sombres, tristes, apparemment indifférentes à leur entourage. Leurs règles surviennent vers quinze ou seize ans ; généralement peu abondantes, elles sont précédées de pertes plus ou moins irritantes. Les cycles sont irréguliers. Le désir sexuel, aussi bien chez le garçon que chez la fille, est faible.

▪ *Silicea* convient à des adolescents longilignes, maigres, à la musculature peu développée. Frileux, fatigables, ils sont sujets aux rhino-pharyngites à répétition. Leurs ongles sont parsemés de taches blanches, ils ont de l'acné et transpirent facilement de la tête. Ils sont intelligents, mais manquent de confiance en eux. Les règles de ces jeunes filles sont tardives et sont précédées ou s'accompagnent de pertes blanches.

▪ *Thuya occidentalis* est adapté à des adolescents gras et empâtés. Ils ont tendance aux rhino-pharyngites à répétition, à l'acné, aux furoncles et ont facilement des verrues. Ils transpirent pour un rien, surtout du visage ; leurs ongles sont mous et cassants. Les jeunes filles ont très rapidement de la cellulite, particulièrement aux hanches et aux cuisses. Leurs règles sont en avance, abondantes et douloureuses surtout du côté gauche ; leur poitrine, naturellement très développée, est douloureuse en période prémenstruelle.

▪ *Tuberculinum* est indiqué pour les jeunes gens agités, longilignes et maigres malgré un bon appétit. Spasmophiles, ils sont hyperémotifs, très nerveux, très irritables et s'emportent à la moindre occasion. Ils sont instables sentimentalement et aiment voyager. Ils se fatiguent vite, aussi bien physiquement que nerveusement ou psychologiquement. Malgré une intelligence précoce, ils sont handicapés par des maux de tête provoqués par le travail intellectuel. Leur scolarité est « chaotique » et variée tant qu'ils n'ont pas trouvé leur voie. Les jeunes filles ont des règles en avance, abondantes, épuisantes, accompagnées de pertes blanches.

Voir aussi les chapitres concernant le stress, page 355, l'acné juvénile, page 208, les céphalées (des étudiants surmenés en particulier), les migraines, page 358, les rhino-pharyngites à répétition, page 412, les troubles du comportement, page 443, les cystites après les premiers rapports sexuels (*Staphysagria*), page 269, et celui sur les règles douloureuses de l'adolescente, page 288, ainsi que les chapitres sur le mal de dos (lumbagos, sciatiques), pages 473, 476, et le sport, page 329.

Rhumatologie

L'homéopathie a une grande efficacité dans les douleurs chroniques. Associée à l'acupuncture et aux manipulations vertébrales, elle évite le recours précoce aux anti-inflammatoires ou aux corticoïdes et permet, d'une façon certaine, de diminuer les doses de ces substances quand leur utilisation est indispensable. Cela est d'autant plus intéressant que les douleurs rhumatismales surviennent avant tout chez des personnes âgées, donc les plus sensibles, avec les enfants, aux effets des médicaments. En effet, les sujets âgés ont souvent d'autres maladies rendant illusoire ou impossible l'emploi prolongé d'anti-inflammatoires, par exemple quand le malade présente des antécédents d'ulcères gastro-duodénaux, ou doit prendre des anticoagulants pour une affection cardiaque, ou encore quand il a des problèmes rénaux ou hépatiques sévères. Chez les sujets plus jeunes, la prise d'anti-inflammatoires n'est pas toujours aisée ou possible ; ainsi, par exemple, ils diminuent l'efficacité contraceptive des femmes sous stérilet. De plus, depuis peu, on sait que la prise d'anti-inflammatoires au long cours aggrave l'atteinte cartilagineuse[1], ceux-ci ne devant être pris que lors des poussées.

Ainsi, l'homéopathie, l'acupuncture, les manipulations vertébrales, les cures thermales devraient être les thérapeutiques de première intention dans les affections rhumatismales dégénératives (dues au vieillissement) aiguës ou chroniques. En effet, l'efficacité et l'innocuité de ces techniques, et les risques potentiels des traitements classiques font de ces dernières des médications de seconde intention. Non pas par un dogmatisme mal placé, mais dans une vision à plus long terme qui vise à graduer les réponses thérapeutiques à la douleur du malade, c'est-à-dire à utiliser des thérapeutiques adaptées à sa douleur. De plus, l'usage abusif des anti-inflammatoires à la moindre souffrance en termes de bénéfice-risque est négatif pour le malade et limite l'arsenal thérapeutique du médecin qui n'a rapidement d'autres recours que d'utiliser de la cortisone.

1-Douglas M., « Avancées thérapeutiques en rhumatologie », *in Thérapeutiques*, 1996, n° 17, p. 43-44.

Arthrose

L'arthrose est une maladie bénigne, mais douloureuse et invalidante, qui pose un problème de santé publique du fait de sa fréquence — 3,5 % des motifs de consultations, 5 % de la population des cinquante-cinq à soixante-cinq ans —, de son coût et du vieillissement de la population (plus de 28 % de la population sera âgée, en l'an 2020, de plus de soixante ans). C'est la maladie articulaire la plus fréquente, en particulier chez les sujets âgés, puisque 80 % des plus de soixante-dix ans ont des signes d'arthrose à la radiographie.

CONSULTEZ – LE TRAITEMENT DE L'ARTHROSE EST MULTIDISCIPLINAIRE
– UN TRAITEMENT DE TERRAIN HOMÉOPATHIQUE EST INDISPENSABLE

Qu'est-ce que c'est ?

Le renouvellement du cartilage articulaire est assuré par ses propres cellules (les chondrocytes) qui maintiennent un équilibre entre sa formation et sa destruction. La rupture de cet équilibre est à l'origine de l'arthrose. Cette « chondropathie fissuraire » provoque des altérations des fonctions biomécaniques de glissement, d'élasticité et d'amortissement du cartilage qui finissent par faire souffrir toute l'articulation. Il se greffe alors des douleurs ligamentaires, musculaires, osseuses qui compliquent la thérapeutique.

C'est pourquoi le traitement doit englober aussi bien l'allopathie que l'homéopathie, la phytothérapie, l'oligothérapie, l'acupuncture, les manipulations vertébrales, la kinésithérapie, la physiothérapie. Chacune de ces thérapeutiques possède des actions efficaces et complémentaires variant selon les stades de la maladie.

Diagnostic

L'arthrose peut être isolée ou concerner l'ensemble des articulations ; son évolution est progressive ou rapide.

Le premier signe de l'arthrose est la douleur. Celle-ci est d'abord mécanique, c'est-à-dire qu'elle est calmée par le repos ou par la poursuite du mouvement, et qu'elle apparaît au réveil ou lors de la mise en route de l'articulation. Elle reste sourde dans la journée, s'accroît lors d'efforts, est maximale en fin de journée et cède au repos ou allongé et la nuit.

Ensuite, elle devient chronique et contraint, au réveil ou après un repos prolongé, à une mise en route — un temps de dérouillage — plus ou mois longue des articulations douloureuses. Elle s'accompagne de craquements articulaires d'abord indolores, puis douloureux au fur et à mesure de la progression de la maladie. Un gonflement de l'articulation survient lors des poussées (au genou en particulier). Tardivement, la douleur apparaît la nuit lors des changements de position dans le lit.

L'arthrose peut survenir soit lors d'un processus normal de vieillissement, soit à la suite d'un traumatisme articulaire ou de mouvements répétitifs excessifs dans la pratique d'un sport ou d'un métier (travailleurs de force). Les articulations les plus souvent atteintes sont les hanches, les genoux et les petites articulations des doigts.

Facteurs de risques de l'arthrose

— L'âge : l'arthrose augmente avec celui-ci, particulièrement entre quarante-cinq et soixante-cinq ans.
— L'obésité : augmente la fréquence de survenue de l'arthrose des genoux.
— L'ethnie : les populations du Caucase ont plus d'arthrose de hanche (coxarthrose) que les populations chinoises ou africaines (1 à 4 % contre 7 à 25 %). Par contre, une autre étude a montré que la fréquence des arthroses du genou (gonarthrose) était plus élevée chez les femmes de race noire que chez celles de race blanche.
— Les facteurs génétiques auraient un rôle encore mal élucidé.
— L'arthrose des mains et des genoux est plus fréquente chez les femmes.
— Les antécédents de traumatismes aggraveraient les risques d'arthrose. Cela est particulièrement net aux genoux où l'ablation d'un ménisque est un facteur qui favorise la survenue d'arthrose de cette articulation.

Par ailleurs, les études montrent que le siège de l'arthrose varie en fonction de l'activité professionnelle ou de l'activité sportive. Les agriculteurs ont plus de coxarthroses ; les métiers nécessitant le port habituel de charges lourdes ou la flexion des genoux accroissent le risque de gonarthroses. Les footballeurs, les danseurs ou les joueurs de football américain ont aussi plus de risques de coxarthroses. En revanche, la fréquence d'arthrose des membres inférieurs ne semble pas accrue chez les cyclistes, les coureurs à pied et les nageurs.

Principales complications

L'usure de l'articulation entraîne l'aggravation des douleurs et donc une perte de l'autonomie. L'arthrose de la hanche et du genou, articulations les plus souvent concernées, limitent le périmètre de marche et accroissent la dépendance, car la personne, souvent âgée, a peur de sortir seule, de chuter et ne peut plus faire ses courses ou son ménage.

Quand est associée une arthrose des membres supérieurs, les gestes de la vie quotidienne — faire la cuisine, ouvrir des boîtes de conserve, porter des casseroles — peuvent devenir difficiles, voire dangereux.

Règles d'hygiène

« L'arthrose ne s'use que si l'on s'en sert. » En effet, l'arthrose évolue d'autant plus que vous forcez sur votre articulation. Par exemple, quand, en cas d'arthrose de la hanche (coxarthrose), vous vous obligez à marcher malgré la douleur. En agissant ainsi, vous augmentez l'inflammation de l'articulation, de ses tissus environnants, et la contracture musculaire de défense engendrée par la douleur. Au contraire, dès que la douleur apparaît, vous devez vous arrêter de marcher pour vous soulager.

En cas d'arthrose des articulations des membres inférieurs, vous devez économiser vos articulations en maigrissant, si vous avez un excès de poids important, et en portant une canne du côté opposé à l'articulation malade. Évitez les longues marches, la station debout prolongée, le port de charges lourdes. Ménagez-vous des périodes de repos d'un quart d'heure à une demi-heure dans la journée.

Une gymnastique adaptée quotidienne doit être entreprise, et des sports contraignants pour les articulations (tels le tennis ou le football) doivent être abandonnés.

Traitement homéopathique

Il ne sera donné ici que des éléments permettant une approche symptomatique de l'arthrose. Le recours au médecin s'impose, car un traitement homéopathique de terrain est indispensable à la stabilisation des lésions. L'homéopathie n'est qu'un élément de la thérapeutique de l'arthrose qui doit être multidisciplinaire et tenir compte, entre autres, de l'environnement dans lequel vous évoluez et d'éventuelles maladies associées. Cependant, la connaissance de quelques modalités générales, comme la localisation de la douleur par exemple, peut vous soulager temporairement.

➤ *Selon la localisation de la douleur*

C'est un élément d'orientation intéressant, d'abord parce qu'il est évident, ensuite parce que le tropisme préférentiel de certains médicaments nous guide directement vers eux. Cependant, il faut toujours garder à l'esprit que ceux-ci ne seront indiqués et donc efficaces que s'ils présentent les autres signes du médicament.

- Le rachis cervical : *Actea racemosa, Lachnantes.*
- Le rachis dorsal : *Actea racemosa.*
- Le rachis lombaire : *Bryonia alba, Kalium carbonicum, Radium bromatum, Rhus toxicodendron, Ruta graveolens.*
- Les articulations sacro-iliaques : *Ammonium muriaticum, Calcarea phosphorica, Ruta graveolens.*
- Les hanches : *Causticum, Natrum sulfuricum, Thuya occidentalis.*
- Les genoux : *Angustara, Bryonia alba, Kalium carbonicum, Kalium iodatum, Natrum sulfuricum.*
- Les chevilles : *Caulophyllum, Natrum sulfuricum, Ruta graveolens.*
- Les talons : *Ammonium muriaticum, Kalium bichromicum, Kalium iodatum, Phytolacca.*
- Épine calcanéenne : *Hekla lava, Medorrhinum.*
- Hallux valgus (oignon avec déviation du gros orteil vers le bord externe du pied) : *Hekla lava.*
- Les épaules : *Phytolacca*, droite *Sanguinaria*, gauche *Ferrum metallicum, Ledum palustre.*
- Les poignets : *Harpagophytum, Ruta graveolens, Viola odorata.*
- Les phalanges : *Actea racemosa, Actea spicata, Caulophyllum, Harpagophytum, Polygonum.*
- Au pouce : *Hedeoma.*

Posologie (pour tous ces médicaments) : en 5 CH, 2 granules 3 fois par jour en attendant de consulter.

➤ *Selon le temps qu'il fait*

Les médicaments cités sont pour la plupart non seulement des médicaments de symptômes, mais aussi, et surtout, des médicaments entrant dans le cadre d'un traitement de terrain.

Douleurs aggravées par l'humidité

- *Rhus toxicodendron* 7 CH : c'est le médicament d'arthrose le plus courant sous nos climats. Le réveil est pénible, car les articulations sont raides et la mise en route douloureuse, mais heureusement celle-ci est calmée par la poursuite des mouvements. Les douleurs — qui peuvent concerner toutes les articulations — sont aggravées par le repos, le début du mouvement et l'humidité, et améliorées par la chaleur, le mouvement continu et le changement de position.
- *Natrum sulfuricum* 7 CH est proche de *Rhus toxicodendron*, mais les articulations concernées — le plus souvent rachis lombaire, genoux, chevilles et hanche droite — sont infiltrées, gonflées, augmentées de volume.

▪ *Dulcamara* 7 CH, si les douleurs articulaires apparaissent brutalement quand le temps passe du chaud au froid humide, ou sont constamment aggravées par l'humidité et disparaissent par temps sec, par le mouvement continu et le changement de position.
▪ *Rhododendron* 7 CH est indiqué quand les douleurs sont aggravées par l'humidité ou augmentent avant l'orage et diminuent quand celui-ci est terminé.
▪ *Thuya occidentalis* 7 CH convient aux sujets bons répondeurs ayant les articulations déformées, raides, ankylosées, infiltrées et assez longues à se dérouiller. Chez ces individus, les articulations les plus souvent atteintes sont la hanche et les petites articulations des pieds et des mains.
▪ *Tuberculinum* 7 CH, quand les douleurs, qui commencent et finissent brutalement, changent de place fréquemment. La douleur est présente à une articulation un jour, à une autre le lendemain.
▪ *Calcarea fluorica* 7 CH (voir plus bas pour la description de ce médicament).

Posologie (pour tous ces médicaments) : 2 granules 3 fois par jour en attendant de consulter.

Douleurs améliorées par l'humidité

Peu de médicaments répondent à cette modalité.
▪ *Causticum* 7 CH convient aux sujets bons répondeurs dont les articulations — particulièrement la hanche — maigres, raides, sèches, ont des mouvements d'amplitude limitée et des muscles diminués de volume (amyotrophie). Ils souffrent de douleurs chroniques sur lesquelles se greffent des poussées aiguës. Elles sont aggravées par le froid sec et améliorées par le temps humide et pluvieux, et la chaleur.
▪ *Medorrhinum* 7 CH est adapté aux sujets bons répondeurs qui souffrent des grosses articulations — genoux, hanches, épaules, coudes — quand le temps est froid et humide, et sont soulagés au bord de la mer ou par temps doux et humide.

Posologie (pour tous ces médicaments) : 2 granules 3 fois par jour en attendant de consulter.

➤ *En fonction des mouvements*

Douleurs améliorées d'emblée par le mouvement

▪ *Dulcamara* 7 CH (voir plus haut pour la description de ce médicament).
▪ *Kalium iodatum* 7 CH est un médicament d'arthrose évoluée, dans laquelle les douleurs intenses sont aggravées la nuit et par la chaleur. Le mouvement (besoin de remuer) et le grand air améliorent l'état du malade. Les articulations les plus concernées sont les genoux, les talons et les orteils.

Posologie (pour tous ces médicaments) : 2 granules 3 fois par jour en attendant de consulter.

Douleurs améliorées après une aggravation passagère

Il s'agit de sujets dont les douleurs sont aggravées au début du mouvement, lors de la mise en route de l'articulation, mais améliorées ensuite.

▪ *Rhus toxicodendron* 7 CH (voir plus haut pour la description de ce médicament).

▪ *Calcarea fluorica* 7 CH est indiqué quand l'arthrose est la conséquence d'un traumatisme de l'articulation ou d'entorses à répétition. Les douleurs sont aggravées au repos, au début du mouvement et par l'humidité, et améliorées par le mouvement continu et la chaleur.

▪ *Radium bromatum* 7 CH concerne les personnes dont les douleurs — principalement du rachis lombaire, sacré et des genoux — s'accompagnent d'un besoin de s'étirer, et d'une sensation de faiblesse et de raideur de ces régions et des membres inférieurs.

▪ *Tuberculinum residuum* 7 CH, si la mise en route matinale est douloureuse et soulagée par la poursuite du mouvement. Il agit bien associé à *Rhus toxicodendron*, quoique les douleurs, qui peuvent concerner toutes les articulations, soient indifférentes à l'humidité.

▪ *Natrum sulfuricum* 7 CH (voir plus haut pour la description de ce médicament).

Posologie (pour tous ces médicaments) : 2 granules 3 fois par jour en attendant de consulter.

Douleurs aggravées par le mouvement

▪ *Bryonia alba* 7 CH est le médicament des douleurs et des poussées d'arthrose chronique accrues par le moindre mouvement, et calmées par le repos. Ces douleurs, aiguës en points, sont aggravées par le plus léger attouchement, par le froid local. Elles sont améliorées par la pression forte de l'articulation concernée et la chaleur locale.

▪ *Ledum palustre* 7 CH est un médicament d'arthrose et de goutte. Les articulations froides et violacées sont le siège de douleurs piquantes, déchirantes, évoluant successivement et progressivement des pieds à la tête. Les sujets présentent des douleurs aggravées par le mouvement, la nuit et par la chaleur locale ou celle du lit. Le repos et le contact du froid les soulagent.

Posologie (pour tous ces médicaments) : 2 granules 3 fois par jour en attendant de consulter.

➤ *Traitement de terrain*

Voir aussi : *Calcarea carbonica*, *Calcarea phosphorica*, *Causticum*, *Kalium carbonicum*, *Luesinum*, *Medorrhinum*, *Natrum sulfuricum*, *Sulfur*, *Thuya*, *Tuberculinum*. Mais la majorité des médicaments cités dans ce chapitre peuvent être concernés.

Traitements complémentaires

Comme je l'ai déjà dit, le traitement de l'arthrose est multidisciplinaire.

➤ Acupuncture

Elle a une action antalgique incontestable et doit être le premier recours contre la douleur, avant l'usage des anti-inflammatoires. Si ceux-ci sont indispensables, le traitement par acupuncuture permet d'en diminuer les doses et donc de les rendre plus supportables.

➤ Phytothérapie

La prêle, la silice, l'harpagophytum, sont les plantes les plus utilisées dans cette indication.

➤ Oligo-éléments

Le manganèse, le cobalt, le magnésium, le potassium, le soufre, le cuivre, l'or, sont les principaux oligo-éléments employés en complément dans les traitements de l'arthrose ; le phosphore l'est aussi en cas de contractures musculaires.

➤ Antalgiques et anti-inflammatoires

Ils seront un recours si les traitements précédents sont insuffisants ; de même les infiltrations et la chirurgie si nécessaire.

➤ Kinésithérapie

Elle évite la fonte musculaire, l'ankylose et la prise d'attitudes vicieuses. Elle est adaptée en fonction des articulations atteintes et lutte aussi contre les raideurs musculaires concomitantes. La rééducation fonctionnelle sera entreprise à bon escient.

➤ Manipulations vertébrales

Les techniques (ostéopathie, chiropractie) sont différentes. Un diagnostic médical est indispensable avant de les entreprendre. Il faut éviter de les pratiquer en période d'intenses poussées.

➤ Cures thermales

Les malades en tirent un grand bénéfice, particulièrement ceux atteints de polyarthrose (plusieurs articulations touchées).

Les stations thermales à option rhumatologique sont très nombreuses ; on peut citer : Aix-en-Provence, Amélie-les-Bains, Bagnères-de-Bigorre, Bagnoles-de-l'Orne, Barbotan-les-Thermes, Cambo-les-Bains, Dax, Eugénie-les-Bains, Évian-les-Bains, Gréoux-les-Bains, Luchon, Plombières-les-Bains, Saint-Amand-les-Eaux, Thonon-les-Bains, Uriage-les-Bains, Vichy, Vittel.

Lombalgies

Comme l'arthrose, les lombalgies, ou mal du bas du dos, posent un problème de santé publique. Elles ont un coût socioéconomique non négligeable, puisque près de 70 % de la population a souffert au moins une fois d'un épisode de lombalgie. Elles représentent 13 % des accidents de travail, 7 % des arrêts de travail et 30 % des actes de kinésithérapie.

CONSULTEZ LORS D'UNE PREMIÈRE CRISE DE LUMBAGO AIGU – ASSOCIEZ SYSTÉMATIQUEMENT L'ACUPUNCTURE

Diagnostic

Les lombalgies chroniques sont des douleurs du bas du dos improprement appelées « mal de reins ». Elles sont reconnues par leur durée supérieure à trois mois et leur caractère mécanique, c'est-à-dire qu'elles apparaissent avec le début du mouvement et cèdent au repos (voir page 466). Elles concernent le plus souvent les personnes âgées, chez lesquelles, lors de tassements vertébraux, peuvent se produire des lombalgies aiguës.

Mais le lumbago aigu typique se produit le plus souvent chez le sujet jeune à la suite d'un effort de soulèvement, de temps en temps à l'occasion d'une crise de toux ou d'un mouvement de torsion du rachis (en sortant de la voiture par exemple), et plus rarement spontanément.

Lors de cet effort, une sensation de craquement est ressentie au bas du dos. La violence de la douleur fige le malade sur place et l'empêche de se redresser. De même, la raideur du rachis l'oblige à se déplacer « d'un bloc ». La douleur est augmentée par la toux, les éternuements, et en allant à la selle.

Le lumbago peut s'accompagner ou non de sciatique ; il régresse la plupart du temps sans séquelles, sauf si les efforts se reproduisent ; il se fait alors plus fréquent jusqu'à devenir chronique.

Une consultation médicale s'impose toujours lors d'un premier épisode de lumbago.

Règles d'hygiène

— Perte de poids en cas d'obésité.
— Rééducation et exercices adaptés aux atteintes vertébrales.

Traitement homéopathique

Longtemps les experts ont recommandé un repos au lit d'au moins dix jours ; actuellement ceux-ci préconisent un repos au lit court — d'une ou deux journées au maximum — et une reprise rapide des activités habituelles.

➤ *Médicaments des lumbagos aigus*

Au tout début

Prenez systématiquement les trois médicaments suivants :

- *Arnica montana* 15 CH.
- *Rhus toxicodendron* 15 CH.
- *Ruta graveolens* 15 CH.

Posologie (pour tous ces médicaments) : absorbez au début 2 granules toutes les heures de chacun de ces médicaments, puis espacez les prises quand les douleurs commencent à se calmer.

Ajoutez *Dulcamara* 9 CH, à la même posologie, si le lumbago survient en plus par temps humide.

Gardez *Rhus toxicodendron* et *Ruta graveolens* si les douleurs sont calmées par le mouvement et aggravées par le repos.

Si les modalités sont inverses, c'est-à-dire si les douleurs sont soulagées au repos et pires au mouvement, abandonnez *Rhus toxicodendron* et *Ruta graveolens*, et à *Arnica montana* ajoutez *Bryonia alba* 5 CH.

Quelques modalités caractéristiques

Elles ne seront décelables, pour la plupart, que lorsque vous commencerez à vous mouvoir.

▪ Modalités d'amélioration

Prenez, si vos douleurs sont améliorées :

- assis : *Natrum muriaticum* ;
- sur un plan, un siège dur : *Bryonia alba*, *Kalium carbonicum*, *Natrum muriaticum* ;
- par le mouvement lent continu, mais ont été aggravées au début du mouvement : *Calcarea fluorica*, *Radium bromatum*, *Rhus toxicodendron*, *Ruta graveolens* ;
- par la marche : *Ammonium muriaticum*, *Rhus toxicodendron*, *Ruta graveolens* ;
- au repos : *Bryonia alba* ;
- couché : *Ammonium muriaticum* ;
- par la pression forte : *Bryonia alba* ;
- par la chaleur : *Rhus toxicodendron*, *Ruta graveolens*.

Posologie (pour tous ces médicaments) : chaque médicament en 9 CH, à raison de 2 granules 5 fois par jour pendant 2 jours, puis 3 fois par jour pendant 10 jours.

- Modalités d'aggravation

Prenez, si les lombalgies sont aggravées :

- assis : *Ammonium muriaticum, Cobaltum* ;
- après un long voyage en voiture : *Bellis perennis* ;
- quand vous vous levez d'un siège : *Sulfur* ;
- debout : *Sulfur, Valeriana* ;
- au moindre mouvement : *Bryonia alba* ;
- au repos : *Calcarea fluorica, Rhus toxicodendron, Ruta graveolens* ;
- par la chaleur : *Bryonia alba* ;
- par l'humidité : *Rhus toxicodendron, Ruta graveolens.*
- Pour les lumbagos à répétition : *Calcarea fluorica.*

Posologie (pour tous ces médicaments) : chaque médicament en 9 CH, à raison de 2 granules 5 fois par jour pendant 2 jours, puis 3 fois par jour pendant 10 jours.

Traitement de terrain

Un premier et unique épisode de lumbago aigu ne justifie pas de traitement de terrain homéopathique. Celui-ci est bénéfique si les lumbagos se répètent fréquemment ou si les douleurs lombaires ont tendance à devenir chroniques.

➤ *Médicaments des lombalgies chroniques*

Celles-ci nécessitent une consultation médicale, car les causes de ces douleurs sont multiples, et les indications thérapeutiques variées. L'homéopathie (de terrain) et l'oligothérapie sont des traitements complémentaires bénéfiques qui retardent ou réduisent la prise des anti-inflammatoires.

Traitements complémentaires

En dehors des traitements classiques (anti-inflammatoires, antalgiques, infiltrations) et du port éventuel d'un lombostat, l'acupuncture, la rééducation et les cures thermales sont des thérapeutiques essentielles à la guérison et à la consolidation des lombalgies et des sciatiques.

➤ *Acupuncture*

L'acupuncture a une action antalgique prépondérante. Elle devrait être employée systématiquement dans cette indication du fait de sa grande efficacité et de son innocuité.

Elle est recommandée aux malades souffrant du dos et ne pouvant prendre des anti-inflammatoires.

➤ Rééducation

Les experts recommandent d'entreprendre rapidement une kinésithérapie active visant à renforcer la musculation du rachis, à restaurer la mobilité et à le réadapter à l'effort.

➤ Cures thermales

Elles sont reconnues bénéfiques par toutes les personnes qui souffrent du dos. Les stations thermales possédant cette indication sont nombreuses ; on peut citer : Aix-en-Provence, Amélie-les-Bains, Bagnères-de-Bigorre, Bagnoles-de-l'Orne, Barbotan-les-Thermes, Cambo-les-Bains, Dax, Eugénie-les-Bains, Évian-les-Bains, Gréoux-les-Bains, Luchon, Plombières-les-Bains, Saint-Amand-les-Eaux, Thonon-les-Bains, Uriage-les-Bains, Vichy, Vittel.

Sciatiques

Le nerf sciatique, le plus gros nerf du corps, subit lors de son trajet différentes agressions. La hernie discale est l'atteinte la plus connue, elle est à l'origine d'une souffrance communément appelée « sciatique » ou « lombosciatique ». La hernie discale due à la sortie de la partie centrale (nucleus) du disque intervertébral dans le canal rachidien est à l'origine de la souffrance du nerf sciatique. C'est l'une des causes de la sciatique, mais c'est loin d'être la seule.

CONSULTEZ EN CAS DE DIFFICULTÉS À MARCHER, EN CAS DE FOURMILLEMENTS, LORS D'UN PREMIER ÉPISODE DE SCIATIQUE

Diagnostic

La sciatique peut survenir d'emblée lors d'un effort de soulèvement ou au contraire être associée à un lumbago. Selon la racine atteinte, on distingue :
— les sciatiques L5 qui partent des lombes et des fesses, puis suivent la face antéro-externe de la cuisse et du mollet, et parcourent le dos du pied jusqu'au gros orteil ;
— les sciatiques S1 ont le même trajet initial, mais irradient à la face postérieure de la cuisse et du mollet, et se terminent à la plante du pied jusqu'aux derniers orteils.

La douleur est mécanique, le sujet est soulagé allongé, la nuit (pas toujours) et par le repos, les douleurs sont accrues dans la journée, au début du mouvement, par la marche ou la station debout prolongée (voir page 466).

Des difficultés à marcher, des fourmillements imposent une consultation médicale, de même qu'un premier épisode de sciatique.

Traitement homéopathique

➤ *Médicaments des sciatiques*

La localisation évidente de la sciatique facilite la recherche du médicament. Cependant, les circonstances d'amélioration ou d'aggravation (les modalités) prédominent sur la latéralité, c'est-à-dire sur la prédominance de l'un des deux côtés du corps. La latéralité n'exclut pas que le médicament puisse être prescrit du côté opposé à celui indiqué si les autres modalités du médicament sont présentes. Ainsi, par exemple, *Gnaphalium*, habituel médicament des sciatiques droites, peut être efficace dans les sciatiques gauches si sa modalité principale, améliorée assis, est retrouvée.

Sciatiques droites

- *Gnaphalium* 4 CH, si les douleurs et les engourdissements sont améliorés assis, le membre fléchi ; et aggravés allongé et au repos.
- *Phytolacca* 9 CH est un médicament de sciatiques présentant des douleurs foudroyantes, à début et fin brusques, de la face externe de la cuisse (L4-L5). Elles sont aggravées la nuit et par temps froid et humide, et s'accompagnent d'une agitation et d'un besoin de bouger qui ne soulagent pas le malade.
- *Magnesia phosphorica* 9 CH, dans les sciatiques aux douleurs fulgurantes à type de crampes, aggravées par le froid et améliorées par le contact de la chaleur, la pression forte et la flexion de la cuisse sur le bassin.

Posologie (pour tous ces médicaments) : 2 granules 5 fois par jour pendant 2 jours, voire plus souvent le premier jour, puis 3 fois par jour pendant 10 jours.

Sciatiques gauches

- *Colocynthis* 9 CH, la douleur sciatique est améliorée, la cuisse fléchie sur le bassin jambe repliée, par la chaleur, la pression forte, le mouvement. Elle est aggravée quand le membre inférieur est tendu, ainsi que par le froid et le repos. Des fourmillements et des crampes accentuent encore la douleur.
- *Iris versicolor* 9 CH, petit médicament de sciatique gauche aggravée par le mouvement.
- *Kalium bichromicum* 9 CH, la douleur n'est pas linéaire, mais est perçue par le malade comme des points douloureux situés sur le trajet du nerf. Celle-ci est aggravée par le froid et améliorée par la chaleur, le mouvement, la flexion.

▪ *Medorrhinum* 9 CH, quand les douleurs sont améliorées couché sur le ventre et par le mouvement continu.

Posologie (pour tous ces médicaments) : 2 granules 5 fois par jour pendant 2 jours, voire plus souvent le premier jour, puis 3 fois par jour pendant 10 jours.

Sciatiques de latéralité indifférente

Pour tous ces médicaments, la sciatique survient indistinctement d'un côté ou de l'autre. Par contre, si les modalités des médicaments cités plus hauts sont présentes mais que le côté ne correspond pas, le médicament est indiqué. Cette localisation préférentielle n'exclut pas l'indication du côté opposé.

▪ *Aconitum napellus* 15 CH est un médicament de sciatique qui survient brutalement par temps froid et sec. Les douleurs s'aggravent vers minuit et s'accompagnent de fourmillements et d'engourdissements du membre, et parfois d'agitation et d'anxiété.

▪ *Ammonium muriaticum* 9 CH, quand l'état du malade est aggravé dans la position assise ou en se redressant après s'être penché en avant, et amélioré debout ou en marchant, et toujours couché. Des contractures musculaires concomitantes lui donnent la sensation de membres trop courts.

▪ *Arsenicum album* 9 CH, si les douleurs brûlantes sont améliorées par la chaleur et le mouvement, aggravées par le froid et entre 1 heure et 3 heures du matin. Le sujet tourne en rond dans sa chambre à 2 heures du matin pour calmer son anxiété et tenter de se soulager.

▪ *Rhus toxicodendron* 9 CH, dans les sciatiques très douloureuses accompagnées d'une sensation de brisure. Elles sont déclenchées par temps humide, aggravées par le repos, améliorées par le mouvement continu et la chaleur.

▪ *Ruta graveolens* 9 CH est un médicament de lombosciatiques dont les douleurs sont aggravées assis ou couché et par le repos, et améliorées à plat dos, par le mouvement et la chaleur.

▪ *Magnesia carbonica* 9 CH est adapté aux sciatiques aux douleurs fulgurantes aggravées la nuit et par le repos, et améliorées par le mouvement et la pression. Le malade se lève et marche pour tenter de se soulager.

Posologie (pour tous ces médicaments) : 2 granules toutes les heures du ou des médicaments les plus indiqués, puis espacez les prises au fur et à mesure que l'amélioration se poursuit. Ensuite, 3 fois par jour pendant 10 jours.

Quelques autres modalités caractéristiques

▪ Modalités d'amélioration

Quand les sciatiques sont améliorées :

▪ assis : *Gnaphalium* ;

▪ debout : *Ammonium muriaticum*, *Dioscorea villosa* ;

▪ par la flexion de la cuisse sur le bassin : *Colocynthis*, *Magnesia carbonica*, *Magnesia phosphorica* ;

- par l'hyperextension du membre inférieur : *Dioscorea villosa* ;
- par la pression forte : *Magnesia carbonica*, *Magnesia phosphorica* ;
- par la chaleur : *Arsenicum album*, *Colocynthis*, *Kalium bichromicum*, *Magnesia phosphorica*, *Rhus toxicodendron*, *Ruta graveolens* ;
- par le mouvement continu : *Ammonium muriaticum*, *Arsenicum album*, *Kalium bichromicum*, *Medorrhinum*, *Rhus toxicodendron*, *Ruta graveolens*, *Valeriana*.

Posologie (pour tous ces médicaments) : chaque médicament en 9 CH — sauf *Gnaphalium* en 4 CH —, 2 granules 5 fois par jour pendant 2 jours, puis 3 fois par jour pendant 10 jours.

- Modalités d'aggravation

Quand les sciatiques sont aggravées :

- assis : *Ammonium muriaticum*, *Dioscorea villosa*, *Ruta graveolens* ;
- debout : *Valeriana* ;
- la nuit, obligeant le malade à se lever et à marcher : *Aconitum napellus*, *Arsenicum album*, *Kalium iodatum*, *Magnesia carbonica*, *Phytolacca* ;
- par le temps froid et humide : *Phytolacca*, *Rhus toxicodendron*, *Ruta graveolens* ;
- par le froid : *Colocynthis*, *Arsenicum album*, *Kalium bichromicum*, *Magnesia phosphorica* ;
- ou déclenchées par temps froid et sec : *Aconitum napellus* ;
- par le mouvement : *Iris versicolor*, *Rhus toxicodendron* (le début du mouvement) ;
- par le repos : *Colocynthis*, *Magnesia carbonica*, *Rhus toxicodendron*, *Ruta graveolens* ;
- si les sciatiques s'accompagnent d'engourdissements, de fourmillements : *Aconitum napellus*, *Colocynthis*, *Gnaphalium*.

Posologie (pour tous ces médicaments) : chaque médicament en 9 CH, 2 granules 5 fois par jour pendant 2 jours, puis 3 fois par jour pendant 10 jours.

Dans cette dernière circonstance, il vaut mieux que vous consultiez, car ces symptômes traduisent une souffrance sérieuse du nerf sciatique.

Traitements complémentaires

Voir : « Traitements complémentaires », page 475. J'insiste encore sur l'intérêt de l'acupuncture.

Torticolis

Le torticolis correspond à un spasme douloureux du muscle sterno-cléido-mastoïdien. Il atteint plus souvent les femmes que les hommes surtout entre trente et soixante ans.

Diagnostic

Le torticolis se manifeste brutalement par une douleur vive dans le cou avec une quasi-impossibilité de faire le moindre mouvement. Il est habituellement unilatéral et peut survenir spontanément ou à la suite d'un effort, d'un traumatisme, d'un faux mouvement, ou d'une position inhabituelle et prolongée du cou.

Traitement homéopathique

Prenez systématiquement les trois médicaments suivants :

- *Actea racemosa* 5 CH.
- *Lachnantes* 5 CH.
- *Paris quadrifolia* 5 CH.

Si le torticolis survient à la suite d'un traumatisme, ajoutez, en attendant de consulter, *Arnica montana* 9 CH. Faites de même si le torticolis survient à la suite d'un faux mouvement ou d'un effort.

Posologie (pour tous ces médicaments) : 2 granules 5 fois par jour pendant 2 jours, puis 3 fois par jour pendant 6 jours.

Traitements complémentaires

L'activité antalgique de l'acupuncture n'est plus à démontrer dans cette indication, de même que l'efficacité des manipulations vertébrales qui seront toujours faites après un contrôle radiographique du rachis cervico-dorsal prescrit par le médecin.

Stomatologie

Douleurs dentaires

Poussées dentaires

Les poussées dentaires sont des troubles bénins qui peuvent gâcher la vie des enfants et celle de ses parents. Les traitements homéopathiques sont très efficaces dans cette indication.

CONSULTEZ SI L'ENFANT SOUFFRE BEAUCOUP OU SI LA DIARRHÉE EST TRÈS IMPORTANTE

➤ *Diagnostic*

Les dents de lait apparaissent avec les incisives centrales inférieures vers le 6e-7e mois, et perturbent l'enfant plus ou moins continuellement jusqu'au 20e à 30e mois quand les deuxièmes prémolaires sortent.

La chute des dents de lait et leur remplacement s'échelonnent de cinq ans à onze ans, les 2e molaires se montrent à douze ans, les dernières grosses molaires, dites dents de sagesse, n'apparaîtront souvent qu'après vingt ans. L'enfant, surtout petit, est donc en permanence troublé par les poussées dentaires.

Chez le nourrisson, les poussées dentaires se manifestent *a minima* par une salivation abondante (l'enfant bave) et un besoin de porter les objets à sa bouche. Le plus souvent, les poussées provoquent des troubles du sommeil, des otites, de la diarrhée, des rhino-pharyngites ou des bronchites.

➤ Traitement

À titre systématique

▪ *Chamomilla vulgaris* : les mamans qui connaissent le « truc » donnent, souvent avec succès et efficacité, de façon quasi systématique, *Chamomilla vulgaris* quand leur enfant a mal aux dents. Sachez que ce médicament est d'autant plus indiqué et donc actif quand ces poussées apparaissent :
— chez un enfant — habituellement ou qui le devient du fait de la douleur qu'il ne tolère pas — insupportable, coléreux, capricieux ;
— et/ou s'accompagnent de signes généraux : fièvre avec sueurs chaudes du visage.

La joue du côté de la dent qui sort est rouge et chaude, celle à l'opposé est pâle et froide. Les douleurs sont aggravées quand le biberon est chaud (cris) ; et améliorées quand l'enfant est porté ou bercé.

▪ *Chamomilla vulgaris* est encore indiqué quand la poussée provoque :
— une otite moyenne aiguë ;
— et/ou une diarrhée verdâtre d'odeur fétide, d'œufs pourris, et une colite reconnue par l'agitation (« il se tord comme un ver ») et les cris de l'enfant ;
— et/ou une rhinopharyngite avec une toux nocturne qui ne réveille pas l'enfant.

Posologie : si vous utilisez *Chamomilla vulgaris* à titre systématique sans la présence des signes suscités, vous donnerez : *Chamomilla vulgaris* 5 CH, 2 granules toutes les heures, puis espacez dès que l'amélioration se produit. Si vous retrouvez les signes précédents, votre enfant prendra : *Chamomilla vulgaris* 15 CH, 2 granules tous les quarts d'heure font céder rapidement la douleur.

Vous ajouterez à *Chamomilla vulgaris*

▪ *Coffea cruda* 7 CH, si, en plus, l'enfant a du mal à dormir, car, comme pour *Chamomilla vulgaris*, les douleurs sont aggravées par les boissons chaudes, mais sont améliorées par l'eau froide (le trousseau de clefs des parents est souvent à la bouche).
▪ *Ferrum phosphoricum* 5 CH, en cas d'otite associée.
▪ *Mercurius solubilis* 7 CH, si l'enfant bave sur l'oreiller, a la langue blanche et de la fièvre.
▪ *Rheum* 5 CH, quand la diarrhée rend l'enfant capricieux et agité, qu'il crie avant d'aller à la selle et que l'odeur aigre des selles se répand à l'ensemble du corps malgré tous les soins de propreté.
▪ *Staphysagria* 9 CH, si l'humeur devient très mauvaise.

Posologie (pour tous ces médicaments) : 2 granules 5 fois par jour pendant 2 jours, puis 3 fois par jour si nécessaire.

Vous préférerez à *Chamomilla vulgaris*

▪ *Podophyllum* 7 CH, si l'enfant est soulagé en serrant les mâchoires ou les dents, en « mordant » fortement les objets, s'il a les deux joues rouges et une diarrhée jaunâtre, fétide et indolore.

Posologie : 2 granules 5 fois par jour pendant 2 jours, puis 3 fois par jour si nécessaire. Dans tous les cas, pensez à soulager votre enfant en lui massant les gencives avec le doigt, cela est bien plus efficace que les crèmes ou gels vendus pour calmer les douleurs dentaires.

Autres cas

- Névralgies dentaires sans causes évidentes
- *Magnesia muriaticum* 5 CH, chez les enfants digérant mal le lait, dont les selles s'émiettent au bord de l'anus, comme « des crottes de brebis ».
- *Prunus spinosa* 5 CH, si les douleurs sont aggravées par les aliments chauds.
- *Rhododendron* 5 CH, surtout si les douleurs sont aggravées avant l'orage et améliorées après.

Posologie (pour tous ces médicaments) : 2 granules 5 fois par jour pendant 2 jours.

- Poussées dentaires longues et pénibles

Chez les sujets bons répondeurs :

- *Calcarea carbonica* 15 CH, chez les beaux bébés bien en chair (voir page 551).
- *Calcarea phosphorica* 15 CH, chez les bébés de grande taille et de poids normal (voir page 553).
- *Silicea* 15 CH, chez les nourrissons maigres ayant un ventre et une tête volumineux qui contrastent avec la maigreur des membres (voir page 709).
- *Tuberculinum* 15 CH, en plus, si les dents sortent tardivement (voir page 738).

Posologie : 2 granules du médicament le plus proche au réveil en traitement de fond.

- Caries dentaires de la première dentition

Si les dents sont noires et s'effritent, associez *Kreosotum* 7 CH et *Staphysagria* 7 CH.

Posologie : 2 granules de chaque médicament au réveil et au coucher pendant 2 mois.

En cas de pulpite aiguë ou rage de dents

L'inflammation et l'infection de la pulpe dentaire sont le plus souvent la conséquence de la carie d'une dent.

> CONSULTEZ C'EST INDISPENSABLE AFIN QUE LE DENTISTE EFFECTUE LES SOINS NÉCESSAIRES

➤ *Diagnostic*

La pulpe dentaire est la partie de la dent située sous l'émail et la dentine. Cette région contient des nerfs, des vaisseaux et tissus conjonctifs. En cas de pulpite, la douleur est sensible à la percussion et à la chaleur.

Si la pulpe dentaire est atteinte, votre dent est sensible au froid et aux aliments sucrés. Consultez votre dentiste sans tarder pour éviter la rage de dents.

Abcès dentaire, voir page 208.

➤ *Prévention*

— Brossage régulier des dents, avec une brosse à dents souple et un fil dentaire.
— Visite régulière, au moins une fois par an, chez le dentiste, qui contrôlera la qualité de la denture et des gencives et effectuera les soins à titre préventif et/ou curatif.

➤ *Traitement*

Les soins dentaires sont indispensables

Traitement homéopathique

• Localement, en attendant de consulter :
— Mettez une goutte d'essence de clou de girofle sur la dent atteinte.
— Faites des gargarismes avec du *Plantago TM*, 25 gouttes dans un demi-verre d'eau, trois fois par jour.
• Systématiquement :
▪ *Pyrogenium* 7 CH, à titre anti-infectieux.
▪ *Plantago* 7 CH.
• Si la dentine est touchée, c'est-à-dire si la dent est sensible au froid et aux aliments sucrés, en attendant de consulter :
▪ *Aconitum napellus* 15 CH, en cas de douleur dentaire intense d'apparition brutale chez un sujet en bonne santé. La douleur s'accompagne d'agitation et d'anxiété.
▪ *Kreosotum* 7 CH, quand la douleur est très sensible au froid, dans un contexte de gingivite chez des sujets dont les dents s'effritent facilement.
▪ *Magnesia phosphorica* 7CH, en cas de douleurs dentaires paroxystiques et fulgurantes.
• Si la pulpe est touchée (rage de dents), la dent est sensible à la percussion et à la chaleur, en attendant de consulter :
▪ *Belladonna* 7 CH, en cas de douleurs battantes et pulsatiles, et de fièvre.
▪ *Prunus spinosa* 9 CH, si les aliments chauds aggravent la douleur et si celle-ci est améliorée en serrant les dents.

Posologie (pour chaque médicament) : 2 granules, toutes les 10 minutes au début, pour vous soulager rapidement, puis chaque fois que la douleur réapparaît.

À la suite d'un traumatisme

➤ *En cas de coup ou de choc sur une dent*

▪ *Arnica montana* 5 CH et *Hypericum perforatum* 5 CH, à raison de 2 granules 5 fois par jour pendant 2 jours.

➤ *En cas de saignement*

▪ *Arnica montana* 5 CH et *China* 5 CH, 2 granules toutes les 5 minutes au début, puis espacer les prises.

Si on doit vous arracher une dent

➤ *Avant l'intervention*

Pour prévenir les hémorragies dentaires, vous pouvez associer systématiquement, 3 fois par jour, 2 granules des médicaments suivants

▪ *Arnica montana* 9 CH.
▪ *China rubra* 5 CH.
▪ *Millefolium* 5 CH.

Pour prévenir le risque infectieux : *Pyrogenium* 5 CH

En cas de trac, reportez-vous à ce paragraphe page 366.

➤ *Après l'intervention*

En cas de saignements, continuez les médicaments cités dans le chapitre précédent

En cas de douleurs, ajoutez à *Arnica montana* 5 CH

▪ *Hypericum perforatum* 15 CH, si les douleurs, lancinantes et intolérables, irradient au-delà du lieu de l'extraction.
▪ *Ledum palustre* 15 CH, si les douleurs restent localisées à l'endroit de l'intervention.

Faites des bains de bouche, au moins 12 heures après l'intervention, avec : *Plantago TM*, 30 gouttes dans un demi-verre d'eau, 3 fois par jour.

Posologie (pour tous ces médicaments) : 2 granules toutes les heures le 1er jour, puis 5 fois par jour les 2 jours suivants.

Affections de la bouche

Aphtes

Les aphtes sont bénins, mais très invalidants quand ils sont réguliers. Un traitement homéopathique de terrain permet d'atténuer et d'espacer les poussées, voire de les enrayer définitivement.

CONSULTEZ SI LES APHTES SONT TRÈS FRÉQUENTS

➤ Diagnostic

— Les aphtes forment à l'intérieur des joues ou sur la langue des petites ulcérations jaunâtres, rondes ou ovales. Celles-ci mesurent moins de 1 cm de diamètre et sont douloureuses les trois ou quatre premiers jours de la poussée. Les aphtes guérissent spontanément en dix à quatorze jours, sans laisser de cicatrices.
— Ils surviennent sans raison, ou sont déclenchés par le contact avec certains aliments tels les noix, le gruyère, les salaisons, les raisins secs, les fraises, etc. Le stress, les morsures de joues, des carences en vitamine B12, et B9 semblent augmenter leur fréquence de survenue.
— Les femmes paraissent plus touchées que les hommes.

➤ Traitement

Quasi systématiquement dans les aphtes :

- *Borax* 5 CH, chez le bébé ayant une diarrhée jaunâtre et tétant mal à cause des aphtes, et chez l'adulte ayant des selles molles.

Associé à :

- *Hydrastis* 5 CH, si les sécrétions sont jaunâtres.
- *Kalium muriaticum* 5 CH, si le fond de l'aphte est grisâtre, ou survient au cours d'une rhino-pharyngite.
- *Kalium bichromicum* 5 CH, dans les aphtes nets et bien découpés, aux sécrétions jaunâtres.
- *Mercurius solubilis* 5 CH, chez les sujets ayant des gingivites, une haleine fétide et une salivation excessive.

Posologie (pour tous ces médicaments) : 2 granules 5 fois par jour pendant 2 jours, puis 3 fois par jour pendant 6 jours.

Si les aphtes sont fréquents, consultez votre médecin, car ils peuvent révéler le début d'une maladie plus générale.

Un médicament de terrain est souvent indiqué : *Pulsatilla*.

Gingivite

La gingivite est une inflammation des gencives dont la cause la plus fréquente est le défaut d'hygiène dentaire à l'origine d'une prolifération des colonies microbiennes qui adhèrent à la surface des dents.

CONSULTEZ SI VOUS ÊTES DIABÉTIQUE

➤ *Diagnostic*

La gingivite débute par l'apparition d'un liseré rouge et inflammatoire sur la gencive qui entoure le collet des dents. Rapidement, la gencive gonfle légèrement et saigne au moindre traumatisme, par exemple lors du brossage des dents.

Les gingivites sont fréquentes à la puberté, lors de la grossesse, plus rares mais plus sévères à la ménopause. Elles sont aggravées par certains médicaments, notamment la pilule et des médicaments contre l'épilepsie. Les diabétiques sont particulièrement fragiles des gencives.

Non traitée, la gingivite peut évoluer vers la parodontite, c'est-à-dire la pyorrhée, qui est la principale cause de perte dentaire chez l'adulte.

➤ *Prévention*

— Un nettoyage quotidien de la plaque dentaire assure une bonne hygiène dentaire : brossage régulier des dents, avec une brosse à dents souple changée tous les deux mois et un fil dentaire.

— Une consultation annuelle chez le spécialiste, qui effectuera les soins préventifs, et un détartrage minutieux. Il vous conseillera, si nécessaire, l'utilisation d'un révélateur coloré de plaque dentaire, d'un fil de soie, de brossettes interdentaires ou d'un hydropulseur.

➤ *Traitement*

Les soins préventifs font partie intégrante du traitement

Consultation d'un praticien spécialisé

Traitement homéopathique

- Localement :

— massage doux des gencives avec du dentifrice au *Calendula* ;
— si les gencives sont trop douloureuses, effectuez des bains de bouche avec la solution suivante :

▪ *Calendula* TM,
▪ *Plantago* TM.

Posologie : 20 gouttes de chaque dans un peu d'eau, 3 fois par jour.

- Les médicaments suivants sont indiqués :

▪ *Ammonium carbonicum* 5 CH, si les gencives sont très gonflées.
▪ *Mercurius solubilis* 7 CH est le médicament des gingivites. Les gencives, douloureuses et œdématiées, saignent au moindre contact. L'haleine est fétide, la salivation excessive et les aphtes fréquents.
▪ *China rubra* et *Phosphorus* sont indiqués si les saignements prédominent.
▪ *Plumbum metallicum* 7 CH est le médicament des gingivites, à un stade avancé, des personnes âgées. L'haleine est fétide, les gencives rétractées et parfois soulignées par un liseré bleuâtre.

Posologie (pour tous ces médicaments) : 2 granules 5 fois par jour pendant 3 jours, puis 3 fois par jour pendant 15 jours, puis 2 fois par jour pendant 1 mois.

Pyorrhée

La pyorrhée, ou parodontite, est la complication de la gingivite non soignée. Elle aboutit au déchaussement des dents et à leur perte.

CONSULTEZ VOTRE DENTISTE OU MÉDECIN STOMATOLOGUE

➤ *Diagnostic*

Au début, les symptômes sont proches de ceux de la gingivite. Au stade suivant, les culs-de-sac (profondes poches gingivales) entre les dents et les gencives se creusent, les dépôts de tartre augmentent, les dents commencent à se déchausser, les os de la mâchoire sont entamés.

➤ Prévention

Traitement de la gingivite.

➤ Traitement

Le traitement chirurgical est indispensable. Il supprime les poches gingivales qui ont commencé à se former

Traitement homéopathique

C'est un traitement d'appoint.

- *Mercurius solubilis* 7 CH est aussi le médicament de la pyorrhée et du déchaussement des dents, caractérisés par une suppuration corrosive notable des muqueuses.
- *Mercurius corrosivus* 7 CH est indiqué si l'ulcération et l'inflammation des muqueuses prédominent, et si les douleurs intenses des gencives sont aggravées au moindre attouchement.
- *Plumbum metallicum* 7 CH (voir plus haut pour la description de ce médicament).
- *Silicea* 15 CH est indiqué surtout sur la notion de suppuration persistante des gencives, et de douleurs à type d'écharde.
- *Hekla lava* 7 CH convient quand les maxillaires sont atteints.

Posologie (pour tous ces médicaments) : 2 granules 5 fois par jour pendant 5 jours, puis 3 fois par jour pendant 15 jours, puis 2 fois par jour pendant 1 mois.

Accidents de la vie courante

Les accidents de la vie courante concernent plusieurs millions de Français par an. C'est le type d'accident le plus fréquent (80 %), loin devant les accidents du travail, de circulation, des catastrophes naturelles, des suicides et des agressions. En 2002, ils ont été à l'origine de 20 023 décès. Ces dernières années, la mortalité des accidents de la vie courante a nettement diminué, notamment, grâce aux campagnes de prévention. Elle a diminué de 17 % entre 1989-1991 et 2000-2002 ; cette baisse a surtout concerné les moins de 25 ans.

On inclut dans les accidents de la vie courante les accidents proprement domestiques se produisant dans la maison ou aux abords immédiats (jardin, garage, escaliers...), les accidents scolaires (école, trajet), les accidents de sports (voir chapitre « Médecine du sport » page 329) et de vacances, les accidents de loisirs, les accidents survenant dans un magasin, sur un trottoir, à proximité du domicile.

Répartition des accidents de la vie courante selon l'âge [1]

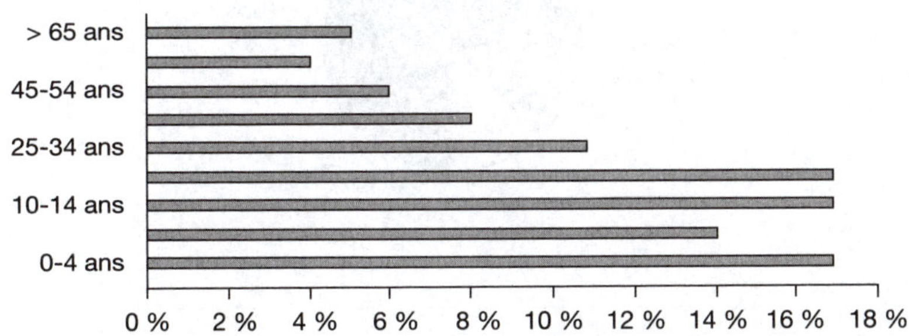

1-Ermanel C., Thélot B., Jougla E., Pavillon G., « Mortalité par accident de la vie courante en France métropolitaine, 2000-2002 », *BEH*, 31 octobre 2006, n° 42, INVS.

50 % des accidents de la vie courante les plus graves sont des accidents domestiques. Ils surviennent le plus fréquemment aux âges extrêmes de la vie (enfants et personnes âgées).

Répartition des accidents de la vie courante selon l'activité [1]

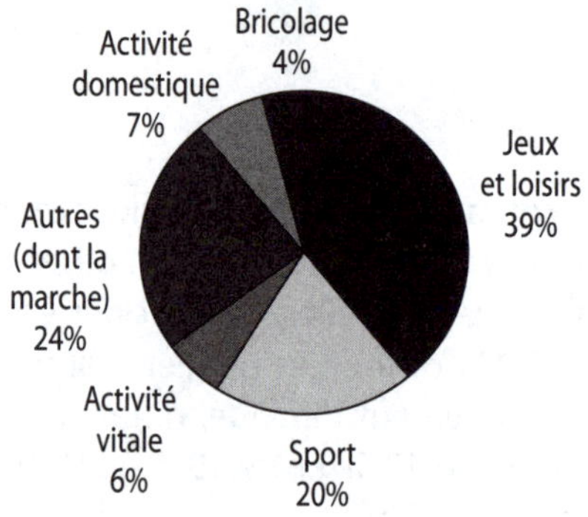

Répartition des accidents domestiques selon le lieu de survenue [2]

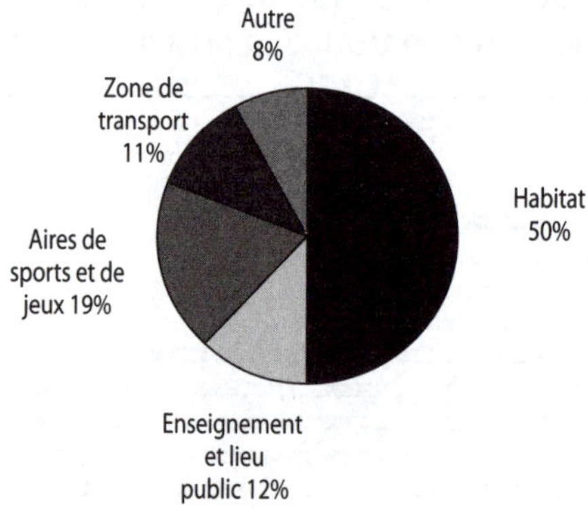

La chute [3] est l'événement le plus répandu, elle est responsable de 60 % des accidents de la vie courante, suivie des coups. D'une manière générale, la gravité de ces accidents augmente avec l'âge. Les lésions sont d'abord localisées aux membres supérieurs (36 %) et inférieurs (30 %), puis à la tête (26 %). Les blessures sont sou-

1-*Ibid.*
2-*Ibid.*
3-*Ibid.*

vent bénignes, néanmoins, il est indispensable que vous sachiez reconnaître les situations qui nécessitent un avis médical.

Les conséquences des chutes : fractures, entorses, luxations, et tous les accidents musculaires (contusions, hématomes, élongations) sont traités dans le chapitre « Médecine du sport » page 329.

Nous traiterons, dans ce chapitre, les brûlures superficielles qui représentent 4 % des accidents domestiques, les coupures, 11 %, et les piqûres ou morsures d'animaux. Les conséquences des chutes et des coups sont traitées au chapitre « Médecine du sport ».

Conduite à tenir en attendant l'arrivée du médecin

À la suite d'une chute

— En cas de chute sur la colonne vertébrale ou de suspicion de fracture d'un membre. Si la personne ne bouge pas, ne la touchez pas et appelez les secours.

— En cas de traumatisme crânien (coup sur la tête) avec ou sans perte de connaissance : si l'enfant ou l'adulte vomit, ou saigne de l'oreille, ou présente des troubles de la conscience (attitude bizarre, absent, répond mal aux questions). Le SAMU doit être appelé.

— Si le sujet est un nourrisson ou une personne âgée, un choc en apparence anodin peut avoir de graves conséquences. Soyez plus vigilant qu'à l'habitude.

— Dans tous les cas, au moindre doute, n'hésitez pas à consulter votre médecin, à vous rendre à l'hôpital ou à appelez le SAMU.

En cas de brûlures graves

— Retirez les vêtements s'ils sont en tissu naturel. Laissez au contact de la peau ceux en fibres synthétiques car leur retrait risque d'aggraver les lésions, mais arrosez-les pour évitez qu'ils ne continuent de se consumer sans flammes apparentes.

— En cas de brûlures par un produit chimique, mettez des gants, si vous les avez à proximité, déshabillez le brûlé le plus rapidement possible et faites-lui prendre une douche.

— Allongez ensuite la personne et enveloppez-la dans une couverture de survie ou dans plusieurs couvertures, afin qu'elle se réchauffe. Il faut refroidir les brûlures et réchauffer le corps.

En cas de plaies graves

— Ne touchez pas à la plaie, n'enlevez pas les corps étrangers, ne nettoyez pas la plaie.

— Posez des compresses stériles sur la plaie, posez un bandage, compressif si la plaie saigne, et alertez les secours.

En cas d'hémorragie

— Avec une compresse, ou un linge, ou un mouchoir propre appuyez sur la plaie à l'endroit du saignement. Si la pression est efficace, faites un pansement compressif et surélevez le membre blessé.

— Si la pression est inefficace, une grosse artère est touchée ; essayez de comprimer l'artère située à la racine du membre, à l'aine, à la cuisse, au cou, derrière la clavicule et à la face interne du bras. Allongez la victime horizontalement. Prévenez le SAMU.

En cas d'empoisonnement

– Appelez d'urgence votre médecin, ou le centre antipoison de votre région, ou le SAMU (le 15).

En cas de noyade

– Donnez l'alerte, sortez la personne de l'eau.
– Libérez ses voies respiratoires : nettoyez la bouche avec les doigts et mettez le sujet sur le côté.
– Déshabillez-le, séchez-le.
– Couvrez-le chaudement, ne lui remuez pas les membres (cela amène du sang froid vers le centre du corps et refroidit sa température centrale).
– Allongez-le bien à plat, ensuite surélevez le thorax d'environ 30° et maintenez-lui la tête bien droite.

En cas d'électrisation[1]

– Coupez le courant avant de dégager la victime et donnez l'alerte.

En cas d'étouffement

– Alertez les secours et mettez le sujet en position latérale de sécurité, c'est-à-dire couché sur le côté, ouvrez-lui la bouche et dégagez ce qui peut obstruer le pharynx.
– Chez l'enfant, la cause de l'étouffement est souvent liée à l'absorption d'un petit objet (cacahuète, petit jouet, perle). Si l'enfant a moins d'un an, posez-le à califourchon sur votre avant-bras et donnez-lui quatre tapes entre les omoplates. S'il a plus d'un an, mettez-vous derrière lui, passez vos bras sous les siens, mettez un poing (dos de la main dirigé vers le haut) sous le sternum, placez l'autre main dessus et exercez, à trois ou quatre reprises, une pression vers vous et vers le haut.

Petites brûlures

Diagnostic

Ce paragraphe concerne les brûlures superficielles, locales et peu étendues donnant au mieux une rougeur diffuse de la peau et au pire des cloques (phlyctènes) très douloureuses.

1-Le mot « électrocution » désigne, actuellement, la mort consécutive à une électrocution.

Conduite à tenir en cas de brûlures

Consultez si les brûlures
— concernent le visage ou le bassin, quelle que soit leur étendue ;
— sont étendues aux mains et aux pieds ;
— concernent tout un bras ou une jambe par exemple ;
— touchent des enfants de moins de dix ans ou des personnes de plus de soixante ans ;
— renforcement du pus au bout de quarante-huit heures.

N'appliquez pas

— de beurre ou autres produits gras ;
— d'éosine car elle masque l'aspect de la brûlure ;
— de biogaze chez le petit enfant (jusqu'à six ou huit ans) car il contient du camphre qui peut provoquer des convulsions ;
— de pommades aux corticoïdes qui retardent la cicatrisation ;
— de pommades aux antibiotiques à l'origine d'effets secondaires et qui, de plus, risquent de sélectionner un germe.

Vérifiez que la vaccination antitétanique est à jour.

Traitement

➤ *Soins locaux*

Agissez :
— Retirez les vêtements s'ils sont en tissu naturel. Laissez au contact de la peau ceux en fibres synthétiques car leur retrait risque d'aggraver les lésions, mais arrosez-les pour éviter qu'ils ne continuent de se consumer sans flammes apparentes.
— Passez immédiatement la partie brûlée sous l'eau froide, sans pression, à 10 cm de la peau, entre 15 et 25 °C, pendant au moins dix minutes, et ce jusqu'à ressentir un arrêt de la douleur et une sensation de bien-être. Cinq minutes suffisent pour les enfants. Des études ont montré que le passage sous l'eau diminuait la profondeur de la lésion, l'œdème, la douleur et même la mortalité lors des brûlures graves.
— Appliquez trois fois par jour sur la brûlure une pommade au *Calendula* par digestion®.

➤ *Soins homéopathiques*

Prenez :

- *Arnica montana* 5 CH, et, pour prévenir l'infection, *Pyrogenium* 5 CH.

Associez, selon l'aspect de la brûlure, l'un des médicaments suivants :

- *Belladonna* 5 CH, dans les brûlures superficielles peu étendues se manifestant par une intense rougeur de la peau et une douleur améliorée par l'eau froide.
- *Apis mellifica* 5 CH : la peau présente un léger œdème rouge rosé s'accompagnant de douleurs piquantes et brûlantes, améliorées par les applications d'eau froide.
- *Rhus toxicodendron* 5 CH, si la brûlure s'accompagne de petites vésicules (cloques).
- *Cantharis* 5 CH, si, au contraire, la brûlure s'accompagne de larges vésicules.

Posologie (pour tous ces médicaments) : 2 granules des médicaments indiqués toutes les 10 minutes juste après la brûlure. Puis espacez les prises au fur et à mesure que la douleur diminue. Continuez au rythme de 5 fois par jour pendant quelques jours.

Vérifiez que la vaccination antitétanique est à jour.

Petites plaies superficielles

> CONSULTEZ SI VOUS JUGEZ LA BLESSURE GRAVE OU SI L'ÉTAT DU BLESSÉ VOUS INSPIRE LA MOINDRE INQUIÉTUDE, APPELEZ UN MÉDECIN — VÉRIFIEZ QUE LA VACCINATION ANTITÉTANIQUE EST À JOUR

Diagnostic

En l'absence de traumatisme crânien, de localisations particulières (œil) et de section d'une artère, avec un peu de bon sens et d'expérience, toutes les petites plaies superficielles peuvent être traitées simplement. Méfiez-vous des petites plaies provoquées par des objets pointus et tranchants, elles peuvent être à l'origine d'une :

— section de petits filets nerveux qui entraîne une perte localisée de la sensibilité et/ou des douleurs résiduelles fulgurantes ;

— rétraction des tendons et d'une limitation des mouvements au niveau des petites articulations (doigts).

Traitement

➤ Localement

Lavez-vous les mains avec de l'eau et du savon, et brossez-les, passez-les ensuite à l'alcool et laissez-les sécher à l'air libre.

— Nettoyez la plaie, en allant du centre à l'extérieur, en débordant sur la peau saine ;

— Désinfectez la plaie avec un antiseptique local type Cétavlon®, ou avec de la teinture-mère d'*Echinacea* si la plaie vous paraît souillée.

— Utilisez une compresse et non du coton dont les filaments risquent de coller à la peau.

— Coupez les poils à ras et enlevez les corps étrangers superficiels visibles (graviers par exemple).

— Mettez un pansement compressif[1] si la plaie saigne.

— Laissez la plaie à l'air libre dans le cas contraire.

— Appliquez localement, trois fois par jour, des compresses de la préparation de teintures-mères suivantes :

- *Calendula*
- *Ecchinacea*
- *Myristica*

} â â[2]

Posologie : 20 gouttes dans un verre d'eau bouillie froide.

N'appliquez pas de teinture-mère d'*Arnica montana* qui risque de provoquer une inflammation, des démangeaisons, voire des vésicules et une nécrose des tissus blessés.

➤ En cas de coupure

Si les douleurs sont vives, prenez :

- *Hypericum perforatum* 5 CH, quand la douleur est disproportionnée par rapport à la plaie (une petite coupure très douloureuse) et remonte le long du membre.
- *Staphysagria* 5 CH, dans les coupures nettes faites par un instrument tranchant tel un couteau.

Posologie (pour tous ces médicaments) : 2 granules 5 fois par jour pendant 2 jours.

1-Il existe des pansements individuels, munis d'un coussin hémostatique en mousse plastique permettant une compression efficace.

2-Préparation à parties égales effectuée par le pharmacien.

➤ En cas de piqûres par des objets pointus (couteau, clou)

- *Hypericum perforatum* 5 CH, avec atteinte des petits filets nerveux, des douleurs intolérables, lancinantes, remontant le long du membre.
- *Kalmia latifolia* 5 CH, dans les douleurs lancinantes accompagnées de fourmillements.
- *Ledum palustre* 5 CH, si la plaie ne saigne pas et que la douleur reste très localisée.

Posologie (pour tous ces médicaments) : 2 granules toutes les heures le 1er jour, puis 5 fois par jour les 2 jours suivants.

➤ En cas de blessures dans des parties très sensibles

Si les régions atteintes sont très riches en filets nerveux (doigts, mains, pieds par exemple), prenez ensemble les trois médicaments suivants :

- *Hypericum perforatum* 5 CH.
- *Ledum palustre* 5 CH.
- *Staphysagria* 5 CH.

Posologie (pour tous ces médicaments) : 2 granules toutes les heures le 1er jour, puis 5 fois par jour les 2 jours suivants.

Voir aussi la partie sur la « Cicatrisation », page 211.

Piqûres d'animaux

CONSULTEZ IMMÉDIATEMENT : – SI VOUS ÊTES ALLERGIQUE
– EN CAS DE MORSURE DE SERPENT

Diagnostic

Les piqûres d'hyménoptères (guêpes, abeilles, frelons) sont le plus souvent bénignes. La seule conséquence, chez les personnes non allergiques, est une vive douleur au point de piqûre, une rougeur et un œdème.

En revanche, chez les sujets allergiques, les piqûres de guêpes surtout se traduisent par des réactions pouvant aller de l'urticaire simple au choc anaphylactique. Ils nécessitent des secours d'extrême urgence.

Si vous êtes allergique, je vous conseille d'acquérir des « kits d'adrénaline prêts à l'emploi » qui permettent d'attendre plus sereinement le SAMU.

Attention !

Vous faites une allergie si, après une piqûre d'hyménoptère, vous ressentez :
– des démangeaisons des mains, des pieds, des lèvres, du nez, de l'ensemble du corps ;
– une gêne respiratoire, une toux ;
– des douleurs abdominales, une diarrhée, des vomissements ;
– un malaise.

Traitement

Prenez systématiquement une dose d'*Arnica montana* 15 CH.

➤ En cas de piqûres d'insectes (guêpes, abeilles, frelons, fourmis rouges, araignées)

– Extirpez le dard si celui-ci est resté planté dans la peau.
– Appliquez un glaçon à l'endroit de la piqûre pour calmer la douleur.
– Prenez l'un des médicaments suivants :

▪ *Apis mellifica* 5 CH, quand la douleur, piquante et brûlante, est calmée par les applications froides. Un œdème rosé et translucide apparaît rapidement.

▪ *Ledum palustre* 5 CH, en l'absence d'œdème.

▪ *Tarentula cubensis* 5 CH, si, au point de la piqûre, la peau devient bleuâtre et dure, comme cartonnée. Si vous sentez que la douleur commence à remonter le long du membre, vous faites un début de lymphangite. Ajoutez *Pyrogenium* 7 CH et consultez votre médecin.

Posologie (pour tous ces médicaments) : 2 granules toutes les heures le 1er jour, puis 5 fois par jour les 2 jours suivants. N'hésitez pas à en prendre plus fréquemment les premières heures.

– Appliquez localement 3 fois par jour 3 gouttes de teinture-mère de *Ledum palustre*.

Si vous êtes allergique, consultez immédiatement.

➤ En cas de piqûres d'animaux marins (méduses, anémones de mer, coraux)

Elles provoquent généralement des petites éruptions disposées sous forme d'une ou plusieurs lignes discontinues. Ces éruptions gonflent légèrement et rougissent rapidement, puis deviennent très douloureuses et démangent intensément. Parfois, elles se transforment en petites vésicules (cloques) pouvant suppurer.

— Lavez la peau à l'eau de mer, et non à l'eau douce car vous risquez de faire éclater les nématocystes des méduses, cellules qui contiennent le venin.
— Humidifiez les lésions avec du vinaigre pendant trente minutes.
— Saupoudrez de farine pour faire un cataplasme.
— Retirez ensuite le tout, avec un couteau, et rincez à nouveau avec du vinaigre.

- Prenez systématiquement *Histaminum* 7 CH, et ajoutez :
- *Apis mellifica* 5 CH, si le froid vous soulage.
- *Urtica urens* 5 CH, si le froid aggrave votre état.

Posologie (pour tous ces médicaments) : 2 granules toutes les heures le 1er jour, puis 5 fois par jour les 2 jours suivants.

Si vous êtes allergique, consultez immédiatement.

➤ *En cas de morsure de serpent*

Les serpents venimeux parmi les plus fréquents en France sont la vipère aspic et la vipère péliade. Leurs morsures ne sont pas forcément suivies d'envenimation responsable de symptômes. Cependant, dans tous les cas, un avis médical s'impose.

- Ce qu'il ne faut pas faire

— n'incisez pas la plaie (risque de surinfection) ;
— ne sucez pas la plaie : c'est inutile pour le patient et parfois dangereux pour le sauveteur ;
— ne mettez pas de garrot : vous risquez d'arrêter la circulation du membre ;
— ne donnez ni alcool ni café à boire ;
— n'injectez pas d'antivenins en dehors du milieu hospitalier (risque d'allergie), sauf si le recours à un médecin est impossible, ou si la personne présente dans les dix minutes un œdème important ou des douleurs vives, ou devient pâle, frissonne et tremble (début de collapsus).

- Ce qu'il faut faire en attendant le secours médical

— calmez-vous et restez allongé au repos complet ;
— nettoyez et désinfectez la plaie avec une solution antiseptique. N'utilisez ni alcool, ni éther qui risque de faire diffusez le venin ;
— immobilisez le membre et mettez un bandage autour ;
— mettez de la glace (si vous en avez sur place) enveloppée dans un linge sur la morsure ;

Prenez une dose d'*Arnica montana* 15 CH et une dose de *Pyrogenium* 7 CH, et essayez d'attendre calmement les secours.

L'homéopathie en prévention

Le médecin homéopathe agit dans tous les domaines de la prévention.

- En *prévention primaire*, en rapport avec sa fonction, le médecin homéopathe recherche les prédispositions liées à l'hérédité, à l'âge, au sexe, à la morphologie, au comportement et à l'environnement du sujet. Ce rôle est facilité, car ses patients, très demandeurs, sont sensibilisés à l'aspect préventif de la santé, contrairement à ceux de médecine générale dont certains comprennent mal l'intérêt d'une prévention « puisqu'ils ne souffrent de rien ». La connaissance spécifique du terrain[1] par le médecin homéopathe lui permet également de positionner le patient dans une dynamique évolutive à l'origine d'une action préventive supplémentaire. En effet, la connaissance du mode réactionnel général de l'individu lui offre la possibilité d'anticiper les pathologies du patient et de les prévenir par sa thérapeutique et par un changement de mode de vie. Par exemple, chez les personnes plutôt obèses et sensibles à l'humidité, un traitement homéopathique ainsi qu'une réduction des facteurs déclenchants du mode sycotique limiteront ces manifestations.
- En *prévention secondaire*, c'est-à-dire quand la maladie est apparue, le rôle du médecin est de réduire la morbidité et les récidives de la maladie, ainsi que sa mortalité. Le patient, plus ou moins gêné par sa maladie, demande surtout des informations et des conseils préventifs sur celle-ci. Patients et médecins évaluent souvent différemment la maladie. Un malade présentant un banal et épisodique rhume des foins imagine mal qu'il puisse faire un grave œdème de Quincke, à la suite d'une allergie alimentaire. Il faut donc faire comprendre au maladie l'importance de sa maladie pour qu'il accepte un traitement de terrain. Dans ce contexte, l'homéopathie agit d'abord en curatif puis en préventif pour aboutir à une réelle modification du terrain individuel. En fonction de la gravité de la maladie, de l'état du malade, de l'agressivité et de l'efficacité des thérapeutiques proposées, l'homéopathie est indiquée seule ou en complément de l'allopathie. Au début d'une maladie allergique, l'action sur les facteurs déclenchants du mode psorique et un traitement homéopathique adapté permettront un espacement et une minoration des manifestations allergiques. À un stade plus avancé, la thérapeutique allopathique sera réduite au regard de l'amélioration clinique et paraclinique du malade.

1-Voir le chapitre sur le terrain pages 111-112 et 123 à 126.

■ Le but de la *prévention tertiaire* est de limiter les conséquences d'anomalies ou de séquelles irréversibles. Les solutions soumises sont souvent contraignantes et peu efficaces (hémiplégie ou rhumatismes inflammatoires par exemple), ou paraissent peu utiles au malade qu'il faut convaincre du bien-fondé des mesures proposées. De plus, les thérapeutiques prescrites sont souvent iatrogènes. Dans ce contexte, l'utilisation combinée de l'allopathie et de l'homéopathie crée une synergie bénéfique au malade et évite l'escalade thérapeutique de traitements aux effets secondaires délétères. *Causticum* permet, par exemple, de lutter contre les séquelles de certaines hémiplégies.

Ces multiples aspects de la prévention par l'homéopathie ont été indiqués dans les chapitres correspondant :

— aux allergies, comme dans asthme, eczéma, rhinite et conjonctive allergiques ;
— à la dermatologie, où l'homéopathie prévient les récidives d'herpès et les urticaires ;
— à la gériatrie ;
— à la gynécologie, dans la ménopause, les règles douloureuses, les syndromes prémenstruels ;
— aux maladies cardio-vasculaires, dans l'hypertension artérielle, les jambes lourdes ;
— aux maladies respiratoires, dans les bronchites chroniques où elle prévient les surinfections bronchiques, dans la grippe ;
— à la neurologie, dans les céphalées, les migraines, le stress et les insomnies ;
— à la pédiatrie, dans les maladies ORL infectieuses à répétition (otites, rhino-pharyngites, bronchites), les troubles du comportement, les douleurs dentaires ;
— à la rhumatologie, dans les douleurs d'arthrose.

Toutefois, trois secteurs n'ont pas encore été abordés dans le domaine de la prévention, celui des actes chirurgicaux et anesthésiques, celui du sevrage tabagique et celui du mal des transports.

Soins médicaux

Si vous devez vous faire opérer

L'homéopathie est employée depuis longtemps pour prévenir et lutter contre les conséquences d'un acte chirurgical ou d'une anesthésie survenant soit après une opération, soit lors d'un accouchement, soit dans le cadre d'un examen médical comme une coloscopie, une fibroscopie ou une cœlioscopie.

➤ *Avant l'intervention*

Contre l'anxiété

- *Causticum* 9 CH est particulièrement bien indiqué chez les personnes âgées qui appréhendent longtemps à l'avance les risques de l'intervention.
- *Gelsemium sempervirens* 9 CH, quand la peur s'accompagne, dans les jours qui précèdent l'opération, de tremblements des extrémités, de diarrhée ou d'envies urgentes d'uriner.
- *Ignatia amara* 9 CH, si le malade se plaint de palpitations, de tachycardie, de boule dans la gorge. À cet état s'associent des troubles digestifs, des soupirs bruyants et un sommeil agité.
- *Argentum nitricum* 9 CH, quand dominent la diarrhée, des brûlures d'estomac et de l'aérophagie.

Posologie (pour tous ces médicaments) : 2 granules 3 fois par jour du médicament le plus indiqué quelques jours avant l'intervention et le jour même.

Voir le paragraphe sur le trac, page 366.

Pour prévenir les hémorragies

Prenez systématiquement les trois médicaments suivants :

- *Arnica montana* 9 CH favorise la résorption des ecchymoses et la cicatrisation des plaies. Il atténue les douleurs musculaires postopératoires et aide au rétablissement du malade.
- *China rubra* 5 CH agit en prévention des hémorragies postopératoires.
- *Phosphorus* 9 CH complète heureusement les deux précédents médicaments dans cette indication.

Posologie (pour tous ces médicaments) : 2 granules 2 fois par jour quelques jours avant l'intervention et le jour même.

➤ *Après l'intervention*

Continuez les précédents médicaments quelques jours.

Pour lutter contre les effets néfastes de l'anesthésie

Prenez juste une dose de *Nux vomica* 30 CH.

Pour lutter contre la fatigue

- *China rubra* 7 CH, si vous avez perdu beaucoup de sang avant ou pendant l'intervention chirurgicale.

Posologie : 2 granules au réveil et au coucher pendant 1 mois.

Si le transit tarde à se rétablir normalement

Ajoutez si nécessaire :

- *Opium* 15 CH, 2 granules au réveil et au coucher pendant quelques jours.
- *Raphanus* 5 CH, en plus, si, après l'intervention, votre ventre est gonflé et très douloureux.
- *Nux vomica* 5 CH qui agit sur la constipation et comme désintoxicant de l'organisme.

Posologie : 2 granules 5 fois par jour pendant 2 jours, puis 3 fois par jour jusqu'à la première selle.

Pour favoriser la cicatrisation et éviter les douleurs cicatricielles après incisions ou actes chirurgicaux

- *Hypericum perforatum* 5 CH, quand les douleurs persistent au point de pénétration dans la peau, par exemple après une ponction lombaire, un cathétérisme ou une biopsie.
- *Staphysagria* 5 CH accélère la cicatrisation des incisions chirurgicales et calme localement la douleur.

Pour éviter les chéloïdes (ou cicatrices boursouflées) :

- Systématiquement : *Graphites* 7 CH.
- Si les chéloïdes se forment et sont douloureuses : *Causticum* 7 CH.

Posologie (pour tous ces médicaments) : 2 granules 3 fois par jour pendant au moins 1 mois.

Voir aussi « Cicatrisation », page 211.

Si on doit vous arracher une dent

Reportez-vous au chapitre « Stomatologie », page 481.

Sevrage tabagique

50 % des jeunes de dix-huit à vingt-quatre ans fument régulièrement, la consommation des filles de douze à dix-huit ans (30,5 %) excède celle des garçons (27,4 %) du même âge. Chez les femmes, l'association pilule et tabac augmente, quel que soit l'âge, mais particulièrement après trente-cinq ans, les risques d'accidents coronariens, d'accidents vasculaires cérébraux et de cancer du col de l'utérus[1].

1-Jamin C., « La pilule à tout âge », *JIM FMC*, n° 383, mars 1997, p. 10-15.

CONSULTEZ POUR ASSOCIER AU TRAITEMENT HOMÉOPATHIQUE UNE OU DES SÉANCESD'ACUPUNCTURE

Diagnostic

Répondez au test de dépendance de Fagerström[1], et décidez ou non de continuer de fumer :

Le matin, combien de temps après le réveil fumez-vous votre première cigarette ?	
Dans les 5 minutes	3
6-30 minutes	2
31-60 minutes	1
Plus de 60 minutes	0
Trouvez-vous qu'il est difficile de vous abstenir de fumer dans les endroits interdits (cinémas, bibliothèques) ?	
Oui	1
Non	0
À quelle cigarette renonceriez-vous le plus difficilement ?	
À la première de la journée	1
À une autre	0
Combien de cigarettes fumez-vous par jour, en moyenne ?	
10 ou moins	0
11-20	1
21-30	2
31 ou plus	3
Fumez-vous à des intervalles plus rapprochés durant les premières heures de la matinée que durant le reste de la journée ?	
Oui	1
Non	0
Fumez-vous lorsque vous êtes malade au point de devoir rester au lit presque toute la journée ?	
Oui	1
Non	0

1-Traduction officielle OMS 1998.

Additionnez les chiffres obtenus.

Score total :

Interprétation : 0-2 : pas de dépendance ; 3-4 : dépendance légère ; 5-6 : dépendance moyenne ; 7-8 : dépendance forte ; 9-10 dépendance très forte.

Traitement

Plus la dépendance est élevée, plus un effort de volonté important et une grande motivation sont nécessaires pour arrêter de fumer. Décidez avec votre médecin de l'emploi ou non de timbres à la nicotine ; sachez que ceux-ci sont formellement contre-indiqués pendant la grossesse.

L'acupuncture est une aide précieuse, une séance est suffisante si la dépendance est faible, plusieurs séances si elle est élevée.

➤ *Traitement homéopathique*

▪ Les médicaments du sevrage tabagique habituellement utilisés, plus ou moins systématiquement, en homéopathie sont : *Nux vomica* 5 CH, *Tabacum* 15 CH et *Caladium* 5 CH.

Posologie (pour tous ces médicaments) : 2 granules 5 fois par jour pendant 2 jours, puis 3 fois par jour pendant 6 jours.

▪ *Plantago* 1 DH, quelques gouttes dans une cuiller à soupe d'eau, régulièrement dans la bouche, enlèveraient le goût du tabac.

▪ Un traitement de terrain permet de lutter contre le syndrome de sevrage tabagique dont les principaux signes sont l'anxiété, l'irritabilité et l'impatience ; il rétablit la moindre concentration intellectuelle, et corrige la somnolence diurne et l'insomnie consécutives à l'arrêt du tabac. Associé à des règles d'hygiène alimentaire, il limite l'inéluctable prise de poids (normalement 3 kg chez les hommes et 4 kg chez les femmes).

Mal des transports

Diagnostic

Le mal des transports est provoqué par les accélérations et décélérations répétées en ligne droite ou dans les virages. Le mal de mer, de l'air, de voiture, de train commence par une pâleur, une somnolence, des sueurs, se poursuit par des vertiges, des maux de tête, un malaise général, et se termine par des nausées et des vomissements.

Prévention

— Placez-vous aux endroits où les mouvements sont moindres : au milieu d'un bateau, au-dessus des ailes de l'avion, à l'avant dans une voiture ou dans un bus.
— La position couchée ou semi-couchée, la tête calée par un oreiller, est la meilleure.
— Regardez au-dessus de l'horizon (au moins 45°).
— Évitez les atmosphères confinées : ouvrez la fenêtre de la voiture, allez sur le pont du bateau. Prenez le frais, mais n'ayez pas froid car vous risquez d'aggraver le malaise.
— Ne lisez pas, ne faites pas d'excès alimentaires et ne prenez pas d'alcool. Fractionnez vos repas et vos boissons si le trajet est long, ne mangez pas s'il est court. Dans ce cas, ne voyagez pas l'estomac vide : mangez avant.

Traitement

Les principaux médicaments sont les suivants :

▪ *Borax* 9 CH, quand les vertiges dominent et s'amorcent au moindre mouvement de descente : à bord d'une voiture, d'un avion, d'un bateau sur une mer agitée, dans l'ascenseur aussi.

▪ *Cocculus indicus* 9 CH, si les nausées et/ou vomissements sont prépondérants chez des personnes malades en toutes circonstances. Elles préfèrent la chaleur, refusent l'air frais et veulent que les fenêtres restent fermées.

- *Petroleum* 9 CH, quand les nausées, les vertiges, les vomissements sont calmés en mangeant et aggravés par les gaz d'échappement.
- *Staphysagria* 9 CH est indiqué dans le mal de mer quand les vertiges sont atténués quand vous tournez en rond.
- *Tabacum* 9 CH, si les sueurs froides, les malaises et la pâleur qui dominent s'accompagnent de nausées, de vomissements et de vertiges. Ils sont améliorés par l'air frais.
- *Theridion* 9 CH, si les vertiges sont aggravés en fermant les yeux.
- Un peu à part, le mal d'altitude : *Coca* 9 CH, chez les personnes qui ne dorment pas en altitude. Elles éprouvent parfois des vertiges, ou de l'anxiété, ou des maux de tête, ou des palpitations, ou encore ont des difficultés à respirer.

Posologie (pour tous ces médicaments) : 2 granules la veille, une demi-heure avant le départ, puis au moment du départ et à la demande.

dictionnaire
des médicaments
homéopathiques

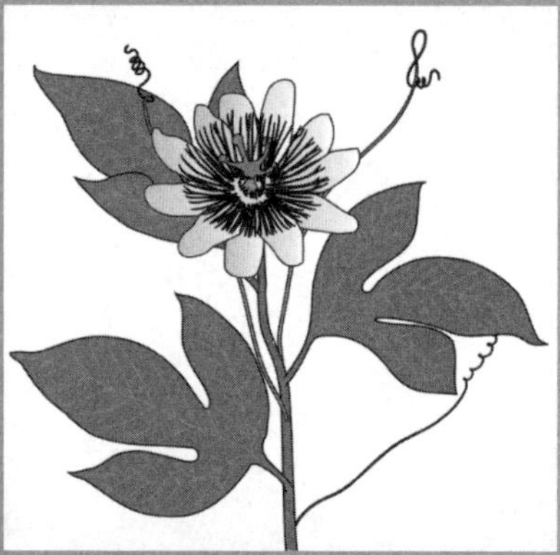

dictionnaire
des médicaments
homéopathiques

dictionnaire
des médicaments
homéopathiques

Dictionnaire des médicaments homéopathiques

dictionnaire
des médicaments
homéopathiques

Avertissement !

Les médicaments homéopathiques *Luesinum*, *Medorrhinum* et *Psorinum* ont reçu récemment une nouvelle autorisation de mise sur le marché. Actuellement, seul *Psorinum* est commercialisé.

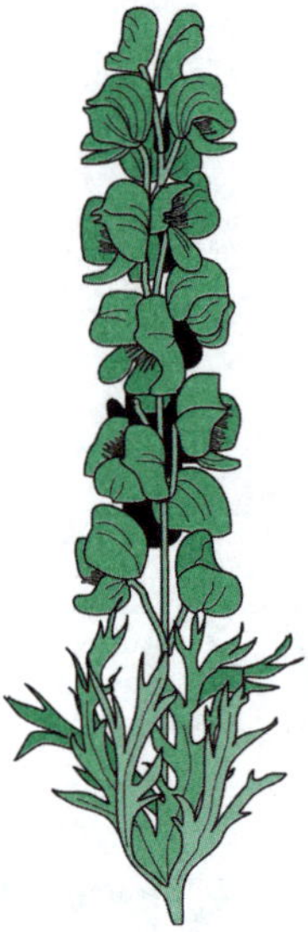

Aconitum napellus

FIÈVRE • TROUBLES ORL • NÉVRALGIES • CRISES D'ANGOISSE • HYPERTENSION ARTÉRIELLE • COUPS DE SOLEIL • DIARRHÉES

Origine

Aconitum napellus, l'aconit, est une plante vivace de la famille des renonculacées qui fleurit, à l'état sauvage ou dans nos jardins, de juin à août. Très toxique, elle est présente dans nos régions entre 500 et 1 800 m d'altitude ; elle est originaire d'Europe, d'Asie et d'Amérique du Nord. Sa tige d'environ 1,5 m porte à sa partie terminale des fleurs localisées en grappes bleu violacé et des feuilles très découpées d'un beau vert. Chaque année, une nouvelle racine se forme dans l'ancienne qui meurt.

Composition

La teinture-mère est préparée à partir de la plante entière récoltée en fin de floraison, mais c'est dans ces racines que se trouvent les concentrations les plus élevées de principes actifs ; outre l'aconitine, un alcaloïde très toxique, elle contient de la dopamine et de la tyramine.

Indications

Fièvre

Élevée, de survenue brutale, caractérisée par :
— une peau sèche, rouge, chaude, parcourue de frissons ;
— une soif intense de grandes quantités d'eau froide ;
— une agitation et une anxiété survenant vers minuit à l'acmé de la fièvre.

> Très important : Il est employé surtout au début des maladies apparaissant brutalement. Dès que la transpiration apparaît, le sujet se sent mieux, l'indication d'***Aconitum napellus*** cesse, et ***Belladonna*** le remplace le plus souvent.

Troubles ORL

Rhino-pharyngites

Le nez se bouche brutalement à la suite d'un coup de froid sec, il ne coule pas. La fièvre typique est parfois présente d'emblée.

Angine

Angine rouge avec fièvre caractéristique au tout début, après un coup de froid sec.

Laryngite

⚕ Avec fièvre typique, réveil à minuit et une toux croupale, c'est-à-dire rauque, en quintes et douloureuse.

Coup de soleil, insolation
Avec fièvre typique, et donc rougeur du visage et soif importante.

Ophtalmie des neiges
Si, à la montagne, après exposition solaire prolongée sans lunettes, surviennent des brûlures oculaires s'accompagnant de larmoiement, d'une crainte de la lumière, d'une sensation de diminution de la vue. Les yeux sont rouges, et les paupières sont gonflées.

Névralgies
- De la face et du trijumeau en particulier.
- Sciatiques apparues par temps froid et sec, accompagnées de fourmillements et d'engourdissements.

Diarrhée
Liquide de selles vertes, avec spasmes abdominaux qu'aucune position ne soulage. Survenant par temps froid et sec.

Crises d'angoisse
Vers minuit avec sensation de mort imminente (***Arsenicum album***).

Hypertension artérielle
- Simple.
- ⚕ Accompagnée de poussées d'hypertension artérielle avec saignement de nez de sang rouge brillant.

Aconitum napellus convient si :

Les facteurs déclenchants sont :
- Des changements brutaux de températures du chaud au froid sec.
- Des peurs brutales soudaines et inattendues.

Les modalités sont :
- Une aggravation vers minuit, par le froid sec et brutal.
- Une amélioration par l'apparition de la transpiration.

Les bons répondeurs à *Aconitum napellus*

Ce sont des sujets jeunes, vigoureux, en bonne santé, qui tombent malades de façon brutale, inattendue et impressionnante. Ils deviennent très anxieux et angoissés dans cet état.

Posologie
- Dans les névralgies, les crises d'angoisse : ***Aconitum napellus*** 15 CH, 2 granules à répéter toutes les heures ou plus souvent si nécessaire.
- Laryngites : ***Aconitum napellus*** 15 CH, 2 granules toutes les 10 minutes en attendant le médecin.
- Ophtalmies des neiges : *Aconitum napellus* 15 CH, 2 granules tous les quarts d'heure les 2 premières heures, puis espacer les prises au fur et à mesure de l'amélioration des symptômes.

Voir aussi

- Fièvre avec soif intense : ***Arnica montana*, *Arsenicum album*, *Belladonna*, *Bryonia alba*, *Mercurius solubilis*, *Rhus toxicodendron*, *Stramonium*.**
- Névralgie du trijumeau : ***Bryonia alba*, *Colocynthis*, *Magnesia phosphorica*, *Rhododendron*, *Spigelia*.**
- Insolation : ***Apis mellifica*, *Belladonna*, *Glonoïnum*.**
- Laryngite : ***Apis mellifica*, *Drosera rotundifolia*, *Hepar sulfur*, *Iodum*, *Sambucus*, *Spongia tosta*.**
- Diarrhée de selles verdâtres : ***Chamomilla vulgaris*, *Dulcamara*, *Hepar sulfur*, *Ipeca*, *Magnesia carbonica*.**
- Sciatique aggravée la nuit : ***Arsenicum album*, *Kalium iodatum*, *Magnesia carbonica*, *Phytolacca*.**

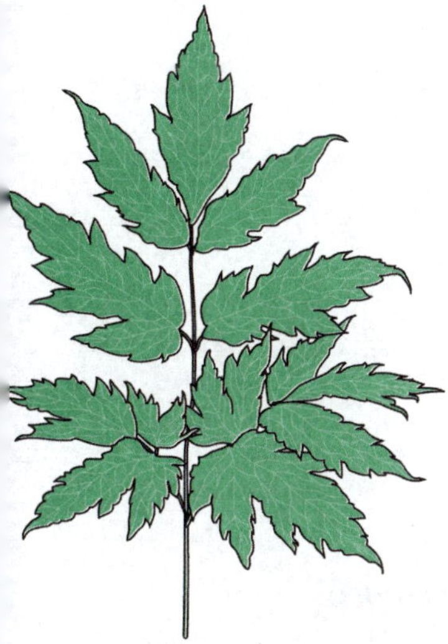

Actea racemosa

TROUBLES GYNÉCOLOGIQUES • DOULEURS MUSCULAIRES •
INFLAMMATION DU TENDON D'ACHILLE

Origine

Actea racemosa, ou *Cimicifuga*, est une plante vivace de la famille des renonculacées originaire de l'est de l'Amérique du Nord. Sa tige mesure entre 1,5 m et 2,5 m et porte à sa partie terminale des épis de fleurs blanches. La partie utilisée en médecine est le rhizome (partie souterraine de la tige) qui est déterré et coupé en morceaux après maturation des fruits.

Composition

Sa composition à base de substances œstrogènes, d'actéine et de cystine explique en partie son activité génitale, musculaire et nerveuse.
Les organes souterrains sont utilisés pour préparer la teinture-mère homéopathique.

Indications

Troubles gynécologiques

- Ovulation douloureuse prédominant à gauche (***Platina***).
- Syndrome prémenstruel avec douleurs à la poitrine, pires à gauche, aggravées avant les règles.
- Règles douloureuses.

> À retenir : La douleur est proportionnelle à l'abondance des règles (à l'écoulement de sang), c'est-à-dire que plus les règles sont profuses, plus elles sont douloureuses.

- Accouchement très douloureux avec travail irrégulier (ou contractions irrégulières), chez des femmes agitées et anxieuses.

Douleurs musculaires

Spontanées et à la pression des premières vertèbres dorsales. Elles sont déclenchées ou aggravées par des travaux de couture, de dactylographie ou par l'exercice du piano.

Douleurs rhumatismales

Douleurs des petites articulations des doigts et des pieds.

Inflammation du tendon d'Achille

Ce médicament soulage les tendinites achilléennes qui s'accompagnent de raideurs et de crampes musculaires.

Indications psychiques

- Troubles du comportement avec agitation, anxiété, loquacité incessante ; à un degré de plus, peur de devenir fou.
- Céphalées avec impression que la tête est dans un nuage.

Actea racemosa convient si

Les facteurs déclenchants sont :

- Les règles.
- La position assise lors de travaux.

Les modalités sont :

- Une aggravation pendant les règles, par le froid.
- Une amélioration par la chaleur.

Les bons répondeurs à *Actea racemosa*

Les femmes en période d'activité génitale, sujettes à des troubles des règles. Ces femmes loquaces, naturellement inquiètes, agitées, anxieuses, le sont encore plus pendant les règles.

Posologie

- Ovulation douloureuse : ***Actea racemosa*** 9 CH, du 10e au 15e jour du cycle, au réveil.
- Syndrome prémenstruel : ***Actea racemosa*** 7 CH, 3 jours avant le début présumé des troubles jusqu'au premier jour des règles, au réveil et au coucher.
- Règles douloureuses : ***Actea racemosa*** 7 CH, 3 fois par jour avant et pendant les règles en traitement préventif ; beaucoup plus souvent (toutes les 10 minutes) si nécessaire, en fonction de l'intensité de la douleur.
- Travail, accouchement : ***Actea racemosa*** 5 CH, tous les quarts d'heure lors des douleurs ; puis espacer les prises dès que le travail progresse et se régularise.
- Douleurs musculaires : ***Actea racemosa*** 5 CH, 5 fois par jour pendant 2 jours, puis 3 fois par jour pendant quelques jours.

Voir aussi

- Syndrome prémenstruel avec seins douloureux : ***Bryonia alba***, ***Conium maculatum***, ***Folliculinum***, ***Phytolacca***.
- Règles douloureuses et abondantes : ***Chamomilla vulgaris***, ***Cocculus indicus***, ***Phytolacca***, ***Platina***.
- Accouchement avec travail irrégulier : ***Caulophyllum***, ***Gelsemium sempervirens***.
- Douleurs des articulations des doigts : ***Caulophyllum***, ***Harpagophytum***.

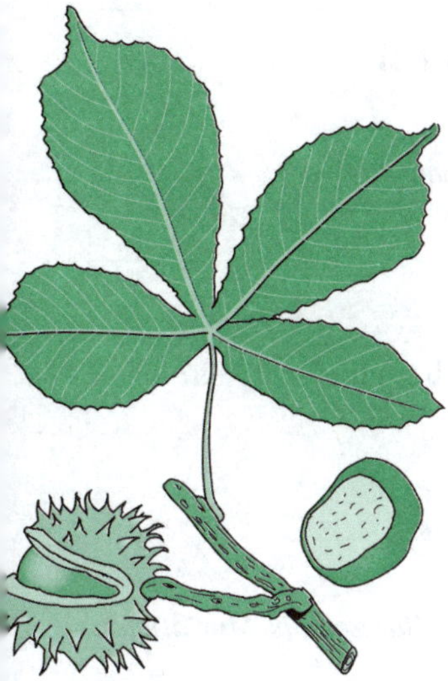

Aesculus hippocastanum

JAMBES LOURDES • HÉMORROÏDES • VARICES DES MEMBRES INFÉRIEURS • DOULEURS FESSIÈRES

Origine

Le marronnier d'Inde est un arbre — de la famille des hippocastanacées — originaire de l'ouest de l'Asie, que l'on retrouve actuellement en Europe et en Amérique du Nord. Cette plante aurait été ramenée par les marchands vénitiens comme plante ornementale ; elle était très présente à Vienne au XVIe siècle. C'est un arbre qui atteint parfois 25 m de haut, dont les bourgeons fleurissent au printemps pour devenir de grandes feuilles vert foncé. Les fleurs au parfum entêtant, blanc et rosé, dressées en épi ressortent ; les fruits, les marrons d'Inde, contiennent les principes actifs.

Composition

La teinture-mère contient :
— des flavonoïdes qui confèrent des propriétés vitaminiques P et un pouvoir veineux ;
— un saponoside, l'aescine, qui a une activité vasoconstrictrice, anti-inflammatoire et anti-œdémateuse.
Le marron, c'est-à-dire la graine et son tégument, est utilisé en homéopathie.

Indications

Troubles circulatoires des membres inférieurs

• Jambes lourdes avec sensations de battements et de pesanteur, aggravées par tout ce qui augmente la stase (ralentissement très important de la circulation) veineuse, améliorées par tout ce qui la soulage (voir « Prévention », page 306).
• Varices des membres inférieurs.
• Ulcères variqueux.

Hémorroïdes

• Saignant peu mais très douloureuses, avec sensation de congestion du bas-ventre et de piqûres « comme par une pelote d'épingles » dans l'anus :
— aggravées au réveil, par la chaleur, la station debout ;
— améliorées par le saignement, le froid, l'exercice modéré et prolongé.
• Très indiqué chez les femmes enceintes constipées.

Douleurs sacro-iliaques

• Douleurs fessières avec impression de dislocation révélant parfois une hypertrophie pelvienne (utérine ou prostatique).

Aesculus hippocastanum convient si

Les modalités sont :

- Une aggravation au réveil, par la chaleur, par la station debout.
- Une amélioration par le saignement, par le froid, par l'exercice modéré et prolongé.

Posologie

- Jambes lourdes : ***Aesculus hippocastanum*** 6 DH, 50 à 100 gouttes par jour selon l'intensité des douleurs.
- Hémorroïdes : 100 gouttes 3 fois par jour pendant 3 jours.

Voir aussi

- Jambes lourdes : ***Hamamelis***, ***Pulsatilla***, ***Sepia***.
- Hémorroïdes : ***Aloe***, ***Arnica montana***, ***Collinsonia***, ***Graphites***, ***Hamamelis***, ***Muriaticum acidum***, ***Nux vomica***.

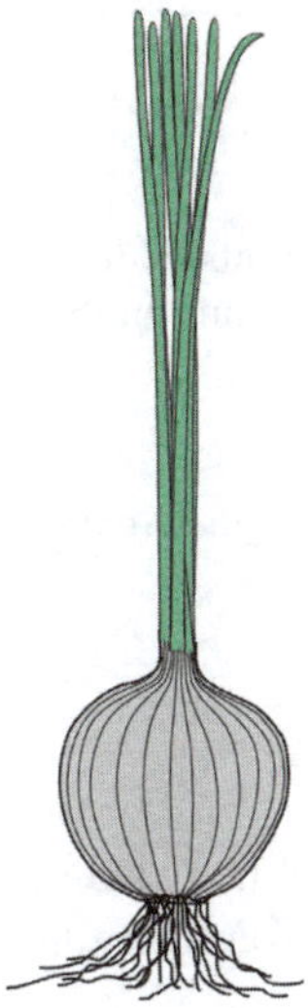

Allium cepa

RHINO-PHARYNGITES • RHINITE ALLERGIQUE • COLITES • DIARRHÉES • NERFS DOULOUREUX

Origine

L'oignon, nom français d'*Allium cepa*, est une plante herbacée de la famille des liliacées. Il était déjà cultivé il y a 4 000 ans en Chaldée et était très prisé des Grecs et des Romains qui en consommaient de grandes quantités.

Composition

La teinture-mère homéopathique, préparée à partir du bulbe, contient de nombreux oligo-éléments (fer, zinc, aluminium), des prostaglandines et quelques essences aux propriétés anti-infectieuses et antispasmodiques. Médicament du rhume banal par excellence, il produit les mêmes effets que lorsqu'on épluche un oignon. Il illustre ainsi clairement la démarche homéopathique.

Indications

Le rhume banal

Caractéristique par :
— ses éternuements incessants en salves ;
— son écoulement nasal clair, abondant mais surtout irritant, qui excorie la lèvre supérieure et le pourtour des narines ;
— son larmoiement doux, profus ;
— sa toux sèche douloureuse.

La rhinite allergique

Le sujet présente les symptômes susnommés qui peuvent être présents soit le matin au réveil, soit toute la journée en période de crises intenses.

Colite, diarrhée

Déclenchées par temps humide ou par l'abus de viande chez les sujets obèses.

Nerfs douloureux

En cas de traumatismes des nerfs, chez les sujets amputés.

Allium cepa **convient si**

Les facteurs déclenchants sont :

- Pour les rhino-pharyngites : un temps froid, sec ou humide, ou des courants d'air.
- Pour la rhinite allergique saisonnière : la présence de l'allergène (pollen, foin, herbe coupée).

Les modalités sont :

- Une aggravation par la chaleur et les pièces chaudes, par les allergènes saisonniers, par le temps froid, humide et venteux.
- Une amélioration au frais ou en plein air.

Posologie

Rhume : ***Allium cepa*** 5 CH, les 2 ou 3 premiers jours seulement. Ensuite, il faut changer de médicament, car, poursuivi de façon intempestive, il risque d'aggraver la rhino-pharyngite.

Voir aussi

- Rhino-pharyngites avec éternuements fréquents : ***Ammonium muriaticum***, ***Euphrasia***, ***Kalium bichromicum***.
- Rhinite allergique avec écoulement nasal irritant : ***Ammonium muriaticum***, ***Arsenicum album***, ***Kalium iodatum***, ***Naphtalinum***, ***Sanguinaria***.

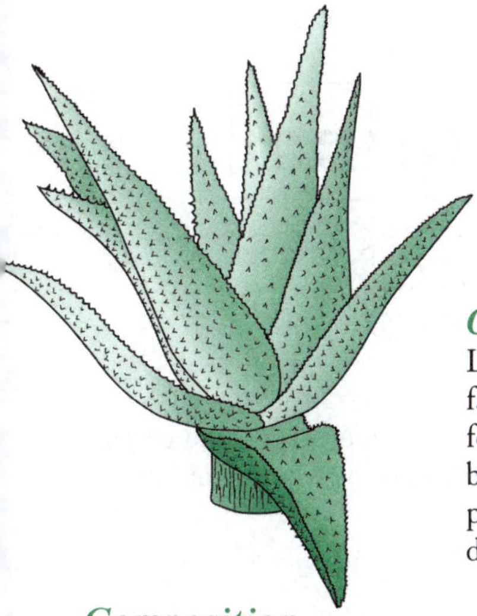

Aloe

GROS MANGEURS • HÉMORROÏDES

Origine

L'aloès est une plante originaire d'Afrique du Sud, de la famille des liliacées, dont la tige — couverte d'anciennes feuilles sèches — peut atteindre 2 à 3 m. Les feuilles à large base (15 cm) mesurent jusqu'à 1 m. À doses phytothérapiques, c'est un laxatif puissant qui ne doit pas être utilisé de façon continue. Il peut aussi colorer les urines en rouge.

Composition

Il contient des anthracénosides, aloïne et aloé-émodine. Le suc concentré puis desséché des feuilles de l'aloès du Cap est employé pour préparer la teinture-mère homéopathique.

Indications

Colopathies fonctionnelles

Accompagnées de ballonnements importants de tout l'abdomen, et de diarrhées :
— chroniques, survenant régulièrement au réveil chez les gros mangeurs (***Sulfur***) ;
— ou aiguës, violentes, en jets, avec présence de gaz, déclenchées par les excès alimentaires ou les boissons.

Production involontaire de selles

Lors de l'émission d'un gaz ou en urinant.

Hémorroïdes externes

Avec démangeaisons et suintement anal.

Aloe convient si

Les facteurs déclenchants sont :
- L'alimentation, les boissons.

Les modalités sont :
- Une aggravation par la chaleur, par la bière.
- Une amélioration par les applications froides.

Les bons répondeurs à *Aloe*

Les obèses et les gros mangeurs, sujets aux diarrhées, enclins à la sédentarité.

Voir aussi

- Hémorroïdes : ***Aesculus hippocastanum***, ***Arnica montana***, ***Collinsonia***, ***Graphites***, ***Hamamelis***, ***Muriaticum acidum***, ***Nux vomica***.
- Ballonnement de tout l'abdomen : ***China rubra***, ***Kalium carbonicum***.

Al_2O_3

Alumina

CONSTIPATION • BALLONNEMENTS •
INCONTINENCE URINAIRE •
MALADIE DE PARKINSON

Origine

L'alumine, ou oxyde d'aluminium, est une poudre blanche, insoluble dans l'eau et dans l'alcool, obtenue par purification de la bauxite. Elle est utilisée classiquement comme pansement gastrique.

Indications

Troubles digestifs

- Constipation de selles molles ou dures très difficiles à expulser.
- Ballonnements déclenchés ou aggravés par les pommes de terre.

Incontinence féminine urinaire

La femme perd quelques gouttes d'urine lors d'efforts de toux.

Maladie de Parkinson

⚕ En complément d'un traitement classique.

Alumina convient si

Les modalités sont :

- Une aggravation par le temps froid, le matin au réveil.
- Une amélioration au grand air.

Les bons répondeurs à *Alumina*

Les individus à la peau flétrie, ridée, donnant un aspect prématurément vieilli, qui reflète la sécheresse de l'ensemble du corps. Les yeux et la bouche sont secs (⚕). Sujets lents, au comportement hâtif, ayant l'impression que le temps passe trop lentement.

Posologie

- Sujets bons répondeurs : ***Alumina*** 9 ou 15 CH.
- Troubles digestifs : ***Alumina*** 5 ou 7 CH.
- Troubles urinaires : ***Alumina*** 7 ou 9 CH.

Voir aussi

- Constipation : ***Bryonia alba*, *Collinsonia*, *Thuya occidentalis*.**
- Incontinence : ***Causticum*, *Kalium carbonicum*, *Rumex crispus*.**

NH_4Cl

Ammonium muriaticum

SCIATIQUE • CONSTIPATION • RHINO-PHARYNGITE • RHINITE ALLERGIQUE

Origine

Le chlorure d'ammonium provenait autrefois d'Égypte, où on l'obtenait par sublimation de la suie de la fiente de chameau.

Description

Il se présente sous la forme d'une poudre blanche ou de cristaux incolores, inodores, partiellement soluble dans l'eau et dans l'alcool.

Indications

Sciatique

Médicament classique des sciatiques améliorées couché, debout ou à la marche et aggravées assis. Elles sont accompagnées de contractures musculaires donnant la sensation de tendons trop courts.

Constipation avec ballonnements

Médicament du nourrisson ou de l'enfant qui doit faire de gros efforts pour émettre de petites selles qui s'émiettent à leur sortie de l'anus.

Rhino-pharyngite

Médicament de début du rhume typique par les éternuements et l'écoulement nasal clair, abondant et irritant (la partie entre les lèvres et le nez est enflammée). Sensation de nez bouché et perte de l'odorat.

Rhinite allergique

Avec éternuements fréquents en salves, écoulement nasal clair, abondant et surtout très irritant, alors que le larmoiement n'est pas corrosif.

Ammonium muriaticum **convient si**

Les modalités sont :

- une aggravation : assis.
- une amélioration : par le mouvement.

Voir aussi

- Sciatique aggravée assis : ***Dioscorea villosa***, ***Ruta graveolens***.
- Constipation de l'enfant : ***Natrum muriaticum***, ***Nux vomica***, ***Silicea***.
- Rhinite allergique avec écoulement nasal irritant : ***Allium cepa***, ***Arsenicum album***, ***Kalium iodatum***, ***Naphtalinum***, ***Sanguinaria***.
- Rhino-pharyngites avec éternuements fréquents : ***Allium cepa***, ***Euphrasia***, ***Kalium bichromicum***.

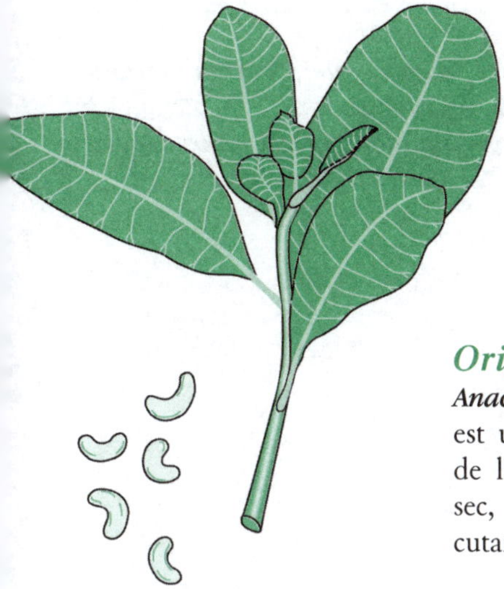

Anacardium orientale

SURMENAGE INTELLECTUEL • GASTRITE • BOULIMIE

Origine, Composition

Anacardium orientale, l'anacardium ou fève de Malac, est un arbre de la famille des anacardiacées, originaire de l'Inde. Sa teinture-mère, préparée à partir du fruit sec, contient des substances responsables d'éruptions cutanées.

Indications

Surmenage intellectuel

Des étudiants, marqués par :
— une perte de mémoire brutale avant les examens ;
— des céphalées et une boulimie, avant et pendant les examens, améliorées en mangeant ;
— une dépression dans ces périodes.

Boulimie

Gastrite

⚕ Avec douleurs à l'estomac qui se calment quand on mange et réapparaissent dès que l'estomac est vide (signes précurseurs d'ulcère digestif).

Ulcère gastro-duodénal

⚕ Son traitement nécessite une consultation médicale.

Anacardium orientale convient si

Les facteurs déclenchants sont :
- Travail intellectuel intense.

Les modalités sont :
- Une aggravation : par le travail intellectuel, à jeun.
- Une amélioration : en mangeant.

Les bons répondeurs à *Anacardium orientale*

Étudiants surmenés en période d'examen.

Voir aussi

- Étudiants surmenés : ***Calcarea phosphorica*, *Kalium phosphoricum*, *Natrum muriaticum*, *Phosphoricum acidum*, *Selenium*, *Silicea*, *Zincum metallicum*.**
- Gastrite : ***Argentum nitricum*, *Arsenicum album*, *Iris versicolor*, *Kalium bichromicum*, *Phosphorus*.**

Sb_2S_3

Antimonium crudum

EXCÈS ALIMENTAIRES • PIEDS • ENFANTS

Origine

Le trisulfure d'antimoine est une poudre minérale grise très utilisée dans l'industrie chimique, notamment pour la fabrication des explosifs et des feux de Bengale.

Indications

Suites d'excès alimentaires

Chez les gros mangeurs ou non, à la suite d'écart de régime chez les sujets fragiles. Caractéristique par ses :

- troubles digestifs avec :

— aérophagie avec renvois ayant le goût des aliments ;
— ballonnements, diarrhées et/ou vomissements.

Les troubles digestifs sont aussi déclenchés par les bains froids. Le médicament n'est indiqué que si la langue est très blanche.

- céphalées.

Pédiatrie

- Croûtes de lait épaisses et collantes chez le nourrisson.
- Enfants au caractère mauvais, boudeurs, revêches et d'abord difficile. Ils refusent d'être approchés ou touchés, ou que l'on s'occupe d'eux.
- Enfants ne supportant pas les bains froids ou frais.
- Acné des adolescents ayant tendance aux excès alimentaires.

Les verrues

- Dures et cornées quelle que soit leur localisation, mais particulièrement fréquentes aux pieds et à la paume des mains.

Les pieds

- Les pieds dont la plante est calleuse et sensible, les ongles épais, durs, cassants et fendus.
- Avec des verrues dures et cornées.

Antimonium crudum convient si

Les facteurs déclenchants sont :

- Des excès alimentaires.
- Des bains froids.

Les modalités sont :

- Une aggravation par les excès alimentaires, par les bains froids, par la chaleur rayonnante, du soleil par exemple.
- Une amélioration par les bains chauds.

Les bons répondeurs à *Antimonium crudum*

Les sujets gros mangeurs, souvent obèses, dont la langue se recouvre d'un enduit blanc épais après tout excès. Ils ne digèrent pas la charcuterie ni les aliments acides dont il sont pourtant très friands. Ils ont généralement mauvais caractère et sont facilement irritables.

Posologie

Les pieds : ***Antimonium crudum*** 4 CH, au réveil pendant 2 mois. Prolonger le traitement si les résultats sont insuffisants.

Voir aussi

- Troubles digestifs à la suite d'écart ou d'excès alimentaires : ***Ipeca***, ***Nux vomica***.
- Verrues plantaires : ***Chelidonium majus***, ***Dulcamara***, ***Thuya occidentalis***.
- Croûtes de lait : ***Calcarea carbonica***, ***Mezereum***.
- Acné juvénile : ***Juglans regia***, ***Selenium***, ***Sulfur iodatum***.

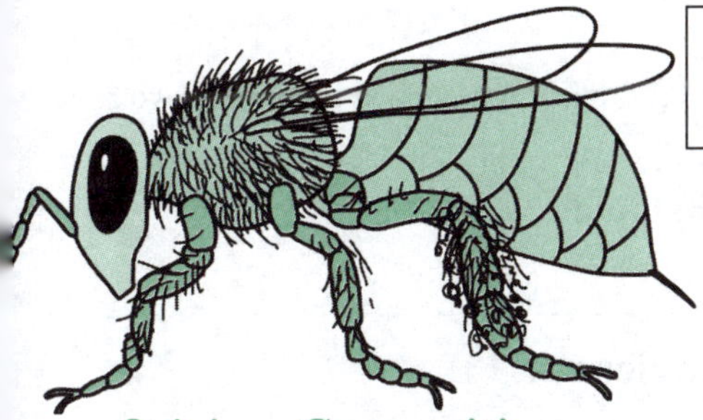

Apis mellifica

ŒDÈMES • URTICAIRES • ANGINE • CONJONCTIVITE • LARYNGITE • FIÈVRE • OREILLONS

Origine, Composition

Apis mellifica, l'abeille, est un insecte hyménoptère de la famille des apidés. La teinture-mère, obtenue à partir d'un macérat alcoolique d'abeilles entières vivantes, contient de nombreuses enzymes, des peptides et des composants de l'inflammation. Le venin contient surtout une phospholipase A et de la mélittine qui ont une activité vasculaire, immunogène, et qui provoquent une libération d'histamine à l'origine des réactions allergiques.

Indications

Œdèmes de la peau rouge rosé

- Piqûre d'insecte (surtout chez l'allergique).
- Panaris, furoncles, abcès.
- Urticaire, coup de soleil (chez l'allergique et l'enfant).

Ces différents types d'œdèmes sont piquants et brûlants, très sensibles au toucher, de survenue brutale.

En l'absence rapide d'amélioration, je vous conseille de consulter rapidement votre médecin, surtout si vous êtes allergique.

- Entorses si la douleur est aggravée au toucher et améliorée par les applications froides.

Urticaire localisée ou généralisée

Elles sont piquantes et brûlantes, très sensibles au toucher et sont améliorées par les applications froides.

⚕ La présence d'une urticaire généralisée impose une consultation médicale en urgence.

Angine rouge

Les amygdales sont œdématiées, roses, la luette gonflée « pend comme un sac rempli d'eau ». Les douleurs en avalant sont piquantes et brûlantes ; l'absorption de boissons très froides les calme. La fièvre est caractéristique du médicament (voir plus bas).

Conjonctivite allergique, ophtalmie des neiges

Avec œdème des paupières et des yeux, piquants et brûlants.

Œdème articulaire

Inflammatoire de survenue brutale. L'articulation le plus souvent concernée est le genou.

Fièvre sans soif

— maximale à 15 heures ;
— la peau sèche, rouge, avec des épisodes de suées ;
— et des frissons pendant lesquels le malade réclame à boire.

Oreillons

Avec fièvre caractéristique et risque d'une de leurs complications chez la femme, à savoir l'ovarite (l'inflammation des ovaires).

Laryngite avec parfois obstruction respiratoire brutale

⚕ Le recours à un médecin est indispensable.

Apis mellifica convient si

Les modalités sont :
- Une aggravation par la chaleur, par le moindre attouchement.
- Une amélioration par le froid (plein air, bains froids, applications froides, boissons froides).

Posologie

• Les œdèmes de la peau : ***Apis mellifica*** 15 ou 30 CH, au début, tous les quarts d'heure, voire toutes les 5 minutes dans les piqûres, 5 ou 6 fois de suite, puis espacer les prises dès l'amélioration.

• Médicament intéressant à essayer en traitement préventif chez les apiculteurs, ***Apis mellifica*** 15 CH, 2 granules par jour.

Voir aussi

- Piqûre d'insecte : ***Ledum palustre.***
- Insolation : ***Aconitum napellus***, ***Belladonna***, ***Glonoïnum.***
- Conjonctivite allergique : ***Arsenicum album***, ***Belladonna***, ***Euphrasia.***
- Œdème du genou : ***Bryonia alba.***
- Fièvre sans soif : ***Gelsemium sempervirens***, ***Pulsatilla.***
- Laryngite : ***Aconitum napellus***, ***Drosera rotundifolia***, ***Hepar sulfur***, ***Iodum***, ***Sambucus***, ***Spongia tosta.***
- Abcès : ***Belladonna***, ***Hepar sulfur***, ***Silicea***, ***Sulfur.***

$AgNO_3$

Argentum nitricum

TRAC • TROUBLES DIGESTIFS • PHARYNGITE • LARYNGITE

Origine

Argentum nitricum, le nitrate d'argent, se présente sous la forme de cristaux transparents, inodores, obtenus directement de l'industrie de la chimie.

Indications

Trac

Précédant une échéance importante inhabituelle, il se manifeste :
— par une diarrhée émotive ;
— par des brûlures d'estomac ;
— par de l'aérophagie.
Ce médicament donne des résultats remarquablement efficaces chez les étudiants qui vont passer un examen ou un concours.

Troubles digestifs

- Aérophagie avec éructations bruyantes, en salves, plus ou moins douloureuses.
- Brûlures d'estomac, accompagnées d'éructations caractéristiques, aggravées ou provoquées par l'absorption de sucreries fortement désirées par le sujet.
- Gastrites, ulcère gastrique (consultez votre médecin).

Pharyngite

Infectieuse, très douloureuse avec sensation d'écharde dans le pharynx.

Laryngite

Avec enrouements douloureux des orateurs ou des chanteurs qui ont forcé leur voix.

Argentum nitricum **convient si**

Les facteurs déclenchants sont :
- Une échéance inhabituelle et importante (examens, rendez-vous).

Les modalités sont :
- Une aggravation par la chaleur, par les sucreries, pendant les règles.
- Une amélioration par le froid, par temps frais, la nuit, par la pression forte.

Les bons répondeurs à *Argentum nitricum*

Ce médicament convient à des sujets anxieux, agités, précipités, ayant tendance à tout faire rapidement. Ils marchent vite, ils mangent vite. Ils sont très friands de sucreries malgré les brûlures digestives qu'elles leur provoquent.
Craintifs, ils manquent de confiance en eux et ont peur d'être en retard, peur de l'avenir proche, peur de l'échec qui les bloque dans leur entreprise et les fait souvent échouer.

Posologie

Pour le trac : ***Argentum nitricum*** 15 CH 3 fois par jour, les jours précédant l'examen et le jour de l'examen.

Voir aussi

- Trac : ***Causticum***, ***Gelsemium sempervirens***, ***Ignatia amara***.
- Brûlures d'estomac, gastrite : ***Anacardium orientale***, ***Arsenicum album***, ***Iris versicolor***, ***Kalium bichromicum***, ***Phosphorus***.
- Enrouements douloureux : ***Arnica montana***, ***Arum triphyllum***, ***Phytolacca***.

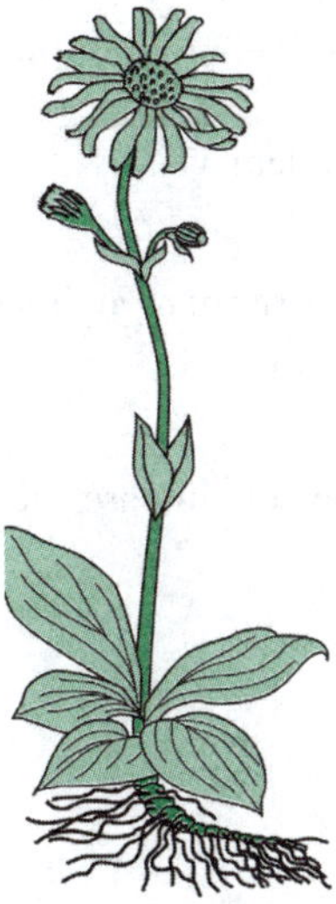

Arnica montana

TRAUMATISME • SURMENAGE MUSCULAIRE •
INTERVENTIONS CHIRURGICALES •
ACCOUCHEMENT • TROUBLES VEINEUX

Origine

Arnica montana, l'arnica des montagnes, originaire d'Europe, est une plante vivace de la famille des astéracées. C'est une des plus belles plantes de la montagne qui dégage une agréable odeur aromatique. Ses tiges légèrement velues de 60 cm portent une à trois paires de feuilles jaunes oblongues.

Appelée aussi tabac des Vosges, elle est fumée depuis toujours par les paysans qui s'en servaient aussi comme poudre sternutatoire (pour provoquer des éternuements).

Elle a été utilisée, à partir du XVIIe siècle, comme plante médicinale, par voie interne dans les rhumatismes chroniques, les paralysies, les commotions cérébrales et l'épilepsie, et dans les maladies cardiaques ; par voie externe contre les hématomes, les claquages, les contusions et les varices. Goethe en prenait régulièrement quelques gouttes pour soigner sa maladie de cœur. On lui attribuait aussi des vertus magiques ; elle était censée protéger de la foudre et des maléfices des sorcières.

Composition

La teinture-mère homéopathique, préparée à partir de la plante fraîche entière, contient du thymol et ses dérivés, des polyphénols, des lactones qui expliquent ses différentes actions.

Indications

Traumatismes ou surmenage physiques

- Entorses, luxations.
- Lumbagos à la suite d'un effort.
- Tendinites chez les sportifs occasionnels et excessifs.

À donner systématiquement après une chute ou un coup, car ce médicament évite les conséquences néfastes du traumatisme. Il est d'autant plus indiqué que s'associent les sensations de courbatures et de meurtrissures localisées.

Si l'impact est puissant, les courbatures sont généralisées, et la nuit qui suit est agitée : le sujet a l'impression que son lit est trop dur.

Surmenage musculaire

- Sujets sédentaires chez lesquels l'effort physique (courses, port de charges lourdes) un peu prolongé entraîne des courbatures.
- Sportifs d'endurance : les marathoniens, les triathloniens qui parcourent de longues distances ont des microtraumatismes musculaires à l'origine de sang dans les urines et

dans les selles. Le cœur forcé (gros cœur) de ces athlètes qui en résulte à long terme peut être prévenu par l'emploi de ce médicament.
- Laryngite avec enrouement douloureux des personnes qui ont forcé leur voix.

Interventions chirurgicales en préopératoire et postopératoire
Arnica montana favorise la résorption des ecchymoses, accélère la cicatrisation, atténue les douleurs musculaires au réveil du malade et aide à son rétablissement.

Fièvre
Survenant dans un contexte grippal avec fièvre caractérisée par une soif intense, des frissons et des courbatures chez un malade épuisé.

Accouchement
Arnica montana facilite le travail et calme les douleurs.

Troubles veineux ou capillaires
- Ecchymoses faciles, au moindre choc, hématomes.
- Varices douloureuses, rupture douloureuse des capillaires.
- Crises d'hémorroïdes.

Hypertension artérielle
⚕ Nécessite une consultation médicale.

Arnica montana convient si

Les facteurs déclenchants sont :
- Des traumatismes physiques, surtout musculaires, chutes, coups, chocs, etc.
- Un surmenage physique excessif ou inhabituel, effort physique ou sportif inhabituel ou chez des sujets non entraînés.

Les modalités sont :
- Une aggravation par le moindre contact, par les secousses.
- Une amélioration couché tête basse.

Les bons répondeurs à _Arnica montana_
Sujets pléthoriques, congestifs, ayant tendance à l'hypertension artérielle.

Posologie

- Traumatisme ou surmenage musculaire : ***Arnica montana*** 5 CH, une dose le plus tôt possible après le coup. Renouveler la prise de granules si les sensations douloureuses persistent.
- Sujets sédentaires ou sportifs d'endurance : les conséquences peuvent être prévenues par la prise d'une dose d'***Arnica montana*** 15 CH avant l'exercice.
- Intervention chirurgicale : ***Arnica montana*** 9 CH, 2 granules au réveil et au coucher (voir ***Phosphorus*** et ***China rubra***).
- Accouchement : ***Arnica montana*** 5 CH pendant et après l'accouchement, et plus ou moins fréquemment en fonction de l'intensité des douleurs.

Attention : N'appliquez pas ***Arnica montana*** en teinture-mère trop longtemps sur une ecchymose : risque d'inflammation et de démangeaisons, plus rarement formation de vésicules et de nécroses des tissus. Ne mettez que quelques gouttes. N'utilisez pas la teinture-mère d'***Arnica montana*** sur des plaies. Employez ***Calendula*** en teinture-mère. Ne laissez pas la teinture-mère d'***Arnica montana*** à la portée des enfants : en dehors de troubles digestifs mineurs (brûlures d'estomac, diarrhées, nausées), il existe des risques cardiaques et hémorragiques graves en cas d'ingestion accidentelle.

Voir aussi

- Traumatismes : ***Calendula***, ***China rubra***, ***Conium maculatum***, ***Hamamelis***, ***Hypericum perforatum***, ***Ledum palustre***, ***Phosphorus***.
- Enrouements douloureux : ***Argentum nitricum***, ***Arum triphyllum***, ***Phytolacca***.
- Prévention des hémorragies des interventions chirurgicales : ***China rubra***, ***Phosphorus***.
- Fièvre avec soif intense : ***Aconitum napellus***, ***Arsenicum album***, ***Belladonna***, ***Bryonia alba***, ***Mercurius solubilis***, ***Rhus toxicodendron***, ***Stramonium***.
- Grippe avec fièvre et soif intense : ***Bryonia alba***, ***Eupatorium perfoliatum***, ***Nux vomica***, ***Rhus toxicodendron***.
- Hémorroïdes : ***Aesculus hippocastanum***, ***Aloe***, ***Collinsonia***, ***Graphites***, ***Hamamelis***, ***Muriaticum acidum***, ***Nux vomica***.

As_2O_3

Arsenicum album

ASTHME • ECZÉMA • INTOXICATIONS ALIMENTAIRES • GASTRITE • FIÈVRE

Origine

C'est l'anhydride arsénieux, As_2 O_3, plus communément appelé « arsenic ».

Description

Il se présente sous la forme d'une poudre blanche très toxique.

Indications

Asthme

⚕ Avec ses crises nocturnes typiques, réveillant le malade entre 1 heure et 3 heures du matin, et s'accompagnant d'agitation et d'anxiété, qui obligent le malade à se lever et à ouvrir la fenêtre à la recherche d'air frais.

Rhinite allergique

Le larmoiement, mais surtout l'écoulement nasal sont brûlants et irritants. Le nez est bouché. Les crises sont aggravées la nuit et améliorées par la chaleur.

Eczéma sec

Caractérisé par des douleurs brûlantes améliorées par les applications chaudes.

Intoxication alimentaire

Elle est à l'origine d'une gastro-entérite qui se manifeste par :
— des douleurs abdominales à type de brûlure ;
— de la diarrhée (selles irritantes nauséabondes) ;
— des nausées et des vomissements à la vue ou à l'odeur des aliments ;
— une asthénie très importante.
Elle s'accompagne ou non d'une fièvre caractéristique.

Gastrite

⚕ Avec douleurs brûlantes de l'estomac améliorées par les boissons ou les aliments chauds.

Convalescence difficile

Grande fatigue, pendant ou à la suite d'une maladie grave, ayant été à l'origine d'un amaigrissement et d'une frilosité.

Fièvre

Elle s'accompagne d'une :
— soif intense et répétée de petites quantités d'eau ;
— frilosité avec besoin d'être couvert, mais aussi d'air ;

– extrême faiblesse et anxiété, source d'agitation. Parfois le malade croit qu'il va mourir.

Sciatique

Dans laquelle on retrouve les caractéristiques du médicament, à savoir les douleurs à type de brûlures calmées par la chaleur et le mouvement, et aggravées par le froid et entre 1 heure et 3 heures du matin. Le sujet est parfois anxieux et agité, parcourant sa chambre la nuit pour calmer à la fois sa douleur et sa crainte.

Zona

Pour un malade chez lequel on retrouve les modalités de ce médicament, c'est-à-dire des douleurs brûlantes améliorées par les applications chaudes et une aggravation générale des douleurs et de son état général entre 1 heure à 3 heures du matin. Il est indiqué aussi si les douleurs persistent après la disparition des vésicules (cloques) du zona.

Arsenicum album convient si

Les facteurs déclenchants sont :

- Une intoxication alimentaire.
- Les maladies graves qui s'accompagnent d'une grande fatigue.

Les modalités sont :

- Une aggravation de 1 heure à 3 heures du matin, allongé (l'asthme), par le froid, les boissons froides.
- Une amélioration par la chaleur sous toutes ses formes.

Les bons répondeurs à *Arsenicum album*

En bonne santé, ces sujets maigres sont nerveux et anxieux, craignant la solitude. Ils sont méticuleux, ordonnés, précis, très propres, habillés avec soin et recherche.

Ils peuvent présenter au cours de leur vie toutes les manifestations allergiques classiques : asthme, eczéma, rhinite, conjonctivite. Ils ont par ailleurs facilement des troubles digestifs.

Après une longue maladie, ils sont maigres, frileux, insomniaques et très faibles. Parallèlement, ils se révèlent très agités et atteints d'une anxiété mal définie, dans laquelle alternent des phases d'excitation et de dépression, d'abattement et de bien-être total.

Posologie

Crises d'asthme : ***Arsenicum album*** 9 CH, 2 granules à répéter toutes les 2 minutes jusqu'à cessation de la crise. En l'absence d'amélioration rapide, entreprendre un traitement classique.

Voir aussi

- Asthme : ***Carbo vegetabilis***, ***Cuprum metallicum***, ***Dulcamara***, ***Histaminum***, ***Ipeca***, ***Kalium carbonicum***, ***Medorrhinum***, ***Natrum muriaticum***, ***Natrum sulfuricum***, ***Poumon Histamine***, ***Psorinum***, ***Sulfur***, ***Sulfur iodatum***, ***Thuya occidentalis***.
- Asthme survenant la nuit : ***Cuprum metallicum***, ***Kalium carbonicum***, ***Natrum muriaticum***.

- Rhinite allergique avec écoulement nasal et larmoiement irritants : ***Kalium iodatum***, ***Naphtalinum.***
- Eczéma : ***Calcarea carbonica***, ***Graphites***, ***Hepar sulfur***, ***Juglans regia***, ***Lycopodium clavatum***, ***Natrum muriaticum***, ***Petroleum***, ***Psorinum***, ***Sepia***, ***Sulfur***, ***Sulfur iodatum***, ***Tuberculinum***, ***Zincum metallicum.***
- Intoxication alimentaire : ***Carbo vegetabilis***, ***Ipeca***, ***Nux vomica***, ***Podophyllum.***
- Gastrite : ***Anacardium orientale***, ***Argentum nitricum***, ***Iris versicolor***, ***Kalium bichromicum***, ***Phosphorus.***
- Fièvre avec soif intense : ***Aconitum napellus***, ***Arnica montana***, ***Belladonna***, ***Bryonia alba***, ***Mercurius solubilis***, ***Rhus toxicodendron***, ***Stramonium.***
- Sciatique aggravée la nuit : ***Aconitum napellus***, ***Kalium iodatum***, ***Magnesia carbonica***, ***Phytolacca.***
- Douleurs du zona : ***Cantharis vesicatoria***, ***Hypericum perforatum***, ***Mezereum***, ***Ranunculus bulbosus***, ***Rhus toxicodendron.***
- Séquelles douloureuses de zona : ***Hypericum perforatum***, ***Mezereum***, ***Spigelia***, ***Vaccinotoxinum.***
- Convalescence : ***Carbo vegetabilis***, ***Ferrum metallicum***, ***Psorinum.***
- Dépression : ***Aurum metallicum***, ***Calcarea carbonica***, ***Lachesis mutus***, ***Phosphorus***, ***Sepia***, ***Silicea***, ***Thuya occidentalis***, ***Tuberculinum.***

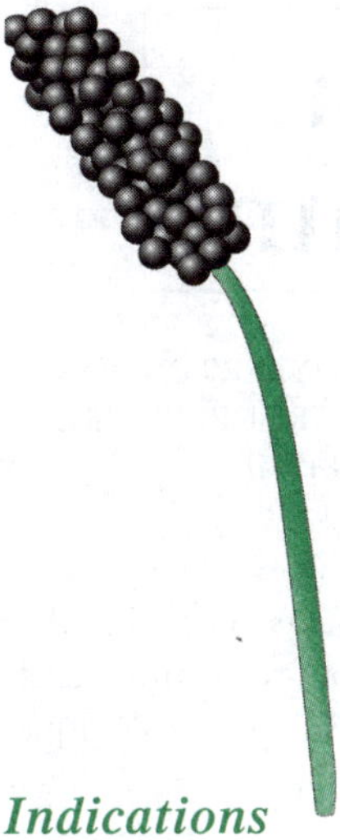

Arum triphyllum

RHINO-PHARYNGITE • PHARYNGITE • SCARLATINE

Origine

L'arum à trois feuilles est une plante vivace de l'Amérique du Nord de la famille des aracées.

Composition

La composition de la teinture-mère préparée à partir du rhizome (partie souterraine de la tige) desséché est mal connue.

Indications

Rhino-pharyngite

Avec :

— nez bouché, écoulement nasal très irritant à l'origine de rougeur et de lésions de grattage des narines et des lèvres que le malade écorche jusqu'à se faire saigner ;

— langue dépapillée et, comme le pharynx, rouge vif.

Pharyngite

- Infectieuse avec perte de la voix.
- Des orateurs ou des chanteurs qui ont forcé leur voix, enrouements douloureux et voix éraillée.

Scarlatine

Quand les angines sont intenses et très douloureuses, la fièvre élevée et la salivation abondante.

À prendre en complément d'un traitement antibiotique.

Voir aussi

- Enrouements douloureux : ***Argentum nitricum***, ***Arnica montana***, ***Phytolacca***.
- Rhino-pharyngites avec écoulement nasal irritant : ***Allium cepa***, ***Ammonium muriaticum***, ***Kalium iodatum***.

Au

Aurum muriaticum

DÉPRESSION • PALPITATIONS • HYPERTENSION ARTÉRIELLE • RHUMATISMES • TROUBLES ORL CHRONIQUES • ALCOOLISME

Origine

Aurum muriaticum, le chlorure d'or brun, remplace *Aurum metallicum*, la feuille d'or métallique, qui était utilisé pour préparer la teinture-mère. Ce choix se justifie par le fait qu'*Aurum muriaticum* est un sel d'or complexe dont les données pharmacologiques sont bien connues en médecine.

Indications

Dépressions

- Les dépressions survenant après un surmenage intellectuel ou un chagrin.
- ⚕ Pour information : ce médicament est employé dans les phénomènes dépressifs graves avec mélancolie vraie pour lesquels le risque de suicide est réel.

En complément d'une thérapeutique allopathique indispensable.

Enfants ou adultes colériques

Les sujets bons répondeurs qui ne tolèrent pas la contradiction.

Rhumatismes

- ⚕ Avec douleurs osseuses à recrudescence nocturne (rhumatisme inflammatoire possible, vous devez consulter).

Troubles ORL chroniques

Sinusites, rhinites et otites chroniques purulentes avec douleurs osseuses prédominant la nuit.

Troubles cardio-vasculaires

- ⚕ Hypertension artérielle congestive avec battements dans les carotides, chez l'homme, ou chez la femme à la ménopause.
- ⚕ Palpitations avec angoisse intense et sensation d'étouffement (maladie cardiaque possible, là encore vous devez consulter).

Alcoolisme chronique

En complément des thérapeutiques classiques.

Aurum muriaticum convient si :

Les facteurs déclenchants sont :
- L'alcool.
- La contradiction.

Les modalités sont :
- Une aggravation la nuit, par le bruit, par les contradictions, l'hiver (les dépressions).
- Une amélioration l'été (les dépressions).

Les bons répondeurs à *Aurum muriaticum*

Le cas le plus représentatif est l'homme de la cinquantaine pessimiste, mélancolique et introverti. À son désarroi s'associent un dégoût de la vie, une tristesse profonde, des idées obsédantes de suicide qui peuvent le pousser à l'acte.
D'une extrême émotivité, intolérant, il entre dans de violentes colères face à la contradiction. L'alcoolisme dont il peut être victime n'arrange évidemment pas son caractère.
Ce sujet congestif, souvent hypertendu, a des extra-systoles. Il somatise à l'extrême ses troubles et a des palpitations accompagnées d'intenses angoisses et d'une sensation d'étouffement.

Voir aussi

- Dépression : ***Arsenicum album*, *Calcarea carbonica*, *Lachesis mutus*, *Phosphorus*, *Sepia*, *Silicea*, *Thuya occidentalis*, *Tuberculinum*.**
- Troubles du caractère de l'enfant : ***Chamomilla vulgaris*, *Cina*, *Hepar sulfur*, *Mercurius solubilis*, *Phosphorus*, *Pulsatilla*, *Staphysagria*, *Tarentula hispana*.**
- Rhumatismes aggravés la nuit : ***Kalium iodatum*, *Phytolacca*.**
- Alcoolisme : ***Carbo vegetabilis*, *Lachesis mutus*, *Luesinum*, *Nux vomica*, *Opium*, *Phosphorus*, *Sulfur*, *Zincum metallicum*.**

Aviaire

TROUBLES ORL

Origine

Le biothérapique ***Aviaire*** est préparé à partir d'une tuberculine brute obtenue à partir de cultures pures de *Mycobacterium tuberculosis* d'origine aviaire.

Indications

Troubles ORL à répétition

- Infectieux :

Rhino-pharyngites, trachéites, bronchites, angines, otites, avec présence de ganglions cervicaux chez des enfants qui s'enrhument au moindre froid humide.

- Allergiques : asthme de ces mêmes enfants.

Aviaire convient si

Les facteurs déclenchants sont :

- Le temps froid et humide.

Les modalités sont :

- Une aggravation par temps froid et humide.

Posologie

Troubles ORL à répétition : ***Aviaire*** 15 CH, une dose par semaine en complément d'un traitement de fond classique.

Voir aussi

Troubles ORL avec ganglions au cou : ***Calcarea phosphorica***, ***Drosera rotundifolia***, ***Dulcamara***, ***Sulfur iodatum***.

$BaCO_3$

Baryta carbonica

ANGINES À RÉPÉTITION • RETARD INTELLECTUEL • VIEILLISSEMENT • PROSTATE • HYPERTENSION ARTÉRIELLE • TRANSPIRATION DES PIEDS

Origine

Baryta carbonica, le carbonate de baryum, est une substance toxique qui se présente sous la forme d'une poudre blanche insoluble dans l'eau et dans l'alcool.

Indications

Angines à répétition

Enfants qui ont de grosses amygdales, des ganglions indurés et volumineux au cou.

Retard des acquisitions intellectuelles et physiques de l'enfant

Il apprend tardivement à parler, à marcher, à lire, et rencontre des difficultés scolaires.

Prévention du vieillissement

Chez les personnes qui commencent à présenter des troubles de la mémoire, et qui raisonnent plus difficilement.

Transpiration

Froide et fétide des pieds.

Adénome de la prostate

⚕ Si le diagnostic est déjà fait.

Hypertension artérielle

⚕ Sous contrôle médical.

Baryta carbonica convient si :

Les modalités sont :

- Une aggravation par le froid, par temps humide.
- Une amélioration par la solitude.

Les bons répondeurs à *Baryta carbonica*

Enfants lents, timides, peureux, se cachant des inconnus, et sujets à des difficultés scolaires.
Adultes, ils font plus vieux que leur âge ; d'une intelligence au-dessous de la moyenne, ils sont prédisposés à une sénilité précoce.

Posologie

Médicament surtout des affections chroniques, à donner de façon prolongée (plusieurs mois), en pensant à espacer les prises au fur et à mesure de l'obtention de résultats.

Voir aussi

- Angines à répétition : ***Calcarea carbonica***, ***Calcarea phosphorica***, ***Medorrhinum***, ***Silicea***, ***Sulfur iodatum***, ***Thuya occidentalis***, ***Tuberculinum***.
- Difficultés scolaires : ***Calcarea phosphorica***, ***Medorrhinum***, ***Mercurius solubilis***, ***Phosphorus***, ***Tarentula hispana***, ***Zincum metallicum***.
- Retard de développement du nourrisson : ***Calcarea carbonica***, ***Calcarea phosphorica***, ***Magnesia carbonica***, ***Silicea***, ***Tuberculinum***.
- Adénome de la prostate : ***Conium maculatum***, ***Lycopodium clavatum***, ***Pareira brava***, ***Sabal serrulata***.

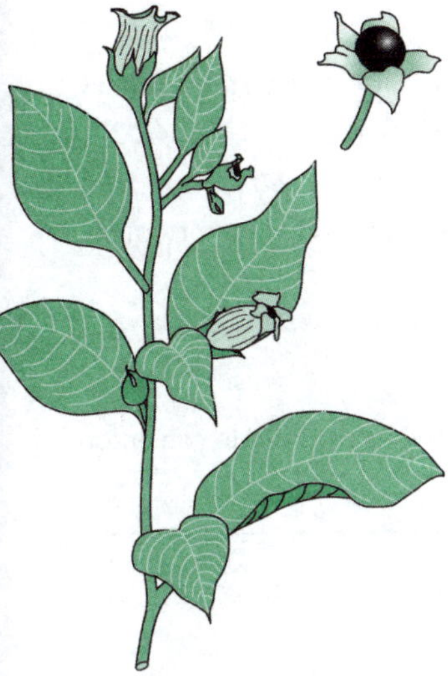

Belladonna

FIÈVRE • INFLAMMATIONS DE LA PEAU • MÉNOPAUSE • CONJONCTIVITE • HOQUET • HYPERTENSION ARTÉRIELLE

Origine

La belladone, *Atropa belladonna*, est une plante vivace — exclusivement du domaine médical — de la famille des solanacées, originaire d'Europe, d'Afrique du Nord et d'Asie. Cette grande plante (60 à 180 cm) est répandue dans les clairières et au bord des chemins forestiers. Très toxique, dix à quinze de ces baies rouge-noir représentent une dose mortelle pour l'homme. Le jus des baies était utilisé par les femmes, à la Renaissance, pour faire davantage briller leurs yeux. On l'appelait la « pommade des sorcières », car son application insensibilisait la peau.

Composition

La teinture-mère, préparée à partir de la plante entière fleurie, contient des alcaloïdes — atropine, scopolamine, hyoscyamine — et des coumarines.

Indications

Fièvre avec soif intense

Soudaine et intense, oscillante, 39 °C-40 °C, accompagnée :

— d'une soif intense, de bouffées de chaleur, de rougeur du visage et d'une transpiration abondante ;

— d'un abattement important, parfois de céphalées ;

— d'une grande sensibilité à la douleur et d'une crainte de la lumière forte.

Les principales maladies concernées sont :

- les troubles ORL : angines, otites, rhino-pharyngites ;
- les maladies infantiles : rougeole, rubéole, scarlatine ;
- les coups de chaleur, les insolations.

Ce médicament est souvent prescrit après ***Aconitum napellus*** quand le malade se met à transpirer.

Inflammations débutantes de la peau

⚕ Quand la peau devient rouge, chaude et douloureuse, la prescription de ***Belladonna*** peut stopper l'évolution.

Principales indications concernées :

- Abcès ;
- Panaris ;
- Furoncles.

Bouffées de chaleur de la ménopause

Elles surviennent chez des femmes qui présentent, à cette période de leur vie, des sueurs profuses du visage et ressentent des battements dans les carotides.

Conjonctivites, ophtalmie des neiges

Belladonna est indiqué chez les sujets ayant les yeux rouges, douloureux, et fortement gênés par la lumière.

Hoquet

Hypertension artérielle

⚕ Elle se manifeste par des céphalées battantes et pulsatiles, et vous impose de consulter un médecin.

Belladonna convient si

Les facteurs déclenchants sont :

- Le froid vif et sec, sur la tête en particulier (après avoir été chez le coiffeur ou à la piscine).

Les modalités sont :

- Une aggravation par la lumière vive, par le bruit, par le toucher ou le moindre choc, par l'air froid, la chaleur sur la tête.
- Une amélioration par le repos.

Voir aussi

- Fièvre avec soif intense : ***Aconitum napellus*, *Arnica montana*, *Arsenicum album*, *Bryonia alba*, *Mercurius solubilis*, *Rhus toxicodendron*, *Stramonium*.**
- Insolation : ***Aconitum napellus*, *Apis mellifica*, *Glonoïnum*.**
- Abcès : ***Apis mellifica*, *Hepar sulfur*, *Silicea*, *Sulfur*.**
- Bouffées de chaleur avec sensation de battements dans les carotides : ***Glonoïnum*.**
- Conjonctivite non allergique ou infectieuse : ***Euphrasia*, *Hepar sulfur*, *Mercurius solubilis*.**
- Conjonctivite allergique : ***Apis mellifica*, *Arsenicum album*, *Euphrasia*.**
- Hoquet : ***Cuprum metallicum*, *Magnesia phosphorica*.**

$Na_2B_4O_7, 10H_2O$

Borax

APHTES • HERPÈS • VERTIGES • INSOMNIE DES ENFANTS

Origine

Borax, le borate de sodium, est une poudre blanche cristalline soluble dans l'eau.

Indications

Aphtes buccaux occasionnels ou chroniques

Accompagnés de selles molles chez l'adulte, de diarrhée jaunâtre chez le bébé.
Médicament très efficace chez le nourrisson qui tète mal du fait des aphtes.
Prescription quasi systématique en cas d'aphtes.

Herpès buccal ou génital

Pour l'herpès génital, le malade doit être sûr (avis médical connu) de l'absence de maladies vénériennes sous-jacentes.

⚕ La présence d'un premier épisode d'herpès génital impose une consultation médicale.

Vertiges

Dès que le sujet amorce un mouvement de descente, dans un ascenseur, une voiture, un avion, mais aussi chez l'enfant, du haut d'un escalier, et chez l'adulte, à l'à-pic d'une montagne ou d'une falaise.
D'où son indication dans le mal des transports, en avion en particulier.

Insomnie des petits enfants

Sujets aux terreurs nocturnes qui se réveillent en pleine nuit en hurlant, cramponnés à leur berceau.

Allaitement

Quand les tétées provoquent des douleurs tiraillantes dans le sein opposé.

Hypersensibilité au bruit

Des sujets anxieux qui sursautent au moindre bruit.

Borax convient si

Les facteurs déclenchants sont :
- Le mouvement de descente.

Les modalités sont :
- Une aggravation par le mouvement de descente.

Les bons répondeurs à _Borax_

Les nourrissons, prédisposés aux aphtes, qui pleurent dès qu'on les remet dans leur berceau, car ils craignent le mouvement vers le bas ainsi créé.
Les sujets très sensibles aux bruits.

Voir aussi

- Aphtes : ***Hydrastis***, ***Kalium bichromicum***, ***Kalium muriaticum***, ***Mercurius solubilis***, ***Natrum muriaticum***.
- Herpès buccal : voir ***Rhus toxicodendron***.
- Vertige : ***Cocculus indicus***, ***Conium maculatum***, ***Phosphorus***, ***Staphysagria***, ***Theridion***.
- Terreurs nocturnes des petits enfants : ***Cina***, ***Stramonium***, ***Tarentula hispana***.
- Mal des transports : ***Cocculus indicus***, ***Petroleum***, ***Staphysagria***, ***Tabacum***, ***Theridion***.
- Hypersensibilité au bruit : ***Opium***, ***Theridion***.

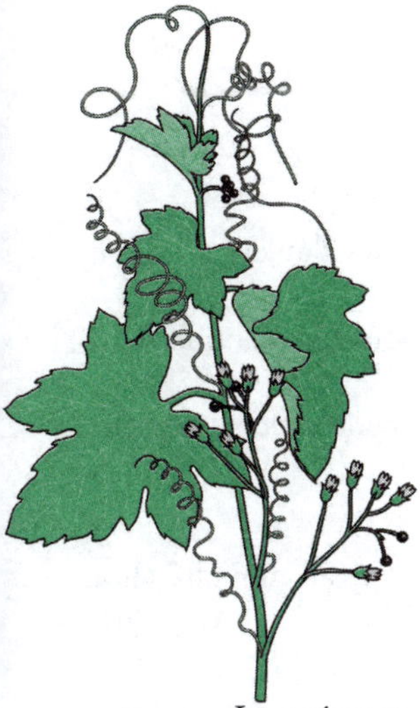

Bryonia alba

TOUX • FIÈVRE • CONSTIPATION • ARTHRITES • ARTHROSES • MASTOSES • NÉVRALGIE DU TRIJUMEAU

Origine

La bryone blanche, ***Bryonia alba*** ou ***Bryonia dioica***, est une plante vivace grimpante très toxique, de la famille des cucurbitacées, originaire d'Europe méridionale et du nord-est de l'Afrique. Cette liane vivace a des feuilles comme celles de la vigne, et des petites fleurs peu apparentes poussent le long de la tige ; les baies — très toxiques — noires *(Bryonia alba)* ou rouges *(Bryonia dioica)* se développent en automne. La présence de *Bryonia dioica* est courante dans les haies et buissons de toute la France ; *Bryonia alba* est plus rare. C'est un purgatif très puissant qui a été aussi utilisé comme abortif.

Composition

La teinture-mère homéopathique, préparée à partir de la racine de *Bryonia alba* ou *dioica*, contient des cucurbitacines de structure proche des corticoïdes, un alcaloïde, la bryocine, et des hétérosides.

Indications

Toux sèches et douloureuses

• Des rhinites, bronchites, trachéites, pneumonies.

• De la grippe.

• Quand le malade se retient de tousser du fait de l'intensité de la douleur, car la toux est :

— aggravée par la moindre respiration ;

— et améliorée quand on appuie fortement sur le thorax.

Fièvre

Se caractérisant par :

— une température qui s'élève progressivement, puis se maintient constante ;

— une soif vive de grandes quantités d'eau froide à de longs intervalles ;

— des sueurs qui soulagent le malade.

Indications : *Idem* ci-dessus.

Constipation

• Avec des selles volumineuses, dures et sèches.

• Digestion pénible avec bouche sèche, goût amer, ballonnements et sensation de poids à l'estomac.

Douleurs articulaires

- ⚕ Arthrites des grosses articulations, du genou en particulier.
- Arthroses, quelles que soient les articulations.
- Entorses, tendinites.

> **Très important :** Pour que ce médicament soit efficace, les douleurs doivent être :
> — aggravées par le moindre mouvement, le plus léger attouchement, le froid local ;
> — améliorées par le repos, la pression de l'articulation concernée, la chaleur locale.

Mastose et/ou syndrome prémenstruel

Avec sensation de seins lourds, et des douleurs mammaires aggravées au moindre choc (bousculade), et améliorées par la pression forte du soutien-gorge.

Névralgie du trijumeau

— aggravée par la mastication ;
— améliorée par la pression des régions douloureuses.

Bryonia alba convient si

Les modalités sont :

- Une aggravation par le mouvement, l'effleurement, par la chaleur, par la colère.
- Une amélioration par la pression forte, par le repos, couché sur le côté douloureux, par le froid.

Les bons répondeurs à *Bryonia alba*

Ce remède convient à des sujets minces, secs, musclés, au visage gras. Amateurs d'aliments carnés, ils sont sujets à des colères à la moindre contrariété.

Voir aussi

- Fièvre avec soif intense : ***Aconitum napellus***, ***Arnica montana***, ***Arsenicum album***, ***Belladonna***, ***Mercurius solubilis***, ***Rhus toxicodendron***, ***Stramonium***.
- Constipation avec selles volumineuses et difficiles à expulser : ***Alumina***, ***Collinsonia***, ***Thuya occidentalis***.
- Rhumatismes aggravés par le mouvement : ***Ledum palustre***.
- Mastose : ***Conium maculatum***, ***Phytolacca***, ***Thuya occidentalis***.
- Œdème du genou : ***Apis mellifica***.
- Névralgie du trijumeau : ***Aconitum napellus***, ***Colocynthis***, ***Magnesia phosphorica***, ***Rhododendron***, ***Spigelia***.
- Syndrome prémenstruel avec seins douloureux : ***Actea racemosa***, ***Conium maculatum***, ***Folliculinum***, ***Phytolacca***.
- Névralgie du trijumeau : ***Aconitum napellus***, ***Colocynthis***, ***Magnesia phosphorica***, ***Rhododendron***, ***Spigelia***.
- Grippe avec fièvre et soif intense : ***Arnica montana***, ***Eupatorium perfoliatum***, ***Nux vomica***, ***Rhus toxicodendron***.

$CaCO_3$

Calcarea carbonica

RETARD DE DÉVELOPPEMENT DU NOURRISSON • MALADIES DU NOURRISSON ET DU PETIT ENFANT • SPASMOPHILIE • POLYPES • VERRUES • MALADIES MÉTABOLIQUES

Origine

Calcarea carbonica ossature, le carbonate de calcium, est une poudre blanche insoluble dans l'eau et dans l'alcool. Elle est extraite du calcaire prélevé dans la couche moyenne de la coquille d'huître, après élimination de la nacre. La teinture-mère contient de la silice, des acides aminés et des oligo-éléments (fer, manganèse, aluminium).

Indications

Retard de développement du nourrisson

• On remarque un retard :
— de la fermeture des fontanelles ;
— de la dentition, de la croissance ;
— des acquisitions motrices (marche, station assise).
• Il a une tendance au rachitisme.

Maladies du nourrisson et du petit enfant

• Troubles cutanés : « croûtes de lait », eczéma, érythème fessier.
• Troubles ORL à répétition : rhino-pharyngites, bronchites, otites, angines.
• Troubles digestifs dus aux excès de lait (diarrhée, vomissements) et/ou à l'absorption abusive d'aliments indigestes (œufs, glaces, sucreries en grandes quantités, terre, craie).

Chez l'adulte bon répondeur

• Troubles nerveux : spasmophilie, tétanie, dépression.
• Retard de puberté chez la jeune fille.
• Rhino-pharyngites, bronchites à répétition.
• Ballonnement de tout l'abdomen avec éructation et goût acide dans la bouche chez les sujets bons répondeurs.
• Tendance à la diarrhée, d'où des sujets qui se sentent mieux quand ils sont constipés ou, du moins, quand ils n'ont plus la diarrhée.
• Polypes, verrues planes.
• Arthrose.
• ⚕ Maladies métaboliques liées à des excès alimentaires : obésité, diabète, goutte, hypertension artérielle, artériosclérose, calculs biliaires ou urinaires, coliques néphrétiques.

Calcarea carbonica convient si

Les modalités sont :

- Une aggravation par le froid sous toutes ses formes, par le temps froid et humide, à la pleine lune.
- Une amélioration par le temps sec.

Les bons répondeurs à *Calcarea carbonica*

Le nourrisson est toujours un beau bébé, bien en chair, joufflu, trapu, respirant la santé. C'est un enfant massif aux membres courts et aux extrémités dodues. Solide, il est grassouillet, a une chair molle et une peau pâle, crayeuse. Sa tête est ronde ou carrée, son teint clair ; son thorax est élargi aux bases, il a un gros ventre.

Plus grand, il devient un enfant calme, craintif, timide, sujet aux terreurs nocturnes. Il transpire du visage et du cuir chevelu (sueurs aigrelettes).

Adolescent, il conserve son caractère, mais devient lent, indolent ; sa nonchalance naturelle rendant quelquefois son comportement exaspérant. Il peut parfois devenir dépressif. L'effort intellectuel lui coûte, mais il compense cette lacune par un sens de l'organisation, par de l'opiniâtreté, et une conscience professionnelle souvent exemplaire.

Adulte, il est de morphologie bréviligne, donc assez petit, trapu, et plutôt obèse avec des membres courts.

Posologie

Calcarea carbonica est essentiellement employé comme traitement de fond. Les dilutions seront donc élevées : 9 CH, 15 CH, ou 30 CH selon le degré de similitude.

Voir aussi

- Retard de développement du nourrisson : ***Baryta carbonica*, *Calcarea phosphorica*, *Magnesia carbonica*, *Silicea*, *Tuberculinum*.**
- Croûtes de lait : ***Antimonium crudum*, *Mezereum*.**
- Angines à répétition : ***Baryta carbonica*, *Calcarea phosphorica*, *Medorrhinum*, *Silicea*, *Sulfur iodatum*, *Thuya occidentalis*, *Tuberculinum*.**
- Spasmophilie (médicaments de terrain) : ***Ignatia amara*, *Magnesia carbonica*, *Magnesia phosphorica*, *Moschus*, *Natrum muriaticum*, *Nux moschata*, *Nux vomica*, *Platina*, *Staphysagria*, *Tuberculinum*, *Valeriana*, *Zincum metallicum*.**
- Dépression : ***Arsenicum album*, *Aurum metallicum*, *Lachesis mutus*, *Phosphorus*, *Sepia*, *Silicea*, *Thuya occidentalis*, *Tuberculinum*.**
- Érythème fessier du nourrisson : ***Chamomilla vulgaris*, *Medorrhinum*.**

$Ca_3(PO_4)_2$

Calcarea phosphorica

RETARD DE DÉVELOPPEMENT DU NOURRISSON •
MALADIES DU NOURRISSON ET DU PETIT ENFANT •
TROUBLES DE L'ADOLESCENCE

Origine, Composition

Calcarea phosphorica est du phosphate de chaux qui contient au moins 89 % de phosphate tricalcique et 34,5 % de calcium. Il se présente sous la forme d'une poudre blanchâtre insoluble dans l'eau et dans l'alcool à partir de laquelle est préparée la teinture-mère.

Indications

Retard de développement du nourrisson

• On remarque un retard :
— de la fermeture des fontanelles ;
— de la dentition : les poussées dentaires sont longues et pénibles, les dents jaunâtres se carient facilement ;
— des acquisitions motrices (marche, station assise).
• Sa croissance se fait par à-coups.
• Il a une tendance au rachitisme.

Maladies du nourrisson et du petit enfant

• Troubles ORL à répétition (rhino-pharyngites, bronchites, otites, angines) déclenchés ou aggravés par le froid humide chez des enfants longilignes ayant de grosses amygdales et des ganglions cervicaux.
• Troubles digestifs :
— tendance aux vomissements et aux diarrhées verdâtres avec coliques et gaz fétides ;
— appétit variable : soit faim vorace avec désirs de mets fumés ou salés, soit anorexie pour le lait et les aliments lactés.

Troubles chez l'adolescent bon répondeur

• Acné.
• Douleurs de l'ensemble du rachis.
• Cyphose et/ou scoliose.
• Retard de consolidation des os en cas de fractures, chez les sujets non répondeurs aussi.
• Céphalées des étudiants surmenés intellectuellement en période d'examen.
• Puberté précoce avec règles douloureuses chez les adolescentes.

Calcarea phosphorica **convient si**

Les facteurs déclenchants sont :
- Le froid humide.

Les modalités sont :
- Une aggravation par le froid et l'humidité, par l'effort intellectuel, par la dentition.
- Une amélioration l'été, par temps sec et chaud.

Les bons répondeurs à *Calcarea phosphorica*

Le nourrisson est gai, joyeux, vif, très éveillé et coléreux. Il a une grande taille pour un poids normal de naissance, un thorax allongé et un abdomen flasque qui annonce une morphologie longiligne.
Le petit enfant grandit irrégulièrement. Il se fatigue vite intellectuellement et physiquement, ce qui occasionne des résultats scolaires qui chutent en fin de trimestre et des performances physiques inconstantes.
Adolescent, sa morphologie longiligne est évidente, sa croissance rapide s'accompagne de douleurs du rachis. Le sujet est mince, de grande taille et plutôt voûté ; ses mains sont longues et étroites, ses doigts effilés. Il est sujet aux maux de tête aggravés par le travail intellectuel. À cette période de sa vie, il est rêveur, discret, créatif, instable aussi ; il est velléitaire, désirant tout terminer rapidement. Il peut avoir tendance à fuguer. Il est enclin à manger trop et est très attiré par les mets fumés et salés.

Posologie

Calcarea phosphorica est essentiellement employé comme traitement de fond : les dilutions employées seront donc élevées et fonction du degré de similitude.

Voir aussi

- Retard de développement du nourrisson : ***Baryta carbonica***, ***Calcarea carbonica***, ***Magnesia carbonica***, ***Silicea***, ***Tuberculinum***.
- Difficultés scolaires : ***Baryta carbonica***, ***Medorrhinum***, ***Mercurius solubilis***, ***Phosphorus***, ***Tarentula hispana***, ***Zincum metallicum***.
- Troubles ORL avec ganglions au cou : ***Aviaire***, ***Drosera rotundifolia***, ***Dulcamara***, ***Sulfur iodatum***.
- Angines à répétition : ***Baryta carbonica***, ***Calcarea carbonica***, ***Medorrhinum***, ***Silicea***, ***Sulfur iodatum***, ***Thuya occidentalis***, ***Tuberculinum***.
- Étudiants surmenés : ***Anacardium orientale***, ***Kalium phosphoricum***, ***Natrum muriaticum***, ***Phosphoricum acidum***, ***Selenium***, ***Silicea***, ***Zincum metallicum***.

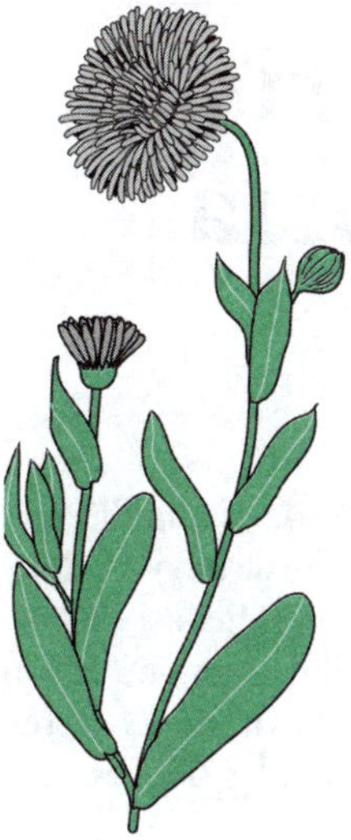

Calendula

PLAIES • BRÛLURES

Origine

Le souci des jardins, plante de la famille de la marguerite, est extrêmement banal. De 30 à 60 cm de hauteur, on le trouve dans les jardins ou les terrains en friche. Originaire d'Europe méridionale, il a plus un usage phytothérapique qu'homéopathique, et est très cultivé comme plante ornementale et médicinale.

C'est une plante à fleur orange vif, située à l'extrémité d'une tige vigoureuse couverte de poils, dont les feuilles sont étroites, oblongues. Ce sont les fleurs qui ont un intérêt thérapeutique, car elles contiennent des substances qui lui confèrent par voie interne une activité hépatique et cholérétique (c'est-à-dire qui provoque une hypersécrétion de la bile). Les fleurs desséchées utilisées en infusion (2 à 5 g pour un demi-litre d'eau) sont antispasmodiques et antivomitives ; il faut en limiter l'usage pendant la grossesse, car elles sont réputées œstrogéniques.

Le souci est aussi très utilisé en cosmétologie sous forme de savon ou de lotion destinés à adoucir la peau.

Composition

La teinture-mère préparée à partir de la partie aérienne de la plante (15 cm de la tige à partir du haut et capitule) contient de l'acide salicylique, du carotène, du manganèse, des terpènes et des huiles essentielles.

Indications

Désinfection des plaies ouvertes

Ses propriétés anti-inflammatoires, anti-œdémateuses, antibactériennes, antifongiques et antivenimeuses (piqûres d'insectes, de méduses) en font un antiseptique de premier ordre.

Brûlures légères ou avec présence de cloques

Peu étendues et ne touchant ni le visage ni le pubis.

Posologie

- Pour les plaies ouvertes : appliquer localement *Calendula* en teinture-mère.
- Pour les brûlures : appliquer 3 fois par jour la pommade au *Calendula* par digestion®.

Voir aussi

- Brûlures avec vésicules (cloques) : *Cantharis vesicatoria*.
- Traumatismes : voir *Arnica montana*.

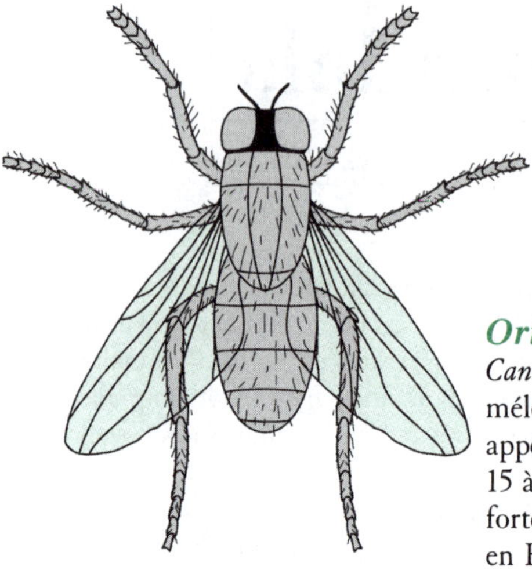

Cantharis vesicatoria

BRÛLURES • CYSTITE

Origine

Cantharis vesicatoria, la cantharide, de la famille des méloïdés, est un insecte coléoptère vésicant vert doré appelé aussi mouche d'Espagne ou de Milan. Long de 15 à 22 mm et large de 5 à 7 mm, il dégage une odeur forte désagréable. C'est un insecte qui vit sur les arbres en Europe, surtout les frênes, les lilas, les troènes.

Composition

La teinture-mère est préparée à partir d'une macération de l'insecte desséché dans l'alcool. Elle contient en particulier de la cantharidine qui, au contact de la peau, provoque des vésicules et des phlyctènes (cloques), et par voie interne une inflammation des voies urinaires.

Indications

Brûlures du deuxième degré

C'est-à-dire brûlures avec présence de cloques larges et douloureuses, survenant accidentellement au contact des liquides chauds ou à la suite d'une exposition intempestive au soleil (« coups de soleil »).

⚕ Consultez si les brûlures sont étendues ou localisées sur le visage, les mains, le pubis.

Zona

Si les vésicules (cloques) sont volumineuses, très sensibles au toucher et s'accompagnent de douleurs brûlantes.

Cystite

⚕ Avec des brûlures urinaires avant, pendant et après chaque miction.

Cantharis vesicatoria convient si

Les modalités sont :

- Une aggravation des brûlures au moment de la miction.

Voir aussi

- Brûlures avec vésicules (cloques) : ***Calendula***.
- Cystite : ***Mercurius solubilis***, ***Pareira brava***, ***Sérum anticolibacillaire***, ***Staphysagria***, ***Terebinthina***.
- Douleurs du zona : ***Arsenicum album***, ***Hypericum perforatum***, ***Mezereum***, ***Ranunculus bulbosus***, ***Rhus toxicodendron***.

Carbo vegetabilis

INDIGESTION • TROUBLES VEINEUX • SUITE DE MALADIES GRAVES

Origine

Carbo vegetabilis est du charbon de bois de saule, de bouleau ou de peuplier.

Indications

Indigestions

Elles sont dues à :

– l'absorption d'aliments gras ou avariés qui provoquent, juste après les repas, des ballonnements de l'estomac, c'est-à-dire de la partie située au-dessus de l'ombilic. Les troubles sont aggravés si le sujet s'allonge, améliorés par les éructations et lorsque le sujet s'évente ;

– l'absorption d'alcool et/ou d'aliments gras qui entraînent rougeur et chaleur de la face.

Troubles veineux

- Varices.
- Ulcères de jambe.

Convalescence difficile

À la suite de maladies graves, très fatigantes, dont le malade n'arrive pas à se remettre.

⚕ Alcoolisme

Dans les maladies graves

En complément des traitements classiques dans les :

- ⚕ Insuffisances respiratoires chroniques graves (asthme chronique, emphysème, bronchite chronique).
- ⚕ Insuffisances cardiaques graves.
- ⚕ Artérites avec gangrène des orteils.

Carbo vegetabilis convient si

Les facteurs déclenchants sont :
- Les excès alimentaires, l'alcool, le vin.
- Les aliments avariés.

Les modalités sont :
- Une aggravation par les aliments gras, par l'alcool, le vin, par les temps chauds et humides.
- Une amélioration lorsqu'on est éventé.

Les bons répondeurs à *Carbo vegetabilis*

L'alcoolique obèse.
Le vieillard très fatigué par une maladie grave, ayant des difficultés à respirer et à digérer.

Posologie

En prévention d'un bon repas, ***Carbo vegetabilis*** 15 CH, une dose une demi-heure avant de passer à table.

Voir aussi

- Troubles digestifs déclenchés par des aliments gras : ***Juglans regia***, ***Pulsatilla***.
- Alcoolisme : ***Aurum metallicum***, ***Lachesis mutus***, ***Luesinum***, ***Nux vomica***, ***Opium***, ***Phosphorus***, ***Sulfur***, ***Zincum metallicum***.
- Indigestion : ***Hydrastis***, ***Ipeca***, ***Nux vomica***, ***Sulfur***.
- Convalescence : ***Arsenicum album***, ***Ferrum metallicum***, ***Psorinum***.
- Intoxication alimentaire : ***Arsenicum album***, ***Ipeca***, ***Nux vomica***, ***Podophyllum***.

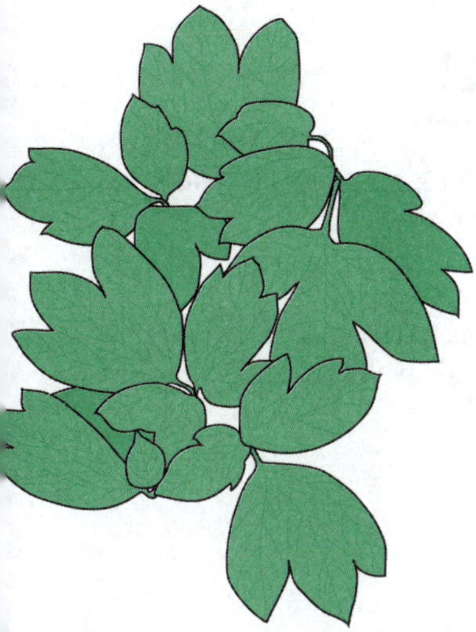

Caulophyllum

RÈGLES • ACCOUCHEMENT •
RHUMATISME DES DOIGTS ET PIEDS

Origine

Le cohosh bleu, plante de la famille des berbéridacées, est originaire des régions montagneuses d'Amérique du Nord. C'est une plante vivace pouvant atteindre 80 cm, aux fleurs de couleur jaune verdâtre, et au rhizome long de plusieurs centimètres.

Composition

C'est à partir de la partie souterraine séchée, riche en hormones, qu'est fabriquée la teinture-mère.

Indications

Gynécologiques

- Règles peu abondantes très douloureuses « comme lors d'un accouchement ».
- Contractions inefficaces, irrégulières lors de l'accouchement.

Rhumatismales

Elles concernent principalement les douleurs rhumatismales des articulations des phalanges des doigts et des pieds.

Posologie

Accouchement : ***Caulophyllum*** 5 CH tous les quarts d'heure lors des douleurs ; puis espacer les prises dès que le travail progresse et se régularise.

Voir aussi

- Accouchement avec travail irrégulier : ***Actea racemosa***, ***Gelsemium sempervirens***.
- Douleurs des articulations des doigts : ***Actea racemosa***, ***Harpagophytum***.
- Règles douloureuses et peu abondantes : ***Colocynthis***, ***Magnesia carbonica***.

Causticum

RAIDEURS ET RHUMATISMES • TROUBLES CUTANÉS • INCONTINENCE URINAIRE • CRAMPES • TRAC • PARALYSIES

Origine, Composition

Causticum est un composé propre à l'homéopathie, défini par son mode de préparation. Il a été créé par Hahnemann à partir d'un mélange liquide de poudre de chaux calcinée, de sulfate monopotassique et d'eau bouillante.

Indications

Raideurs douloureuses et rhumatismes

Ils ont pour caractéristiques rares d'être :
— améliorés par l'humidité et la pluie ;
— et aggravés par le froid sec et la nuit.
Après une entorse, si la raideur s'accompagne d'une limitation des mouvements.

Troubles cutanés

- Démangeaisons *sine materia* des personnes âgées, améliorées par le grattage.
- Verrues larges, saignant facilement, des doigts, des ongles, du nez.
- Cicatrices chéloïdes (bourrelet dur de la peau qui peut se constituer lors d'une mauvaise cicatrisation) douloureuses.

Incontinence urinaire

Après un accouchement, à la toux, à l'effort.

Chez les enfants bons répondeurs

- Énurésie infantile (pipi au lit) du premier sommeil.
- Endormissement difficile avec peur de l'obscurité : l'enfant ne s'endort qu'avec la lumière.

Crampes des écrivains

Avec tremblements et faiblesse musculaire, avec tendance à lâcher le crayon.

Trac

Il se manifeste — particulièrement chez les sujets bons répondeurs — par une peur et une grande anxiété. Il apparaît bien avant la survenue d'un événement important, tels un rendez-vous professionnel ou un examen chez l'étudiant.

Paralysies

- ⚕ Faciales, des cordes vocales.
- ⚕ Séquelles d'hémiplégie.

Causticum convient si

Les modalités sont :
- Une aggravation par le vent sec et froid, par temps sec, le soir, au crépuscule.
- Une amélioration par la chaleur, par temps humide et pluvieux.

Les bons répondeurs à *Causticum*

Ce médicament convient surtout aux personnes âgées, raides, ayant des difficultés à marcher. Ces sujets, à la peau jaunâtre, sont frileux, déshydratés et donc constipés. Très sensibles, très émotifs, ils sont très affectés par les malheurs des autres.
Les enfants sont maigres, maladroits, peureux, et craignent l'obscurité. L'acquisition de la marche et de la parole se fait avec retard. Ils font pipi au lit parfois jusqu'à l'adolescence.

Posologie

- Énurésie : ***Causticum*** 15 CH, 2 granules au coucher.
- Trac : ***Causticum*** 15 CH, une dose dès la survenue des troubles, puis à une semaine d'intervalle jusqu'au jour du rendez-vous.

Voir aussi

- Rhumatismes améliorés par l'humidité : ***Medorrhinum***.
- Trac : ***Argentum nitricum***, ***Gelsemium sempervirens***, ***Ignatia amara***.
- Démangeaisons *sine materia* des personnes âgées : ***Psorinum***, ***Rumex crispus***.
- Verrues qui saignent facilement : ***Thuya occidentalis***.
- Crampes : ***Cuprum metallicum***, ***Magnesia phosphorica***.
- Incontinence urinaire provoquée par la toux : ***Alumina***, ***Kalium carbonicum***, ***Rumex crispus***.
- Énurésie : ***Cina***, ***Ferrum metallicum***, ***Ferrum phosphoricum***, ***Pulsatilla***, ***Sepia***, ***Silicea***.
- Cicatrices chéloïdes : ***Graphites***.
- Constipation des personnes âgées : ***Kalium carbonicum***, ***Plumbum metallicum***.

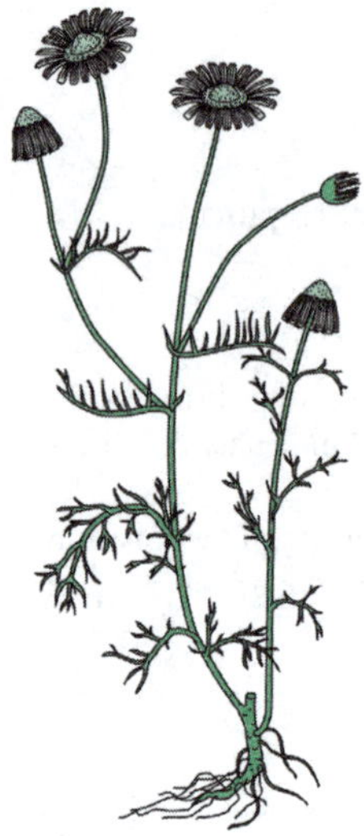

Chamomilla vulgaris

TROUBLES CARACTÉRIELS DE L'ENFANT • POUSSÉES DENTAIRES • COLITES • DOULEURS DES RÈGLES

Origine

La camomille allemande, ou matricaire, de la famille des astéracées, est la variété utilisée en homéopathie. Cette plante sauvage vivace de 10 à 30 cm de hauteur, à tiges couchées puis redressées, présente des fleurs jaunes au centre des capitules, et des fleurs blanches en périphérie.

Composition

Elle est cultivée pour l'usage phytothérapique en raison de ses puissantes vertus anti-inflammatoires (chamazulène, bisabolol), ainsi que pour ses propriétés antispasmodiques (polyphénols, surtout l'acide caféique) et apéritives (nobiline). La teinture-mère homéopathique préparée à partir de la plante entière fleurie confirme ces différents usages.

Indications

Troubles caractériels de l'enfant

Chez les sujets bons répondeurs, les troubles (voir encadré ci-après) sont chroniques ; sinon ils surviennent occasionnellement lors d'une poussée dentaire ou lors d'une douleur que l'enfant ne supporte pas.

Poussées dentaires

Chamomilla vulgaris est le médicament des poussées dentaires du nourrisson et du petit enfant, qu'il calme remarquablement.
Il est souvent employé à titre systématique dans cette indication.
Cependant, son efficacité est d'autant plus grande qu'elle s'accompagne :
— des signes caractériels déjà décrits ;
— de signes généraux : fièvre avec sueurs chaudes du visage ;
— et/ou des signes locaux suivants :
• soit une joue rouge et chaude du côté de la poussée, et pâle et froide à l'opposé, avec mal à l'oreille ;
• soit une diarrhée jaune-vert d'odeur fétide, d'œufs pourris, et une colite reconnue par l'agitation et les cris de l'enfant, ou un érythème fessier ;
• soit une rhino-pharyngite avec une toux nocturne qui ne réveille pas l'enfant.

Colite spasmodique

Dont les douleurs sont améliorées par la chaleur, c'est-à-dire lorsqu'on se réchauffe l'abdomen. Ce type de colite prédomine chez des sujets intolérants à la douleur qui deviennent, sous son effet, désagréables, nerveux, agités, irritables et coléreux.

Règles douloureuses
Elles surviennent chez des femmes aux règles abondantes (de sang noir avec caillots), qui ne supportent pas la douleur et sont calmées par l'application de chaleur sur le bas-ventre.

Chamomilla vulgaris convient si

Les facteurs déclenchants sont :
- La colère, les contrariétés.
- Les poussées dentaires.
- L'abus de café, de thé.

Les modalités sont :
- Une aggravation par la colère, la contrariété, dans la soirée jusqu'aux environs de minuit.
- Une amélioration en étant porté, bercé, transporté en voiture, par la chaleur (sauf les douleurs dentaires).

Les bons répondeurs à *Chamomilla vulgaris*

Le type même est l'enfant capricieux, méchant, insupportable. Tenace, il réclame un jouet à grands cris et le jette dès qu'il l'a obtenu. Il a des colères violentes, se roule par terre, crie, brise et n'est calmé que lorsqu'on arrive à le prendre dans les bras ou à le promener en voiture.
L'adulte se met en colère facilement. Il ne supporte ni la contradiction ni la douleur qui le rendent encore plus irritable.

Posologie

• Poussées dentaires :
— ***Chamomilla vulgaris*** 5 CH, tous les quarts d'heure lors de son emploi systématique sur la simple notion de poussées dentaires.
— ***Chamomilla vulgaris*** 15 CH, tous les quarts d'heure, fait céder rapidement la douleur, si la prescription repose sur les signes d'accompagnement sus-cités.
Dans les deux cas, espacer les prises dès le début de l'amélioration.
• Règles douloureuses : ***Chamomilla vulgaris*** 15 CH, 2 granules toutes les heures ou toutes les 2 heures. Espacer les prises dès que l'amélioration survient.

Voir aussi

- Troubles du caractère de l'enfant : ***Aurum metallicum***, ***Cina***, ***Hepar sulfur***, ***Mercurius solubilis***, ***Phosphorus***, ***Pulsatilla***, ***Staphysagria***, ***Tarentula hispana***.
- Poussées dentaires : ***Coffea cruda***, ***Podophyllum***.
- Érythème fessier du nourrisson : ***Calcarea carbonica***, ***Medorrhinum***.
- Douleurs spasmodiques : ***Colocynthis***, ***Magnesia phosphorica***.
- Diarrhée de selles verdâtres : ***Aconitum napellus***, ***Dulcamara***, ***Hepar sulfur***, ***Ipeca***, ***Magnesia carbonica***.
- Règles douloureuses et abondantes : ***Actea racemosa***, ***Cocculus indicus***, ***Phytolacca***, ***Platina***.
- Hypersensibilité à la douleur : ***Coffea cruda***, ***Hepar sulfur***.
- Colite spasmodique : ***Colocynthis***, ***Cuprum metallicum***, ***Dioscorea villosa***, ***Magnesia carbonica***, ***Magnesia phosphorica***.
- Colite du nourrisson : ***Magnesia carbonica***.

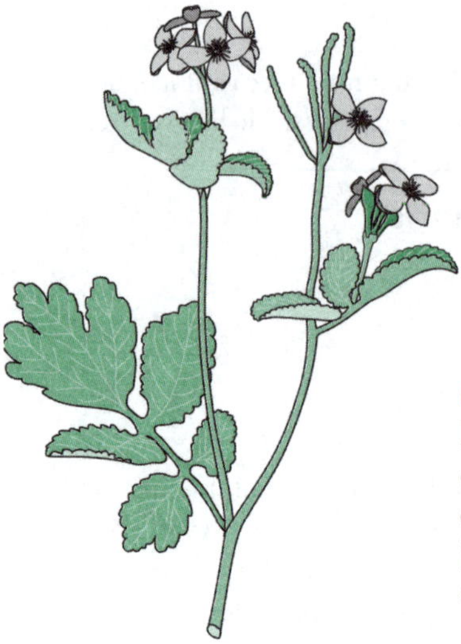

Chelidonium majus

TROUBLES HÉPATIQUES • TROUBLES DE LA VÉSICULE BILIAIRE • VERRUES

Origine

La chélidoine est une plante toxique vivace de la famille des papavéracées, originaire d'Europe, d'Afrique du Nord et d'Asie. Très commune, cette herbe ligneuse, à fleurs jaunes en croix, est surtout rencontrée le long des murs, sur les haies, dans les jardins et les décombres.

Composition

À doses phytothérapiques, du fait de sa grande toxicité, elle est réservée à l'usage médical. En effet, elle contient 1 % d'alcaloïdes (la chélidoine) et a une puissante activité bactéricide, narcotique, diurétique, purgative et cholagogue (qui facilite l'évacuation de la bile). Elle est appelée « herbe aux verrues », car l'usage populaire en fait un excellent médicament contre les verrues, les cors et les excroissances en général. On la nomme aussi la « grande éclaire » à cause du pouvoir légendaire qu'elle a de rendre la vue ; elle est très active dans les ulcères de paupières, les blépharites, les ophtalmies chroniques.
La teinture-mère homéopathique est préparée à partir de la plante entière fleurie.

Indications

Troubles hépatiques et de la vésicule biliaire

- Douleur au niveau du foie qui irradie sous l'omoplate droite.
- Céphalée ou migraine droite d'origine hépatique.
- Douleurs de l'épaule droite chez les hépatiques.
- Somnolence après les repas des hépatiques.
- ⚕ En complément des traitements classiques dans les hépatites virales et les crises de coliques hépatiques.

Verrues

En application locale sur les verrues.

Chelidonium majus convient si

Les modalités sont :
- Une aggravation après 16 heures.
- Une amélioration par la chaleur, par les aliments chauds.

Les bons répondeurs à *Chelidonium majus*

Les hépatiques qui présentent des troubles du côté droit du corps.

Posologie

Verrues : ***Chelidonium majus*** teinture-mère, en usage externe, 2 fois par jour jusqu'à disparition.

> Précautions d'emploi : Ne pas laisser la teinture-mère de chélidoine à la portée des enfants.

Voir aussi

- Troubles hépatiques : ***Juglans regia***, ***Lycopodium clavatum***, ***Nux vomica***, ***Taraxacum***.
- Migraine s'accompagnant de troubles digestifs : ***Iris versicolor***, ***Lycopodium clavatum***, ***Podophyllum***, ***Sanguinaria***.
- Verrues plantaires : ***Antimonium crudum***, ***Dulcamara***, ***Thuya occidentalis***.

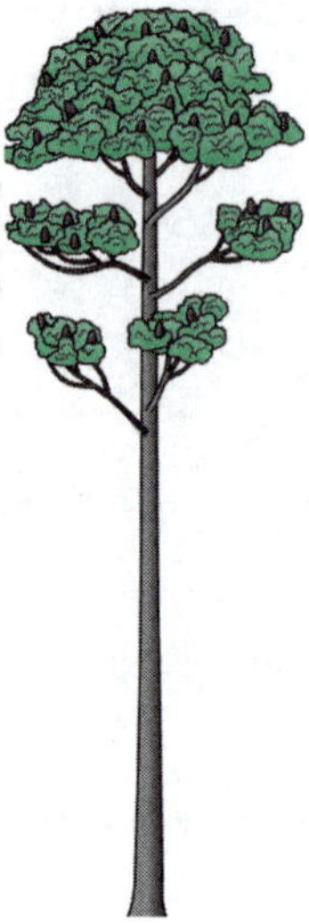

China rubra

TROUBLES DIGESTIFS • GRIPPE • PETITS SAIGNEMENTS • ANÉMIE • INTERVENTIONS CHIRURGICALES

Origine

La quinine — premier alcaloïde isolé actif contre le paludisme — a été découverte grâce à deux pharmaciens français, J. Pelletier et J.-B. Caventou. Ils ont isolé la quinine dans l'écorce d'un quinquina jaune et ont montré sa présence dans divers quinquinas originaires des Andes : les quinquinas gris, jaunes et rouges.

D'environ 20 m de haut, ce bel arbre de la famille des rubiacées est originaire des Andes, du Cameroun, des Indes et du Viêt-nam.

Composition

Le quinina rouge, *China rubra*, a été le premier médicament homéopathique expérimenté par Hahnemann en 1790. Son principe actif, la quinine, a été isolé dans l'écorce et utilisé comme tonifiant dans de nombreuses préparations pharmaceutiques. La teinture-mère est préparée à partir de la macération de l'écorce séchée dans de l'alcool.

Indications

Troubles digestifs

Ballonnements de tout l'abdomen

L'abdomen est tendu et très douloureux même à l'effleurement.

Le sujet a un goût amer à la bouche, il n'est pas soulagé par l'émission de gaz ou les éructations.

Diarrhée

Indolore, épuisante, avec des selles liquides, fétides, contenant des débris alimentaires, et de nombreux gaz.

Provoquée par les fruits, en été, et par le lait, particulièrement chez le nourrisson.

Colite

Combinant diarrhée et ballonnements.

Grippe

— Avec fièvre sans soif, frissons, tremblements.

— Nausées et pâleur du visage.

Petits saignements

Les saignements de nez, les gingivites.

Fatigue des sujets anémiés

⚕ Femmes ayant des règles trop abondantes (sous stérilet), ou trop rapprochées.

Prévention des hémorragies des interventions chirurgicales

Indiqué aussi dans les suites opératoires pour lutter contre la fatigue qui en résulte.

Hépatite virale

⚕ Dans cette indication, une consultation médicale est indispensable.

Facteurs déclenchants

Les pertes de sang.

China rubra convient si

Les modalités sont :

- Une aggravation par le toucher léger, par les hémorragies.
- Une amélioration par la chaleur.

Les bons répondeurs à *China rubra*

Les sujets anémiés.

Posologie

En prévention des hémorragies à la suite d'une intervention chirurgicale : ***China rubra*** 5 CH, 2 fois par jour, le jour même et dans la semaine qui précède l'opération.

Voir aussi

- Ballonnement de tout l'abdomen : ***Aloe***, ***Kalium carbonicum***.
- Diarrhée du nourrisson intolérant au lait : ***Magnesia carbonica***, ***Natrum carbonicum***.
- Grippe avec fièvre sans soif : ***Gelsemium sempervirens***.
- Prévention des hémorragies des interventions chirurgicales : ***Arnica montana***, ***Phosphorus***.
- Anémie : ***Ferrum metallicum***, ***Plumbum metallicum***.
- Gingivites : ***Mercurius solubilis***, ***Phosphorus***, ***Plumbum metallicum***.

Cina

TROUBLES DUS AUX VERS • TERREURS NOCTURNES

Origine

Cina, *Artemisia cina*, de la famille des astéracées, est une plante originaire d'Asie, très odorante, utilisée traditionnellement comme vermifuge fort contre les ascaris et les oxyures.

Composition

La teinture-mère, préparée à partir des capitules (groupe de petites fleurs en épis très denses) floraux non épanouis, contient de l'eucalyptol et une substance ayant une activité vermifuge.

Indications

Troubles dus aux vers (oxyures) chez l'enfant

- Mauvais caractère de l'enfant sujet aux vers.
- Prurit du nez et de l'anus.
- Grincement des dents la nuit.
- Douleurs abdominales calmées sur le ventre.
- Appétit féroce.

Terreurs nocturnes

Avec réveils en sursaut, ou insomnie des enfants bons répondeurs, régulièrement infestés par les vers.

Cina convient si

Les modalités sont :

- Une aggravation à la nouvelle ou à la pleine lune.
- Une amélioration couché sur le ventre.

Les bons répondeurs à *Cina*

L'enfant, parfois l'adulte (mère de famille, institutrice), sont régulièrement infestés par les vers. L'enfant est insupportable, capricieux, réclame longtemps un jouet puis le jette, le casse dès qu'il l'a obtenu. Il a des colères violentes, se roule par terre, crie, brise, refuse qu'on l'approche ou hurle dès qu'on le touche. Il a parfois des cernes sous les yeux. Il dort mal, fait quelquefois pipi au lit.

Voir aussi

- Oxyures : ***Sabadilla***, ***Silicea***, ***Spigelia***.
- Grincements de dents : ***Zincum metallicum***.
- Terreur nocturne des petits enfants : ***Borax***, ***Stramonium***, ***Tarentula hispana***.
- Énurésie : ***Causticum***, ***Ferrum metallicum***, ***Ferrum phosphoricum***, ***Pulsatilla***, ***Sepia***, ***Silicea***.

Cocculus indicus

MAL DES TRANSPORTS • VERTIGES • INSOMNIE • GROSSESSE • RÈGLES DOULOUREUSES • COLITES SPASMODIQUES

Origine, Composition

La teinture-mère de ***Cocculus indicus*** est préparée à partir du fruit charnu à graine (drupe) d'un arbrisseau, la coque du Levant, de la famille des ménispermacées, originaire du Moyen-Orient ou d'Asie tropicale. Le fruit contient de la picrotoxine à l'origine de troubles moteurs et de l'équilibre. Les autochtones utilisent les fruits dans la pêche sauvage pour engourdir les poissons et les recueillir ensuite facilement, mais le risque d'intoxication est grand quand les poissons ne sont pas vidés immédiatement.

Indications

Mal des transports

Avec nausées et/ou vomissements.

Les sujets refusent l'air frais, préfèrent que les fenêtres du véhicule ou du train restent fermées.

Indiqué :

— chez les enfants ou les adultes malades en voiture, en train ou en avion ;

— dans le mal de mer.

Vertiges avec nausées

En hauteur, en avion, au-dessus d'un pont, dans un manège.

Insomnie d'endormissement

Elle a pour origine les veilles prolongées et les décalages horaires. Il en résulte une impossibilité de dormir au coucher, et, pendant le sommeil, des réveils fréquents, des rêves, des cauchemars, des sursauts, des cris. Le sommeil n'est pas réparateur, la journée s'accompagne d'une somnolence. Le sujet est épuisé physiquement et intellectuellement. Il convient à ces personnes — infirmières, gardes-malades, étudiants, aviateurs, hôtesses de l'air, hommes d'affaires — qui souffrent des veilles prolongées ou de surmenage à la suite de longs voyages avec décalages horaires fréquents.

Nausées et vomissements de la grossesse

Aggravés à la vue et à l'odeur des aliments, et dans les transports.

Chez des femmes ayant des ballonnements très douloureux de tout l'abdomen.

Règles douloureuses

Spasmodiques, abondantes de sang noir. Elles s'accompagnent aussi de nausées, voire de malaises, et de ballonnements. Les femmes sont épuisées à la fin des règles.

Colites spasmodiques

Très douloureuses, accompagnées d'un ballonnement très important de tout l'abdomen, et de nausées.

Cocculus indicus convient si

Les facteurs déclenchants sont :

- Le transport (mouvement passif) en voiture, en avion ou en train.
- Les veilles prolongées des étudiants surmenés, des gardes-malades, des travailleurs en trois-huit.
- Les décalages horaires fréquents des grands voyageurs (personnels navigants de l'aviation, hommes d'affaires).

Les modalités sont :

- Une aggravation par le mouvement passif, les veilles prolongées.
- Une amélioration par la chaleur.

Posologie

- Mal des transports : ***Cocculus indicus*** 9 CH, 2 granules la veille, le jour, et au moment du départ. Renouveler les prises à la demande pendant le voyage.
- Insomnie d'endormissement : si la veille est prévisible, ***Cocculus indicus*** 15 CH, 2 granules au réveil et au coucher ; si elle était inattendue, prendre le médicament à la même posologie le lendemain. Si les veilles sont habituelles, prenez ***Cocculus indicus*** 9 CH, 2 granules au coucher.

Voir aussi

- Mal des transports : ***Borax***, ***Petroleum***, ***Staphysagria***, ***Tabacum***, ***Theridion***.
- Nausées de la grossesse : ***Ignatia amara***, ***Ipeca***, ***Nux vomica***, ***Sepia***, ***Symphoricarpus***, ***Tabacum***.
- Vertiges : ***Borax***, ***Conium maculatum***, ***Phosphorus***, ***Staphysagria***, ***Theridion***.
- Règles douloureuses et abondantes : ***Actea racemosa***, ***Chamomilla vulgaris***, ***Phytolacca***, ***Platina***.
- Insomnie d'endormissement : voir ***Coffea cruda***.

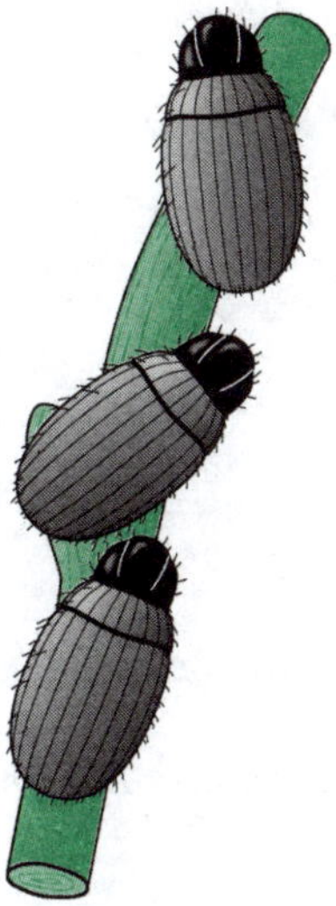

Coccus cacti

RHINO-PHARYNGITES • TOUX RÉFLEXES • COQUELUCHE • RÈGLES DOULOUREUSES • COLIQUE NÉPHRÉTIQUE

Origine

La cochenille est un insecte de l'ordre des homoptères (cigales, cicadelles, psylles, pucerons), de la famille des coccidés, originaire du Mexique. Elle a une vie sédentaire, vit à demeure sur les végétaux et cesse très jeune de s'alimenter pour se reproduire considérablement. De plus, au moyen d'un appareil buccal très adapté, ces parasites sucent la sève des végétaux et les épuisent, se faisant ainsi un redoutable ennemi des cultures. En effet, leur présence a rendue nécessaire l'introduction en France de la coccinelle australienne — son prédateur le plus redoutable — afin d'en limiter l'extension.

Composition

La teinture-mère, préparée à partir de l'insecte femelle, contient essentiellement de l'acide carminique (un colorant rouge vif) et des acides gras.

Indications

Rhino-pharyngites

Elles surviennent principalement par temps froid. L'écoulement dans la gorge de mucosités épaisses, jaunâtres, difficiles à expulser est caractéristique de ces rhino-pharyngites. La toux sèche, quinteuse, spasmodique, suffocante s'accompagne d'une rougeur de la face. Elle est améliorée en buvant froid, et aggravée en buvant chaud, par la chaleur du lit, et au réveil.

Toux réflexes

Elles surviennent :
— lorsqu'on se brosse les dents ;
— quand on passe un abaisse-langue ;
— lors du port d'un appareil dentaire ou de soins dentaires.

Coqueluche

- ⚕ Dans les cas de coqueluche, avec sa toux caractéristique susdécrite.
- Dans les toux de coqueluches survenant après la vaccination contre la coqueluche.

Règles douloureuses

Chez des femmes qui ont des règles en avance, longues, abondantes de sang noir, épais, avec de gros caillots. Les douleurs à type de spasmes sont semblables à celles de l'accouchement.

Colique néphrétique

⚕ En l'absence d'amélioration rapide, il faut recourir à un traitement classique.

Coccus cacti convient si

Les modalités sont :
- Une aggravation par la chaleur, lorsqu'on se brosse les dents.
- Une amélioration en buvant froid.

Voir aussi

- Toux quinteuses : ***Corallium rubrum***, ***Cuprum metallicum***, ***Drosera rotundifolia***, ***Ipeca***.
- Rhino-pharyngites survenant par temps froid : ***Dulcamara***, ***Hydrastis***, ***Kalium bichromicum***.
- Coqueluche : ***Corallium rubrum***, ***Drosera rotundifolia***, ***Ipeca***.
- Règles douloureuses : ***Actea racemosa***, ***Chamomilla vulgaris***, ***Colocynthis***, ***Magnesia phosphorica***, ***Phytolacca***.
- Coliques néphrétiques : ***Colocynthis***, ***Magnesia phosphorica***.

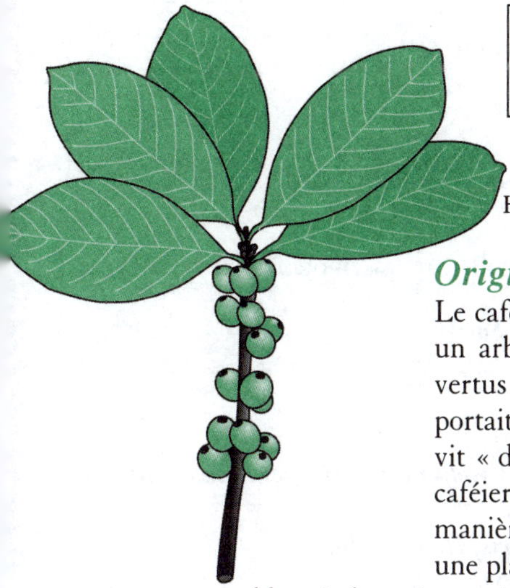

Coffea cruda

INSOMNIE • HYPERÉMOTIVITÉ • HYPERSENSIBILITÉ • DOULEURS DENTAIRES

Origine

Le café vert, variété *arabica*, de la famille des rubiacées, est un arbuste originaire des hauts plateaux d'Abyssinie. Ses vertus auraient été découvertes par un imam qui ne supportait pas de voir ses esclaves faire la sieste. Un jour, il vit « danser » un chameau qui avait mangé les fruits d'un caféier ; ainsi se répandit l'usage du café. Taillée de manière à ne pas dépasser 2,5 m dans les plantations, c'est une plante très odorante, aux fleurs blanches, dont les fruits rouges ressemblent à de petites cerises quand ils sont mûrs. La torréfaction les colore en marron et développe leur arôme bien connu.

Composition

La teinture-mère de ***Coffea cruda***, préparée à partir du café vert — c'est-à-dire de la graine, sans ses téguments, n'ayant pas encore subi la torréfaction —, contient, outre la caféine, des glucides, des lipides, des matières minérales responsables de ses propriétés stimulantes du système nerveux central et sur l'appareil cardio-vasculaire.

Indications

Insomnie d'endormissement

Provoquée, entre autres, par une grande joie, un abus de café. Au moment de l'endormissement, le sujet présente une ébullition intellectuelle et des autres sens, avec parfois des palpitations. L'excitation nerveuse l'empêche de dormir.

Les hyperémotifs

L'émotivité se manifeste par des tremblements, des palpitations, voire de la diarrhée ou des envies fréquentes d'uriner.

Les hypersensibles

Au bruit, à la lumière, aux odeurs, au toucher, à la douleur.

Poussées dentaires

Très douloureuses, améliorées en buvant froid.

Coffea cruda convient si

Les facteurs déclenchants sont :
- Les excès de café.
- Une grande émotion joyeuse.

Les modalités sont :
- Une aggravation par les excitants (café, thé, alcool), par les émotions excessives et joyeuses.
- Une amélioration par la chaleur (sauf le mal de dents).

Voir aussi

- Insomnie d'endormissement : ***Cocculus indicus*, *Gelsemium sempervirens*, *Ignatia amara*, *Nux vomica*, *Passiflora incarnata*, *Valeriana*.**
- Hypersensibilité à la douleur : ***Chamomilla vulgaris*, *Hepar sulfur*.**
- Poussées dentaires : ***Chamomilla vulgaris*, *Podophyllum*.**

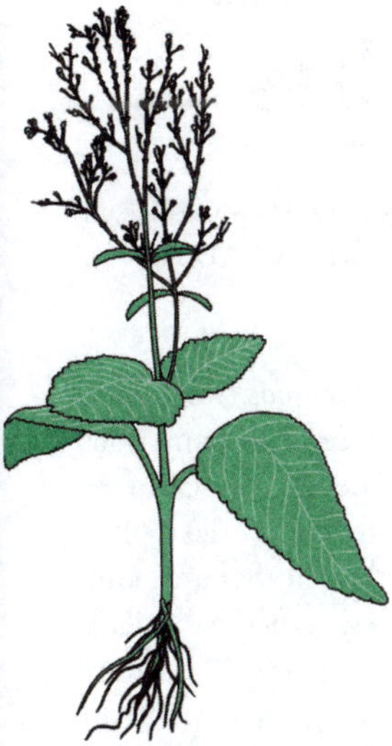

Collinsonia

HÉMORROÏDES DE LA GROSSESSE •
CONSTIPATION DE LA GROSSESSE

Origine

De la famille des labiacées, cette plante herbacée vivace des bois humides d'Amérique du Nord peut atteindre 1,5 m de hauteur.

Composition

La partie de la plante utilisée en homéopathie pour préparer la teinture-mère est le rhizome accompagné de ses racines ; il contient une résine, un saponiside et des dérivés des terpènes.

Indications

Hémorroïdes de la grossesse

Quand celles-ci piquent, brûlent et saignent abondamment.

Constipation de la grossesse

Avec des selles grosses, dures, difficiles à expulser.

Voir aussi

- Hémorroïdes : ***Aesculus hippocastanum***, ***Aloe***, ***Arnica montana***, ***Graphites***, ***Hamamelis***, ***Muriaticum acidum***, ***Nux vomica***.
- Constipation avec selles volumineuses et difficiles à expulser : ***Alumina***, ***Bryonia alba***, ***Thuya occidentalis***.

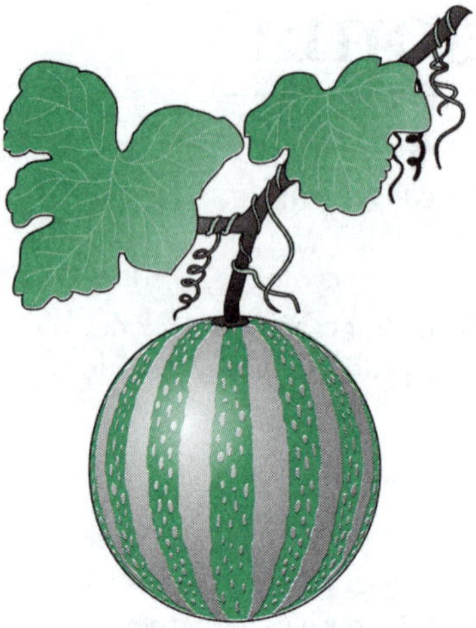

Colocynthis

COLITE SPASMODIQUE • RÈGLES DOULOUREUSES • SCIATIQUE • NÉVRALGIE DU TRIJUMEAU

Origine

La coloquinte ou concombre amer, *Citrillus colocynthis*, originaire d'Orient, est une plante herbacée grimpante ou rampante, à fleurs et à gros fruits jaunes à coque dure. Cultivée dans les régions méditerranéennes les plus chaudes, et retrouvée à l'état sauvage dans le Sahara, elle était donnée à boire, par les autochtones, mêlée à de l'ail pour traiter les individus piqués par les vipères. C'est une plante de la famille des cucurbitacées, extrêmement toxique, très purgative, littéralement en grec « remuer le ventre ».

Composition

La teinture-mère homéopathique est préparée à partir de la pulpe desséchée — blanche et spongieuse à l'état frais — du fruit débarrassé de ses graines et de l'épicarde. Elle contient des alcaloïdes et des cucurbitacines responsables de ses effets digestifs.

Indications

Colite spasmodique

Déclenchée par une colère, la contrariété, ou par l'alimentation (fruits).
Les douleurs abdominales, très violentes, ressemblent à des crampes ; elles sont :
— améliorées plié en deux (flexion de l'abdomen) ;
— accompagnées de diarrhée très douloureuse (fruits).

Règles douloureuses

Avec des douleurs du bas-ventre, très vives, comme des crampes. Elles sont améliorées par la position en chien de fusil, par la pression, par la chaleur locale.

Colique hépatique, colique néphrétique (gauches)

⚕ Elles sont améliorées lorsqu'on est plié en deux et par la pression des régions douloureuses.

Sciatique

Elle prédomine du côté gauche et est améliorée si l'on se tient la cuisse fléchie sur le bassin, jambe repliée, par la chaleur ; et est aggravée par le repos et le froid.

Névralgie du trijumeau

Aussi plus fréquente du côté gauche, elle est déclenchée par la colère. Les douleurs sont si violentes qu'elles s'accompagnent de cris du malade.

Crampes
Crampe, des sportifs en particulier, soulagée par la flexion forcée, la friction et l'apport de chaleur locale.

Colocynthis convient si

Les facteurs déclenchants sont :
- La colère, la contrariété.

Les modalités sont :
- Une aggravation par la colère, par la contrariété, par le repos.
- Une amélioration par la pression forte, par la flexion de la région douloureuse, par la chaleur.

Posologie
Pour toutes les douleurs, vu la violence de ses manifestations : ***Colocynthis*** 5 CH, 2 granules à répéter très fréquemment (toutes les 10 à 15 minutes), puis espacer les prises dès que la douleur diminue. Pour les névralgies (sciatique, névralgie du trijumeau), préférer ***Colocynthis*** 9 CH, 5 fois par jour pendant 2 jours, puis 3 fois par jour pendant 10 jours.

Voir aussi
- Règles douloureuses et peu abondantes : ***Caulophyllum***, ***Magnesia carbonica***.
- Névralgie du trijumeau : ***Aconitum napellus***, ***Magnesia phosphorica***, ***Rhododendron***, ***Spigelia***.
- Sciatiques améliorées par la flexion : ***Kalium bichromicum***, ***Magnesia carbonica***, ***Magnesia phosphorica***.
- Douleurs spasmodiques : ***Chamomilla vulgaris***, ***Magnesia phosphorica***.
- Coliques néphrétiques : ***Coccus cacti***, ***Magnesia phosphorica***.
- Colite spasmodique : ***Chamomilla vulgaris***, ***Cuprum metallicum***, ***Dioscorea villosa***, ***Magnesia carbonica***, ***Magnesia phosphorica***.

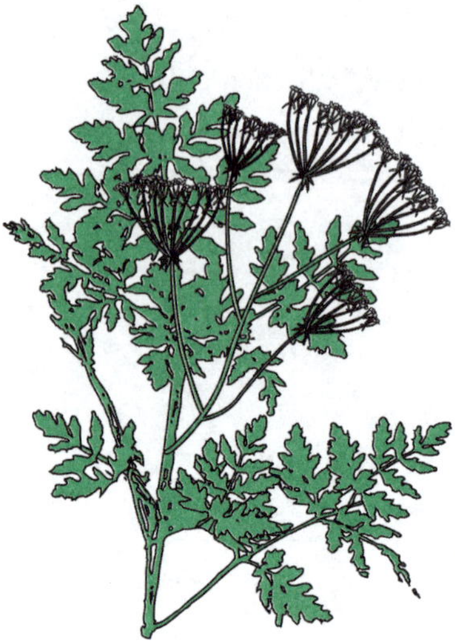

Conium maculatum

VERTIGES • SYNDROME PRÉMENSTRUEL • TRAUMATISME DES SEINS • TROUBLES SEXUELS • ADÉNOME DE LA PROSTATE

Origine

La grande ciguë, de la famille des apiacées, est une plante toxique des terrains arides particulièrement dangereuse qu'il ne faut pas confondre avec le persil, car 6 g de feuilles fraîches constitueraient une dose mortelle. Les médecins hippocratiques l'employaient en topique dans les ulcères et les hémorroïdes, et en usage interne pour ses propriétés calmantes, antitussives (contre la toux) et supposées aphrodisiaques.

Composition

Le principe vénéneux est composé de cinq alcaloïdes (surtout la conine) combinés aux acides malique et caféique. Aux doses médicinales, elle agit remarquablement contre les spasmes (digestifs ou respiratoires), les névralgies (sciatiques, trijumeau), l'asthme, les bronchites chroniques et la coqueluche.
La teinture-mère est préparée à partir de la pulpe de fruit desséchée, récoltée avant sa complète maturité.

Indications

Vertige

- ⚕ Vrai avec impression de rotation des objets.
- Aggravé couché ou en tournant la tête ou les yeux.
- ⚕ Vertige de Ménière.

Syndrome prémenstruel

Chez des femmes dont les seins douloureux contiennent des nodules denses (mastose) avant les règles. Celles-ci sont plutôt en retard et peu abondantes.

Traumatisme des seins

En prévention de séquelles possibles.

Troubles sexuels

Ils se manifestent sous la forme d'une éjaculation précoce, voire d'une impuissance malgré un désir conservé, à la suite d'une continence sexuelle prolongée. Ils surviennent chez les sujets dépressifs, ralentis, indifférents au travail et très irritables. Ils tremblent facilement et leur état est aggravé par la moindre ingestion d'alcool.

Adénome de la prostate.
Chez ceux qui urinent en plusieurs fois. À n'utiliser que si votre médecin a fait le diagnostic.

> ***Conium maculatum*** **convient si**
>
> ***Les facteurs déclenchants et les modalités sont :***
> - Une aggravation par la continence sexuelle prolongée, couché, par l'alcool.

Posologie

- Vertiges : ***Conium maculatum*** 9 CH, 2 fois par jour et à la demande.
- Traumatisme du sein : ***Conium maculatum*** 15 CH, une dose juste après le choc et une semaine plus tard si l'hématome ou la douleur persistent ; ou 2 granules 5 fois par jour pendant 2 jours, puis 3 fois par jour pendant 8 jours si les douleurs persistent.

Voir aussi

- Fatigue sexuelle : ***Graphites***, ***Lycopodium clavatum***, ***Onosmodium***, ***Phosphoricum acidum***, ***Selenium***.
- Adénome de la prostate : ***Baryta carbonica***, ***Lycopodium clavatum***, ***Pareira brava***, ***Sabal serrulata***.
- Vertiges : ***Borax***, ***Cocculus indicus***, ***Phosphorus***, ***Staphysagria***, ***Theridion***.
- Mastose : ***Bryonia alba***, ***Phytolacca***, ***Thuya occidentalis***.
- Syndrome prémenstruel avec seins douloureux : ***Actea racemosa***, ***Bryonia alba***, ***Folliculinum***, ***Phytolacca***.
- Traumatismes : voir ***Arnica montana***.

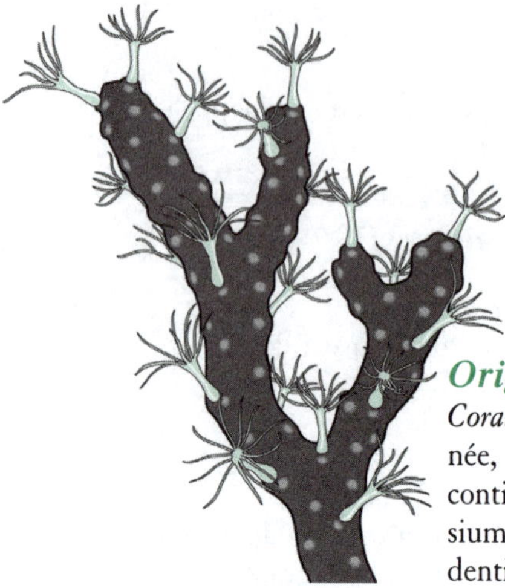

Corallium rubrum

TROUBLES ORL

Origine, Composition

Corallium rubrum est un corail rouge des mers Méditerranée, Rouge et de l'océan Indien. Ce squelette calcaire contient en majorité du carbonate de calcium et de magnésium. Il était utilisé traditionnellement pulvérisé comme dentifrice.

Indications

Troubles ORL

Ils s'accompagnent d'une toux caractéristique, c'est-à-dire spasmodique, violente, épuisante, survenant par quintes, congestionnant le visage.
C'est donc un médicament :
— de rhino-pharyngites avec écoulement de mucosités dans l'arrière-gorge ;
— de pharyngites, de trachéites ;
— de la coqueluche.

***Corallium rubrum* convient si**

Les modalités sont :

- Une aggravation au réveil, par l'air froid.

Posologie

Dans la coqueluche : ***Corallium rubrum*** 5 CH, 2 granules après chaque quinte de toux.

Voir aussi

- Toux quinteuses : ***Coccus cacti***, ***Cuprum metallicum***, ***Drosera rotundifolia***, ***Ipeca***.
- Coqueluche : ***Coccus cacti***, ***Drosera rotundifolia***, ***Ipeca***.
- Toux déclenchée en respirant de l'air froid : ***Hepar sulfur***, ***Rumex crispus***.

Cu

Cuprum metallicum

CRAMPES • SPASMOPHILIE • SPASMES RESPIRATOIRES • COLITE SPASMODIQUE

Origine

Le cuivre métallique — de numéro atomique 29 et de poids moléculaire 63,54 — utilisé dans l'industrie chimique est une poudre de teneur supérieure à 99 %. C'est un remarquable agent antiviral et antimicrobien très utilisé en oligothérapie dans les maladies infectieuses, les états grippaux.

Indications

Crampes violentes

• C'est un médicament d'une efficacité remarquable dans les crampes à type de spasmes — de toute nature et origine — commençant et finissant brutalement.

Il est donc indiqué dans les crampes :

— nocturnes, des mollets en particulier ;

— empêchant le coït.

• Crampes des écrivains, des pianistes.

Spasmophilie, tétanie

C'est le médicament de la crise de tétanie typique avec la main d'accoucheur (contracture douloureuse de la paume de la main qui se creuse, et dont les bords externes et internes se rapprochent, enserrant le pouce).

Spasmes respiratoires améliorés avec les boissons froides

• Toux quinteuses, violentes, spasmodiques, soulagées par les boissons froides et survenant au décours des rhino-pharyngites, des trachéites. Le visage devient violacé (cyanose) lors de ces accès de toux.

• ⚕ Coqueluche avec toux typique et épuisante.

• ⚕ Asthme nocturne grave.

Colite spasmodique

Dont les douleurs abdominales sont améliorées avec les boissons froides. Elles s'accompagnent de crampes d'estomac, de coliques, et d'envies impérieuses d'aller à la selle, voire de diarrhée de selles liquides. L'abdomen, ballonné, est très sensible au toucher.

Hoquet

Amélioré lorsqu'on boit froid.

Règles douloureuses

Avec douleurs du bas-ventre à type de crampes, et épuisement.

Tics douloureux de la face

Convulsions du nourrisson

⚕ Une consultation médicale est indispensable.

Choléra

⚕ Pour information.

> ***Cuprum metallicum* convient si**
>
> ***Les modalités sont :***
>
> - Une amélioration des phénomènes spasmodiques (toux, colite spasmodique, règles douloureuses) en buvant froid.

Posologie

- Crampes nocturnes : ***Cuprum metallicum*** 7 CH, 2 granules au coucher, et après chaque crampe s'il y a lieu.
- Crises de tétanie : une dose de ***Cuprum metallicum*** 15 CH.
- Tics, crampes des écrivains : ***Cuprum metallicum*** 7 CH, 2 granules à répéter à la demande.

Voir aussi

- Crampes : ***Causticum*, *Magnesia phosphorica*.**
- Spasmophilie (médicaments de crise) : ***Ignatia amara*, *Spigelia*, *Spongia tosta*.**
- Toux quinteuses : ***Coccus cacti*, *Corallium rubrum*, *Drosera rotundifolia*.**
- Asthme survenant la nuit : ***Arsenicum album*, *Kalium carbonicum*, *Natrum muriaticum*.**
- Colite spasmodique : ***Chamomilla vulgaris*, *Colocynthis*, *Dioscorea villosa*, *Magnesia carbonica*, *Magnesia phosphorica*.**
- Hoquet : ***Belladonna*, *Magnesia phosphorica*.**
- Tics : ***Lycopodium clavatum*, *Magnesia phosphorica*, *Stramonium*, *Valeriana*.**

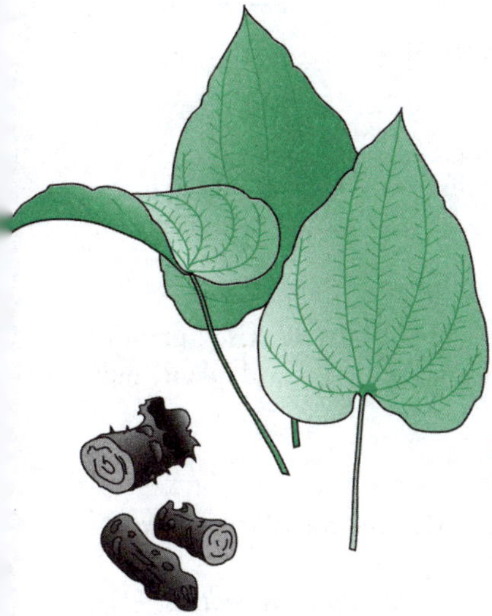

Dioscorea villosa

COLITES SPASMODIQUES • RÈGLES DOULOUREUSES • DOULEURS DE L'ACCOUCHEMENT • NÉVRALGIES CERVICO-BRACHIALES • SCIATIQUES

Origine

L'igname sauvage, une plante vivace de la famille des dioscoréacées, pousse dans les prairies humides des États-Unis.

Composition

Les parties souterraines de la plante — riches en dioscorine et saponine — sont utilisées en homéopathie pour préparer la teinture-mère.
Dioscorea villosa est le seul médicament présentant les modalités ci-dessous.

Indications

Colite spasmodique

Avec douleurs violentes, spasmodiques, crampoïdes :
— aggravées quand on est plié en deux ;
— améliorées si on se met en extension, droit comme un I, ou renversé en arrière ;
— accompagnées d'aérophagie ou de gaz.

Règles douloureuses et douleurs de l'accouchement

Ayant les mêmes modalités.

Névralgie cervico-brachiale

Avec douleurs violentes, paroxystiques :
— aggravées si l'épaule est collée au corps ;
— améliorées par l'extension du membre, c'est-à-dire si le bras est tendu.

Sciatique

— améliorée quand on est couché, jambe tendue, ou lorsqu'on s'étire (membre en hyper-extension) ou debout ;
— aggravée par la flexion du membre, donc à la marche ou assis.

Dioscorea villosa **convient si**

Les modalités sont :
- Une aggravation par la flexion de la région douloureuse.
- Une amélioration par l'extension de la région douloureuse.

Posologie
Dioscorea villosa est un médicament d'états aigus, il faut donc, en cas de crises, prendre ***Dioscorea villosa*** 5 CH, 2 granules toutes les 10 minutes à l'acmé de la douleur, puis espacer dès que l'amélioration se produit.

Voir aussi
- Colite spasmodique : ***Chamomilla vulgaris*, *Colocynthis*, *Cuprum metallicum*, *Magnesia carbonica*, *Magnesia phosphorica*.**
- Sciatique aggravée en position assise : ***Ammonium muriaticum*, *Ruta graveolens*.**

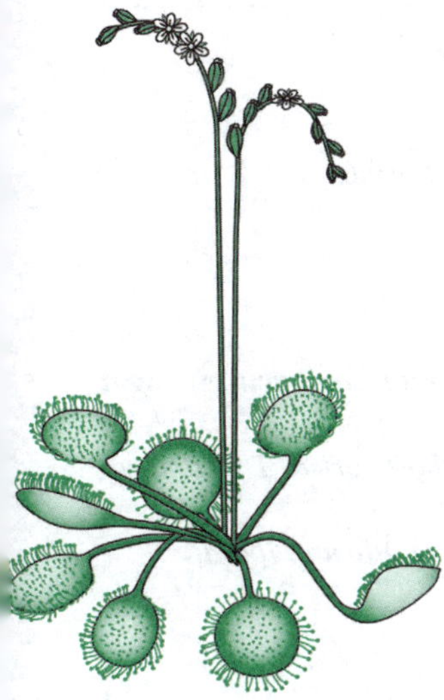

Drosera rotundifolia

TROUBLES ORL AIGUS • RHINO-PHARYNGITES À RÉPÉTITION

Origine

Drosera rotundifolia, la rosée du soleil, de la famille des droséracées, est appelée ainsi parce qu'un suc brillant se trouve à l'extrémité de ses cils. En fait, cette redoutable petite plante carnivore — des marais et tourbières de l'hémisphère Nord — possède des feuilles visqueuses recouvertes de cils rouges qui, en se recourbant vers le centre, constituent un piège mortel pour les insectes venus s'y engluer.

Composition

La teinture-mère, préparée à partir de la plante entière, contient des dérivés de la naphtoquinone, des enzymes protéolytiques, des flavonosides, des traces d'huile essentielle et des acides organiques.
C'est un médicament classique sédatif de la toux, de la coqueluche, et anciennement de la tuberculose.

Indications

Troubles ORL aigus

Ils s'accompagnent d'une toux sèche, quinteuse, spasmodique, survenant au coucher et après minuit, et s'accompagnant d'une congestion de la face. La toux est d'une telle violence qu'elle provoque des douleurs aux côtes et aux muscles de l'abdomen qui ne sont soulagés que par la pression des mains sur les endroits douloureux.
Drosera rotundifolia est donc indiqué dans :
— la coqueluche ;
— les laryngites, trachéites, bronchites, rhino-pharyngites.

Rhino-pharyngites à répétition

Survenant chez des enfants minces, frileux, facilement fatigués, ayant de nombreux ganglions au cou.

Drosera rotundifolia **convient si**

Les modalités sont :
- Une aggravation après minuit, par la chaleur du lit, en étant couché.
- Une amélioration en plein air, par le mouvement.

Voir aussi

- Laryngite : ***Aconitum napellus, Apis mellifica, Hepar sulfur, Iodum, Sambucus, Spongia tosta.***
- Troubles ORL avec ganglions au cou : ***Aviaire, Calcarea phosphorica, Dulcamara, Sulfur iodatum.***
- Toux quinteuses : ***Coccus cacti, Corallium rubrum, Cuprum metallicum, Ipeca.***
- Coqueluche : ***Coccus cacti, Corallium rubrum, Ipeca.***

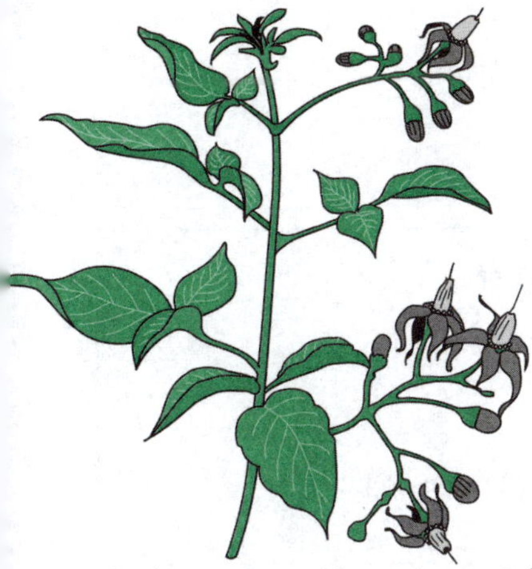

Dulcamara

TROUBLES ORL • RHUMATISMES • DIARRHÉE • VERRUES • URTICAIRE

Origine

Parente sauvage de la tomate et de la pomme de terre, la morelle douce-amère, *Solanum dulcamara*, est une plante toxique de la famille des solanacées. C'est un sous-arbrisseau à baies rouges et fleurs violettes que l'on rencontre très souvent dans les fourrés, les haies et les talus. Elle doit son nom à la présence de deux saponosides qui sont à l'origine de la saveur d'abord sucrée, puis amère de la tige mâchée.

Composition

La teinture-mère, préparée à partir de la tige jeune feuillée et fleurie, contient des substances — gluco-alcaloïdes et saponosides — à l'origine de son action osseuse et cutanée.
À doses phytothérapiques, sous contrôle médical, elle a une activité dépurative, sudorifique, diurétique et est employée dans de nombreuses affections cutanées.

Indications

Troubles ORL

Rhino-pharyngites
Au début du rhume, le nez se bouche ; puis il coule abondamment, et très vite des ganglions apparaissent dans le cou. Le malade a besoin de se racler la gorge pour expectorer les mucosités qui restent collées dans l'arrière-gorge. Les rhino-pharyngites sont déclenchées par temps pluvieux ou à la fin de l'été, lors des premières pluies froides.
Bronchites, trachéites
Elles compliquent souvent une rhino-pharyngite ou surviennent d'emblée par temps humide. La voix devient rauque ; une toux grasse accompagnée de crachats clairs (muqueux) apparaît. Parfois, une fièvre sans transpiration est présente.
Asthme
Déclenché ou aggravé par l'humidité.

Rhumatismes

Apparaissant brusquement quand le temps passe du chaud au froid humide, ils sont améliorés par le mouvement.

Diarrhées estivales ou automnales

Diarrhées de selles verdâtres apparaissant quand le temps se refroidit, ou devient humide, ou au retour d'un pays chaud.

Verrues

Larges, planes, molles se développant à la face et au dos des mains.

Urticaire

Déclenchée par le froid humide (temps, douche).

Dulcamara convient si

Les facteurs déclenchants sont :

- L'humidité.

Les modalités sont :

- Une aggravation par l'humidité (le froid humide, la pluie, le brouillard).
- Une amélioration par le temps sec, par le mouvement.

Voir aussi

- Rhino-pharyngites survenant par temps froid : ***Coccus cacti***, ***Hydrastis***, ***Kalium bichromicum***.
- Troubles ORL avec ganglions au cou : ***Aviaire***, ***Calcarea phosphorica***, ***Drosera rotundifolia***, ***Sulfur iodatum***.
- Rhino-pharyngites avec écoulement nasal clair : ***Kalium muriaticum***.
- Rhumatismes aggravés par l'humidité : ***Natrum sulfuricum***, ***Rhododendron***, ***Rhus toxicodendron***, ***Thuya occidentalis***, ***Tuberculinum***.
- Rhumatismes améliorés par le mouvement : ***Kalium iodatum***, ***Rhus toxicodendron*** (aggravés au début), ***Tuberculinum residuum***.
- Diarrhée de selles verdâtres : ***Aconitum napellus***, ***Chamomilla vulgaris***, ***Hepar sulfur***, ***Ipeca***, ***Magnesia carbonica***.
- Verrues plantaires : ***Antimonium crudum***, ***Chelidonium majus***, ***Thuya occidentalis***.
- Urticaire déclenchée par l'eau froide : ***Urtica urens***.

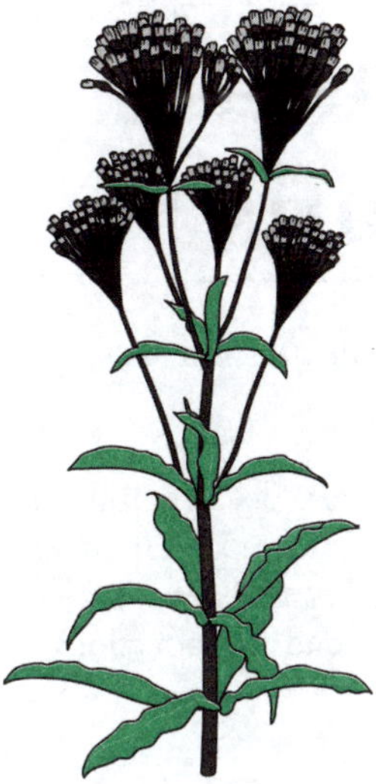

Eupatorium perfoliatum

GRIPPE

Origine

« L'herbe à la fièvre », l'*Eupatorium perfoliatum*, grande herbe ligneuse à tiges rougeâtres et à fleurs paniculées, est une plante vivace de la famille des astéracées, originaire des prairies humides des États-Unis, où elle jouit longtemps d'une grande réputation comme tonique, purgatif, diurétique, sudorifique.

Composition

La teinture-mère est préparée par macération dans l'alcool de la partie aérienne de la plante fraîche fleurie. Elle contient des phytostérols expliquant son activité oculaire.

Indications

Grippe

Avec :
- fièvre et soif intense d'eau froide ;
- courbatures et douleurs osseuses aggravées par le mouvement ;
- endolorissement des globes oculaires aggravé à la pression des yeux ;
- rhino-pharyngite avec toux sèche et douloureuse.

Eupatorium perfoliatum convient si

Les modalités sont :
- Une aggravation par la pression des globes oculaires, par le mouvement, au réveil.
- Une amélioration par le repos.

Voir aussi

Grippe avec fièvre et soif intense : ***Arnica montana***, ***Bryonia alba***, ***Nux vomica***, ***Rhus toxicodendron***.

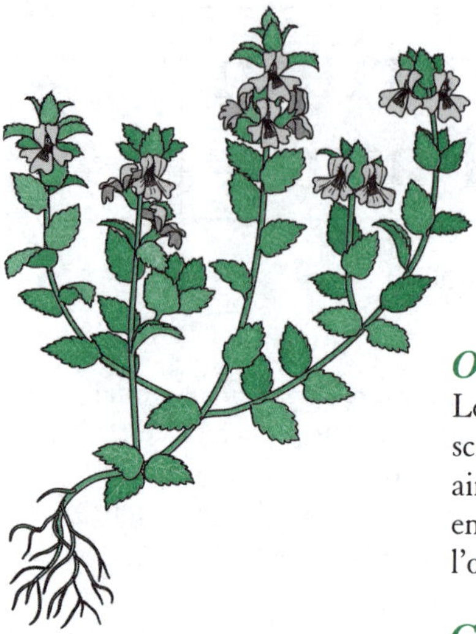

Euphrasia officinalis

CONJONCTIVITE • RHINO-PHARYNGITES

Origine

Le casse-lunettes, l'*Euphrasia officinalis*, de la famille des scrophulariacées, est une petite plante de 15 à 20 cm qui aime vivre dans les prairies, les pâturages et les tourbières ensoleillés. Elle a été employée jadis dans les affections de l'œil.

Composition

La teinture-mère homéopathique, préparée à partir de la plante entière fleurie, contient, entre autres, des stérols qui expliquent son activité oculaire.

Indications

Conjonctivites allergique ou infectieuse, ophtalmie des neiges

Elles s'accompagnent d'un larmoiement épais, collant, irritant et d'une sensation de brûlure douloureuse des paupières due à la lumière solaire.

Rhino-pharyngites

Elles sont typiques par leurs éternuements en salves, le larmoiement irritant, l'écoulement nasal abondant, aqueux, non irritant (le contraire, ***Allium cepa***).

• ***Euphrasia officinalis*** est donc indiqué dans les maladies présentant ces symptômes, c'est-à-dire :

— les rhino-pharyngites infectieuses ;
— les rhinites allergiques ;
— la rougeole ;
— la grippe.

Euphrasia officinalis convient si

Les facteurs déclenchants des conjonctivites sont :

- Les rhinites allergiques ou les rhino-pharyngites, qui les précèdent ou les accompagnent.

Les modalités sont :

- Une aggravation par la chaleur, la lumière du soleil, par l'air, le vent.
- Une amélioration par l'obscurité.

Voir aussi

- Conjonctivite allergique : ***Apis mellifica*, *Arsenicum album*, *Belladonna*.**
- Conjonctivites non allergique ou infectieuse : ***Belladonna*, *Hepar sulfur*, *Mercurius solubilis*.**
- Ophtalmie des neiges : ***Aconitum napellus*, *Apis mellifica*, *Belladonna*.**
- Rhino-pharyngites avec éternuements fréquents : ***Allium cepa*, *Ammonium muriaticum*, *Kalium bichromicum*.**
- Rhinite allergique avec larmoiement irritant : ***Arsenicum album*, *Kalium iodatum*, *Naphtalinum*, *Sabadilla*.**

Fe

Ferrum metallicum

SUITES D'ANÉMIE • TROUBLES DES RÈGLES • ÉNURÉSIE • DOULEURS D'ÉPAULES

Origine

Le fer métallique réduit — de numéro atomique 26 et de poids moléculaire 55,85 —, élément chimique métallique gris, est utilisé dans l'industrie chimique sous la forme d'une poudre de teneur supérieure à 95 %. Le fer a un rôle essentiel dans l'organisme, car il entre, en particulier, dans la constitution de l'hémoglobine et joue un rôle primordial dans les mécanismes de respiration cellulaire et dans la prévention des anémies. Il est utilisé en oligothérapie dans la prévention des états carentiels de l'enfant, du vieillard, et de la femme en âge de procréer ou pendant la grossesse ; ainsi que pour prévenir les infections et augmenter la résistance à l'effort. Il est présent surtout dans la viande et les poissons, mais aussi dans les céréales, les légumes, secs en particulier, les fruits, et les produits laitiers.

Indications

Suites d'anémie

⚕ Ou dans les maladies graves accompagnées d'une anémie sévère, sous contrôle médical.

Dans ces cas, le convalescent est très fatigué, pâle, et a des bouffées de chaleur congestives. Il est très frileux, très irritable, ne supporte pas le bruit, et dort mal. Il a parfois des malaises et des vertiges, en passant brutalement de la position couchée à debout.

Troubles des règles

- Avec des règles en avance, de sang pâle, abondantes, épuisantes, accompagnées de bouffées de chaleur et de céphalées congestives.
- Survenant chez des femmes aux cycles courts.

Énurésie

Peut être essayé chez les enfants qui refont pipi au lit après une anémie.

Périarthrite scapulo-humérale

Douleur à l'épaule, gauche le plus souvent, aggravée la nuit et couché, améliorée par le mouvement lent.

Anémie

Ferrum metallicum **convient si**

Les facteurs déclenchants sont :
- Les saignements.

Les modalités sont :
- Une aggravation par le froid, la nuit.
- Une amélioration par la chaleur, le mouvement lent.

Voir aussi
- Anémie : ***China rubra*, *Plumbum metallicum*.**
- Convalescence : ***Arsenicum album*, *Carbo vegetabilis*, *Psorinum*.**
- Règles abondantes et cycles courts : ***Phytolacca*, *Platina*.**
- Énurésie : ***Causticum*, *Cina*, *Ferrum phosphoricum*, *Pulsatilla*, *Sepia*, *Silicea*.**
- Périarthrite scapulo-humérale : ***Sanguinaria*.**

$Fe_3(PO_4)_2, 8H_2O$

Ferrum phosphoricum

FIÈVRE • TROUBLES ORL • ÉNURÉSIE

Origine

Le phosphate de fer est une poudre de couleur gris ardoise qui provient d'un mélange de protosulfate de fer (1/4) et de phosphate de sodium cristallisé (3/4).

Indications

Fièvre

Modérée (inférieure à 39°) à début insidieux, caractérisée par :
— une pâleur du visage, entrecoupée de bouffées de chaleur congestives ;
— une soif et une fatigue modérées, une peau moite.

Troubles ORL

Ils s'accompagnent d'une fièvre modérée.

Otites aiguës

Ferrum phosphoricum est à employer dans les otites de l'enfant, en association avec *Capsicum* et *Pyrogenium*.

Rhino-pharyngites

Avec des mucosités nasales mêlées de sang quand le sujet se mouche.

Pharyngites et trachéites

Si à la toux sèche et douloureuse s'ajoutent des crachats striés de sang et parfois une émission involontaire d'urine.

Énurésie des enfants, des adolescents

Survenant chez des enfants fatigués, ou qui refont pipi au lit dès qu'ils sont malades. Posologie : *Ferrum phosphoricum* 9 CH, 2 granules au coucher, associé à un traitement de fond.

Ferrum phosphoricum convient si

Les modalités sont :
- Une aggravation la nuit.
- Une amélioration par les applications froides.

Voir aussi

Énurésie : *Causticum*, *Cina*, *Ferrum metallicum*, *Pulsatilla*, *Sepia*, *Silicea*.

Folliculinum

SYNDROME PRÉMENSTRUEL • PÉRIMÉNOPAUSE

Origine

La folliculine ou œstrone est, avec la progestérone, une des hormones qui régit le cycle hormonal de la femme. Son activité est importante dans les troubles des règles et du cycle menstruel, car ceux-ci résultent essentiellement d'un déséquilibre du rapport œstrogène/progestérone.

Indications

Syndrome prémenstruel

Il s'agit de femmes qui présentent, quelques jours avant leurs règles, des symptômes variés qui peuvent être :
- un gonflement douloureux de la poitrine ;
- des douleurs du bas-ventre ;
- une sensation de gonflement du corps, des œdèmes des jambes ;
- une prise de poids qui augmente avant les règles puis diminue ensuite ;
- de la diarrhée ou de la constipation, des ballonnements ;
- des troubles nerveux : nervosisme, dépression.

Périménopause

Elle survient chez des femmes qui, à cette période de leur vie, ont des cycles anarchiques (soit trop longs, soit trop courts) et/ou des règles qui se modifient en abondance. La persistance ou la répétition de ces troubles doit vous amener à consulter.

Folliculinum convient si

Les modalités sont :
- Une aggravation avant les règles, à l'ovulation.
- Une amélioration après les règles.

Les bons répondeurs à *Folliculinum*

Les femmes jeunes ayant des troubles des règles ou du cycle, ou les femmes au moment de la périménopause.

Posologie

- Du syndrome prémenstruel : ***Folliculinum*** 9 ou 15 CH, 2 granules par jour à commencer quelques jours avant le début des troubles jusqu'aux règles.
- À la périménopause : ***Folliculinum*** 9 CH, une dose par semaine, freine la sécrétion d'œstrogène et contribue au rééquilibrage hormonal.

Voir aussi

• Syndrome prémenstruel (médicaments de terrain) : ***Actea racemosa*, *Graphites*, *Lachesis mutus*, *Natrum muriaticum*, *Natrum sulfuricum*, *Phytolacca*, *Platina*, *Pulsatilla*, *Sepia*, *Sulfur*, *Thuya occidentalis*, *Zincum metallicum*.**

• Syndrome prémenstruel avec seins douloureux : ***Actea racemosa*, *Bryonia alba*, *Conium maculatum*, *Phytolacca*.**

• Périménopause (médicaments de terrain) : ***Calcarea carbonica*, *Graphites*, *Lachesis mutus*, *Sepia*, *Sulfur*, *Thuya occidentalis*.**

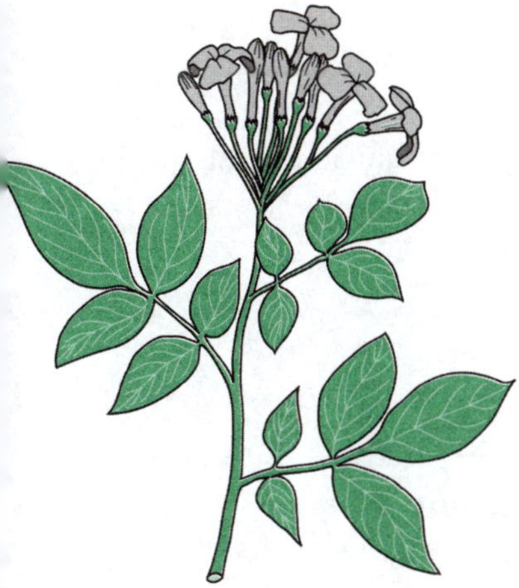

Gelsemium sempervirens

GRIPPE • TRAC • MIGRAINE • ACCOUCHEMENT • PARALYSIE FACIALE

Origine

Le jasmin jaune de Caroline ou jasmin sauvage, *Gelsemium sempervirens*, plante grimpante de la famille des loganiacées, originaire du sud-est de l'Amérique du Nord, introduite en Europe au XVIIIe siècle, est un arbuste ornemental à fleurs jaunes, à odeur de jasmin bien connu en France.

Composition

La teinture-mère homéopathique, préparée à partir de la partie souterraine de la plante (racine et rhizome), contient trois alcaloïdes toxiques — la gelsémine, la gelsémicine et la sempervirine — à l'origine de son activité majeure sur le système nerveux central et périphérique.

Indications

Grippe survenant par temps chaud et humide

Elle provoque :
— une fièvre modérée, sans soif ;
— des tremblements, des courbatures ;
— une congestion du visage et des céphalées intenses abrutissant le malade ;
— une grande faiblesse physique et nerveuse, une somnolence.

Ce médicament est aussi indiqué après des maladies telles la grippe, la rougeole, la rubéole, quand le convalescent est très fatigué.

Trac précédant une échéance importante inhabituelle

Il se manifeste par :
— des tremblements des extrémités ;
— de la diarrhée ou des envies urgentes d'uriner ;
— une tachycardie émotionnelle ;
— une insomnie ;
— et parfois des troubles de la mémoire.

Cette émotivité intense et la peur précèdent de quelques jours l'échéance (examen d'un enfant ou d'un adolescent, rendez-vous important d'un adulte).

Migraine

Migraine ophtalmique
— précédée de troubles de la vue ;
— avec sensation de lien serré au-dessus des yeux ;

— chez un sujet hébété, tremblant, au visage congestionné ;
— dont la fin de la crise s'annonce par une abondante émission d'urine.

Migraine avec aura neurologique

Ne diffère de la migraine ophtalmique que par les symptômes qui annoncent la crise, c'est-à-dire des fourmillements et des engourdissements de la face.

Accouchement

Quand le travail est douloureux, irrégulier et inefficace.

Paralysies faciales

Survenant par temps chaud ou après un zona.

Gelsemium sempervirens convient si

Les facteurs déclenchants sont :

- Le trac.
- Une échéance inhabituelle et importante (examens, rendez-vous).

Les modalités sont :

- Une aggravation par les émotions, par les mauvaises nouvelles, par temps chaud et humide.
- Une amélioration par une miction abondante, par le mouvement.

Les bons répondeurs à *Gelsemium sempervirens*

Ce sont des sujets très émotifs dont le moindre trac provoque des tremblements des extrémités, et de la diarrhée.

Posologie

- Migraine ophtalmique : ***Gelsemium sempervirens*** 7 CH, 5 granules au tout début de la crise peut fortement l'atténuer, puis une demi-heure après ; ensuite, 2 granules toutes les heures ou moins souvent en fonction de l'intensité des douleurs.
- Accouchement : ***Gelsemium sempervirens*** 5 CH, 2 granules toutes les dix minutes, puis espacer les prises dès que les contractions redeviennent régulières.
- Paralysies faciales : ***Gelsemium sempervirens*** 7 CH, 2 granules 3 fois par jour jusqu'à leur disparition.

Voir aussi

- Grippe avec fièvre sans soif : ***China rubra.***
- Grippe survenant par temps humide : ***Phytolacca.***
- Fièvre sans soif : ***Apis mellifica, Pulsatilla.***
- Trac : ***Argentum nitricum, Causticum, Ignatia amara.***
- Insomnie d'endormissement : voir ***Coffea cruda.***
- Migraine ophtalmique : ***Iris versicolor, Natrum muriaticum, Podophyllum.***
- Accouchement avec travail irrégulier : ***Actea racemosa, Caulophyllum.***

$C_3H_5(NO_3)_3$

Glonoïnum

INSOLATION • MÉNOPAUSE • HYPERTENSION ARTÉRIELLE

Origine

Glonoïnum, le trinitrate de glycérine découvert par Sobrero, est la nitroglycérine, l'explosif bien connu, que Nobel réussira à domestiquer. Elle fut introduite en thérapeutique par un homéopathe de renom nommé Hering en 1849, mais les travaux de celui-ci furent vivement contestés par la médecine officielle, qui ne l'utilisa que trente ans plus tard dans les angines de poitrine.

Indications

Insolation

Elle se manifeste par :

— des céphalées survenant de façon soudaine, brutales et violentes ;

— et des bouffées de chaleur avec congestion du visage, et battements intenses et visibles des carotides.

Bouffées de chaleur de la ménopause

Avec rougeur du visage et battements violents des carotides.

Hypertension artérielle

⚕ *Glonoïnum* est indiqué dans les poussées d'hypertension artérielle. Elles nécessitent toujours une consultation médicale.

Glonoïnum convient si

Les facteurs déclenchants sont :

- Les coups de soleil.

Les modalités sont :

- Une aggravation par la chaleur, sur la tête en particulier.
- Une amélioration par l'air frais.

Les bons répondeurs à *Glonoïnum*

Ce sont des sujets sanguins, pléthoriques, nerveux : hommes enclins aux poussées d'hypertension artérielle, femmes en préménopause ou à la ménopause.

Voir aussi

- Insolation : *Aconitum napellus*, *Apis mellifica*, *Belladonna*.
- Bouffées de chaleur avec sensation de battements dans les carotides : *Belladonna*.

Graphites

ECZÉMA • MALADIES DE PEAU •
CONSTIPATION • TROUBLES DES RÈGLES •
MÉNOPAUSE

Origine

Le graphite ou plombagine, charbon minéral, constitue avec le diamant l'une des deux formes cristallines principales du carbone. Il se présente sous la forme d'une poudre noire insoluble dans l'eau et dans l'alcool. Il constitue la mine de nos crayons.

Composition

La variété naturelle de carbone cristallisé doit être formée de plus de 90 % de carbone et de moins de 10 % de silice pour l'usage homéopathique.

Indications

Eczéma atopique

Suintant avec vésicules brûlantes et piquantes, d'où coule un liquide visqueux jaunâtre semblable à du miel, et se terminant par des croûtes épaisses et collantes.
Localisé surtout derrière les oreilles, les genoux, les coudes, sur le cuir chevelu et autour de la bouche, il est aggravé par le grattage et le lavage, et la chaleur du lit, et est amélioré par les applications fraîches.

Autres troubles cutanés

• Verrues douloureuses autour des ongles.
• Herpès labial ou génital, sans démangeaisons, quand les croûtes apparaissent et laissent sourdre un liquide jaunâtre visqueux. ⚕ La présence d'un premier épisode d'herpès génital impose une consultation médicale.
• Cicatrices chéloïdes (bourrelet dur de la peau qui peut se constituer lors d'une mauvaise cicatrisation).
• Orgelets (compères-loriots) et chalazions (kystes de la paupière) à répétition.

Constipation chronique

La personne n'a pas envie d'aller aux toilettes ; les selles sont grosses, réunies par du mucus. Le sujet a des hémorroïdes et des fissures anales.

Troubles des règles

• Un syndrome prémenstruel, chez les femmes bons répondeurs qui souffrent du gonflement de leur poitrine avant les règles.
• Les règles sont en retard, peu abondantes et douloureuses (comme des coliques). Les femmes présentent un enrouement caractéristique pendant les règles.

Ménopause

Graphites convient à des femmes bons répondeurs présentant à la ménopause des bouffées de chaleur.

Graphites convient si

Les modalités sont :

- Une aggravation par la chaleur du lit, par le temps froid et humide, pendant les règles.
- Une amélioration par le mouvement, le grand air.

Les bons répondeurs à *Graphites*

Les sujets pâles, gras, frileux, apathiques, ayant tendance à l'obésité. Indécis, peu actifs, hésitants, ils sont timides, émotifs, très sensibles à la musique qui les rend tristes et larmoyants. Ils sont constipés et boulimiques, mais n'aiment pas les sucreries ni la viande. Ils ont des troubles veineux (varices, ulcères variqueux), leur appétit sexuel est faible.

La peau de leurs mains est sèche, dure, rêche, épaisse, leurs doigts ont des fissures et des gerçures.

Voir aussi

- Constipation sans envie d'aller à la selle : ***Opium.***
- Cicatrices chéloïdes : ***Causticum.***
- Herpès labial : voir ***Rhus toxicodendron.***
- Eczéma : voir ***Arsenicum album.***
- Hémorroïdes : ***Aesculus hippocastanum, Aloe, Arnica montana, Collinsonia, Hamamelis, Muriaticum acidum, Nux vomica.***
- Fatigue sexuelle : ***Conium maculatum, Kalium phosphoricum, Lycopodium clavatum, Onosmodium, Phosphoricum acidum, Selenium.***
- Ménopause : ***Lachesis mutus, Sanguinaria, Sepia, Sulfur, Thuya occidentalis.***

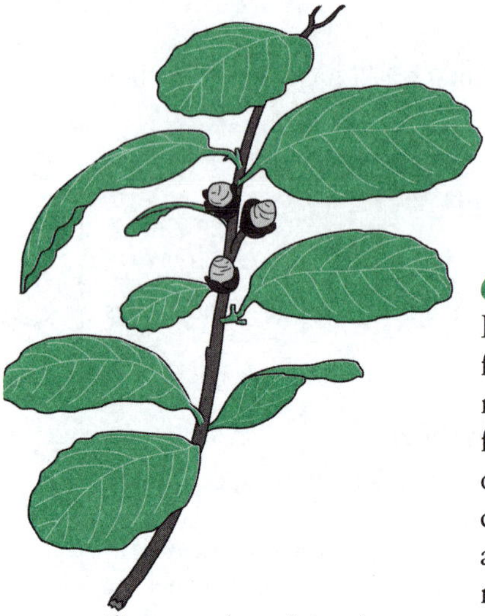

Hamamelis

JAMBES LOURDES • HÉMORROÏDES • TRAUMATISMES

Origine

L'hamamélis de Virginie, *Hamamelis virginiana*, de la famille des hamamélidacées, est un arbrisseau d'Amérique du Nord pouvant atteindre 6 m de haut, dont les fleurs sont jaunes et dont les feuilles ressemblent à celles du noisetier. Il fut surnommé « noisetier de sorcière », car, à la floraison, les fruits mûrs éjectent leurs graines avec une certaine violence, que les Indiens de cette région attribuèrent à une forme de sorcellerie. Il est très utilisé en phytothérapie, par voie interne, comme tonique et veinotonique ; par voie externe, les feuilles sont astringentes et cicatrisantes.

Composition

La teinture-mère préparée à partir de la feuille et de l'écorce est riche en tanin, mais contient aussi une résine, une cire, une essence soporifique et un mucilage (substance végétale ayant la propriété de gonfler dans l'eau).

Indications

Troubles veineux

- Jambes lourdes, douloureuses avec varices et varicosités sensibles au toucher, et faisant des ecchymoses facilement.
- Hémorroïdes de sang noir, avec sensation d'éclatement des veines.
- Ecchymoses au moindre contact.

Suite de traumatismes

- Se manifestant par des hématomes très importants, hors de proportion avec le choc.
- ⚕ Par des hémorragies de sang noir difficiles à arrêter.

Hamamelis convient si

Les modalités sont :
- Une aggravation par les traumatismes, la chaleur.

Voir aussi

- Jambes lourdes : ***Aesculus hippocastanum*, *Pulsatilla*, *Sepia*.**
- Hémorroïdes : ***Aesculus hippocastanum*, *Aloe*, *Arnica montana*, *Collinsonia*, *Graphites*, *Muriaticum acidum*, *Nux vomica*.**
- Traumatisme : voir ***Arnica montana*.**

Harpagophytum

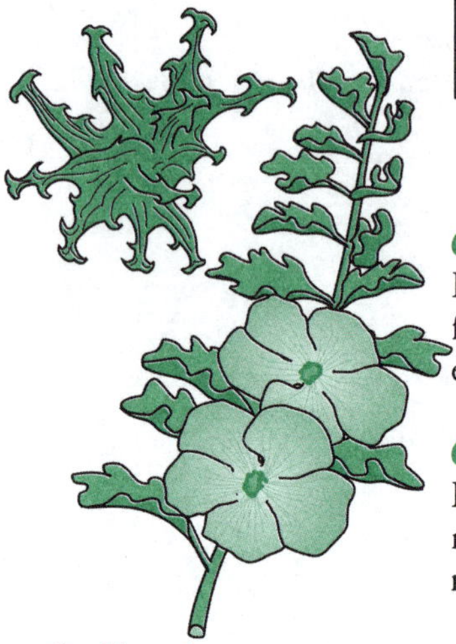

RHUMATISMES

Origine

La griffe du diable, *Harpagophytum procumbens*, de la famille des pédaliacées, est originaire du désert du Kalahari en Namibie.

Composition

La teinture-mère homéopathique préparée à partir des racines possède, en phytothérapie, une activité anti-inflammatoire, analgésique et antispasmodique.

Indications

Rhumatismes des poignets, des mains et des pieds

Surtout quand il y a des crises d'arthroses, et que les articulations sont gonflées, rouges, douloureuses et commencent à se déformer.

> Précautions d'emploi : Cette plante ne doit pas être utilisée à doses phytothérapiques pendant la grossesse.

Posologie

Harpagophytum 5 CH, 2 granules au réveil et au coucher.

Voir aussi

Douleurs des articulations des doigts : ***Actea racemosa***, ***Caulophyllum***.

Hepar sulfur

SUPPURATIONS AIGUËS • SUPPURATIONS CHRONIQUES • TROUBLES DU CARACTÈRE • LARYNGITE

Origine

Hepar sulfur est un médicament conçu par Hahnemann, contenant à parties égales du calcaire d'huîtres *(Calcarea carbonica)* et de la fleur de soufre purifié *(Sulfur)*. Il en résulte une poudre gris jaunâtre, quasi insoluble dans l'eau et dans l'alcool, qui se décompose facilement à l'air. La substance est préparée avec du lactose jusqu'à la 2 CH, puis avec la teinture-mère à partir de la 3 CH.

Composition

La teinture-mère contient essentiellement du soufre sublimé lavé, du carbonate de calcium, de la silice, des matières organiques et des métaux lourds.

Indications

Le pus est mal lié, les zones enflammées sont œdématiées, très douloureuses, avec sensation d'écharde enfoncée.

Suppurations aiguës

De la peau

Abcès, furoncles, eczéma purulent ; acné purulente.

De la sphère ORL

— Rhino-pharyngites avec écoulements de pus par le nez et dans la gorge.
— Trachéites, bronchites déclenchées par le moindre courant d'air ou froid, quand le sujet se découvre. La toux, d'abord sèche, devient rapidement grasse.
— Angines avec suppuration des amygdales.
— Laryngite aiguë typique chez l'enfant, survenant à la suite d'un coup de froid.
— Otites, sinusites.

Les conjonctivites

Avec écoulement de pus et paupières enflammées.

Suppurations chroniques

De la sphère ORL

— Rhino-pharyngites à répétition.
— Sinusites chroniques.
— Otites chroniques à tympans ouverts.

De toute origine

Troubles du caractère de l'enfant

Survenant chez les enfants bons répondeurs.

Laryngite
Survenant à la suite d'un coup de froid, avec modification de la voix et toux sèche, rauque, douloureuse.

Diarrhée de l'enfant
Quand les selles blanches ou verdâtres, d'odeur acide ou aigre, sont aggravées par les boissons froides.

> Contre-indications : ⚕ ***Hepar sulfur*** est contre-indiqué dans les processus suppuratifs des cavités fermées : sinus, dents, oreilles.

Hepar sulfur convient si

Les facteurs déclenchants sont :
- Les courants d'air.

Les modalités sont :
- Une aggravation au moindre contact, par le froid, local ou général (l'hiver), par les courants d'air.
- Une amélioration par le temps humide et doux.

Les bons répondeurs à *Hepar sulfur*

Les sujets lymphatiques, frileux, hypersensibles à la douleur. Leur indolence et leur mollesse générale contrastent avec leur précipitation habituelle. L'adulte est dépeint comme un émotionnel instable, insatisfait chronique et boudeur. Son extrême irritabilité est génératrice de colères soudaines et violentes.
L'enfant est un indolent hypersensible et irritable, mais précipité dans l'action ; il a tendance à tout faire rapidement et à répondre par des impulsions et des colères violentes et soudaines. Il est parfois méchant, cherchant à nuire et à faire mal.
Enfants ou adultes, ils sont sujets aux rhino-pharyngites à répétition. Chez eux, la moindre plaie suppure longtemps et cicatrise lentement. Ils ont de nombreux ganglions. Ils sont attirés par le vinaigre, les aliments acides ou très épicés ; ils n'aiment pas les aliments gras.

Posologie

> Attention : Dans les suppurations, l'emploi d'***Hepar sulfur*** demande de grandes précautions :
> — Pour faire mûrir et suppurer un abcès : ***Hepar sulfur*** 5 CH, 2 granules 5 fois par jour, puis ralentir les prises quand la suppuration s'atténue.
> — Pour arrêter un abcès au tout début : ***Hepar sulfur*** 30 CH, une dose.

Dans les laryngites : ***Hepar sulfur*** 30 CH, une dose au coucher.

Voir aussi

- Hypersensibilité à la douleur : ***Chamomilla vulgaris***, ***Coffea cruda***.
- Troubles du caractère de l'enfant : voir ***Chamomilla vulgaris***.
- Suppurations aiguës et chroniques : ***Silicea***.

- Abcès : ***Apis mellifica***, ***Belladonna***, ***Silicea***, ***Sulfur***.
- Laryngite : ***Aconitum napellus***, ***Apis mellifica***, ***Iodum***, ***Sambucus***, ***Spongia tosta***.
- Toux déclenchée en respirant de l'air froid : ***Corallium rubrum***, ***Rumex crispus***.
- Conjonctivites non allergique ou infectieuse : ***Belladonna***, ***Euphrasia***, ***Mercurius solubilis***.
- Diarrhée de selles verdâtres : ***Aconitum napellus***, ***Chamomilla vulgaris***, ***Dulcamara***, ***Ipeca***, ***Magnesia carbonica***.

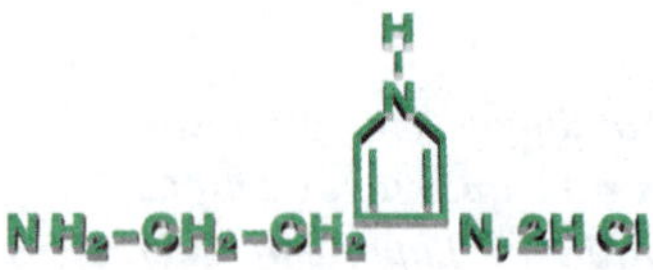

Histaminum

ALLERGIES

Origine

Physiologiquement, l'histamine est le principal médiateur qui intervient dans les manifestations allergiques. Le dichlorhydrate d'histamine, employé en homéopathie, est un médicament d'appoint utilisé dans cette indication.

Indications

Les allergies

• Traitement d'appoint de tous les types d'allergies, surtout cutanées : eczémas, œdèmes, urticaires.
• Mais aussi, à un moindre degré, dans les allergies :
— respiratoires : asthme, rhinite allergique, sinusites ;
— les conjonctivites allergiques.

Histaminum convient si

Les facteurs déclenchants sont :
Les allergènes, c'est-à-dire des substances susceptibles de déclencher une allergie chez les sujets prédisposés.

Les bons répondeurs à *Histaminum*

Les sujets allergiques.

Posologie

Une dose d'***Histaminum*** 9 CH, en complément d'un traitement de fond.

Voir aussi

Allergie : ***Poumon Histamine***.

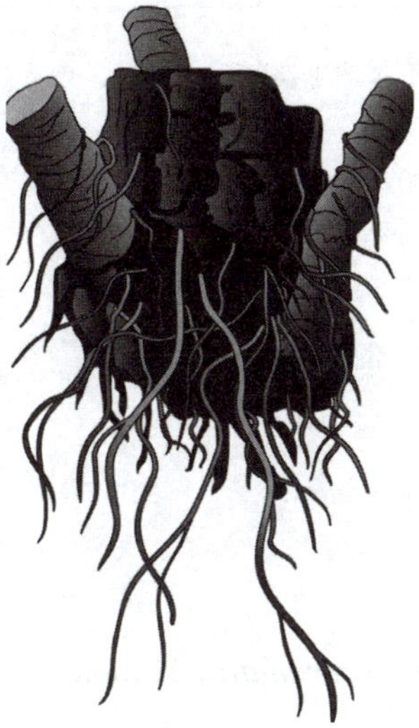

Hydrastis

RHINO-PHARYNGITES • SINUSITES • CONSTIPATION • MAUVAISES DIGESTIONS • APHTES • HERPÈS

Origine

Hydrastis, de la famille des renonculacées, est une plante herbacée des forêts montagneuses des États-Unis et du Canada. À l'origine, elle était employée contre les ulcères, les maladies des yeux et les inflammations de la bouche, mais son prix élevé à l'époque, les difficultés à la cultiver en avaient limité l'usage et favorisé la fraude par addition de racines d'autres origines. Dans les années cinquante, elle était encore utilisée pour prévenir les règles très abondantes.

Composition

La teinture-mère préparée à partir des organes souterrains contient des alcaloïdes toxiques dont l'hydrastine, la berbérine et la canadaline aux effets vasoconstricteurs, spasmolytiques et régulateurs du flux biliaire.

Indications

Rhino-pharyngites et sinusites aiguës ou chroniques

Elles sont reconnues par :
— leurs écoulements nasal et pharyngé de sécrétions jaunes, épaisses et visqueuses ;
— et leur toux sèche, pénible, suivie d'une expectoration jaunâtre et collante.

Constipation

⚕ Selles petites, dures, liées entre elles par du mucus, chez les gens qui, se croyant constipés, abusent des laxatifs. Cette manie entraîne une véritable constipation et s'accompagne d'une asthénie et, à l'extrême, d'un amaigrissement liés à une perte de minéraux.

Mauvaise digestion

Avec une sensation de creux à l'estomac qui n'est pas soulagée en mangeant, et une langue jaunâtre qui garde l'empreinte des dents.

Aphtes buccaux et herpès labiaux

À sécrétions jaunâtres.

***Hydrastis* convient si**

Les modalités sont :
- Une aggravation par le froid, par les laxatifs.

Posologie

Constipation par abus de laxatifs : ***Hydrastis*** 6 DH, 20 gouttes 2 fois par jour.

Voir aussi

- Sinusite maxillaire : ***Kalium bichromicum***, ***Kalium iodatum***, ***Mezereum***.
- Aphtes : voir ***Borax***.
- Herpès buccal : voir ***Rhus toxicodendron***.
- Indigestion : ***Carbo vegetabilis***, ***Ipeca***, ***Nux vomica***, ***Sulfur***.
- Rhino-pharyngites survenant par temps froid : ***Coccus cacti***, ***Dulcamara***, ***Kalium bichromicum***.

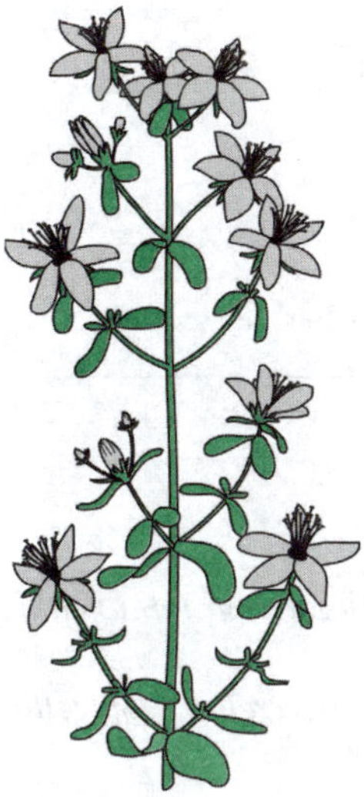

Hypericum perforatum

BLESSURE DES NERFS • DÉPRESSIONS • ZONA

Origine

Le millepertuis est une plante herbacée vivace à fleurs jaunes de la famille des hypéricacées. Très commune, d'environ 60 cm de hauteur, elle est attirée par les lieux ensoleillés, secs et incultes. Au Moyen Âge, la *Fuga dæmonum*, « qui fait fuir le démon », était censée chasser l'Esprit des ténèbres et guérir les possédés. En phytothérapie, elle est utilisée par voie externe pour ses propriétés astringentes, antiseptiques et cicatrisantes ; par voie interne, elle a une activité anti-inflammatoire, antispasmodique et un effet sédatif antidépresseur.

Composition

La teinture-mère, préparée à partir de la plante entière fleurie, contient des substances photosensibilisantes, notamment pour les moutons qui broutent la plante, et des substances antiseptiques.

Indications

Blessures des nerfs

- Par section : accidents, arrachage de dents, coupure chirurgicale (microchirurgie).
- Par écrasement : des doigts (ongles), des pieds.
- Dans les amputations.

Dans ces cas, les douleurs sont intolérables, lancinantes et remontent le long du membre.

Dépressions des traumatisés crâniens

Elles surviennent dans les deux à six mois qui suivent le traumatisme crânien et se manifestent par de l'anxiété, des céphalées, des vertiges, de l'insomnie et des troubles de la mémoire.

Zona

Douleurs aiguës ou séquellaires du zona, quand celles-ci sont aggravées par le moindre toucher et vont d'avant en arrière, c'est-à-dire du thorax à la colonne vertébrale.

Hypericum perforatum **convient si**

Les facteurs déclenchants sont :

- Les traumatismes nerveux par section et/ou écrasement des nerfs.

Les modalités sont :

- Une aggravation par temps froid et humide, par le moindre toucher, les secousses.

Voir aussi

- Blessures des nerfs : ***Ledum palustre***, ***Staphysagria***.
- Dépression des traumatisés crâniens : ***Natrum sulfuricum***.
- Douleurs du zona : ***Arsenicum album***, ***Cantharis vesicatoria***, ***Mezereum***, ***Ranunculus bulbosus***, ***Rhus toxicodendron***.
- Séquelles douloureuses de zona : ***Arsenicum album***, ***Mezereum***, ***Spigelia***, ***Vaccinotoxinum***.

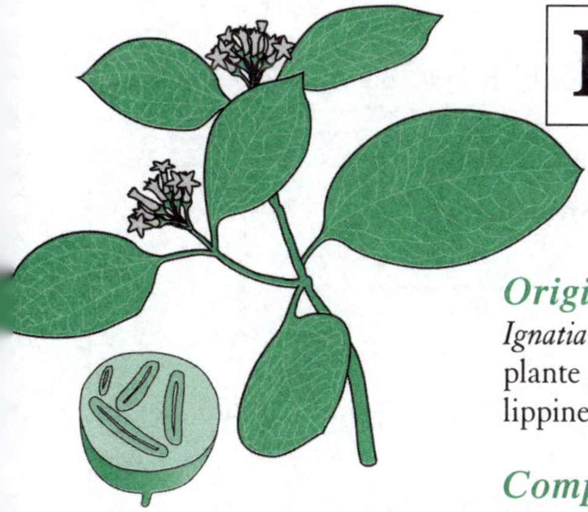

Ignatia amara

SPASMOPHILIE • DÉPRESSIONS RÉACTIONNELLES • TRAC • TOUX

Origine

Ignatia, ou la fève de Saint-Ignace, *Strycnos ignatii*, plante de la famille des loganiacées, originaire des Philippines, est fournie par un arbre voisin du vomiquier.

Composition

La graine séchée utilisée en homéopathie pour préparer la teinture-mère est très riche en alcaloïdes (3 à 4 %) dont 60 % de strychnine associée à de la brucine.

Indications

Spasmophilie

Les manifestations psychosomatiques classiques et fréquentes de celle-ci sont présentes :
- humeur triste, chagrine, avec fatigue prononcée ;
- tendance aux évanouissements ;
- boule dans la gorge ;
- soupirs bruyants fréquents ;
- palpitations, tachycardie à la moindre émotion ;
- céphalées avec sensation de clou enfoncé dans la tête ;
- colites spasmodiques, aérophagie ;
- insomnie avec sommeil agité.

Ces manifestations sont extrêmement changeantes et variables dans leur forme et leur intensité.

Dépression réactionnelle

Elle fait suite à :
- un deuil, une déception amoureuse ;
- une contrariété, des vexations ;
- des peurs, des terreurs ;
- des émotions fortes et répétées.

Elle est accompagnée des manifestations psychosomatiques du type sensible.

Trac

Il précède une échéance importante inhabituelle et se manifeste par les troubles psychosomatiques précédemment décrits. Par exemple, lorsqu'un étudiant passe un examen, ou qu'un adulte va à un rendez-vous professionnel important.

Toux sèches spasmodiques « auto-entretenues »
Elles surviennent dans un contexte infectieux : plus le malade tousse, plus il a envie de tousser.

Ignatia amara convient si

Les facteurs déclenchants sont :
- Les émotions fortes de toutes natures.

Les modalités sont :
- Une aggravation par les émotions, par la consolation, vers 11 heures du matin.
- Une amélioration par la distraction.

Les bons répondeurs à *Ignatia amara*

Les sujets hyperémotifs, très sensibles à la douleur, extrêmement irritables, ayant des réactions paradoxales et contradictoires se traduisant de la façon suivante :
— des rires et des larmes qui alternent facilement ;
— une aggravation par la consolation qui fait pleurer au lieu de réconforter ;
— des rires nerveux aux enterrements ;
— des nausées ou des douleurs digestives calmées en mangeant ;
— une digestion aisée d'un lourd repas d'affaires, et une indigestion à la suite d'un léger goûter.
Ces personnes, à l'humeur versatile, oublient aussitôt leurs malheurs à la moindre distraction.
Ils ne supportent pas les odeurs, de tabac comme de cuisine.

Posologie

- Dans les dépressions réactionnelles : immédiatement après le phénomène déclenchant, il faut donner 3 jours de suite au réveil des doses échelonnées :
— le premier jour : ***Ignatia*** 9 CH, une dose ;
— le deuxième jour : ***Ignatia*** 15 CH, une dose ;
— le troisième jour : ***Ignatia*** 30 CH, une dose.
Dans tous les cas, consulter un médecin qui associera un traitement de fond.
- Le trac : voir page 366.

Voir aussi

- Spasmophilie (médicaments de terrain) : ***Calcarea carbonica***, ***Magnesia carbonica***, ***Magnesia phosphorica***, ***Moschus***, ***Natrum muriaticum***, ***Nux vomica***, ***Platina***, ***Staphysagria***, ***Tuberculinum***, ***Valeriana***, ***Zincum metallicum***.
- Spasmophilie (médicaments de crise) : ***Cuprum metallicum***, ***Spigelia***, ***Spongia tosta***.
- Dépression réactionnelle : ***Natrum muriaticum***, ***Phosphoricum acidum***, ***Sepia***, ***Thuya occidentalis***.
- Trac : ***Argentum nitricum***, ***Causticum***, ***Gelsemium sempervirens***.
- Insomnie d'endormissement : voir ***Coffea cruda***.

Influenzinum

GRIPPE

Origine

Biothérapique obtenu à partir du vaccin antigrippal de l'année en cours.

Indications

Prévention de la grippe

Ce médicament peut entraîner parfois des petites poussées de fièvre ou une fatigue prolongée. Certains sujets sont quelquefois obligés d'arrêter les prises, car elles sont mal supportées et peuvent être à l'origine d'un syndrome pseudo-grippal.

Posologie

Prendre une dose d'***Influenzinum*** 9 CH à une semaine d'intervalle pendant 1 mois, puis une dose par mois pendant l'hiver ou la période de risque de contagion.

I_2

Iodum

MAIGREUR • TROUBLES ORL • ACNÉ

Origine

L'iode métallique — de numéro atomique 53 et de poids moléculaire 126,904 — se présente sous forme de lamelles friables, gris violacé. Dans l'organisme, il participe à la fabrication des hormones, thyroïdiennes en particulier, synthétisées par la thyroïde ; hormones nécessaires non seulement au fonctionnement de celle-ci, mais également au développement physique et mental des individus.

En oligothérapie, il est utilisé dans le traitement des infections saisonnières, des trachéobronchites de l'enfant, des bronchites chroniques, dans les troubles de la thyroïde, dans les hypertensions artérielles et dans les obésités. Sa principale source alimentaire provient des aliments d'origine marine (fruits de mer en particulier). On le retrouve aussi, mais en plus faible quantité, dans la viande, les œufs, le lait et les céréales.

Indications

Sujets maigres ou qui maigrissent malgré un bon appétit

Surtout les bons répondeurs.

Troubles ORL

- Rhino-pharyngites aiguës, mais surtout chroniques, avec écoulement nasal irritant.
- Laryngites accompagnées d'une toux rauque, croupale.

Acné des sujets bons répondeurs

- Juvénile.
- Rosacée.

Chez des personnes ayant souvent la peau sèche, jaunâtre, ridée.

Trouble thyroïdien

⚕ Sa présence nécessite une consultation médicale.

Kyste ovarien

⚕ Là encore, un suivi médical est indispensable.

Iodum convient si

Les modalités sont :
- Une aggravation par la chaleur.
- Une amélioration par le froid.

Les bons répondeurs à *Iodum*

Ce sont souvent des sujets de complexion brune, maigres, hyperactifs, anxieux, toujours pressés et en mouvement. Ils ont sans cesse trop chaud, et constamment faim. Les hommes ont la pomme d'Adam saillante, les femmes des seins souvent flétris. Les deux se caractérisent par des yeux bruns et brillants.

Voir aussi

- Sujet maigre malgré un bon appétit : ***Natrum muriaticum*, *Silicea*.**
- Laryngite : ***Aconitum napellus*, *Apis mellifica*, *Drosera rotundifolia*, *Hepar sulfur*, *Sambucus*, *Spongia tosta*.**
- Couperose ou acné rosacée : ***Ledum palustre*, *Sanguinaria*.**

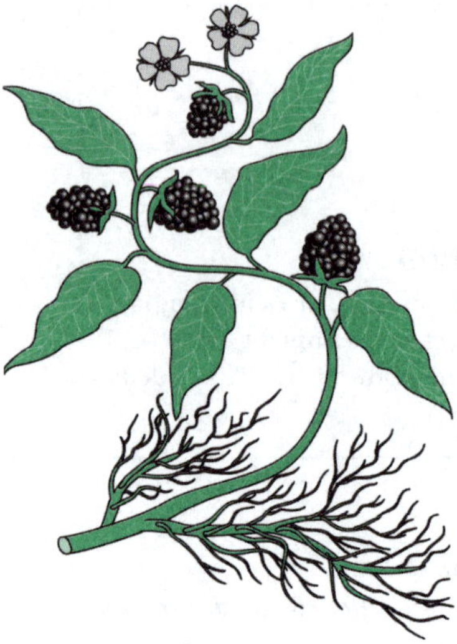

Ipeca

GROSSESSE • INDIGESTIONS • INTOXICATION ALIMENTAIRE • TOUX NAUSÉEUSES

Origine

Ipeca annelé mineur, *Cephælis ipecacuanha,* plante de la famille des rubiacées, est un arbuste d'environ 40 cm de haut, originaire du Brésil, très présent dans ce pays et en Bolivie. Connue depuis toujours dans ces pays pour ces effets vomitifs dans les embarras gastriques, cette plante n'a été introduite en Europe qu'en 1672 par un médecin nommé Legras. En phytothérapie, elle est employée aussi comme expectorant, et dans la coqueluche.

Composition

La teinture-mère, préparée à partir des organes souterrains de la plante, est riche en alcaloïdes dont le principal, l'émétine, a donné le substantif émétique : « qui provoque le vomissement ».

Indications

Nausées de la grossesse

Ces femmes, lorsqu'elles sont enceintes, présentent des nausées persistantes, pénibles, qui ne sont pas améliorées par les vomissements comme c'est la règle. Leur langue est humide, rose, propre, c'est-à-dire qu'elle n'est pas blanche comme c'est le cas habituellement quand les nausées sont d'origine digestive. Une salivation abondante accompagne ces nausées.

Indigestions

Elles sont provoquées par :
— l'ingestion de fruits non mûrs (verts) ;
— l'ingestion d'aliments difficiles à digérer, les écarts de régime.
Elles s'accompagnent :
— de nausées avec des vomissements qui ne soulagent pas ;
— de diarrhées aiguës (infantiles ⚕) faites de selles écumeuses, verdâtres, parfois sanguinolentes ;
— de crampes douloureuses de l'abdomen ;
— et, toujours, une langue propre avec une salivation abondante.

Intoxication alimentaire

Provoquant les troubles qui viennent d'être décrits.

Toux nauséeuses

On les rencontre dans les :
- rhino-pharyngites ;
- bronchites, trachéites ;
- ⚕ coqueluche ;
- ⚕ asthme infantile revenant annuellement aux mêmes périodes.

Les toux sont sèches, quinteuses, spasmodiques. Elles provoquent des nausées que les vomissements (de glaires), parfois striés de sang, ne soulagent pas. Le sujet ne paraît pas encombré, ne crache pas, mais peut avoir du mal à respirer.

Ipeca convient si

Les modalités sont :
- Une aggravation par le moindre mouvement, par le froid et la chaleur humide.

Voir aussi

- Indigestion : ***Carbo vegetabilis, Hydrastis, Nux vomica, Sulfur.***
- Troubles digestifs à la suite d'écarts ou d'excès alimentaires : ***Antimonium crudum, Nux vomica.***
- Intoxication alimentaire : ***Arsenicum album, Carbo vegetabilis, Nux vomica, Podophyllum.***
- Diarrhée de selles verdâtres : ***Aconitum napellus, Chamomilla vulgaris, Dulcamara, Hepar sulfur, Magnesia carbonica.***
- Nausées de la grossesse : ***Cocculus indicus, Ignatia amara, Nux vomica, Sepia, Symphoricarpus, Tabacum.***
- Coqueluche : ***Corallium rubrum, Drosera rotundifolia, Ipeca.***
- Toux quinteuses : ***Coccus cacti, Corallium rubrum, Cuprum metallicum, Drosera rotundifolia.***

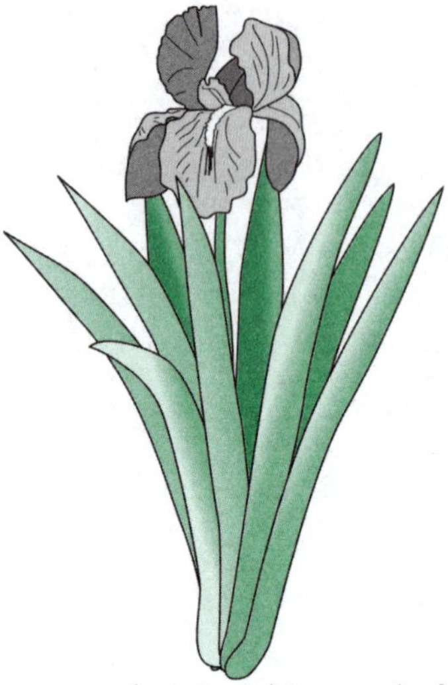

Iris versicolor

MIGRAINES OPHTALMIQUES • GASTRITE • HERNIE HIATALE • SCIATIQUE GAUCHE

Origine

Le glaïeul bleu, plante vivace de la famille des iridacées, est souvent rencontré dans les marais et prairies humides des États-Unis et du Canada, et fréquemment cultivé en Europe. Il est diurétique à faible dose, et purgatif et émétique à forte dose.

Composition

C'est le rhizome (partie souterraine de la tige) qui est utilisé en homéopathie pour la fabrication de la teinture-mère.

Indications

Migraine ophtalmique hebdomadaire

Elle est très caractéristique :
— survenant surtout les jours de repos ou les fins de semaine ;
— précédée d'une sensation de « berlue », de brouillard devant les yeux ;
— située au-dessus de l'orbite droite.
S'accompagnant :
— de brûlures de l'œsophage et de l'estomac, avec parfois reflux alimentaire, voire vomissements ;
— d'une diarrhée qui brûle l'anus.

Gastrite et hernie hiatale

Avec brûlures de l'estomac et de l'œsophage accompagnées parfois par le reflux d'un liquide acide dans la bouche (pyrosis).

Diarrhée

Diarrhée liquide, aqueuse, suivie de brûlures intenses de l'anus.

Reflux gastro-œsophagien du nourrisson

Accompagné de vomissements et de diarrhées acides très douloureux, identifiés par les pleurs et les cris du nourrisson qui surviennent en ces occasions.

Sciatique

Elle prédomine du côté gauche et est aggravée par le mouvement.

Pancréatite

⚕ Elle nécessite une consultation médicale.

***Iris versicolor* convient si**

Les facteurs déclenchants sont :
- Les jours de repos, de détente.

Les modalités sont :
- Une aggravation tous les sept jours.

Posologie

En cas de crises migraineuses : ***Iris versicolor*** 9 CH, 5 granules dès que les premiers signes apparaissent, puis 2 granules très fréquemment au début, en espaçant les prises au fur et à mesure de l'amélioration.

Voir aussi

- Migraine ophtalmique : ***Gelsemium sempervirens***, ***Natrum muriaticum***, ***Podophyllum***.
- Migraine hebdomadaire : ***Sanguinaria***, ***Sulfur***.
- Migraine s'accompagnant de troubles digestifs : ***Chelidonium majus***, ***Lycopodium clavatum***, ***Podophyllum***, ***Sanguinaria***.
- Gastrite : ***Anacardium orientale***, ***Argentum nitricum***, ***Arsenicum album***, ***Kalium bichromicum***, ***Phosphorus***.
- Reflux gastro-œsophagien : ***Magnesia carbonica***.

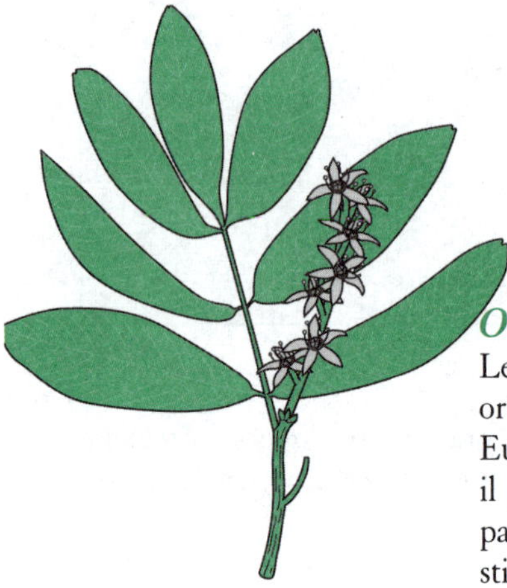

Jaborandi

TRANSPIRATION EXCESSIVE • FATIGUE OCULAIRE • CALCUL DE LA GLANDE SALIVAIRE

Origine

Le *Pilocarpus jaborandi*, arbuste de la famille des rutacées, originaire du Brésil et du Paraguay, a été introduit en Europe par Couthino en 1874. À doses phytothérapiques, il produit une hypersécrétion de toutes les glandes et en particulier salivaires ; de ce fait, on l'utilise encore pour stimuler leur sécrétion en présence de calculs.

Composition

Les feuilles, partie employée pour préparer la teinture-mère, contiennent du tanin, une essence, des alcaloïdes telles la pilocarpine (qui agit sur l'œil) et la pilosine.

Indications

Transpiration excessive des sujets nerveux et émotifs

Souvent accompagnée d'une hypersalivation.

Fatigue oculaire

Chez les sujets faisant des travaux minutieux ou qui travaillent de façon prolongée sur les micro-ordinateurs ou encore regardent la télévision de trop près.

Calcul de la glande salivaire

Posologie

Dans les calculs des glandes salivaires, le ***Jaborandi*** est utilisé à doses phytothérapiques, en teinture-mère : 30 gouttes matin et soir pendant 1 mois.

Voir aussi

Fatigue oculaire : ***Onosmodium***, ***Ruta graveolens***.

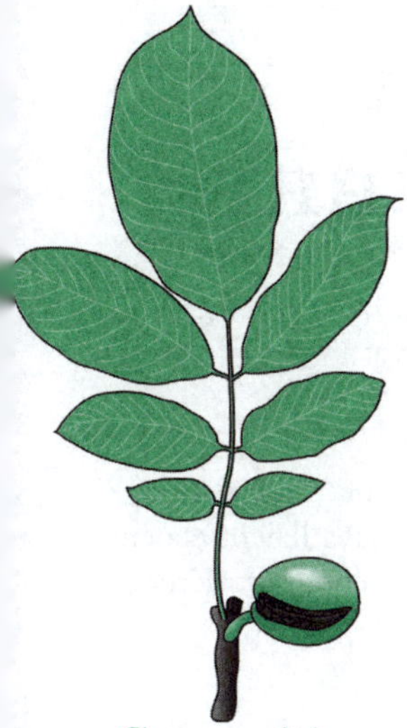

Juglans regia

TROUBLES HÉPATIQUES

Origine

C'est le noyer royal ou commun, dont les arbres sont cultivés dans toute l'Europe pour son bois précieux et ses fruits ; il est originaire de Perse et de Syrie. En Angleterre, on mettait les chevaux à l'abri des piqûres de mouche et d'insectes en les lavant avec un décocté de feuilles de noyer. L'huile de noyer a des propriétés hypocholestérolémiantes et hypotriglycéridémiantes ; les feuilles ont des propriétés astringentes, antidiarrhéiques et cicatrisantes.

Composition

Les feuilles et les fruits (la noix) sont à l'origine des teintures-mères homéopathiques.

Indications

Troubles hépatiques

Ils provoquent :

- une indigestion avec sensation de malaises et ballonnements importants après le repas ;
- des céphalées sourdes, profondes avec élancements aigus à l'occiput ;
- une aggravation d'une acné ou d'un eczéma.

Juglans regia convient si

Les facteurs déclenchants sont :

- Les aliments gras.

Voir aussi

- Troubles hépatiques : ***Chelidonium majus***, ***Lycopodium clavatum***, ***Nux vomica***, ***Taraxacum***.
- Troubles digestifs déclenchés par des aliments gras : ***Carbo vegetabilis***, ***Pulsatilla***.
- Acné juvénile : ***Antimonium crudum***, ***Selenium***, ***Sulfur iodatum***.

$Cr_2K_2O_7$

Kalium bichromicum

RHINO-PHARYNGITES • APHTES • GASTRITES • ULCÈRES GASTRIQUES • SCIATIQUE GAUCHE

Origine

Le bichromate de potassium est un sel qui se présente sous forme de cristaux rouge orangé solubles dans l'eau et inaltérables à l'air. Les ouvriers qui le travaillaient étaient fréquemment atteints de perforation des fosses nasales. Il était aussi réputé accélérer la cicatrisation des ulcères tuberculeux ou syphilitiques.

Indications

Rhino-pharyngites typiques, c'est-à-dire

— Commençant par des éternuements violents, avec nez sec, bouché et douloureux à sa racine.
— Se poursuivant par un écoulement nasal jaune verdâtre muco-purulent, abondant, épais, visqueux, avec formation de croûtes nasales se reformant dès qu'on les enlève.
— S'accompagnant d'une toux grasse au réveil.
— Se compliquant de céphalées très localisées, en points au-dessus des yeux, qui traduisent l'apparition d'une sinusite.

C'est le médicament des rhino-pharyngites survenant par temps froid et humide, très souvent rencontré sous nos climats.

Indications digestives

Aphtes buccaux

Avec ulcérations à bords nets et sécrétions jaunâtres.

Gastrites

Accompagnées de brûlures d'estomac et de renvois de liquide acide dans la bouche (pyrosis). Ces troubles sont aggravés par la bière, que le sujet désire pourtant.

Ulcères gastriques ou gastro-duodénaux

⚕ La fibroscopie montre des ulcères à bords nets, à l'emporte-pièce.

Sciatique

Dans laquelle la douleur est discontinue, c'est-à-dire ressentie comme des points douloureux suivant le trajet du nerf. Les douleurs sont aggravées par le froid et améliorées par la chaleur, le mouvement, la flexion. La sciatique atteint préférentiellement le membre inférieur gauche.

Kalium bichromicum convient si

Les modalités sont :

- Une aggravation par le froid, par l'air frais, par la bière.
- Une amélioration par la chaleur.

Voir aussi

- Rhino-pharyngites par temps froid et/ou humide : ***Chamomilla vulgaris***, ***Coccus cacti***, ***Corallium rubrum***, ***Dulcamara***, ***Hepar sulfur***, ***Hydrastis***.
- Rhino-pharyngites avec éternuements fréquents : ***Allium cepa***, ***Ammonium muriaticum***, ***Euphrasia***.
- Aphtes : voir ***Borax***.
- Gastrite : ***Anacardium orientale***, ***Argentum nitricum***, ***Arsenicum album***, ***Iris versicolor***, ***Phosphorus***.
- Sinusite maxillaire : ***Hydrastis***, ***Kalium iodatum***, ***Mezereum***.
- Sciatique améliorée par la flexion : ***Colocynthis***, ***Magnesia carbonica***, ***Magnesia phosphorica***.

K_2CO_3

Kalium carbonicum

MÉDICAMENT DES PERSONNES ÂGÉES • TROUBLES DIGESTIFS • TROUBLES RESPIRATOIRES • DOULEURS LOMBAIRES

Origine

Kalium carbonicum, le carbonate de potassium, est obtenu le plus souvent par calcination du bicarbonate de potassium. C'est une poudre blanche qui se présente sous forme de cristaux ou de sel blanc pulvérulent. Elle est très soluble dans l'eau et insoluble dans l'alcool pur.

Indications

Troubles digestifs

- Ballonnements de tout l'abdomen survenant pendant ou juste après le repas, et s'accompagnant d'aérophagie avec des renvois fréquents.
- Hernie hiatale avec rejet de liquide acide et brûlant dans la bouche.
- Hémorroïdes améliorées si le sujet est assis sur un siège dur.
- Constipation avec hémorroïdes des personnes âgées.

Troubles respiratoires

- Rhino-pharyngites chroniques des sujets âgés.
- Rhino-pharyngites aiguës avec nez bouché, éternuements fréquents et écoulement nasal muco-purulent.
- Trachéo-bronchite avec toux sèche, dure, pénible, incessante, provoquant un gonflement de la paupière supérieure. L'expectoration de petits crachats est difficile.
- ⚕ Asthme aggravé entre 2 et 4 heures du matin, amélioré si le sujet est penché en avant la tête sur les genoux.

Douleurs lombaires persistantes

- améliorées quand on est allongé sur un plan dur ;
- surtout après une grossesse ;
- ou à la ménopause.

Incontinence d'urine

- à la toux ou à l'effort chez l'adulte ;
- après l'accouchement ;
- chez les femmes, souvent à la ménopause, ayant une descente d'organes ;
- chez les vieillards.

Médicament des personnes âgées bons répondeurs

- très fatiguées, atteintes d'arthrose, des genoux en particulier, et de « faiblesse » des membres inférieurs ;
- ⚕ et/ou atteintes de maladies cardiaques et pulmonaires.

Kalium carbonicum convient si

Les modalités sont :

- Une aggravation nocturne, au grand air, par la pression.
- Une amélioration par la marche, la sieste (la fatigue).

Les bons répondeurs à *Kalium carbonicum*

Les sujets sensibles à ce médicament sont anxieux, craintifs et très peureux, et redoutent la solitude. Souvent de mauvaise humeur, ils sont particulièrement irascibles. Ils sont généralement fatigués et très las ; ils ont le teint pâle, les yeux cernés et le regard éteint. Ils prennent facilement froid et transpirent la nuit. Ils sont attirés par les aliments acides et le sucre, et ont un dégoût de la viande.
Ce médicament est particulièrement bien adapté aux sujets âgés, bien en chair.

Voir aussi

- Constipation des personnes âgées : ***Causticum***, ***Plumbum metallicum***.
- Ballonnement de tout l'abdomen : ***Aloe***, ***China rubra***.
- Asthme survenant la nuit : ***Arsenicum album***, ***Cuprum metallicum***, ***Natrum muriaticum***.
- Incontinence urinaire provoquée par la toux : ***Alumina***, ***Causticum***, ***Rumex crispus***.

KI

Kalium iodatum

RHINITES • SINUSITE FRONTALE • RHUMATISMES

Origine

Kalium iodatum, l'iodure de potassium, est un sel composé de cristaux incolores, très soluble dans l'eau et dans l'alcool.

Indications

Rhinites

Infectieuses

Rhino-pharyngites avec éternuements, et écoulements nasal et oculaire profus, clairs et très irritants. Le nez et les yeux sont rouges, le nez est gonflé, le pourtour des yeux enflammé.

Allergiques

« Rhume des foins » avec les mêmes écoulements.

Les rhinites, aussi bien allergiques qu'infectieuses, sont améliorées par la chaleur et aggravées par l'air frais, contrairement aux modalités générales du médicament.

Sinusites

Si la rhino-pharyngite n'est pas guérie, l'écoulement nasal devient verdâtre et se complique d'une sinusite frontale qui rend extrêmement sensibles tous les os de la face, et très douloureuse la racine du nez. Le rhume se transforme parfois en sinusite maxillaire.

Rhumatismes

Des genoux, en particulier, aggravés la nuit et par la chaleur, et améliorés par le mouvement.

Sciatique

Dont les douleurs « se réveillent » vers 5 heures du matin, et ayant les mêmes modalités d'amélioration et d'aggravation que pour les rhumatismes.

Kalium iodatum convient si

Les modalités sont :

- Une aggravation par la chaleur, la nuit.
- Une amélioration par l'air frais, le mouvement.

Voir aussi

- Rhinite allergique avec écoulement nasal et larmoiement irritants : ***Arsenicum album***, ***Naphtalinum***.

• Rhinite allergique avec écoulement nasal irritant : ***Allium cepa***, ***Ammonium muriaticum***, ***Arsenicum album***, ***Naphtalinum***, ***Sanguinaria***.
• Sinusite maxillaire : ***Hydrastis***, ***Kalium bichromicum***, ***Mezereum***.
• Rhumatismes aggravés la nuit : ***Aurum metallicum***, ***Phytolacca***.
• Rhumatismes améliorés par le mouvement : ***Dulcamara***, ***Rhus toxicodendron*** (aggravés au début), ***Tuberculinum residuum***.
• Sciatique aggravée la nuit : ***Aconitum napellus***, ***Arsenicum album***, ***Magnesia carbonica***, ***Phytolacca***.

KCl

Kalium muriaticum

RHINO-PHARYNGITES • ANGINES • APHTES

Origine

C'est le chlorure de potassium KCl, utilisé en allopathie dans le traitement des hypokaliémies, c'est-à-dire chez les sujets qui n'ont pas assez de potassium dans le sang. Il se présente sous la forme de cristaux inodores insolubles dans l'alcool et très solubles dans l'eau.

Indications

Rhino-pharyngites aiguës ou chroniques

Elles sont facilement reconnues par :
— l'écoulement épais, blanc, glaireux qui coule sans cesse du nez ;
— la sensation d'oreilles bouchées et les bruits de craquements quand on se mouche ;
— la toux accompagnée de crachats glaireux clairs.

Angines

Avec des cryptes amygdaliennes remplies de caséum (substance pâteuse ayant l'aspect du fromage) blanchâtre.

Aphtes à fond grisâtre

Œdème articulaire

Persistant et se résorbant très lentement après un traumatisme (entorse).

Kalium muriaticum convient si

Les modalités sont :

- Une aggravation par temps froid, par l'humidité.
- Une amélioration par la chaleur sèche.

Voir aussi

- Rhino-pharyngites avec écoulement nasal clair : ***Dulcamara***.
- Aphtes : ***Borax***, ***Hydrastis***, ***Kalium bichromicum***, ***Mercurius solubilis***, ***Pulsatilla***.

KPO_4H_2

Kalium Phosphoricum

SURMENAGE INTELLECTUEL • FATIGUE SEXUELLE

Origine

Le phosphate monopotassique est une poudre blanche très soluble dans l'eau et insoluble dans l'alcool.

Indications

Surmenage intellectuel

Des étudiants marqués par :
— une perte de mémoire brutale avant les examens ;
— des céphalées avant et pendant les examens, améliorées en mangeant ;
— une dépression et une insomnie en fin de nuit dans ces périodes.

Fatigue sexuelle

Avec parfois impuissance malgré un désir conservé.

Kalium phosphoricum convient si

Les facteurs déclenchants sont :

- Le travail intellectuel intense.
- Les excès sexuels.

Les modalités sont :

- Une aggravation par le travail intellectuel intense, les excès sexuels.
- Une amélioration en mangeant.

Les bons répondeurs à *Kalium phosphoricum*

Ce sont des étudiants hyperémotifs, surmenés et déprimés en période d'examen. Ils se fatiguent vite intellectuellement, et finissent par ne plus rien comprendre et tout confondre. Ils ont la fâcheuse habitude de vouloir interrompre — et parfois de le faire — leurs études quelque temps avant leurs examens.

Voir aussi

- Étudiants surmenés : *Anacardium orientale*, *Calcarea phosphorica*, *Natrum muriaticum*, *Phosphoricum acidum*, *Selenium*, *Silicea*, *Zincum metallicum*.
- Fatigue sexuelle : *Conium maculatum*, *Graphites*, *Lycopodium clavatum*, *Onosmodium*, *Phosphoricum acidum*, *Selenium*.

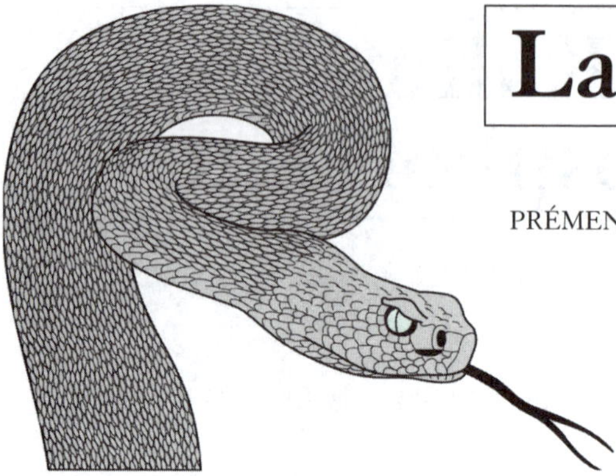

Lachesis mutus

MÉNOPAUSE • SYNDROME PRÉMENSTRUEL • ALCOOLISME • ANGINE • SINUSITE • JALOUSIE

Origine

Le lachesis muet — crotaliné de la famille des vipéridés —, dont la taille peut atteindre 3 à 4 m de longueur, est le plus grand serpent venimeux du monde. Originaire des régions très humides et fraîches d'Amérique centrale et du Sud, on le rencontre jusqu'à une altitude de 1 000 m. Cet animal nocturne et muet (il n'a pas de sonnette) est rare.

Composition

La teinture-mère est préparée à partir du venin qui contient des substances à l'origine de troubles de la coagulation.

Indications

Troubles de la périménopause

Avec son cortège de troubles circulatoires

- des bouffées de chaleur fortes avec des sueurs nocturnes et/ou diurnes ;
- une tendance à la couperose, à l'hypertension artérielle ;
- une tendance aux ecchymoses spontanées et aux hémorroïdes.

Avec ses troubles des règles

- Le plus souvent, des règles de sang noir peu abondantes ou au contraire interminables, avec écoulement au milieu du cycle.
- En fait, tous les troubles des règles rencontrés à cette période chez les femmes bons répondeurs.

Avec ses troubles nerveux se révélant par

- Des troubles du comportement, avec :

— alternance de logorrhée et de mutisme traduisant un état nerveux fragile ;
— méfiance, jalousie, malveillance.

- Des manifestations psychosomatiques, avec :

— des insomnies avec excitation cérébrale au coucher qui retarde l'endormissement ;
— des céphalées battantes ;
— une boule dans la gorge, une intolérance aux cols ou aux vêtements serrés ;
— une claustrophobie avec besoin d'air malgré une frilosité habituelle.

Syndrome prémenstruel

Il est amélioré par l'apparition des règles.

Alcoolisme

L'alcoolisme apparaît ou est aggravé à la ménopause, mais concerne aussi les hommes. Le faciès devient alors évocateur : couperosé, cyanosé, avec un nez rouge et des lèvres violacées.

La logorrhée s'accentue, la jalousie devient pathologique, les colères aussi.

Angine

Elle commence à l'amygdale gauche et se termine à droite. La douleur pharyngée est aggravée par les boissons chaudes.

Sinusite

Elle devient très douloureuse à la suite de l'arrêt de l'écoulement nasal.

Jalousie

- des enfants à la naissance d'un petit frère ou d'une petite sœur par exemple ;
- pathologique des alcooliques.

Lachesis mutus convient si

Les facteurs déclenchants sont :

- L'alcool.

Les modalités sont :

- Une aggravation avant les règles, par la suppression d'un écoulement, après le sommeil, par la sieste, par la chaleur.
- Une amélioration par les règles, par un écoulement.

Les bons répondeurs à *Lachesis mutus*

Ce médicament concerne particulièrement les femmes à la périménopause, dont les troubles ont été décrits précédemment. À cette période de leur vie, si elles sont attirées par l'alcool, elles peuvent avoir le faciès couperosé, les lèvres violettes et le nez rouge sombre. Excitées, elles ont tendance à la logorrhée.

Posologie

Les jaloux de la naissance d'un petit frère ou d'une petite sœur : une dose de ***Lachesis mutus*** 15 CH, à répéter si nécessaire à une semaine d'intervalle pendant 1 mois, puis une dose par mois pendant plusieurs mois.

Voir aussi

- Ménopause : ***Graphites***, ***Sanguinaria***, ***Sepia***, ***Sulfur***, ***Thuya occidentalis***.
- Dépression : ***Arsenicum album***, ***Aurum metallicum***, ***Calcarea carbonica***, ***Phosphorus***, ***Sepia***, ***Silicea***, ***Thuya occidentalis***, ***Tuberculinum***.
- Alcoolisme : ***Aurum metallicum***, ***Carbo vegetabilis***, ***Luesinum***, ***Nux vomica***, ***Opium***, ***Phosphorus***, ***Sulfur***, ***Zincum metallicum***.
- Angine commençant du côté gauche : ***Mercurius bi-iodatus***.

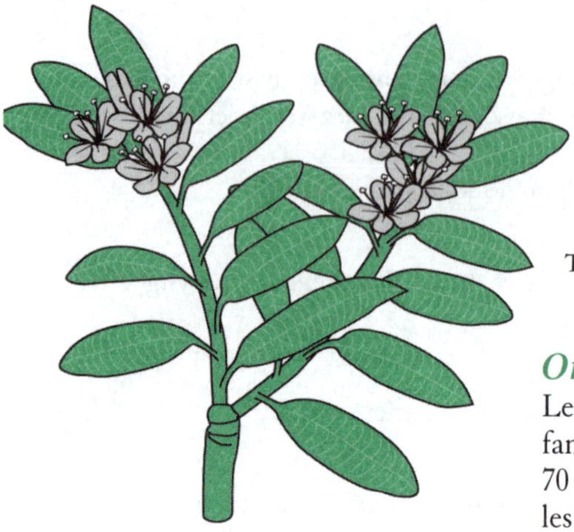

Ledum palustre

TRAUMATISMES • PIQÛRES D'INSECTES • RHUMATISMES • ACNÉ ROSACÉE

Origine

Le lédon des marais, le romarin sauvage, de la famille des éricacées, est un arbuste d'environ 70 cm poussant dans les endroits marécageux et les tourbières d'Europe. Il est parfois cultivé comme plante ornementale. Il a été longtemps utilisé dans la coqueluche, la lèpre, la gale, la teigne.

Composition

Cette plante toxique contient une huile essentielle dont le composé principal est un camphre : le lédol. La teinture-mère est préparée à partir des jeunes rameaux, à l'état sec, munis de leurs feuilles.

Indications

Traumatismes

- Immédiatement si la plaie :

— est faite par des objets piquants, tranchants ;
— et/ou saigne peu, et donne des douleurs localisées ;
— et/ou atteint l'œil, « l'œil au beurre noir ».

- Après ***Arnica montana*** si l'ecchymose persiste.

Piqûres d'insectes

Médicament dans les piqûres d'insectes qui ne s'accompagnent pas d'œdèmes.
Il présente un intérêt dans la prévention, surtout chez les personnes, les enfants en particulier, qui retournent « au pays » : par exemple les Antillais vivant en métropole et qui vont en vacances dans leurs régions d'origine.

Rhumatismes

- aggravés par le mouvement, la chaleur, et le soir ;
- améliorés par les applications froides.

Concernant surtout les sujets atteints de goutte, ou ceux ayant un taux trop élevé d'acide urique.

Acné rosacée

- De l'alcoolique.

Posologie

En prévention des piqûres d'insectes : ***Ledum palustre*** 9 CH, 2 granules au réveil et au coucher, une semaine avant le départ et durant tout le séjour.

Ledum palustre convient si

Les facteurs déclenchants sont :

- Les traumatismes.

Les modalités sont :

- Une aggravation par la chaleur, par le mouvement, la nuit.
- Une amélioration par le froid.

Voir aussi

- Traumatisme : voir ***Arnica montana***.
- Piqûres d'insectes : ***Apis mellifica***.
- Couperose ou acné rosacée : ***Iodum***, ***Sanguinaria***.
- Rhumatismes aggravés par le mouvement : ***Bryonia alba***.

Luesinum

ARTHROSE • INSOMNIE • CÉPHALÉES • ALCOOLISME

Origine

Biothérapique préparé à partir de lysats à base de sérosités tréponémiques de chancres primitifs, prélevées sur des malades n'ayant pas encore été traités, et stérilisées par filtration.

Indications

Rhumatismes

- Les articulations sont volumineuses et déformées.
- Les douleurs sont aggravées la nuit.

Insomnie

Le sujet a la sensation de ne pas avoir dormi, et redoute l'approche de la nuit.

Céphalées

Aggravées la nuit, gênant le sommeil.

Alcoolisme

⚕ En complément des traitements classiques.

Maladie d'Alzheimer

⚕ En complément des traitements classiques.

Luesinum convient si

Les modalités sont :

- Une aggravation nocturne.
- Une amélioration à la montagne.

Les bons répondeurs à *Luesinum*

L'enfant inapte aux mathématiques.
Les sujets ayant tendance à oublier les noms propres, à se perdre dans leur quartier, à se laver les mains sans arrêt (manies).

Voir aussi

- Rhumatismes aggravés la nuit : ***Kalium iodatum***.
- Alcoolisme : ***Aurum metallicum***, ***Carbo vegetabilis***, ***Lachesis mutus***, ***Nux vomica***, ***Opium***, ***Phosphorus***, ***Sulfur***, ***Zincum metallicum***.

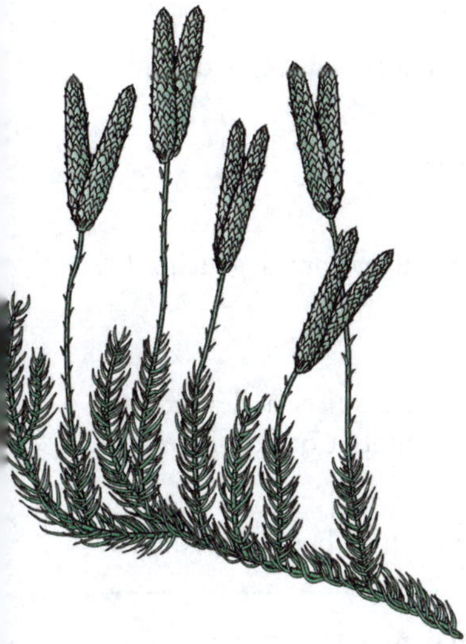

Lycopodium clavatum

BALLONNEMENTS • MIGRAINES • CRISES D'ACÉTONE • LITHIASE BILIAIRE ET URINAIRE • ECZÉMA • FATIGUE SEXUELLE • RHINO-PHARYNGITES À RÉPÉTITION • ANGINE • TICS DE LA FACE

Origine

Lycopodium clavatum, le lycopode en massue ou pied-de-loup, est une plante vivace d'Europe centrale, de la famille des lycopodiacées ; courante en France, elle préfère les endroits ombragés et humides. Elle était employée en décoction comme diurétique, antirhumatismal, antiépileptique et antidiarrhéique, et en poudre chez les enfants dont la peau gerce.

Composition

La teinture-mère est préparée à partir des spores, car celles-ci contiennent jusqu'à 50 % de lipides, des acides organiques, du soufre, du sucre et des alcaloïdes toxiques : la lycopodine, la clavatine, la clavotoxine.

Indications

Ballonnements

Provoqués habituellement par le moindre changement des habitudes alimentaires, ou par les oignons, les sucreries, les huîtres chez les sujets bons répondeurs.
Les ballonnements localisés sous le nombril surviennent après 16 heures et durent jusqu'au repas du soir. Le sujet n'est soulagé ni par les gaz ni par les éructations, mais se sent mieux quand il dégrafe son pantalon ou sa robe.
S'accompagnant de céphalées et parfois de constipation.

Migraine

Du côté droit de la tête.
D'origine digestive avec les ballonnements susdécrits chez les sujets bons répondeurs.

Crises d'acétone

Accompagnées de vomissements chez l'enfant qui mange peu.

Lithiases biliaires et urinaires

⚕ Des sujets bons répondeurs ayant tendance à un excès de cholestérol et/ou d'acide urique.

Adénome de la prostate

En traitement de terrain chez les sujets bons répondeurs.

Eczéma
Qui saigne facilement, avec prurit, amélioré par le frais, des sujets bons répondeurs.

Fatigue sexuelle
De l'homme jeune, avec éjaculation précoce et désirs conservés.

Angine rouge
Commençant par un mal de gorge du côté droit, s'y fixant ou passant à gauche. Les douleurs sont améliorées par les boissons chaudes.

Rhino-pharyngites chroniques
Survenant chez des nourrissons bons répondeurs — c'est-à-dire sujets à des troubles digestifs et à l'eczéma — qui ronflent, et ont le nez bouché la nuit et qui coule le jour.

Tics de la face
Rencontrés parfois chez les sujets — les enfants particulièrement — bons répondeurs.

Lycopodium clavatum convient si

Les modalités sont :
- Une aggravation entre 16 et 20 heures, au réveil, par les huîtres, par les matières grasses, par la chaleur, par le froid.
- Une amélioration en plein air, par les aliments et boissons chauds.

Les bons répondeurs à *Lycopodium clavatum*

Ce sont des enfants précoces, intelligents, autoritaires ; mais ils sont anxieux et manquent de confiance en eux. Ils paraissent plus vieux que leur âge avec leur teint jaunâtre et leur peau sèche ridée. La paume des mains aussi est sèche, leur musculature est faible, ils ont un thorax étroit et un gros ventre.
Adultes, ces caractéristiques se reproduisent. Ils sont peu abordables au réveil, hyperémotifs, réagissant à la contradiction par de violentes colères au cours desquelles ils perdent tout contrôle. Ils recherchent la compagnie mais sont désagréables avec elle.
Ils assimilent mal les oignons, les huîtres dont ils sont friands, ils aiment les sucreries et désirent consommer les aliments très chauds. Ils ne supportent pas de laisser passer l'heure des repas (ce qui engendre mauvaise humeur et colère), bien que vite rassasiés à table.

Voir aussi
- Troubles hépatiques : ***Chelidonium majus*, *Juglans regia*, *Nux vomica*, *Taraxacum*.**
- Migraine s'accompagnant de troubles digestifs : ***Chelidonium majus*, *Iris versicolor*, *Podophyllum*, *Sanguinaria*.**
- Crises d'acétone : ***Senna*.**
- Adénome de la prostate : ***Baryta carbonica*, *Conium maculatum*, *Pareira brava*, *Sabal serrulata*.**
- Eczéma : voir ***Arsenicum album*.**
- Fatigue sexuelle : ***Conium maculatum*, *Graphites*, *Kalium phosphoricum*, *Onosmodium*, *Phosphoricum acidum*, *Selenium*.**
- Angine commençant du côté droit : ***Mercurius proto-iodatus*.**
- Tics : ***Cuprum metallicum*, *Magnesia phosphorica*, *Stramonium*, *Valeriana*.**

4-$MgCO_3\ Mg(OH)_2\ 5H_2O$

Magnesia carbonica

SPASMOPHILIE • COLITE SPASMODIQUE • COLITES DU NOURRISSON • NÉVRALGIES DE LA FACE • SCIATIQUE

Origine

Le carbonate basique de magnésium, la craie ou terre magnésienne, se trouve dans des cristaux incolores solubles dans l'eau et dans l'alcool. Il était utilisé comme pansement gastrique, comme laxatif, et dans les poudres de dentifrices. Le magnésium est utilisé maintenant depuis longtemps dans les états dits « spasmophiles », aussi bien en allopathie qu'en oligothérapie.

Indications

Spasmophilie

Survenant chez la femme maigre, nerveuse, fatiguée, frileuse, digérant mal le lait et ayant tendance aux névralgies et aux colites. Ses règles sont douloureuses, en retard, peu abondantes, et coulent surtout la nuit.

Colite spasmodique

Chez l'adulte, les excès d'aliments lactés provoquent des spasmes abdominaux — améliorés plié en deux — et de la diarrhée de selles verdâtres.

Colites du nourrisson

⚕ Intolérant au lait artificiel.

Elles se manifestent par :

— des crises de colites — le bébé se tortille pendant les repas — et de ballonnements avec gaz ;

— de la diarrhée de selles verdâtres d'odeur aigre, et des vomissements acides.

D'où risque de retard de croissance.

Reflux gastro-œsophagien

Chez un nourrisson sujet aux colites, qui pleure lors des régurgitations — probablement acides — des aliments ou du lait qu'il ne supporte pas.

Névralgies de la face

Aggravées la nuit et par le repos, améliorées par le mouvement et la pression.

Avec douleurs aiguës forçant le malade à se lever et à marcher.

Sciatique

Ayant les modalités décrites ci-dessus.

Magnesia carbonica convient si

Les facteurs déclenchants sont :
- Le lait.

Les modalités sont :
- Une aggravation nocturne.
- Une amélioration par le mouvement, par la flexion de la région douloureuse.

Voir aussi

- Spasmophilie (médicaments de terrain) : voir ***Calcarea carbonica.***
- Règles douloureuses et peu abondantes : ***Caulophyllum***, ***Colocynthis.***
- Colite spasmodique : ***Chamomilla vulgaris***, ***Colocynthis***, ***Cuprum metallicum***, ***Dioscorea villosa***, ***Magnesia phosphorica.***
- Colites du nourrisson : ***Chamomilla vulgaris.***
- Diarrhée du nourrisson intolérant au lait : ***China rubra***, ***Natrum carbonicum.***
- Diarrhée de selles verdâtres : ***Aconitum napellus***, ***Chamomilla vulgaris***, ***Dulcamara***, ***Hepar sulfur***, ***Ipeca.***
- Retard de développement du nourrisson : ***Baryta carbonica***, ***Calcarea carbonica***, ***Calcarea phosphorica***, ***Silicea***, ***Tuberculinum.***
- Reflux gastro-œsophagien : ***Iris versicolor.***
- Sciatiques améliorées par la flexion : ***Colocynthis***, ***Kalium bichromicum***, ***Magnesia phosphorica.***
- Sciatique aggravée la nuit : ***Aconitum napellus***, ***Arsenicum album***, ***Kalium iodatum***, ***Phytolacca.***

$MgHPO_4, 3H_2O$

Magnesia phosphorica

SPASMOPHILIE • COLITES SPASMODIQUES • DOULEURS DE RÈGLES • NÉVRALGIES DE LA FACE • SCIATIQUES • HOQUETS • TICS

Origine

Le phosphate acide de magnésium est une poudre blanche inodore très peu soluble dans l'eau et insoluble dans l'alcool.

Indications

Spasmophilie

Sujets atteints de spasmes ou de crampes de toute nature, comparables aux affections décrites ci-dessous.

Colite spasmodique

Les douleurs abdominales — comme des crampes ou des spasmes — sont soudaines, violentes, fulgurantes, améliorées dans la position plié en deux, par la chaleur et par la pression. Elles sont accompagnées d'une grande agitation du malade du fait de l'intensité de la douleur.

Règles douloureuses

Les douleurs des règles sont aussi améliorées par la position plié en deux, et par les applications chaudes. Les femmes se soulagent également si elles appliquent, en travers d'une serviette repliée, un fer à repasser chaud.

Sciatique droite

- À début et fin brusques.
- Accompagnée de douleurs à type de crampes.
- Aggravée par le froid, améliorée par la chaleur, la pression et la flexion de la cuisse sur le bassin.

Névralgies de la face

Du trijumeau en particulier.

- Aggravées par le froid, améliorées par la chaleur et la pression.

Hoquet et tics

Douloureux.

⚕ Coliques hépatiques ou rénales

Crampes des écrivains, des musiciens, des sportifs

Ce médicament est particulièrement indiqué dans les crampes des membres supérieurs, soulagées par la flexion forcée, la friction et le réchauffement des muscles.

Magnesia phosphorica convient si

Les modalités sont :
- Une aggravation par le froid.
- Une amélioration par la pression, par la chaleur, par la position plié en deux ou par la flexion du membre douloureux.

Posologie

- Pour tous les états douloureux : ***Magnesia phosphorica*** 5 CH, 2 granules à répéter toutes les 5 ou 10 minutes à l'acmé de la douleur, puis espacer les prises dès que l'amélioration survient.
- Pour les névralgies (du trijumeau ou sciatique), ***Magnesia phosphorica*** 9 CH, 2 granules 5 fois par jour pendant 2 jours, puis 3 fois par jour pendant 10 jours.
- Spasmophilie : ***Magnesia phosphorica*** 9 CH, 2 granules au réveil.

Voir aussi

- Spasmophilie (médicaments de terrain) : voir ***Calcarea carbonica.***
- Colite spasmodique : ***Chamomilla vulgaris, Colocynthis, Cuprum metallicum, Dioscorea villosa, Magnesia carbonica.***
- Sciatiques améliorées par la flexion : ***Colocynthis, Kalium bichromicum, Magnesia carbonica.***
- Névralgie du trijumeau : ***Aconitum napellus, Bryonia alba, Colocynthis, Rhododendron, Spigelia.***
- Tics : ***Cuprum metallicum, Lycopodium clavatum, Stramonium, Valeriana.***
- Hoquet : ***Belladonna, Cuprum metallicum.***
- Coliques néphrétiques : ***Coccus cacti, Colocynthis.***
- Crampes : ***Causticum, Cuprum metallicum.***

Medorrhinum

ASTHME • RHUMATISMES • TROUBLES ORL CHRONIQUES • ÉRYTHÈME FESSIER DU NOURRISSON • DIFFICULTÉS SCOLAIRES • INFECTIONS GÉNITALES CHRONIQUES

Origine

Biothérapique préparé à partir d'un lysat à base de sécrétions urétrales de blennorragie prélevées sur des malades n'ayant pas encore été traités.

Indications

Asthme

Du sujet amélioré au bord de la mer, par temps doux et humide.
De l'enfant amélioré, en plus, en position génupectorale ou allongé sur le ventre.

Rhumatismes

Des grosses articulations (genoux, hanches, épaules, coudes).
Améliorés au bord de la mer, par temps doux et humide, mais aggravés par temps froid, humide ou non.

Troubles ORL chroniques

- Rhino-pharyngites, angines, bronchites.

Survenant à la suite de prises d'antibiotiques prolongées ou de vaccinations multiples.

Érythème fessier du nourrisson

Avec rougeur diffuse et douloureuse autour et sur les organes génitaux.

Difficultés scolaires

De l'enfant qui fait trop rapidement ses devoirs, qui n'arrive pas à se concentrer longtemps, qui a du mal à retenir ses leçons et à ne pas s'agiter en classe.

Infections génitales chroniques

⚕ Leur présence nécessite une consultation médicale.

Medorrhinum convient si

Les modalités sont :

- Une aggravation par le froid.
- Une amélioration au bord de la mer, couché sur le ventre ou en position génupectorale.

Les bons répondeurs à *Medorrhinum*

Adultes au comportement hâtif, précipité, désirant faire les choses le plus rapidement possible.

Voir aussi

- Rhumatismes améliorés par l'humidité : ***Causticum.***
- Angines à répétition : ***Baryta carbonica, Calcarea carbonica, Calcarea phosphorica, Silicea, Sulfur iodatum, Thuya occidentalis, Tuberculinum.***
- Érythème fessier du nourrisson : ***Calcarea carbonica, Chamomilla vulgaris.***
- Difficultés scolaires : ***Baryta carbonica, Calcarea phosphorica, Mercurius solubilis, Phosphorus, Tarentula hispana, Zincum metallicum.***

HgI_2

Mercurius bi-iodatus

ANGINE

Origine

L'iodure mercurique était employé jadis comme antiseptique et antisyphilitique.

Indications

Angine

Commençant sur l'amygdale gauche, s'y fixant ou évoluant de gauche à droite.

Voir aussi

Angine commençant du côté gauche : ***Lachesis mutus***.

$Hg_2 I_2$

Mercurius proto-iodatus

ANGINE

Origine

Iodure mercureux.

Indications

Angine

Commençant sur l'amygdale droite, s'y fixant ou évoluant de droite à gauche.

Voir aussi

Angine commençant du côté droit : *Lycopodium clavatum*.

85% de Hg

Mercurius solubilis

ANGINE • RHINO-PHARYNGITE • SINUSITE • CONJONCTIVITE • GINGIVITE • GASTRO-ENTÉRITE • CYSTITE • OREILLONS • TROUBLES CARACTÉRIELS

Origine, Composition

Mercurius solubilis est un composé créé par Hahnemann, défini par son mode de préparation. C'est une poudre noire grisâtre obtenue à partir d'une trituration de protoazotate de mercure et d'ammoniaque.

Indications

Angines typiques

• Les amygdales sont rouges, plus ou moins recouvertes de pseudomembranes épaisses avec :
— une langue blanche, molle, gardant l'empreinte des dents ;
— une salivation abondante et un goût métallique dans la bouche ;
— un mal de gorge important en avalant, et des douleurs irradiant aux oreilles.
• La fièvre est élevée et s'accompagne d'une :
— transpiration nocturne visqueuse, abondante, n'apportant aucun soulagement ;
— soif intense et de frissons à l'acmé de la fièvre.
• ***Mercurius solubilis*** est donné à titre quasi systématique, en association avec ***Belladonna***, dans les amygdalites.

Rhino-pharyngites et sinusites

Aiguës ou chroniques, dont les écoulements et les sécrétions sont muco-purulents (jaune verdâtre), irritants et corrosifs.

Conjonctivites

Muco-purulentes.

Gingivites

Les gencives sont gonflées et saignent facilement, l'haleine est mauvaise, la salivation trop abondante. Les aphtes sont fréquents.
Risque de pyorrhée et de déchaussement des dents.

Oreillons

Médicament typique des oreillons avec parotides très douloureuses et fièvre caractéristique.

Gastro-entérites par intoxication alimentaire

S'accompagnant de diarrhées faites de selles verdâtres, avec des envies urgentes d'aller à la selle et la sensation de ne jamais avoir fini. La fièvre déjà décrite s'ajoute à ces symptômes.

Cystites

Avec miction très douloureuse, sensation de brûlures, de fausses envies d'uriner, de spasmes de la vessie.

Troubles caractériels

Des enfants mous et indolents, mais aussi querelleurs, susceptibles, remuants. D'où des résultats scolaires insuffisants par manque de concentration et agitation.

En complément des traitements allopathiques

⚕ ***Mercurius solubilis*** est classique dans :

- Les diarrhées fébriles avec selles glaireuses vert foncé accompagnant les ictères, les hépatites, les pancréatites.
- Les maladies de Parkinson pour lesquelles les tremblements des extrémités et la rigidité prédominent.
- Les complications rhumatismales des angines à streptocoques.
- Les infections gynécologiques.

Mercurius solubilis convient si

Les modalités sont :

- Une aggravation la nuit, par la transpiration, par temps froid et humide, par les changements de temps.
- Une amélioration par les températures modérées.

Les bons répondeurs à *Mercurius solubilis*

Ce sont des enfants ayant de fréquentes maladies infectieuses.

Voir aussi

- Angine : ***Apis mellifica*, *Belladonna*, *Lachesis mutus*, *Lycopodium clavatum*, *Mercurius bi-iodatus*, *Mercurius proto-iodatus*, *Phytolacca*.**
- Fièvre avec soif intense : ***Aconitum napellus*, *Arnica montana*, *Arsenicum album*, *Belladonna*, *Bryonia alba*, *Rhus toxicodendron*, *Stramonium*.**
- Conjonctivites non allergique ou infectieuse : ***Belladonna*, *Euphrasia*, *Hepar sulfur*.**
- Gingivites : ***China rubra*, *Phosphorus*, *Plumbum metallicum*.**
- Aphtes : voir ***Borax*.**
- Cystite : voir ***Cantharis vesicatoria*.**
- Troubles du caractère de l'enfant : voir ***Chamomilla vulgaris*.**
- Difficultés scolaires : ***Baryta carbonica*, *Calcarea phosphorica*, *Medorrhinum*, *Phosphorus*, *Tarentula hispana*, *Zincum metallicum*.**

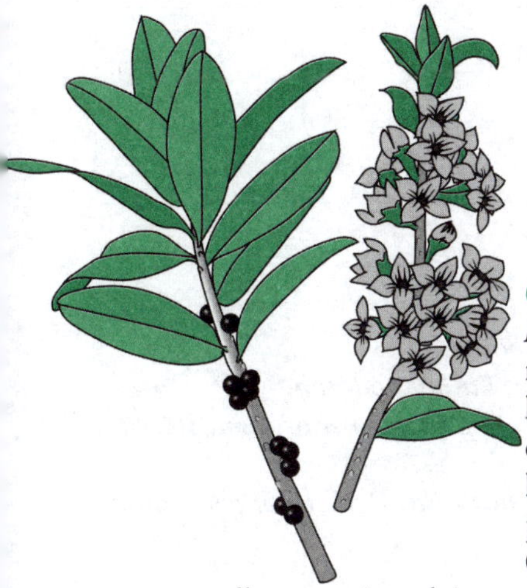

Mezereum

ZONA • SINUSITES MAXILLAIRES • NÉVRALGIES FACIALES • DÉMANGEAISONS

Origine

Daphne mezereum, le bois gentil, de la famille des thyméléacées, est une plante très vénéneuse qui préfère les sols calcaires. Elle est répandue dans toute l'Europe et l'Asie septentrionale parmi les buissons, les taillis et les forêts de feuillus, ainsi que dans les pierriers et les prairies de montagne jusqu'à une altitude de 2 000 m. Ce sous-arbrisseau a des baies rouges toxiques — souvent mortelles — qui ne doivent pas être confondues avec celles du groseillier.

Composition

L'écorce de la tige à partir de laquelle est préparée la teinture-mère homéopathique contient des principes résineux âcres, irritants et vénéneux, à propriétés vésicantes et rubéfiantes, c'est-à-dire qui produisent respectivement des ampoules et une congestion locale et passagère quand on l'applique sur la peau.

Indications

Maladies de la peau

- ⚕ L'eczéma qui se surinfecte.
- Croûtes de lait épaisses et collantes du nourrisson.
- L'herpès au stade de croûtes.
- Le zona quand les vésicules s'emplissent d'un liquide jaunâtre ou blanchâtre, ou qu'après l'éruption les douleurs cutanées se prolongent. Son efficacité est plus grande dans le zona ophtalmique que dans le thoracique. Il est très actif également en cas de persistance des douleurs après la fin de la maladie.
- Les démangeaisons *sine materia*, c'est-à-dire survenant sans lésion apparente ou maladie sous-jacente, et changeant sans cesse de place.

Sinusites maxillaires

- Aiguës ou chroniques.
- Parfois d'origine dentaire, prédominant du côté gauche.
- Avec douleurs des os de la face et sécrétions muco-purulentes.

Névralgies faciales

- Aggravées par temps froid et humide, améliorées par les applications chaudes.
- Pires à l'effleurement et la nuit.

Mezereum **convient si**

Les modalités sont :
- Une aggravation par l'effleurement, la nuit.

Voir aussi
- Herpès labial : voir ***Rhus toxicodendron.***
- Croûtes de lait : ***Antimonium crudum, Calcarea carbonica.***
- Sinusite maxillaire : ***Hydrastis, Kalium bichromicum, Kalium iodatum.***
- Séquelles douloureuses de zona : ***Arsenicum album, Hypericum perforatum, Spigelia, Vaccinotoxinum.***
- Douleurs du zona : ***Arsenicum album, Cantharis vesicatoria, Hypericum perforatum, Ranunculus bulbosus, Rhus toxicodendron.***

Moschus

SPASMOPHILIE • BALLONNEMENTS

Origine

Ce médicament est issu de la glande à musc d'un chevrotain mâle, ruminant physiquement proche du cerf, mais plus petit et sans cornes.

Composition

La teinture-mère est préparée à partir des sécrétions de la glande à musc du chevrotain. Les sécrétions du musc sont riches en alcaloïdes, stéroïdes et muscone aux propriétés anti-inflammatoires, antispasmodiques, et régulatrices du flux menstruel (écoulement des règles) et du système nerveux central.

Indications

Spasmophilie

Souvent, une femme qui a une propension marquée aux évanouissements à la moindre émotion. Très théâtrales, ces manifestations se produisent toujours en public et sont constamment exagérées. À noter aussi la connotation sexuelle, avec un penchant avoué ou non pour les rapports sexuels.
Boule dans la gorge, palpitations, besoin de faire des inspirations profondes bruyantes, sont aussi des signes évocateurs de cette personnalité.

Ballonnements

De tout l'abdomen, formulés comme intolérables, suffocants.
Sans aucune relation avec les repas.

Moschus convient si

Les modalités sont :
- Une aggravation en public, par les excitants.
- Une amélioration par l'air frais.

Voir aussi

- Spasmophilie (médicaments de terrain) : ***Calcarea carbonica*, *Ignatia amara*, *Magnesia carbonica*, *Magnesia phosphorica*, *Natrum muriaticum*, *Nux moschata*, *Nux vomica*, *Platina*, *Staphysagria*, *Tuberculinum*, *Valeriana*, *Zincum metallicum*.**
- Ballonnements des sujets neurotoniques : ***Ignatia amara*, *Nux moschata*, *Nux vomica*.**

HCl

Muriaticum acidum

ALLERGIE AU SOLEIL • HÉMORROÏDES

Origine

L'acide chlorhydrique concentré ou officinal. C'est un puissant poison corrosif qui était utilisé en médecine, par voie interne, pour traiter les fièvres typhoïdes, la scarlatine, les maladies du foie, les troubles intestinaux, les affections de la peau et les troubles digestifs ; par voie externe, employé concentré, il était injecté dans les plaies putrides et dans les chancres syphilitiques.

Indications

Allergie au soleil

La moindre exposition au soleil déclenche des boursouflures cutanées rouges brûlantes, accompagnées d'intenses démangeaisons.

Hémorroïdes

Très douloureuses, tendues, gonflées, aggravées au moindre contact.

***Muriatic acidum* convient si**

Les facteurs déclenchants sont :
- Le soleil.

Les modalités sont :
- Une aggravation par le soleil.

Posologie

En prévention des allergies solaires, ***Muriaticum acidum*** 9 CH, 2 granules au réveil et au coucher les jours précédant un départ dans un région très ensoleillée.

Voir aussi

- Allergie au soleil : ***Apis mellifica*, *Belladonna*, *Histaminum*, *Poumon Histamine*, *Urtica urens*.**
- Hémorroïdes : ***Aesculus hippocastanum*, *Aloe*, *Arnica montana*, *Collinsonia*, *Graphites*, *Hamamelis*, *Nux vomica*.**

$C_{10}H_8$

Naphtalinum

RHINITE ALLERGIQUE • CATARACTE

Origine

La naphtaline, ou naphtalène, se présente sous forme de prismes monocloniques à odeur caractéristique, insoluble dans l'eau, soluble dans l'alcool. Découverte en 1820 par Garden, sa source essentielle provient de la transformation (cokéfaction) de la houille. Elle a été longtemps utilisée dans l'industrie pour fabriquer des matières colorantes ; en médecine, elle était prescrite dans les maladies de peau et comme antiseptique des voies urinaires.

Indications

Rhinite allergique

Caractéristique par :
— ses éternuements incessants en salves ;
— son écoulement nasal clair, abondant et irritant ;
— son larmoiement très irritant, profus.

Cataracte

Des sujets âgés ou atteints de maladies métaboliques (hypertension artérielle, diabète, etc.).

⚕ Une surveillance ophtalmologique est indispensable.

Naphtalinum convient si

Les facteurs déclenchants sont :

• Les allergènes.

Les modalités sont :

• Une aggravation par les allergènes.
• Une amélioration en plein air.

Voir aussi

• Cataracte : ***Natrum muriaticum***, ***Secale cornutum***.

• Rhinite allergique avec écoulement nasal et larmoiement irritants : ***Arsenicum album***, ***Kalium iodatum***.

• Rhinite allergique avec écoulement nasal irritant : ***Allium cepa***, ***Ammonium muriaticum***, ***Arsenicum album***, ***Kalium iodatum***, ***Sanguinaria***.

$Na_2CO_3H_2O$

Natrum carbonicum

CÉPHALÉES • FATIGUE INTELLECTUELLE • DIARRHÉE • BALLONNEMENTS • ENTORSES À RÉPÉTITION

Origine

Le carbonate de sodium monohydraté est une poudre cristalline blanche très soluble dans l'eau et quasi insoluble dans l'alcool. Il était surtout utilisé en pommade dans les maladies de peau.

Indications

Céphalées

- Dues au soleil.
- Ou à un effort intellectuel, même modéré.

Fatigue intellectuelle

Travail intellectuel :
— impossible au soleil ;
— déclenchant des maux de tête.

Diarrhées

- Diarrhée estivale déclenchée par le temps chaud ou les laitages.
- Diarrhée du nourrisson intolérant au lait.

Dans ces deux indications, les selles sont comme de la pulpe d'orange.

Ballonnements

- Survenant juste après les repas.
- Avec langue blanche et mauvaise humeur.

Herpès

Déclenché par le soleil et survenant préférentiellement autour de la bouche et/ou des doigts.

Entorse à répétition

Chez les enfants qui ont les articulations très lâches.

Natrum carbonicum convient si

Les facteurs déclenchants sont :
- Le soleil.

Les modalités sont :
- Une aggravation par le soleil, le travail intellectuel.

Les bons répondeurs à *Natrum carbonicum*

Les personnes qui ne supportent pas le soleil, qui provoque immanquablement des céphalées.
Les sujets qui tombent régulièrement malades par temps chaud.

Voir aussi

- Herpès buccal : voir ***Rhus toxicodendron***.
- Diarrhée du nourrisson intolérant au lait : ***China rubra***, ***Magnesia carbonica***.

NaCl

Natrum muriaticum

TROUBLES DE LA CROISSANCE • ADOLESCENCE • SPASMOPHILIE • RHINITES À RÉPÉTITION • HERPÈS LABIAL • CÉPHALÉES • SYNDROME PRÉMENSTRUEL

Origine

Le chlorure de sodium marin, c'est le banal sel de mer.

Composition

Ces petits cristaux gris très solubles dans l'eau et dans l'alcool contiennent essentiellement du chlorure de sodium, mais aussi du chlorure de magnésium, de potassium et de nombreux autres minéraux. Le NaCl est surtout employé en médecine par voie intraveineuse sous la forme de sérum physiologique.

Indications

Troubles de la croissance

Chez l'enfant bon répondeur.

Troubles de l'adolescence

Chez l'adolescent bon répondeur :

- acné séborrhéique avec comédons ;
- douleurs lombaires améliorées quand le sujet est assis ou allongé sur un sommier dur ;
- troubles du caractère du sujet bon répondeur avec vague à l'âme et nostalgie, repli sur soi et contradiction ;
- céphalées des étudiants surmenés intellectuellement en période d'examens ;
- dans les suites de déceptions sentimentales avec dépression réactionnelle ;
- amaigrissement malgré un appétit conservé ou augmenté (boulimie) ;
- puberté retardée des adolescentes.

Spasmophilie

- Des sujets bons répondeurs.
- Avec fourmillements accentués aux mains, aux pieds et à la bouche.

Dépression réactionnelle

Des sujets bons répondeurs.

Rhinites à répétition

Rhinites allergiques

Avec écoulement nasal clair et larmoiement importants, maximum vers 10 heures du matin.

Rhinites infectieuses
Des enfants qui s'enrhument au moindre changement de temps ou au bord de la mer.

Herpès labial

- Des sujets bons répondeurs.
- Au cours d'une maladie (grippe par exemple).
- Par le soleil.

En fait, ce médicament est utilisé quasi systématiquement dans cette indication.

Céphalées et migraines

- Céphalées des sujets bons répondeurs.
- Céphalées des étudiants.
- Migraine ophtalmique précédée de troubles visuels, et suivant la courbe du soleil, c'est-à-dire commençant le matin, maximum à midi, régressant progressivement dans l'après-midi.

Syndrome prémenstruel

Des jeunes filles bons répondeurs dont les règles tardives sont peu abondantes.

Asthme des bons répondeurs

- ⚕ Entre 1 heure et 3 heures du matin.

Natrum muriaticum convient si

Les modalités sont :

- Une aggravation le matin vers 10 heures, au soleil, au bord de la mer, par la consolation.
- Une amélioration au grand air, par la transpiration.

Les bons répondeurs à *Natrum muriaticum*

Les enfants et les adolescents.
Les enfants sont longilignes, frileux et se fatiguent vite. Maigres, ils n'arrivent pas à grossir, malgré un appétit normal ou augmenté. Ils boivent beaucoup d'eau, resalent régulièrement leurs aliments à table (désir de sel). Leurs lèvres sont volumineuses, fendillées, gercées ; la lèvre inférieure est fissurée verticalement ; la langue est dépapillée par endroits, elle est dite « en carte de géographie ». Ils ont des « envies » (des petites peaux) autour des ongles. Ils ont tendance aux eczémas secs, aux aphtes et aux herpès labiaux. Ils s'enrhument très facilement, au moindre froid.
À l'adolescence, la morphologie longiligne s'accentue : ils grandissent rapidement, souffrent du dos et se voûtent. Ils se fatiguent vite physiquement et intellectuellement, et ont tendance à maigrir facilement. La peau du visage est huileuse, acnéique. Ils deviennent « boutonneux et complexés », tristes et geignards, très contradicteurs et repliés sur eux-mêmes. Ils préfèrent la solitude, n'aiment pas se confier ni se faire consoler. Les jeunes filles ont des règles tardivement. La digestion est médiocre (dyspepsie), s'accompagne de constipation avec des selles non moulées, difficiles à expulser et s'émiettant à leur sortie.

Posologie

Pour les herpès labiaux : 2 granules de ***Natrum muriaticum*** 15 CH toutes les heures dès le début de la crise, moins souvent quand la douleur diminue et que l'amélioration apparaît.

Voir aussi

- Sujet maigre malgré un bon appétit : ***Iodum***, ***Silicea***.
- Constipation de l'enfant avec selles petites et difficiles à expulser : ***Ammonium muriaticum***, ***Nux vomica***, ***Silicea***.
- Dépression réactionnelle : ***Ignatia amara***, ***Phosphoricum acidum***, ***Sepia***, ***Thuya occidentalis***.
- Spasmophilie (médicaments de terrain) : ***Calcarea carbonica***, ***Ignatia amara***, ***Magnesia carbonica***, ***Magnesia phosphorica***, ***Moschus***, ***Nux moschata***, ***Nux vomica***, ***Platina***, ***Staphysagria***, ***Tuberculinum***, ***Valeriana***, ***Zincum metallicum***.
- Étudiants surmenés : ***Anacardium orientale***, ***Calcarea phosphorica***, ***Kalium phosphoricum***, ***Phosphoricum acidum***, ***Selenium***, ***Silicea***, ***Zincum metallicum***.
- Herpès labial : voir ***Rhus toxicodendron***.
- Migraine ophtalmique : ***Gelsemium sempervirens***, ***Iris versicolor***, ***Podophyllum***.
- Migraine avec douleurs maximales à midi : ***Sanguinaria***, ***Spigelia***.
- Asthme survenant la nuit : ***Arsenicum album***, ***Cuprum metallicum***, ***Kalium carbonicum***.

SO_4Na_2

Natrum sulfuricum

RHUMATISMES • DIARRHÉE • TROUBLES ORL • DÉPRESSION

Origine

Natrum sulfuricum, le sulfate de sodium anhydre, se présente sous la forme d'une poudre blanche très soluble dans l'eau et insoluble dans l'alcool, qui était utilisée comme purgatif et laxatif.

Indications

Rhumatismes

Aggravés par l'humidité. Les sujets bons répondeurs ont des articulations volumineuses infiltrées de cellulite. Au lever, la mise en route est pénible, les douleurs diminuant dès que l'articulation est échauffée par la marche.

Diarrhée

- Des sujets bons répondeurs.
- Déclenchée par les fruits ou les légumes.

Les selles sont liquides, avec de nombreux gaz survenant après le petit déjeuner.

Troubles ORL

Aggravés par l'humidité.

- Rhino-pharyngites, bronchites.
- Asthme des sujets bons répondeurs.

Dépression des traumatisés crâniens

Des sujets bons répondeurs, avec son cortège de céphalées, vertiges, insomnies, troubles de la mémoire.

Natrum sulfuricum convient si

Les modalités sont :

- Une aggravation par l'humidité.
- Une amélioration par temps sec.

Les bons répondeurs à *Natrum sulfuricum*

Ce sont des individus mous, facilement déprimés, plutôt obèses, chez lesquels la cellulite prédomine à la taille et au haut des cuisses.

Voir aussi

- Rhumatismes aggravés par l'humidité : ***Dulcamara***, ***Rhododendron***, ***Rhus toxicodendron***, ***Thuya occidentalis***, ***Tuberculinum***.
- Dépression des traumatisés crâniens : ***Hypericum perforatum***.

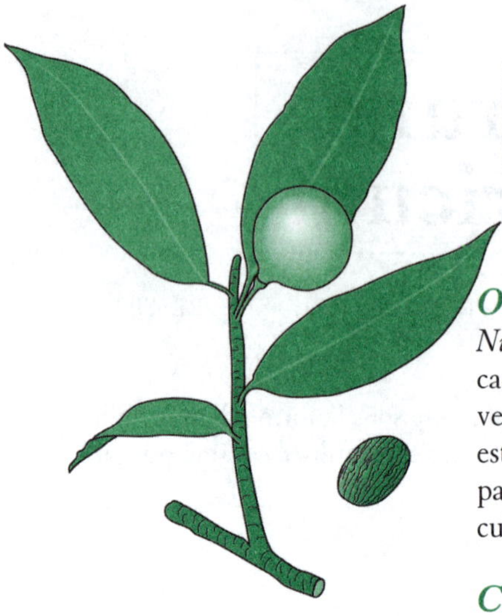

Nux moschata

SPASMOPHILIE • BALLONNEMENTS

Origine

Nux moschata, la noix de muscade, est la graine du muscadier, un arbre de la famille des myristicacées, découverte par les Portugais en 1512 aux Moluques dont elle est originaire. Actuellement, il semble qu'elle ait disparu de cette région à l'état sauvage, mais elle y est cultivée ainsi que dans l'île de Grenade aux Antilles.

Composition

L'amande de la graine qui sert à préparer la teinture-mère homéopathique contient, outre une huile grasse, le « beurre de muscade », riche en myristine, une huile essentielle concentrée en terpènes, et aussi en myristicine et en élémicine qui se transforment dans l'organisme en susbtances proches de l'amphétamine.

Indications

Spasmophilie

• De femmes, aux idées confuses, à la mémoire fragile, qui paraissent obnubilées et indifférentes à tout. D'humeur versatile, elles passent facilement du rire aux larmes, ont tendance à se trouver mal à chaque instant — aux pseudo-syncopes — et à souffrir de ballonnements très importants.
• Avec somnolence insurmontable anormale en toutes circonstances.
• Du début de la grossesse : bien indiqué chez les femmes enceintes déprimées qui dorment toute la journée.

Ballonnements

De tout l'abdomen, survenant sitôt après les repas et s'accompagnant :
— d'une somnolence irrépressible ;
— d'une sécheresse de la bouche, d'une absence de soif ;
— d'éructations bruyantes.

Voir aussi

• Spasmophilie (médicaments de terrain) : ***Calcarea carbonica***, ***Ignatia amara***, ***Magnesia carbonica***, ***Magnesia phosphorica***, ***Moschus***, ***Natrum muriaticum***, ***Nux vomica***, ***Platina***, ***Staphysagria***, ***Tuberculinum***, ***Valeriana***, ***Zincum metallicum***.
• Ballonnements des sujets neurotoniques : ***Ignatia amara***, ***Moschus***, ***Nux vomica***.

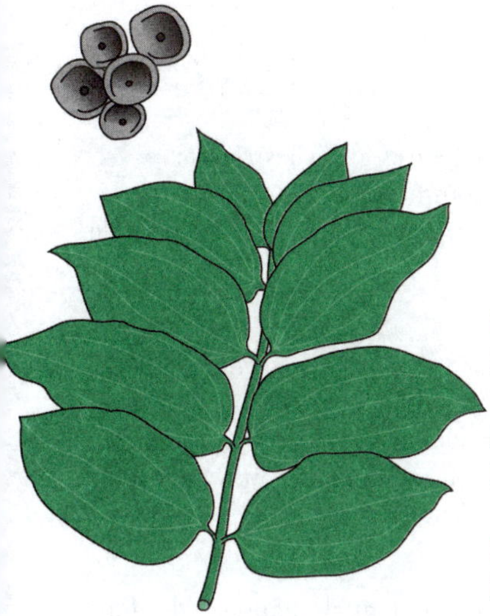

Nux vomica

TROUBLES DU CARACTÈRE • SPASMOPHILIE • BALLONNEMENTS • CONSTIPATION • EXCÈS ALIMENTAIRES • GRIPPE • RHINITE ALLERGIQUE

Origine

Strychnos nux vomica, la noix vomique, est la graine du fruit du vomiquier, arbre de l'Asie du Sud-Est, de la famille des loganiacées, qui croît à l'état sauvage aux Indes, à Ceylan et en Indochine.

Composition

La teinture-mère, préparée à partir de la graine séchée, contient les mêmes alcaloïdes toxiques qu'*Ignatia*, la strychine et la brucine, mais en proportions différentes. Les préparations à base de strychnine étaient employées jadis comme stimulant, comme tonicardiaque, dans les grippes, la neurasthénie, les troubles digestifs, l'impuissance, et certaines formes de paralysies.

Indications

Troubles du caractère

Des sujets bons répondeurs.

Spasmophilie

• Dans les suites du surmenage qu'ils s'imposent et qui en font des sujets abattus, mous n'ayant plus le goût à rien. Ils deviennent acariâtres, irritables, violents, consommateurs abusifs de tabac, d'alcool, de médicaments. Ils ne supportent plus rien, ni la lumière, ni le bruit, ni les odeurs, ni le froid, et ont un sommeil souvent perturbé (voir plus bas).
• Ce médicament, d'abord masculin, concerne de plus en plus les femmes du fait des contraintes de la vie actuelle.

Insomnie des hyperactifs

C'est le médicament de l'insomniaque surmené. Les troubles du sommeil peuvent se manifester sous plusieurs formes :
— soit un endormissement tardif dû à une hyperactivité cérébrale, suivi d'un réveil vers 4 heures du matin avec impossibilité de se rendormir avant l'aube au moment où il doit se lever ;
— soit un petit somme dans un fauteuil après dîner, suivi de grandes difficultés à se rendormir quand il est au lit ;
— soit un sommeil léger émaillé de réveils fréquents et de rêves agités.
Le lever est difficile, la mauvaise humeur et la fatigue sont présentes. En fait, il aimerait rester couché et, s'il le peut, il fait une courte sieste pour se requinquer.

Ballonnements

• Caractéristiques par :
— l'aspect de la langue : blanche dans sa partie postérieure ;
— les ballonnements épigastriques survenant une à deux heures après les repas ;
— la somnolence, voire la nécessité d'effectuer un petit somme réparateur ;
— le besoin de dégrafer la ceinture du pantalon ou de la jupe, mal supportés en période de digestion.
• Le patient est sujet aux hémorroïdes.

Constipation occasionnelle

• Quand il y a besoin fréquent et improductif d'aller à la selle, ou expulsion de petites quantités à chaque effort avec impression de ne pas être soulagé.
⚕ Si la constipation est récente et persiste, une consultation médicale est indispensable.

Excès alimentaires ou d'alcool

• En prévention.
• Dans les suites d'excès alimentaires ou d'alcool s'accompagnant de nausées, de douleurs abdominales, de ballonnements, de diarrhées de petites selles, et de vomissements que le sujet provoque pour se soulager.
• ⚕ Alcoolisme chronique : en complément des thérapeutiques classiques.

Grippe

Reconnue par :
— les courbatures intenses aggravées la nuit et prédominant dans les lombes. Les douleurs sont telles que le malade est obligé de s'asseoir dans son lit pour se retourner ;
— les frissons dès qu'il se découvre ;
— le rhume, typique par son écoulement nasal clair et diurne, empirant à la chaleur et s'améliorant à l'air frais ; nez sec et bouché la nuit ; éternuements irrépressibles au réveil. Convient bien au nourrisson s'il présente ces symptômes rhino-pharyngés ;
— la soif importante à l'acmé de la fièvre.

Rhinite allergique

Des sujets bons répondeurs, avec éternuements en salves, surtout au réveil.

Nux vomica convient si

Les facteurs déclenchants sont :

- Le surmenage.
- Les excitants (le tabac, l'alcool, le café).

Les modalités sont :

- Une aggravation au réveil, après les repas, par les excitants (le tabac, l'alcool, le café), par le froid, les courants d'air.
- Une amélioration par un court sommeil.

Les bons répondeurs à *Nux vomica*

Ce sont des personnes surmenées, trop actives et dynamiques, ne résistant que grâce aux stimulants (café, tabac, alcool, épices, médicaments) dont ils abusent, et grâce à la sieste qui les requinque. Ce sont des intoxiqués chroniques.
À l'extrême, ils deviennent autoritaires, hypernerveux, très irritables, la moindre contradiction les mettant dans des colères hors de proportion.

Posologie

- En prévention des excès alimentaires : une dose de ***Nux vomica*** 15 CH avant le repas.
- Dans les suites d'excès alimentaires : ***Nux vomica*** 5 CH, 2 granules toutes les heures ou plus fréquemment selon l'intensité.

Voir aussi

- Spasmophilie (médicaments de terrain) : voir ***Calcarea carbonica.***
- Insomnie d'endormissement : voir ***Coffea cruda.***
- Indigestion : ***Carbo vegetabilis, Hydrastis, Ipeca, Sulfur.***
- Troubles digestifs à la suite d'écarts ou d'excès alimentaires : ***Antimonium crudum, Ipeca.***
- Intoxication alimentaire : ***Arsenicum album, Carbo vegetabilis, Ipeca, Podophyllum.***
- Alcoolisme : ***Aurum metallicum, Carbo vegetabilis, Lachesis mutus, Luesinum, Opium, Phosphorus, Sulfur, Zincum metallicum.***
- Constipation de l'enfant avec selles petites et difficiles à expulser : ***Ammonium muriaticum, Natrum muriaticum, Silicea.***
- Troubles hépatiques : ***Chelidonium majus, Juglans regia, Lycopodium clavatum, Taraxacum.***
- Hémorroïdes : ***Aesculus hippocastanum, Aloe, Arnica montana, Collinsonia, Graphites, Hamamelis, Muriaticum acidum.***
- Nausées de la grossesse : ***Cocculus indicus, Ignatia amara, Ipeca, Sepia, Symphoricarpus, Tabacum.***
- Grippe avec fièvre et soif intense : ***Arnica montana, Bryonia alba, Eupatorium perfoliatum, Rhus toxicodendron.***

Onosmodium

FATIGUE OCULAIRE • IMPUISSANCE • FRIGIDITÉ

Origine

Le faux grémil, la borraginée de Virginie, est une plante herbacée d'Amérique du Nord de la famille des borraginacées, de composition inconnue.

Composition

La teinture-mère est fabriquée à partir de la plante entière.

Indications

Fatigue oculaire

- Accompagnée de céphalées et de douleurs et lourdeurs des globes oculaires aux mouvements des yeux.
- Chez les sujets faisant des travaux minutieux (couture, électronique) ou ceux travaillant de façon prolongée sur les micro-ordinateurs ou regardant la télévision de trop près.

Troubles de la libido

- Impuissance d'origine psychique chez l'homme.
- Frigidité chez la femme.

Consulter un médecin homéopathe et un sexologue si les troubles persistent.

Onosmodium convient si

Les modalités sont :

- Une aggravation par le surmenage oculaire.

Voir aussi

- Fatigue oculaire : ***Jaborandi***, ***Ruta graveolens***.
- Fatigue sexuelle : ***Conium maculatum***, ***Graphites***, ***Kalium phosphoricum***, ***Lycopodium clavatum***, ***Phosphoricum acidum***, ***Selenium***.

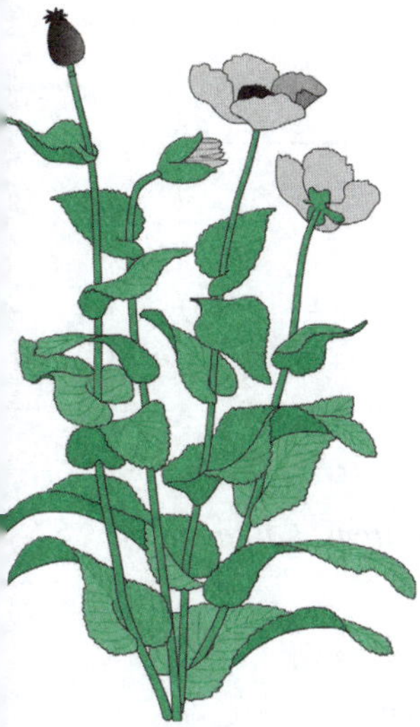

Opium

INSOMNIES • CONSTIPATION

Origine

Le pavot somnifère, de la famille des papavéracées, est utilisé depuis plus de 5 000 ans pour ses vertus médicinales. Introduit par Paracelse dans la thérapeutique moderne, il a surtout été étudié par Sydenham au XVIIe siècle, qui disait que « sans l'opium, la médecine serait manchote et bancale ». En effet, malgré sa réputation exagérée de pharmacodépendance, la morphine, premier alcaloïde connu extrait du pavot, reste l'antalgique majeur de référence. Ainsi, l'opium reste très utilisé dans de nombreux domaines de la médecine non seulement pour son rôle hypnotique (qui induit le sommeil), mais aussi pour ses propriétés antitussives, antihypertensives, vaso-dilatatrices, antidiarrhéiques.

Composition

C'est une plante dont la toxicité est liée aux nombreux alcaloïdes qu'elle contient, en particulier la morphine, la codéine, la narcotine, la papavérine et la noscapine, parmi les plus connus. Ceux-ci sont contenus dans un latex blanc recueilli après excision du fruit de cette plante (la capsule) ; celui-ci est ensuite séché et bruni au soleil. C'est à partir de ce latex que la teinture-mère homéopathique est fabriquée.
Les indications de ce médicament sont du domaine strictement médical ; elles sont avant tout destinées à informer sur l'intérêt de l'homéopathie en complément de la thérapeutique allopathique dans les affections graves.

Indications

Insomnies

- À la suite d'émotions.
- Par hypersensibilité au bruit.

Constipation

- Sans aucune envie d'aller à la selle, et sans aucune gêne.
- Les selles sont petites, dures et noires.

Aide à la reprise d'un transit intestinal normal après une intervention chirurgicale.

En complément des thérapeutiques classiques

⚕ On utilise *Opium* dans :

- Les comas profonds.
- Les hypertensions artérielles graves, dans lesquelles le risque d'accident vasculaire cérébral (avec hémiplégie) est réel.
- Les occlusions abdominales ou les impossibilités d'uriner pouvant survenir après une intervention chirurgicale.

- Les épilepsies, les convulsions.
- Chez les alcooliques et les drogués.

Opium convient si

Les modalités sont :
- Une aggravation par la chaleur.
- Une amélioration par l'air frais.

Voir aussi

- Insomnie à la suite d'émotions : ***Coffea cruda***, ***Gelsemium sempervirens***, ***Kalium phosphoricum***, ***Nux vomica***, ***Staphysagria***, ***Thuya occidentalis***.
- Hypersensibilité au bruit : ***Borax***, ***Theridion***.
- Constipation sans envie d'aller à la selle : ***Graphites***.
- Constipation après une intervention chirurgicale : ***Raphanus sativus***.
- Alcoolisme : ***Aurum metallicum***, ***Carbo vegetabilis***, ***Lachesis mutus***, ***Luesinum***, ***Nux vomica***, ***Phosphorus***, ***Sulfur***, ***Zincum metallicum***.

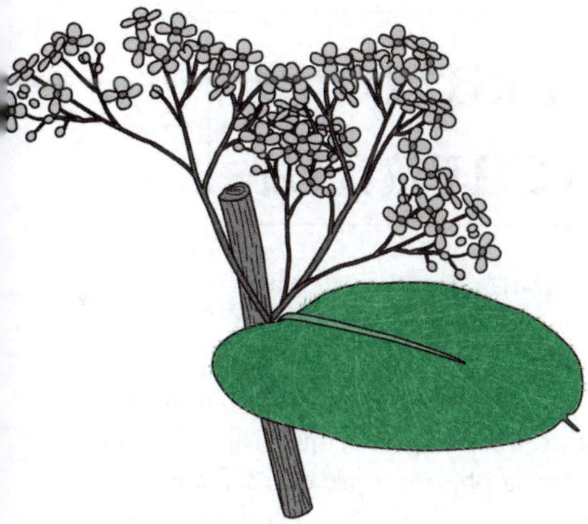

Pareira brava

COLIQUES NÉPHRÉTIQUES • ADÉNOME DE LA PROSTATE • CYSTITE

Origine

Pareira brava est un arbuste grimpant à tige ligneuse originaire d'Amérique du Sud (Brésil), de la famille des ménispermacées, utilisé traditionnellement comme diurétique.

Composition

La teinture-mère, préparée à partir de la racine sèche, contient principalement des alcaloïdes aux propriétés antispasmodiques et curarisantes.

Indications

Coliques néphrétiques

⚕ Médicament des crises de coliques néphrétiques s'accompagnant de douleurs irradiant dans les cuisses. Le malade a besoin de s'accroupir pour uriner, ses douleurs sont améliorées quand il se penche en avant, tête contre le sol.

Adénome de la prostate

Avec envies constantes et inefficaces d'uriner, et besoin de faire des efforts pour vider la vessie.

Cystite

Chez des sujets présentant les mêmes symptômes que ci-dessus.

Posologie

Coliques néphrétiques : prendre des granules, en 4 CH, toutes les 10 minutes au début, puis espacer dès amélioration.

Voir aussi

- Colique néphrétique : ***Calcarea carbonica*** (médicament de terrain), ***Coccus cacti***, ***Colocynthis***.
- Cystite : voir ***Cantharis vesicatoria***.
- Adénome de la prostate : ***Baryta carbonica***, ***Conium maculatum***, ***Lycopodium clavatum***, ***Sabal serrulata***.

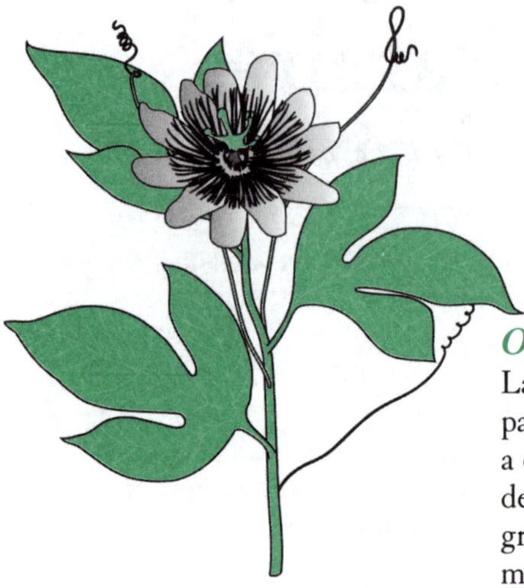

Passiflora incarnata

INSOMNIES • NERVOSISME

Origine

La passiflore, la fleur de la passion, de la famille des passifloracées, est originaire d'Amérique tropicale. Elle a été introduite dans la pharmacopée en 1867 à la suite des travaux de Phares aux États-Unis. C'est une plante grimpante à tige ligneuse pouvant atteindre plusieurs mètres de longueur ; les fleurs ont des pétales blancs, les fruits ovoïdes sont des baies orangées.

Composition

La teinture-mère est préparée à partir de la partie aérienne de la plante. Elle contient des alcaloïdes ayant les mêmes récepteurs que les benzodiazépines, ce qui pourrait expliquer leur action sédative ; la présence de flavones ayant une activité synergique potentialise cette propriété.

Indications

Insomnie

Elle aide à l'endormissement dans les insomnies légères.

Nervosisme, anxiété

Médicament d'appoint, complémentaire d'un traitement de terrain.

Posologie

Chez l'adulte, utilisation à doses phytothérapiques :

- Insomnies : ***Passiflora incarnata*** 3 DH, 50 à 100 gouttes 2 heures avant le coucher.
- Nervosisme : ***Passiflora*** 10 H, 20 gouttes 3 fois par jour, pendant les repas.

Voir aussi

Insomnie d'endormissement : voir ***Coffea cruda***.

Petroleum

MAL DES TRANSPORTS • CREVASSES • DIARRHÉE

Origine

Le pétrole blanc purifié se présente sous la forme d'un liquide incolore ou jaunâtre, volatil, inflammable et insoluble dans l'eau.

Indications

Mal des transports

- Avec nausées, vomissements, vertiges.
- Aggravé par les odeurs des pots d'échappement.
- Amélioré en mangeant.
- Indiqué :

— chez enfants ou adultes malades en voiture, en train ou en avion ;
— dans le mal de mer.

Crevasses aux doigts

- Très douloureuses, accompagnées de fissures ; chez des sujets, les mains et les doigts sont secs et rugueux.
- Aggravées par le froid, l'hiver.
- Améliorées l'été par la chaleur.

Diarrhée

- Déclenchée ou aggravée par le chou ou la choucroute.
- Accompagnée de douleurs abdominales.

Petroleum convient si

Les modalités sont :

- Une aggravation par le froid.

Posologie

Mal des transports : ***Petroleum*** 9 CH, 2 granules la veille, une demi-heure avant le départ, puis au moment du départ et à la demande.

Voir aussi

Mal des transports : ***Borax***, ***Cocculus indicus***, ***Staphysagria***, ***Tabacum***, ***Theridion***.

H_3PO_4 Phosphoricum acidum

SURMENAGE INTELLECTUEL • FATIGUE SEXUELLE • DÉPRESSION • DIARRHÉE

Origine, Composition

Phosphoricum acidum, l'acide orthophosphorique H_3PO_4 ou acide phosphorique concentré, répond à cette définition quand sa solution aqueuse contient entre 84 % et 90 % de H_3PO_4. Il était jadis utilisé pour lutter contre le rachitisme, l'impuissance, l'asthénie et les crachements de sang.

Indications

Surmenage intellectuel

Des étudiants marqués par :

- Une indifférence aux études, une dépression.
- Une mémoire défaillante, un défaut d'assimilation et de compréhension.
- Des céphalées du sommet du crâne et de la nuque.

Fatigue sexuelle

De l'homme jeune, avec érections faibles.

Dépression réactionnelle

- À la suite de déceptions amoureuses ou lors de chagrin durable.
- Avec indifférence marquée et repli sur soi-même.
- Avec insomnie et fatigue intellectuelle.
- Parfois suivies d'une perte de cheveux.

Diarrhée

- Déclenchée ou aggravée par les fruits ou les aliments acides.
- Indolore, contenant des aliments mal digérés.
- Accompagnée de ballonnements et de gaz.

Diabète

⚕ Nécessite une consultation médicale.

Phosphoricum acidum convient si

Les facteurs déclenchants sont :
- L'excès d'activité intellectuelle.
- Les excès sexuels des sujets jeunes.
- Les fruits et aliments acides (diarrhée).

Les modalités sont :
- Une aggravation par le froid, par l'effort physique ou intellectuel.
- Une amélioration par la chaleur, par le sommeil.

Les bons répondeurs à *Phosphoricum acidum*

Ce sont des sujets jeunes longilignes, plutôt maigres, ayant grandi rapidement mais par à-coups. Ils ont tendance aux selles molles ou à la diarrhée.

Voir aussi

- Étudiants surmenés : ***Anacardium orientale***, ***Calcarea phosphorica***, ***Kalium phosphoricum***, ***Natrum muriaticum***, ***Selenium***, ***Silicea***, ***Zincum metallicum***.
- Fatigue sexuelle : ***Conium maculatum***, ***Graphites***, ***Kalium phosphoricum***, ***Lycopodium clavatum***, ***Onosmodium***, ***Selenium***.
- Dépression réactionnelle : ***Ignatia amara***, ***Natrum muriaticum***, ***Sepia***, ***Thuya occidentalis***.
- Alopécie : ***Selenium***, ***Thallium***.

Phosphorus

TROUBLES NERVEUX • GASTRITE •
HÉMORRAGIE • LARYNGITE • VERTIGE

Origine

Le phosphore blanc, P, de numéro atomique 15 et de poids moléculaire 31, est un élément chimique métallique extrêmement toxique inscrit au tableau A de la nomenclature. Il se présente sous la forme d'un solide blanc quasi insoluble dans l'eau. Il est utilisé en oligothérapie comme régulateur de l'excitabilité neuromusculaire et intervient à ce titre, entre autres, dans la spasmophilie, les colopathies fonctionnelles.

Indications

Troubles du caractère

Des sujets bons répondeurs, enfants et adolescents surtout.

Gastrite

⚕ La présence des symptômes suivants doit vous amener à consulter :
— une sensation de brûlures ;
— une intolérance gastrique absolue et des vomissements fréquents striés de sang ;
— des boissons rejetées dès qu'elles ont été réchauffées dans l'estomac.
À associer à d'autres médicaments homéopathiques, voire à un traitement allopathique si nécessaire.

Hémorragies

- En traitement préopératoire.
- Dans les petites hémorragies. Une fois le diagnostic fait, ***Phosphorus***, seul ou en complément des thérapeutiques classiques, stoppe les hémorragies suivantes :

— les épistaxis (saignements de nez), les gingivorragies (saignements de gencives) ;
⚕ — les hématuries (sang dans les urines) ;
— les petites plaies.

Laryngite aiguë

⚕ Se manifestant par une toux rauque, sèche, douloureuse, ébranlant le corps.
Consultez rapidement votre médecin traitant si les troubles persistent.

Vertiges

Des sujets âgés bons répondeurs.

En complément des thérapeutiques classiques

⚕ ***Phosphorus*** peut être utilisé associé à un traitement allopathique dans :
— les maladies digestives graves ;
— les hépatites virales ;

— les pancréatites aiguës ;
— l'alcoolisme chronique des sujets bons répondeurs ;
— les maladies cardiaques et pulmonaires, l'hypertension artérielle ;
— les séquelles d'hémiplégie.

Phosphorus convient si

Les modalités sont :

- Une aggravation par le froid, avant l'orage, par l'effort physique ou intellectuel, le soir.
- Une amélioration par la chaleur.

Les bons répondeurs à *Phosphorus*

Enfants, ils sont reconnus par leur comportement imprévisible, passant de l'écoute la plus sage à l'agitation la plus soudaine. Anxieux, ils ont des peurs multiples : du noir, des objets, du contact (souvent pris pour un manque d'affection). Ils s'endorment difficilement — parfois en balançant la tête —, font pipi au lit longtemps, sont prédisposés aux cauchemars et au somnambulisme.
Ces sujets plutôt longilignes, grands, minces se sont voûtés à l'adolescence du fait d'une croissance trop rapide. Ils sont très actifs mais aussi très fatigables, alternant ainsi les périodes d'excitation et de dépression physiques et intellectuelles caractérisées par un manque de constance dans le suivi du travail professionnel ou scolaire et des résultats en dents de scie.
Ils sont rêveurs, imaginatifs. En confiance, ils aiment communiquer, se confier, se passionner. Dans un milieu hostile, ils manquent de confiance en eux, se renferment et deviennent indifférents à leur entourage. Les temps orageux, le soir et la solitude aggravent leur état nerveux.
Leur appétit est très bon : ils se lèvent même la nuit pour manger. Le désir de sel et la soif d'eau froide sont très importants.

Posologie

- Gastrite : ***Phosphorus*** 5 CH, 5 fois par jour pendant 2 jours, puis 3 fois par jour les jours suivants.
- En traitement préopératoire : ***Phosphorus*** 9 CH, au réveil et au coucher, quelques jours avant l'intervention.
- Dans les petites hémorragies : ***Phosphorus*** 5 CH, 2 granules toutes les 2 ou 3 minutes ; espacer les prises dès que le saignement diminue.

Voir aussi

- Troubles du caractère de l'enfant : voir ***Chamomilla vulgaris***.
- Difficultés scolaires : ***Baryta carbonica***, ***Calcarea phosphorica***, ***Medorrhinum***, ***Mercurius solubilis***, ***Tarentula hispana***, ***Zincum metallicum***.
- Dépression : ***Arsenicum album***, ***Aurum metallicum***, ***Calcarea carbonica***, ***Lachesis mutus***, ***Sepia***, ***Silicea***, ***Thuya occidentalis***, ***Tuberculinum***.
- Gastrite : ***Anacardium orientale***, ***Argentum nitricum***, ***Arsenicum album***, ***Iris versicolor***, ***Kalium bichromicum***.

- Prévention des hémorragies des interventions chirurgicales : ***Arnica montana*, *China rubra*.**
- Gingivites : ***China rubra*, *Mercurius solubilis*, *Plumbum metallicum*.**
- Vertiges : ***Borax*, *Cocculus indicus*, *Conium maculatum*, *Staphysagria*, *Theridion*.**
- Alcoolisme : ***Aurum metallicum*, *Carbo vegetabilis*, *Lachesis mutus*, *Luesinum*, *Nux vomica*, *Opium*, *Sulfur*, *Zincum metallicum*.**

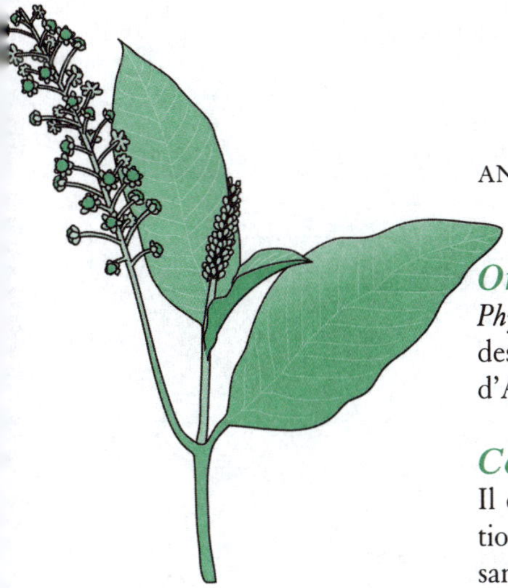

Phytolacca

ANGINE • PHARYNGITE • GRIPPE • RHUMATISMES • SCIATIQUE • SYNDROME PRÉMENSTRUEL

Origine

Phytolacca decandra, le raisin d'Amérique, de la famille des phytolaccacées, est un arbuste vivace originaire d'Amérique du Nord.

Composition

Il contient des lectines à propriétés antivirales (stimulation des lymphocytes B et T) et des saponosides puissamment anti-inflammatoires et antirhumatismaux. La teinture-mère est préparée à partir de la plante entière et des fruits mûrs.

Indications

Angines

• Les angines dont :
— les amygdales sont rouges, foncées, douloureuses, et la gorge est sèche ;
— la douleur vive irradie aux oreilles en avalant, et augmente en buvant chaud.
• Les douleurs pharyngées, parfois de vraies angines, survenant dans un contexte grippal, c'est-à-dire s'accompagnant de courbatures et de fièvre.

Grippe

• Survenant par temps froid et humide.
• Avec des courbatures aggravées dès que le malade bouge.

Pharyngite

Ou laryngite des orateurs ou des chanteurs qui ont forcé leur voix.

Rhumatismes, Sciatique droite

• À début et fin brutaux, aggravés par temps froid et humide, la nuit.
• Les sciatiques du côté droit s'accompagnent — chez un malade qui s'agite et remue en vain pour essayer de se soulager — de douleurs aiguës foudroyantes de la face externe de la cuisse.

Syndrome prémenstruel

• Avec seins gonflés, tendus, douloureux, turgescents avant les règles (mastose).
• Chez des femmes qui ont des règles douloureuses, abondantes, rapprochées.

Allaitement

• Pendant la tétée, les mamelons, avec des crevasses, provoquent des douleurs intenses que la femme ressent dans tout le corps.
• Le lait maternel est souvent épais et insuffisant.

- Il persiste après le sevrage un écoulement laiteux, aqueux.

Affections oculaires
- Blépharites (inflammation du bord des paupières).
- Orgelets (compères-loriots).
- Chalazions (kystes de la paupière).

Phytolacca convient si

Les modalités sont :
- Une aggravation par temps froid et humide, la nuit.

Voir aussi
- Angine : voir ***Mercurius solubilis.***
- Grippe survenant par temps humide : ***Gelsemium sempervirens.***
- Sciatique aggravée la nuit : ***Aconitum napellus***, ***Arsenicum album***, ***Kalium iodatum***, ***Magnesia carbonica.***
- Rhumatismes aggravés la nuit : ***Aurum metallicum***, ***Kalium iodatum.***
- Syndrome prémenstruel avec seins douloureux : ***Actea racemosa***, ***Bryonia alba***, ***Conium maculatum***, ***Folliculinum.***
- Mastose : ***Bryonia alba***, ***Conium maculatum***, ***Thuya occidentalis.***
- Règles douloureuses et abondantes : ***Actea racemosa***, ***Chamomilla vulgaris***, ***Cocculus indicus***, ***Platina.***
- Règles abondantes et cycles courts : ***Ferrum metallicum***, ***Platina.***
- Chalazion : ***Staphysagria.***

Pt

Platina

SPASMOPHILIE • CÉPHALÉES • SYNDROME PRÉMENSTRUEL • CONSTIPATION

Origine

Le platine — découvert par les Indiens d'Amérique du Sud, introduit en Europe par les Espagnols — à l'état natif est rare. Il est en fait le plus souvent inclus dans des minerais complexes où dominent fer, nickel, cuivre ; ce sont les minerais africains qui contiennent le plus de platine.

Composition

La mousse de platine, utilisée en homéopathie, est une masse spongieuse qui provient des premiers procédés de séparation et de purification des platinoïdes (métaux aux propriétés voisines du platine). Elle est insoluble dans l'eau et dans l'alcool. La préparation est effectuée par trituration, puis en milieu liquide à partir de la quatrième centésimale (4 CH).

Indications

Spasmophilie

- Des sujets bons répondeurs.
- Avec troubles sexuels :

— excitation au moindre toucher, ou rapports sexuels douloureux, ou, à l'extrême, nymphomanie ;

— ou, au contraire, refoulement sexuel.

Céphalées

- Commençant et se terminant très progressivement.
- Avec sensation de bandeau serré autour de la tête.

Syndrome prémenstruel

- Des sujets bons répondeurs.
- Avec douleurs accentuées à l'ovaire gauche.
- Chez des femmes ayant des règles en avance, douloureuses, très abondantes, avec des caillots noirs.

Constipation

En voyage.

Platina convient si

Les modalités sont :

- Une aggravation par le toucher.

Les bons répondeurs à *Platina*

Ce sont, classiquement, des femmes hautaines, orgueilleuses, passionnées, autoritaires, imaginatives. Elles ont « le désir de se donner et de se croire une personnalité exceptionnelle[1] ». Elles voient souvent les objets et les individus plus petits qu'ils ne sont en réalité. Leur humeur est variable, elles passent facilement du rire aux larmes.

Généralement brunes, minces, ces femmes sont très occupées par leur corps qu'elles entretiennent avec obstination ; elles font tout pour être attirantes et remarquées. Elles se parent de tenues voyantes et provocantes, de bijoux clinquants.

Posologie

Constipation en voyage : ***Platina*** 9 CH au réveil et au coucher, quelques jours avant le départ, et après l'arrivée.

Voir aussi

- Spasmophilie (médicaments de terrain) : voir ***Calcarea carbonica.***
- Règles douloureuses et abondantes : ***Actea racemosa, Chamomilla vulgaris, Cocculus indicus, Phytolacca.***
- Syndrome prémenstruel : voir ***Folliculinum.***
- Règles abondantes et cycles courts : ***Ferrum metallicum, Phytolacca.***

1-Barbancey J., *Pratique homéopathique en psychopathologie*, t. 1, Paris, Similia, 1987, p. 75.

Pb

Plumbum metallicum

CONSTIPATION • GINGIVITE

Origine

Plumbum metallicum, Pb, le plomb, est un élément chimique métallique de numéro atomique 82 et de poids moléculaire 207,19. Ce métal lourd, blanc bleuâtre, malléable, insoluble dans l'eau et dans l'alcool, a des effets toxiques bien connus à l'origine du saturnisme. Par l'intermédiaire des industries chimiques et des véhicules, il a, par ailleurs, contaminé la biosphère tout entière, y compris les calottes polaires ; ainsi, sa concentration dans les glaces du Groenland est deux cents fois supérieure à celle d'il y a 6 000 ans.

Indications

Constipation chronique

• De selles petites, dures, noires, difficiles à évacuer, avec fausses envies d'aller à la selle, et spasmes de l'anus.

• Accompagnée de spasmes abdominaux extrêmement douloureux, améliorée par la pression forte de cette région et dans la position plié en deux.

Gingivite, pyorrhée

⚕ Des personnes âgées avec haleine fétide, gencives rétractées et parfois soulignées par un liséré bleuâtre.

Maladies des personnes âgées

⚕ Principalement de :

— hypertension artérielle avec troubles rénaux ;

— artériosclérose ;

— polynévrites, paralysies, névralgies ;

— anémie.

Plumbum metallicum convient si

Les modalités sont :

• Une amélioration par la pression forte.

Les bons répondeurs à *Plumbum metallicum*

Ce sont des personnes âgées malades, lentes, maigres, sèches, tremblantes et très constipées. Elles ont des difficultés de compréhension et des troubles de la mémoire.

Voir aussi

• Constipation des personnes âgées : ***Causticum***, ***Kalium carbonicum***.

• Gingivites : ***China rubra***, ***Mercurius solubilis***, ***Phosphorus***.

• Anémie : ***China rubra***, ***Ferrum metallicum***.

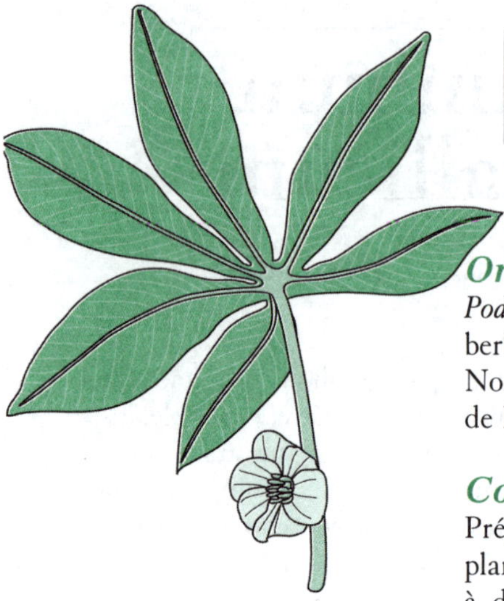

Podophyllum

DIARRHÉE • CÉPHALÉE • MIGRAINE

Origine

Podophyllum peltatum, la podophylle, de la famille des berbéridacées, est une plante originaire d'Amérique du Nord. C'est une herbacée vivace des régions humides de l'est des États-Unis et du Canada.

Composition

Préparée à partir du rhizome (tige souterraine de la plante), la teinture-mère contient des substances ayant, à doses phytothérapiques, une activité sur la vésicule biliaire, et, expérimentalement, une activité antitumorale.

Indications

Diarrhée

- De selles liquides, jaunâtres, très abondantes, expulsées en un jet violent.
- Accompagnée de douleurs abdominales à type de crampes, pires du côté droit, aggravées le matin, améliorées dans la position couché sur le ventre.
- Suivie d'une sensation de faiblesse, d'épuisement.
- Provoquée par :

— la dentition chez le nourrisson (les deux joues sont rouges) ;
— l'abus de fruits frais ;
— une intoxication alimentaire ;
— les voyages, l'été.

Céphalée

Accompagnée et soulagée par la diarrhée décrite ci-dessus.

Migraine ophtalmique

- Précédée de troubles visuels.
- Avec un goût amer à la bouche, des nausées mais pas de vomissements.
- Soulagée par la diarrhée caractéristique.

Podophyllum convient si

Les modalités sont :

- Une aggravation au petit matin, par la dentition, par temps chaud.
- Une amélioration couché sur le ventre, par la friction du ventre.

Posologie

Diarrhée habituelle en voyage : ***Podophyllum*** 5 CH, 3 fois par jour quelques jours avant le départ et après l'arrivée.

Voir aussi

- Diarrhée suivie d'épuisement : ***Arsenicum album***, ***Carbo vegetabilis***, ***China rubra***, ***Gelsemium sempervirens***.
- Intoxication alimentaire : ***Arsenicum album***, ***Carbo vegetabilis***, ***Ipeca***, ***Nux vomica***.
- Poussées dentaires : ***Chamomilla vulgaris***, ***Coffea cruda***.
- Migraine ophtalmique : ***Gelsemium sempervirens***, ***Iris versicolor***, ***Natrum muriaticum***.
- Migraine s'accompagnant de troubles digestifs : ***Chelidonium majus***, ***Iris versicolor***, ***Lycopodium clavatum***, ***Sanguinaria***.

Poumon Histamine

ALLERGIES

Origine

Poumon Histamine est un médicament préparé à partir du poumon d'un cobaye rendu artificiellement allergique.

Composition

La teinture-mère contient de nombreuses substances qui interviennent dans les réactions allergiques immédiates.

Indications

Allergies

Poumon Histamine est utilisé en complément d'un traitement de terrain spécifique dans toutes maladies allergiques, quelles que soient la nature ou l'origine. Cela concerne donc les allergies :

— respiratoires : asthme, rhinite allergique, sinusites ;
— cutanées : eczémas, œdèmes, urticaires ;
— les conjonctivites allergiques.

Poumon Histamine convient si

Les facteurs déclenchants sont :

- Les allergènes de toute nature, c'est-à-dire des substances susceptibles de déclencher une allergie chez les sujets prédisposés.

Les bons répondeurs à *Poumon Histamine*

Les sujets ayant des allergies, respiratoires en particulier.

Posologie

Poumon Histamine 15 CH, une dose par semaine pendant 1 mois.

Voir aussi

Allergie : *Histaminum*.

Psorinum

MALADIES DE PEAU • ALLERGIES ET INFECTIONS RESPIRATOIRES • CONVALESCENCE • MIGRAINE

Origine

C'est un biothérapique préparé à partir d'un lysat de sérosités de lésions de gale prélevées chez des malades non traités. C'est le médicament central du mode psorique (voir page V).

Indications

Maladies de peau chroniques et/ou récidivantes

Survenant chez des sujets bons répondeurs très frileux.

• Elles sont caractérisées par :
— une apparition et une recrudescence des troubles en hiver ;
— des démangeaisons aggravées par la chaleur du lit ;
— un malade qui ne supporte pas le contact de la laine directement sur le corps.

• Ce médicament est donc indiqué dans :
— eczéma, psoriasis ;
— lichens ;
— mycoses, gale.

Allergies respiratoires

• Elles alternent régulièrement avec l'eczéma, récidivent fréquemment et créent un cercle vicieux qu'il est difficile de rompre.

• On retrouve son indication dans :
— l'asthme ;
— les rhinites allergiques saisonnières ou per-annuelles.

Infections respiratoires

• Elles surviennent ou sont aggravées l'hiver chez les sujets bons répondeurs.

• Indications : rhino-pharyngites, sinusites, otites.

Convalescence difficile

• À la suite d'une maladie grave, dans laquelle prédominent un état dépressif et une grosse fatigue.

• Dans les maladies chroniques anciennes, dans lesquelles le malade réagit mal aux traitements et voit son état aggravé à chaque nouvelle poussée de la maladie.

Bien indiqué chez les sujets bons répondeurs.

Migraine

• Elle n'a pas de localisation particulière.

• Elle est reconnue par :
— la sensation de bien-être la veille d'une crise ;

— une amélioration des douleurs en mangeant ;
— une amélioration générale par la chaleur.

Psorinum convient si

Les modalités sont :
- Une aggravation par le froid, par le contact de la laine.
- Une amélioration par la chaleur, en mangeant.

Les bons répondeurs à *Psorinum*

Ce sont les convalescents qui — après une maladie grave ou lors de maladies chroniques — deviennent pâles, amaigris, très frileux, et ont besoin de se couvrir énormément pour se réchauffer. Leur peau paraît sale et malodorante. Ils sont tristes, anxieux, pessimistes, ont peur de mourir et se croient incurables. Ils désespèrent de guérir, car les traitements apparemment bien choisis leurs sont inefficaces.
Les jeunes sujets allergiques alternent eczéma et asthme ou rhinite allergique. Ils ont des migraines régulièrement.
Quel que soit l'âge, ils sont frileux et ont toujours faim, se levant même la nuit pour manger ; mais, malgré cela, ils n'arrivent ni à grossir ni à se réchauffer.

Posologie

- Dans les maladies de peau, les allergies et infections respiratoires, les migraines : ***Psorinum*** 15 CH, une dose par semaine en complément d'un traitement de fond.
- Dans les convalescences difficiles, prendre trois jours de suite au réveil :

— le premier jour : une dose de ***Psorinum*** 9 CH ;
— le deuxième jour : une dose de ***Psorinum*** 15 CH ;
— le troisième jour : une dose de ***Psorinum*** 30 CH.

Les semaines suivantes, prendre une dose de ***Psorinum*** 15 CH régulièrement.

Voir aussi

- Eczéma : ***Arsenicum album***, ***Calcarea carbonica***, ***Graphites***, ***Hepar sulfur***, ***Juglans regia***, ***Lycopodium clavatum***, ***Natrum muriaticum***, ***Petroleum***, ***Sepia***, ***Sulfur***, ***Sulfur iodatum***, ***Tuberculinum***, ***Zincum metallicum***.
- Asthme : ***Arsenicum album***, ***Carbo vegetabilis***, ***Cuprum metallicum***, ***Dulcamara***, ***Histaminum***, ***Ipeca***, ***Kalium carbonicum***, ***Medorrhinum***, ***Natrum muriaticum***, ***Natrum sulfuricum***, ***Poumon Histamine***, ***Sulfur***, ***Sulfur iodatum***, ***Thuya occidentalis***.
- Convalescence : ***Arsenicum album***, ***Carbo vegetabilis***, ***Ferrum metallicum***.
- Démangeaisons *sine materia* des personnes âgées : ***Causticum***, ***Rumex crispus***.

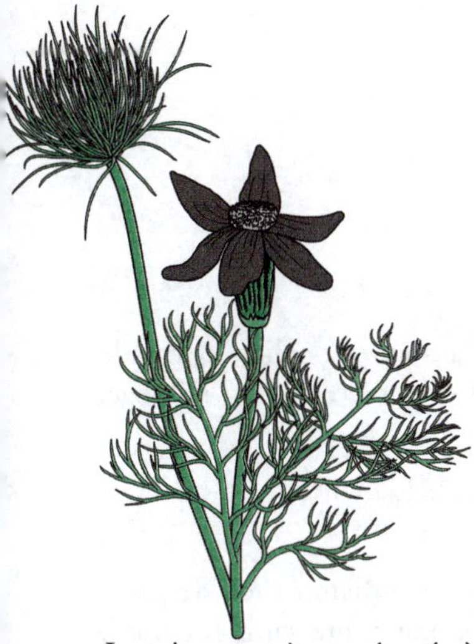

Pulsatilla

TROUBLES VEINEUX • TROUBLES GYNÉCOLOGIQUES • DYSPEPSIE • RHINO-PHARYNGITE • OREILLONS • FIÈVRE

Origine

Pulsatilla, l'anémone pulsatille, petite plante vivace de la famille des renonculacées, est une plante herbacée, bien connue pour ses grandes fleurs à pétales violets, qui pousse dans presque toute l'Europe et particulièrement dans les prairies sèches sur terrains calcaires et siliceux.

Composition

La teinture-mère, préparée à partir de la plante fleurie à l'état frais, contient des saponosides, des tanins, de la ranunculoside dont les métabolites ont des activités antispamodiques, antimigraineuses, antinévralgiques, sédatives mais aussi antibactériennes, vésicantes et régulatrices de la sécrétion de bile.

Indications

Troubles veineux

- Des sujets bons répondeurs :
  - jambes lourdes, marbrées, avec des veines apparentes et des varicosités ;
  - varices ;
  - extrémités froides, violacées, et parfois des engelures.
- Aggravés par la chaleur, le chauffage par le sol et l'immobilité.
- Améliorés par la douche froide, la marche lente.

Troubles gynécologiques

Puberté tardive de la jeune fille bon répondeur

Syndrome prémenstruel

Les femmes bons répondeurs ont, avant les règles, les seins tendus et douloureux, ainsi qu'une émotivité accrue.

Troubles des règles

Des femmes bons répondeurs ayant des cycles longs, des règles peu abondantes, de sang noir, coulant surtout le jour et peu ou pas la nuit.

Troubles digestifs (dyspepsies)

- Déclenchés par l'ingestion d'aliments gras (gras de jambon, plats en sauce, frites, glaces).
- Avec ballonnements, digestion pénible.
- Langue jaunâtre, bouche sèche, mauvaise haleine, absence de soif.
- Éructations ayant le goût des aliments, diarrhée la nuit qui suit ces repas.

Rhino-pharyngite

Chronique

Des sujets bons répondeurs.

Aiguë

Elle est reconnue par :

— les sécrétions nasales jaunâtres, épaisses, non irritantes ;

— le nez sec et bouché la nuit, qui coule le jour ;

— la perte du goût et de l'odorat ;

— la toux grasse et indolore le jour, sèche et douloureuse la nuit, qui oblige le malade à s'asseoir dans son lit pour se soulager, mais qui réapparaît dès que celui-ci se rallonge.

Fièvre

Sans soif au cours de maladies de l'enfance ou des troubles ORL.

Oreillons

S'accompagnant d'une fièvre caractéristique et d'une parotidite (inflammation de parotide) unie ou bilatérale peu douloureuse. C'est aussi le médicament, préventif et curatif, de la plus fréquente des complications de cette maladie : l'orchite (l'inflammation des testicules).

Énurésie

Convient souvent à des fillettes bons répondeurs qui font pipi au lit tardivement.

Orgelets

Les orgelets, ou compères-loriots, sont des petits furoncles des cils. Chez les sujets bons répondeurs, ils ont tendance à revenir régulièrement.

Pulsatilla convient si

Les modalités sont :

- Une aggravation par la chaleur, par les aliments gras, par le repos.
- Une amélioration par l'air frais, par la consolation, par le mouvement et la marche lente.

Les bons répondeurs à *Pulsatilla*

Ils sont reconnus par le caractère variable et changeant des symptômes qu'ils présentent. Classiquement, ce médicament convient le plus souvent à des femmes — décrites abusivement comme blondes aux yeux bleus — sensibles, douces, timides, craignant les hommes. D'humeur variable, elles sont très émotives, rougissent et pleurent facilement, mais sont vite consolées ; leurs larmes se transformant rapidement en rire.

Indolentes et un peu grasses, elles sont très attirées par les aliments sucrés, digèrent mal les aliments gras et boivent habituellement peu.

Elles présentent, en dehors des troubles nerveux, des :

— troubles circulatoires avec des jambes et des cuisses marbrées, des veines apparentes et des extrémités froides ;

— règles variables, souvent en retard, coulant le jour et peu ou pas la nuit ;

— troubles dyspeptiques consécutifs à l'ingestion d'aliments gras ou de glaces.

Voir aussi

- Jambes lourdes : ***Aesculus hippocastanum***, ***Hamamelis***, ***Sepia***.
- Troubles digestifs déclenchés par des aliments gras : ***Carbo vegetabilis***, ***Juglans regia***.
- Troubles du caractère de l'enfant : ***Aurum metallicum***, ***Chamomilla vulgaris***, ***Cina***, ***Hepar sulfur***, ***Mercurius solubilis***, ***Phosphorus***, ***Staphysagria***, ***Tarentula hispana***.
- Fièvre sans soif : ***Apis mellifica***, ***Gelsemium sempervirens***.
- Énurésie : ***Causticum***, ***Cina***, ***Ferrum metallicum***, ***Ferrum phosphoricum***, ***Sepia***, ***Silicea***.

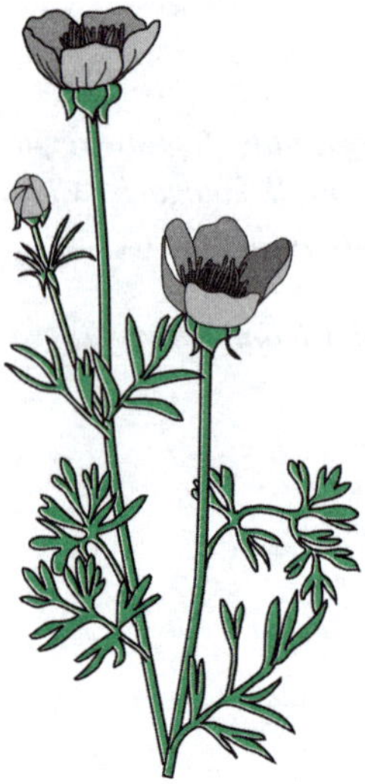

Ranunculus bulbosus

MALADIES DE LA PEAU • NÉVRALGIES INTERCOSTALES

Origine

Ranunculus bulbosus, la renoncule bulbeuse, est une herbe vivace à fleurs jaune brillant, de la famille des renonculacées, très commune dans les prairies sèches d'Europe.

Composition

La teinture-mère, préparée à partir de la plante entière fleurie à l'état frais, contient de la saponine, ainsi que de la protoanémonine et de l'anémonine (métabolites de la ranunculoside[1]) aux activités principalement antispamodiques et antibactériennes.

Indications

Maladies de la peau

• Zona intercostal et ophtalmique, ainsi que les séquelles douloureuses, brûlantes de celui-ci.
• Herpès.
• Varicelle.

Ranunculus bulbosus présente des vésicules (cloques) identiques à celles de la varicelle, mais remplies d'un liquide bleuâtre. On retrouve ce type de vésicules aussi bien dans le zona que dans l'herpès ou dans la varicelle.
• Cors douloureux.
• Engelures des doigts très douloureuses.

Névralgies intercostales

Aggravées par le mouvement, l'effleurement, le toucher, les changements de temps, l'humidité.

Ranunculus bulbosus convient si

Les modalités sont :
• Une aggravation par les changements de temps, l'humidité, l'effleurement, le mouvement.

1-Voir page 685.

Voir aussi

• Herpès labial : ***Borax***, ***Graphites***, ***Hydrastis***, ***Mezereum***, ***Natrum carbonicum***, ***Natrum muriaticum***, ***Rhus toxicodendron***, ***Vaccinotoxinum***.

• Douleurs du zona : ***Arsenicum album***, ***Cantharis vesicatoria***, ***Hypericum perforatum***, ***Mezereum***, ***Rhus toxicodendron***.

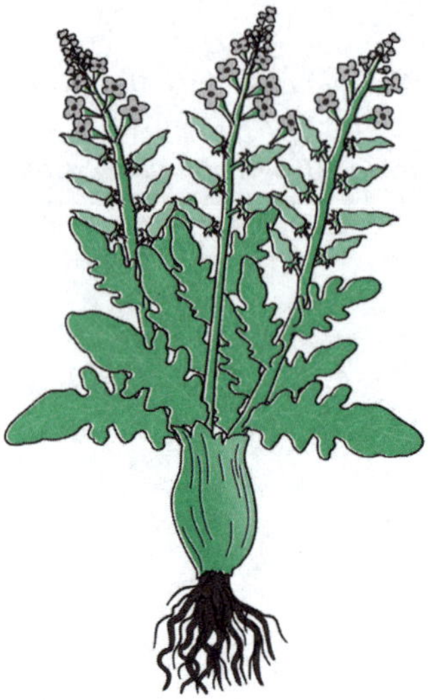

Raphanus sativus

CONSTIPATION

Origine

Le radis noir, *Raphanus sativus niger*, d'origine inconnue, est une plante herbacée, aux fleurs blanches veinées de violet, de la famille des crucifères (brassicacées).

Composition

La teinture-mère, fabriquée à partir de la racine fraîche, est riche en fluor et stimule l'évacuation de la bile.

Indications

Constipation

- Banale.
- Soit après une intervention chirurgicale portant sur l'abdomen ou le pelvis, soit après une colonoscopie ou une cœlioscopie.

Dans tous les cas, l'abdomen est entièrement gonflé, le ballonnement est très douloureux.

Raphanus sativus convient si

Les facteurs déclenchants sont :

- Une intervention chirurgicale portant sur l'abdomen ou le pelvis.
- Une coloscopie ou une cœlioscopie.

Posologie

Raphanus sativus 5 CH, donné préventivement 3 fois par jour 4 jours avant l'intervention et les jours suivants, facilite la reprise du transit.

Voir aussi

Constipation après une intervention chirurgicale : *Opium*.

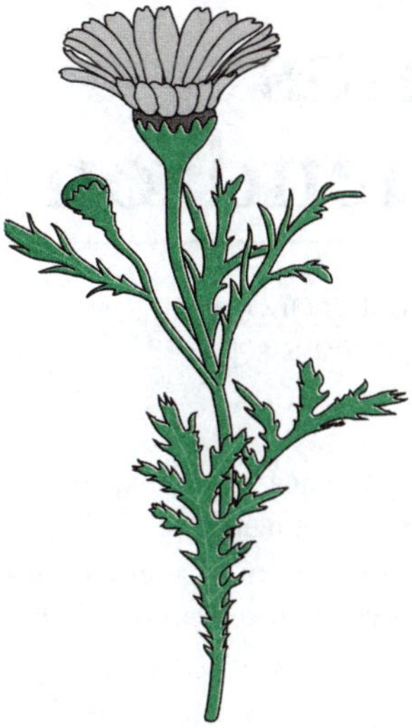

Rhododendron

RHUMATISMES • NÉVRALGIES

Origine

Rhododendron chrysantum, le rhododendron jaune, de la famille des éricacées, est un sous-arbrisseau à fleurs jaune d'or originaire des régions montagneuses du nord de l'Asie. Connu de longue date des Égyptiens et des médecins grecs et latins qui l'utilisaient pour ses propriétés antitussives, il est introduit en France à la Renaissance et est reconnu pour ses effets sur la vésicule biliaire.

Composition

La teinture-mère, préparée à partir des rameaux feuillés avec les boutons floraux secs, contient une toxine aux propriétés antirhumatismales, neurologiques, active aussi sur les systèmes cardio-vasculaire et respiratoire.

Indications

Rhumatismes

Déclenchés ou aggravés avant l'orage et par l'humidité, et améliorés après l'orage.

Névralgies

- du trijumeau ;
- dentaires ;
- intercostales.

Toutes provoquées ou accrues avant l'orage, et par l'humidité.

Rhododendron convient si

Les modalités sont :

- Une aggravation avant l'orage, par l'humidité.
- Une amélioration après l'orage, par la chaleur sèche.

Voir aussi

- Rhumatismes aggravés par l'humidité : ***Dulcamara***, ***Natrum sulfuricum***, ***Rhus toxicodendron***, ***Thuya occidentalis***, ***Tuberculinum***.
- Névralgie du trijumeau : ***Aconitum napellus***, ***Bryonia alba***, ***Colocynthis***, ***Magnesia phosphorica***, ***Spigelia***.

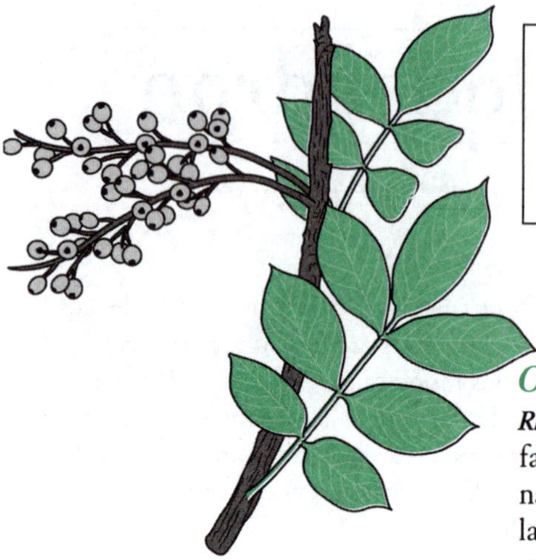

Rhus toxicodendron

INDICATIONS RHUMATOLOGIQUES • INDICATIONS CUTANÉES • GRIPPE

Origine

Rhus toxicodendron, le sumac vénéneux, de la famille des anacardiacées, est un arbrisseau originaire des États-Unis et du Japon. Il contient un latex irritant à l'origine des atteintes cutanées provoquées par cette plante.

Composition

La teinture-mère, préparée à partir des jeunes rameaux feuillés récoltés à la fin de l'été, contient des substances aux propriétés anti-inflammatoires (fisétine) et vésicantes (urushiols).

Indications

Indications rhumatologiques

Rhumatismes

• Déclenchés ou aggravés par l'humidité.

• Mise en route douloureuse, se manifestant par des difficultés, des douleurs et des raideurs des membres lors des premiers pas, au sortir du lit ou en se levant d'une chaise, par exemple.

• Avec amélioration, voire une disparition des douleurs par la poursuite des mouvements.

Entorses

De toutes les articulations, particulièrement des membres inférieurs, mais aussi le torticolis, par exemple.

Rhus toxicodendron est indiqué systématiquement au début des entorses ; il soulage les muscles et les tendons lésés. Il est aussi utile si, après la guérison, la raideur de l'articulation, présente au repos, disparaît avec le mouvement.

Les lumbagos à la suite d'un effort

Sciatique ou sciatalgie

Déclenchée ou aggravée par temps humide ou pluvieux.

Indications cutanées

Infectieuses

Varicelle, herpès, zona.

Atopiques

Eczéma.

Rhus toxicodendron reproduit typiquement l'éruption de la varicelle. Celle-ci commence par une macule rosée, qui se recouvre en quelques heures d'une vésicule remplie d'un liquide plus ou moins limpide. Ces lésions, qui démangent et brûlent, sont améliorées par les applications d'eau très chaude.

Grippe

Typique par :

— la fièvre, s'accompagnant d'une grande soif d'eau froide, de frissons au moindre mouvement et de sueurs abondantes ;

— les sensations de courbatures très douloureuses, le besoin constant de bouger pour les soulager ;

— la langue blanche dont la pointe est rouge ;

— et parfois une toux sèche douloureuse, et un herpès péri-buccal.

Rhus toxicodendron convient si

Les facteurs déclenchants sont :

- L'humidité.

Les modalités sont :

- Une aggravation par l'humidité sous toutes ses formes : le temps, l'habitat, les vêtements, par le repos et le début du mouvement.
- Une amélioration par la chaleur (le temps sec et chaud, les applications chaudes), par le mouvement continu.

Posologie

Pour l'herpès buccal : ***Rhus toxicodendron*** 15 CH, pris très fréquemment, au moins tous les quarts d'heure dès que la sensation de cuisson qui précède l'éruption est perçue.

Voir aussi

- Rhumatismes aggravés par l'humidité : ***Dulcamara*, *Natrum sulfuricum*, *Rhododendron*, *Thuya occidentalis*, *Tuberculinum*.**
- Rhumatismes améliorés par le mouvement : ***Dulcamara*, *Kalium iodatum*, *Tuberculinum residuum*.**
- Herpès labial : ***Borax*, *Graphites*, *Hydrastis*, *Mezereum*, *Natrum carbonicum*, *Natrum muriaticum*, *Ranunculus bulbosus*, *Vaccinotoxinum*.**
- Douleurs du zona : ***Arsenicum album*, *Cantharis vesicatoria*, *Hypericum perforatum*, *Mezereum*, *Ranunculus bulbosus*.**
- Grippe avec fièvre et soif intense : ***Arnica montana*, *Bryonia alba*, *Eupatorium perfoliatum*, *Nux vomica*.**
- Fièvre avec soif intense : ***Aconitum napellus*, *Arnica montana*, *Arsenicum album*, *Belladonna*, *Bryonia alba*, *Mercurius solubilis*, *Stramonium*.**

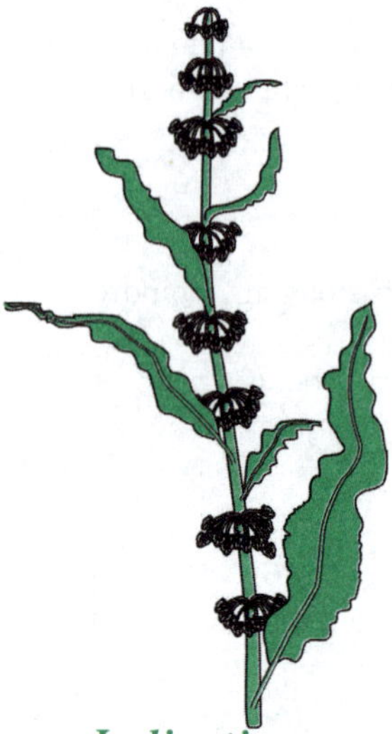

Rumex crispus

TOUX • DÉMANGEAISONS

Origine

Rumex crispus, la patience crépue, de la famille des polygonacées, est une plante herbacée commune rencontrée dans les régions tempérées et longtemps employée comme tonique et astringent.

Composition

La teinture-mère, préparée à partir de la racine fraîche, contient des tanins et est riche en fer.

Indications

Toux sèches

- Ces toux sont violentes, épuisantes, incessantes.
- Elles sont déclenchées par un chatouillement dans l'arrière-gorge, ou dès que le malade respire de l'air froid ; c'est pourquoi celui-ci porte constamment une écharpe devant la bouche et le nez afin de réchauffer l'air qu'il respire.
- Elles provoquent parfois une petite perte d'urine.
- Elles sont rencontrées dans les rhino-pharyngites, les trachéites ou les laryngites.

Démangeaisons

- Les démangeaisons se produisent sans raison ou surviennent chez les personnes âgées.
- Elles se manifestent surtout le soir au coucher quand le sujet se déshabille, et prédominent aux membres inférieurs.
- Les démangeaisons sont améliorées par la chaleur et aggravées par l'air frais, par exemple quand la personne sort les jambes de sous les couvertures.

Rumex crispus convient si

Les modalités sont :

- Une aggravation en respirant l'air frais ou froid.

Posologie

Démangeaisons : ***Rumex crispus*** 7 CH, 2 granules au réveil et au coucher.

Voir aussi

- Démangeaisons *sine materia* des personnes âgées : ***Causticum***, ***Psorinum***.
- Incontinence urinaire provoquée par la toux : ***Alumina***, ***Causticum***, ***Kalium carbonicum***.
- Toux déclenchée en respirant de l'air froid : ***Corallium rubrum***, ***Hepar sulfur***.

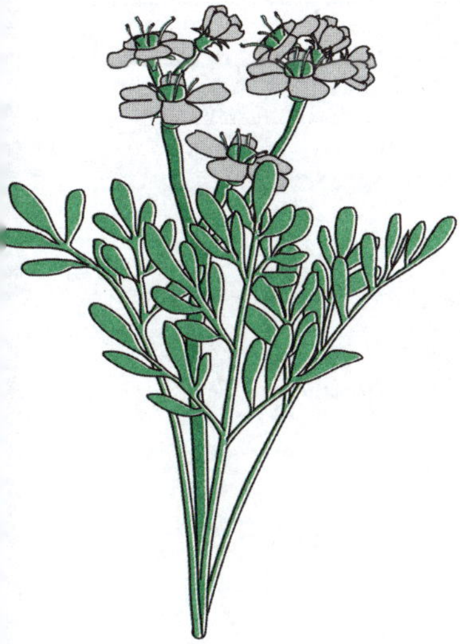

Ruta graveolens

TRAUMATISMES • FATIGUE OCULAIRE

Origine

Ruta graveolens, la rue fétide, de la famille des rutacées, est une plante ligneuse vivace à forte odeur, haute de 40 à 60 cm, longtemps utilisée comme abortif. Elle est surtout répandue dans les régions méditerranéennes et en Afrique du Nord. Elle exerce localement une irritation cutanée, et provoque par voie orale gastro-entérite, vertiges, tremblements et convulsions. Elle était utilisée pour régulariser la survenue des règles, stimuler les contractions utérines et comme antihémorragique.

Composition

La partie aérienne de la plante, à partir de laquelle est préparée la teinture-mère, contient des substances aux propriétés antimicrobiennes, antispasmodiques et phototoxiques.

Indications

Traumatisme ou surmenage physiques

Ruta graveolens convient dans les :
— entorses, les luxations ;
— tendinites chez les sportifs occasionnels et excessifs ;
— lumbagos à la suite d'un effort ;
— sciatiques ou lombosciatiques, quand l'état du malade est aggravé assis, et amélioré par le mouvement ou allongé à plat dos.

Ruta graveolens agit sur les ligaments et les tendons.

À donner systématiquement associé à ***Arnica montana*** et à ***Rhus toxicodendron*** après une chute, surtout si s'associe la sensation de courbatures, de meurtrissures et de raideurs des articulations concernées.

Fatigue oculaire

- Provoquée par un éclairage inadapté, insuffisant ou mal dirigé.
- Accompagnée de douleurs des globes oculaires, et difficultés à fixer des yeux les choses (troubles de l'accommodation).
- Chez les sujets faisant des travaux minutieux (couture, électronique), ou ceux travaillant de façon prolongée sur les micro-ordinateurs, ou lisant trop.

Ruta graveolens convient si

Les modalités sont :

- Une aggravation par le repos, par l'humidité.
- Une amélioration par le mouvement, la chaleur.

Voir aussi

- Fatigue oculaire : ***Jaborandi***, ***Onosmodium***.
- Sciatique aggravée assis : ***Ammonium muriaticum***, ***Dioscorea villosa***.

Sabadilla

RHINITE ALLERGIQUE • TROUBLES DUS AUX VERS

Origine

Sabadilla, la cévadille, de la famille des liliacées, est une plante herbacée vivace originaire d'Amérique centrale et du Mexique où l'on s'en servait sous forme de poudre pour lutter contre les poux.

Composition

La teinture-mère préparée à partir de la graine sèche contient des alcaloïdes toxiques.

Indications

Rhinite allergique

Caractéristique par :
— ses éternuements en salves ;
— la sensation de nez bouché malgré un écoulement nasal fluide, doux ;
— son larmoiement irritant.

Déclenchée ou aggravée par les odeurs des fleurs en particulier, améliorée par l'air chaud.

Troubles dus aux vers (oxyures) chez l'enfant

- Irritabilité de l'enfant sujet aux vers.
- Prurit du nez et de l'anus.
- Coliques abdominales, appétit variable.
- Aggravation à la pleine et à la nouvelle lune.

Sabadilla convient si

Les modalités sont :
- Une aggravation par les odeurs des fleurs, par l'air froid.
- Une amélioration par la chaleur.

Voir aussi

- Oxyures : ***Cina***, ***Silicea***, ***Spigelia***.
- Rhinite allergique avec larmoiement irritant : ***Arsenicum album***, ***Euphrasia***, ***Kalium iodatum***, ***Naphtalinum***.

Sabal serrulata

ADÉNOME DE LA PROSTATE • LACTATION

Origine

Sabal serrulata, petit palmier de la famille des arécacées, est un arbre originaire du sud des États-Unis.

Composition

La teinture-mère, préparée à partir du fruit mûr desséché, contient des substances actives contre l'adénome de la prostate et un principe œstrogène probablement à l'origine de son activité sur la lactation.

Indications

Adénome de la prostate

Avec réveils nocturnes fréquents.
Jet urinaire intermittent, hésitant.
⚕ En présence de sang dans les urines ou en cas de fièvre associée, une consultation médicale s'impose.

Stimulant de la lactation

Pour certains, ce médicament favoriserait la sécrétion lactée lors de l'allaitement, chez des femmes qui ont les seins douloureux.

Posologie

Adénome de la prostate : ***Sabal serrulata*** 6 DH, 20 gouttes 2 fois par jour.

Voir aussi

Adénome de la prostate : ***Baryta carbonica***, ***Conium maculatum***, ***Lycopodium clavatum***, ***Pareira brava***.

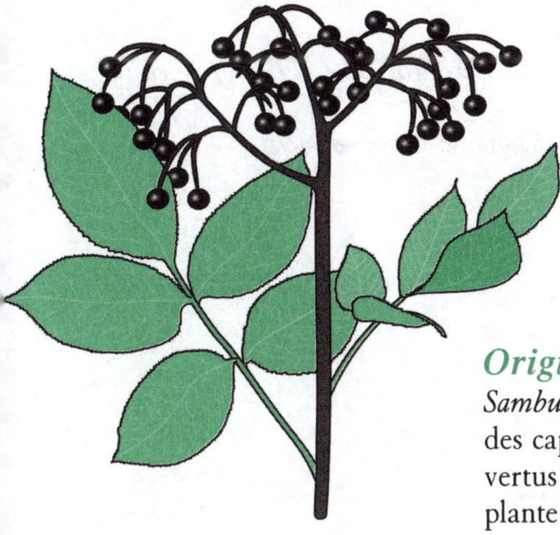

Sambucus nigra

RHINO-PHARYNGITES DU NOURRISSON • LARYNGITE

Origine

Sambucus nigra, le sureau noir, petit arbre de la famille des caprifoliacées, est connu depuis l'Antiquité pour ses vertus thérapeutiques différentes selon la partie de la plante utilisée : écorce, feuilles, fleurs ou fruits. Des traces de cet arbre ont été retrouvées dans des sites datant de l'âge de pierre, en Suisse et en Italie du Nord ; il était aussi planté près des villages en Europe pour attirer les bons génies. Cette plante a des propriétés laxatives, diurétiques et favorisantes de la lactation quand les fleurs sont fraîches, et sudorifiques (c'est-à-dire provoquant la transpiration) quand elles sont sèches.

Composition

La teinture-mère est préparée à partir des sommités fleuries (partie supérieure de la plante, où sont concentrées les fleurs avec quelques feuilles).

Indications

Rhino-pharyngites du nourrisson

Le bébé a le nez sec et bouché, il se réveille en sursaut la nuit pour respirer. De plus, il a des difficultés à téter, car il ne peut respirer que par la bouche.

Laryngite

Typique, reconnue chez l'enfant par :
— son réveil brusque vers minuit ;
— ses difficultés de respiration : l'inspiration est facile, l'expiration est difficile ;
— le besoin de s'asseoir pour mieux respirer.
⚕ À donner en attendant le médecin.

Sambucus nigra convient si

Les modalités sont :
- Une aggravation la nuit.

Posologie

Laryngite : ***Sambucus nigra*** 5 CH, après chaque quinte de toux, jusqu'à l'arrivée du médecin.

Voir aussi

- Laryngite : ***Aconitum napellus***, ***Apis mellifica***, ***Drosera rotundifolia***, ***Hepar sulfur***, ***Iodum***, ***Spongia tosta***.
- Rhino-pharyngites du nourrisson avec nez sec et bouché : ***Nux vomica***.

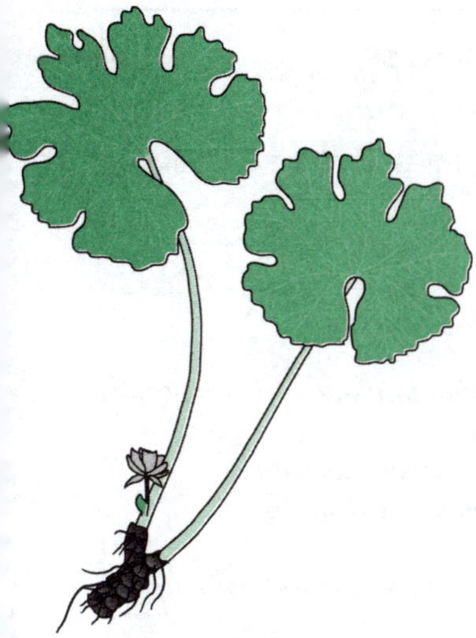

Sanguinaria canadensis

MIGRAINE • MÉNOPAUSE • RHINITE ALLERGIQUE • PÉRIARTHRITE SCAPULO-HUMÉRALE

Origine

Sanguinaria canadensis, la sanguinaire du Canada, de la famille des papavéracées, doit son nom au latex rouge sang qu'elle sécrète. C'est une plante herbacée vivace d'Amérique du Nord utilisée par les Indiens dans le traitement des polypes et des verrues.

Composition

La teinture-mère, préparée à partir du rhizome, est riche en alcaloïdes (la sanguinarine) aux propriétés cardiotoniques et anti-inflammatoires.

Indications

Migraine droite

Elle siège toujours du côté droit de la tête.

D'origine circulatoire

- avec rougeur du visage et sensation de battements dans la tête ;
- commençant le matin, maximale à midi, se terminant le soir ;
- survenant tous les sept jours. Parfois elle survient la veille ou le jour des règles.

D'origine digestive

- avec nausées et vomissements ;
- améliorée par le sommeil, l'obscurité, l'expulsion des gaz et les éructations.

Ménopause

- Avec bouffées de chaleur, rougeur des joues, voire couperose, et céphalées chez des femmes qui souffrent d'une sensation de chaleur intense dans la paume des mains et la plante des pieds.
- Hypertension artérielle de la ménopause avec parfois saignements de nez.

Rhinite allergique

- Déclenchée par les odeurs, celles des fleurs en particulier, le pollen.
- Avec nez sec et bouché, des éternuements fréquents.
- Un écoulement nasal irritant les narines.

Périarthrite scapulo-humérale

Du côté droit, aggravée la nuit et par le mouvement.

Sanguinaria canadensis convient si

Les modalités sont :

- Une aggravation par les odeurs, des fleurs en particulier, par temps froid et humide.
- Une amélioration par le sommeil.

Voir aussi

- Migraine hebdomadaire : ***Iris versicolor***, ***Sulfur***.
- Migraine s'accompagnant de troubles digestifs : ***Chelidonium majus***, ***Iris versicolor***, ***Lycopodium clavatum***, ***Podophyllum***.
- Migraine avec douleurs maximales à midi : ***Natrum muriaticum***, ***Spigelia***.
- Ménopause : ***Graphites***, ***Lachesis mutus***, ***Sepia***, ***Sulfur***, ***Thuya occidentalis***.
- Couperose ou acné rosacée : ***Iodum***, ***Ledum palustre***.
- Rhinite allergique avec écoulement nasal irritant : ***Allium cepa***, ***Ammonium muriaticum***, ***Arsenicum album***, ***Kalium iodatum***, ***Naphtalinum***.
- Périarthrite scapulo-humérale : ***Ferrum metallicum***.

Selenium

SURMENAGE INTELLECTUEL • FAIBLESSE SEXUELLE • ACNÉ • ALOPÉCIE

Origine

Le sélénium, symbole Se, de masse atomique 78,96, est un oligo-élément essentiel découvert en 1817 par le Suédois Berzelius. C'est un métalloïde employé en oligothérapie, essentiellement dans la prévention de la sénescence et des maladies cardio-vasculaires, et qui aurait une activité anticancéreuse. Les sources alimentaires les plus riches en sélénium sont la viande, le poisson, les fruits secs, les champignons, l'ail, l'oignon. Il faut se méfier des compléments alimentaires riches en sélénium, car la limite entre la dose toxique et la dose utile est très proche. Demandez donc conseil à votre médecin.

Indications

Surmenage intellectuel

- Des étudiants, consécutif à un excès de travail, à un manque de sommeil avec :
— abattement physique ;
— dépression nerveuse, perte de mémoire.
- Des sujets âgés, ayant des troubles de la mémoire.
- Avec abus d'excitants, de café, d'alcool, de thé surtout, à l'origine de céphalées.

Faiblesse sexuelle

- Après excès, ou chez les sujets âgés.
- Avec parfois éjaculation précoce ou impuissance, malgré un désir conservé.

Acné, alopécie

- De l'adolescent dont la peau grasse, séborrhéique est couverte de comédons.
- Chute précoce des cheveux, avec séborrhée et pellicules.

Selenium convient si

Les modalités sont :

- Une aggravation par temps chaud, par temps ensoleillé, par le surmenage intellectuel, par le manque de sommeil, par les excès sexuels.

Voir aussi

- Étudiants surmenés : ***Anacardium orientale*, *Calcarea phosphorica*, *Kalium phosphoricum*, *Natrum muriaticum*, *Phosphoricum acidum*, *Silicea*, *Zincum metallicum*.**
- Fatigue sexuelle : ***Conium maculatum*, *Graphites*, *Kalium phosphoricum*, *Lycopodium clavatum*, *Onosmodium*, *Phosphoricum acidum*.**
- Acné juvénile : ***Antimonium crudum*, *Juglans regia*, *Sulfur iodatum*.**
- Alopécie : ***Phosphoricum acidum*, *Thallium*.**

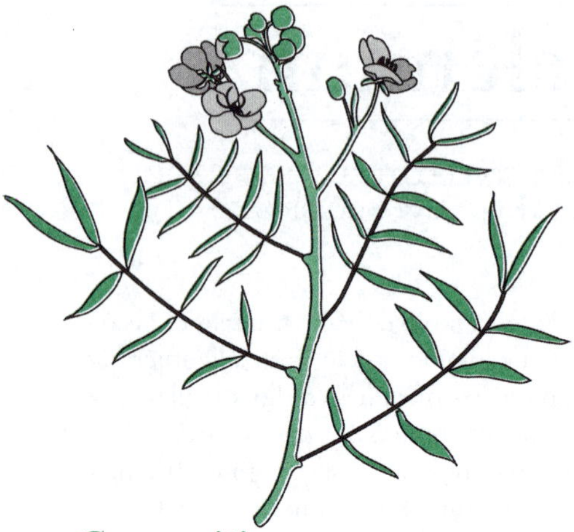

Senna

CRISE D'ACÉTONE

Origine

Senna, le séné, plante de la famille des légumineuses, originaire, selon les espèces, du Soudan, de Somalie ou du Yémen, est un sous-arbrisseau qui peuple les régions subdésertiques d'Asie et d'Afrique où il est très utilisé comme purgatif.

Composition

La teinture-mère est préparée à partir des folioles séchées (chacune des petites feuilles qui forment une feuille composée).

Indications

Crise d'acétone

De l'enfant, typiques avec :

— ses nausées et vomissements, ses diarrhées ;
— l'odeur aromatique caractéristique de l'haleine ;
— le faciès pâle, et l'épuisement du malade.

> ***Senna* convient si**
>
> *Les facteurs déclenchants sont :*
> - Des excès de sucreries (chocolat, bonbons).
> - Des excès de matières grasses.

Voir aussi

Crise d'acétone de l'enfant : *Lycopodium clavatum*.

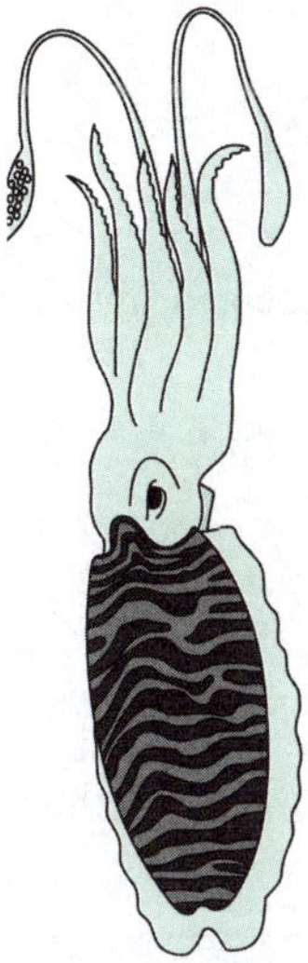

Sepia

INDICATIONS GYNÉCOLOGIQUES • DÉPRESSION • INDICATIONS DIGESTIVES • MALADIES DE PEAU • ASTHME

Origine

Sepia est l'encre de la seiche, carnivore marin intelligent de la famille des mollusques, de la classe des céphalopodes. La seiche utilise cette encre noire, qui obscurcit l'eau, comme moyen de défense ou d'attaque.

Composition

La teinture-mère, préparée à partir de l'encre de la seiche desséchée, contient de nombreuses substances (tyrosine, taurine, magnésium, cuivre, chlorure de sodium) qui expliquent son action dans les troubles digestifs, gynécologiques et neurologiques.

Indications

Indications gynécologiques

Des sujets bons répondeurs :

• Chez la femme jeune ayant :

— des troubles des règles (voir encadré page suivante) ;

— un syndrome prémenstruel peu caractéristique, avec une accentuation de la dépression, des troubles circulatoires et parfois des douleurs lombaires, un herpès labial ou génital avant ou pendant les règles ;

— des jambes lourdes améliorées temporairement par la gymnastique ou la danse, des varices et des hémorroïdes plus tardivement ;

— des cystites à répétition ;

— une frigidité.

• Qui subit pendant la grossesse :

— les nausées, la constipation de celle ayant le masque de grossesse (chloasma) ;

— les dépressions du post-partum (après l'accouchement).

• Qui présente à la périménopause :

— des bouffées de chaleur, montant du bassin au visage, sans rougeur de la face, mais avec transpiration et sensation de malaise ;

— une asthénie importante, pire le matin ;

— un état dépressif typique.

Dépression réactionnelle

Des sujets bons répondeurs, ou survenant à la suite de soucis prolongés.

Indications digestives

Des sujets bons répondeurs ayant :
— un manque d'appétit accompagné d'une sensation de vide à l'estomac ;
— des troubles vésiculaires avec des migraines aggravées du côté gauche ;
— une constipation avec une sensation de pesanteur du rectum, un soulagement insuffisant après la selle, des hémorroïdes.

Maladies de peau

Des sujets bons répondeurs : mycoses, eczémas, herpès.

Asthme

Pire le matin et le soir, des sujets bons répondeurs.

Énurésie

Elle correspond aux enfants bons répondeurs qui font pipi au lit dans leur premier sommeil.

Sepia convient si

Les facteurs déclenchants sont :

- Les soucis prolongés, les chagrins profonds.
- La grossesse.
- La périménopause.

Les modalités sont :

- Une aggravation par la station debout prolongée, par l'air froid, par la consolation.
- Une amélioration par l'exercice violent (danse, athlétisme), les jambes surélevées.

Les bons répondeurs à *Sepia*

Ils correspondent classiquement à une femme (le plus souvent) à tendance dépressive ayant des troubles des règles.

Celle-ci, abusivement décrite comme brune, est maigre, a le teint jaunâtre et cireux. Son visage présente des taches brunâtres à la racine du nez et aux joues, sur les paupières, autour de la bouche.

Ce qui frappe le plus est son air triste, sa lassitude, son pessimisme ; sa tenue vestimentaire sombre (noir, marron foncé). L'absence de maquillage accentue encore cette impression de souffrance.

Assise jambes croisées, en période de crise, elle vient consulter parce que, plus que d'habitude, elle ne supporte ni son mari, ni ses enfants, ni son travail. Dans ces phases, elle devient indifférente à ses proches et à son entourage, elle est découragée, anxieuse, irritable, désagréable. Elle désire être seule et repousse ceux qui veulent l'aider.

Ses règles, qui sont d'ordinaire une source permanente d'ennuis, deviennent anarchiques, tantôt en avance, tantôt en retard, souvent peu abondantes, rarement excessives, précédées ou non d'un syndrome prémenstruel. Généralement peu encline aux rapports sexuels, elle y est franchement opposée dans ces moments.

Elle est attirée par les saveurs acides et/ou les mets épicés ou relevés : cornichons, moutarde, vinaigre, pickles. Elle ne supporte pas le lait, qui provoque chez elle de la diarrhée ; elle a un dégoût pour la viande.

Voir aussi

- Jambes lourdes : ***Aesculus hippocastanum*, *Hamamelis*, *Pulsatilla*.**
- Nausées de la grossesse : ***Cocculus indicus*, *Ignatia amara*, *Ipeca*, *Nux vomica*, *Symphoricarpus*, *Tabacum*.**
- Ménopause : ***Graphites*, *Lachesis mutus*, *Sanguinaria*, *Sulfur*, *Thuya occidentalis*.**
- Dépression : ***Arsenicum album*, *Aurum metallicum*, *Calcarea carbonica*, *Lachesis mutus*, *Phosphorus*, *Silicea*, *Thuya occidentalis*, *Tuberculinum*.**
- Dépression réactionnelle : ***Ignatia amara*, *Natrum muriaticum*, *Phosphoricum acidum*, *Thuya occidentalis*.**
- Énurésie : ***Causticum*, *Cina*, *Ferrum metallicum*, *Ferrum phosphoricum*, *Pulsatilla*, *Silicea*.**

Sérum anticolibacillaire

CYSTITES • DÉPRESSION

Origine

Biothérapique fabriqué à partir du sérum de moutons ayant été immunisés par des cultures tuées d'*Escherichia coli*.

Indications

Cystite aiguë

À employer en complément d'un traitement homéopathique plus spécifique.

Infections urinaires à répétition

En complément d'un traitement de terrain approprié.

Dépression

Des femmes à la suite d'infections urinaires à répétition. À utiliser aussi en complément d'un traitement de fond.

Posologie

• Dans les cystites aiguës : ***Sérum anticolibacillaire*** 6 DH, une ampoule ou 2 granules 5 fois par jour pendant 2 jours, puis 3 fois par jour les 6 jours suivants.
• Dans les infections urinaires à répétition : ***Sérum anticolibacillaire*** 6 DH, une ampoule ou une dose par semaine.

Voir aussi

Cystite : ***Cantharis vesicatoria***, ***Mercurius solubilis***, ***Pareira brava***, ***Staphysagria***, ***Terebinthina***.

SiO_2

Silicea

TROUBLES DE LA CROISSANCE • TROUBLES DUS AUX VERS • SURMENAGE INTELLECTUEL • CONSTIPATION • SUPPURATIONS

Origine

La silice est une pierre d'une grande dureté, insoluble dans l'eau et dans l'alcool. Les principales indications en homéopathie sont les suppurations aiguës et chroniques, et les troubles de la minéralisation. Son activité, à hautes dilutions, sur le système immunitaire a été démontrée expérimentalement.

Indications

Troubles de la croissance

Des enfants bons répondeurs (voir encadré page suivante).

• Avec tendance au rachitisme à cause d'un régime déséquilibré : trop de sucreries, pas assez de laitages, alors que les bons répondeurs en ont particulièrement besoin.
• Troubles dentaires : poussées lentes et difficiles, dents crénelées, émail abîmé, caries précoces.
• Troubles des phanères : ongles parsemés de taches blanches cassant facilement.
• Fracture chez les sujets jeunes avec retard de la formation du cal osseux.

Troubles dus aux vers (oxyures) chez l'enfant

Accentuation du mauvais côté du caractère et du somnambulisme des enfants bons répondeurs infestés par les oxyures à la nouvelle lune.

Surmenage intellectuel

Des étudiants avec :
— céphalées chroniques ;
— perte de la mémoire et de la concentration : ils n'arrivent plus à retenir ni à écouter ;
— dépression avec découragement ;
— sommeil agité non réparateur, avec réveil en sursaut et somnambulisme.

Suppurations aiguës

• De la peau : abcès, panaris, furoncles, acné suppurée.
• De la sphère ORL :
— rhino-pharyngites, angines, otites, survenant au moindre froid ;
— bronchites : le moindre rhume tombe sur la poitrine.

Ces épisodes infectieux à répétition sont souvent déclenchés par la vaccination trop précoce par le BCG ou la répétition des vaccinations chez les sujets bons répondeurs.

Suppurations chroniques

⚕ Elles nécessitent une consultation médicale ; elles concernent les :
— infections pulmonaires à répétition ;
— infections génitales et les cystites chroniques ;

— plaies suppurantes avec ou sans corps étrangers visibles ou invisibles ;
— cicatrisations lentes et traînantes.
Ces suppurations inflammatoires s'accompagnent de douleurs piquantes à type d'épine ou d'écharde enfoncée.

Constipation

Des sujets bons répondeurs.
Les selles, difficiles à expulser, ont tendance à remonter dans le rectum après l'effort.

Posologie

• Suppurations cutanées chroniques : ***Silicea*** 15 CH, au réveil et au coucher jusqu'à disparition complète des phénomènes suppuratifs.
• Fracture chez les sujets jeunes : ***Silicea*** 7 CH, 3 fois par jour jusqu'à consolidation de la fracture et les trois mois qui suivent.

Silicea convient si

Les facteurs déclenchants sont :
• Identiques aux modalités d'aggravation.

Les modalités sont :
• Une aggravation par le froid, en hiver, par les vaccinations, à la nouvelle lune.
• Une amélioration par la chaleur, par les enveloppements chauds (les céphalées).

Les bons répondeurs à *Silicea*

Ce sont des enfants intelligents et fatigables, au développement physique lent.
Chez le bébé, la maigreur des membres contraste avec le gros ventre et la grosse tête. Les bosses frontales ressortent, les yeux sont vifs et brillants. Les fontanelles se ferment tardivement, la croissance est lente et retardée. Il transpire abondamment de la tête en s'endormant, et transpire des pieds en permanence. Il a tendance à faire pipi au lit tardivement.
Plus tard, ces aspects se confirment. L'enfant, plutôt chétif, est vif et intelligent, têtu, timide et craintif. Il manque de confiance en lui, est anxieux et a peur de ne pas y arriver. Physiquement, bien que remuant, il se fatigue vite. Les plaies cicatrisent lentement et ont tendance à suppurer.
Adulte, il est grand, maigre, frileux, il a toujours les pieds froids la nuit et les réchauffe souvent contre ceux de son partenaire. Les traits de caractère persistent et s'accentuent. Une particularité rencontrée à tout âge : la phobie des épingles.

Voir aussi

• Sujet maigre malgré un bon appétit : ***Iodum***, ***Natrum muriaticum***.
• Retard de développement du nourrisson : ***Baryta carbonica***, ***Calcarea carbonica***, ***Calcarea phosphorica***, ***Magnesia carbonica***, ***Tuberculinum***.
• Troubles de la croissance : ***Calcarea carbonica***, ***Calcarea phosphorica***, ***Natrum muriaticum***, ***Phosphorus***, ***Tuberculinum***.
• Énurésie : ***Causticum***, ***Cina***, ***Ferrum metallicum***, ***Ferrum phosphoricum***, ***Pulsatilla***, ***Sepia***.

- Oxyures : ***Cina***, ***Sabadilla***, ***Spigelia***.
- Étudiants surmenés : ***Anacardium orientale***, ***Calcarea phosphorica***, ***Kalium phosphoricum***, ***Natrum muriaticum***, ***Phosphoricum acidum***, ***Selenium***, ***Zincum metallicum***.
- Suppurations aiguës et chroniques : ***Hepar sulfur***.
- Abcès : ***Apis mellifica***, ***Belladonna***, ***Hepar sulfur***, ***Sulfur***.
- Angines à répétition : ***Baryta carbonica***, ***Calcarea carbonica***, ***Calcarea phosphorica***, ***Medorrhinum***, ***Sulfur iodatum***, ***Thuya occidentalis***, ***Tuberculinum***.
- Constipation de l'enfant avec selles petites et difficiles à expulser : ***Ammonium muriaticum***, ***Natrum muriaticum***, ***Nux vomica***.
- Dépression : ***Arsenicum album***, ***Aurum metallicum***, ***Calcarea carbonica***, ***Lachesis mutus***, ***Phosphorus***, ***Sepia***, ***Thuya occidentalis***, ***Tuberculinum***.

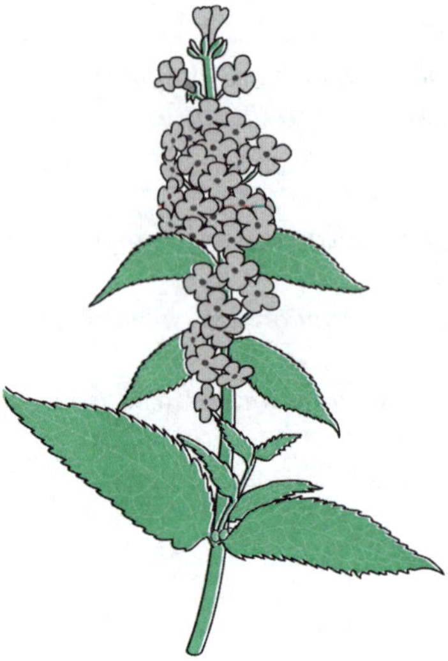

Spigelia

MIGRAINE • NÉVRALGIE • ZONA •
TROUBLES DUS AUX VERS

Origine

Spigelia anthelmia, la spigélie vermifuge (herbe à la Brinvilliers), plante herbacée toxique de la famille des loganiacées, originaire des Antilles et d'Amérique du Sud, est utilisée traditionnellement pour expulser les vers intestinaux.

Composition

La teinture-mère, préparée avec la plante entière fleurie, possède, grâce à ses alcaloïdes, une puissante activité cardiotonique.

Indications

Migraine gauche

- Commençant à l'occiput, puis venant se fixer au-dessus de l'œil gauche.
- La douleur suit la courbe du soleil : débutant le matin, se terminant le soir, maximale à midi.
- Aggravée par le toucher, le mouvement.
- Sans nausée ni vomissement.

Névralgies

- de la face concernant :

— les névralgies du trijumeau en particulier ;
— le zona ophtalmique.

- du thorax :

— dans le zona thoracique.

Aggravées par le froid et le mouvement.

Troubles dus aux vers (oxyures) chez l'enfant

Irritabilité, bégaiement, colite.

Palpitations violentes

Avec sensation que le cœur bat plus fort que vite chez les sujets neurotoniques.

Maladies cardiaques

⚕ Leur présence nécessite une consultation médicale.

Spigelia convient si

Les modalités sont :

- Une aggravation par le froid, par le mouvement.

Voir aussi

- Migraines avec douleurs maximales à midi : ***Natrum muriaticum***, ***Sanguinaria***.
- Névralgie du trijumeau : ***Aconitum napellus***, ***Bryonia alba***, ***Colocynthis***, ***Magnesia phosphorica***, ***Rhododendron***.
- Oxyures : ***Cina***, ***Sabadilla***, ***Silicea***.
- Spasmophilie (médicaments de crise) : ***Cuprum metallicum***, ***Ignatia amara***, ***Spongia tosta***.
- Séquelles douloureuses de zona : ***Arsenicum album***, ***Hypericum perforatum***, ***Mezereum***, ***Vaccinotoxinum***.

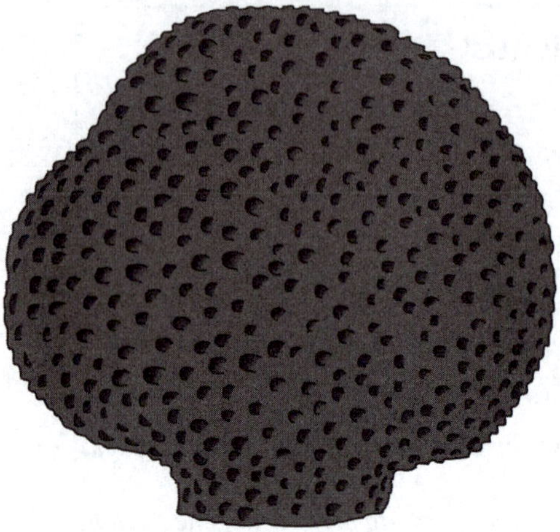

Spongia tosta

LARYNGITE • SPASMOPHILIE

Origine

L'éponge de mer, de la famille des spongidés, vit en Méditerranée.

Composition

La teinture-mère est préparée à partir d'une poudre brune obtenue après calcination à feu nu de l'éponge afin d'en éliminer les composés organiques. Celle-ci contient des terpènes, des substances antibiotiques et de nombreux minéraux (iode, brome, silice).

Indications

Laryngite

C'est le médicament de la laryngite aiguë typique ; elle est reconnue chez l'enfant par :
— son réveil brusque vers minuit ;
— sa toux sèche, croupale, sifflante « comme une planche qu'on scie », l'amélioration de la toux en buvant chaud ;
— sa dyspnée et le besoin de s'asseoir pour mieux respirer ;
— l'angoisse de l'enfant.
⚕ À donner en attendant le médecin.

Tachycardie

- Des sujets spasmophiles se réveillant angoissés vers minuit, accompagnée de palpitations.
- Des sujets ayant une hyperthyroïdie.
- ⚕ Des maladies cardiaques.

Spongia tosta **convient si**

Les modalités sont :
- Une aggravation vers minuit.
- Une amélioration par les boissons chaudes.

Posologie

Laryngite : *Spongia tosta* 7 CH, 2 granules après chaque quinte de toux.

Voir aussi

- Spasmophilie (médicaments de crise) : *Cuprum metallicum*, *Ignatia amara*, *Spigelia*.
- Laryngite : *Aconitum napellus*, *Apis mellifica*, *Drosera rotundifolia*, *Hepar sulfur*, *Iodum*, *Sambucus*.

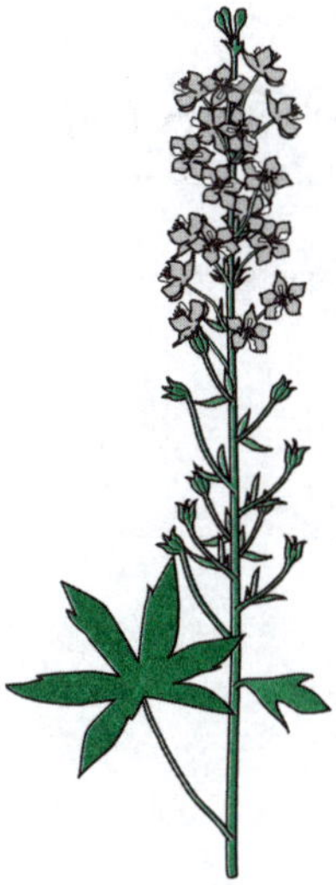

Staphysagria

SPASMOPHILIE • TROUBLES DU CARACTÈRE • CYSTITE • INDICATIONS CUTANÉES • VERTIGES

Origine

Delphinium staphysagria, la staphisaigre, ou herbe aux poux, est une plante de la famille des renonculacées poussant dans le sud de l'Europe et dans le Bassin méditerranéen.

Composition

La teinture-mère, préparée à partir des graines séchées, contient des alcaloïdes toxiques qui expliquent son activité cutanée et vésicale (sur la vessie).

Indications

Spasmophilie

• Déclenchée :
— par des contrariétés non exprimées, contenues, refoulées ;
— par des vexations, des colères rentrées ;
— chez des sujets dominés, refoulés, ne pouvant s'exprimer (conjoint ou supérieur très autoritaire) ;
— par une indignation, une humiliation, l'injustice ;
— par les excès sexuels ou l'abstinence.
• Survenant chez des sujets le plus souvent bons répondeurs, dont les colères rentrées, « contenues », passent le plus souvent inaperçues pour l'entourage et provoquent :
— des tremblements, de l'épuisement, de l'insomnie ;
— des troubles somatiques, comme des coliques avec ou sans diarrhée, des palpitations, une toux nerveuse, des lombalgies et des dorsalgies.

Troubles du caractère

De l'enfant bon répondeur.

Cystite

Avec mictions indolores et brûlures entre celles-ci.
Staphysagria est indiqué dans :
— les cystalgies à urines claires, c'est-à-dire les brûlures urinaires sans infection ;
— les « cystites des jeunes mariées » survenant après les premiers rapports sexuels, ou les cystites régulièrement déclenchées par un rapport sexuel ;
— douleurs en urinant survenant après un sondage de la vessie.
⚕ En l'absence d'amélioration rapide, votre médecin vous fera pratiquer un examen cytobactériologique des urines.

Indications cutanées

- Les démangeaisons changeant de place lors du grattage dans les maladies de peau.
- Les plaies tranchantes, nettes, faites par un objet coupant ou lors d'incisions chirurgicales.
- Chez les sujets bons répondeurs : les orgelets, les chalazions, les verrues.

Vertiges

Améliorés quand on tourne en rond.
Dans le mal des transports, le mal de mer en particulier.

Staphysagria convient si

Les facteurs déclenchants sont :

- La colère rentrée, la frustration.
- L'indignation, l'humiliation, la vexation.
- Les coupures nettes, chirurgicales ou par un couteau.

Les modalités sont :

- Une aggravation par la vexation, la contrariété, l'indignation, la colère rentrée, par le moindre toucher, l'effleurement.

Les bons répondeurs à *Staphysagria*

Ce sont des sujets — obsédés sexuellement, mais refoulés et secrets — extrêmement susceptibles, ne supportant ni l'injustice ni les contrariétés qu'ils refoulent.
Les enfants sont irritables, capricieux, ils jettent l'objet qu'ils viennent de réclamer à cor et à cri. Cet état s'aggrave lors des poussées dentaires.

Posologie

À la suite d'une colère rentrée ou d'une vexation, prendre immédiatement et les jours suivants chez les sujets bons répondeurs :
– le premier jour : une dose de ***Staphysagria*** 9 CH ;
– le deuxième jour : une dose de ***Staphysagria*** 15 CH ;
– le troisième jour : une dose de ***Staphysagria*** 30 CH.

Voir aussi

- Spasmophilie (médicaments de terrain) : ***Calcarea carbonica***, ***Ignatia amara***, ***Magnesia carbonica***, ***Magnesia phosphorica***, ***Moschus***, ***Natrum muriaticum***, ***Nux moschata***, ***Nux vomica***, ***Platina***, ***Tuberculinum***, ***Valeriana***, ***Zincum metallicum***.
- Troubles du caractère de l'enfant : voir ***Chamomilla vulgaris***.
- Chalazion : ***Phytolacca***.
- Vertiges : ***Borax***, ***Cocculus indicus***, ***Conium maculatum***, ***Phosphorus***, ***Theridion***.
- Mal des transports : ***Borax***, ***Cocculus indicus***, ***Petroleum***, ***Tabacum***, ***Theridion***.

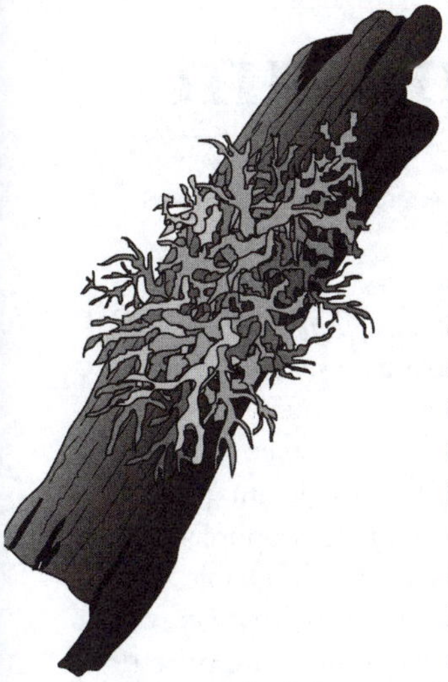

Sticta pulmonaria

RHINO-PHARYNGITES • GRIPPE

Origine

Sticta pulmonaria, le lichen pulmonaire, de la famille des stictacées, croît sur les chênes, les hêtres et les rochers des montagnes en Europe. Il était utilisé tradionnellement pour accélérer le transit intestinal, contre les vomissements, les douleurs gastriques et le mal de mer.

Composition

La teinture-mère est préparée avec le thalle (appareil végétatif des lichens, constitué par un tissu plus ou moins différencié, non vascularisé) sec entier.

Indications

Rhino-pharyngites

- Avec nez sec et bouché, le sujet se mouche constamment sans résultat.
- Avec douleurs à la racine du nez et céphalées améliorées par l'écoulement nasal.
- Toux sèche, douloureuse, à répétition principalement nocturne.

Grippe

- Au début, avec courbatures et asthénie.
- Et rhino-pharyngite caractéristique.

Sticta pulmonaria convient si

Les modalités sont :
- Une amélioration par l'écoulement nasal.

Voir aussi

- Toux nocturnes douloureuses : ***Aconitum napellus***, ***Coccus cacti***, ***Corallium rubrum***, ***Drosera rotundifolia***.

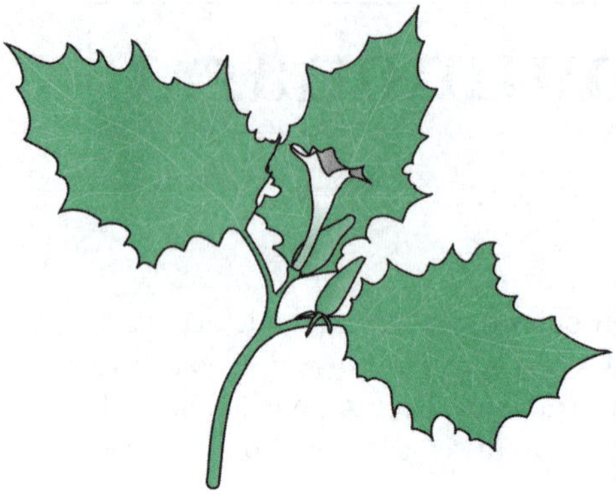

Stramonium

FIÈVRE • TERREURS NOCTURNES • TICS

Origine

Le stramoine, le *Datura stramonium* ou herbe du diable, de la famille des solanacées, est une plante d'Europe particulièrement toxique dont les feuilles peuvent être confondues avec celles de l'épinard ou de l'oseille. Il possède un pouvoir hallucinogène qui fut autrefois très apprécié des sorciers qui l'utilisaient dans les breuvages des sabbats et « faisaient voir le Diable » ; le stramoine fut aussi un soporifique qu'employaient une bande de brigands parisiens, dits « les endormeurs », qui offraient à leurs victimes, avant de les détrousser, une prise de tabac mêlé d'une poudre de cette plante.

Composition

Sa toxicité est due aux alcaloïdes — dont la scopolamine, l'atropine et la hyoscyamine — entrant dans sa composition. La teinture-mère est préparée à partir de la partie aérienne de la plante en floraison.

Indications

Fièvre

• Soudaine et intense, aussi élevée le matin que le soir, 39 °C-40 °C, accompagnée :
— d'une soif vive, d'une rougeur intense du visage, de sueurs qui ne soulagent pas et d'une sensation de froid dans tout le corps et les membres en particulier ;
— d'un abattement important, et/ou d'agitation psychique, voire de délires et de convulsions ⚕ ;
— de terreurs nocturnes, avec besoin d'une lumière tamisée et peur de la lumière forte ;
— d'une absence de douleur malgré l'intensité de la fièvre.
• Survenant dans les :
— Angines avec gorge très rouge mais indolore, sécheresse de la bouche et fièvre caractéristique.
— Laryngites avec toux indolore, spasmodique, suffocante.
— Coups de chaleur, insolations.
— Scarlatine.
Notez le contraste entre l'intensité des symptômes et l'absence de douleurs.
⚕ Ce médicament est à donner en attendant le médecin.

Terreurs nocturnes

Des enfants effrayés par l'obscurité, qui réclament de la lumière et la présence d'une personne pour s'endormir.

Tics
Violents et indolores de la face, survenant chez des sujets atteints de spasmophilie ou de tétanie.

Délires et hallucinations
⚕ Ils nécessitent une consultation médicale.

Stramonium **convient si**

Les facteurs déclenchants sont :
- L'obscurité.

Les modalités sont :
- Une aggravation par l'obscurité, par les reflets brillants, la lumière vive.
- Une amélioration par la lumière diffuse.

Posologie
Fièvres : ***Stramonium*** 15 CH, toutes les 10 minutes en espaçant, selon l'amélioration.

Voir aussi
- Fièvre avec soif intense : ***Aconitum napellus***, ***Arnica montana***, ***Arsenicum album***, ***Belladonna***, ***Bryonia alba***, ***Mercurius solubilis***, ***Rhus toxicodendron***.
- Terreur nocturne : ***Borax***, ***Cina***.
- Tics : ***Cuprum metallicum***, ***Lycopodium clavatum***, ***Magnesia phosphorica***, ***Valeriana***.

Sulfur

DERMATOSES • ALLERGIES RESPIRATOIRES • MÉNOPAUSE • CÉPHALÉES • DOULEURS LOMBAIRES

Origine

Sulfur sublimatum iotum, le soufre sublimé lavé, de numéro atomique 16 et de poids moléculaire 32, se présente sous la forme d'une poudre jaune citron pratiquement insoluble dans l'eau et dans l'alcool. Il est utilisé en oligothérapie dans les troubles dermatologiques, allergiques, rhumatismaux et ORL récidivants. C'est le médicament du mode réactionnel psorique (voir page 113) utilisé surtout dans les maladies — essentiellement cutanées et allergiques — ayant tendance à récidiver et à alterner.

Indications

Toutes les dermatoses

Sèches ou suintantes survenant, surtout, chez les sujets bons répondeurs ; et accompagnées de démangeaisons aggravées par la chaleur du lit, le contact de la laine, l'eau.
Indiqué donc dans :

- Les affections chroniques tels les eczémas d'origine allergiques ou non, le psoriasis.
- Les affections aiguës tels les abcès, les furoncles, les petites plaies ayant tendance à suppurer, l'acné surinfectée.
- Les prurits *sine materia* suivis d'une sensation de brûlures, et aggravés dans le lit au coucher.

Allergies respiratoires

Surtout des sujets bons répondeurs.
Périodiques, récidivantes — tous les sept ou quinze jours —, et alternant avec des troubles cutanés, eczémas par exemple.
Indiqué dans :

- Les rhinites allergiques infectées ou non.
- L'asthme allergique et/ou surinfecté, sans caractéristique précise, des sujets bons répondeurs. Une bronchite chronique est parfois associée.

Ménopause

Des femmes bons répondeurs ayant :
— Des bouffées de chaleur, des hémorroïdes, des varices.
⚕ — De l'hypertension artérielle avec céphalées congestives.
⚕ — Voire un alcoolisme.

Céphalées

Des sujets bons répondeurs :
⚕ — Ayant de l'hypertension artérielle.
— Souffrant de migraines survenant en fin de semaine.

— Ou étant gros mangeurs, dont les céphalées s'accompagnent de ballonnements douloureux, de gaz nauséabonds et d'hémorroïdes, voire de constipation ou de diarrhée le lendemain au réveil.

Lombalgies

Aggravées debout et en se relevant.

Maladies cardiaques

⚕ Des sujets bons répondeurs.

Alcoolisme

⚕ Avec troubles caractériels des sujets bons répondeurs.

Sulfur convient si

Les modalités sont :

- Une aggravation par la chaleur en général, du lit en particulier, à 11 heures du matin, par le lavage, les bains, par l'eau, le contact de la laine.
- Une amélioration par le temps sec et chaud.

Les bons répondeurs à *Sulfur*

Équilibré, le bon répondeur type est un sujet optimiste, de bonne humeur, facilement irritable et impressionnable. Généralement bien portant et gourmand, il peut, avec l'âge, devenir obèse. Déséquilibré, il devient sale, négligeant, pâle, amaigri et très irascible.
Source permanente d'ennuis, sa peau, au mieux, est malsaine, de mauvaise odeur, pleine de transpiration et cicatrise difficilement, car la moindre plaie suppure. Il a fréquemment des dermatoses qui alternent, tous les sept ou quinze jours, avec des allergies : asthme et eczéma par exemple. Ses orifices — bord des narines, oreilles, pourtour des paupières, bouche, orifices ano-génitaux — sont remarquables par leur rougeur. Sa plante des pieds, brûlante, l'oblige à chercher constamment une place fraîche dans son lit, ou à les sortir de dessous les couvertures. Son sommeil est perturbé par le moindre bruit ou par une diarrhée au petit matin, ou, spontanément, il se réveille vers 3 heures du matin et ne peut se rendormir.
Pas frileux, il a toujours trop chaud ; même l'hiver, il est peu vêtu. Il ne supporte pas le contact direct de la laine sur la peau, qui aggrave et provoque des démangeaisons. La station debout immobile lui est pénible ; faire la queue dans un magasin représente un effort. Il a des coups de pompe à 11 heures du matin qui correspondent à des malaises hypoglycémiques (*Ignatia amara*).
L'appétit est trop bon, avec un goût marqué pour les sucreries, les alcools et les mets relevés. Il boit beaucoup d'eau.
Ses manifestations douloureuses se traduisent toujours par des sensations de brûlure.

Posologie

• Maladies de peau : ***Sulfur*** est un médicament à utiliser avec précaution dans cette indication ; mal employé, le risque d'aggravation est certain. Il ne faut pas utiliser ***Sulfur*** en dilutions inférieures à 9 CH sans une connaissance sérieuse de l'homéopathie. Dans cette indication, il est conseillé de donner une cuiller par jour d'une dose de ***Sulfur*** 9 CH diluée dans un quart de litre d'eau minérale ; agiter la bouteille avant chaque emploi.

• Allergies respiratoires : ***Sulfur*** 9 ou 15 CH, une dose par semaine au début du traitement, associée à un traitement complémentaire.
Dans les deux précédentes indications, plus que jamais, espacer les prises dès que l'amélioration apparaît, et les cesser dès que l'effet désiré est obtenu. En cas d'aggravation, consulter sans hésiter un médecin homéopathe.
• Ménopause : ***Sulfur*** 9 ou 15 CH, une dose par semaine au début du traitement, associée à un traitement complémentaire.

Voir aussi

• Eczéma : ***Arsenicum album*, *Calcarea carbonica*, *Graphites*, *Hepar sulfur*, *Juglans regia*, *Lycopodium clavatum*, *Natrum muriaticum*, *Petroleum*, *Psorinum*, *Sepia*, *Sulfur iodatum*, *Tuberculinum*, *Zincum metallicum*.**
• Abcès : ***Apis mellifica*, *Belladonna*, *Hepar sulfur*, *Silicea*.**
• Asthme : ***Arsenicum album*, *Carbo vegetabilis*, *Cuprum metallicum*, *Dulcamara*, *Histaminum*, *Ipeca*, *Kalium carbonicum*, *Medorrhinum*, *Natrum muriaticum*, *Natrum sulfuricum*, *Poumon Histamine*, *Psorinum*, *Sulfur iodatum*, *Thuya occidentalis*.**
• Ménopause : ***Graphites*, *Lachesis mutus*, *Sanguinaria*, *Sepia*, *Thuya occidentalis*.**
• Migraine hebdomadaire : ***Iris versicolor*, *Sanguinaria*.**
• Indigestion : ***Carbo vegetabilis*, *Hydrastis*, *Ipeca*, *Nux vomica*.**
• Alcoolisme : ***Aurum metallicum*, *Carbo vegetabilis*, *Lachesis mutus*, *Luesinum*, *Nux vomica*, *Opium*, *Phosphorus*, *Zincum metallicum*.**

Sulfur iodatum

RHINITE • TROUBLES ORL À RÉPÉTITION •
ACNÉ DE L'ADOLESCENT

Origine, Composition

Sulfur iodatum, le sulfure d'iode, qui se présente sous la forme d'une masse noirâtre à reflets brillants, est préparé à partir d'un mélange d'iode (***Iodum***) et de soufre sublimé lavé (***Sulfur***). Il était reconnu pour être efficace dans les dermatoses accompagnées de fortes démangeaisons.

Indications

Rhinites

Rhinites infectieuses

C'est-à-dire les rhino-pharyngites déclenchées par le moindre froid et accompagnées de multiples adénopathies (ganglions) au cou.

Rhinites allergiques

- Aggravées par la chaleur et améliorées par l'air frais chez les sujets bons répondeurs.
- Asthme des malades bons répondeurs.

Troubles ORL à répétition

Des sujets bons répondeurs.

- Rhino-pharyngites, trachéites, bronchites.
- Angines.
- Otites.

Chez l'adolescent bon répondeur

- Acné au front et au dos.
- Eczéma.
- Amaigrissement malgré un appétit normal, voire augmenté.

Sulfur iodatum convient si

Les modalités sont :
- Une aggravation par la chaleur.
- Une amélioration par l'air frais.

Les bons répondeurs à *Sulfur iodatum*

Ce sont plutôt des enfants longilignes, peu frileux, mais s'enrhumant facilement. Maigres, ils n'arrivent pas à prendre du poids malgré un appétit conservé ou augmenté. Les convalescents amaigris malgré un bon appétit entrent dans ce cadre. Ils préfèrent les mets acides, les pickles (fruits, légumes macérés dans du vinaigre), le citron. Ils se fatiguent vite, ont des coup de pompe vers 11 heures du matin (***Sulfur***, ***Ignatia amara***) et ne supportent ni la chaleur ni le froid.
Sulfur iodatum est un médicament de l'enfance et de l'adolescence.

Voir aussi

- Amaigrissement malgré un appétit normal : ***Natrum muriaticum***, ***Tuberculinum***.
- Troubles ORL avec ganglions au cou : ***Aviaire***, ***Calcarea phosphorica***, ***Drosera rotundifolia***, ***Dulcamara***.
- Angines à répétition : ***Baryta carbonica***, ***Calcarea carbonica***, ***Calcarea phosphorica***, ***Medorrhinum***, ***Silicea***, ***Thuya occidentalis***, ***Tuberculinum***.
- Acné juvénile : ***Antimonium crudum***, ***Juglans regia***, ***Selenium***.

Symphoricarpus

GROSSESSE

Origine

Symphoricarpus, l'arbousier d'Amérique, arbrisseau d'Amérique et des régions tempérées de l'hémisphère Nord, est de la famille des caprifoliacées (ordre des rubiales).

Composition

La teinture-mère est préparée à partir du fruit.

Indications

Vomissements de la grossesse

- Du premier trimestre de la grossesse.
- Avec nausées aggravées par le moindre mouvement, dégoût des aliments, borborygmes et constipation.

Posologie

Symphoricarpus 7 CH, 3 fois par jour et à la demande, c'est-à-dire dès qu'il y a une nausée.

Symphoricarpus **convient si**

Les modalités sont :

- Une aggravation par le moindre mouvement.
- Une amélioration par l'immobilité.

Voir aussi

Nausées de la grossesse : ***Cocculus indicus***, ***Ignatia amara***, ***Ipeca***, ***Nux vomica***, ***Sepia***, ***Tabacum***.

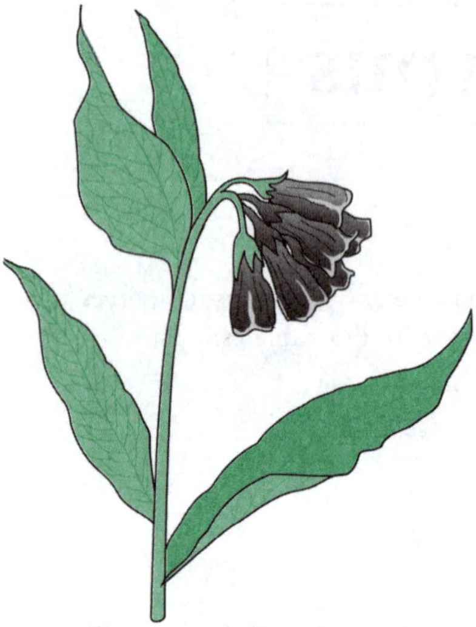

Symphytum

FRACTURES • TRAUMATISMES

Origine

Symphytum officinale, la grande consoude de la famille des borraginacées, est une plante vivace des lieux humides d'Europe qui pousse jusqu'à 1 500 m d'altitude. Son nom, du grec *symphuô*, « je réunis », et de l'ancienne appellation latine *consolida* d'où vient consoude, « plante qui soude », illustre sa principale propriété phytothérapique : l'aide à la consolidation des fractures osseuses.

Composition

La teinture-mère, préparée à partir de la partie souterraine, contient, outre des alcaloïdes, dont un toxique, du tanin, des mucilages, une huile essentielle et de l'allantoïne (rencontrée dans le liquide amniotique des mammifères) qui, en favorisant la multiplication cellulaire, est à l'origine des remarquables propriétés cicatrisantes de cette plante.

Indications

Consolidation des fractures

- Soit systématiquement.
- Soit chez les sujets dont la formation du cal osseux de consolidation se fait avec retard.

Suite de traumatismes

- Caractérisée par des douleurs piquantes des zones atteintes.
- Quand les fractures consolidées restent douloureuses.
- Site préférentiel : l'œil, « l'œil au beurre noir ».

Symphytum convient si

Les facteurs déclenchants sont :

- Les traumatismes.

Posologie

Consolidation des fractures : ***Symphytum*** 4 CH, 2 granules 3 fois par jour jusqu'à obtention du résultat désiré.

Voir aussi

- Retard de consolidation : ***Calcarea phosphorica*, *Silicea*.**
- Traumatisme : voir ***Arnica montana*.**

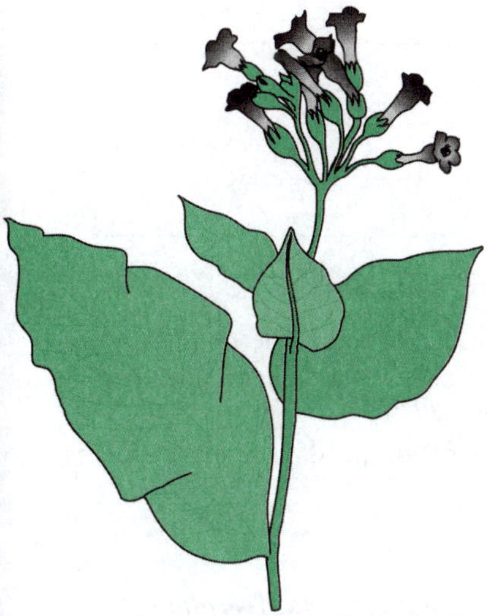

Tabacum

MAL DES TRANSPORTS • NAUSÉES • TABAGISME

Origine

Nicotiana tabacum est une plante originaire d'Amérique du Sud, de la famille des solanacées, appelée couramment tabac. Christophe Colomb décrit ces hommes de l'île de San Salvador qui se délectent d'une certaine herbe qu'ils portent à leur bouche et qu'ils allument avec un tison.

Composition

Cette plante, actuellement cultivée, synthétise dans ses racines son principal alcaloïde, la nicotine, responsable de la toxicité du tabac, et l'accumule dans ses feuilles. La teinture-mère est préparée à partir de ces dernières fraîches, non fermentées, récoltées en fin de saison.

Indications

Mal des transports

Avec nausées, vomissements, vertiges.
Avec malaise, pâleur, sueurs froides.
Des sujets améliorés par l'air frais (le contraire, *Cocculus indicus*).
Indiqué :

- chez les sujets malades en voiture, train, avion ;
- dans le mal de mer.

Nausées de la grossesse

Du premier trimestre.
Avec vomissements, vertiges et salivation augmentée.

Désintoxication tabagique

Angine de poitrine

⚕ Son diagnostic et son traitement nécessitent une consultation médicale.

Tabacum **convient si**

Les modalités sont :
- Une amélioration par l'air frais.

Posologie

- Mal des transports : ***Tabacum*** 9 CH, 2 granules la veille, le jour (une demi-heure avant le départ) et au moment du départ. Renouveler les prises à la demande pendant le voyage.
- Désintoxication tabagique : ***Tabacum*** 9 CH, 5 fois par jour pendant 2 jours, puis 3 fois par jour pendant 8 jours.

Voir aussi

- Mal des transports : ***Borax***, ***Cocculus indicus***, ***Petroleum***, ***Staphysagria***, ***Theridion***.
- Nausées de la grossesse : ***Cocculus indicus***, ***Ignatia amara***, ***Ipeca***, ***Nux vomica***, ***Sepia***, ***Symphoricarpus***.

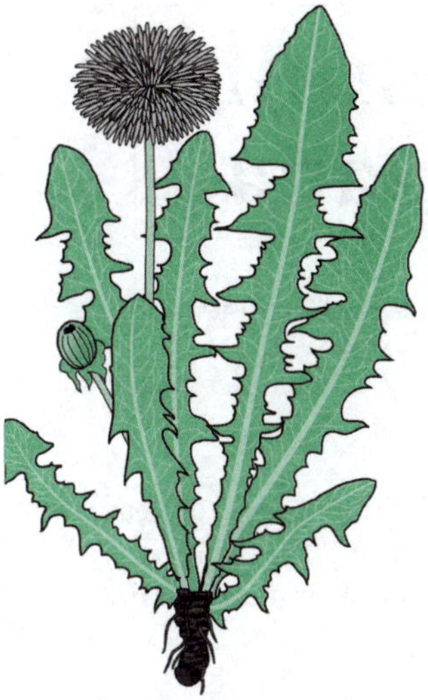

Taraxacum

TROUBLES DU FOIE

Origine

Taraxacum dens leonis ou *Taraxacum officinale* Weber, le pissenlit, de la famille des composées, est une plante vivace ubiquitaire, très connue et très commune, surtout dans les prairies. Curieusement, son usage n'apparaît qu'au XVIe siècle dans la pharmacopée ; son nom français lui viendrait de ses vertus diurétiques.

Composition

Il contient, entre autres, dans toute la plante, un alcaloïde : l'inuline, des terpènes, des principes amers, et, concentrés dans ses feuilles, des flavonoïdes. Ces substances lui confèrent, à doses phytothérapiques, une activité cholérétique (qui provoque une hypersécrétion de la bile), diurétique et légèrement laxative. La teinture-mère est préparée à partir de la plante fraîche entière et fleurie.

Indications

Troubles hépatiques et de la vésicule biliaire

Se manifestant par des ballonnements, une sensation de malaise et une constipation banales, mais avec une langue douloureuse et dépapillée en carte de géographie.

Posologie

Taraxacum 6 DH, 20 gouttes avant le déjeuner et le dîner.

Voir aussi

Troubles hépatiques : ***Chelidonium majus***, ***Juglans regia***, ***Lycopodium clavatum***, ***Nux vomica***.

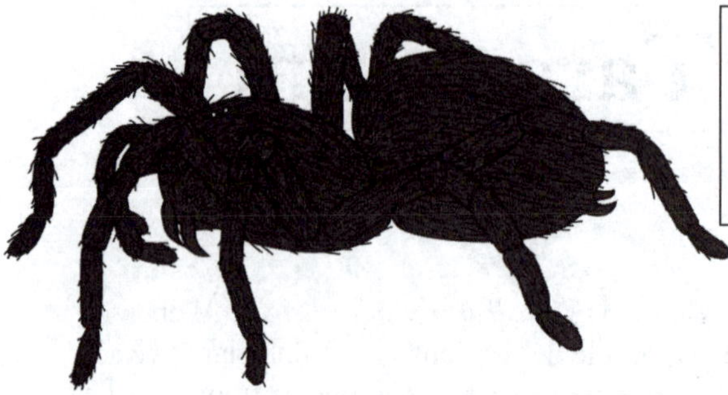

Tarentula hispana

TROUBLES DU CARACTÈRE DE L'ENFANT

Origine

La *Lycosa tarentula*, l'araignée-loup, grande chasseresse méditerranéenne au venin redoutable, est une grosse araignée, de 3 à 7 cm, au dos gris et au ventre jaune, de la famille des lycosidés (ordre des aranæ). Elle est peu dangereuse pour l'homme, contrairement aux croyances populaires.

Composition

La teinture-mère homéopathique est préparée à partir de l'animal entier.

Indications

Troubles du caractère de l'enfant

Chez l'enfant :

— sans cesse en mouvement, qui remue en permanence les mains et les pieds ;
— toujours agité, insupportable et infatigable ;
— anxieux, incapable de la moindre concentration, d'où des difficultés scolaires accrues ;
— au sommeil agité, avec des terreurs nocturnes, parfois des insomnies et des cauchemars ;
— constamment calmé par la musique.

Parfois besoin d'une psychothérapie associée.

Troubles névrotiques de l'adulte

⚕ En complément d'un traitement classique.

> ***Tarentula hispana* convient si**
>
> ***Les modalités sont :***
> - Une aggravation par tout ce qui peut perturber.
> - Une amélioration par la musique.

Voir aussi

- Troubles du caractère de l'enfant : ***Aurum metallicum*, *Chamomilla vulgaris*, *Cina*, *Hepar sulfur*, *Mercurius solubilis*, *Phosphorus*, *Pulsatilla*, *Staphysagria*.**
- Difficultés scolaires : ***Baryta carbonica*, *Calcarea phosphorica*, *Medorrhinum*, *Mercurius solubilis*, *Phosphorus*, *Zincum metallicum*.**
- Terreur nocturne : ***Borax*, *Cina*, *Stramonium*.**

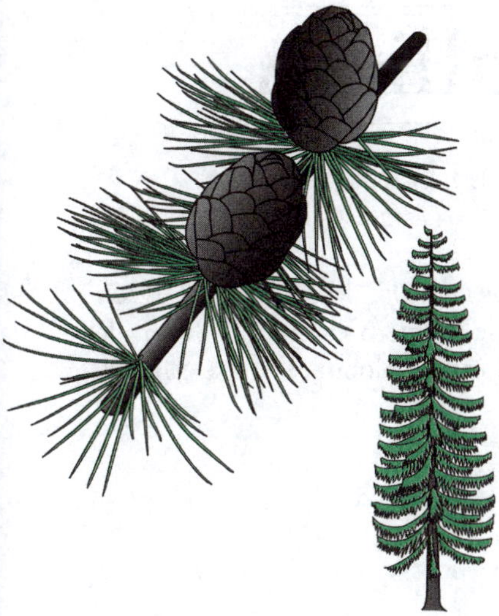

Terebinthina

CYSTITES

Origine

Terebenthina veneta, la térébenthine de Venise ou de Briançon, ou essence de térébenthine, est le produit de distillation de la résine purifiée du mélèze, un arbre d'Europe centrale que l'on reconnaît à ses cônes dressés et à ses aiguilles groupées.

Composition

La teinture-mère, préparée à partir de la sécrétion résineuse, est riche en terpènes.

Indications

Cystite

Ce médicament est indiqué dans les cystites aiguës des femmes présentant des :
— brûlures urinaires ;
— spasmes de la vessie et des envies pressantes pour uriner très peu ;
— urines à l'odeur de violette ;
— du sang dans les urines (⚕).

Voir aussi

Cystite : ***Cantharis vesicatoria***, ***Mercurius solubilis***, ***Pareira brava***, ***Sérum anticolibacillaire***, ***Staphysagria***.

Tl

Thallium

ALOPÉCIE

Origine

Le thallium, *Thallium metallicum*, de symbole Tl, est un métal blanc bleuâtre de numéro atomique 81 et de masse atomique 204,39. Très malléable, il est plus mou que le plomb et utilisé dans de nombreux alliages du fait de son caractère fusible.

Indications

Alopécie

- Perte de cheveux très rapide sans cause déterminée.
- Consécutive à des maladies graves ou neurologiques.
- Dans les suites de traitements agressifs : chimiothérapie.
- Des intoxications professionnelles.

Voir aussi

Alopécie : ***Phosphoricum acidum*, *Selenium*.**

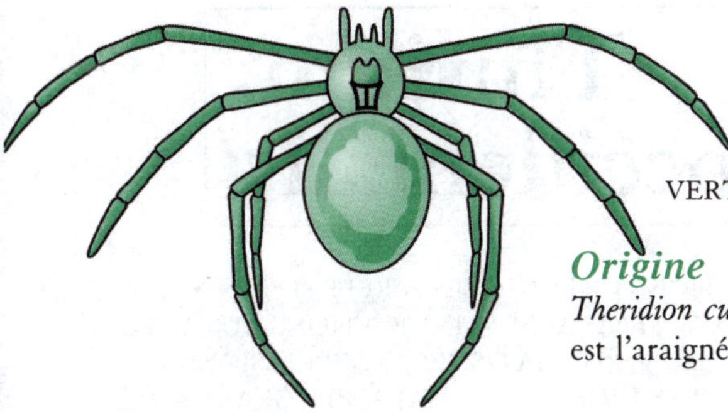

Theridion

VERTIGES • HYPERSENSIBILITÉ AU BRUIT

Origine

Theridion curassavicum, de la famille des théridiidés, est l'araignée noire de Curaçao.

Composition

L'animal entier desséché est utilisé dans la préparation de la teinture-mère.

Indications

Vertiges

Aggravés en fermant les yeux.
Indiqué dans :

- ⚕ les vertiges de Ménière ;
- le mal des transports : mal de mer en particulier.

Hypersensibilité au bruit

- Qui déclenche nausées et vertiges.
- Avec la sensation que le bruit pénètre tout le corps.

Ce trouble est souvent décrit chez des sujets agités, loquaces, remuant sans arrêt les mains, et ayant la sensation que le temps passe trop vite.

Theridion convient si

Les facteurs déclenchants sont :

- Le bruit.

Les modalités sont :

- Une aggravation par le bruit, en fermant les yeux, les moindres mouvements ou secousses.

Voir aussi

- Vertiges : ***Borax***, ***Cocculus indicus***, ***Conium maculatum***, ***Phosphorus***, ***Staphysagria***.
- Mal des transports : ***Borax***, ***Cocculus indicus***, ***Petroleum***, ***Staphysagria***, ***Tabacum***.
- Hypersensibilité au bruit : ***Borax***, ***Opium***.

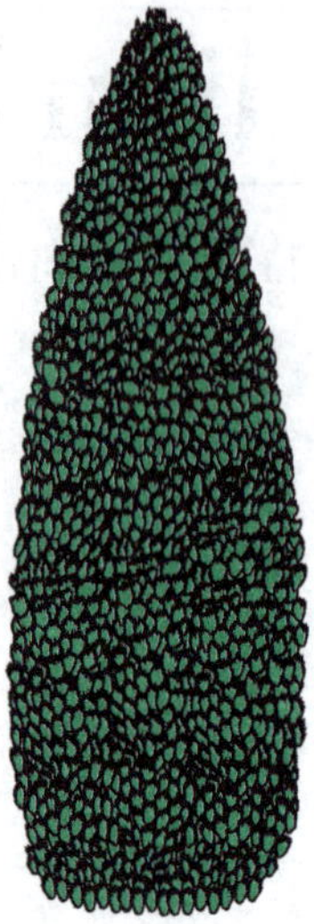

Thuya occidentalis

INFECTIONS CHRONIQUES À RÉPÉTITION • INDICATIONS GÉNITALES • INDICATIONS CUTANÉO-MUQUEUSES • RHUMATISMES • DÉPRESSIONS • TROUBLES DIGESTIFS • MALADIES GRAVES

Origine

Thuya occidentalis, le cèdre blanc, l'arbre de vie, est originaire du sud-est du Canada et des États-Unis. De la famille des conifères, il est touffu, très cultivé en Europe dans les régions à hiver froid. C'est le médicament central du mode sycotique (voir page v).

Composition

La teinture-mère, préparée à partir des rameaux feuillés à l'état frais, cueillis au début de la floraison, contient 5 % de tanins et une essence toxique, la thuyone.

Indications

Infections chroniques à répétition

Des sujets bons répondeurs.

Infections ORL

- rhino-pharyngites, sinusites, bronchites ;
- angines sur de grosses amygdales.

Consécutives à des vaccinations (BCG et ROR en particulier) ou à la prise répétée d'antibiotiques.

Infections cutanées

Acné, folliculites, furoncles.

Infections génitales et urinaires à répétition

⚕ Des sujets bons répondeurs.

Indications génitales

Des sujets bons répondeurs.

Troubles des règles

Elles sont :

- en avance, abondantes, accompagnées de douleurs à l'ovaire gauche ;
- précédées d'un syndrome prémenstruel caractérisé par une mastose aggravée du côté gauche.

Ménopause

Des femmes bons répondeurs qui ont des bouffées de chaleur accompagnées de sueurs abondantes et visqueuses surtout du visage.

Infections et tumeurs génitales
Thuya occidentalis est aussi indiqué dans les :
- kystes de l'ovaire, fibromes de l'utérus ;
- infections génitales à répétition ;
- mycoses génitales survenant à la suite de la prise d'antibiotiques pour une cause extra-gynécologique.

⚕ Toutes ces maladies nécessitent une consultation médicale.

Indications cutanéo-muqueuses

Verrues
— saignant facilement, dures, douloureuses ;
— préférentiellement localisées aux mains et/ou aux pieds ;
— survenant chez les sujets bons répondeurs ou non.

Acné juvénile ou rosacée
Des sujets bons répondeurs.

Chalazions

Pour information
Les végétations adénoïdes, les polypes nasaux, des sinus, du colon, les papillomes et les condylomes sont des indications de ce médicament.
Une consultation médicale est indispensable pour en faire le diagnostic.

Rhumatismes

Des sujets bons répondeurs.
Aggravés par l'humidité, avec mise en route matinale plus ou moins longue.
- Rhumatisme chronique déformant.
- Arthrose des grosses articulations, de la hanche en particulier ; et des petites articulations des pieds et des mains.

Dépression réactionnelle

- Des sujets bons répondeurs à la suite de stress psychiques ou physiques (médicamenteux surtout) répétés.
- Se manifestant par des phobies, du cancer en particulier, des peurs d'être suivi ou épié par des étrangers, des sensations de corps étranger bougeant dans l'estomac, de fragilité des membres.
- Accompagnée d'une insomnie terminale avec réveil à 4 heures du matin.
- ⚕ Allant parfois jusqu'à la névrose obsessionnelle.

Troubles digestifs

- Ballonnements qui s'accompagnent de borborygmes et d'impression d'avoir quelque chose de vivant dans son intestin.
- Constipation avec selles volumineuses et difficiles à expulser des sujets bons répondeurs.

Dans les maladies graves

- En complément des traitements agressifs indispensables et parfois répétés.
- Dans le but d'en diminuer les effets secondaires et d'en prévenir les conséquences néfastes à long terme.

Intérêt avant ou en cours de traitements tels :

— les vaccins, les sérums, les gammaglobulines ;
— les chimiothérapies : antibiotiques, corticoïdes, tranquillisants, neuroleptiques, anti-inflammatoires.
Indiqué davantage en fonction des traitements subis par le malade ou de ses conséquences, que le sujet soit ou non bon répondeur.

Thuya occidentalis convient si

Les facteurs déclenchants sont :

- Toutes les médications agressives (vaccins, sérums, hormones, corticoïdes, neuroleptiques, immunodépresseurs, antibiotiques, etc.).

Les modalités sont :

- Une aggravation par l'humidité et le froid, par les vaccinations, et par certains traitements chroniques agressifs.
- Une amélioration par la chaleur.

Les bons répondeurs à *Thuya occidentalis*

L'enfant est un petit grassouillet aux membres grêles et aux dépôts graisseux sur les hanches. Il a la peau grasse, transpire surtout du visage — lèvre supérieure et ailes du nez —, ses ongles sont mous et cassants, ses cheveux secs et pelliculeux. Il est frileux et indolent, se développe lentement, paraît calme, mais est surtout renfermé.
Polypes nasaux, verrues, rhino-pharyngites et bronchites à répétition, asthme lui gâchent régulièrement la vie.
Adulte, il devient empâté, gras, avec une tendance marquée à la cellulite. Son visage est gras, huileux, couperosé, les queues de sourcils sont dégarnies. La transpiration se généralise et dégage une odeur d'ail ou de poireaux cuits, les phanères restent en mauvais état, la peau paraît sale, malsaine. Il est frileux et son état toujours aggravé par l'humidité. Les sujets ont une tendance générale aux infections chroniques, surtout génitales chez la femme, et aux troubles veineux avec varicosités, varices et paquets variqueux.

Posologie

• Verrues : chez les sujets bons répondeurs, associer à des doses hebdomadaires de ***Thuya occidentalis*** 9 CH une préparation en teinture-mère de ***Thuya occidentalis*** : une application matin et soir sur les verrues.
• En complément des traitements allopathiques dans les maladies graves, prendre 3 jours de suite au réveil, successivement :
— le premier jour : une dose de ***Thuya occidentalis*** 9 CH ;
— le deuxième jour : une dose de ***Thuya occidentalis*** 15 CH ;
— le troisième jour : une dose de ***Thuya occidentalis*** 30 CH.
Puis, régulièrement, une dose de ***Thuya occidentalis*** 15 ou 30 CH par semaine pendant un mois.

Voir aussi

- Angines à répétition : ***Baryta carbonica***, ***Calcarea carbonica***, ***Calcarea phosphorica***, ***Medorrhinum***, ***Silicea***, ***Sulfur iodatum***, ***Tuberculinum***.
- Mastose : ***Bryonia alba***, ***Conium maculatum***, ***Phytolacca***.
- Ménopause : ***Graphites***, ***Lachesis mutus***, ***Sanguinaria***, ***Sepia***, ***Sulfur***.
- Verrues plantaires : ***Antimonium crudum***, ***Chelidonium majus***, ***Dulcamara***.
- Verrues qui saignent facilement : ***Causticum***.
- Rhumatismes aggravés par l'humidité : ***Dulcamara***, ***Natrum sulfuricum***, ***Rhododendron***, ***Rhus toxicodendron***, ***Tuberculinum***.
- Dépression : ***Arsenicum album***, ***Aurum metallicum***, ***Calcarea carbonica***, ***Lachesis mutus***, ***Phosphorus***, ***Sepia***, ***Silicea***, ***Tuberculinum***.
- Dépression réactionnelle : ***Ignatia amara***, ***Natrum muriaticum***, ***Phosphoricum acidum***, ***Sepia***.
- Constipation avec selles volumineuses et difficiles à expulser : ***Alumina***, ***Bryonia alba***, ***Collinsonia***.

Tuberculinum

TROUBLES ORL • TROUBLES DE LA CROISSANCE • TROUBLES NERVEUX • ADOLESCENCE • RHUMATISMES • INFECTIONS URINAIRES • TOUX

Origine

C'est de la tuberculine brute obtenue à partir de la culture en milieu glycériné de *Mycobacterium tuberculosis* d'origine humaine et bovine. Ce n'est pas un médicament de la tuberculose ; au contraire, dans cette pathologie, son emploi est contre-indiqué, car il peut réactiver la maladie. C'est le médicament central du mode tuberculinique (voir page 118).

Indications

Maladies du nourrisson et du petit enfant

Des enfants bons répondeurs.

• Troubles ORL à répétition survenant par temps humide ou déclenchés par des facteurs infectieux chez des enfants ayant de grosses amygdales et des végétations adénoïdes (voir encadré page suivante).

Indications : rhino-pharyngites, bronchites, angines, otites.

• Troubles de la croissance :

— soit retard de développement physique avec croissance tardive, dents en retard ;

— soit, au contraire, croissance trop rapide.

• Les eczémas secs ou suintants du printemps et de l'automne.

• Orgelets itératifs.

• Nervosisme et agitation.

Chez l'adolescent bon répondeur

• Troubles caractériels, spasmophilie des adolescents (voir les bons répondeurs page suivante).

• Céphalées des étudiants par surmenage intellectuel.

• Maigreur ou amaigrissement des sujets bons répondeurs malgré un appétit normal, voire augmenté, mais ayant des diarrhées ou des selles molles, plus ou moins chroniques.

• Troubles de la puberté des jeunes filles ayant des règles en avance, abondantes, épuisantes et des leucorrhées (« pertes blanches »).

Chez l'adulte bon répondeur

Mêmes indications que précédemment, auxquelles s'ajoutent ou s'accentuent :

• Dépression, spasmophilie. Elles sont caractérisées par une anxiété et une émotivité extrêmes, manifestées par une fébrilité et une agitation maladives. Ces troubles s'accompagnent de tristesse, de peine, de chagrin, et de larmoiements aggravés au réveil.

• Rhumatismes sans localisations précises, mais dont les douleurs changent souvent de place, commencent et finissent brutalement, et sont aggravées par temps humide.

• Infections urinaires à répétition.

• Toux nocturne aggravée la nuit. Le malade tousse en dormant sans être réveillé.

Tuberculinum convient si

Les facteurs déclenchants sont :

- Des facteurs infectieux « spontanés » ou induits :

— par des vaccins vivants : BCG, ROR, ROUVAX, RUDIVAX, DT Coq ;

— par des maladies anergisantes : rougeole, coqueluche, hépatite virale, mononucléose infectieuse ;

— par des antibiothérapies répétées.

- Des facteurs diététiques à l'origine de carences alimentaires, ou de déminéralisation.

Les modalités sont :

- Une aggravation dans une atmosphère confinée, par temps humide et froid, par les températures extrêmes, par le moindre effort, par la fatigue.
- Une amélioration au grand air, par le mouvement.

Les bons répondeurs à *Tuberculinum*

Le nourrisson au regard vif et gai, est déjà agité.

Enfant, il est remuant et turbulent, il grandit beaucoup — sa future constitution longiligne se profile —, devient frileux mais a besoin d'air, se fatigue vite et reste maigre malgré un appétit normal. Faible physiquement, il est précoce intellectuellement. Ses rhumes fréquents se compliquent souvent de bronchite ; ses amygdales sont grosses.

Adulte, son aspect longiligne est net et caractéristique, de même que son instabilité nerveuse qui se traduit par une hyperémotivité, une variabilité de l'humeur, une nervosité, une irritabilité accompagnée de colères à la moindre occasion. Cet instabilité retentit dans tous les domaines de la vie (professionnels ou sentimentaux) et se manifeste *a minima* par un goût prononcé pour les déménagements, les réarrangements intérieurs (changements fréquents de place des meubles ou des objets de l'appartement), et les voyages.

Physiquement, les bons répondeurs sont le plus souvent grands, maigres, frileux, se fatiguent très rapidement et transpirent au moindre effort. Leur appétit est bon, ils ont une tendance marquée à la diarrhée, aux sueurs nocturnes et aux troubles veineux.

Posologie

Dans tous ces troubles, la prescription est plutôt hebdomadaire : ***Tuberculinum*** 15 CH, une dose par semaine intégrée dans un traitement de fond ; sauf pour les toux, ***Tuberculinum*** 5 CH, classiquement.

Voir aussi

- Retard de développement du nourrisson : ***Baryta carbonica***, ***Calcarea carbonica***, ***Calcarea phosphorica***, ***Magnesia carbonica***, ***Silicea***.
- Angines à répétition : ***Baryta carbonica***, ***Calcarea carbonica***, ***Calcarea phosphorica***, ***Medorrhinum***, ***Silicea***, ***Sulfur iodatum***, ***Thuya occidentalis***.
- Spasmophilie (médicaments de terrain) : ***Calcarea carbonica***, ***Ignatia amara***, ***Magnesia carbonica***, ***Magnesia phosphorica***, ***Moschus***, ***Natrum muriaticum***, ***Nux moschata***, ***Nux vomica***, ***Platina***, ***Staphysagria***, ***Valeriana***, ***Zincum metallicum***.

• Dépression : ***Arsenicum album***, ***Aurum metallicum***, ***Calcarea carbonica***, ***Lachesis mutus***, ***Phosphorus***, ***Sepia***, ***Silicea***, ***Thuya occidentalis***.
• Rhumatismes aggravés par l'humidité : ***Dulcamara***, ***Natrum sulfuricum***, ***Rhododendron***, ***Rhus toxicodendron***, ***Thuya occidentalis***.
• Toux en dormant : ***Chamomilla vulgaris***.

Tuberculinum residuum

RHUMATISMES • ACNÉ

Origine

Tuberculinum residuum est un biothérapique préparé à partir d'une solution glycérinée contenant les principes insolubles dans l'eau de ***Mycobacterium tuberculosis***.

Indications

Rhumatismes

Caractéristiques par :
— la raideur et l'ankylose des articulations ;
— la mise en route matinale douloureuse ;
— l'amélioration par la poursuite du mouvement ;
— l'insensibilité des rhumatismes à l'humidité ;
— l'atteinte indifférente de telle ou telle articulation.

Acné

Sévère, cicatricielle du dos et des épaules de l'adolescent longiligne.
En complément d'un traitement classique et homéopathique de terrain.

Tuberculinum residuum convient si

Les modalités sont :

- Une aggravation par le début du mouvement.
- Une amélioration par le mouvement continu.

Voir aussi

Rhumatismes améliorés par le mouvement : ***Dulcamara***, ***Kalium iodatum***, ***Rhus toxicodendron*** (aggravés au début).

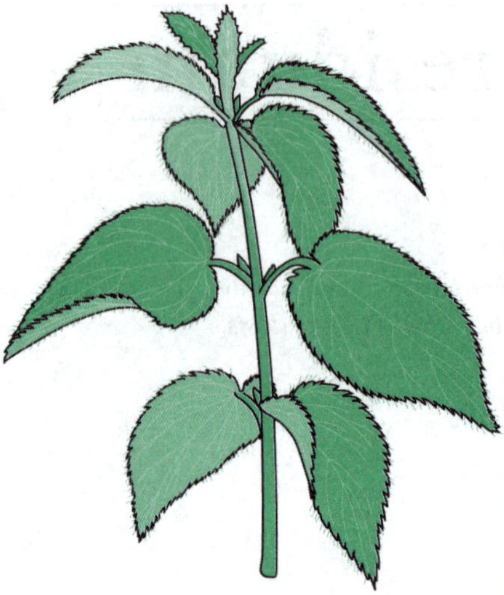

Urtica urens

URTICAIRE • PRURIT • GOUTTE

Origine

Urtica urens, plante de la famille des urticacées, est rencontrée dans tous les lieux tempérés d'Europe. La petite ortie, sœur de la grande, est beaucoup plus féroce que cette dernière, car son pouvoir urticant est tel qu'elle ne peut être ramassée sans gants. Elle a de nombreuses applications tant en phytothérapie, où lui sont reconnues de nombreuses propriétés — diurétiques, antigoutteuses, anti-inflammatoires, anti-anémiques, cicatrisantes entre autres —, que dans l'industrie, car ses fibres fournissent une toile verte pratiquement indestructible.

Composition

La teinture-mère, préparée à partir de la plante entière fleurie, contient de l'histamine, de l'acétylcholine, de la sérotonine, de l'acide formique et acétique principalement sécrétés par ses poils urticants.

Indications

Urticaire

D'origine allergique, quelle que soit sa nature, accompagnée d'un prurit piquant et brûlant insupportable et aggravée au contact de l'eau.

Urtica urens est indiqué dans toutes les réactions allergiques à l'origine d'une urticaire, donc dans les urticaires :

— de contact : piqûres d'insecte ;
— alimentaires : œufs, fruits de mer, noix, fruits (fraises par exemple) ;
— médicamenteuses ;
⚕ — annonciatrices d'une maladie virale : hépatite, mononucléose, rubéole.

⚕ Si l'urticaire se généralise et que surviennent des difficultés respiratoires, consultez sans tarder votre médecin.

Prurit

• C'est-à-dire des démangeaisons localisées ou généralisées, *sine materia* ou de toutes origines, aggravées par le contact de l'eau.
• Prurit des engelures.

Crises de goutte

• Alternant avec de l'urticaire.
• Aggravées par temps humide et froid.

Urtica urens convient si

Les modalités sont :

- Une aggravation par l'eau, par les applications froides.

Voir aussi

Urticaire déclenchée par l'eau froide : ***Dulcamara***.

Vaccinotoxinum

HERPÈS • ZONA

Origine

Vaccinotoxinum est un biothérapique. C'est un vaccin antivariolique préparé à partir de lambeaux épidermiques d'une éruption cutanée de vaccine recueillis par raclage sur une génisse inoculée depuis cinq jours avec du virus vaccinal.

Indications

Herpès

À répétition ou aigu.

Zona

Actif à la fois sur les vésicules (petites cloques emplies d'un liquide) du zona, ophtalmique ou thoracique, et dans ses séquelles douloureuses.

Vaccinotoxinum convient si

Les facteurs déclenchants sont :
- La vaccination antivariolique.

Posologie

- Herpès récidivant : *Vaccinotoxinum* 15 CH, une dose par semaine en complément d'un traitement de terrain.
- Crise d'herpès : *Vaccinotoxinum* 30 CH, 3 doses à 6 heures d'intervalle, associé à d'autres médicaments symptomatiques. À prendre avant même la sortie de l'éruption, dès que la sensation de brûlure annonciatrice de la crise apparaît.

Voir aussi

- Herpès labial : ***Borax***, ***Graphites***, ***Hydrastis***, ***Mezereum***, ***Natrum carbonicum***, ***Natrum muriaticum***, ***Ranunculus bulbosus***, ***Rhus toxicodendron***.
- Séquelles douloureuses de zona : ***Arsenicum album***, ***Hypericum perforatum***, ***Mezereum***, ***Spigelia***.

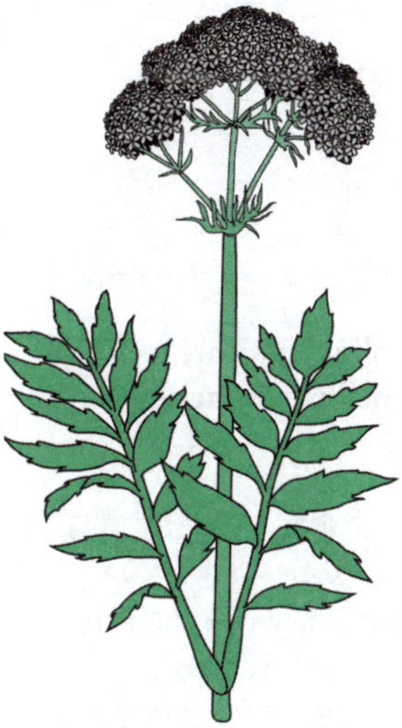

Valeriana

SPASMOPHILIE • INSOMNIE • SCIATIQUE

Origine

La valériane officinale, la guérit-tout, est une plante herbacée vivace, originaire d'Europe et d'Asie, de la famille des valérianacées. D'environ 1,50 m de hauteur, elle se développe en terrain humide et fleurit de mai à août. Son utilisation officinale remonte au Moyen Âge où elle était utilisée pour lutter contre l'épilepsie, la danse de Saint-Guy et l'hystérie. Elle a des vertus euphorisantes pour les animaux, les chats en particulier, qui réagissent à sa simple odeur. Chez l'homme, elle n'a aucun de ces effets et est au contraire utilisée traditionnellement en phytothérapie dans les troubles nerveux (palpitations, insomnie), le surmenage, les spasmes digestifs et certains vertiges.

Composition

La partie souterraine de la plante, employée pour préparer la teinture-mère, contient de nombreuses substances qui expliquent ses différentes activités.

Indications

Spasmophilie

Humeur changeante, agitation.

Phénomènes douloureux très présents à type de spasmes et de crampes *sine materia* déclenchés ou aggravés par un stress quelconque.

Indiqué donc chez les spasmophiles ayant :

— boule dans la gorge, tics ;

— spasmes digestifs, aérophagie, colite spasmodique.

Et alternant troubles physiques et psychiques ; quand la patiente va mieux nerveusement, elle souffre plus physiquement, et inversement.

Insomnie

D'endormissement, avec sommeil agité des sujets nerveux surmenés.

Sciatique

Avec surtout douleurs dans les mollets.

Aggravée au repos sans bouger.

Améliorée par le mouvement en marchant.

***Valeriana* convient si**

Les facteurs déclenchants sont :
- Le surmenage.
- Le stress.

Posologie
Insomnie d'endormissement : ***Valeriana*** 6 DH, donc à doses phytothérapiques, 50 à 100 gouttes au coucher.

Voir aussi
- Spasmophilie (médicaments de terrain) : voir ***Calcarea carbonica.***
- Insomnie d'endormissement : ***Cocculus indicus***, ***Coffea cruda***, ***Gelsemium sempervirens***, ***Ignatia amara***, ***Nux vomica***, ***Passiflora incarnata.***
- Tics : ***Cuprum metallicum***, ***Lycopodium clavatum***, ***Magnesia phosphorica***, ***Stramonium.***

Zincum metallicum

ÉPUISEMENT NERVEUX • MALADIES DE PEAU • TROUBLES DES RÈGLES • VARICES

Origine

Le zinc, de symbole Zn, de numéro atomique 30 et de masse moléculaire 65,37, est un élément chimique métallique dur, blanc bleuâtre, obtenu directement de l'industrie chimique. Le zinc est cité pour la première fois au début du XVIe siècle par Paracelse dans le traité *De re metallurgica*. Actuellement, il est très utilisé en oligothérapie, car il intervient dans l'organisme dans la synthèse des acides nucléiques (à l'origine de l'ADN et de l'ARN), dans la croissance, dans les troubles cutanés et comme immunomodulateur.

Indications

Épuisement nerveux

• L'épuisement nerveux se traduit chez des sujets anxieux, bons répondeurs, par :
— une insomnie, ou un sommeil agité remarquable par des soubresauts nocturnes, des impatiences dans les jambes, des crampes, des réveils en sursaut et des grincements de dents des sujets ;
— une aggravation générale, des céphalées à la moindre absorption d'excitants, de vin en particulier, et une intolérance au bruit ;
— des difficultés scolaires.
• Ce médicament est donc souvent utile dans :
— le surmenage intellectuel des étudiants, lors d'études prolongées ;
— les veilles prolongées et répétées des étudiants, des travailleurs de nuit, ou des trois-huit ;
— le syndrome des jambes sans repos ou de secousses périodiques des membres inférieurs qui empêchent ou gênent le sommeil ;
— les abus sexuels ;
— les intoxications alcooliques ;
— la spasmophilie.

Maladies de peau

Les dermatoses sèches — eczéma, lichen, psoriasis — provoquées par les intoxications médicamenteuses, aggravées par l'alcool, améliorées par l'apparition des règles.

Troubles des règles

Se manifestant par :
— un syndrome prémenstruel pour lequel le nervosisme et l'agitation dominent, ainsi qu'une douleur à l'ovaire gauche calmée dès l'arrivée des règles ;
— des règles douloureuses des femmes bons répondeurs.

Varices

Chez ces femmes dont les jambes remuent sans arrêt ; les varices des membres inférieurs sont douloureuses, tortueuses et s'accompagnent d'œdème des chevilles. Les douleurs, pires avant les règles, sont améliorées dès que celles-ci apparaissent.

Zincum metallicum convient si

Les facteurs déclenchants sont :

- Surmenage intellectuel ou nerveux.
- Veilles prolongées.
- Alcoolisme.
- Suppression d'une éruption ou d'une élimination naturelle.

Les modalités sont :

- Une aggravation par le vin, les excitants, les médicaments, par la suppression d'une élimination.
- Une amélioration par les règles, par les éliminations.

Les bons répondeurs à *Zincum metallicum*

Ce sont des sujets fatigués, agités psychiquement et physiquement.
L'asthénie psychique se manifeste par une humeur très variable, une compréhension plus lente, des troubles de la mémoire et une intolérance au bruit.
Leur nervosisme et leur hyperémotivité se traduisent par une agitation permanente des pieds, des tremblements, des secousses et des soubresauts qui empêchent le sommeil.

Voir aussi

- Difficultés scolaires : ***Baryta carbonica***, ***Calcarea phosphorica***, ***Medorrhinum***, ***Mercurius solubilis***, ***Phosphorus***, ***Tarentula hispana***.
- Étudiants surmenés : ***Anacardium orientale***, ***Calcarea phosphorica***, ***Kalium phosphoricum***, ***Natrum muriaticum***, ***Phosphoricum acidum***, ***Selenium***, ***Silicea***.
- Spasmophilie (médicaments de terrain) : ***Calcarea carbonica***, ***Ignatia amara***, ***Magnesia carbonica***, ***Magnesia phosphorica***, ***Moschus***, ***Natrum muriaticum***, ***Nux moschata***, ***Nux vomica***, ***Platina***, ***Staphysagria***, ***Tuberculinum***, ***Valeriana***.
- Alcoolisme : ***Aurum metallicum***, ***Carbo vegetabilis***, ***Lachesis mutus***, ***Luesinum***, ***Nux vomica***, ***Opium***, ***Phosphorus***, ***Sulfur***.
- Grincements de dents : ***Cina***.

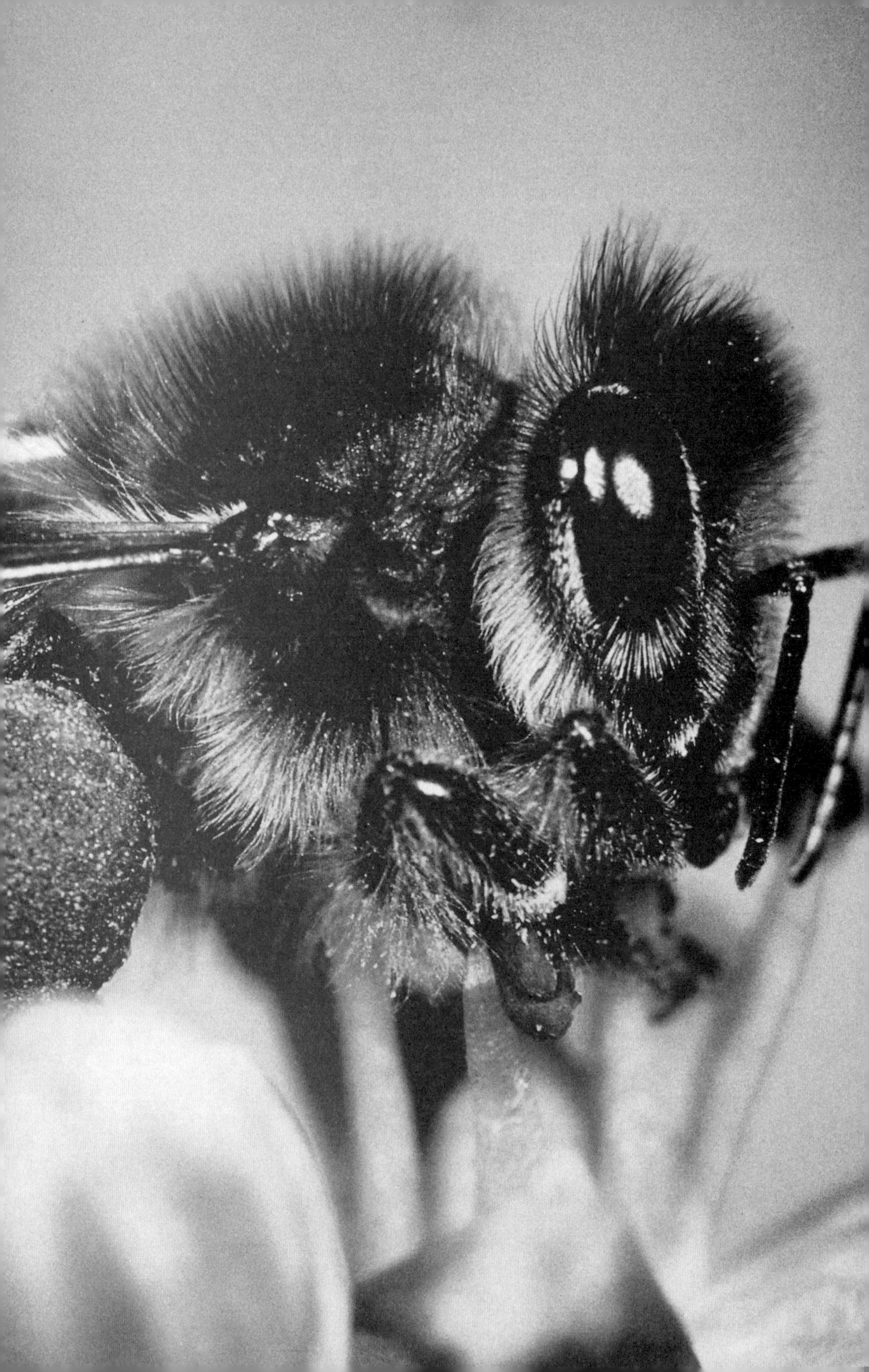

Annexes

L'armoire à pharmacie

Choisissez son emplacement

- En hauteur, pour des raisons évidentes de sécurité, car votre armoire à pharmacie contient aussi des médicaments allopathiques qui peuvent être toxiques chez le jeune enfant, ou du matériel médical qui peut être dangereux, comme des ciseaux, des seringues ou des aiguilles, pour le malade diabétique par exemple.
- Choisissez aussi une armoire à pharmacie qui ferme à clé et qui ne laisse pas passer la lumière, car certaines solutions y sont sensibles.
- Placez-la dans un endroit ni trop sec ni trop humide, c'est-à-dire dans une pièce tempérée et régulièrement aérée. Évitez donc de l'installer à la cave ou au-dessus d'un radiateur.

Les médicaments homéopathiques

- Sélectionnez les médicaments qui vous sont utiles en fonction des maladies et de vos modes de réaction à celles-ci.
- Réapprovisionnez-vous dès qu'un tube est terminé, pour éviter d'être pris de court.

En cas de	Ayez sous la main
Contusions musculaires	*Arnica montana* 5 CH en tubes-granules. *Arnica montana* 9 CH en doses.
Entorses	*Arnica montana* 5 CH, *Ruta graveolens* 5 CH, *Rhus toxicodendron* 5 CH.
Petites plaies	*Hypericum perforatum* 5 CH, *Ledum palustre* 5 CH.
Piqûres d'insectes	*Apis mellifica* 5 CH, *Ledum palustre* 5 CH.
Saignements de nez	*Arnica montana* 5 CH, *China* 5 CH, *Millefolium* 5 CH.
Petites brûlures	*Arnica montana* 5 CH, *Pyrogenium* 5 CH, *Belladonna* 5 CH, *Apis mellifica* 5 CH, *Rhus toxicodendron* 5 CH, *Cantharis vesicatoria* 5 CH.
Coups de soleil	*Aconitum napellus* 9 CH, *Belladonna* 9 CH, *Apis mellifica* 7 CH, *Glonoïnum* 7 CH, *Rhus toxicodendron* 5 CH, *Cantharis vesicatoria* 7 CH.
Mal des transports	Choisissez entre : *Borax* 9 CH, *Cocculus indicus* 9 CH, *Petroleum* 9 CH, *Staphysagria* 9 CH, *Tabacum* 9 CH et *Theridion* 9 CH.
Fièvre	Sélectionnez vos médicaments parmi : *Aconitum napellus* 5 CH, *Arsenicum album* 5 CH, *Apis mellifica* 5 CH, *Arnica montana* 5 CH, *Belladonna* 5 CH, *Bryonia alba* 5 CH, *Chamomilla vulgaris* 5 CH, *Ferrum phosphoricum* 5 CH, *Gelsemium sempervirens* 5 CH, *Mercurius solubilis* 5 CH, *Pulsatilla* 5 CH, *Rhus toxicodendron* 5 CH.
Otite	*Belladonna* 5 CH, *Capsicum annuum* 5 CH, *Ferrum phosphoricum* 5 CH, *Pyrogenium* 5 CH.
Poussée dentaire	*Chamomilla vulgaris* 5 CH.
Rhino-pharyngite	*Allium cepa* 5 CH, *Euphrasia* 5 CH, *Kalium bichromicum* 5 CH, *Dulcamara* 5 CH.
Laryngite	*Aconitum napellus* 15 CH, *Drosera rotundifolia* 9 CH, *Hepar sulfur* 30 CH, *Sambucus nigra* 5 CH, *Spongia tosta* 7 CH.
Toux	*Kalium bichromicum* 5 CH, *Corallium rubrum* 5 CH, *Chamomilla vulgaris* 5 CH.
Mal de gorge	*Belladonna* 5 CH, *Mercurius solubilis* 5 CH, *Phytolacca* 5 CH.

En cas de	Ayez sous la main
Asthme	*Ipeca* 5 CH, *Antimonium tartaricum* 5 CH.
Indigestions	*Antimonium crudum* 5 CH, *Nux vomica* 5 CH.
Diarrhée	En fonction de vos réactions, vous sélectionnerez vos médicaments parmi les suivants : *Arsenicum album* 5 CH, *Argentum nitricum* 5 CH, *China* 5 CH, *Ipeca* 5 CH, *Nux vomica* 5 CH, *Dulcamara* 5 CH, *Podophyllum* 5 CH.
Trac	Choisissez entre : *Ignatia amara* 15 CH, *Argentum nitricum* 15 CH, *Gelsemium sempervirens* 15 CH, *Causticum* 15 CH.
Crampes	*Cuprum metallicum* 5 CH.
Spasmes	*Colocynthis* 5 CH, *Magnesia phosphorica* 5 CH.
Vomissements	*Ipeca* 5 CH, *Nux vomica* 5 CH, *Antimonium crudum* 5 CH.
Hémorroïdes	*Aesculus hippocastanum* 6 DH, pommade au *Ratanhia* ou *Pæonia* à 4 %.

Si vous avez des petits maux qui reviennent régulièrement, tels par exemple des aphtes, de l'herpès ou des orgelets, reportez-vous aux chapitres correspondants ou à l'index, et procurez-vous les médicaments utiles à ces affections.

Les teintures-mères que vous devez détenir sont essentiellement celles d'*Arnica montana* et de *Calendula*.

Le matériel

▪ Ayez le matériel indispensable pour :
— nettoyer toutes les petites plaies : *Calendula* teinture-mère ;
— soulager les contusions (s'il n'y a pas eu de plaies) : *Arnica montana* teinture-mère ;
— arrêter les petits saignements : l'eau oxygénée est ce qu'il y a de plus efficace ;
— les petites brûlures : pommade au *Calendula* par digestion®, l'essence de lavande.

▪ L'indispensable :
— coton hydrophile ;
— une paire de ciseaux à bouts ronds ;
— une pince à écharde ;
— des compresses, une bande de crêpe ;

— des pansements hémostatiques pour arrêter une hémorragie, des pansements adhésifs pour les petits bobos ;
— du sérum physiologique pour décoller les compresses ou nettoyer les plaies ;
— du sparadrap hypoallergénique ;
— un thermomètre médical.

▪ Si vous êtes très allergique, demandez à votre médecin qu'il vous prescrive le traitement d'urgence correspondant à votre maladie.

Dans ce cas, conservez près de ces médicaments leur mode d'emploi et l'ordonnance du médecin.

Petit glossaire de l'homéopathie

Allopathie : vient du grec *allos*, autre, et *pathos*, souffrance, maladie. C'est le nom donné par Hahnemann à la médecine classique ou traditionnelle. Un médecin allopathe est un médecin qui pratique la médecine classique ou officielle.

Biothérapique (ou nosode) : est un médicament homéopathique provenant de souches d'origine organique (microbes ou parasites) qui ne sont pas définies chimiquement. *Influenzinum*, *Colibacillinum*, *Tuberculinum*, *Anthracinum*, *Luesinum*, *Psorinum* sont des biothérapiques.

Bon répondeur : il correspond à un sujet qui développe, lors de l'expérimentation d'une substance, plus de signes homéopathiques que les autres. Il a aussi la particularité d'être plus sensible à cette même substance quand il est malade.

Complexiste : médecin homéopathe qui prescrit de nombreux médicaments sous la forme de préparation magistrale.

Constitution : la constitution d'un individu est définie à partir de sa morphologie et de son tempérament. Elle ne peut être modifiée par un traitement quelconque. Elle décrit des sujets en bonne santé ayant des prédispositions morbides que des conseils d'hygiène de vie correcte peuvent prévenir ou retarder. Elle ne permet pas la recherche du médicament homéopathique.

Diathèse : disposition générale latente, héréditaire ou acquise, qui constitue la base du potentiel de défense de l'organisme. Elle reflète une façon particulière de réagir de l'organisme.

Dilution : étape de la fabrication du médicament homéopathique qui permet de diminuer la concentration de la substance de départ. Le CH (centésimale hahnemannienne) en est l'unité de mesure.

Dose (ou doses-globules) : les doses sont une des formes pharmaceutiques d'administration des médicaments homéopathiques. Elles servent aux prises espacées.

Drainage : il définit, en médecine, un procédé consistant à faire écouler les liquides contenus dans une plaie. Par extension, en homéopathie ou plutôt en phytothérapie, le drainage inclut l'ensemble des moyens à mettre en œuvre pour éliminer les toxines par action directe sur le foie, le rein ou la peau. Ce procédé est très contesté par de nombreux médecins homéopathes.

Dynamisation (ou succussion) : étape du mode de fabrication du médicament homéopathique qui a lieu après chaque palier de dilution. C'est l'acte de secouer, manuellement ou mécaniquement, la solution diluée. Cette opération conditionne probablement l'activité du médicament homéopathique malgré la quasi-absence de molécules.

Étiologie : étude des causes des maladies. L'étiologie, en homéopathie, est considérée comme le ou les facteurs à l'origine du déclenchement de la maladie et la réaction personnelle du malade.

Fonctionnelle (maladie) : maladie qui n'est pas déterminée par une lésion ou une anomalie d'un organe, mais qui est due uniquement à une ou des perturbations de son fonctionnement. Elle s'oppose à la maladie organique due à une altération apparente de la structure de l'organe concerné.

Globalité : c'est l'examen d'un malade dans son intégralité, c'est-à-dire qu'on se préoccupe de sa maladie, de ses réactions individuelles et de son environnement. C'est la notion de maladie étendue à l'homme qui souffre.

Globules : ce sont des petites sphères de saccharose et de lactose de 5 mg. Ils sont conditionnés sous forme de doses (ou doses-globules). Une dose contient environ 200 de ces petites sphères.

Granules : ce sont des petites sphères de saccharose et de lactose de 50 mg. Ils sont conditionnés dans des tubes-granules. Un tube renferme approximativement 75 à 80 granules.

Homéopathie : mot inventé par Hahnemann à partir du grec *omoios*, semblable, et *pathos*, souffrance. C'est une thérapeutique qui consiste à traiter la maladie par des médicaments qui ont la propriété de produire des symptômes semblables à cette maladie. Les médicaments sont administrés à doses infiniment petites en tenant compte de l'individu et de ses réactions à la maladie.

Iatrogène : se dit d'un trouble ou d'une maladie provoqués par un traitement médical ou un examen complémentaire (fibroscopie par exemple).

Imprégnation : dernière étape de fabrication du médicament homéopathique avant le conditionnement. Elle consiste en la pulvérisation, sur des granules ou des globules neutres, de la solution diluée et dynamisée.

Infinitésimalité : ce mot désigne classiquement les faibles doses des médicaments homéopathiques. Actuellement, il semble plus juste de remplacer ce terme par ceux de « hautes dilutions » qui sont directement en relation avec le mode de préparation du médicament homéopathique.

Isothérapique : biothérapique (voir ce mot) préparé à partir de substances provenant du malade lui-même (sang, selles, urines, crachats) ou apportées par le malade (substances allergiques par exemple).

Luétisme : mode réactionnel (voir ce mot) souvent terminal des modes réactionnels psoriques et sycotiques (voir ces mots) de l'individu.

Matière médicale : dictionnaire renfermant les indications des médicaments homéopathiques. C'est l'équivalent du *Vidal* pour les médicaments allopathiques.

Modalités : ensemble des réactions de l'organisme et de l'individu face à la maladie. Elles permettent d'identifier un signe homéopathique grâce à la reconnaissance de ses circonstances d'amélioration ou d'aggravation.

Mode réactionnel général : façon particulière de réagir de l'organisme.

Nosode : voir « Biothérapique ».

Nosologie : étude des caractères distinctifs qui permettent de définir la maladie. Par extension, maladie ayant une origine précise et connue. Cadre nosologique : ensemble de maladies ou formes de maladies provoquées par le même agent pathogène.

Organique (maladie) : maladie en relation avec une altération apparente de la structure d'un organe. Elle s'oppose à la maladie fonctionnelle due uniquement à des perturbations du fonctionnement de l'organe.

Pathogénésie : expérimentation du médicament homéopathique sur le sujet sain. Elle révèle les mêmes signes de maladie que ceux que le médicament pourra guérir chez un sujet malade.

Pathognomonique : se dit d'un signe ou d'un symptôme qui caractérise spécifiquement une maladie, et dont la seule présence suffit à poser le diagnostic.

Placebo : substance neutre qui n'a théoriquement aucune activité pharmacologique et thérapeutique.

Pluraliste : médecin homéopathe qui prescrit plusieurs médicaments pour traiter le malade.

Psore : façon la plus commune de réagir de l'organisme. Dans ce mode réactionnel (voir plus haut la définition) — qui concerne essentiellement les maladies de peau, les allergies et les infections respiratoires —, le malade réagit par des crises (asthme par exemple) qui reviennent périodiquement ou récidivent.

Sémiologie : étude des signes et des symptômes d'une maladie qui traduisent la lésion d'un organe ou le trouble d'une fonction.

Signe homéopathique : signe individualisé qui permet la prescription du ou des médicaments homéopathiques.

Similitude (relation ou principe de) : relation qui existe entre les symptômes du malade et les symptômes provoqués par la substance. C'est la capacité d'un médicament de provoquer chez un sujet sain des symptômes identiques à ceux qu'il guérira chez un sujet malade.

Souche : elle résulte du premier stade de la fabrication du médicament homéopathique, c'est-à-dire de la transformation de la matière première en substance de base. La souche est une teinture-mère pour les matières premières solubles et une poudre (une trituration) pour celles insolubles. Ce sont ces souches, diluées, dynamisées et pulvérisées sur les granules ou les globules, qui donneront le médicament homéopathique.

Succussion : voir « Dynamisation ».

Sycose : mode réactionnel (voir plus haut la définition) caractérisé par la production de tumeurs cutanées et la permanence d'écoulements des muqueuses. Il se manifeste chez les malades par une tendance aux rhino-pharyngites et/ou aux infections génitales à répétition, une propension « à faire » des verrues et une aggravation générale à l'humidité.

Teinture-mère (TM) : préparation liquide résultant de la macération dans l'alcool ou dans l'eau distillée des matières premières d'origine végétale ou animale.

Terrain : il est défini dans le *Petit Robert* comme « l'état d'un organisme, quant à sa résistance aux agents pathogènes ou à sa prédisposition à diverses affections ». Un traitement de fond ou de terrain a pour but, dans l'idéal, de soigner la personne dans son intégralité.

Trituration : poudre, résultat du broyage, seule ou dans du lactose, de la substance pharmaceutique.

Tuberculinisme : mode réactionnel (voir plus haut la définition) qui n'a aucune relation avec la tuberculose. Il concerne des sujets hypernerveux, maigres et se fatiguant très vite, ayant tendance aux infections à répétition.

Type sensible : voir « Bon répondeur ».

Uniciste : médecin homéopathe qui recommande l'emploi d'un seul médicament pour soigner le malade.

Principales sources bibliographiques

Ouvrages d'homéopathie générale

Aubin M., *Introduction à l'homéopathie*, CEDH, Paris, 1977.

Chemouny B., *Homéo, l'infirmière et l'homéopathie*, Lamarre, Paris, 1993.

Chemouny B., *Guide de l'homéopathie pour l'enfant*, Odile Jacob, Paris, 2003.

Chemouny B., *Dictionnaire des médicaments et des traitements*, Paris, Odile Jacob, 2006.

Cornillot P., et coll., *Homéopathie, le traité. Encyclopédie des médecines naturelles*, Frison-Roche, Paris, 1995.

Poitevin B., *Introduction à l'homéopathie*, CEDH, Dijon-Quétigny, 1991.

Poitevin B., *Ombre et lumière sur l'homéopathie. Un défi pour demain*, Maisonneuve, Sainte-Ruffine, 1993.

Sarembaud A., *L'Homéopathie*, PUF, « Que sais-je ? », Paris, 1999.

Ouvrages historiques

Aspects historiques de l'homéopathie, la pensée de Samuel Hahnemann, polycopié de la Société française d'homéopathie du 7 décembre 1989.

Bourgey L., *Observation et expérience chez les médecins de la collection hippocratique*, Vrin, Paris, 1953.

Grmek M., *Les Maladies à l'aube de la civilisation occidentale*, Payot, Paris, 1983.

Hahnemann S., *Doctrine homéopathique ou Organon de l'art de guérir*, avec glossaires et annotations par le Dr Schmidt, traduit de la 6e édition allemande, Baillière, Similia, Paris,1982.

Hahnemann S., *Études de médecine homéopathique*, Baillière, Paris, 1855, 2 vol.

Hahnemann S., *Exposition de la doctrine médicale homéopathique ou Organon de l'art de guérir*, 4e éd. augmentée de commentaires de Léon Simon père, Baillière, Paris, 1856.

Jouanna J., Debru A., *Hippocrate, la consultation*, Hermann, Paris, 1986.

Meyer P., Triadou P., *Leçons d'histoire de la pensée médicale*, Odile Jacob, Paris, 1996.

Sendrail M., *Histoire culturelle de la médecine*, Privat, Moulin-Vieux, 1981.

Ouvrages techniques

Conan Mériadec M., *L'Homéopathie, conception médicale à la dimension de l'homme*, Boiron, Lyon, 1990.

Concordances homéopathiques, CEDH, Lyon, 1980, 2 vol.

Demarque D., *L'Homéopathie, médecine de l'expérience*, Boiron, 3e éd., 2001.

Demarque D., *Sémiologie homéopathique*, Boiron, Lyon, 3e éd., 1988.

Demarque D., *Techniques homéopathiques*, Boiron, Lyon, 2e éd., 1989.

Galencia 16, *Médicaments homéopathiques*, Technique et documentation, Paris, 2e éd., 1986.

Jahr G., *Principes et règles qui doivent guider dans la pratique de l'homéopathie*, Baillière, Paris, 1857.

Poitevin B., *Le Devenir de l'homéopathie*, Doin, Paris, 1987.

Sarembaud A., Poitevin B., *Médicaments à usage homéopathique. Dictionnaire pratique*, Masson, Paris, 1996.

Voisin H., *L'Application rationnelle et critique de l'homéopathie*, Techniques EMC, Paris, 1955.

Ouvrages de thérapeutiques médicales

Babancey J., *Pratique de l'homéopathie en psychopathologie*, Similia, Paris, 1987, 2 vol.

Benkemoun P., *Annales homéopathiques*, Similia, Paris, 1989.

Bourgarit R., *Thérapeutique homéopathique du nouveau-né et du nourrisson*, Maloine, Paris, 1989.

Bourgarit R., *Thérapeutique homéopathique de l'enfant (3 à 13 ans)*, Maloine, Paris, 1989.

Chavanon P., *Thérapeutique ORL homéopathique*, Saint-Denis, Niort, 1935.

Clercq J.-M., *Guide pratique d'homéopathie dentaire*, Évidence, Le Plessis-Trévise, 1997.

Cours de l'école homéopathique de l'hôpital Saint-Jacques, Cours des trois années, Paris.

Encyclopédie médico-chirurgicale, *Homéopathie*, Éditions Techniques, Paris, 1982.

Imhaüser H., *Manuel d'homéopathie pratique en pédiatrie*, Le Courrier du Livre, Paris,1982.

Vallette A.E.M., *Homéopathie infantile*, Maisonneuve, Sainte-Ruffine, 1975, 2 vol.

Vannier L., *La Pratique de l'homéopathie*, Doin, Paris, 4e éd., 1950.

Vannier L., *Précis de thérapeutique homéopathique*, Doin, Paris, 1939.

Voisin H., *Thérapeutique et répertoire homéopathiques du praticien,* Maloine et LHF, Asnières, 2e éd., 1978.

Matières médicales

Boericke W., *Matière médicale* (9e édition), traduction française, Similia, Paris, 1997.

Chemouny B., *Dictionnaire des médicaments et des traitements homéopathiques*, Paris, Odile Jacob, 2006.

Deltombe M., Jaegerschmidt G., *Abrégé de matière médicale du tout-petit*, Similia, Paris, 1994.

Demarque D., Jouanny J., Poitevin B., Saint-Jean Y., *Pharmacologie et matière médicale homéopathique*, 3e éd., CEDH, France, 2003.

Duprat H., *Traité de matière médicale homéopathique*, Baillière, Paris, 2e éd., 1981, 2 vol.

Guermonprez M., Pinkas M., Torck M., *Matière médicale homéopathique*, Boiron, 3e éd., 2005.

Hahnemann S., *Doctrine et traitement homéopathiques des maladies chroniques*, traduit par A.J.L. Jourdan, Baillière, Paris, 3 vol.

Hahnemann S., *Traité de matière médicale homéopathique*, traduit par Léon Simon et V. Léon Simon, Baillière, Paris, 1877-1885, 4 vol.

Jahr G., *Manuel de matière médicale homéopathique*, Baillière, Paris, 1840.

Kent J.T., *Matière médicale homéopathique présentée par le Dr Pierre Joly*, traduction de la 4e éd. (1932) par le Dr Perichon-Bastaire H. et le Dr Demarque R. Les Annales homéopathiques de France, Paris, 2 vol.

Lathoud J.A., *Études de matière médicale homéopathique*, Martin et Ternet, Vienne, 1923, 3 vol.

Vannier L., Poirier J., *Précis de matière médicale homéopathique*, Boiron, 1993.

Voisin H., *Matière médicale du praticien homéopathe*, Maloine et les Laboratoires homéopathiques de France, Paris, 2e éd., 1980.

Zissu R., Guillaume M., *Fiches, matière médicale homéopathique*, Boiron, 1999.

Adresses utiles

Enseignements et formations en homéopathie [1]

➤ *Les enseignements universitaires*

La formation des médecins est validée par un diplôme d'université à l'issue de deux ou trois années de cours. Les programmes varient légèrement selon les universités et sont orientés vers une pratique qui peut différer selon les enseignants (unicistes ou pluralistes). Globalement, ils sont assez homogènes et abordent tous les fondements de l'homéopathie, l'apprentissage de la matière médicale et la thérapeutique dans les

1-Les indications *infra* peuvent comporter des erreurs ou omissions indépendantes de notre volonté. Merci aussi de nous écrire pour vous faire connaître ou rectifier les erreurs.

maladies aiguës et chroniques. Les facultés de pharmacie proposent un programme allégé orienté vers une connaissance plus globale et le conseil aux patients.

Les enseignements destinés aux médecins

Trois diplômes majeurs ont été créés dans les facultés de Bobigny, Bordeaux et Lille à l'initiative respectivement du Pr Cornillot, du Dr D. Demarque et du Dr M. Guermonprez.

- Bobigny
  Université de Paris XIII, Paris Nord, Département universitaire des médecines naturelles (DUMENAT), Annexe de l'U.F.R., bureau 1 (RdC),
  avenue de la Convention, 93017 Bobigny Cedex.
  Intitulé : Homéopathie.
  Durée : 3 ans à raison de 8 week-ends par an.
  Responsable universitaire : Pr Lazarus.
  Responsables d'enseignement : Dr Allier.
  Contact Scolarité : Secrétariat du DUMENAT: 01 48 38 76 11.
  Site Internet : http://dumenat.smbh.univ-paris13.fr

- Bordeaux
  Université de Bordeaux-II – Victor-Segalen, Laboratoire de pharmacie galénique et biopharmacie, 146, rue Léo-Saignat, 33076 Bordeaux Cedex.
  Intitulé : DIU Homéopathie et thérapeutique homéopathique.
  Durée : 2 ans, 1re année 5 week-ends, 2e année 6 week-ends.
  Responsables de l'enseignement : Pr Fawaz, Dr Dabadie, Dr Bildet.
  Contact scolarité : Service des formations médicales et paramédicales
  (3e cycle spécialisé), Tél. : 05 57 57 12 24.

- Lille
  Département FMC Faculté de médecine H. Warembourg, 59045 Lille Cedex.
  Intitulé : DU Homéopathie (option Médecine).
  Durée de la formation : 2 ans (144 heures), 9 samedis par an.
  Responsable d'enseignement : Pr S. Kacet.
  Contact scolarité : 03 20 62 68 53.

- Limoges
  Université de Limoges, 2, rue du Docteur-Marcland, 87025 Limoges Cedex.
  Intitulé : DIU Homéopathie et thérapeutique homéopathique.
  Durée de la formation : 1re année, 5 week-ends (70 heures), 2e année, 6 week-ends (85 heures).
  Directeur et responsable de l'enseignement : Pr Fançois Bonnaud.
  Contact scolarité : spécialités médicales : Tél : 05 55 43 58 13.

- Aix-Marseille
  Université d'Aix-Marseille-II, 27, boulevard Jean-Moulin, 13385 Marseille Cedex 5.
  Intitulé : Médecine homéopathique et thérapeutique homéopathique.

Durée : 3 ans (1 samedi par mois d'octobre à juin), 1re année 72 heures, 10 séminaires, 2e et 3e année 176 heures, 10 séminaires.
Directeur de l'enseignement : Pr Frances.
Contact scolarité : Tél. : 04 91 96 32 43 25.

- Poitiers
  Faculté de médecine et de pharmacie de Poitiers, 6, rue de la Milétrie, 86034 Poitiers Cedex.
  Intitulé : DIU Homéopathie et thérapeutique homéopathique.
  Durée : 2 ans, 2 jeudis par mois d'octobre à juin. 1re année, 112 heures, 2e année, 77 heures, et un stage de 30 heures.
  Responsable d'enseignement : Dr Levesque, Dr Rabouan, Dr Cousin.
  Secrétariat : Régine Plat : Tél. 05 49 45 43 07.

Les enseignements destinés aux pharmaciens

Les pharmaciens peuvent suivre l'enseignement destiné aux médecins ou des cours distincts. Les facultés de médecine dispensent un enseignement destiné aux pharmaciens (voir les coordonnées dans les précédentes parties). Les facultés suivantes dispensent un enseignement spécifique :

- Angers
  UFR Sciences pharmaceutiques et ingénierie de la santé, 16, bd Daviers, 49045 Angers.
  Intitulé : DU homéopathie.
  Durée de la formation : 108 heures, 9 semaines (jeudi et vendredi matin).
  Responsable d'enseignement : Pr B. Pech.
  Contact secrétariat : D. Piolet : Tél : 02 41 22 67 02.
- Chatenay-Malabry
  Université Paris-Sud-11, Faculté de pharmacie, 5, rue J-B. Clément, 92296 Chatenay-Malabry Cedex.
  Durée : 80 heures d'enseignement réparties sur l'année universitaire de janvier à mai le lundi.
  Responsables d'enseignement : P. Champy, Pr Fournier.
  Contact scolarité : 01 46 43 56 39.
- Montpellier
  UFR Sciences pharmaceutiques et biologiques, 15, avenue Charles-Flahault, BP 14491, 30093 Montpellier Cedex.
  Intitulé : Pharmacie homéopathique.
  Durée de la formation : 80 heures sur 1 an (lundi matin).
  Responsables d'enseignement : Pr Mallié.
  Contact scolarité : 04 67 54 80 25.
- Nantes
  UFR des sciences pharmaceutiques de Nantes, 1, rue Gaston-Veil, 44035 Nantes Cedex.

Intitulé : DU homéopathie.
Durée de la formation : 1 an (150 heures).
Responsables d'enseignement : Pr Coiffard.
Contact secrétariat : M. Guilbaudeau : Tél. : 02 40 41 28 73.

- Reims
  UFR Pharmacie, 51, rue Cognacq-Jay, 51096 Reims Cedex.
  Intitulé : Attestation d'études universitaires en homéopathie.
  Responsables d'enseignement : Pr Voutquenne, Dr Demonceaux, Dr Marijnen.
  Durée de la formation : 112 heures sur 1 an (9 journées et 10 demi-journées).
  Secrétariat : M.-H. Lecomte : Tél. : 03 26 91 35 60 ou 03 26 91 35 51.
- Toulouse
  Université Paul-Sabatier, Toulouse-III ; Faculté des sciences pharmaceutiques, 35, chemin des Maraîchers, 31062 Toulouse Cedex 9.
  Intitulé : DU Homéopathie pharmaceutique.
  Durée : 9 mois, 100 heures.
  Responsable universitaire et scolarité : Mme Sauterau : Tél : 05 61 55 66 30.
- Tours
  Université François-Rabelais des sciences pharmaceutiques, 31, avenue Monge, 37200 Tours.
  Intitulé : DIU Homéopathie et thérapeutique homéopathique.
  Durée : 2 ans, 2 jeudis par mois d'octobre à juin. 1re année, 112 heures, 2e année, 77 heures, et un stage de 30 heures.
  Responsables d'enseignement : Dr Drauge, Dr Besson, Dr Guillemain.
  Secrétariat : Tél. : 02 47 36 71 42.

Il existe aussi de nombreuses sociétés de service privées qui proposent une formation d'initiation, en général de 16 heures, à l'homéopathie.

➤ *Les enseignements privés*

L'enseignement de ces écoles est ouvert aux étudiants en médecine en fin d'études, aux médecins, aux chirugiens-dentistes, aux pharmaciens et aux vétérinaires.

- Centre d'études homéopathiques de France (CHF)
  Hôpital Saint-Jacques, 37, rue des Volontaires, 75015 Paris.
  Durée : 3 ans, 8 samedis par an.
  Président : Dr Champion.
  Site Internet : http://chf.lautre.net/
  Secrétariat : 01 42 73 63 71.
- Institut national homéopathique de France
  60, rue Saint-Lazare 75009 Paris.
  Durée : 3 ans, 7 week-ends par an.
  Président : Dr Chemla.

Secrétariat : 01 40 16 55 99.
Site Internet : http://www.inhfparis.com/

- L'Institut scientifique homéopathique (ISH)
  18, avenue Victor-Hugo, 75016 Paris
  Durée : 3 ans suivis d'un cycle de perfectionnement d'un an.
  Président : A-C. Quemoun.
  Tél : 01 45 83 55 44.
- Collège français des sciences humaines
  14, villa Gabriel-Riquetti, 75015 Paris.
  Durée : 3 ans, un dimanche par mois.
  Directeur d'enseignement : Dr Sananès.
  Tél : 01 40 58 12 50.
  Site Internet : http://roland.sananes.free.fr/
- La Société médicale de biothérapie
  Sous l'égide des laboratoires Boiron.
  44, avenue Victor-Hugo, villa d'Eylau n° 6, 75116 Paris
  Durée : 3 ans, 5 ou 6 samedis par an.
  Président : Dr Tétau.
  Tél : 01 44 52 32 39.
  Site Internet : http://www.smb-fr.com/
- Le Centre d'enseignement et de développement de l'homéopathique
  Sous l'égide des laboratoires Boiron.
  68, boulevard Malesherbes, 75008 Paris.
  Durée : 3 ans, 5 séminaires par an de 2 jours le vendredi et le samedi.
  Tél : 01 44 70 65 65.
  Site Internet : http://www.cedh.fr/

➤ *L'enseignement postuniversitaire : la formation médicale continue*

Il regroupe le plus souvent dans le monde médical des structures privées sous forme d'association type loi 1901. Ces sociétés savantes assurent aussi la formation médicale continue.

La Fédération nationale des sociétés médicales homéopathiques de France

Fondée en 1956, elle réunit les principales sociétés médicales de l'homéopathie française. Elle permet de coordonner toutes les activités des sociétés de formation médicale en homéopathie. Vous pouvez vous adresser à elle pour obtenir les différentes adresses des sociétés de votre région.

Secrétaire Général : Dr Sarembaud, 104 bis, rue de l'Avenir, 94380 Bonneuil-sur-Marne. Tél. : 01 43 39 14 75.

Les sociétés nationales de spécialistes

- Le Groupement des pédiatres homéopathes d'expression française
  Président : Dr J. Moreau, 8 avenue Novel, 74000 Annecy. Tél : 04 50 27 92 02.
- La Société d'ophtalmologie homéopathique
  Président : Dr O. Duflo-Boujard, 7, rue Chevert, 75007 Paris. Tél. : 01 45 51 58 19.
- Association odonto-stomatologique d'homéopathie
  Président : Dr C. Garcia, 19, avenue de la République, 91300 Massy. Tél. : 01 69 20 02 60.
  Site internet : http://perso.wanadoo.fr/aosh/
- Association nationale française pour l'homéopathie odonto-stomatologique (ANPHOS)
  Président : Dr M. Durand, 2 rue Guillaume-Apollinaire, 38400 Saint-Martin-d'Hères.
  Tél. : 04 76 42 74 23.
- Société de perfectionnement en homéopathie
  Président : Dr D. Deswarte, 122 boulevard Vauban, 59800 Lille. Tél. 03 20 57 10 12.
  Site Internet : http://asso.nordnet.fr/

➤ *Les manifestations et congrès nationaux et internationaux*

Les événements nationaux

Les deux principaux sont organisés sous l'égide des sociétés de la Fédération nationale des sociétés médicales homéopathiques de France, qui regroupe les principales sociétés de l'homéopathie française.

Secrétariat médical : Dr Sarembaud, 104 bis, rue de l'Avenir, 94380 Bonneuil-sur-Marne. Tél. : 01 43 39 14 75.

— Les Entretiens homéopathiques de Paris : ils sont la plus grande manifestation homéopathique de France, elle a lieu tous les ans au mois d'octobre.

— Le Congrès de printemps : il se déroule en province, dans une ville différente chaque année.

Les manifestations internationales

Reportez-vous au chapitre sur les organisations professionnelles page 761.

Les acteurs de l'homéopathie

➤ *Les syndicats homéopathiques français*

Syndicat national des médecins homéopathes français

Ce syndicat, le plus ancien, créé en 1932, est ouvert à tous les médecins pouvant justifier d'un enseignement de l'homéopathie de trois années, et parrainés par deux membres du syndicat. Il organise la profession et la représente auprès des institutions médicales, des organismes gouvernementaux et de l'Agence française de sécurité sanitaire des produits de santé (AFSSAPS — ex-Agence du médecin). Ce syndicat regroupe plus de cinq cents médecins généralistes homéopathes et une cinquantaine de spécialistes. Les Drs Lamasson, Plazy, Demarque, Buraud, médecins homéopathes de renom, ont dirigé ce syndicat. Si vous cherchez l'adresse d'un médecin homéopathe reconnu par l'ensemble de la profession et proche de chez vous, vous pouvez contacter ce syndicat.

Présidente : Dr Jeulin-Flamme.
Secrétaire général : Dr Bentz.
Siège social : 79, rue de Tocqueville, 75017 Paris.
Tél. : 01 44 29 01 31.
Site internet : http://snmhf.org/refonte/

Syndicat de la médecine homéopathique

Créé en 1983, ce syndicat regroupe des médecins homéopathes et des médecins ayant des pratiques non conventionnelles telles la phytothérapie, l'acupuncture, l'oligothérapie, la nutrithérapie, l'organothérapie, etc. Il n'impose pas de critères de sélection particuliers à son entrée et figure au sein de la Fédération des médecins de France.

Président : Dr Scimeca.
Secrétaire général : Dr Popowski.
Siège social : 72, avenue du Général-Leclerc, 94700 Maisons-Alfort
Fax : 01 43 96 59 45.
Site internet : http://www.smhomeo.fr/

Syndicat national de la pharmacie homéopathique

Il regroupe les industries pharmaceutiques homéopathiques quelle que soit leur dimension. Il s'attache surtout à la défense du médicament homéopathique, à la reconnaissance de sa spécificité, ainsi qu'à la promotion de l'homéopathie.

Président : Mr Saffroy, laboratoires Boiron, 20, rue de la Libération, 69110 Sainte-Foy-lès-Lyon. Tél. : 04 72 16 40 00.

➤ *Les organisations internationales*

Les organisations non gouvernementales (ONG) à but humanitaire

- Homéopathes sans frontières
  HSF-France, 10, avenue de L'Isle, 31800 Saint-Gaudens. Tél. : 05 61 88 50 60.
  Courriel : hsf@hsf-france.com
  Site Internet : http://hsf-france.com/pages/accueil.html
- Homéopathes du monde (HDM)
  Sans être une ONG, cette association a pour but de promouvoir l'homéopathie et d'aider la population péruvienne et amazonienne.
  Président : Dr Lafeuillade, 188, rue de la Géode, 34000 Montpellier.
  Tél. : 04 67 22 18 14.
  Site internet : http://www.homeopathesdumonde.org

Les organisations professionnelles

- Ligue médicale homéopathique internationale

  Organise un congrès chaque année dans différents pays.

  Président : Ulrich Fischer, Grunwalderstrasse 10-14, 79098 Freiburg, Allemagne.
  Courriel : president@lmhi.net ; udfischer@t-online.de
  Site Internet : http://lmhi.net/
  Représentant en France : Dr Servais, 18 rue Littré, 75006 Paris. Tél : 01 45 44 09 83.
  Courriel : france@lmhi.net

- Homéopathie internationale

  Connu surtout pour la qualité de son site Internet ; il contient plus de 100 livres complets on line.

  Présidente : Mme Dayraud, 188, rue de la Géode, 34000 Montpellier.
  Tél : 04 67 22 18 14.
  Courriel : homeoint@homeoint.org
  Site Internet : http://www.homeoint.org

- Comité européen pour l'homépathie

  Cette organisation a pour vocation de promouvoir et défendre l'homéopathie auprès des autorités européennes. Elle cherche aussi à défendre et à harmoniser la pratique de l'homéopathie et à développer la recherche. Cette association européenne a pour but de favoriser et d'harmoniser la pratique d'une homéopathie médicale de qualité, de défendre les différentes intervenants dans ce domaine et de développer la recherche clinique et fondamentale.

  European Committe for homeopathy (ECH) Secretariat office Chaussée de Bruxelles 132, B-1190 Bruxelles. Tél. : + 32-2-3453597, Fax : +32-2-3461826.
  Président : Ton Nicolai, Mathenesserlaan 209, 3014 HD Rotterdam, The Nerthelands.
  Secrétaire général : Mme Leroux, 16, boulevard Augustin-Lieussa, 13007 Marseille.
  Courriel : info@homeopathyeurope.org
  Site internet : http://www.homeopathyeurope.org

➤ *Les associations de consommateurs*

- Les associations indépendantes

  — Promotion de la médecine homéopathique (PMH)

  Cette association a pour but de promouvoir et de défendre la médecine homéopathique ; elle compte environ 1 500 adhérents.

  Présidente : Isabelle Rossi-Sicard, 13, chemin de Montauban, 69005 Lyon.
  Tél. : 04 78 39 93 56.
  Courriel : i.rossi@wanadoo.fr
  Site Internet : www.apmh.asso.fr

  — Association homéopathie en Provence (AMP)

  Présidente : Jeanne Ricard, Résidence Le Vallon des Auffes, 16, boulevard Cieussa, 13007 Marseille.

Site Internet : http://ahp.site.voila.fr/
Courriel : jeanricard@aol.com

Les centres de documentation spécialisés

- Bibliothèque de l'hôpital Saint-Jacques
  Responsable : Dr Rabanes, 37, rue des volontaires, 75015 Paris.
  Tél. : 01 53 58 40 63.
  Courriel : o.rabanes@free.fr
- Fonds Gallavardin
  Université Claude-Bernard Lyon I, Bibliothèque universitaire, section santé ;
  8, avenue Rockefeller, 69008 Lyon. Tél. : 04 78 77 70 00.
  Courriel : bu.web@adm.univ-lyon1.fr
  Site internet : gallavardin.univ-lyon1.fr/homeo/
- Université Paris-V – René-Descartes - Bibliothèque interuniversitaire de médecine (BIUM)
  12, rue de l'École de Médecine, 75006 Paris. Tél. : 01 40 46 19 51.
  Courriel : bium@bium.univ-paris5.fr
  Site internet : http://www.bium.univ-paris5.fr
- Bibliothèque municipale de Lyon
  30, boulevard Vivier-Merle, 69003 Lyon. Tél. : 04 78 62 18 00.
  Courriel : bm@bm-lyon.fr
  Site internet : http://www.bm-lyon.fr
- Centre de documentation des laboratoires Boiron
  Responsables : Mme Charroin, 20, rue de la Libération, 69110 Sainte-Foy-lès-Lyon.
  Tél. : 04 72 32 41 31.
  Courriel : editions@boiron.fr
  Site internet : http://www.boiron.fr

Les revues homéopathiques

- *L'Homéopathie européenne*
  Groupe Méditions, 1-3, rue du Départ, 75014 Paris. Tél. : 01 40 64 00 75.
  Rédacteur en chef : Dr Poitevin.
  6 numéros par an.
  Courriel : groupemeditions@wanadoo.fr
- *Cahiers de biothérapie*
  Cahiers de Biothérapie, BP 73 621, 31036 Toulouse Cedex. Tél. : 01 56 96 98 28.
  Rédacteur en chef : Dr Tétau.

6 numéros par an.
Courriel : cahiers@smb-fr.com

- La revue du CEDH
  CEDH, 68, boulevard Malesherbes, 75008 Paris. Tél. 01 44 70 65 65.
  Directeur de la publication : Dr Boulet.
  Site Internet : http://www.cedh.fr/
- *Homeopathy* (ex *British Homeopathic Journal*)
  Elsevier Science Ltd., Foots Cray Sidcup, Kent 14, 5HP, Grande-Bretagne. Tél : (00 44) 208 085700.
  Rédacteur en chef : Dr Fisher.
  4 numéros par an.
  Courriel : journals@harcourt.com
  Site Internet : http://www.elsevierhealth.com/index.jsp
- Cahiers de Groupement Hahnemannien du docteur P. Schmidt
  Homéopathie internationale, 188, rue de la Géode, 34070 Montpellier.
  Tél : 04 67 22 18 14.
  Responsable édition : Mme Dayraud.
  10 numéros par an.
  Site Internet : http://www.homeoint.org/cgh/abon.htm
- *Homeopathic Links*
  Mme Delacher, PO Box 6,8 9735 AB Haren, The Netherlands. 4 numéros par an.
  Site Internet : http://www.homeolinks.nl/index.php

Information sur le médicament homéopathique

Modalités de remboursement des médicaments homéopathiques

Les modalités de remboursement des médicaments unitaires

Le décret du 18/12/2003, en application depuis le 19/1/2004 fixe les modalités de remboursement des médicaments homéopathiques à 35 %. L'arrêté du 12/9/1984 modifié le 12/12/1989 au *Journal officiel* indique les souches homéopathiques remboursables : 1 163 médicaments homéopathiques (voir liste plus bas) sont remboursés aux assurés sociaux ; les médicaments ne figurant pas dans cette liste ne sont pas remboursés. Les médicaments de la liste ne sont remboursés que sous certaines conditions qui dépendent de leur forme pharmaceutique (granules, comprimés, gouttes, etc.) et des dilutions employées.

Les médicaments homéopathiques sont remboursés à 35 %	**Les médicaments homéopathiques non remboursés sont celles contenant**
1. Si les médicaments font partie de la liste page 775. 2. Si les dilutions sont hahnemanniennes (CH ou DH). 3. Pour les formes pharmaceutiques suivantes (1 DH à 30 CH pour toutes les formes et pour les teintures-mères pour les gouttes et les pommades) : – les granules : tube de 4 g – les globules : dose de 1 g – les comprimés : flacon de 50 cp de 0,10 g – les gouttes : flacons de 15 ml, 30 ml, 60 ml, 125 ml, 250 ml – les triturations : flacons de 15, 30 et 60 g – les suppositoires de 1 et 2 g : boîte de 6, 12 ou 30 – les doses ampoules buvables de 1 ml – les ampoules buvables 1 ml : boîte de 6, 12 ou 30 – les pommades : tube de 20 g	1. Des médicaments ne figurant pas dans la liste. 2. Des isopathiques. 3. Des ampoules injectables. 4. Des préparations magistrales sous formes de gélules, cachets, collyres, paquets ne remplissant pas les conditions définies ci-dessous.

Conditions de remboursement de médicaments homéopathiques.

Les modalités de remboursement des préparations magistrales

Les préparations magistrales sont réalisées par le pharmacien à partir de la prescription du médecin ; elles contiennent en général plusieurs médicaments homéopathiques. Leurs conditions de remboursement sont les suivantes, sous certaines conditions détaillées dans le tableau page 771.

Les préparations magistrales sont remboursées à 35 %	**Les préparations magistrales non remboursées sont celles contenant**
1. Si les médicaments sont inscrits à la Pharmacopée française[1]. 2. Si aucun médicament n'est sous forme de teinture-mère. 3. Si les dilutions sont hahnemanniennes (CH ou DH). 2. Si l'ordonnance porte la mention « prescription à but thérapeutique en l'absence des spécialités équivalentes disponibles ». 3. Pour les formes pharmaceutiques suivantes (1 DH à 30 CH) : – les granules – les globules – les gouttes – les triturations (poudres) – les suppositoires – les pommades	1. Des médicaments non inscrits à la Pharmacopée française. 2. Une ou plusieurs teintures-mères. 3. Une des formes pharmaceutiques suivantes : – les ampoules buvables ou injectables – les isothérapiques – les comprimés

Conditions de remboursement des préparations magistrales homéopathiques.

Prix public moyen du médicament remboursable
(source SNPH, PharmaGers. Données à fin décembre 2004, cumul 12 mois)

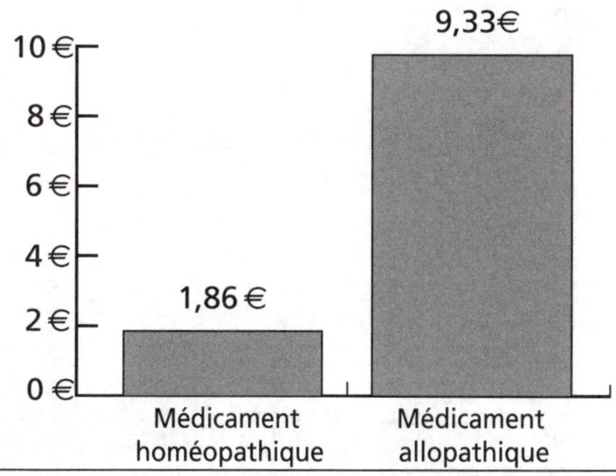

1-Décret du 29/11/2006 mis en application le 20/4/2007.

Les laboratoires homéopathiques

La croissance de l'industrie pharmaceutique, et sa vitalité ont été en grande partie à l'origine de la reconnaissance et du développement de la thérapeutique homéopathique. Par leur dynamisme, ces laboratoires ont permis l'officialisation du médicament homéopathique dès 1948 (*J.O.* du 21 décembre 1948). Puis son inscription à la Pharmacopée française en 1965 a garanti la qualité et la conformité à des normes de fabrication et de contrôle du médicament homéopathique. En coopération avec les médecins, ils sont aussi à l'origine de l'expansion de la recherche qu'ils financent en grande partie.

Laboratoires Boiron
Président du Conseil d'administration : C. Boiron
Siège social : 20, route de la Libération, 69110 Sainte-Foy-Lès-Lyon.
Tél. : 04 72 16 40 00.

Laboratoires Lehning
Président du Directoire : S. Lehning.
Siège social : 3, rue du Petit-Marais, 57640 Sainte-Barbe.
Tél. : 03 87 76 72 24.

Laboratoires Weleda
Président du directoire : P. Sirdey.
Siège social : 9, rue Eugène-Jung, BP 152, 68310 Huningue Cedex.
Tél. : 03 89 69 68 00.

Évolution du chiffre d'affaires global (en M€) de l'industrie pharmaceutique homéopathique en France

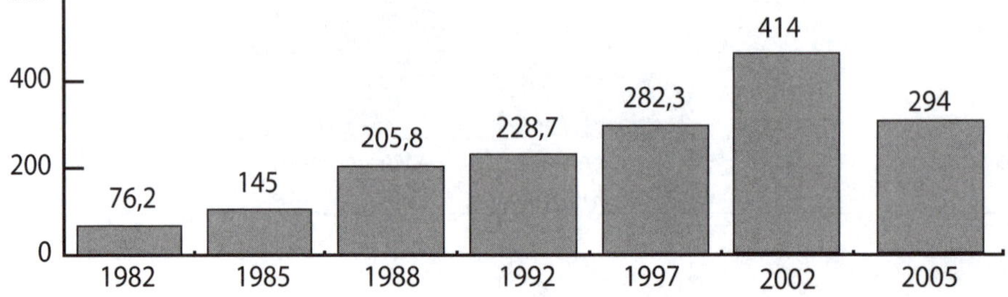

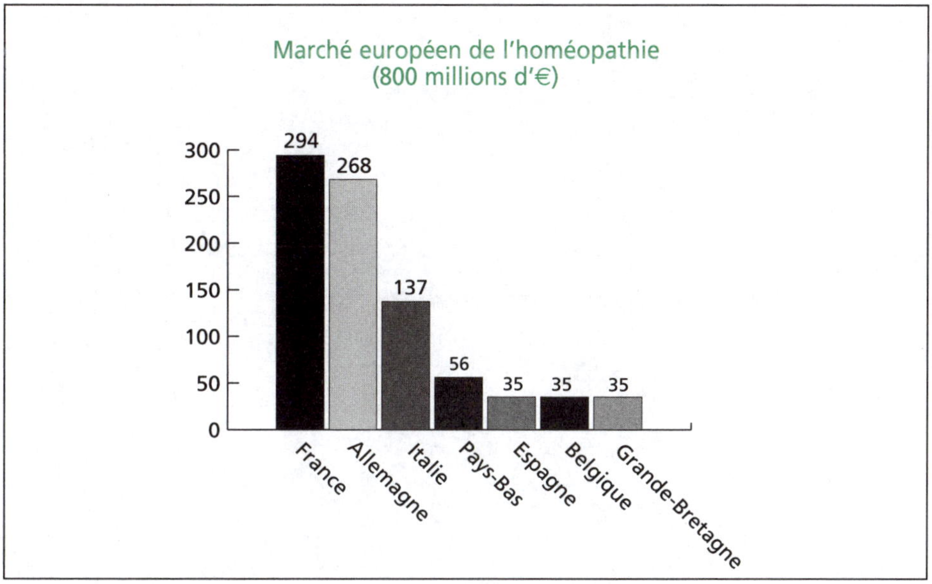
Marché européen de l'homéopathie
(800 millions d'€)
300
250
200
150
100
50
0
294
268
137
56
35
35
35
France
Allemagne
Italie
Pays-Bas
Espagne
Belgique
Grande-Bretagne

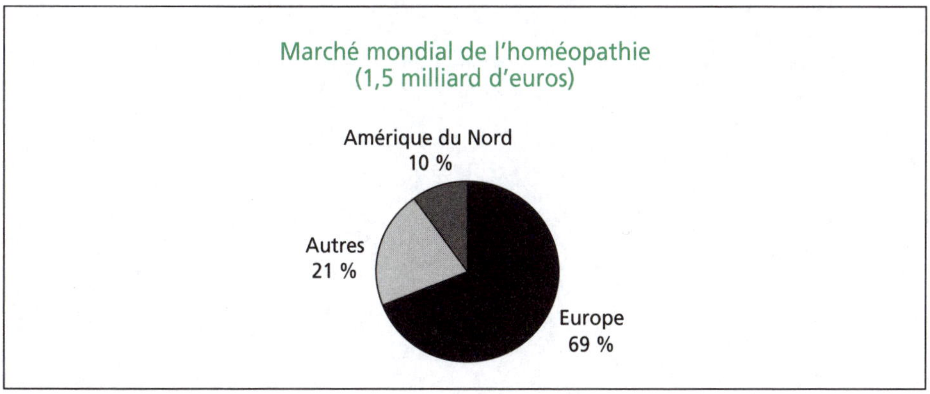
Marché mondial de l'homéopathie
(1,5 milliard d'euros)
Amérique du Nord
10 %
Autres
21 %
Europe
69 %

Liste des 1 163 médicaments homéopathiques unitaires remboursés par la Sécurité sociale [1]

A

ABELMOSCHUS
ABIES *canadensis*
ABIES *nigra*
ABIES *pectinata*
ABIES *pectinata MG* [2]
ABROTANUM
ABSINTHIUM
ACALYPHA *indica*
ACER *campestre*
ACER *campestre MG*
ACER *negundo*
ACETANILIDUM
ACETICUM *acidum*
ACETONUM
ACHILLEA *millefolium*
ACHILLEA *moschata*
ACONITUM *ferox*
ACONITUM *napellus*
ACORUS *calamus*
ACTEA *racemosa*
ACTEA *spicata*
*A.C.T.H.**
ADANSONIA *digitata*
ADEPS *suillus**
ADIANTUM *capillus veneris*
*A.D.N.**
ADONIS *vernalis*
ADRENALINUM
ADULAIRE
AEGOPODIUM *podagraria*
AESCULUS *glabra*
AESCULUS *hippocastanum*
AESCULUS *hippocastanum MG*
AETHIOPS *mercurialis mineralis*
AETHUSA *cynapium*
AGARICUS *bulbosus*
AGARICUS *campester*
AGARICUS *muscarius*
AGAVE *americana*
AGNUS *castus*
AGRAPHIS *nutans*
AGRIMONIA *eupatoria*
AGROPYRUM *repens*
AILANTHUS *glandulosa*
AJUGA *chamaepitys*
AJUGA *reptans*
ALBURNUM *tiliae*
ALCHEMILLA *alpina*
ALCHEMILLA *vulgaris*
ALDOSTERONE
ALETRIS *farinosa*
ALFALFA
ALISMA *plantago*
ALLIUM *cepa*
ALLIUM *porrum*
ALLIUM *sativum*
ALLIUM *ursinum*
ALLOXANUM
ALNUS *glutinosa*
ALNUS *glutinosa MG*
ALNUS *incana MG*
ALOE
ALTHAEA *officinalis*
ALUMINA
AMANITA *muscaria*
AMBRA *grisea**
AMBROSIA *artemisiaefolia*
AMMI *majus*
AMMI *visnaga*
AMMONIUM *carbonicum*
AMMONIUM *muriaticum*
AMMONIUM *phosphoricum*
AMMONIUM *tartaricum*
AMPELOPSIS *quinquefolia*
AMPELOPSIS *weitchii*
AMPELOPSIS *weitchii MG*
AMYGDALES*
AMYGDALUS *communis amara*
AMYGDALUS *communis dulcis*
AMYGDALUS *persica*
AMYLIUM *nitrosum*
ANACARDIUM *occidentale*
ANACARDIUM *orientale*
ANAGALLIS *arvensis*
ANANASSA *sativa*
ANANTHERUM *muricatum*
ANCHUSA *officinalis*
ANEMONE *pratensis*
ANEMONE *pulsatilla*
ANETHUM *graveolens*
ANGELICA *archangelica*
ANGELICA *silvestris*
ANGUSTURA *vera*
ANISUM *stellatum*
ANTHEMIS *nobilis*
ANTHRACINUM*
ANTHYLLIS *vulneraria*
ANTIMONIUM *arsenicosum*
ANTIMONIUM *crudum*
ANTIMONIUM *iodatum*
ANTIMONIUM *metallicum*
ANTIMONIUM *sulfuratum aureum*
ANTIMONIUM *tartaricum*
AORTE*
APATITE
APIS *mellifica**
APISINUM
APIUM *dulce*
APIUM *graveolens*
APIUM *virus**
APOCYNUM *cannabinum*
AQUA *marina*
AQUILEGIA *vulgaris*
ARALIA *racemosa*
ARANEA *diadema**
ARBUTUS *andrachne*
ARBUTUS *unedo*
ARCTIUM *lappa*
ARENARIA *rubra*
ARGEMONE *mexicana*
ARGENT *natif*
ARGENTUM *metallicum*
ARGENTUM *nitricum*
ARISTOLOCHIA *clematitis*
ARN
ARNICA *montana*
ARSENICUM *album*
ARSENICUM *iodatum*
ARSENICUM *metallicum*
ARTEMISIA *abrotanum*
ARTEMISIA *absinthium*
ARTEMISIA *cina*
ARTEMISIA *dracunculus*
ARTEMISIA *maritima*
ARTEMISIA *vulgaris*
ARTERE*
ARTERE *aorte*
ARTERE *coronaire**
ARUM *dracunculus*
ARUM *maculatum*
ARUM *triphyllum*
ARUNDO *donax*
ASA *foetida*
ASARUM *europaeum*
ASCLEPIAS *cornuti*
ASCLEPIAS *curassavica*
ASCLEPIAS *syriaca*
ASCLEPIAS *tuberosa*
ASCLEPIAS *vincetoxicum*
ASIMINA *triloba*
ASPARAGUS *officinalis*
ASPERGILLUS *bronchialis**
ASPERGILLUS *niger**
ASPERULA *odorata*
ASPIDIUM *filix mas*
ASTACUS *fluviatilis**
ASTERIAS *rubens**
ASTRAGALLUS *exscapus*
ASTRAGALLUS *glycyphyllos*
ATROPA *belladonna*
ATROPINUM
AUCUBA *japonica*
AUREOMYCINE
AURUM *iodatum*

1-Les médicaments avec un astérisque sont préparés à partir de souches d'origine biologique (non humaine). Leur usage est autorisé à des dilutions égales ou supérieures à la 4 CH.
2-MG = Macérats glycérinés.

AURUM metallicum
AURUM muriaticum
AURUM muriaticum natronatum
AVENA sativa
AVENA sativa germinata
AVIAIRE*
AVOINE germée
AXE cortico-hypothalamique*
AZURITE

B

BADIAGA*
BALLOTA foetida
BALSAMUM peruvianum
BALSAMUM toluiferum
BAMBUSA
BAPTISIA tinctoria
BARBIFLORA
BARBULA squarrosa
BAROSMA crenata
BARYTA carbonica
BARYTA iodata
BARYTA muriatica
BARYTINE
BASILICUM
BEDEGUAR
BELLADONNA
BELLIS perennis
BENZOE
BENZOICUM acidum
BENZOLUM
BERBERIS aquifolium
BERBERIS vulgaris
BETA maritima
BETA vulgaris
BETAFITE
BETONICA officinalis
BETULA alba
BETULA pubescens
BETULA pubescens (MG bourgeons)
BETULA pubescens (MG chatons)
BETULA pubescens (MG écorce de racine)
BETULA pubescens (MG radicelles)
BETULA verrucosa (MG bourgeons)
BETULA verrucosa (MG semences)
BIGNONIA catalpa
BILINUM*
BISMUTHUM
BISMUTHUM metallicum
BISMUTHUM subnitricum
BIXA orellana
BLATTA orientalis*
BLE germé
BLENDE
BOERHAVIA hirsuta
BOLDO
BORAX
BORNITE
BORRAGO officinalis
BOTHROPS lanceolatus*
BOVISTA gigantea
BRANCA ursina
BRASSICA napus
BRASSICA napus oleifera
BRASSICA nigra
BRASSICA oleracea
BROMUM
BRONCHES*
BRUNELLA vulgaris
BRYONIA alba
BRYONIA dioica
BRYOPHYLLUM calycinum
BUCHU
BUFO
BULBE rachidien
BULBINUM*
BUPLEVRUM falcatum
BURSA pastoris
BUTYRICUM acidum
BUXUS sempervirens

C

CACAO
CACTUS grandiflorus
CACTUS opuntia
CADMIUM metallicum
CADMIUM sulfuricum
CAJUPUTUM
CALADIUM seguinum
CALAMINTHA grandiflora
CALAMINTHA officinalis
CALCAREA carbonica ostrearum*
CALCAREA fluorica
CALCAREA iodata
CALCAREA ostreica
CALCAREA phosphorica
CALCAREA picrata
CALCAREA silicica
CALCAREA sulfurica
CALCULI biliarii*
CALCULI renalis*
CALENDULA arvensis
CALENDULA officinalis
CALLUNA vulgaris
CALOTROPIS gigantea
CALTHA palustris
CAMPHORA
CAMPHOROSMA monspeliaca
CANDIDA albicans
CANTHARIS*
CAPSELLA bursa pastoris
CAPSICUM annuum
CARBO animalis*
CARBO vegetabilis
CARBOLICUM acidum
CARBONEUM sulfuratum
CARDAMINE pratensis
CARDINE*
CARDUUS benedictus
CARDUUS marianus
CARICA papaya
CARLINA acaulis
CARLINA vulgaris
CARPINUS betulus
CARPINUS betulus MG
CARTILAGE
CARTILAGE de conjugaison*
CARTILAGO*
CARUM carvi
CARYOPHYLLUS aromaticus
CASCARA sagrada
CASCARILLA
CASSI angustifolia
CASSIA occidentalis
CASTANEA vesca
CASTANEA vesca MG
CASTOR equi*
CASTOREUM*
CAULOPHYLLUM thalictroides
CAUSTICUM
CEANOTHUS americanus
CEDRON
CEDRUS libani
CEDRUS libani MG
CENCHRIS contortrix*
CENTAUREA cyanus
CENTAUREA nigra
CENTELLA asiatica
CENTRANTHUS ruber
CEPHALANDRA indica
CERCIS siliquastrum
CERCIS siliquastrum MG
CEREBELLUM*
CEREBRINE*
CEREBRINUM
CEREUS bonplandii
CEREUS grandiflorus
CERVEAU
CERVELET
CETRARIA islandica
CHAEROPHYLLUM sativum
CHALCOPYRITE
CHAMOMILLA vulgaris
CHEIRANTHUS cheiri
CHELIDONIUM majus
CHELONE glabra
CHENOPODIUM ambrosioides
CHENOPODIUM anthelminticum
CHIMAPHILA umbellata
CHINA
CHINA regia
CHINA rubra
CHININUM arsenicosum
CHININUM sulfuricum
CHIONANTHUS virginiana
CHLORALUM
CHLOROFORMIUM
CHOLESTERINUM*
CHRYSANTHEMUM coronarium
CHRYSAROBINUM
CICER arietinum
CICHORIUM intybus
CICUTA virosa
CIMICIFUGA
CINA
CINCHONA succirubra
CINERARIA maritima
CINNABARIS
CINNAMOMUM zeylanicum
CIRSIUM arvense
CISTUS canadensis
CITRUS aurantium
CITRUS decumana
CITRUS limonum
CITRUS limonum MG
CITRUS vulgaris
CLAVATUM
CLEMATIS erecta
CLEMATIS vitalba
CNICUS benedictus
COBALTUM metallicum
COCA
COCCULUS indicus
COCCUS cacti*
COCHLEARIA armoracia
COCHLEARIA officinalis
COESIUM muriaticum

COFFEA cruda
COFFEA tosta
COLCHICUM autumnale
COLIBACILLINUM*
COLLINSONIA canadensis
COLOCYNTHIS
COLOMBO
COLON*
COLUBRINA
COLUTEA arborescens
COMBRETUM micranthum
COMBRETUM raimbaultii
CONCHIOLINUM*
CONDURANGO
CONGLOMERAT
CONIUM maculatum
CONVALLARIA majalis
CONVOLVULUS arvensis
CORALLIUM rubrum*
CORIANDRUM sativum
CORIARIA myrtifolia
CORNUS mas
CORNUS sanguinea
CORNUS sanguinea mG
CORPS jaune
CORROSIVUS
CORTEX
CORTEX cérébral*
CORTEX surrénal*
CORTICO-Surrénale
CORTISONE
CORYDALIS formosa
CORYLUS avellana
CORYLUS avellana MG
CRATAEGUS oxyacantha
CRATAEGUS oxyacantha MG
CRESOL
CRESOLUM
CROCUS sativus
CROTALUS horridus*
CROTON tiglium
CUCURBITA maxima
CUCURBITA pepo
CUMINUM cyminum
CUPRESSUS sempervirens
CUPRUM aceticum
CUPRUM arsenicosum
CUPRUM metallicum
CUPRUM oxydatum nigrum
CUPRUM sulfuricum
CURARE
CURCUMA
CURCUMA longa
CURCUMA xanthorrhiza
CYANATUS
CYANOCOBALAMINE
CYCLAMEN europaeum
CYDONIA vulgaris
CYNARA cardunulus
CYNARA scolymus
CYPRIPEDIUM pubescens
CYRTOPODIUM
CYSTOSEIRA fibrosa
CYTISUS laburnum

D

DACTYLIS glomerata
DAMANIA
DAPHNE mezereum
DATURA stramonium
DAUCUS carota
DIAPHRAGME*
DIENCEPHALE*
DIGITALIS purpurea
DIOPSIDE
DIOSCOREA villosa
DIPHTERICUM*
DIPHTEROTOXINUM*
DIPLOTAXIS tenuifolia
DIPSACUS silvestris
DISCI cervicales*
DISCI lumbales*
DISCI thoracales*
DISQUES cervicaux
DISQUES lombaires
DISQUES intervertébraux
DISQUES thoraciques
DISQUES vertébraux*
DOLICHOS pruriens
DROSERA rotundifolia
DRYMIS granatensis
DRYMIS winteri
D.T.T.A.B.*
DULCAMARA
DUODENUM*

E

EBERTHINUM*
ECBALLIUM elaterium
ECHINACEA angustifolia
ELAPS corallinus*
ENDIVIA sativa
ENTEROCOCCINUM*
EPHEDRA vulgaris
EPIPHYSE*
EQUISETUM arvense
EQUISETUM hiemale
ERICA cinerea
ERICA vulgaris
ERIGERON canadensis
ERIODICTYON californicum
ERUCA sativa
ERYNGIUM aquaticum
ERYNGIUM campestre
ERYNGIUM maritimum
ERYSIMUM officinale
ERYTHRAEA centaurium
ERYTHRINA
ERYTHRINA corallodendron
ESCHSCHOLTZIA californica
ESTOMAC*
ETHYLICUM
ETHYL-SULFUR-DICHLORATUM
EUCALYPTUS globulus
EUGENIA caryophyllata
EUGENIA jambolana
EUGENIA jambosa
EUPATORIUM cannabinum
EUPATORIUM perfoliatum
EUPATORIUM purpureum
EPHORBIA helioscopia
EUPHORBIA lathyris
EUPHORBIA pilulifera
EUPHORBIA resinifera
EUPHORBIA silvatica
EUPHRASIA officinalis
EVONYMUS atropurpureus
EVONYMUS europaeus

F

FABA vesca
FABIANA imbricata
FAGOPYRUM esculentum
FAGUS silvatica
FAGUS silvatica MG
FELDSPATH quadratique
FEL tauri
FERRUM metallicum
FERRUM muriaticum
FERRUM phosphoricum
FERRUM picricum
FERULA communis
FIBRES musculaires lisses
FICARIA ranunculoides
FICUS carica
FICUS carica MG
FICUS religiosa
FILIX mas
FLAVEINUM
FLUORICUM acidum
FOENICULUM vulgare
FOENUM graecum
FOIE
FOLLICULINUM
FORMICA rufa*
FORMICUM acidum
FRAGARIA vesca
FRANCISCEA uniflora
FRAXINUS americana
FRAXINUS excelsior
FRAXINUS excelsior MG
F.S.H.*
FUCUS crispus
FUCUS nodosus
FUCUS serratus
FUCUS vesiculosus
FUMARIA officinalis

G

GALANTHUS nivalis
GALEGA officinalis
GALENE
GALEOPSIS ladanum
GALEOPSIS ochroleuca
GALEOPSIS tetrahit
GALIUM aparine
GANGLIONS lymphatiques*
GARNIERITE
GASTER galli*
GASTERASE (= Estomac)
GELSEMIUM sempervirens
GENISTA scoparia
GENISTA tinctoria
GENTIANA lutea
GENTIANA purpurea
GERANIUM maculatum
GERANIUM robertianum
GEUM montanum
GEUM urbanum
GINGKO biloba
GINSENG
GLANDES mammaires
GLANDE pinéale
GLANDES surrénales
GLAUCONIE
GLECHOMA hederacea
GLONOINUM
GLUTAMICUM acidum
GLYCERINUM
GLYCYRRHIZA glabra
GNAPHALIUM dioicum

GNAPHALIUM polycephalum
GONOTOXINUM*
GOSSYPIUM arboreum
GOSSYPIUM herbaceum
GRANATUM
GRAPHITES
GRATIOLA officinalis
GRES rose
GRINDELIA robusta
GUACO
GUAIACUM
GUARANA
GUMMI ammoniacum

H

HAMAMELIS virginiana
HARPAGOPHYTUM procumbens
HEDERA helix
HELIANTHEMUM vulgare
HELIANTHUS annuus
HELLEBORUS niger
HELMINTHOCORTON
HELONIAS dioica
HEMATITE
HEPAR sulfur*
HEPAR sulfuris calcareum
HEPATICA triloba
HEPATINE*
HERACLEUM sphondylium
HERNIARIA glabra
HERNIARIA vulgaris
HIERACIUM pilosella
HISTAMINUM
HOANG-NAN
HOLARRHENA antidysenterica
HORDEUM vulgare
HUMULUS lupulus
HURA braziliensis
HYDRANGEA arborescens
HYDRARGYRUM sulfuratum nigrum
HYDRASTIS canadensis
HYDROCOTYLE asiatica
HYDROCYANICUM acidum
HYOSCYAMUS niger
HYPERICUM perforatum
HYPOPHYSINE*
HYPOPHYSINE lA*
HYPOPHYSINE lP*
HYPOTHALAMUS*
HYSSOPUS officinalis

I

IBERIS amara
IAMARA
IGNATIA amara
ILEX aquifolium
ILEX aquifolium MG
ILEX paraguariensis
ILLICIUM anisatum
INDIGO
INFLUENZINUM*
INSULINUM*
INTESTIN grêle*
INULA helenium
INULA viscosa
IODUM
IPECA
IPOMOEA jalapa
IRIDIUM metallicum
IRIS minor
IRIS tenax
IRIS versicolor

J

JABORANDI
JACARANDA caroba
JALAPA
JASPE vert
JEQUIRITY
JONESIA asoka
JUGLANS cinerea
JUGLANS regia
JUGLANS regia MG
JUNCUS effusus
JUNIPERUS communis
JUNIPERUS communis MG
JUNIPERUS oxycedrus
JUSTICIA adhatoda

K

KALIUM arsenicosum
KALIUM bichromicum
KALIUM bromatum
KALIUM carbonicum
KALIUM chloricum
KALIUM iodatum
KALIUM muriaticum
KALIUM nitricum
KALIUM phosphoricum
KALIUM sulfuricum
KALMIA latifolia
KAMALA
KAWA-KAWA
KINKELIBA
KOLA
KOUSSO
KREOSOTUM

L

LAC caninum*
LAC defloratum*
LACHESIS lanceolatus
LACHESIS mutus*
LACHNANTHES tinctoria
LACTICUM acidum
LACTUCA sativa
LACTUCA virosa
LAMINARIA digitata
LAMIUM album
LAMIUM amplexicaule
LAMIUM galeobdolon
LAMIUM maculatum
LAMIUM purpureum
LAMPSANA communis
LAPIS albus
LAPPA major (= Arctium lappa)
LAPPA minor
LATHYRUS sativus
LATRODECTUS mactans*
LAUROCERASUS
LAURUS nobilis
LAVANDULA spica
LAVANDULA vera
LAZULITE
LEDUM palustre
LEMNA gibba
LEMNA minor
LEONURUS cardiaca
LEPIDOLITE
LEPTANDRA virginica
LESPEDEZA capitata
LEVISTICUM officinale
LIATRIS spicata
LIGAMENTS*
LIGAMENT vertébral*
LIGUSTRUM vulgare
LIGUSTRUM vulgare MG
LILIUM album
LILIUM tigrinum
LIMULUS*
LINARIA vulgaris
LINUM usitatissimum
LITHIUM carbonicum
LITHOSPERMUM arvense
LITHOSPERMUM officinale
LOBELIA cardinalis
LOBELIA erinus
LOBELIA inflata
LOLIUM temulentum
LONICERA caprifolium
LONICERA etrusca
LONICERA nigra
LONICERA nigra MG
LOPHOPHYTUM leandri
LOTUS corniculatus
LUESINUM
LUPULINUM
LUTEINUM*
LYCOPODIUM clavatum
LYCOPUS europaeus
LYCOPUS virginicus
LYSIMACHIA nummularia
LYTHRUM salicaria

M

MAGNESIA borocitrica
MAGNESIA carbonica
MAGNESIA muriatica
MAGNESIA phosphorica
MAGNESIA sulfurica
MAGNESIUM metallicum
MAGNOLIA grandiflora
MAHONIA aquifolium
MALUS communis
MALVA moschata
MALVA silvestris
MAMELLINE*
MANDRAGORA officinarum
MANGANUM aceticum
MANGANUM metallicum
MARBRE saccharoïde
MARRUBIUM vulgare
MATICO
MATRICARIA chamomilla
MEDICAGO sativa
MEDORRHINUM
MEDULLAIRE
MEDULLINE*
MEDULLO-SURRENALE*
MEDULOSS*
MELILOTUS officinalis
MELISSA officinalis
MELITTIS melissophyllum
MENADIONE
MENTHA arvensis
MENTHA piperita
MENTHA pulegium
MENTHA rotundifolia
MENTHA silvestris
MENTHA viridis
MENYANTHES trifoliata
MEPHITIS putorius*
MERCURIALIS annua
MERCURIALIS perennis
MERCURIUS
MERCURIUS bi-iodatus
MERCURIUS corrosivus
MERCURIUS cyanatus
MERCURIUS dulcis

MERCURIUS iodatus
MERCURIUS proto-iodatus
MERCURIUS solubilis
MERCURIUS vivus
METALDEHYDUM
METALLUM album
METALLUM iodatum
MEZEREUM
MILLEFOLIUM
MIRABILIS jalapa
MOELLE épinière
MOELLE osseuse
MOMORDICA balsamina
MONAZITE
*MONILIA albicans**
MORBILLINUM
MORUS nigra
*MOSCHUS**
*MUCOR mucedo**
MUIRA puama
*MUQUEUSE anale**
MUQUEUSE du côlon
MUQUEUSE duodénale
MUQUEUSE endonasale
MUQUEUSE gastrique
*MUQUEUSE nasale**
*MUQUEUSE rhino-pharyngée**
*MUQUEUSE sinusale**
MUQUEUSE utérine
*MUREX purpurea**
MURIATICUM acidum
*MUSCLE lisse**
*MUSCLE strié**
MYOCARDE
MYOSOTIS arvensis
MYRICA cerifera
MYRISTICA sebifera
MYRRHA
MYRRHIS odorata
MYRTUS communis

N

*NAJA tripudians**
NAPHTALINUM
NASTURTIUM officinale
NATRUM carbonicum
NATRUM chloricum
NATRUM muriaticum
NATRUM phosphoricum
NATRUM sulfuricum
NEPENTHES
NEPETA cataria
NEPHRINE
*NERFS**
*NERF occipital d'Arnold**
*NERF optique**
*NERF parasympathique**
NERF pneumogastrique
*NERF sciatique**
NERF sensitif
*NERF sympathique**
NERF vague
NERIUM oleander
NICOLLUM metallicum
NICOTIANA tabacum
NIGELLA damascena
NIGELLA sativa
NITRICUM acidum
NUX moschata
NUX vomica
NYCKTERINIA capensis
NYMPHAEA alba
NYMPHAEA lutea

O

OBSIDIENNE
OCIMUM basilicum
OCIMUM canum
OENANTHE crocata
OENANTHE phellandrium
OENOTHERA biennis
OLEA europea
OLEA europea MG
OLEANDER
OLIBANUM
ONONIS repens
ONONIS spinosa
ONOSMODIUM virginicum
OPIUM
OPUNTIA vulgaris
OR natif
*ORCHITINUM**
ORGE germée
ORIGANUM majorana
ORIGANUM vulgare
ORNITHOGALUM umbellatum
ORPIMENT
ORTHOSIPHON stamineus
OS total
OSMUNDA regalis
*OSSEINE**
OSSEINUM
OVAIRE
*OVARINUM**
OXALICUM acidum
OXYDENDRUM arboreum
*OXYURUS vermicularis**

P

PAEONIA officinalis
PALIURUS aculeatus
PALIURUS australis
PALLADIUM metallicum
PANCREAS
*PANCREINE**
PAPAVER rhoeas
*PARATHYROIDINUM**
*PARATYPHOIDINUM B.**
PAREIRA brava
PARIETARIA officinalis
PARIS quadrifolia
PARNASSIA palustris
PAROI artérielle
PAROTIDINE
*PAROTIDINUM**
PASSIFLORA incarnata
PAULLINIA sorbilis
*PEAU**
PELARGONIUM odoratissimum
*PENICILLINUM**
*PENICILLIUM candidum**
*PENICILLIUM notatum**
PERSEA gratissima
PERSICA vulgaris
PERTUSSINUM
PETASITES fragrans
PETASITES officinalis
PETROLEUM
PETROSELINUM crispum
PETROSELINUM sativum
PEUMUS boldus
*PHARYNX**
PHASEOLUS vulgaris
PHENOBARBITAL
PHENOBARBITALUM
PHLEUM pratense
PHOSPHORICUM acidum
PHOSPHORUS
PHOSPHORUS tri-iodatus
PHRAGMITES communis
PHYLLANTHUS
PHYLLANTUS niruri
PHYSALIS alkekengi
PHYSOSTIGMA venenosum
PHYTOLACCA decandra
PICRICUM acidum
PILOCARPUS jaborandi
PILOSELLA
PIMPINELLA anisum
PIMPINELLA saxifraga
PINUS montana
PINUS montana MG
PINUS silvestris
PIPER angustifolium
PIPER methysticum
PISCIDIA erytrina
PIX liquida
PLACENTA
*PLACENTINE**
PLANTAGO lanceolata
PLANTAGO major
PLANTAGO psyllium
PLATANUS
PLATANUS mG
PLATINA
*PLEXUS solaire**
PLUMBAGO europaea
PLUMBUM iodatum
PLUMBUM metallicum
PLUMERIA alba
PODOPHYLLINUM
PODOPHYLLUM peltatum
POLLANTINUM
POLLENS
POLYGALA amara
POLYGALA senega
POLYGONATUM vulgare
POLYGONUM aviculare
POLYGONUM bistorta
POLYGONUM fagopyrum
POLYGONUM hydropiper
POLYPODIUM vulgare
POLYTRICHUM commune
POPULUS candicans
POPULUS nigra
POPULUS nigra MG
POPULUS tremula
POTENTILLA anserina
POTENTILLA reptans
POTENTILLA tormentilla
POTERIUM sanguisorba
POTHOS foetidus
POUMON
*POUMON Histamine**
PRIMULA obconica
PRIMULA officinalis
PROGESTERONUM
PROLAN
*PROPOLIS**
*PROSTATE**
PROSTATINUM
*PROTEUS vulgaris**
PRUNUS amygdalus
PRUNUS amygdalus (MG bourgeons)
PRUNUS amygdalus (MG écorce de racine)

PRUNUS laurocerasus
PRUNUS spinosa
PSORINUM
PTELEA trifoliata
PULMINE*
PULMONARIA officinalis
PULSATILLA
PULSATILLA nigricans
PUNICA granatum
PUTRESCINUM
PYRETHRUM
PYRETHRUM parthenium
PYRITE de fer
PYROGENIUM*
PYROLUSITE

Q

QUASSIA amara
QUEBRACHO
QUERCUS glandium
QUERCUS pedonculata (MG bourgeons)
QUERCUS pedonculata (MG écorce de racine)
QUERCUS pedonculata (MG glands)
QUERCUS pedonculata (MG radicelles)
QUERCUS robur
QUILLAYA saponaria

R

RADIUM bromatum
RADIX
RANA bufo*
RANUNCULUS acris
RANUNCULUS bulbosus
RANUNCULUS sceleratus
RAPHANUS sativus niger
RATANHIA
RATE
RAUWOLFIA serpentina
REIN*
RENINE*
RHAMNUS cathartica
RHAMNUS frangula
RHAMNUS zizyphus
RHEUM officinale
RHODODENDRON chrysanthum
RHODODENDRON ferrugineum
RHODONITE
RHUS aromatica
RHUS glabra
RHUS toxicodendron
RHUS venenata
RHUS vernix
RIBES nigrum
RIBES nigrum MG
RIBES rubrum
RICINUS communis
ROBINIA pseudo-acacia
ROSA canina
ROSA canina MG
ROSA gallica
ROSMARINUS officinalis
ROSMARINUS officinalis MG
RUBIA tinctoria
RUBUS fruticosus
RUBUS fruticosus MG
RUBUS idaeus
RUBUS idaeus MG
RUMEX acetosella
RUMEX alpinus
RUMEX aquaticus
RUMEX crispus
RUMEX patientia
RUSCUS aculeatus
RUTA graveolens

S

SABADILLA officinarum
SABAL serrulata
SABINA
SACCHARUM lactis*
SALICYLICUM acidum
SALIX alba
SALIX nigricans
SALVIA officinalis
SALVIA pratensis
SALVIA sclarea
SAMBUCUS ebulus
SAMBUCUS nigra
SANGUINARIA canadensis
SANGUINARINA nitrica
SANGUISORBA officinalis
SANICULA europaea
SANTOLINA chamaecyparissus
SAPONARIA officinalis
SAPOTA achras
SARCOLACTICUM acidum*
SARRACENIA purpurea
SARSAPARILLA
SASSAFRAS officinale
SATUREIA hortensis
SATUREIA montana
SAXIFRAGA granulata
SCAMMONIUM
SCHINUS molle
SCILLA bifolia
SCILLA maritima
SCOLOPENDRIUM officinale
SCROFULARIA nodosa
SCUTELLARIA galericulata
SCUTELLARIA laterifolia
SECALE cereale
SECALE cereale MG
SECALE cornutum
SEDUM acre
SELENIUM metallicum
SEMPERVIVUM tectorum
SENECIO cordatus
SENECIO doronicum
SENICIO fuchsii
SENECIO jacobaea
SENECIO silvaticus
SENECIO vulgaris
SENEGA
SENNA
SEPIA officinalis*
SEQUOIA gigantea
SEQUOIA MG
SERRATULA tinctoria
SERUM d'Anguille
SERUM anticolibacillaire*
SERUM equi*
SERUM de Yersin*
SEVE de Bouleau
SIEGESBECKIA orientalis
SILICEA
SIMARUBA officinalis
SINAPIS nigra
SINUS
SMILAX medica
SOJA hispida
SOLANUM carolinense
SOLANUM dulcamara
SOLANUM lycopersicum
SOLANUM malacoxylon
SOLANUM melongena
SOLANUM nigrum
SOLANUM tuberosum
SOLIDAGO virga aurea
SOLUBILIS
SORBUS domestica
SORBUS domestica MG
SPARTIUM junceum
SPIGELIA anthelmia
SPINACIA oleracea
SPIRAEA ulmaria
SPIRITUS quercus glandium
SPLENINE*
SPONGIA tosta*
STACHYS arvensis
STACHYS palustris
STACHYS silvatica
STANNUM metallicum
STAPHYLOCOCCINUM*
STAPHYLOTOXINUM*
STAPHYSAGRIA
STIBINE
STICTA pulmonaria
STILLINGIA silvatica
STRAMONIUM
STREPTOCOCCINUM*
STREPTOMYCINE
STREPTOMYCINUM*
STRONTIUM carbonicum
STRONTIUM iodatum
STRONTIUM metallicum
STROPHANTHUS hispidus
STRYCHNINE
STRYCHNINUM
SUCCINICUM acidum
SULFUR
SULFUR iodatum
SULFURICUM acidum
SUMBUL
SUMBULUS moschatus
SURRENALES
SURRENINE*
SYMPHORICARPUS racemosus
SYMPHYTUM officinale
SYRINGA vulgaris
SYRINGA vulgaris MG
SYZYGIUM jambolanum

T

TABACUM
TABERNANTHE iboga
TAMARIX gallica
TAMARIX gallica MG
TAMUS communis
TANACETUM balsamita
TANACETUM vulgare
TARAXACUM dens leonis
TARENTULA hispana*
TAXUS baccata
TELLURIUM metallicum
TENDON*
TEREBINTHINA
TESKRA
TESTOSTERONE acétate
TESTOSTERONE propionate
TEUCRIUM botrys
TEUCRIUM chamaedrys
TEUCRIUM marum
TEUCRIUM scordium
TEUCRIUM scorodonia

*THALAMUS**
THALLIUM aceticum
THALLIUM metallicum
THALLIUM sulfuratum
THEOBROMA cacao
*THERIDION currassavicum**
THIOSINAMINUM
THLASPI bursa pastoris
THUYA occidentalis
THYMUS
THYMUS serpyllum
THYMUS vulgaris
*THYMUSINE**
THYMUSINUM
THYREOSTIMULINE hypophysaire
THYROÏDE
*THYROIDEA**
THYROIDINUM
TILIA argentea
TILIA cordata
TILIA europaea
TILIA sylvestris
TILIA tomentosa MG
TILIAE alburnum
*TISSU capillaire**
*TISSU conjonctif**
TISSU réticulo endothélial
*TOENIA saginata**
TOURMALINE lithique
TRACHYTE
TRAGOPOGON pratensis
*T.R.E.**
TRIFOLIUM pratense
TRIFOLIUM repens
TRILLIUM pendulum
TRITICUM germinatum
TRITICUM repens
TRITICUM vulgare
TROPAEOLUM majus
*T.S.H.**
*TUBERCULINUM**
*TUBERCULINUM residuum**
TUSSILAGO farfara
TUSSILAGO fragrans

U

ULEXITE
ULMUS campestris
ULMUS campestris MG
URANIUM nitricum
UREE
URICUM acidum
URTICA dioica
URTICA urens
USNEA barbata
USTILAGO maidis
*UTERINE**
UTERUS
UVA ursi

V

*V.A.B.**
VACCINIUM myrtillus
VACCINIUM vitis idaea
VACCINIUM vitis idaea MG
*VACCINOTOXINUM**
VALERIANA officinalis
VANADIUM metallicum
VANILLA planifolia
*VEINE**
VERATRUM album
VERATRUM viride
VERBASCUM thapsus
VERBENA officinalis
VERONICA officinalis
*VERTEBRA**
VERTEBRES
*VERTEBRES cervicales**
*VERTEBRES dorsales**
*VERTEBRES lombaires**
*VERTEBRES sacrées**
*VESICULE biliaire**
*VESSIE**
VIBURNUM lantana
VIBURNUM lantana MG
VIBURNUM opulus
VIBURNUM prunifolium
VICIA faba
VINCA major
VINCA minor
VINCA rosea
VINCETOXICUM officinale
VIOLA odorata
VIOLA tricolor
*VIPERA redi**
*VIPERA torva**
VISCUM abietis
VISCUM album
VISCUM album MG
VISCUM crataegi
VISCUM mali
VISCUM pini
VISCUM quercus
VITAMINE A
VITAMINE B1
VITAMINE B2
VITAMINE B6
VITAMINE B12
VITAMINE C
VITAMINE D2
VITAMINE D3
VITAMINE E
VITAMINE K
VITAMINE P
VITAMINE PP
VITEX agnus castus
VITIS vinifera
VITIS vinifera MG

X

XANTHIUM macrocarpum
XANTHIUM spinosum
XANTHIUM strumarium

Y

YAGE
YERBA santa
YOHIMBEHE
YUCCA filamentosa

Z

ZEA mais
ZEA mais MG
ZINCUM metallicum
ZINCUM phosphoricum
ZINCUM valerianicum
ZINGIBER officinale
ZIZIA aurea
ZIZYPHUS jujuba

Index

Crédits photos
Potogram-Stone/Christophe Burki : p. 750 ; Image Bank/Werner Bokelberg : p. 20, 22, 23 ;
PIX/Chris Simpson : p. 158, 160, 161.

Achevé d'imprimer en septembre 2008
sur les presses de l'imprimerie Hérissey-CPI
à Évreux (Eure)

Maquette - Mise en pages - Photogravure : NORD COMPO (Villeneuve-d'Ascq)
Reliure : Diguet Deny
N° d'éditeur 7381-2212-X – N° d'imprimeur 109522
Dépôt légal : octobre 2008
Imprimé en France